スタンダード

家庭医療マニュアル
―― 理論から実践まで ――

編 著

医療法人 社団 カレス アライアンス
北海道家庭医療学センター 所長
葛西龍樹

永井書店

■執筆者一覧

■編集

葛西　龍樹（医療法人 社団 カレス アライアンス・北海道家庭医療学センター 所長）

■執筆者（執筆順）

葛西　龍樹（医療法人 社団 カレス アライアンス・北海道家庭医療学センター 所長）
松下　明（医療法人 清風会奈義ファミリークリニック 所長）
山田　隆司（社団法人 地域医療振興協会地域医療研究所 所長）
竹村　洋典（三重大学医学部附属病院総合診療部 助教授）
古川　倫也（医療法人 社団 萌生会サンビレッジクリニック）
吉村　学（社団法人 地域医療振興協会揖斐郡北西部地域医療センター センター長）
鈴木　孝明（社団法人 地域医療振興協会地域医療研修センター）
八森　淳（社団法人 地域医療振興協会地域医療研修センター 副センター長）
名郷　直樹（社団法人 地域医療振興協会地域医療研修センター センター長）
雨森　正記（医療法人 社団 弓削メディカルクリニック 院長）
草場　鉄周（医療法人 社団 カレス アライアンス・北海道家庭医療学センター）
一瀬　直日（赤穂市民病院内科）
岡田　唯男（医療法人 鉄蕉会亀田総合病院家庭医診療科 部長）
田頭　弘子（医療法人 鉄蕉会亀田総合病院家庭医診療科）
玉城　浩（特定医療法人 敬愛会ちばなクリニック家庭医療センター センター長）
佐藤　健一（医療法人 社団 カレス アライアンス・登別記念病院家庭医療科）
山田　康介（医療法人 社団 カレス アライアンス・北海道家庭医療学センター十勝更別サイト・更別村国民健康保険診療所 所長）
守屋　章成（医療法人 社団 カレス サッポロ家庭医療クリニック西岡）
松井　直樹（社団法人 地域医療振興協会揖斐郡北西部地域医療センター）

富塚　太郎（医療法人 社団 カレス アライアンス・東室蘭サテライトクリニック）
井上真智子（東京ほくと医療生活協同組合北部東京家庭医療学センター北足立生協診療所 所長）
細田　俊樹（医療法人 鉄蕉会亀田メディカルセンター家庭医診療科茂原機能クリニック）
矢部　正浩（新潟市民病院総合診療科 医長）
涌波　満（特定医療法人 アガペ会地域医療支援センターファミリークリニックきたなかぐすく 院長）
西川　武彦（社団法人 地域医療振興協会揖斐郡北西部地域医療センター）
桐ヶ谷大淳（社団法人 地域医療振興協会伊東市立伊東市民病院）
臼井　恒人（社団法人 地域医療振興協会伊東市立伊東市民病院）
室林　治（社団法人 地域医療振興協会地域医療研修センター）
古賀　義規（社団法人 地域医療振興協会揖斐川町春日診療所 診療所長）
安藤　慎吾（穂別国民健康保険診療所内科）
守屋　文香（医療法人 社団 カレス サッポロ家庭医療クリニック西岡 所長）
喜瀬　守人（聖マリアンナ医科大学総合診療内科）

■序　文

ようこそ　家庭医療へ！

　本書を出版する意義は、日本における家庭医療のスタンダードを具体的に示すことである。

　海外の多くの国々では、家庭医療は既に社会保障制度や医学教育制度の中で確立された専門分野である。それぞれの国の社会・経済・歴史・文化的状況に応じて家庭医療の表現形には違いがあるが、その専門性についてのコアとなる考え方と家庭医の態度・価値観・信念は共有されている。それが家庭医療のグローバル・スタンダードといえるものである。

　残念ながら、日本では、「プライマリ・ケア」や「家庭医療」という言葉を用いていても、必修化された初期研修で「プライマリ・ケア」が強調されても、この家庭医療のグローバル・スタンダードが正しく理解され実践されることがほとんどなかった。

　本書は、このような状況に一石を投じ、読者がグローバル・スタンダードの家庭医療を「理解」し「実践」することを支援することを目指している。

　本書では、全国で家庭医療を実践する数少ないエキスパートに執筆をお願いした。McWhinney は、「スキーができるようになるためには、スキー場に行って、スキーのインストラクターから習う」という喩えを用いて臨床教育の原則を説いている。プールに行ったり、テニスのコーチについても、スキーは上達しないのである。今回、「実際にスキー場でスキーを教えているスキーのインストラクター」を本書の執筆陣に迎えることができて大変嬉しく思っている。編者の要望に応えて、家

庭医療の専門性を反映するスタイルで、しかも簡潔に執筆して頂いた著者各位に深謝したい。

　企画から、原稿の取りまとめと編集、読みやすいレイアウトでの印刷、そして携帯しやすい大きさでの製本に至るまで、本書の出版のすべてについて、(株)永井書店東京店の高山静編集長と山本美恵子氏には大変お世話になった。心より感謝したい。今後も健康に留意され、家庭医療についての出版プロジェクトにご協力頂ければ幸いである。

　「曹源の一滴水」のように、本書によって、多くの医学生・研修医が「具体的に学ぶことが可能な専門分野」としての家庭医療に興味をもち、志のある地域の医師が自分の診療に家庭医療を積極的に取り入れ、そして、日本に住むできるだけ多くの人が家庭医療を利用できるようになる日が遠からず来ることを願って、序文の結びとしたい。

　2005年5月　早春の北海道、室蘭にて

葛西　龍樹

■本書の利用方法

■まず、第1部を通読して頂きたい。そうすることによって、家庭医が提供する専門的アプローチについての知識を著者らと共有することができ、各項目の内容を理解することが容易になる。

■第2部以降は、日常の診療や研修で遭遇した問題を解決するために、必要に応じて該当する項目それぞれの全体を読んで頂きたい。

■本書の記載は、執筆時点で著者らが最良と考えたことに基づくが、時間の経過とともに新たなエビデンスや考え方が登場してよりよいアプローチが登場することもある。さらに、実際の臨床現場では診療上の疑問に対する答えが1つとは限らない。読者が自分の目の前の状況に応じて、「良心的、明示的、かつ思慮深く」患者・家族と協働して臨床の意思決定をすることが望まれる。

それでは、第2部以降の項目に提示されている各セクションの利用方法を述べよう。

■重要事項■
家庭医療で重要なことを箇条書きにしてあるので最初に確認してほしい。

■Red flag■
本文中で特に重要なことについて「Red flag」を付けて注意を喚起したので、是非家庭医療の実践で考慮して頂きたい。

■ **疾患を探る** ■

家庭医が提供する専門的アプローチとして重要な「患者中心の医療の方法」（第1部-2参照）の最初に行うことの1つが「疾患を探る」ことである。病理学的あるいは生物医学的に身体に起こっている変化について鑑別診断を進める際に利用する知識と、EBM（evidence-based medicine）を含む家庭医療に特異的な問題解決技法のヒントを盛り込んでいるので参考にしてほしい。

■ **病気の経験を探る** ■

「疾患を探る」ことと並んで「患者中心の医療の方法」で大事なことが、心や身体に起こる問題についての患者個人の主観的な苦しみとしての「病気の経験を探る」ことである。本書では具体的な方法として、病気についての解釈（心身に起こった変化についてどのように理解しているか）、期待（そのことについて何を希望し何を恐れているか）、感情（どんな気持ちでいるか）、影響（自分や家族、仕事などへの影響は何か）をたずねることを推奨しており、実際にどのような例があるのかを挙げて読者が実践する際の参考にした。

■ **ケアのオプション** ■

疾患と病気の経験を探ったうえで、コンテクストを重視して、目の前の患者と家族にどのようなケアを提案するかを考えるうえでの参考事項を盛り込んだ。

■ **こんなエビデンスがある** ■

ところどころに、後述の参考文献などから得られたエビデンスをコラム的に挿入してある。読者がよりよいケアの材料であるエビデンスに親しみ、最新のエビデンスにアクセスすることを習慣としてもらいたいというねらいがある。これらのエビデンスを読者が実際に臨床現

場に適用する際には、再度自分で参考文献に立ち返って最新のエビデンスを確認することをお願いしたい。

■フォローアップ■
家庭医療のケアの重要なチェック・ポイントとして「継続性」がある。具体的にどのようにケアを継続したらよいのかの指針を記載した。

■家族のケア■
家庭医が提供する専門的アプローチとして重要な「家族志向型のケア」(第1部-3参照)を踏まえて、家族をケアする際の具体的な指針を記載した。

■患者教育■
患者・家族と家庭医が「共通の理解基盤」を見い出していくにあたり、どのように情報を共有するかのヒントを記載した。

■紹介のタイミング■
自分の能力・限界を知り、必要なときに必要な各分野のエキスパートと協働できることは家庭医の大事な診療能力の1つである。具体的なガイドラインを示した。

■コストを考える■
ケアのオプションを選択する際に参考になるようにコスト情報の概略を記載した。これらは概ね平成16年4月現在の診療報酬についての医科点数表に基づいているが、個々の患者の条件によって異なる場合もあり、今後の改定に際して見直す必要もある。要は読者が自分の行う診療行為についてコスト意識をもち、費用対効果も含めて患者・家族と相談できることをねらいとしているのである。

■予防■

家庭医が提供する専門的アプローチとして重要な「患者中心の医療の方法」(第1部-2参照)の大事なコンポーネントの1つが「診療に予防・健康増進を取り入れる」ことである。予防に必要な具体的なヒントを記載したので参考にして頂きたい。

■症例(NBM)■

それぞれの項目にある健康問題をもつ患者の「病気の経験」が物語として伝わるように、できるだけ話された言葉を使って紹介してある。読者は想像力を使って、その臨床現場に起こった患者・家族・家庭医の気持ちの動きと、コンテクストによるマネジメントの個別化を理解するようにして頂きたい。医師と患者の間にあるものは「言葉」が主役を演ずる「対話」である。病気とは、患者を主人公として患者本人によって語られる「物語」である。このようなナラティブ(言葉・対話・物語)を重視する医療のアプローチは NBM(narrative based medicine)と呼ばれ、著者らは診療・教育・研究での方法論を模索している。

■まとめ■

各項目での重要事項を再度確認する記載があるので確認して頂きたい。

■参考文献■

参考文献としては、特にことわりがなくても次のものを利用している。概ね執筆時の2004年版を用いているが、読者はオンライン版も含め今後提供される最新版を利用して、是非「最新のエビデンスにアクセスする」習慣をつけて頂きたい。

1. *Clinical Evidence*　http://www.clinicalevidence.com/
   ＜現在知り得る最良のエビデンスを、その強さや不確実さの程度

も含めて簡潔な記載で提供している。適切なエビデンスがみつからない場合や、現在進行中の研究プロジェクトがある場合にはその旨が記載されている。日本語版もある＞

2．*InfoPOEMs/InfoRetriever*　http：//www.infopoems.com/
＜必須の知識、ガイドライン、エビデンスを含む文献サマリー、診療のルール、臨床疫学のデータ、患者教育の材料などをコンパクトにすぐ得ることができ、問題解決のための情報を短時間で探す場合に適する＞

3．*UpToDate*　http：//www.uptodate.com/
＜教科書的なスタイルでエビデンスに基づく記載を含んだ解説が読める。時間はかかるが知識を体系的に把握するのに適する＞

（葛西龍樹）

■目　次

第1部　家庭医療の専門性

1 家庭医療 ————————————————————(葛西龍樹) 3
1. 「家庭医療」とは ———————————————————3
2. 一般的な「家庭医療」の定義 —————————————4
3. 専門的な「家庭医療」の定義(家庭医療の専門性) ————5
   1. これまでの考え方(北海道家庭医療学センター)……5
   2. 新しい考え方(北海道家庭医療学センター)……6
4. 家庭医療の専門性についての世界の考え方 ——————7
   1. McWhinney の考え……7
   2. カナダ家庭医学会の考え(家庭医療学の4つの原理)……9
   3. 米国家庭医学会の考え(家庭医療の定義)……11
   4. Olesen らの考え……11
   5. WONCA ヨーロッパの考え……12
5. 世界の家庭医療と「家庭医療後進国」日本 ——————14

2 患者中心の医療 ————————————————(葛西龍樹) 17
1. 患者中心の医療の起源 ———————————————17
2. 患者中心の医療とは ————————————————18
3. 患者中心の医療の方法 ———————————————19
   1. 疾患と病気の経験両方を探る……19
   2. 地域・家族を含め全人的に理解する……22
   3. 共通の理解基盤を見い出す……24
   4. 診療に予防・健康増進を取り入れる……26
   5. 患者-医師関係を強化する……28
   6. 実際に実行可能であること……30
4. 2種類の医師の協働へ ———————————————32

3 家族志向型のケア ——————————————(松下　明) 34
1. 家族志向型のケアとは？ ——————————————34
   1. 家族図……35　2. 家族ライフサイクル……36
2. 家族志向型のケアの理論的背景 ———————————38
   1. 家族志向型のケアの歴史……38
   2. 家族志向型のケアの原則……38
3. 家族志向型のケアの実際 ——————————————42
   1. 家族志向型の5段階……43
4. 家族カンファレンス(面談)を行う ——————————46
   1. 具体的手順……46　2. 家族カンファレンス前の準備……47

3．家族カンファレンスの実際………47
　　　4．家族カンファレンス後の作業………51
　5．まとめ ———————————————————————— 51

4　地域包括ケア ———————————————————(山田隆司) 54
　1．地域包括ケアとは ———————————————————— 54
　　　1．地域医療の原点………54
　　　2．地域医療から地域包括ケアへ………55
　2．地域包括ケアの中での家庭医の役割 ———————————— 58
　　　1．患者の弁護士役としての家庭医の役割………58
　　　2．地域の調整役としての家庭医の役割………59
　　　3．地域社会に対しての家庭医の役割………60

5　患者-医師関係 ———————————————————(竹村洋典) 62
　1．患者-医師関係の重要性 ——————————————————— 62
　　　1．健康アウトカムの向上………62　　2．医療訴訟の減少………62
　　　3．医師の満足………63　　4．コストの削減………63
　2．患者-医師関係のモデル ——————————————————— 63
　3．患者-医師関係の悪化の原因 ————————————————— 65
　4．患者-医師関係を良好にするために —————————————— 66
　　　1．共感 Empathy………66　　2．病気 Illness………67
　　　3．尊重 Respect………67　　4．誠実 Genuineness………68
　　　5．説明・患者教育………68　　6．信頼 Trust………68
　　　7．患者と医師の力関係 Power………68
　　　8．患者背景 Context………69　　9．症例………69
　5．まとめ ———————————————————————— 70

第2部　予防、健康維持・増進

1　小児の予防、健康維持・増進 ——————————————(古川倫也) 75
　1．家庭医の小児科領域診療 —————————————————— 75
　2．小児の成長・発達 ————————————————————— 76
　3．母子保健と乳幼児健診 ——————————————————— 77
　4．予防接種 ————————————————————————— 81
　　　1．予防接種の接種間隔……81　　2．一般的な副反応と対策……85
　5．育児支援とカウンセリング —————————————————— 85
　6．学校医 —————————————————————————— 87
　7．小児疾患のキャリーオーバー ————————————————— 88

2　青少年の予防、健康維持・増進 ——————————————(吉村　学) 89
　1．「青少年」の定義 —————————————————————— 89
　2．この年代の特徴 —————————————————————— 89

3．取り組むべき課題 ―――――――――――――――――― 90
　4．家庭医とのかかわり ―――――――――――――――― 90
　5．少ない機会を大切に利用 ―――――――――――――― 90
　6．診察室での親の同席をどうするか ――――――――― 91
　7．地域性・ライフサイクルの影響 ―――――――――― 91
　8．各論 ―――――――――――――――――――――――― 92
　9．症例 ―――――――――――――――――――――――― 96
　10．まとめ ―――――――――――――――――――――― 97

3 成人の予防、健康維持・増進 ――(鈴木孝明、八森 淳、名郷直樹) 98
　1．予防接種 ―――――――――――――――――――――― 98
　　1．わが国における予防接種……98　　2．予防接種の実際……99
　　3．破傷風・ジフテリア………101
　2．疾患のスクリーニング ――――――――――――――― 102
　　1．がんのスクリーニング………102
　　2．循環器疾患のスクリーニング………105
　　3．妊娠可能な女性に対するスクリーニング………106
　3．患者教育・健康学習 ――――――――――――――― 107
　　1．「教育」、「学習」について考える……107
　　2．行動変容の重み……107　　3．患者へのアプローチ方法……108
　　4．健康教室の開き方……114　　5．まとめ……116

4 高齢者の予防、健康維持・増進 ―――――――(雨森正記) 118
　1．高齢者疾患の特徴と診療上の注意 ――――――――― 118
　　1．高齢者疾患の特徴……118　　2．高齢者診療上の注意点……119
　　3．老年医学的総合機能評価法(CGA)……119
　2．高齢者の食事・栄養と運動 ――――――――――― 119
　　1．高齢者の栄養、食事指導の留意点………119
　　2．高齢者に適した運動と簡単な運動療法………120
　3．高齢者の介護と介護保険 ――――――――――――― 122
　　1．介護保険を利用するとき………122
　　2．主治医意見書の書き方の留意点………123
　　3．介護支援専門員との連携の仕方………126
　　4．介護保険事業所との連携………126

第3部　よくみられる問題のケア

I　よくみられる症状

1 咽頭痛(小児を含む) ―――――――――――(草場鉄周) 129
　1．疾患を探る………129　　2．病気の経験を探る………132

3．ケアのオプション……… *133* 　　4．家族のケア/予防……… *136*
　　5．患者教育……… *136* 　　6．フォローアップ……… *136*
　　7．紹介のタイミング……… *136* 　　8．コストを考える……… *136*
　　9．症例(NBM)……… *137* 　　10．まとめ……… *138*

2 嘔気・嘔吐 ─────────────────(一瀬直日) *140*
　　1．疾患を探る……… *140* 　　2．病気の経験を探る……… *142*
　　3．ケアのオプション……… *143* 　　4．家族のケア……… *145*
　　5．患者教育……… *145* 　　6．フォローアップ……… *145*
　　7．紹介のタイミング……… *145* 　　8．コストを考える……… *146*
　　9．予防……… *146* 　　10．症例(NBM)……… *146*
　　11．まとめ……… *148*

3 月経障害 ─────────────────(岡田唯男、田頭弘子) *150*
　　1．疾患を探る……… *150* 　　2．病気の経験を探る……… *161*
　　3．家族のケア……… *162* 　　4．患者教育……… *162*
　　5．フォローアップ／合併症と予後……… *163*
　　6．紹介のタイミング……… *164* 　　7．コストを考える……… *164*
　　8．予防……… *165* 　　9．症例(NBM)……… *165*
　　10．まとめ……… *165*

4 胸痛 ─────────────────(玉城　浩) *167*
　　1．疾患を探る……… *167* 　　2．病気の経験を探る……… *171*
　　3．ケアのオプション……… *171* 　　4．家族のケア……… *172*
　　5．患者教育……… *172* 　　6．フォローアップ……… *172*
　　7．紹介のタイミング……… *173* 　　8．コストを考える……… *173*
　　9．予防……… *173* 　　10．症例(NBM)……… *173*
　　11．まとめ……… *174*

5 血尿 ─────────────────(佐藤健一) *176*
　　1．疾患を探る……… *176* 　　2．病気の経験を探る……… *180*
　　3．ケアのオプション……… *181* 　　4．家族のケア……… *181*
　　5．患者教育……… *182* 　　6．フォローアップ……… *182*
　　7．紹介のタイミング……… *182* 　　8．コストを考える……… *182*
　　9．予防……… *183* 　　10．症例(NBM)……… *183*
　　11．まとめ……… *184*

6 更年期 ─────────────────(山田康介) *186*
　　1．疾患を探る……… *186* 　　2．病気の経験を探る……… *188*
　　3．ケアのオプション……… *188* 　　4．紹介のタイミング……… *194*
　　5．予防……… *194* 　　6．症例(NBM)……… *195*
　　7．まとめ……… *196*

7 呼吸困難 ─────────────────(守屋章成) *198*
　　1．疾患を探る……… *198* 　　2．病気の経験を探る……… *200*

3．紹介のタイミング………200　　4．ケアのオプション………200
　　5．症例(NBM)………201

8　失神(小児を含む) ──────────────(竹村洋典) 203
　　1．疾患を探る………203　　2．病気の経験を探る………207
　　3．ケアのオプション………207　　4．コストを考える………208
　　5．フォローアップ………208　　6．紹介のタイミング………209
　　7．予防………209　　8．患者教育………209
　　9．家族のケア………209　　10．症例(NBM)………209
　　11．まとめ………210

9　消化管出血 ──────────────(松井直樹、山田隆司) 211
　　1．疾患を探る………211　　2．病気の経験を探る………214
　　3．ケアのオプション………215　　4．家族のケア………216
　　5．患者教育………216　　6．フォローアップ………216
　　7．紹介のタイミング………217　　8．コストを考える………217
　　9．予防………217　　10．症例(NBM)………218
　　11．まとめ………219

10　咳 ──────────────(富塚太郎) 221
　　1．疾患を探る(A：急性咳嗽　222、B：慢性咳嗽　228)
　　2．病気の経験を探る………236　　3．フォローアップ………236
　　4．家族のケア………236　　5．患者教育………236
　　6．紹介のタイミング………237　　7．予防………237
　　8．症例(NBM)………237　　9．まとめ………238

11　体重減少 ──────────────(井上真智子) 239
　　1．疾患を探る………239　　2．病気の経験を探る………243
　　3．ケアのオプション………244　　4．家族のケア………245
　　5．患者教育………246　　6．フォローアップ………246
　　7．紹介のタイミング………246　　8．コストを考える………246
　　9．予防………247　　10．症例(NBM)………248
　　11．まとめ………248

12　認知症 ──────────────(細田俊樹) 250
　　1．疾患を探る………250　　2．病気の経験を探る………255
　　3．ケアのオプション………256　　4．家族へのかかわり………259
　　5．フォローアップ………259　　6．紹介のタイミング………260
　　7．コストを考える………260　　8．予防………262
　　9．症例(NBM)………262　　10．まとめ………263

13　頭痛 ──────────────(守屋章成) 265
　　1．疾患を探る………265　　2．ケアのオプション………268
　　3．患者教育………270　　4．コストを考える………270
　　5．症例(NBM)………271

14 尿失禁・排尿困難 ————————————(矢部正浩、松下 明) 274
1．疾患を探る（A：尿失禁　274、B：排尿困難　280、C：前立腺肥大症 283、D：前立腺癌　286）　2．病気の経験を探る………287
3．家族のケア………288　　4．患者教育………288
5．フォローアップ………288　　6．紹介のタイミング………288
7．予防………288　　8．コストを考える………289
9．症例(NBM)………289　　10．まとめ………289

15 発熱 ————————————————————(葛西龍樹) 291
1．疾患を探る………291　　2．病気の経験を探る………295
3．ケアのオプション………296　　4．フォローアップ………296
5．予後・自然歴………297　　6．家族のケア………297
7．患者教育………297　　8．紹介のタイミング………297
9．コストを考える………297　　10．予防………298
11．症例(NBM)………298　　12．まとめ………299

16 肥満(小児を含む) ——————————————(竹村洋典) 300
1．疾患を探る………300　　2．病気の経験を探る………302
3．ケアのオプション………302　　4．コストを考える………304
5．フォローアップ………305　　6．紹介のタイミング………305
7．予防………305　　8．患者教育………306
9．家族のケア………306　　10．症例(NBM)………306
11．まとめ………307

17 疲労・全身倦怠 ————————————————(涌波 満) 308
1．疾患を探る………308　　2．病気の経験を探る………313
3．ケアのオプション………313　　4．予後………314
5．フォローアップ………315　　6．患者教育/家族のケア………315
7．紹介のタイミング………315　　8．コストを考える………315
9．予防………315　　10．症例(NBM)………316
11．まとめ………316

18 貧血 ————————————————————(西川武彦) 318
1．疾患を探る………318　　2．病気の経験を探る………325
3．ケアのオプション………325　　4．フォローアップ………327
5．家族のケア………328　　6．患者教育………328
7．紹介のタイミング………328　　8．コストを考える………329
9．予防………330　　10．症例(NBM)………330
11．まとめ………331

19 不安・抑うつ ——————————————————(涌波 満) 333
1．疾患を探る………333　　2．病気の経験を探る………339
3．ケアのオプション………339　　4．予後………341
5．フォローアップ………342　　6．患者教育/家族のケア………342

目次

7．紹介のタイミング………343　　8．コストを考える………344

9．予防………344　　10．症例(NBM)………344

11．まとめ………345

20 腹痛 ————————————————————(玉城　浩) 347

1．疾患を探る………347　　2．病気の経験を探る………349

3．ケアのオプション………350　　4．フォローアップ………351

5．家族のケア………351　　6．患者教育………352

7．コストを考える………352　　8．症例(NBM)………352

9．まとめ………353

21 不妊 ————————————————————(岡田唯男) 355

1．疾患を探る………355　　2．病気の経験を探る………357

3．ケアのオプション………358　　4．家族のケア………360

5．患者教育/フォローアップ……360　　6．紹介のタイミング……360

7．コストを考える………360　　8．予防………361

9．症例(NBM)………361　　10．まとめ………361

22 不眠 ————————————————————(佐藤健一) 363

1．疾患を探る………363　　2．病気の経験を探る………367

3．ケアのオプション………368　　4．家族のケア………371

5．患者教育………371　　6．フォローアップ………372

7．紹介のタイミング………372　　8．コストを考える………372

9．予防………372　　10．症例(NBM)………373

11．まとめ………373

23 めまい ————————————————————(一瀬直日) 375

1．疾患を探る(A：回転性めまい　375、B：前失神　377、C：平衡失調　377、D：「めまい」感　377)　　2．病気の経験を探る………382

3．ケアのオプション………382　　4．患者教育………385

5．紹介のタイミング………385　　6．コストを考える………385

7．予防………386　　8．症例(NBM)………386

9．まとめ………387

24 腰痛 ————————————————————(草場鉄周) 389

1．疾患を探る………389　　2．病気の経験を探る………395

3．ケアのオプション/フォローアップ/紹介のタイミング………396

4．患者教育/予防………399　　5．コストを考える………400

6．症例(NBM)………401　　7．まとめ………403

II よくみられる疾患

1 アナフィラキシー ──────────(山田康介) 404
1. 疾患を探る………404　　2. 病気の経験を探る………406
3. ケアのオプション………406　　4. 経過観察と紹介の適応………408
5. 患者指導と予防/家族のケア………408　　6. まとめ………408

2 肝炎 ──────────(雨森正記) 410
1. 疾患を探る(A：急性肝炎 410　　B：慢性肝炎 411)
2. 病気の経験を探る………412　　3. ケアのオプション………412
4. 家族のケア………414　　5. 患者教育………415
6. フォローアップ………415　　7. 紹介のタイミング………415
8. コストを考える………416　　9. 予防………417
10. 症例(NBM)………418　　11. まとめ………419

3 高血圧 ──────────(玉城 浩) 420
1. 疾患を探る………420　　2. 病気の経験を探る………423
3. ケアのオプション………424　　4. 家族のケア………428
5. 患者教育………428　　6. 紹介のタイミング………429
7. コストを考える………429　　8. 予防………430
9. 症例(NBM)………430　　10. まとめ………431

4 高脂血症 ──────────(桐ヶ谷大淳、名郷直樹) 433
1. 疾患を探る………433　　2. 病気の経験を探る………436
3. ケアのオプション………437　　4. 家族のケア………442
5. 患者教育………442　　6. フォローアップ………442
7. 紹介のタイミング………443　　8. コストを考える………443
9. 若年者での予防………443　　10. 症例(NBM)………444
11. まとめ………444

5 骨粗鬆症 ──────────(佐藤健一) 446
1. 疾患を探る………446　　2. 病気の経験を探る………451
3. ケアのオプション………451　　4. 家族のケア………455
5. 患者教育………455　　6. フォローアップ………455
7. 紹介のタイミング………456　　8. コストを考える………456
9. 予防………457　　10. 症例(NBM)………457
11. まとめ………458

6 喘息 ──────────(臼井恒人、名郷直樹) 460
1. 疾患を探る………460　　2. 病気の経験を探る………463
3. ケアのオプション………463　　4. フォローアップ………468
5. 家族のケア………469　　6. 患者教育………469
7. 紹介のタイミング………469　　8. コストを考える………470
9. 予防………470　　10. 症例(NBM)………471
11. まとめ………472

7　虚血性心疾患 ────────────（室林　治、名郷直樹）473

1．疾患を探る………473　　2．病気の経験を探る………478
3．ケアのオプション………478　　4．フォローアップ………480
5．家族のケア………481　　6．患者教育………481
7．紹介のタイミング………481
8．コストを考える(平成16年4月現在)………481　　9．予防………482
10．症例(NBM)………484　　11．まとめ………485

8　呼吸器感染症 ────────────（富塚太郎）487

1．疾患を探る………487　　2．病気の経験を探る………504
3．家族のケア………504　　4．患者教育………504
5．フォローアップ………505　　6．紹介のタイミング………505
7．コストを考える………505　　8．予防………505
9．症例(NBM)………506　　10　まとめ………507

9　消化性潰瘍 ────────────（松井直樹、山田隆司）509

1．疾患を探る………509　　2．病気の経験を探る………512
3．ケアのオプション………513　　4．家族のケア………515
5．患者教育………516　　6．フォローアップ………516
7．紹介のタイミング………516　　8．コストを考える………516
9．予防………517　　10．症例(NBM)………517
11．まとめ………518

10　ウイルス性胃腸炎 ────────────（古賀義規）520

1．疾患を探る………520　　2．病気の経験を探る………526
3．ケアのオプション………526　　4．家族のケア………532
5．患者教育………532　　6．フォローアップ………532
7．紹介のタイミング………533　　8．コストを考える………533
9．予防………534　　10．症例(NBM)………536
11．まとめ………539

11　心不全 ────────────（吉村　学）542

1．疾患を探る………542　　2．病気の経験を探る………545
3．ケアのオプション………546　　4．家族のケア………547
5．患者教育………547　　6．フォローアップ………548
7．紹介のタイミング………548　　8．コストを考える………548
9．予防………549　　10．症例(NBM)………549
11．まとめ………550

12　性行為感染症 ────────────（井上真智子）551

1．疾患を探る………551　　2．病気の経験を探る………554
3．ケアのオプション………556　　4．家族のケア………558
5．患者教育/予防………559　　6．フォローアップ………561
7．紹介のタイミング………561　　8．コストを考える………561

| 13 | **中耳炎** ━━━━━━━━━━━━━━━━━━━━━━━━━━━ (葛西龍樹) *565*
1．疾患を探る………*565*　　2．病気の経験を探る………*568*
3．ケアのオプション………*568*　　4．フォローアップ………*572*
5．家族のケア………*572*　　6．患者教育………*572*
7．紹介のタイミング………*572*　　8．コストを考える………*573*
9．予防………*573*　　10．症例（NBM）………*574*
11．まとめ………*574*

| 14 | **糖尿病** ━━━━━━━━━━━━━━━━━━━━━━━━━━━━ (草場鉄周) *576*
1．疾患を探る………*576*　　2．病気の経験を探る………*580*
3．ケアのオプション/予防/フォローアップ/紹介のタイミング………*581*
4．家族のケア………*588*　　5．患者教育………*589*
6．コストを考える………*589*　　7．症例（NBM）………*590*
8．まとめ………*592*

| 15 | **脳卒中** ━━━━━━━━━━━━━━━━━━━━━━━━━━━━━━ (吉村　学) *593*
1．疾患を探る………*593*　　2．病気の経験を探る………*595*
3．ケアのオプション………*596*　　4．家族のケア………*597*
5．患者教育………*597*　　6．フォローアップ………*597*
7．紹介のタイミング………*598*　　8．コストを考える………*598*
9．予防………*598*　　10　症例（NBM）………*599*
11　まとめ………*600*

| 16 | **尿路感染症** ━━━━━━━━━━━━━━━━━━━━━━━━━ (富塚太郎) *601*
1．疾患を探る（A：急性膀胱炎（成人）　*603*、B：急性腎盂腎炎　*606*）
2．病気の経験を探る………*607*　　3．フォローアップ………*607*
4．家族のケア………*608*　　5．患者教育………*608*
6．紹介のタイミング………*608*　　7．コストを考える………*608*
8．予防………*608*　　9．症例（NBM）………*608*
10．まとめ………*609*

| 17 | **熱傷** ━━━━━━━━━━━━━━━━━━━━━━━━━━━━━━━━ (一瀬直日) *610*
1．疾患を探る………*610*　　2．病気の経験を探る………*612*
3．ケアのオプション………*614*　　4．家族のケア………*618*
5．患者教育………*618*　　6．フォローアップ………*618*
7．紹介のタイミング………*619*　　8．コストを考える………*619*
9．症例（NBM）………*619*　　10．まとめ………*620*

| 18 | **パーキンソン病** ━━━━━━━━━━━━━━━━━━━━━━ (安藤慎吾) *622*
1．疾患を探る………*622*　　2．病気の経験を探る………*626*
3．ケアのオプション………*626*　　4．家族のケア………*630*
5．患者教育………*631*　　6．フォローアップ………*631*
7．紹介のタイミング………*631*　　8．コストを考える………*632*

9．予防………*633*　　10．症例(NBM)………*633*
11．まとめ………*634*

19 不整脈 ──────────────────(玉城　浩) *636*
1．疾患を探る………*636*　　2．病気の経験を探る………*638*
3．ケアのオプション………*638*　　4．紹介のタイミング………*642*
5．予防………*643*　　6．症例(NBM)………*644*
7．まとめ………*645*

20 副鼻腔炎 ──────────────────(守屋章成) *646*
1．疾患を探る………*646*　　2．病気の経験を探る………*647*
3．ケアのオプション………*648*　　4．患者教育・家族のケア………*650*
5．フォローアップ………*650*　　6．紹介のタイミング………*650*
7．コストを考える………*650*　　8．予防………*651*
9．症例(NBM)………*651*

III　系統別問題

1 足・膝の問題 ──────────────────(竹村洋典) *653*
1．疾患を探る………*653*　　2．病気の経験を探る………*655*
3．ケアのオプション………*656*　　4．コストを考える………*656*
5．フォローアップ………*656*　　6．紹介のタイミング………*656*
7．予防………*656*　　8．患者教育………*657*
9．家族のケア………*657*　　10．症例(NBM)………*657*
11．まとめ………*658*

2 頸・肩の問題 ──────────────────(山田康介) *659*
1．頸 ──────────────────────────*659*
　1．疾患を探る………*659*
　2．ケアのオプション/フォローアップ/紹介のタイミング………*663*
2．肩 ──────────────────────────*665*
　1．疾患を探る………*666*
　2．ケアのオプション/紹介のタイミング………*671*
3．病気の経験を探る ──────────────────*673*
4．症例(NBM)──────────────────────*673*
5．まとめ ──────────────────────────*675*

3 甲状腺の問題 ──────────────────(草場鉄周) *677*
1．疾患を探る………*677*　　2．病気の経験を探る………*683*
3．ケアのオプション/フォローアップ/紹介のタイミング………*684*
4．予防(甲状腺ホルモンのスクリーニングについて)………*688*
5．家族のケア………*688*　　6．患者教育………*689*
7．コストを考える………*689*　　8．症例(NBM)………*690*
9．まとめ………*691*

4 周産期ケア ―――――――――――――――――――(岡田唯男) 693

1．疾患を探る………693　　2．妊娠・出産の経験を探る………708
3．紹介のタイミング………708　　4．コストを考える………708
5．家族のケア………708　　6．症例(NBM)………708
7．まとめ………709

5 腎の問題 ――――――――――――――――――――(雨森正記) 711

1．疾患を探る………711　　2．病気の経験を探る………716
3．ケアのオプション………717　　4．フォローアップ………718
5．家族のケア………718　　6．患者教育………718
7．紹介のタイミング………718　　8．コストを考える………719
9．予防………719　　10．症例(NBM)………719
11．まとめ………720

6 前立腺の問題 ―――――――――――――――――(富塚太郎) 721

1．疾患を探る………721　　2．病気の経験を探る………730
3．家族のケア………730　　4．患者教育………730
5．コストを考える………731　　6．予防………731
7．症例(NBM)………731　　8．まとめ………732

7 胆道系の問題 ―――――――――――――――――(雨森正記) 734

1．疾患を探る………734　　2．病気の経験を探る………735
3．ケアのオプション………736　　4．フォローアップ………737
5．家族のケア………737　　6．患者教育………737
7．紹介のタイミング………738　　8．コストを考える………738
9．予防………738　　10．症例(NBM)………739
11．まとめ………739

8 手・指・肘の問題 ―――――――――――――――(山田康介) 743

1．肘 ――――――――――――――――――――――――― 743
　1．疾患を探る………743　　2．ケアのオプション………748
　3．紹介のタイミング………750
2．手首・手 ――――――――――――――――――――――― 751
　1．疾患を探る………751
　2．ケアのオプション/紹介のタイミング………763
3．病気の経験を探る ――――――――――――――――――― 766
4．予防 ――――――――――――――――――――――――― 766
5．症例(NBM) ―――――――――――――――――――――― 767
6．まとめ ―――――――――――――――――――――――― 768

9 乳房の問題 ――――――――――――――――――(守屋文香) 770

1．疾患を探る………770　　2．病気の経験を探る………780
3．家族のケア………780　　4．コストを考える………781
5．予防………781　　6．症例(NBM)………781

7．まとめ……782

10 避妊の問題 ——————————————(喜瀬守人、岡田唯男) 784
1．疾患を探る……784　　2．ケアのオプション……785
3．患者・家族教育……792　　4．フォローアップ……793
5．紹介のタイミング……793　　6．コストを考える……793
7．症例(NBM)……794　　8．まとめ……794

11 皮膚の問題 ——————————————(一瀬直日) 796
1．疾患を探る(A：蕁麻疹　796、B：アトピー性皮膚炎　799、C：脂漏性皮膚炎　801、D：ジベル薔薇色粃糠疹　802、E：蜂窩織炎　803、F：真菌感染　805、G：尋常性痤瘡　807、H：シラミと疥癬　807、I：皮膚悪性腫瘍　809、J：発熱を伴う皮疹　810)
2．病気の経験を探る……812　　3．家族のケア……813
4．患者教育……813　　5．フォローアップ……814
6．紹介のタイミング……814　　7．コストを考える……814
8．予防……814　　9．症例(NBM)……814
10．まとめ……815

12 婦人科の問題 ——————————————(井上真智子) 817
1．疾患を探る……817　　2．病気の経験を探る……818
3．よくみられる疾患/ケアのオプション……820
4．家族のケア……825　　5．患者教育……826
6．フォローアップ……826　　7．紹介のタイミング……827
8．コストを考える……828　　9．予防……828
10．症例(NBM)……828　　11．まとめ……829

13 耳の問題 ——————————————(矢部正浩、松下 明) 831
1．疾患を探る(A：めまい感、回転性めまい　831、B：耳鳴　834、C　難聴・聴力障害　837、D：外耳道炎　839、E：Ramsay-Hunt症候群　840)
2．病気の経験を探る……840　　3．家族のケア……841
4．患者教育……841　　5．フォローアップ……841
6．紹介のタイミング……841　　7．予防……841
8．コストを考える……841　　9．症例(NBM)……841
10．まとめ……842

14 眼の問題 ——————————————(佐藤健一) 845
1．疾患を探る……845　　2．病気の経験を探る……852
3．家族のケア……853　　4．患者教育……854
5．フォローアップ……854　　6．紹介のタイミング……854
7．コストを考える……854　　8．予防……855
9．症例(NBM)……856　　10．まとめ……856

IV 家庭医療のチャレンジ

1 家庭内暴力 ──────────────────────(守屋章成) 858
  1. ドメスティック・バイオレンスの実際………858
  2. ケアの実際………859　3. 症例(NBM)………861

2 タバコ、アルコール問題 ──────────────(松下 明) 865
  1. 行動変容は難しい？………865
  2. タバコの問題点とスクリーニングの方法………865
  3. アルコールの問題点とスクリーニングの方法………867
  4. 共通するアプローチ法とそれぞれの個別問題の対応法………871
  5. 対象者の感情面に対応する：「共感」とは？………876
  6. まとめ………878

3 ターミナルケア ─────────────────────(吉村 学) 880
  1. 疾患を探る………880　2. 病気の経験を探る………882
  3. ケアのオプション………883　4. 痛みに対するケア………886
  5. 不安に対するケア………887　6. 悪心・嘔吐に対するケア………887
  7. 便秘に対するケア………887　8. 排尿トラブルに対するケア………887
  9. 呼吸苦に関するケア………888　10. 栄養問題に対するケア………888
  11. 家族のケア………889　12. 患者教育………889
  13. フォローアップ………890　14. 紹介のタイミング………890
  15. コストを考える………890　16. 予防………891
  17. 症例(NBM)………891　18. まとめ………893

第1部 家庭医療の専門性

1 家庭医療

1.「家庭医療」とは

「家庭医療(family practice)」はさまざまに定義されてきた。それらの概要についてはあとで述べるが、まずこの本では、「定義する意味」を重視したい。「なぜ定義する必要があるのか」と言い換えてもよい。意味のない定義が、それを知ろうとする人たちを混乱させたり失望させたりしてはならない。定義することによって、それが深く理解され、ある成果を目指す行動へと人たちが進んでいけるようになってほしい。フランスの哲学者アランの「定義集」[1]における定義のように、「家庭医療」を定義する意味を考えてみたい。

第一は社会的な意味である。「家庭医療」に馴染みが薄い日本に住む人たちに、「家庭医療はこんな医療です」と説明できることが重要である。そして、説明できるだけでなく、そのような「家庭医療」が実践できるという「家庭医(family physician)」の役割を社会に対して示す責任がある。

第二は教育的な意味である。日本の医学生や研修医の中で、「家庭医になりたい」と思っている人たちが増加している。その人たちが「家庭医療」がどういうものでなぜ必要なのか、そしてどうやってそれを学ぶのかを理解するためには、定義された「家庭医療」があり、実際の臨床教育現場で展開される家庭医療のカリキュラムがその定義に基づいて作成されなければならない。

第三は学究的な意味である。定義された「家庭医療」の専門性が、社会との関係の中でどのように重要であるのか、どのような専門性がこれからの「家庭医療」に求められるのか、実践の中からの深い洞察が要求される。こうした活動の中から学問としての「家庭医療学(family medicine)」が体系づけられていく。

2. 一般的な「家庭医療」の定義

「家庭医療」の伝統がない日本に住む一般の人に「家庭医療はこんな医療です」という内容を一言で説明することは難しい。しかし、「家庭医療」が曖昧なものではなく、医療の専門分野の1つとして確立していることを社会に対してアピールする必要はある。そんなときに使いたい一般的な「家庭医療」の定義を表1に示した。比較的平易な言葉で、家庭医療の特長を網羅している[2]。

1997年に米国家庭医学会がキャンペーンに用いた「家庭医は何を専門にしているのですか」に対する答えとしての「家庭医はあなたを専門にしている医師(the doctors who specialize in you)です」は、日本の一般の人に理解してもらうにはまだだいぶ説明が必要である。説明の例としては、「あなたの内にある臓器や疾患はもとより、心に湧き起こる心配や苦しみも、そしてもあなたの外にあってあなたにかかわる家族と地域・社会も含めて、あなた全部を家庭医は専門にしている」ということができる。最近になって、特にメディア関係の人たちが、この説明で家庭医療に興味を示すことを経験するようになった。

表1 ●家庭医療とは

家庭医療とは、
どのような問題にもすぐに対応し
家族と地域の広がりの中で
疾患の背景にある問題を重視しながら
病気をもつヒトを人間として理解し
身体と心をバランスよくケアし
利用者との継続したパートナーシップを築き
そのケアにかかわる多くの人と協力して
地域の健康ネットワークをつくり
十分な説明と情報の提供を行うことに責任をもつ
家庭医によって提供される
医療サービスである。

(文献2)による)

3. 専門的な「家庭医療」の定義（家庭医療の専門性）

1．これまでの考え方（北海道家庭医療学センター）

　北海道家庭医療学センターは、1996年に設立され、翌1997年から家庭医療学の専門教育を開始した。2004年に初期研修が必修化されても、卒後1年目から家庭医療学が学べる教育カリキュラムがある日本で唯一の施設である。

　初期2年と後期（家庭医療学専門医コース）2年の4年間一貫の教育プログラムを構築するために、これまで筆者は、「家庭医療はプライマリ・ケアの進化したもの（バージョンアップしたもの）」という基本的な考えを前面に出して、最初に「プライマリ・ケア」の基本的な5項目の専門性（プライマリ・ケアのACCCA）（**表2**）があり、家庭医療がこのプライマリ・ケアから進化した（バージョンアップした）とき、これに加わった専門性として、**表3**に示した5項目を掲げていた。そして、これらの新しい5項目も含めた家庭医療の専門性10項目を理解して、それらをバランスよく実践できることが家庭医に求められる、としていた[2]。

表2 ●プライマリ・ケアの専門性
1．医療へのアクセスが物理的にも、心理社会的にも良好である近接性（accessibility）
2．どのような問題にも対応する包括性（comprehensiveness）
3．問題の経過中だけではなく病気の前後や健康時にもかかわる継続性（continuity）
4．チームでケアを有機的に進める協調性（coordination）
5．インフォームド・コンセントを重視した責任性（accountability）

（文献2）による）

表3 ●家庭医療の専門性
プライマリ・ケアのACCCAに加えて
1．患者中心の医療
2．家族志向型のケア
3．地域包括プライマリ・ケア
4．健康問題の心理社会的アプローチ
5．共感できる人間関係の維持・強化

（文献2）による）

第 1 部　家庭医療の専門性

2．新しい考え方（北海道家庭医療学センター）

　家庭医療の専門性として、これまで提唱してきた 10 項目の重要性は変わらないが、北海道家庭医療学センターでの実際の診療や臨床教育の経験から、10 項目を一次元的に並べて示すのではなくて、どのようにそれぞれの項目を関係させて実践していくかについての指針を提供する方がより適切であることがわかってきた。

　これから述べる家庭医療の専門性についての新しい考え方は、診療・教育のしやすさに貢献することも考慮されている。

　まず家庭医は、①患者中心の医療、②家族志向型のケア、③地域包括プライマリ・ケア、についての知識・技術・態度・価値観を備えることが必須である。これらについては、本書においてもそれぞれ独立した項で解説しているように、体系化が進んだ方法があり、家庭医はこれらすべてをシステマティックに実践できなくてはならない。そして、今まで独立した項目だった「健康問題の心理社会的アプローチ」、「パートナーシップの構築・維持・強化」は、①②③それぞれの中に含まれている。

　プライマリ・ケアの ACCCA（近接性、包括性、継続性、協調性、責任性）については、理念の重要性の理解は当然必要であるが、実際の診療でそれを保証するためには、診療所の診療時間、時間外の対応、診療科目の設定と対応、必要機器の確保と技術の修得、診療医師のローテーションを含む診療体制、病診連携方法、診療録管理、情報開示、などについて ACCCA を高いレベルに保つシステムを構築する必要がある。そして、それらのシステム構築が、医療の安全性、利用者の満足度・健康改善度や診療所の経営というアウトカムとどう折り合いをつけていくか、さらに、家庭医が自分自身の能力・限界・自己の感情について気づき、プロフェッショナリズム・価値観・信念・倫理観について振り返り、仕事とプライベートの生活のよいバランスを築いて個々の家庭医の満足と QOL を高め、生涯学習と質向上活動を継続し、臨床教育と臨床研究にもかかわることによって家庭医として発展することについての大きな枠組みでのプラクティス・マネジメントが必要になってくる。

　さらに、家庭医は地域での有病率や発生率を考慮した独自の特異的な意思決定プロセスをもち、同時に存在する多くの問題に対応し、早期の

問題でたとえ診断が未確定であってもその不確実性に耐え、EBM も考慮した効率的な問題解決を実施する。

このように、日本で家庭医療を専攻する医師の教育と社会の中で家庭医療が果たす役割とを重視した家庭医療の専門性についての新しい考え方(表 4)を提唱したい。

表 4 ●家庭医療の専門性(新しい考え方)

1．家庭医が提供する専門的アプローチ
  (1) 患者中心の医療
  (2) 家族志向型のケア
  (3) 地域包括プライマリ・ケア

2．家庭医療で必要なプラクティス・マネジメント
  (1) 介入のチェック・ポイント：近接性、包括性、継続性、協調性、責任性
  (2) 向上させるアウトカム：医療の安全性、利用者の満足度・健康改善度、診療所経営
  (3) 自己洞察と家庭医としての発展：能力・限界・自己の感情への気づき、プロフェッショナリズム、態度、価値観、信念、倫理観、仕事とプライベートのバランス、家庭医の満足と QOL、生涯学習、質向上活動、臨床教育、臨床研究

3．家庭医療に特異的な問題解決技法
  (1) 地域での有病率や発生率を考慮した特異的な意思決定プロセス
  (2) 同時に存在する多くの問題に対応
  (3) 不可避な不確実性に耐える
  (4) 効率的な問題解決

4．家庭医療の専門性ついての世界の考え方

家庭医療の専門性については、諸外国で多くの考え方があり、前述の私たちの考え方にも大きな影響を与えている。これらの中からいくつか主要なものを概観することは、これから日本で家庭医療を専攻しようとする人たちにとっても非常に参考になると考える。

1．McWhinney の考え

カナダの McWhinney は、「臨床医学の専門分野では、ある人が何を

知っているかということよりも、何をするかによって、その人が属する専門分野を特定することができる」として、「家庭医療学が何であるかは、家庭医の行動を支配している原理から始めるのが最もよい」と述べている。彼が示した9つの原理は**表5**のとおりであるが、これらをまとめて考えると、それは1つの際立った世界観（価値観の体系と問題へのアプローチ法）を示しており、他の専門分野とはっきり区別されるだろう[3]。

表5 ●家庭医の行動を支配している9つの原理（McWhinney）

1. 家庭医は人間にかかわる。このかかわりは、健康上の問題の種類によって制限されないし、終点と定義されるものがない。そのかかわりはその人が健康なときから形成されている。
2. 家庭医は、病気のコンテクストを理解しようとする。多くの病気はコンテクストの中でみなければ完全には理解することができない。
   *注：コンテクストのたとえとして McWhinney による次のような記載がありわかりやすい。『コンテクストの大切さはちょうどジグソーパズルに例えることができます。私たちはしばしば、何を意味するのかわからないジグソーパズルの一片に出会うことがあり、それをともかく眺めます。そしてそれを適切な場所に（全体像というコンテクストの中に）置いてみると立ちどころにその意味が明確になるのです」[4]。
3. 家庭医は、患者と出会うすべての機会を予防や健康教育の絶好の機会とする。
4. 家庭医は、診療対象を「リスクをもった人の集団（population at risk）」として考え、予防医学を実践する。
5. 家庭医は、自分自身を、健康問題をケアし支援するコミュニティ・ネットワークの一部分とみなす。
6. 理想的には、家庭医は自分の患者たちが住んでいる同じ地域に住むべきである。完全に効果的であるために、家庭医はなお目の届く近隣にいる必要がある。
7. 家庭医は、本来の「エコロジスト」であるべきである。家庭医は、患者を患者の家で診る。家で起こる人生の大きな出来事に患者の家族とともに立ち会うことが、家庭医にその患者と家族についての多くの知識を与える。
   *注：エコロジー（ecology）は、2つのギリシャ語の *oikos*（家庭）と *logos* から由来する言葉で、文字どおり「家庭の学問」を意味する。
8. 家庭医は、医療の自覚的な面を重要と考える。これは自分自身の感情に気づくことも含まれるので、家庭医療は自己を内省する医療である。
9. 家庭医は、資源のマネージャーである。家庭医の責任は、限られた資源を患者とコミュニティ全体の利益のために管理することである。

（文献3）より翻訳）

2. カナダ家庭医学会の考え(家庭医療学の4つの原理)

カナダ家庭医学会では**表6**のような家庭医療学の4つの原理を示している[5]。家庭医と家庭医療学の特長を家庭医の能力、地域包括プライマリ・ケア、家庭医の役割そして人間関係でまとめている点で優れている。これだけだとシンプルであるが、実際には、この家庭医療学の原理を卒後研修(レジデンシー)のカリキュラムに組み入れることをしているので、各項目についてはさらに詳しい記述があり、そのバックボーンとして McWhinney の考えがあることが理解できるだろう。

表6 ● 家庭医療学の4つの原理(カナダ家庭医学会)

1. 家庭医は熟練した臨床医である
2. 家庭医療学は地域に根ざした専門分野である
3. 家庭医は定義された診療対象すべての人々の資源である
4. 患者−医師関係が家庭医の役割の中心に位置する

(文献5)より翻訳)

❶家庭医は熟練した臨床医である

- 患者中心の医療が実践できる能力をもつ。疾患を探る適切なアプローチと、患者の解釈・期待・感情・影響を含めた病気の経験を理解する。
- 人間や家族や他の社会システムの発達を理解し、患者・家族の疾患と病気の包括的なマネジメントを行う。
- 家庭医は患者と協働して共通の理解基盤を見い出し、問題・ゴール・役割について合意に達する。適切な情報提供をする。患者の自主性を重んじ、患者が自分自身のケアを形成するための意思決定を可能にする力を引き出す。
- すべての年齢層にわたって、地域でのよくある問題と、頻度は少なくても生命を脅かし治療法のある救急問題について、入手可能な最良の科学的根拠に基づいてアプローチする。

❷家庭医療学は地域に根ざした専門分野である

- 家庭医療は地域に根ざしたもので、地域の要因に非常に影響を受ける。コミュニティの一員として、家庭医は人々のニーズに応え、変化する状況に適応して、必要な資源を動員する。

- 地域では、健康問題が未分化で不確かな状態で現れることが多く、家庭医はこうした問題を扱うことに慣れている必要がある。家庭医は、慢性疾患、感情の問題、急性疾患（軽症で自然治癒するものから生命を脅かすものまで）、そして複雑な生物心理社会的問題、さらに終末期の緩和ケアを行う。
- 家庭医は、診療所、病院（救急部を含む）、その他の医療施設、そして家で患者をケアする。家庭医は、自分自身をヘルスケア提供者のコミュニティ・ネットワークの一部とみなし、チームのメンバーやリーダーとうまく協働する。家庭医は、専門医やコミュニティの資源を思慮深く利用する。

❸ 家庭医は定義された診療対象すべての人々の資源である

- 家庭医は、自分の診療対象を「リスクをもった人の集団（population at risk）」として考え、診療所に来る来ないにかかわらず健康が維持されているかを確認するために診療の調整を行う。
- 診療を調整するには、新しい情報とその診療への適切さの評価、提供されたケアが有益であるかを評価する知識と技術、診療記録や他の情報システムの適切な利用、そして患者の健康を向上させるポリシーを計画・実行する能力が必要である。
- 家庭医は、生涯にわたって自己啓発し学習する効果的な方略をもつ。
- 家庭医は、患者の健康を増進させる公的なポリシーを擁護する責任がある。
- 家庭医は、ヘルスケア・システムの中で限りある資源を賢く調整する責任を負う。個人とコミュニティ両方のニーズを考慮する。

❹ 患者-医師関係が家庭医の役割の中心に位置する

- 家庭医は、人間的な条件、特に苦しみの性質と病気に対する患者の反応について理解し重要と考える。家庭医は自分自身の強さと限界を知り、効果的なケアに自分の個人的な問題が妨げになるときを認識する。
- 家庭医は、人のプライバシーに敬意を払う。患者-医師関係は、患者が最後までやりとおすことができなくても、患者の健康のために誠意を

もってかかわることの医師からの契約・約束という性質がある。
・家庭医は患者に継続したケアを提供する。患者と反復して接触して患者-医師関係を構築し、相互作用の治癒力を向上させる。時とともに、その人間関係は患者・家族・家庭医にとって特別な重要さを伴っていく。結果として、家庭医はその患者の擁護者となる。

3. 米国家庭医学会の考え（家庭医療の定義）

米国家庭医学会の家庭医療の定義は、**表7**のように比較的シンプルである。継続性と包括性が強調されている一方で、地域のコンテクストについては触れられていない。患者-医師のパートナーシップについては、定義には含まれないが、それに続くスコープと哲学的説明の中で、家庭医療は①知識、②技術、③プロセス、を三次元的に協調させる専門分野であるとし、プロセスの中心となるのが、家族のコンテクストの中から患者を捉える患者-医師関係であると述べられている[6]。

表7 ● 家庭医療の定義（米国家庭医学会）

家庭医療は個人と家族に対して継続する包括的なヘルスケアを提供する医療の専門分野である。その専門性は生物学、臨床医学そして行動科学を統合する広がりをもつ。家庭医療が扱う範囲は、すべての年齢と性、そして各臓器系とすべての疾患が含まれる。

(文献6)より翻訳)

4. Olesen らの考え

デンマークの Olesen らが 2000 年に BMJ に発表した「新しい定義」(**表8**)は、家庭医がヘルスケア・システムの前線で働く専門家であると

表8 ● 家庭医療の「新しい定義」(Olesen ら)

家庭医はヘルスケア・システムの前線で働くことと、患者がもつどんな健康問題に対してもケアを提供する最初のステップを取ることについて訓練された専門家である。家庭医は社会の中の個人個人をケアする。患者のもつ疾患のタイプや他の個人的・社会的な特徴にかかわりなくケアする。その患者の利益が最大限になるようにヘルスケア・システムで利用できる資源を組織する。家庭医は、自立した個人に予防、診断、治癒、ケア、緩和の境界を越えて、生物医学、医療心理学そして医療社会学を統合して使いながらかかわっていく。

(文献7)より翻訳)

し、医療心理学や医療社会学を包括した科学的なアプローチを重視している[7]。この「新しい定義」は、発表されるや家庭医療の定義をめぐって、英語でのspecialistに込められる意味論や、アカデミックなものを目指すべきか否か、などを含む大きな論争に発展していった[8]。

5．WONCAヨーロッパの考え

　Olesenらの「新しい定義」の発表がきっかけとなり、ヨーロッパ諸国の中で、家庭医療の定義や教育システムについての議論が活発になった。こうした議論を経て、ヨーロッパの30ヵ国の家庭医療学会が加盟する「WONCA(World Organization of Family Doctors、世界家庭医機構)ヨーロッパ」は、2002年に *The European Definition of General Practice/Family Medicine* を発表した[9]。ヨーロッパ連合の誕生によって社会全体が大きく再編成される状況下で、当然社会の中での家庭医療が果たすものへの再考察が色濃く出ている。

　このWONCAヨーロッパの家庭医療の定義では、まず11項目の「家庭医療の特徴」(**表9**)が掲げられ、次にその特徴を備えて実践する医師に焦点を当てた「家庭医の専門性」(**表10**)が述べられている。そのあとには、11項目の「家庭医療の特徴」を「家庭医のコアとなる臨床能力」へ結びつけるために、**表11**のような6つのグループに分けている。そしてそれらの臨床能力が生かされる3つの分野として、①臨床の仕事、②患者とのコミュニケーション、そして③診療のマネジメント、が示され、人間中心の科学的専門分野の基盤を成す特徴として、①コンテクスト(患者の個人、家族、コミュニティ、文化)、②態度(医師のプロフェッショナリズム、価値観、倫理)、③科学性(批判的吟味や研究に基づいたアプローチ、生涯学習と質改善を通しての継続)、が挙げられている。このようなさまざまな次元での定義がなされるのはすなわち、「家庭医療」という専門分野の複雑さからくるのだとしている。

1 家庭医療

表9 ● 家庭医療の特徴（WONCA ヨーロッパ）

家庭医療の専門性は次のとおりである。それは、
a) 通常ヘルスケア・システムの最前線であり、利用者に対して開かれた制限のない近接性を提供し、その人の年齢・性、その他どんな特徴にもかかわりなくすべての健康問題を扱う。
b) ケアを調整し、プライマリ・ケアの設定で他職種と協働し、他の専門分野とのインターフェイスをうまく働かせることによって、必要なときに患者を擁護する役割をとる。これらのことを通してヘルスケア資源を効率よく利用する。
c) 個人、その家族、そしてその人たちの住む地域を志向する人間中心のアプローチを展開する。
d) ユニークな診療プロセスをとる。それは年を越えて続く人間関係を築き、医師と患者の効果的なコミュニケーションを通して形成されたものである。
e) 患者のニーズによって決定される長く継続するケアを提供することに責任をもつ。
f) 地域での病気の有病率と発生率で決定される特異的な意思決定過程をもつ。
g) 個々の患者がもつ急性、慢性両方の健康問題を同時に対応する。
h) 病初期で鑑別できていない状態であってもその病気に対応する。中には救急の介入を要するものもある。
i) 適切で効果的な介入によって健康と幸福を増進する。
j) 地域の健康への独自の責任をもつ。
k) 身体的、心理学的、社会的、文化的、そして実存的次元で健康問題を捉える。

(文献 9) より翻訳)

表10 ● 家庭医の専門性（WONCA ヨーロッパ）

家庭医は家庭医療の分野で訓練された専門医である。家庭医は個別に対応する医師であり、包括的で継続したケアを年齢・性・病気の種類によらず医療を求めるすべての人に対して提供することに第一義的な責任をもつ。家庭医は、常に患者の自立性を尊重しながら、家族と地域と文化的なコンテクストの中で個々人のケアをする。地域に対して職業的責任を負うことも認識している。患者と診療計画を相談する際に、家庭医は身体的、心理学的、社会的、文化的、そして実存的要因を統合して、繰り返しかかわってきたことで生み出された知識と信頼を動員させる。家庭医は健康を増進し、疾病を予防し、治癒とケアと緩和を提供することによって、自分たちの職業的役割を実践する。それらは直接行われることもあるし、あるいは健康のニーズや地域の中で使用できる資源によって他のサービスを利用することもある。必要に応じてこれらのサービスを患者が利用できるように支援する。家庭医は、効果的で安全な患者ケアの基盤として、自分の能力、個人としてのバランス、そして価値観を発展させ維持させることに責任をもたねばならない。

(文献 9) より翻訳)

第1部　家庭医療の専門性

表11 ●家庭医のコアとなる臨床能力（WONCA ヨーロッパ）

1. プライマリ・ケアのマネジメント（a, b）
2. 人間中心のケア（c, d, e）
3. 特異的な問題解決能力（f, g）
4. 包括的アプローチ（h, i）
5. 地域志向性（j）
6. 全人的取り組み（k）

(文献9) より翻訳)

＊注：アルファベットは対応する家庭医療の特徴（**表9**）を示す。

5．世界の家庭医療と「家庭医療後進国」日本

　家庭医療学は、多くの人々の努力によって、今では世界の100近い国々で既に共通の価値観として理解されている。当然、そのほとんどの国々では家庭医療はそれぞれの国の保健医療提供システムの要であり、家庭医の養成は、全国的規模で行われている事業である。

　世界中の国々の家庭医学会が加盟する世界連合である WONCA（世界家庭医機構）は、2004年の世界学術総会（米国、オーランド）で加盟学会数が100に達したが、その学会で、家庭医療が未発達の国々からのレポートを集めたプレナリー・セッション *Starting Family Medicine in a Country：Stories from the Front Line* が企画された。学会の学術委員長と前 WONCA 事務総長から推薦されて、ブラジル、ベトナム、ジンバブエ、スリランカ、ネパール、そして日本からの代表がパネラーとして参加し、筆者は日本の状況を報告した[10]。

　表12 は、そのときに発表した筆者が考えた日本で家庭医療が発展しない理由である。これらは、社会の歴史、政治、経済、文化だけでなく、日本人の考え方や行動パターンにまで及ぶ、かなり根が深い問題である。

　こうした困難な状況でも、日本に住む人たちのために家庭医療のシステムを構築していくことの重要性は明らかであると考える。質の高い訓練された家庭医による世界標準の家庭医療の提供は、日本に住む人たちに対する私たちのアカウンタビリティーである。今いる医師たちの棲み分け論に終始していた時代には決別し、これから家庭医になることを目指す人たちが安心してキャリアを伸ばしていけるように、見通しのよい

表12 ● 日本で家庭医療が発展しない理由

1. 臨床教育の構造がしっかりしていない
2. 医療におけるパラダイム・シフトを経験していない
3. 患者と医師とのパートナーシップが崩壊している
4. 生物医学的なテクノロジーに依存している
5. 歴史的に医療をめぐる利害関係者が協働できなかった
6. 意思決定プロセスが開示されない
7. 変革を避ける傾向がある

(文献10)より翻訳)

表13 ● 私たちがこれから成し遂げなければならないこと

1. 家庭医療の卒後研修プログラム(レジデンシー)を多数立ち上げる
2. 研修プログラム評価委員会を組織する
3. 家庭医の認定機構を構築する
4. 家庭医の効果的な生涯教育プログラムをつくる
5. 私たちの考え方を変える
   (a) 質を高めることは差別化ではない
   (b) 名実ともに誇りある仕事をする価値観
   (c) アウトカムのみでなくプロセスの評価も重要
   (d) 口先だけでなく、誠を尽くして計画し交渉し調整する

(文献10)より翻訳)

環境を創り出していく必要がある。

この項の最後として、同じくオーランドのWONCAで筆者が発表した、「私たちがこれから成し遂げなければならないこと」を掲げる(**表13**)。願わくば、本書の利用者が日本での家庭医療の発展のためにともに力を合わせる仲間にならんことを。

(葛西龍樹)

参考文献

1) アラン:定義集. 神谷幹夫(訳), 岩波書店, 東京, 2003.
2) 葛西龍樹:家庭医療;家庭医をめざす人・家庭医と働く人のために. ライフメディコム. 東京, 2002.
3) McWhinney IR: A Textbook of Family Medicine. 2 nd ed, Oxford University Press, New York, 1997.
4) McWhinney IR: A Textbook of Family Medicine. 1 st ed, Oxford University Press, New York, 1989.

5) The College of Family Physicians of Canada. Four principles of family medicine (http://www.cfpc.ca/English/cfpc/about%20us/principles/default.asp?s=1)
6) American Academy of Family Physicians. Family Practice (http://www.aafp.org/x6809.xml)
7) Olesen F, Dickinson J, Hjortdahl P : General practice—time for a new definition. BMJ 320 : 354-357 (5 February), 2000.
8) Heath I, Evans P, van Weel C : The specialist of the discipline of general practice. BMJ 320 : 326-327 (5 February), 2000.
9) WONCA Europe. The European definition of general practice/family medicine. 2002 (http://www.woncaeurope.org/publications.htm)
10) Kassai R : Why developing family medicine is still so difficult in Japan? Plenary : Starting family medicine in a country ; Stories from the front line. WCNCA 2004 17th World Conference of Family Doctors, October 13-17, Orlondo, USA, 2004.

2 患者中心の医療

●はじめに

　患者中心の医療(patient-centered medicine)は、家庭医療の専門性の中でもいわばそれらの集大成としての役割があり、最も重要なものである。筆者らが提唱する家庭医療の専門性についての新しい考え方(第1部-1「家庭医療」参照)でも、家族志向型のケア、地域包括プライマリ・ケアと並んで家庭医が提供する3つの専門的アプローチに含まれている。患者中心の医療を理解してそれを実践できることは、家庭医の臨床能力として必須である。

　患者中心の医療は、医療についての深い洞察から生まれた**概念モデル**であると同時に、多くの臨床研究の成果によって開発された**実際的な方法**である。そのため、患者中心の医療は、家庭医療を学ぶ人に診療の現場で教育することが可能である。実際患者中心の医療は、そうした診療と教育の実践を通して医療の利用者(患者・家族)そして家庭医療を学ぶ人たちから得られた評価とフィードバックによって絶えず改良されてきたのである。

1．患者中心の医療の起源

　患者中心の医療の起源は、カナダで初めての家庭医療学科がオンタリオ州ロンドンにあるウェスタン・オンタリオ大学医学部に創設され、初代主任教授として Ian R. McWhinney が赴任した1968年に溯る。彼は患者が受診するときの「本当の理由」を理解することに着手し、彼と彼のチームの研究は「患者-医師関係」へと発展していった[1]。1982年、そうした「土壌」の中へ南アフリカから Joseph H. Levenstein が客員教授としてウェスタン・オンタリオ大学に1年間滞在し、家庭医療の教育方法として「患者中心の医療の方法」が生み出され、その後、ウェスタン・オンタリオ大学の Patient-Doctor Communication Group によって大きく育っていったのである。

患者中心の「精神」は多くの人が口にしているが、患者中心の医療が十分に理解され実践されているわけではない。1950年代から60年代にかけてのBalint、1970年代から80年代にかけてのEngel、Kleinmanらの理論も患者中心モデルを指向したものであったが、実際の臨床医が用いるための具体的な方法と臨床での有用性を示すことに欠けていた。それとは対照的に、McWhinneyのチームは、あくまでも家庭医療の臨床現場からの疑問に答える研究に価値をおき、研究で得たことを診療や教育の場に還元して、さらに家庭医療の質を高めていったのである。家庭医が研究をする目的は、家庭医療の利用者である地域の人々の健康である。

患者中心の医療は、1980年代に最初に発表されて以来、McWhinneyのチームによる国内外での多くのワークショップなどにより、徐々に国際的にも認知されるに至っている[2)3)]。

筆者は、カナダのブリティッシュ・コロンビア大学で家庭医療のレジデントをしていた1992年にMcWhinneyの下で1ヵ月のエレクティブ(選択研修)をする機会に恵まれた。そこで彼の薫陶を受け、患者中心の医療について学ぶ機会を得た。1996年に北海道家庭医療学センターを設立以来、今日まで一貫して、家庭医療の診療と教育の実践には患者中心の医療を用いている[4)]。

2．患者中心の医療とは

McWhinneyのチームで、患者中心の医療の研究を精力的に続けているStewartは、患者中心の医療の国際的な定義として次のものを提唱し

表14 ●患者中心の医療の定義

患者が望む患者中心の医療とは、
1．患者の主要な受診理由、気がかり、情報の要望を探り、
2．患者の世界、すなわち全人格、感情的な要望、人生の問題の包括的理解を求め、
3．何が問題かについて共通の基盤を見い出してマネジメントについて相互に同意し、
4．予防と健康増進を促進し、
5．患者と医師の継続する人間関係を促進する。

(文献5)より翻訳)

ている(**表 14**)[5]。

この定義からわかるように、そのケアが患者中心であるかを判定するのはその患者自身ということになる。

3．患者中心の医療の方法

では、患者中心の医療の実際を解説しよう。図1のように、患者中心の医療の方法は、相互にかかわり合う6つのコンポーネント（構成要素）から成り立っている。6つに分けることは、教育や研究をするときに容易にするために便宜的に行われているのであって、実際の診療では、これら6つのコンポーネントは互いにかかわり合って1つのものとして患者中心の医療を形づくる。

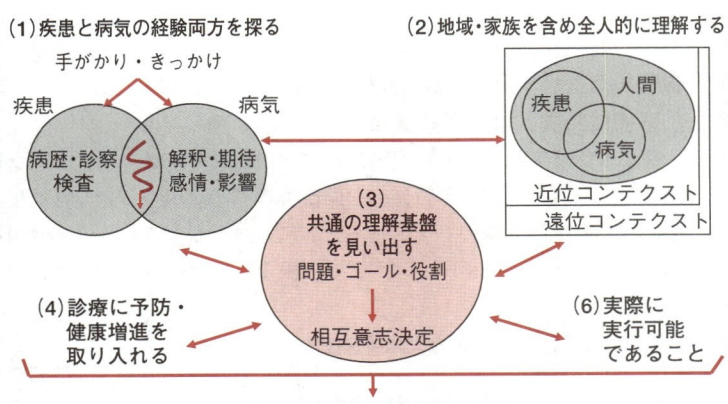

図1 ●患者中心の医療の方法
(Stewart M, Brown JB, Weston WW, et al：Patient-Centered Medicine；Transforming the Clinical Method. 2 nd ed, Radcliffe Medical Press, Oxon, 2003 より翻訳)

1．疾患と病気の経験両方を探る

最初に行うことは、その人の問題について「疾患」と「病気の経験」を両

方探るということである。家庭医療では「疾患 disease」と「病気 illness」に定義を与え区別している。「疾患」とは病理学的あるいは生物医学的に身体に起こっている変化について説明するときに、主として医療者が使う分類・ラベルである。これに対して「病気」は、心や身体に起こる問題についてのその人個人の主観的な苦しみである。

疾患の鑑別診断のみを進めて病気の苦しみを考慮しないことも、問題の心理社会的な面のみ重視して身体診察や疾患の鑑別診断をおろそかにすることも家庭医療に適切ではない。両方をバランスよく、しかも深く掘り下げるために筆者が勧めていることは、注意深い観察に加えて、疾患の理解には EBM(evidence-based medicine)を含む家庭医療に特異的な問題解決技法を、そして病気の経験の理解には NBM(narrative-based medicine)の方法を取り入れることである。本書で扱われる個々の健康問題へのアプローチには、患者中心の医療の方法の具体例が示されている。

❶ 疾患を探る：EBM(evidence-based medicine)と家庭医療に特異的な問題解決技法

疾患を探る方法として、家庭医は他科の医師のアプローチとは一線を画する家庭医療に独自の特異的な問題解決技法を用いる。これは患者中心の方法の他の5つのコンポーネントにおいても実践される部分があるが、この第一のコンポーネントでは、表15に示された内容が含まれる。

表15 ● 家庭医療に特異的な問題解決技法

1．地域での有病率や発生率を診断・意思決定プロセスに関連づける
2．1人の患者に同時に存在する多くの問題(co-mobility)に対応
3．個々の問題にも複数の原因と多因子のかかわり合いを想定する
4．プライマリ・ケアでは不確実性が不可避であることを理解し、それに耐える
5．EBMと費用対効果を考慮した効率的な問題解決
6．システム理論

❷ 病気の経験を探る：NBM(narrative-based medicine)

病気の経験を探るときに表16のような4つの面からたずねることが

推奨されている。これらは記憶に残りやすいように、英語の頭文字を並べて"FIFE"（「横笛を吹く」の意）と覚えることもできるし、筆者は日本語で「か・き・か・え」と覚えている。

病気の経験は十人十色である。そして、患者本人に聞いてみなければわからないことが多い。例えば、表17に示した同じ状況であっても、46歳の男性、食品会社課長のAさんとBさんでは病気の経験は非常に異なっており（表18）、それぞれに対応したケアを進めていかなくてはならないだろう。

医師と患者の間にあるものは「言葉」が主役を演ずる「対話」である。病気とは、患者を主人公として患者本人によって語られる「物語」である。現在のところまだ確固たる定義があるわけではないが、このようなnarrative（言葉・対話・物語）を重視する医療のアプローチはNBM（narrative-

表16 ●病気の経験を探る

解釈（ideas）：心身に起こった変化についての患者の解釈をたずねる。これは患者にとっての「病気の意味」である。
・質問例　「何が起こったのだと思いますか」「それはなんでしょうね」
期待（expectations）：患者がその解釈したものについて何を期待しているのかをたずねる。家庭医のケアへの具体的な要求であったり、病気の経過への期待や不安であったりする。
・質問例　「どんなことを期待しますか」「どうしてほしいですか」
感情（feelings）：どんな気持ちでいるのか、何をどんなふうに恐れているのかをたずねる。
・質問例　「どんな気持ちですか」「どんなふうに心配ですか」
影響（function）：その問題が日常生活、家族、仕事、人生の質や機能へ与える影響をたずねる。
・質問例　「どんなふうに困りますか」「何が起こるでしょう」

表17 ●あるシナリオ

46歳、男性。食品会社課長。
　日曜の朝、久しぶりにジョギングをしたら、15分くらいで胸骨を圧迫されるような胸の重苦しさが出現した。走るのを止めて道にしゃがむといくらか落ち着くが、冷や汗と動悸が止まらない。携帯電話で救急車を呼び、道端でそのまま待つことにした。170 cm、80 kg。3年前から会社の健診で高血圧と高脂血症を指摘されたが放置していた。今年の春に課長に昇進してからつきあいの酒量が増えている。タバコ1日20本。家族は妻（42歳）、長女（17歳）、長男（14歳）。

第1部　家庭医療の専門性

表18 ● 病気の経験

46歳、男性。食品会社課長Aさん。
解釈：これが、心筋梗塞ってやつか。
期待：このまま親父みたいに死んでしまうのか。生きていたい。
感情：なぜ俺だけがこんなことになるんだ！
影響：もう仕事はできないだろう。家族は？？　まだローンも残ってる。

46歳、男性。食品会社課長Bさん。
解釈：昨夜遅くまで接待だったから、二日酔いで調子悪いんだな。
期待：病院で少し酸素を吸わせてもらえばよくなるはずだ。
感情：最近夜も仕事が続いていやになってしまう。
影響：もしかして入院になったら少し仕事が休めていいかも知れない。

based medicine）と呼ばれ、私たちも診療・教育・研究での方法論を模索している。

2．地域・家族を含め全人的に理解する

　この第二のコンポーネントでは、対象となる人の健康問題をその人、その人の家族、その人が住む地域、その人が属する社会、環境にわたって複雑にかかわり合うさまざま要因について考察する。ここでのキーワードは、コンテクスト context である。コンテクストは、日本語では「文脈、脈絡、背景、枠組み」などに相当する語であるが、家庭医療ではさらに深い意味で用いている。健康問題が人々に及ぼす影響を理解するためには、さまざまなコンテクストの中でその問題に焦点を当てて考えなければ、完全には理解することはできない。

　コンテクストの意味について、McWhinneyによる「ジグソーパズルのたとえ」は前項でも紹介したが、その内容を若干詳しく解説した筆者の記述を以下に抜粋する[4]。

　　コンテクストの大切さは、ジグソーパズルにたとえるとわかりやすい。ジグソーパズルの一片を手にしても、その一片が何を意味するのかはわからない。絵の一部が印刷されているので表裏くらいはわかるが、上下左右どういう向きなのかは全然わからない。しかし、その一片だけを欠いてそれ以外は完成しているジグソーパズルを想

像してもらいたい。そして、その未完成のジグソーパズルの空いている場所にその一片をはめ込んでみよう。すると、たちどころにその一片が全体の絵の中で何を意味しているのかが明確になるだろう。このジグソーパズルの一片を患者あるいはその人の抱える健康問題と考えると、全体の絵がコンテクストとみなすことができる。入院であれ外来であれ、現代医療の多くの場面で患者はコンテクストを剝ぎ取られた状態でいる。これでは病気の苦しみを不十分にしか理解することができないのは仕方ない。患者をコンテクストへ戻してやることが必要なのである。コンテクスト全体から問題に焦点を当てるのである。健康問題をもつ人を、単なる疾患の診断（ラベル貼り）を超えて、地域や家族というコンテクストの中で捉え、人間として包括的に理解することである。

今までの人生の出来事（ライフイベント）でとった行動やその結果が、その後その人の対処行動に影響を与えることがある。個人の発達の歴史には、家族や他人の考え方や行動の影響が随所にあるはずである。本人がはっきりとそれを覚えているものもあれば、自覚せずに影響をひきずっているものもあるだろう。そうやって形成されたパーソナリティの構造、特に防衛機制は、その人が病気になったときの行動（illness behavior 受療行動）に大きな影響を与える。家庭医は、個人と家族の相互作用をファミリー・ライフサイクルも考慮しながら理解していく。診療ごとに積み重ねられる家族の知識は、家庭医にユニークなものであり、かけがえのないものである。

家庭医療に特徴的な家族の問題へのアプローチについてさらに学ぶためには、本書の該当する項と参考文献を参照して頂きたい[6]。

コンテクストには4つの層があって互いに影響し合っているといわれている。個人と現在に焦点を当てて変化の速い immediate context、個人に焦点を当てて変化は速いが、時制では直近の過去と関連する現在までを含む specific context、個人から文化まで、時間も過去から現在まで広く含み、変化は可能だがゆっくりとしている general context、そしてより社

表19 ● 近位コンテクストと遠位コンテクスト

近位コンテクスト：家族、家計、教育、職業、娯楽、社会的支援
遠位コンテクスト：コミュニティ、文化、経済、ヘルスケア・システム、社会・歴史、地理、メディア、環境（エコシステム）

(文献3)より作成

会と過去に関連し、変化が非常に遅い metacontext である。

こうしたことも踏まえて、最近ではコンテクストを**表19**のように近位コンテクストと遠位コンテクストに分けて考えている。しかし、この分類はあくまでも便宜的なもので、要は両方に含まれるものについてのコンテクストを考慮したケアをしていくことが大事である。また、それぞれの項目のコンテクストと健康問題の関連について多くの研究がエビデンスを出していることも付け加えたい。

日本の家庭医療の発展にも関心をもち、支援をしている米国オレゴンの Saultz は、家庭医療学の専門性として access of care、continuity of care、comprehensive care、coordination of care、contextual care を掲げているが、彼のいう contextual care は新しい概念ではなく、患者中心の医療の方法の中の、この「地域・家族を含め全人的に理解する」コンポーネントに相当する[7]。

3. 共通の理解基盤を見い出す

医療の古いパラダイムでは、「問題を定義するのは医師」であった。「なんだかおなかの具合が悪い」と言ってきた患者に対して、医師が内視鏡検査で見えたもので「胃潰瘍」と診断し、医師の間で推奨される治療をしていくことがその例である。物事の客観的側面を重視し、疾患は科学的に解明できるとの信念と、診断がつけば治療は自明であると考える傾向がある。

これに対して医療の新しいパラダイムの要点は、「問題を定義するのは患者」である。問題の自覚的側面を重視して、患者固有の苦しみを理解し、個別の対応をとっていく（**表20**）。

患者中心の医療では、さらに、何が問題となっているのか、何をゴールにするか（短期、中期、長期それぞれのゴールを設定することが多い）、

2 患者中心の医療

表20 ●パラダイムの転換

新しいパラダイム	古いパラダイム
・問題を定義するのは患者 ・患者固有の苦しみがある ・自覚的側面を重視 ・不確かな状態でもケアする ・個別の対応が必須 ・生物・心理・社会的モデル ・多因子のかかわり合い ・複数の原因を考慮 ・システム理論	・問題を定義するのは医師 ・疾患は科学的に解明できる ・客観的側面を重視 ・診断がつけば治療は自明 ・マニュアルが有効 ・生物・医学モデル ・リニアな因果関係 ・単一の原因で説明 ・二元論

表21 ●共通の理解基盤を見い出す

項目	患者	家庭医
問題		
ゴール		
役割		

(文献3)より作成)

患者・家族と家庭医などがそれぞれどのような役割を担うのかについて十分に話し合いながら、相互の了解のうえに意思決定をしていくのである。この「共通の理解基盤を見い出す」ことの重要性は、多くの研究で支持されている。

確かに、患者が医師に「先生にお任せします」と言うことも少なくない。これは日本人の国民性である、という人もいるが、実は海外でも同じようなことが起きている。こんなときに、「私のもっている情報と私の意見は今説明したとおりです。今度は、あなたの考えと意向を教えて下さい。一緒に治療計画をつくっていきましょう」と言って、共通の理解基盤を見い出すことへ誘っていきたい。このプロセスで、**表21**にあるような表をつくっておいて、患者と相談しながら表を埋めていくこともすすめられている。

共通の理解基盤を見い出すのを助ける方略として最近提唱されたものを2つ紹介しよう。

❶Motivational interviewing

生活習慣など特に行動変容が必要な問題を扱うときに、**患者が行動変容のどの段階にいるかに応じて動機づけていく方法である**[8]。ある意味で患者をマインド・コントロールすることだとの懸念もあるが、患者中心の医療のコンテクストで行うことによって、患者に「素手で」行動変容という困難な道を切り拓かせるのではなくて、自分自身の動機づけを強化し問題に対処できるように必要な支援を与えていくことになるのである。

❷Informed shared decision making

患者が意思決定過程にどの程度かかわりたいかを患者自身に選んでもらう方法である[9]。患者がどのように情報を得たいか(医師の説明、パンフレット、インターネット、患者会など)、意思決定過程でどのような役割を好むか(家族と相談する、医師のアドバイスに従う、自分自身で考える、賭けをするなど)を聞いていくのである。選択に困ったときや不確かな情報しかないときに患者がどうしたいのかも理解して、ジレンマを解消する必要がある。家庭医は、患者のパートナーとして、現時点で得られる最良のエビデンスと臨床の知恵を提供し、それらを「良心的、明示的、かつ思慮深く」[10]用いる。

4．診療に予防・健康増進を取り入れる

予防と健康増進を働きかけることは医療者の役割である。家庭医は患者中心の医療の方法を実践することで、その役割を最大限発揮することができる。予防と健康増進を働きかけるうえで、患者を包括的に理解することと、患者と医師が協働しながら共通の理解基盤を見い出すことが必要だからである。

家庭医は、すべての診療場面を病気の予防と健康増進のための絶好の機会として捉える。健康であるときにも、ある健康問題が解決したあと

にも、予防・健康増進として家庭医がその人にできることはたくさんある。治療が終了すれば患者との関係もおしまいなのではなく、その人が健康なときにも病気にならないよう予防や早期発見、健康の維持・増進を支援するということである。このような、健康や病気の「エピソードを超えて継続する」ケアは家庭医を特長づける。

リスクがあるという意味で"at risk"という言い方を用いるが、個人では"people at risk"、家族では"family at risk"、地域では"community at risk"あるいは(地域の自分の診療対象すべての人々という意味で)"population at risk"というように考えて、家庭医は将来起こりうる危険を未然に予防することを自らの活動に取り入れていくのである。

予防・健康増進というと、日本では従来の公衆衛生的な集団全体へのかかわりのみを考える傾向がまだ強いが、集団への介入と同時に個別の対応も重要である。個別の対応のために、**表22**のような6つの面を考慮してケアすることが推奨されている。「患者の世界」を理解することが出発点であり、患者中心の医療が家庭医の予防・健康増進へのかかわりに

表22 ●「患者の世界」を理解するために考慮すること

1. **人生のより広い健康の決定因子**
    生物学的、遺伝的要因のみでなく、生育歴、性別、収入、社会的地位、教育、身体的社会的環境、ライフスタイル、社会的支援ネットワーク、雇用・労働状態、ヘルスケアが影響する。
2. **現在の疾患、潜在する疾患**
    個々の疾患や予防医学についてのエビデンスを利用する。
3. **健康と病気についての患者の経験**
    予防・健康増進についての考え、行動変容することで得られる利益、行動変容へのバリアを明らかにする。
4. **健康への患者の潜在力**
    個別に健康の意味・価値を理解し、自己効用(自分が望む目標を達成する力)と健康状態を評価する。
5. **患者のコンテクスト**
    予防・健康増進へ取り組みやすいように、支援的な社会的コンテクストを調整する。家庭医の診療所(病院)のレイアウトとスタッフの志向性も重要である。
6. **患者-医師関係**
    家庭医のコミュニケーション能力、両者間の相互作用と信頼関係、互いの役割についての患者の期待を理解する必要がある。

(文献3)より作成)

クリアなビジョンを提供する。

　予防と健康増進の重要性についてはいろいろな切り口で語れると思うが、1つの大きなポイントはかかる費用とそれによって得られる効果を比較して考えることである。どの国でも限られた予算の中で医療を考える必要があるわけで、そうしたことに貢献するためにも**費用対効果に優れた方法を進めていくことは非常に大切なことになっている**。

　英語には『1オンスの予防は1ポンドの治癒効果がある』という諺がある。「予防にはその10倍以上の効果や価値がある」ということである。あるいは「予防にかける費用によってその10倍以上の治療費用を節約できる」と考えることもできる。

　このような費用対効果の考え方は、経済的な面ばかりでなく、身体的心理的なものも重要である。生命にかかわることや、重篤な後遺症を避けることは多くの人にとって優先度が非常に高いことであり、それに応えて家庭医は予防や健康増進にも積極的にかかわっていくべきである。

　こうした予防・健康増進の取り組みの中で、私たち家庭医が今後期待していることは、地域で活動する看護師の存在である。諸外国においても地域で役割を果たす看護教育がされてきており、看護師の地域活動は今後さらに重要性を増していくものと思われる。日本の看護教育の中でも、地域ケア・ナーシングの教育が最重要項目の1つとして取りあげられることを望みたい。

5．患者−医師関係を強化する
❶ 癒すものと癒されるもの

　患者中心の医療は実践からの評価とフィードバックによって改良されてきているが、2003年に改訂された「患者中心の医療の方法」の図では、このコンポーネントが患者中心の医療の方法のすべてコンポーネントの基盤になった(図1)。患者・家族と家庭医の人間関係がしっかりとできてることが基本なのである。それがなければ患者は家庭医に自分の本当の苦しみを話さないだろうし、患者が話しても家庭医に聴く耳(態度)がなければ理解は進まない。共通の理解基盤を見い出すことなど無理な話である。家庭医は、継続するケアとコミュニケーションによって、患者−医

師関係を維持・強化するよう努めなくてはならない。このことの重要性は計り知れない。家庭医療を他の医療から際立たせているものは、扱う健康問題の内容や範囲ではなくて実はこの人間関係である、ともいわれている所以である[11]。

患者-医師関係に関連して「患者・家族とともに危機を乗り越える」ことと「そこにいる(be there)」ことについて解説した筆者の記述を以下に抜粋する[4]。

　　家庭医療での患者-医師関係は、しばしば「患者・家族とともに危機を乗り越える」ことで強化される。ある家族の家庭医として、例えば在宅ケアをしているおばあさんが肺炎にかかり危篤状態になったとしよう。在宅で治療を続けるか入院するか、家族は迷いながら眠れない日々を過ごす。家庭医も、家族の気持ちが揺れるのを直に感じながら懸命に往診を続ける。つらいけれど、そこで生まれる連帯感と相互の信頼は、次の週になって患者が快方に向かってきたときに、大きな喜びとともに記憶される。その人の孫が熱性痙攣を起こしたときも、おじいさんをがんで看取ったときも、自分たちの家庭医がそこいた。家族に起こる健康問題のすべてに家庭医がかかわり、家族の立場で考え行動していた。このことが家族に意味するものは大きい。

　　私が家庭医療を研修していたときに学んだ大きなことの1つは、「そこにいなさい(Be there!)」ということである。「そこにいて」、患者・家族と一緒に危機を乗り越えることが大事なのである。物理的に24時間365日1つの家族のそばにいることは不可能であっても、必要なときには、たとえすぐ駆けつけることができなくても、電話などを使用しながら、患者・家族にリアルタイムでコミュニケーションをとることがもたらす安心感を家庭医は大切にしている。

家庭医は、患者とその家族に情け深さ(compassion)、共感(empathy)、思いやり(caring)という言葉で表される気持ちをもってケアを継続して

いき、こうした家庭医のケアと家庭医の存在そのものが患者・家族を勇気づけ(empower)、癒す(heal)、とされている。そして、自分自身の限界を知り、転移・逆転移などの患者−医師関係で生み出される力が陰性に作用することを避けることがいわれている。

家庭医療を学び始めた人たちは、このような理想的な患者−家庭医関係を築くことについて、「そこまでできるのだろうか」「患者さんから必要とされるだろうか」というある種の恐れの感情を抱くかも知れない。

筆者が薦めたいことは、さまざまな困難(患者・家族の困難、家庭医の困難ともに)のある中でも慈悲深く(merciful)考え行動するように家庭医が心がけることである。ここで「慈悲」は仏教的な意味で用いているが、それは上下の隔たりや取引を伴わない無条件の人間愛ともいえる。悟りを開かなければ家庭医になれないといっているのではない。心がけることでケアの質は向上するであろう。

そして、医師も患者から癒される存在であることを知るべきである。一般的に医療者が癒す者、患者が癒される者と考えがちだが、癒す者と癒される者の関係は、固定化した役割分担ではなく、しばしば入れ替わるし、同じ人間の中に癒す者と癒される者が同居していることさえあるのである[8]。医師が患者から癒される存在でもあるのだということを知る謙虚さをもつと、自然と患者・家族に対する感謝の念が湧いてくる。家庭医として生きることに喜びを感じることができる。人間関係には重要なことである。

6. 実際に実行可能であること

第六のコンポーネントでは、患者中心の医療が実際に実行可能であるように調整することが含まれている。どこの家庭医療でも、利用できる人や物やお金や時間などの資源には限りがある。こうした限られた資源でいかに多くの患者・家族に最大の利益を与えられるか。ここでは、救急医療のトリアージと同様に、優先度の評価、資源の有効利用、チームワークが重要である。さらに経営も含めたプラクティス・マネジメントも忘れてはならない。

急速なテクノロジーと社会保障の枠組みの変化の中で、いかに患者中

心でいられるのかが問われるのである。電子カルテやインターネット、電子メールの使用が患者中心の医療にどのように寄与していくのか、患者中心の医療で介護予防ができるようになるのか、初期研修必修化で研修医に患者中心の医療をどのように教育するのか。すべて日本の家庭医療では実際に重要な課題なのである。

患者中心の医療は時間がかかるのだろうか。答えは「否」である。多くの臨床研究が、患者中心の医療がそうでない医療と比較して時間が多くならないことと、患者ケアが改善するというエビデンスを示している。「時間がかかるから」ということは患者中心の医療を行わない"いいわけ"にはならないのである。現実的には10分という診療時間があれば、その中で患者は医師に自分の病気の経験を語ることができ、医師もその物語を聴くことができるのである。さらに、家庭医療のよいところは、複数回の診療をある期間にわたって継続していけるために、複雑な問題や複数の問題を扱うときに優先順位をつけて対応することが可能である。

患者中心の医療を行うには、よいケアチームをつくることが重要であるが、そのためのアプローチ法である work-based learning (WBL) を紹介したい。WBL は主として英国の家庭医療で実践されているもので、表23のようないくつかの定義が提唱されている[13]。

WBL に何か固定した方法があるわけではなく、それぞれの家庭医療センターの実情に合わせて、スタッフがいろいろなところで学んだことを自分たちのケアの向上に役立てるような、いわば「風土」をつくるとい

表23 ● Work-Based Learning の定義

- Learning for work, at work, from work
  (Seagraves et al)
- Work located (at work) or work related (away from work)
  (Barr)
- What and how healthcare professionals learn at work (as individual professionals and within teams) and how they effectively turn that learning into improving their performance
  (Burton & Jackson)

うことである。チームワークを「学び」という自己実現の行動と結びつけて組織していくところが優れている。実際には、その「学び」のための時間の保証とインセンティブのつけ方、各自の「貢献度」の評価とその開示方法などデリケートな問題もあるが、すべて「実際に実行可能である」ためにどうしたらよいかみんなで知恵を出していけばよいのである。

4．2種類の医師の協働へ

　以上、本稿では患者中心の方法について解説した。「患者中心」ということが建前やスローガンではなくて、その実現のために医療の新しいパラダイム(**表20**)を実際のケアに落とし込んだ具体的で実行可能な方法であることを理解してほしい。

　患者中心の医療を理解しそれを自分の価値観をもって実践できる家庭医は、臨床各科の専門分野で働く専門医にとってもよきパートナーとなるはずである。そして、それぞれのお互いの特長と役割(**表24**)を理解し、信頼し、尊重し合う家庭医と各科専門医との協働によって、一番恩恵を受けるのは医療の利用者である。

表24 ● 2種類の医師による協働

家庭医	各科専門医
・よくある健康問題	・稀な疾患
・初期像から対応	・中後期像に対応
・主として外来・在宅	・主として入院
・エピソードを越えて継続	・エピソードごと
・時間を使う	・高度先進医療を使う
・多数の患者	・限られた患者
・家族・地域の背景	・生物・病理的背景
・健康因を重視	・病因を重視
・個別健康維持・増進	・集団検診

（文献4）による）

（葛西龍樹）

参考文献

1) McWhinney IR：A Textbook of Family Medicine. 2 nd ed, Oxford University Press, New York, 1997.
2) Stewart MA, Brown JB, Weston WW, et al：Patient-Centered Medicine；Transforming the Clinical Method. SAGE Publications, Thousand Oaks, 1995.
3) Stewart MA, Brown JB, Weston WW, et al：Patient-Centered Medicine；Transforming the Clinical Method. 2 nd ed, Radcliffe Medical Press, Oxon, 2003.
4) 葛西龍樹：家庭医療；家庭医をめざす人・家庭医と働く人のために．ライフメディコム．東京，2002．
5) Stewart M：Towards a global definition of patient centred care. BMJ 322：444-445(24 February), 2001.
6) McDaniel SH, Campbell TL, Hepworth J, et al：Family-Oriented Primary Care. 2 nd ed, Springer Science+Busines Media, New York, 2005.
7) Saultz JW(ed)：Textbook of Family Medicine；Defining and Examining the Discipline. McGraw-Hill, New York, 2000.
8) Rollnick S, Manson P, Butler C：Health Behavior Change；a guide for practitioners. Churchill Livingstone, Edinburgh, 1999.
9) Towle A, Godolphin W：Framework for teaching and learning informed shared decision making. BMJ 319：766-771, 1999.
10) Sackett DL, Rosenberg WMC, Gray JAM, et al：Evidence baed medicine；what it is and what it isn't. BMJ 312：71-72, 1996.
11) McWhinney IR：The importance of being different. Br J Gen Pract 46：433-436, 1996.
12) Taylor ND, Kassai R：The healer and the healed；works and life of Kenzaburo Oe. The Lancet 352：642-644(August 22), 1998.
13) Burton J, Jackson N：Work Based Learning in Primary Care. Radcliffe Medical Press, Oxon, 2003.

3 家族志向型のケア

1. 家族志向型のケアとは？

「家族志向型のケア」という言葉は聞き慣れないかも知れない。これはFamily-Oriented Care の日本語訳で、家族に焦点を当てた、もしくは家族を視野に入れたといった意味を含んでいる。家庭医療に限らず、医療現場において家族とのかかわりを抜きに患者とやりとりを行うことはできない。入院時の説明、重要な診断・治療方針の伝達、自宅での療養生活上のアドバイスなど、病院内の臓器別専門科においても重要なかかわりである。

しかしながら、家族とのかかわりを自らの医療の根幹に据えて、よりよい患者ケアを提供しようと取り組む専門科として家庭医療が存在すると考えられる。その医療行為の知的バックボーンとしてここで登場する「家族志向型のケア」の概念を活用して頂きたい。家庭医が「家庭」医たる所以がこの「上手に家族とかかわる」点にあると思われる。

以下の症例をもとに「家族志向型のケア」を概観してみたい。

> 最近、林さん一家(仮名)が頻繁に診療所を訪れるようになった。2週間前に嫁の正子さん(48歳)が糖尿病の定期外来で HbA_{1c} 悪化(8台)を気にされて受診した。1週間前には義母の良子さん(77歳)が腰痛の悪化で受診し、3日前には子どもの萌さん(15歳)が喘息発作の悪化で受診。そして本日、夫の清司さん(51歳)が不眠と食欲低下で受診された。
>
> いったい林さん一家に何が起きたのであろう？

家族内のメンバーが次々と受診する場合には、家族内ストレスを考慮すべきであるといわれている。林さん一家で現在どんなことが起きているのであろうか？ 謎を解き明かすのに有用なツールとして「家族図」と

3 家族志向型のケア

「家族ライフサイクル」を紹介する[1]-[4]。

1. 家族図

家族図とは図2に示すような家族構成員を図示したもので、骨格と肉づけから成り立っている。骨格とはX線写真の骨組みのようなもので男性は□、女性は○で表し、患者として同定される人を二重の枠で示している。同居家族を線で囲むことになっている。

肉づけは情報をさらに豊かにするもので、各構成員の年齢・職業・もっている病気(亡くなった場合は死因・年月日)・離れている人は住居地などを記入する。

完成した家族図を一見するだけで、誰と誰が同居していて、どんな病気をもっているかだけでなく、社会的背景を含めた家族の状況を把握することができる。さらに深い肉づけとして、家族メンバー間の関係が特に密接な場合は二重線で、葛藤が存在する場合はギザギザを両者の間に書くとわかりやすい(しかしながら、家族図を見せながら書く場合にはこ

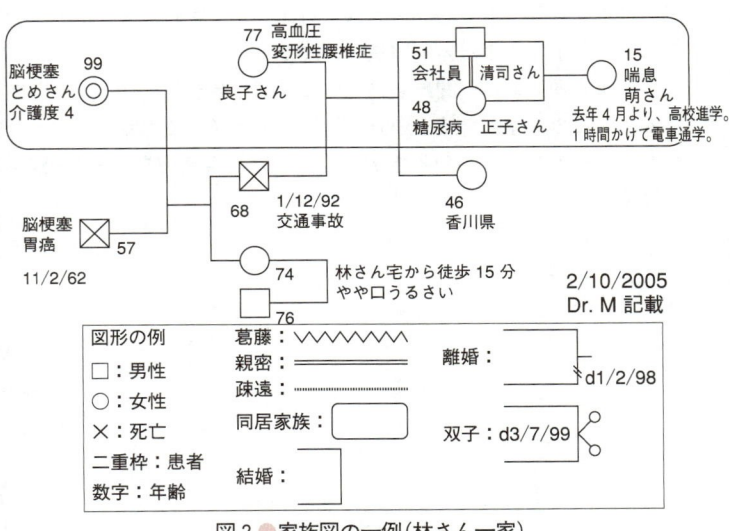

図2 ●家族図の一例(林さん一家)

の情報は書きにくいものである)。記号の意味を含めて林さん一家を図2でもう一度見直してみて頂きたい。99歳の祖祖母とめさんの介護問題が大きくのしかかっているようである。

2．家族ライフサイクル

個人が年齢とともに成長・発達するように家族も一定のステージを踏んで発達していくものである。各ステージには共通した**発達課題**があり、それをいかにして乗り越えるかがその家族にとって大きな問題となる(表25)。

医師自身の年齢や人生経験から患者・家族の状況をイメージしにくい場合に、この家族ライフサイクルは特に効力を発揮する。家族ライフサイクルとその発達課題を頭に入れて家族図を眺めると林さん一家に起きている現象をイメージしやすくなる。医師がつくったイメージ(仮説)は事実に照らし合わせて修正する必要があるが、イメージなしに家族とつきあう場合と比べてその理解力は飛躍的に向上する。

表25では「システム」という用語が多用されているが、家族志向型のケアの考え方として内分泌システムと対比させた家族システムを想定している。視床下部—下垂体—甲状腺の間でフィードバックシステムがあるように家族内メンバー間にもお互いに影響し合う「システム」が存在している。そこでは原因→結果の直線的な考えは通用せずお互いがお互いに影響し合ってなんらかの事象が生じるという考え方をする(**家族システム理論**)[5)6)]。

3 家族志向型のケア

表25 ● 家族のライフサイクル

家族のライフサイクルの段階	発達課題
巣立ち期 (子世代)	**精神的にも経済的にも自立する** 　a．家族から自分自身を独立させる 　b．仲間との親密な関係を結ぶ 　c．職業において自己を確立し、経済的にも自立する
結婚期	**新しいシステムに対して責任をもつ** 　a．婚姻関係を築く 　b．新たな配偶者が加わるため、家族や友人との関係を再構築する
小さな子どものいる時期	**システムに加わる新しいメンバーを受け入れる** 　a．家族内に子どものための空間をつくる 　b．子育てや経済的課題・家事の分担などに取り組む 　c．家族内で親や祖父母としての役割を確立するためにお互いの関係について話し合う
思春期の子どもがいる時期	**子どもの自立と祖父母の疾病・障害に合わせて家族内の構造を柔軟なものにする** 　a．親子関係を思春期の子どもが出たり入ったりしやすいシステムへ変える 　b．中年期の夫婦関係や仕事の問題に目を向ける 　c．祖父母の面倒を共同してみていくことを始める
巣立ち期 (親世代)	**さまざまなメンバーが家族システムを出入りすることを受け入れる** 　a．夫婦関係を(子どものいない)2者関係に捉え直す 　b．巣立った子どもや自らの両親との関係を大人同士の関係に築きあげる 　c．家族内関係に義理の息子・娘そして孫たちを取り込んで再構築する 　d．両親や祖父母の障害や死と向き合う
老年期	**世代間の役割交代を受け入れる** 　a．身体機能が低下する中で、自らと夫婦の機能・興味を維持する。新たな家族内/社会的役割を模索する 　b．より中心的役割を果たす(娘・息子)世代のサポートを行う 　c．高齢者の知恵と経験を生かす余地をシステムに残す。やり過ぎない程度に高齢者世代の手助けをする 　d．配偶者・兄弟・友人の死に向きあい自らの死の準備を行う。これまでの人生を振り返り、統合を図る

(Carter CA, McGoldrick M : "The Family Life Cycle" in Family—Oriented Primary Care. 2nd ed, 2004 より一部改変)

2．家族志向型のケアの理論的背景

ここで少し、家族志向型のケアの理論的背景を簡単に述べておく。

1．家族志向型のケアの歴史

1969年、米国で家庭医療学が専門分野として認められて以来、どの程度「家族」に意識を払って診療すべきかは議論され続けてきた。1980年に家庭医教師の学会(Society of Teachers of Family Medicine；STFM)で家庭医療における「家族」に関する分科学会が開催され、米国・カナダの家庭医・行動科学の専門家を中心に現在も毎年続けられている。この領域に関する書物[7)-9)]は1980年代に多く出版された。

1990年にニューヨーク州ロチェスター大学のグループ(家庭医・家族療法家)が、*Family-Oriented Primary Care*[5)]第1版を出版し、家族療法で用いられる、家族を理解する手法(家族システム理論)をいかに日常診療に生かすかが説かれた。この本は現時点における家族志向型のケアのバイブルとして扱われている(2005年末に第2版の邦訳が出版される予定である)。

米国・カナダの家庭医療学レジデント教育において、患者の心理面を理解する専門領域(行動科学)[10)]の講義や実習には必ず家族志向型のケアに関する項目(家族ライフサイクル・家族面談など)が含まれている。

わが国においては葛西[11)]・飯島[12)]・松下[1)-3)]が著書・総説論文において家族志向型のアプローチを紹介するに留まっている。研究者としては竹中[13)]が家族アプローチについて積極的に行っているが、日本におけるこの領域の研究はまだ始まったばかりである。

2．家族志向型のケアの原則

ニューヨーク州ロチェスター大学のMcDanielらによると[5)]、家族志向型のケアには4つの原則があるという。

❶病気を心理社会的拡がりで捉える

いわゆる生物医学的アプローチだけで説明できない現象が実際の臨床にはある。林さん一家の例について考えてみると…。

99歳の祖祖母の介護問題で、家庭内で口論が絶えない家に萌(15歳)はいた。夫婦間の葛藤が強くなると萌の喘息は非常に悪化し、母親の関心が萌に向かい、夫婦間の葛藤は一時収まるが、3日後には同じことが起きてしまう。

萌の喘息だけ治そうとしても難しい…。

Engelの生物心理社会的医学モデル(1980)[14]はこの「拡がり」についての理解を助けてくれる(一部改変)(図3)。

つまり、われわれが通常医療の対象としている「個人」は、上記の拡がりの中に位置づけられ、家族は個人のすぐ上のレベルで密接に関与することになる。家庭医は個人・家族より上の方向が主な対象となり、臓器別専門医は個人(臓器)より下が主な対象となる。

(経験・行動)
地球⇔国⇔地域⇔家族⇔個人⇔臓器⇔細胞⇔原子
専門医の対象→→→→→→→
←←←←家庭医の対象

図3

❷家族という「枠」の中での患者に焦点を当てる

・家族は健康についての考えや行動に大きな影響を与える

糖尿病の嫁(48歳)に義母(77歳)が「食事を控えては健康によくない」という解釈モデルを押しつけた場合、どうなるであろうか？ 家庭内での医療に関する決定権をもつ人をヘルスエキスパートと呼ぶ。ヘルスエキスパートは通常、最年長の女性が担っており医師にかかるべきか、薬を飲むべきか、食事を変えるべきかなどを指示する。患者は医師の意見とヘルスエキスパートの意見に板ばさみ状態となる可能性を秘めてい

・家族が病気の患者を支える資源となる

うつ状態の孫(51歳)にとって家族は、患者ケアの要となる存在である。家族を支えることが患者を支えることにつながる。

・家族のライフサイクルの移行期にはストレスが身体症状化する

家族のライフサイクル(表25)の節目が変わる際に大きなストレスがかかることが知られている。時にはこのストレスが身体症状を引き起こすといわれる。ひ孫(15歳)の喘息発作にはライフサイクル移行期のストレスも加わっていると思われる。

・身体症状が家族の適応機能として働く

上記の例では喘息の子どもが発作を起こすことで(無意識のうちに)家族をまとめる方向へ促しているが、家族内ストレスが大きいため、家族としての機能を保てなくなっている。

❸ 患者・家族と医療者がケアのパートナーになる

患者と医師の1対1の関係は実際あるようだが、実は幻想に過ぎない。その場にいなくても、家族は個人の医療に関する解釈モデルや対人関係のやり方などに必ず影響を与えている。したがって、患者−医師関係は1対1ではなく三者関係となることを意識すべきである(図4・5参照)。

❹ 医療者は治療システムの一部として機能する

医師は治療システムの「外側」にいるように誤解されているが、実は「その一部」となっていることが多い。医者は患者・家族の行動に影響を与えたり、与えられたりする。「うまくいってないな」と感じたときにこの原則に立ち返ると、自分の陥っている問題に気づくことがある。

3 家族志向型のケア

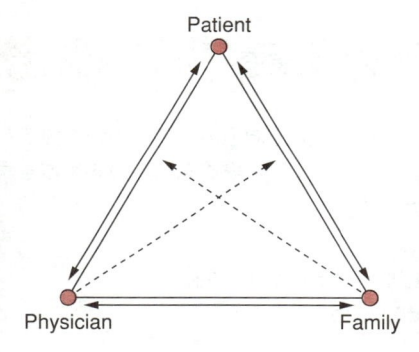

図4 ●治療における三角関係
患者-医師関係に家族が深くかかわることを図式化している。二者関係は幻想であり、本当は三角関係となる。
(McDaniel SH, Campbell TL, Hepworth J, et al：Family-Oriented Primary Care. 2nd ed, springer, New York, 2004 による)

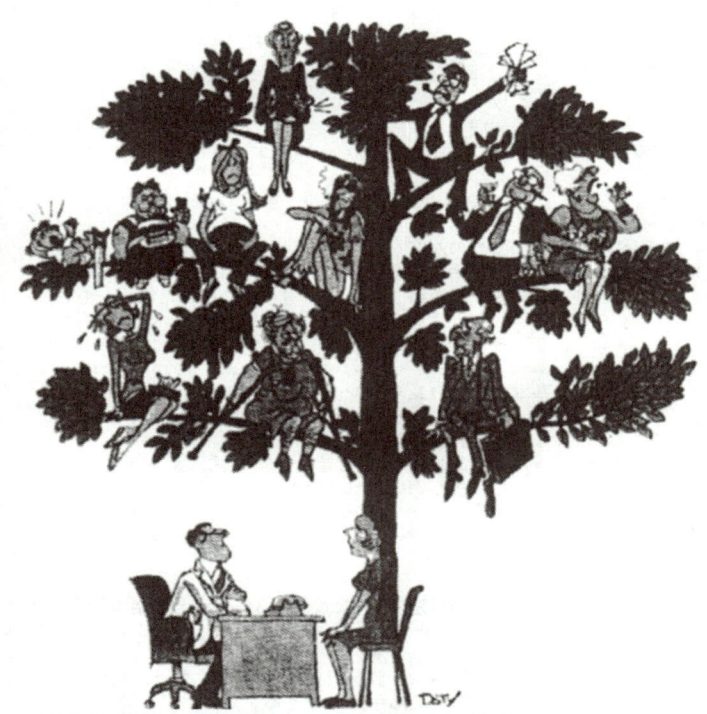

図5 ●家族の木(患者の背景にいる家族の存在を模式図化したもの)
(Crouch M, Roberts L：The Family in Medical Practice. Springer, New York, 1987 による)

3. 家族志向型のケアの実際

　林さん一家とのかかわりを通して家族志向型のケアの実際を提示してみる。まずは全体の流れを理解しやすくする家族志向型の5段階を説明したうえで林さん一家の話に戻る。

表26 ● 患者と家族に対する医師のかかわり方の5段階

レベル1　医師中心の純生物医学的モデル
(個人)　症状などの情報収集を行いアドバイスや処方を行う
(家族)　家族歴をとるなど純医学的情報収集のみに留まる

レベル2　相互に情報の交換を行う
(個人)　診断治療に関する考え(解釈モデル)を引き出し、互いに満足できるプランを立てる
(家族)　
1) 家族図で家族内にみられる病気・嗜好のパターンを知る
2) そこにいない家族(ヘルスエキスパート含む)の解釈モデルを知る
3) そこにいる家族と情報・意見の交換を行う

レベル3　感情面への対応を行う
(個人)　患者の感情を引き出し、「共感的に」対応する
(家族)　
1) 家族図を書きながら、明らかにされた情報をもとにそこにいない家族の感情を引き出す
2) そこにいる家族の感情について触れ、「共感的に」対応する

レベル4　基本的なカウンセリングを行う
(個人)　患者の健康にかかわる心理社会的問題にどう対処していくかについて話し合う
(家族)　
1) 家族図を用いて患者の健康問題に家族がどのように影響し、また影響されているかを理解する
2) 家族カンファレンスを行い、患者の健康問題にかかわる家族内のパターンに変化をもたらす(糖尿病のコントロールなど)

レベル5　精神・家族療法(特別な教育・スーパービジョンを要する)
(個人)　定期的に(1/wkなど)患者と面談を行い、困難な心理社会的問題を解決する手助けを行う
(家族)　定期的に家族と面談を行い、(長期にわたる)不健康な家族内のパターンを変える手助けをする。(神経性食思不振症など)

1. 家族志向型の5段階

DohertyとBairdによって提唱された家族志向型のケアの5段階[15]は、米国の家庭医療学レジデント教育において効果を発揮したといわれる。レベル1〜5へ段階的に家族へのアプローチ能力が上達するというモデルであるが、家族がその場にいることを前提としている。レベル1は家族に対して家族歴を取る以上には興味を示さず、レベル2は継続的に家族に医学的な説明・アドバイスを与え、レベル3は家族の感情面に対応し、レベル4は家族システム理論を用いた家族理解と家族カンファレンスを行い、レベル5は簡易家族療法を行うと定義された。

Marvelら[16]はこのモデルを改良し、個人と家族のそれぞれに対して応用できる、行動科学的アプローチの段階的モデルとして示した。**表26**にそれを示すが、ここにはその場にいない家族の意見(解釈モデル)を把握したり、その場にいない家族の感情面への対応をすることまで含まれている。このモデルを用いることで、日常診療における家族志向型のケアがどのレベルまで行われているかを理解できると思われる。

それでは症例に戻ってみる。

❶ レベル1の家族志向型のケア(純生物医学的モデル)

(個人) 林さん一家の孫嫁である正子さん(48歳)が2週間前に糖尿病の定期外来でHbA$_{1c}$悪化(8台)を気にされて受診した。食事が不規則になっているといわれるので、処方内容は変更せず、カロリー制限をもう1回見直すことを提案した。

(家族) 家族歴が取れていなかったため、家族図の骨格と純医学的な家族歴のみ聴取した。

❷ レベル2の家族志向型のケア(情報の交換)

(個人) 1週間前には、義母の良子さん(77歳)が腰痛の悪化で受診した。良子さんなりの理由づけ(解釈モデル)をたずねると、祖祖母のとめさん(99歳)を介護するのが難しくなってきていると。自分も嫁もデイサービスやショートステイをもう少し利用してもらいたいが、近所にいる娘(74歳)夫婦が口うるさく言うので自分たちで頑張るしかないと…。

（家族）　息子の清司さん(51歳)がどう思っているかをたずねると、息子なりに近所の娘夫婦に説明しているが、ショートステイに預けるなんて、姥捨て山みたいと言われて…。

❸ レベル3の家族志向型のケア（感情面への対応）

（個人）　3日前にはひ孫の萌さん(15歳)が喘息発作で受診。吸入とステロイドの点滴を行い、症状が和らいだ後、診察室でたずねると「ひいばあちゃん(99歳)のことは好きだけど、痴呆がひどくなって介護する母さん(48歳)と中ばあちゃん(77歳)が可愛いそう。父さんになんとかしてほしいって母さんが話しているのをみると息苦しくって…。父さんなりに頑張っているけど、おばさん(74歳)夫婦が聞いてくれないし…」。

（家族）　一緒に来ていた母親の正子さん(48歳)に苦しい中、本当に頑張っておられるのですね。糖尿病の治療が難しくなるのも当然ですね…。と話すと涙を流して「はい…。そうなんです。夫なりに頑張っているのを知っているので、なおさらつらくて…」。

❹ レベル4の家族志向型のケア（家族システム理論を生かした基本的カウンセリングを行う）

（個人）　そして本日、孫の清司さん(51歳)が不眠と食欲低下で受診された。明らかな日内変動（午前中調子悪い）はないが、軽度の抑うつ気分があり、抑うつ気分を伴う適応障害と思われた。

この2週間で正子さん(48歳)の糖尿病は悪化し、良子さん(77歳)は腰痛で受診、萌さん(15歳)は喘息発作で受診していることを考えると家族内ストレスは増大していることがうかがえる。それぞれに対して、感情面に共感的対応を行ってみたが、ストレスそのものが大きいように思える。家族図と家族ライフサイクルを使って現状を分析すると以下のように考えられる。

　とめさん(99歳)：家族ライフサイクル（**表25**）上、老年期にあたるとめさんは老いていく中で機能を維持することが最大の目標となるが、痴呆が進んでおり、おむつ交換などの介護時に抵抗したり、攻撃的になる点が周りの人たちをつらくしている。周りに自分の苦痛を理解し

てもらえないもどかしさは感じておられると考えられる。

良子さん(77歳)：老年期にあたる良子さんは自らの老いに対応しながら99歳の姑の世話をするため、困難を極めている。近所に住む義妹(とめさんの娘)夫婦がとめさんの介護にいろいろ口を出す点もストレスのようである。

正子さん(48歳)：思春期の子どもがいる時期にあたる正子さんは、子ども中心の生活から夫婦間のことや自らの仕事に目を向ける時期であるが、萌さん(15歳)の進学ととめさんの痴呆症状悪化が重なり、体力の限界を感じているようである。夫の清司さんとの仲はよいが、とめさんのショートステイ利用に関して反対する近所の娘(74歳)夫婦と自分たちの間で板ばさみになり苦しんでいるのも理解している様子。

清司さん(51歳)：思春期の子どもがいる時期にあたる清司さんは、孫嫁の正子さんと同様に子ども中心の生活から自らの仕事に目を向ける時期であるが、会社では中堅どころとして忙しくなる時期である。うっかりしていると家庭内での自分の役割を見失いがちである。自分なりに意見調節を試みているが、苦戦している様子。

萌さん(15歳)：思春期の萌さんは、家族から自分自身を独立させる時期ではあるが、とめさんの痴呆症状悪化に伴う家族内ストレスと、自らも朝が早くて大変なためライフサイクルの移行期のストレスを強く感じている。家族内のストレスが高まると萌さんの喘息発作が起きることは、家族システム論的には説明可能である。萌さんの喘息発作を通して、父と母の間の緊張感が一時的に回避される。もちろんこの発作は無意識に起こるといわれ、家族の適応機能を果たすとされている。

（家族）　上記のような仮説を、家族図(図2)を見ながら立てたうえで、家族カンファレンス[5]を計画した。今回は清司さんを窓口にして正子さん、良子さん、とめさんの娘夫婦が出席することとなった。目的はとめさんの介護に関してということで(とめさんの在宅主治医も1ヵ月前から引き受けている)。

4．家族カンファレンス（面談）を行う

　一般論として家族に集まってもらうべき疾患は**表27**[5)17)]のようにまとめられる。常に行うべきA群の中で妊婦検診・乳幼児健診が違和感を覚えられると思うが、米国・カナダではこういった検診（健診）はすべて個別で行われ、夫や父親が参加することも多く、ライフサイクルの変わり目を何度も経過する小児期にかかわる必要性から挙げられている。

表27 ● いつ家族に集まってもらうべきか？

A群　常に行うべき	B群　考慮すべき
1）入院時 2）ターミナルケア 3）重篤な病気の診断時 4）妊婦健診・乳幼児健診	1）慢性疾患の治療がうまくいかないとき 2）医療機関の受診が多いとき 3）身体化症状 4）うつ状態・不安状態・アルコール問題など（心理社会的問題）

1．具体的手順

　状況に応じて家族カンファレンスの行い方は変える必要があるが、全般的にうまくいく方法を**表28**としてまとめた。これは、家庭医と家族療法家によって考案された[5)]、レベル2・3のみならずレベル4の内容（**表**

表28 ● 家族カンファレンスの進め方

1　カンファレンス前の準備
1）どのように家族メンバーに集まってもらうか、患者本人と相談
2）家族図（**図2**）・家族ライフサイクル（**表25**）を用いて仮説を立てる

2　家族カンファレンスの実際
1）あいさつと波長合わせに時間をとる
2）ゴールの設定（医療者・患者・家族）
3）問題点についての話し合い（各人の意見を引き出しつつ交通整理）
4）プランづくり（患者・家族は何ができる？　医療者は？　社会資源は？）
5）質問を促す

3　カンファレンス後の作業
1）面談票（**図6**）の記入（出席者・問題点・プラン）
2）家族図（**図2**）の見直しと変更点・追加点の記入

26)も行えることを目的としたものである。

それでは表28の手順に沿って、林さん一家を例にして家族カンファレンスの行い方をみてみることとする。

2．家族カンファレンス前の準備

今回は清司さんを窓口にして正子さん、良子さん、とめさんの娘夫婦がとめさんの介護をどうするかについて集まることとなった。

家族図(図2)にはそれぞれの関係が示されている。家族ライフサイクルを用いた仮説は、とめさんの痴呆症状悪化とひ孫の萌さんの進学が重なって、林さん一家のストレスが大きくなり、みんな体調を崩しているというものである。

3．家族カンファレンスの実際

では、診療所で行われたカンファレンスの実際（一部内容を変更し、プライバシーに配慮している）をみて頂こうと思う。

❶あいさつと波長合わせ

医師：こんにちは。こちらの診療所の松下です。今日はとめさんの介護について、集まって頂きありがとうございます（既に面識のある正子さん、清司さん、良子さんに会釈後）。今日、初めてお会いする方もおられますので確認をさせて頂いてよろしいですか？…とめさんの娘さんご夫婦でいらっしゃいますか？

娘(74歳)：はい。よろしくお願いします。

医師：確かとめさんのご近所にお住まいでしたよね。

娘(74歳)：ええ、でもこの人が病気もちで、なかなか母の介護を手伝えないんです。

娘婿(76歳)：透析をしていて週3回病院通いです。

医師：それは大変ですね。…良子さん、正子さんは体調は大丈夫ですか？

良子(77歳)：ええ、腰の具合は大丈夫です。

正子(48歳)：体調は悪くありません。

医師：清司さんも調子は大丈夫ですか？

清司(51歳)：はい。昨夜はよく眠れました。

　(このように本題へ入る前に、参加者それぞれと波長合わせを行っておくと、本題での話が弾みやすくなるといわれている。本題の前のよい雰囲気づくりは本題の話し合いをスムーズにするために不可欠といわれる)

❷ゴールの設定(医療者・患者・家族)

医師：今日、皆さんにお集まり頂いたのは、とめさんのご自宅での介護が段々大変になっていて、良子さん(77歳)も正子さん(48歳)も疲れが出てきているようですので、とめさんの介護について皆さんに話し合って頂く機会をもちたいと思い、私の方から声をかけさせてもらいました。せっかくですのでほかに何か、今日話し合いたいことはありますか？

孫(51歳)：娘(15歳)の喘息発作も最近多いんですが、ばあさん(99歳)の介護と関係があるんでしょうか？

医師：そうですね…。多少はあるかも知れませんね。もちろん高校進学という環境の変化も大きいとは思いますが…。

　(この家族カンファレンスで成し遂げたいゴールについて、医療者側だけでなく参加者にも意見を求めてみるとよい)

❸問題点についての話し合い(それぞれの意見を引き出しつつ、交通整理)

医師：それでは、とめさんの介護について困っておられることを話して頂けますか？　まずは清司さん(51歳)から…。

孫(51歳)：私自身は営業の仕事が忙しくて、ばあさん(99歳)の介護になかなか協力できていないんですよ。ただ、ここのところうちの嫁(48歳)と母親(77歳)がかなりまいっているようで、どう手助けすればよいのか悩んでいます。

医師：なるほど。…どうです正子さん(48歳)は？

孫嫁(48歳)：娘(15歳)の進学と大ばあちゃん(99歳)の介護が重なってヒーヒーいっているのは事実です。生活のリズムが狂ってしまって…。

医師：そうですね。大家族ですものね、林さん一家は。

娘（74歳）：もう少し義姉さん（77歳）がしっかりしていればいいんでしょうけどね！　こんなに孫嫁（48歳）がヘトヘトにならなくても…。

医師：すみません、ちょっといいですか？　ここでは「自分がどう困っているか？」について話し合ってもらえますか？　誰かを責めることが目的ではないので…。（交通整理）

娘（74歳）：私は夫が透析をしているので、あまり介護を手伝えないのが困っていますよ。それから義姉さんを見てると歯がゆくて…。

医師：なるほど。どうですご主人は？

娘婿（76歳）：まあ、どう手伝っていいものかよくわからないんですよ。

医師：どうです、良子さん（77歳）は？

嫁（77歳）：まあ、正子（48歳）が元気なら、大ばあちゃん（99歳）の介護を任せたいとこではあるんです。私ももうすぐ80歳ですから。大ばあちゃんは私がおむつを変えようとすると、とてもいやがって怒るので大変なんです。

医師：良子さんも正子さんも本当に大変な中でよく頑張っておられますよね…（共感）。清司さん（51歳）も娘さん（74歳）ご夫婦もとても心配されておられるけど、どう手伝っていいかよくわからないということでしょうかね…？

孫（51歳）：はい。そんなところと思います。

（それぞれの意見を引き出しながら、喧嘩にならないように会話の「交通整理」を行う必要がある。「自分が何に困っているか」について話してもらい、それに医療者が共感することで、家族メンバーの1人が誰かを非難することを避けることができる）

❹ プランづくり（患者・家族は何ができる？　医療者は？　社会資源は？）

医師：では、具体的にはどんなことをしたらよいのでしょうか？

孫（51歳）：仕事が休みの日には妻（48歳）の代わりにばあさん（99歳）の面倒をみて、息抜きをさせてやります。

医師：それはいいですね。

娘(74歳)：じゃあ、夫(76歳)が透析に行かない週2日は母さんの食事を食べさせたり、おむつ変えやってみてもいいわよ。

医師：そうですか。皆さんのやれることを少しずつ持ち寄るといいですよね。ほかにどうですか？　今週1回のデイサービスをもう少し増やしたり、ショートステイといって数日間預かってもらうサービスを利用するのは？

嫁(77歳)：それはありがたいんですが、なんだか自分の仕事を投げ出すようで、ちょっと気が進んでいなかったんです。

娘(74歳)：でもこのままいくとお義姉さん(77歳)も正子さん(48歳)も倒れてしまいそうだから、もっと使ってみたらいいんじゃないの？

孫嫁(48歳)：お義母さん(77歳)、叔母さん(74歳)もこう言って下さっているんだし、先生に相談してみましょうよ。

医師：そうですね。今日は都合がつけられなくて来ていないんですが、お宅のケアマネジャーに連絡してもう少しサービスを増やすようにしてみましょう。

嫁(77歳)：じゃ、お願いします。

　(それぞれの立場からプランを考えてもらうとよりよいプランづくりが可能となる)

❺質問を促す

医師：何かほかに質問はありますか？

孫嫁(48歳)：先生の往診は今までどおり月2回お願いできるのですか？

医師：そうですね。月2回の定期往診(訪問診療)はデイサービスをはずして組もうと思いますので、大丈夫ですよ。

　(カンファレンスの最後で必ず質問を促すことで、これまで出しにくかった家族の意見が聞けることがある)

```
                       本人・家族(娘夫婦・嫁・孫夫婦)
問題点：
(1) とめさん(99歳)の介護と萌さん(15歳)の進学で正子さ
    ん(48歳)・良子さん(77歳)に余裕がない
(2) 娘さん(74歳)はご主人の透析通いで忙しくどう介護を
    手伝ってよいかわからない
(3) 清司さん(51歳)も仕事が忙しくどう介護を手伝ってよ
    いかわからない
プラン：
(1) 清司さんは休日だけでも介護を手伝う
(2) 娘さんは透析のない日に介護を手伝う
(3) ケアマネジャーと主治医で連絡を取り、Aさんのデイ
    サービス・ショートステイの利用を積極的に進める
```

図6 ●面談票

4．家族カンファレンス後の作業

❶面談票の記入

2枚綴りの複写式の用紙(図6)に日時・出席者・問題点・プランを箇条書きにしたものを記入し、1枚を家族へ渡しもう1枚をカルテに保管するとより効果的である。

❷家族図の見直しと変更点・追加点の記入

家族カンファレンス前に立てた仮説の内容を、家族図(図2)を見ながら再検討し、気づいた点を家族図へ記入しておくとより内容の深いものとなる。

今回は隣に住むAさんの娘(74歳)を「批判者」から「協力者」に変えることで、これまであまり賛成でなかったデイサービス・ショートステイ利用について考え直してもらうよいきっかけとなったと思われる。

5．まとめ

家族カンファレンスを成功させるコツは「参加者それぞれのつらい状況に十分共感したうえで、プランづくりに入ること」である。誰かが批判

を始めた場合、「自分が何に困っているか」に焦点を当てて、「悪者」をつくらないコミュニケーションを行うことが重要である。人は共感してもらうと前向きなプランづくりに乗り出していけるものである。より詳細に興味がある方は以下の文献[5]にあたることをお勧めする。

最後に1つ強調したい点がある。家族志向型のケアで最も重要なのは「家族」という視点で患者に接することである。日々の診療で家族図・家族ライフサイクルを活用して患者とかかわり、機会があれば患者家族と情報の交換をしたり共感したりすることで、十分家族志向型のケアを行っているのである。家族カンファレンスはさらにその必要があるケースに行われるが、いざという際に活用できるよう練習しておく価値はあると思われる。実際の患者・家族をモチーフにした家族カンファレンスロールプレイは筆者の経験[18]では素晴らしい効果を上げることが可能である。同僚や他職種の人を交えて練習してみることを強く勧める。

(松下　明)

参考文献

1) 松下　明:家族志向のケアとは.JIM 12:1077-1081, 2002.
2) 松下　明:日々の診療の中で行なわれる家族志向のケア;家族ライフサイクルを中心に.JIM 12:1161-1166, 2002.
3) 松下　明:家族カンファレンスのもち方.JIM 13:73-78, 2003.
4) 松下　明:家族志向のケア.総合診療ハンドブック,前沢政次・津田　司(編),中外医学社,東京,2004.
5) McDaniel SH, Campbell TL, Hepworth J, et al: Family-Oriented Primary Care. 2nd ed, Springer, New York, 2004.
6) Campbell TL, McDaniel SH: Family systems in family medicine. Clinics in Family Practice 3:13-33, 2001.
7) Doherty WJ, Baird MA: Family Therapy and Family Medicine. Guilford Press, New York, 1983.
8) Crouch M, Roberts L: The Family in Medical Practice. Springer, New York, 1987.
9) Christie-Seely J: Working with the family in primary care; a systems approach to health and illness. Prager, New York, 1984.
10) 松下　明:家庭医療学レジデンシーにおける精神科・行動科学研修.総合病院精

神医学 13：143-147，2001.
11) 葛西龍樹：家庭医療；家庭医を目指す人・家庭医と働く人のために．ライフメディコム，東京，2002.
12) 飯島克巳：外来でのコミュニケーション技法．日本医事新報社，東京，1995.
13) 竹中裕昭，伴信太郎：日本の家庭医，看護婦による家族アプローチの現状調査（第1報）．家庭医療 10：50-59，2003.
14) Engel GL：The need for a new medical model；A challenge for biomedicine. Science 196：129-136, 1977.
15) Doherty WJ, Baird MA：Developmental Levels in Family-Oriented Medical Care. Family Medicine 18：153-156, 1986.
16) Marvel MK, Schilling R, Doherty WJ, et al：Levels of physician involvement with patients and their families；a model for teaching and research. J Fam Prac 39：535-544, 1994.
17) Schmidt DD：When is it helpful to convene the family? J Fam Prac 16：967-973, 1983.
18) 竹中裕昭，松下　明："家族志向のケア"教育の試み．JIM 10：706-707, 2000.

第1部　家庭医療の専門性

4 地域包括ケア

1. 地域包括ケアとは

1. 地域医療の原点

　地域で働く家庭医にとっては、地域社会に住む住民の医療のニーズに応えることこそが最重要課題である。自分の得意とする専門分野のみでなく、あくまで地域住民の求める医療ニーズに対応する姿勢が求められる。もっとも家庭医といっても周囲の医療環境によってその地域で求められる医療ニーズは一定ではない。医療に恵まれない過疎地では、多くの診療科にまたがる一部専門医療に準ずる技能が求められることもあり、また一方医療機関に恵まれるところでは、専門領域にまで及ぶような技能は求められないことが多い。しかし受診した患者の訴えに対して、門戸を閉ざすことなくなんでも幅広く受け止め、紹介を含めて最後まで責任をもち、長くそのケアに関与することでは地域で診療する家庭医の本質は変わらない。

　担当する地域に医療資源が豊富であれば、有効に周囲の医療資源を活用すべきである。しかし日常の臨床では大都市の大学病院に勤めているように、なんでも初期の段階から相談できることは稀である。また特に重症でもない限り病初期から専門医療、高次医療に委ねなければならないことも一般的に多くはない。一般診療にあたる家庭医の多くは、医療施設が必ずしも十分とはいえない限られた環境の中で、自己の診療能力を最大限に発揮して診療している。限られた設備、限られた能力、技能を最大限活用して、許されうる時間内に自らの臨床決断を迫られるのである。

　地域医療の現場ではまさしく、限られた状況の中で、いかに患者に質の高い、かつ満足度の高い医療を提供できるかという使命が課せられている。これは都市部の大病院の専門医が、自分の守備範囲を限定しながら、自らの医療の質を高めようとする態度とは異質である。もちろん自

己の診療能力を超えてその守備範囲を広げようとすることは、根本的な医療の質にかかわる問題となろうことは十分に推察できる。しかし一方で専門医の診療が秀でているのは、専門的な診療が可能で、専門的な治療ができるときに限られていることが多い。

　専門的な検査設備や手術設備が使えない場所や時間帯では、家庭医であれ専門医であれ、初期の基本的診療能力にその質は委ねられることになる。日常的な初期の病気を多く診療している家庭医の方が、初期の時点での臨床意思決定の能力が優れていることも少なくない。一般的な頭痛に関して最初に相談する相手として果たして脳神経外科医が適切であろうか？　またそんな初期医療を脳神経外科医が担っていろことが、果たして脳神経外科医に求められる社会のニーズにマッチしているのであろうか？　同じように心筋梗塞の診療は循環器の医師が優れているとしても、必ずしもすべての胸痛を訴える患者の初期診療に秀でているとは限らない。

　私は救急を除く一般的な症状の患者は、そういった軽度の症状の患者を多く診ている家庭医にまず相談することが、患者にとっても、医療提供者にとっても、また医療経済的にも最も適切であると考える。地域の医療資源は無限ではなく有限である。誰しもがちょっとした症状で複数回MRI検査を受けることが必ずしも質の高い医療とは考えない。

2．地域医療から地域包括ケアへ

❶治療からケアへ

　高齢化が急速に進む中、高齢者の医療サービスは現在医療システムを考えるうえでの中心的課題でもある。一般的に高齢者は多くの慢性的な健康問題を抱えている。

　投薬やリハビリテーション(以下、リハビリ)といった定型的な医療的介入は身体的、機能的に対しては改善を期待できるが、単に血圧値のような数値や、計測しうる身体機能が向上することだけが高齢者医療の目的とは考えられない。

　高齢者医療が目指すものは単なる身体機能改善や余命の延長ではなく、個々の高齢者に生きがいのある、豊かな生活を支援することにある。

すなわち高齢者に対して疾病診断をして医療介入を行うという視点では高齢者の生活を適切に支えることはできない。しばしば疾病診断というラベリングをすることが、高齢者の生活に却って悪影響を与えていることも少なくない。後期高齢者に対する骨粗鬆症の過剰なまでの診断と介入はその典型であろう。ここで重要なのは単なる内服治療ではなく、転倒予防などの生活指導、段差解消などの実際の生活面での支援である。

同様に治療やリハビリでの改善が期待できないような脳血管疾患後遺症に対しても、医療の果たす役割は単に投薬、治療、リハビリといった定型的な治療ではない。疾病を治すという従来のパラダイムだけではこうした高齢者は救われない。障害をもっても、あるいは治らない病いを担いながらもより質の高い豊かな生活を送れるかという視点の転換が必要である。地域においては治療という視点だけではなく、まさしくケアという視点が重要になってくるのである。

地域社会では救急医療や急性期の医療ももちろん重要ではあるが、現在その比重を大きくしているのは慢性期の医療である。すなわち救命治療はできたものの、身体の機能障害や慢性的な健康問題を抱え、生活上のなんらかの支援を必要としている人々へのサービス提供である。

ここでは急性期の治療ではその効果を発揮してきた、専門医療のパラダイムは通用しない。医療というよりは福祉サービスが担う側面が多いのである。しかし慢性期療養は急性期治療の延長と考える傾向が強いことから、ともすると医療提供者の疾病治療に対するパラダイムが優先されやすい。いかに治すか、いかに在宅復帰するかという一元的な見方に陥りやすいのである。

もちろん疾病を担った人も健康な人と同じように在宅生活することは大きな目標ではあるが、環境が整わない状況で在宅復帰を強要することは、場合によって対象者に生活の困難さを強いることにもなり、決して対象者の視点には立っていない。対象者が生きる望みをもてるような豊かな生活の実現こそが目標であり、個々の対象者によって一元的に目標設定することは不可能なのである。

❷ 地域包括ケアとは

　地域で医療や介護のサービスを必要としている人は年々増え続けている。一方で地域の医療・福祉資源は限られている。そんな中で、長期間にわたる比較的安定的な医療サービス（慢性疾患の管理やリハビリの提供など）と介護サービスの垣き根がますます低くなり、ともに補完し合わないと対象者にとって利便性が保たれにくい。

　要介護老人にとって必要な医療・福祉サービスは、決して画一的なものでなく、利用者の個別の病状、機能障害の程度、利用者の人生観、価値観、障害に対する思い、認知症の有無、その程度、家族環境、職歴、地域社会での病前の役割等々、数々の要素によって決まってくる。同じ半身麻痺の利用者といっても上述した背景因子によって選択すべき医療・介護サービスは変わってくるのである。

　個々の利用者にとって役立つ、また家族にとって有益なサービスであるためにはそういった個別の状況を把握し継続的に提供することが必須であり、地域社会にはそういった個別の事情を理解し長くサービスを継続して提供できる利点をもっている（高次医療が患者の住む地域社会と隔絶されて提供されるのとは対照的である）。

　こういった利用者にとって質の高い慢性期医療・介護サービスを提供するためには、地域社会に従事する医療・福祉関係者が互いに連携し、利用者にとって切れ目のない**チームケア**が望まれる。介護保険の導入に伴い、医療を取り巻く福祉関係者や行政担当者の介護サービスに関する取り組みは、従前とは比較にならないほど充実したものとなってきた。利用者を取り巻くサービス調整会議が開催されるようになり、地域ケア会議といったものも聞かれるようになってきた。

　しかし地域の現場では、実際のサービス受給者が本当に必要なときに必要なサービスを受けられるかというと、まだまだほど遠いといっても過言ではない。枠組みは整備されてきたものの、資源としてはまだまだ乏しいのが現状である。在宅介護を重要視する一方で、多くの利用者は施設介護を希望し、慢性的な介護施設不足は却って介護保険創設後に顕著になっているという皮肉な現状となっている。

　慢性的な介護施設不足ばかりでなく、それ以上に在宅介護を支える資

源はより深刻な不足に悩まされているのが実情である。24時間にわたるきめの細かい在宅支援サービスが十分でないばかりに勢い施設サービスに傾倒しているといってもよいかも知れない。

今後の質の高い地域包括ケアを進めるためには、地域社会の中にあるすべての医療機関、福祉介護サービス機関、行政機関などが連携を密にし、情報を共有し、真に利用者のためになる地域ネットワークを構築する必要があろう。

2．地域包括ケアの中での家庭医の役割

1．患者の弁護士役としての家庭医の役割

患者は日常生活上、なんらかの身体上の不便を感じて医療機関を受診することになる。愁訴があっても日常生活上不便がなかったり、さしあたって健康不安がない場合は自らの受診行動には至らない。反対にこれといった新しい身体異常がなくても日常生活でのなんらかの不便や不安を感じるときには医療機関を受診することになる。すなわち医療機関を受診する患者に対して必ずしも身体異常を見つけ出すことだけが患者のニーズに見合わないことも認識すべきである。

受診する患者すべてが迅速な診断と治療を求めているのではなく、なんらかの生活上の救いを求めて受診していることも一方で真実である。患者は自ら認識しているいないにかかわらず、健康問題に少しでも関連していれば、自らの生活にかかわる雑多な問題を持ち込むことも珍しくないのである。

そういった意味から、患者のすべての健康問題を受け入れようとする家庭医には、身体的な問題ばかりでなく、それに関連する心理的、家庭的、社会的問題の相談窓口としての役割を担うことが求められるのである。

患者は病的弱者として家庭医を訪れるわけであるから、家庭医は患者をクライアントとして保護し代弁する義務がある。患者の訴える愁訴がいかに理不尽で説明のつかないものであっても、さしあたってはその訴えに対して傾聴する姿勢が求められる。患者の個別的な訴えを共感、理

解して初めて、患者にとって有益な介入をすることが可能となる。

　介護に疲れたといって介護支援センターに駆け込む人は却って稀であろう。多くの場合、全身倦怠感を訴え、なんらかの介入や自らを病人として認めてもらうことで家族内や職場内での一定の了解を得るために医療機関を訪れる人は珍しくない。すなわち幅広い信頼を得ている家庭医は、クライアントである患者のよろず相談窓口として機能しているのである。患者は自己の健康不安の解消という目的のために、極めて個別的な口外しにくい個人情報を医師に開示するのである。

　そういった意味から家庭医は単に医療介入のためだけの患者の窓口になるばかりでなく、福祉、介護、保健サービスの個人的な窓口としても果たすべき役割を担っているのである。もちろん必ずしも医師がそういった医療問題以外の個々の問題を抱え込む必要はないし、抱え込むことは適切でない。適切に地域社会のほかの人的資源と協調して解決にあたることが求められるのである。

2．地域の調整役としての家庭医の役割(図7参照)

　地域住民の個別的なさまざまなニーズ(医療以外のニーズも含めて)の窓口として機能する家庭医は、その問題を解決できる他職種に適宜相談することが求められる。そのためには地域社会に存在する医師以外の医療・保健・福祉など関連専門職の特性と能力を把握している必要がある。

　地域社会の中で必ずしも医師が包括ケアサービスのリーダーシップをとる必要があるとは考えないが、さしあたりクライアントである患者の個人情報を一番多く把握している医師が、その調整役を務めることは患者にとって最良であると考える。

　患者の弁護士役が、地域の人的資源の活用の調整役を担うことは、患者の利益保護の視点からも妥当であろう。患者のニーズを初めから客観的にあたかも地域社会の裁判官の如く判断することは決して適切とはいえない。介護認定や介護施設の入所判定の場面では、時として公正に裁判官的な判断が必要とされるが、そういった場面でも、クライアントである患者の個別的な事情を把握している家庭医はあくまで患者の弁護士として振る舞うことが適切であろう。

第1部 家庭医療の専門性

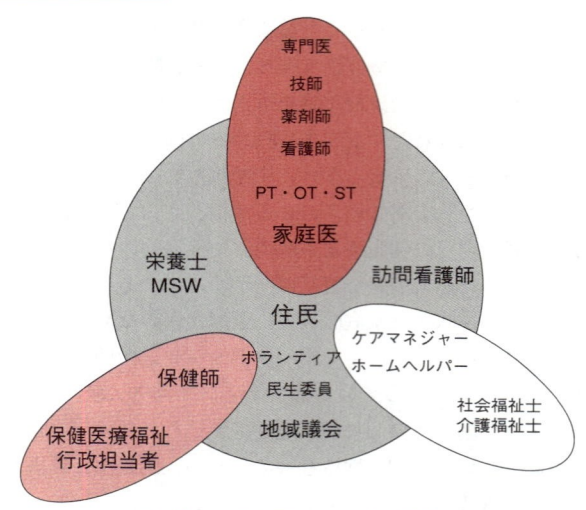

図7●地域の調整役としての家庭医
(PT：理学療法士、OT：作業療法士、ST：言語療法士、MSW：医療ソーシャルワーカー)

　患者の公正な代弁者が、地域社会のさまざまな専門職の調整役を担うことは、患者の権利を保護し、また一方で他職種を有効に活用する糸口になる。医師を頂点とする既成の医療モデルを踏襲する必要はまったくなく、家庭医が調整役として黒子に徹することがよりよいシステムを生み出すきっかけになることを期待したい。

3. 地域社会に対しての家庭医の役割

　家庭医は患者の弁護士役として振る舞い、地域社会では調整役を務める。その結果として必然的に家庭医は地域社会の包括ケアシステムの不備に気づかされることになる。どこの地域にもすべてが充足した状況はあり得ず、絶えず問題を抱えている。そんな中で家庭医は当然多くの健康問題を抱える地域住民の代弁者としての責務が期待される。地域社会の中で、何が問題で、何が改善できる問題かを判断する材料を多く持ち合わせているのも家庭医なのである。

地域社会の中で長く診療し、地域住民の信頼を集める家庭医は、病的弱者を代弁することができる最も近い場所にいると思われる。家庭医はその専門職として地域の行政機関に対して適切な助言を提供する必要があろう。もちろん地域社会全体を俯瞰する視点を持ち合わせる必要はあるが、あくまで個人的な見解ではなく、患者を代弁する専門職として地域にフィードバックすることは、地域社会に対しての責務と思われる。

　病いから人へ、人から地域社会へ、そういった視点が今後の家庭医に求められる資質であると思われる。

（山田隆司）

第1部 家庭医療の専門性

5 患者-医師関係

1. 患者-医師関係の重要性

患者-医師関係を良好にすると表29のような効果があるといわれている。

表29 ●患者-医師関係の重要性
1. 健康アウトカムの向上
2. 医療訴訟の減少
3. 医師の満足
4. コスト削減

1. 健康アウトカムの向上

患者-医師関係が良好になると、患者の満足度が増加する。例えばStewart によると患者中心の患者-医師関係を構築すると、患者満足度は増加する。患者満足度が増加すれば、さらに患者のコンコーダンス Concordance が増加する。ここでコンコーダンスとは、以前コンプライアンス Compliance と呼んでいたものと同じである。コンプライアンスでは、患者が医師のいいなりになっている度合いを示している印象があるので、一時は患者を主体としたアドヒアランス Adherence という言葉が使われたこともあった。しかし、患者と医師が同等な関係で医療を行うことを示すために、最近はコンコーダンスという用語を使うように勧められている。コンコーダンスが増加すれば、患者の健康アウトカムは向上する。よい例が、さきほど述べた患者中心の医療を構築すると、患者の健康アウトカムは向上することがわかっている。それで患者は「このお医者さんはいい医者だ」ということになって、さらに患者-医師関係は良好になる。このサイクルが回り出せば健康アウトカムがどんどんとよくなっていくかも知れない。

2. 医療訴訟の減少

どんなに医療の知識や技能がある医師でも、患者-医師関係が悪ければ「いつかちょっとでも間違いがあれば、訴訟してやる」と思っている患者

もいるかも知れない。一方で、患者-医師関係が良好であれば、あってはならないことではあるが、多少の医療過誤も「あのお医者さんならば」と許してくれるかも知れない。医療訴訟を予防するために以下の4つのCに留意すべきであろう。

①医療の知識や技能(Competence)
②患者とのコミュニケーション(Communication)
③共感的態度(Compassion)
④お互いのために文書化(Charting)

3．医師の満足

患者-医師関係が良好であれば、患者の満足度が増加するだけではなく、医師の満足度も増加するといわれている。これがよい医療を構築するインセンティブになりうる。医師は、よい患者-医師関係を維持することで満足したい。家庭医でいることで満足できるようでありたい。

4．コストの削減

患者-医師関係が良好であると、検査、医薬品、紹介の使用頻度が減少する。これによって、コストの削減が可能となる。

患者-医師関係は医療において重要であることがわかって頂けたと思う。家庭医にとって患者中心の医療を行うことが重要であるとすれば、患者と医師の関係に気を配りつつヘルスケアを提供することは、非常に大切なことである。

良好な患者-医師関係は、家庭医にとって必須の条件といえよう。

2．患者-医師関係のモデル

患者-医師関係のモデルにはさまざまなものがあるが、表30はEpsteinのモデルを改編してこれを簡略にまとめたものである。

表30 ● 患者-医師関係のモデル

| 1．積極・消極型モデル |
| 2．指導・協力モデル |
| 3．相互参加型モデル |

各々のモデルは、以下のように定義されている。

①積極・消極型モデル：医師は患者を診断して治療するだけで、患者からのインプットがほとんどない。

②指導・協力モデル：このモデルでは、患者と医師の価値は同一であり、お互いに探索する必要もなく、したがって医師のいうようにすればよいということが前提となっている。医師は、患者にとってよいと思うことを医師の判断で行う。

③相互参加型モデル：患者の自主性、価値観や経験を尊重し、すべての人間は平等であるという前提。医師の患者との関係は参加者になる。

これらのうち、**相互参加型モデルが臨床医にとって最も望ましい患者-医師関係**であるといわれている。

患者と医師が同じ基盤にいながら診療する家庭医であればなおさらである。

ところで、家庭医にとって究極の患者-医師関係は、すべての患者と友人関係をつくることであるのか？　これは本当であろうか。

いくつかの点で、患者-医師関係と友人関係は異なっている。

1. 目的の有無：通常、友人関係には目的はない。
2. 契約の有無：医師の場合、契約後はその関係を拒むことができない。
3. 公平性の有無：医師はどの患者にも公平でなければならない。
4. 感情抑制の有無：友だちでは、臆せず自分の感情をあらわにすることもあろう。
5. お金の支払いの有無：患者は医師にお金を支払う。

もし、患者が友人だと何が困るであろう。例えば、以下のようなことが発生するかも知れない。

・患者は時、所かまわず医師に相談したくなるかも知れない
・症状がないのに患者に風邪薬を出すかも知れない
・その患者には一所懸命になるが、気に入らない患者には冷たくなるかも知れない
・友人関係なのに、お金の流れがある

- 贈り物をされるかも知れない
- 患者も医師も感情を抑制しない場合があるかも知れない

したがって、目標となるべき患者-医師関係は、友人関係とは異なっている。目的とする患者-医師関係と友人関係の違いを十分に理解しておくべきであろう。

3．患者-医師関係の悪化の原因

McAvoy によると、以下のようなことが患者-医師関係の悪化に寄与する場合があるという。
1．年齢、性別、社会的背景、教育、過去の経験などが患者と医師で大きく異なっている。
2．患者の問題にある程度関与している必要があるが、あまりに患者と医師の間が分離されていない場合。
3．医師側の過剰な不安→医師が耐えられない可能性がある。
4．扱いづらい患者（過剰に来院する患者、依存傾向のある患者）

さらに家庭医として、次のようなことで患者-医師関係が悪化するのではないか、と思うことがある。

患者は患者のロジックで問題点を把握している。それは医師のロジックでは計り得ないものかも知れない。しかし、患者はその問題を解決しない限り満足しない。それがどんなに優れた医療であっても、満足しないかも知れない。一方で、医師は、**医師のロジックに安らぎを覚え、それから外れることを嫌う**。したがって医師が相容れない患者のロジックに遭遇すると、患者の訴えを拒絶したりするかも知れない。もちろん患者は、この状況に不満である。そして、患者-医師関係は悪化する。患者を中心に据え、患者のロジックを認識しない限りその状況は変わらないように思える。

さらに、**医療の専門化がこれを助長する**。医学・医療が進歩すれば膨大な医学知識や技能を前に医療が専門化するのは致し方ない。一方で、患者はますます医療が理解できなくなり、不安となり、闇雲に専門医を

探し始めるかも知れない、その分野で最も進んだ知識や技能をもっている専門医を。ここに、患者と医師のミスマッチが発生しやすくなり、患者-医師関係が悪化しやすくなっているかも知れない。この問題を解くために、患者の側に立って患者のロジックを聞く医師、つまり家庭医の存在が重要となってくるであろう。

4. 患者-医師関係を良好にするために

表 31 のようなコミュニケーションの方法が、患者-医師関係を良好にするといわれている。そのうち、いくつかにトピックを絞って説明していこう。

1. 共感 Empathy

医師は、言葉やしぐさなどのすべてのコミュニケーションを通して患者の感情を感知しなくてはならない。その感情の質は問わない。患者の感情を感知する能力を磨かねばなるまい。さらに医師が患者の感情を感知したことを、その患者が認識する必要がある。共感は、患者の感情の感知のみでなく、感知したことを患者に伝えることも大切な要素となっている。

表 31 ● 患者-医師関係を良好にするコミュニケーション技法

- 患者の感情を感知し、それに反応する(共感)
- 患者の言うことが理解できることを伝える(正当化)
- 患者がどのように疾患を捉えているのか、どんな検査や治療を望んでいるか、理解する(Illness、患者中心の医療、解釈モデル)
- 患者を尊重した態度をとる(尊重)
- 患者に誠実に接する(誠実)
- 医師は自分自身をよく知る(自己認識)
- 患者によく説明し、患者とともに医療の決定をする(説明・患者教育)
- 患者と医師がお互いに信頼関係にある(信頼)
- 患者と医師の力関係が同等である必要がある(力関係)
- 家族や地域といった患者背景を把握(患者背景)

たとえ、その感情が解決できないものであっても、医師が患者の感情、例えば、患者が怒っている、落ち込んでいる、不安であるなどの感情をわかってくれていると患者が知るだけで、患者は満足なのかも知れない。

時に患者と同じ経験をしたことがない医師が共感できるのか、と思われる方もいるかも知れない。確かに、がんの患者にがんにかかったことのない医師が、「あなたの気持ち、よくわかります」と言えば、白々しく思われるかも知れない。しかし、患者の感情を感知したと伝えることは、経験の有無によらず可能であろう。患者のちょっとした感情の発露を見逃さないようにしよう。

2．病気 Illness

医師にとっての健康問題を disease と呼ぶならば、患者にとっての健康問題の理解は、illness と呼ばれる。前に話したように患者の病気の理解は、必ずしも医師のそれと一致はしていない。Stewart によれば、illness は次の4つの要素から成り立っているという。第一に、患者の疾患に関する考え Idea である。例えばがんではないかと思っているなどである。第二に患者の期待 Expectation である。胸部 X 線写真や頭部 CT を撮ってほしい、抗菌薬を処方してほしいなどである。第三に患者の感情 Feeling である。患者がそれでどんな感情になっているか、落ち込んでいるのか、まったくなんとも思っていないのか、である。最後に患者の機能 Function である。その健康上の問題があるから学校や仕事にいけないほどなのか、そうでないのか、である。これらの頭文字をとって、欧米人は FIFE と覚えているようである。この4つを聞いて、患者の世界をみてみよう。そうすれば、患者が医療に参加しやすくなって、患者-医師関係は良好なものとなるであろう。

3．尊重 Respect

患者を個性をもった1人の人間とみなすことである。どの患者も同じでない、違った存在であると認識すべきである。1人の人間とみなせば、以下のようなことができるであろう。
・挨拶をする

- 自己紹介をする
- 診察中、患者の名前を使う
- 丁寧な言葉を使う
- 身だしなみを整える
- 例えば男性医師が女性患者を診察するときは、ナースを付き添わせる
- 診察の際には、臨床医の手や聴診器を温める

4．誠実 Genuineness

　真の自分になれる能力である。例えば、知らないことを知らないといえる、できないことをできないといえることである。自分自身を認識しない限り(self-awareness)、患者を理解することはできないであろう。自分自身を認識するためには、医師自身の強いところと弱いところを知る必要があろう。そのうえで、患者との良好な関係を構築することができよう。

5．説明・患者教育

　医師が患者に一方的に情報を伝えるのではなく、患者に理解できたのか、どう思ったか、できそうかなどを聞いて患者を理解して、そのうえで患者と医師が交渉すべきであろう。十分な説明をするだけでも患者-医師関係に寄与するであろうが、このように患者教育に患者を参加させることによっても患者-医師関係が良好になるかも知れない。

6．信頼 Trust

　お互いに信頼し合うことは、患者-医師関係にとって大切である。信頼にとって相互性は大切である。相互の信頼は、継続的な医療によって、医師と患者の双方の努力によって形成されていくものであろう。

7．患者と医師の力関係 Power

　医師と患者の力関係が同等であることは、患者-医師関係に利益をもたらす。家庭医であれば、患者と医師が同じ基盤に立っているであろう。

8．患者背景 Context

　患者の家族や学校・職場、または、地域を把握することによって患者-医師関係が向上することがわかっている。家庭医としてこのことも十分認識すべきことであろう。

9．症例

　70歳、男性（小企業社長）。両下腿の脱力感を主訴に来院。その他、左上腹部痛、胸痛などの症状も出現。実は、いくつかの大学病院や無数の診療所・病院にも受診していて、それでも原因がはっきりしなかったという。いくつかの病院で抗不安薬が出ていて、脱力感はこれによる筋力低下が疑われ、抗不安薬を徐々に減量することから始めた。当初は身体疾患の可能性を強く主張し、また抗不安薬の使用を執拗に求めていた。これに対して心理・社会的側面、家族や職場などの問題点もプロブレムに載せ、患者の解釈を尊重しつつ、患者の感情に留意して、患者-医師関係向上を構築すべく努力した。正直にいうと、家庭医である主治医は患者への陰性感情がまったくないわけではなかったが、プロとしてこれが出ないように注意しながら頻回に受診させた。初期にキャンセルしがちの再診も、患者-医師関係の向上により、数ヵ月後には毎週定期的に受診するようになった。診療後は「また2週間後に来るからね」と言って帰る。他の医療機関への受診はなくなった。指示どおり抗不安薬は減量でき、結局、投薬の必要がなくなった。下腿の脱力感やその他の身体症状は訴えなくなった。

＜ポイント＞

　患者-医師関係の向上により、コンプライアンスが上昇、結果的には病状が治まった。患者の診療への満足度が向上し、それにつれて医師の患者に対する陰性感情が減少、医師自身の彼に対する診療の満足感が湧いた。この患者は他の問題があったときには、必ず受診するようになり、さらに健康アウトカムが向上するようになった。

5. まとめ

　患者と医師の溝を埋めるために、家庭医として患者の話に常に謙虚に耳を傾けよう。患者に合ったヘルス・サービスを提供する家庭医にとって、患者の世界を知ることは非常に大切なことである。

　私が行った研究では、患者に話す時間を与えても診療時間は長くなることはなく、にもかかわらず患者から得られる情報量は有意に増大し、また患者の満足度が有意に増加した。

　家庭医にとって良好な患者-医師関係を構築し維持することが基本と認識し、日々、患者-医師関係を良好にする能力を磨こう。

（竹村洋典）

参考文献

1) Blasi ZD, Harkness E, Ernst E, et al：Influence of context effects on health outcomes ; A systematic review. Lancet 357：757-762, 2001.
2) Stewart M, Brown JB, Donner A, et al：The impact of patient-centered care on outcomes. J Fam Pract 49：796-804, 2000.
3) Mullen PD：Compliance becomes concordance. BMJ 314：691-692, 1997.
4) Beckman HB, Markakis KM, Suchman AL, et al：The doctor-patient relationship and malpractice. Arch Intern Med 154：1365-1370, 1994.
5) Suchman AL, Roter D, Green M：Physician satisfaction with primary care office visit. Med Care 31：1083-1092, 1993.
6) Mengel MB, Holleman WL, Fields SA(eds)：Fundamentals of clinical practice. 2 nd ed, Kluwer Academic/Plenum Publishers, New York, 2002.
7) 浅井　篤：患者と医師は友達であるべきか．JIM 15：62-66, 2005.
8) Fraser RC：Clinical method ; A general practice approach. 2 nd ed, Butterworth-Heinemann, Oxford, 1999.
9) 宮田靖志，山本和利：医師と専門；患者にとっての専門家と医師のなかでの専門家．JIM 14：792-796, 2004.
10) Love MM, Mainous AG, Talbert JC, et al：Continuity of care and the physician-patient relationship ; The importance of continuity for adult patients with asthma. J Fam Pract 49：998-1004, 2000.

11) 竹村洋典：臨床医になるための必修アイテム．南江堂，東京，2002．

深く学びたい人のために

1) Stewart M, Brown JB, Weston WW, et al：Patient-centered medicine. Radcllife Medical Press, Abingdon, 2003.
2) McWhinney IR：A Textbook of Family Medicine. 2 nd ed, Oxford University Press, New York, 1997.
3) Pendleton D, Schofield T, Tate P, et al：The new consultation；Developing doctor-patient communication. Oxford University Press, New York, 2003.

第2部
予防、健康維持・増進

1 小児の予防、健康維持・増進

重要事項
- 子どもの正常な成長・発達を考慮すること。
- 子どもと家族、社会との関係を考慮すること。
- 事故や疾病の予防、育児支援を考慮すること。
- 子どもの心身症のサインを見逃さないこと。

1. 家庭医の小児科領域診療

　家庭医のもとには、発熱、発疹、風邪、腹痛、嘔吐、下痢、外傷、予防接種などさまざまな理由で小児が受診する。近年の小児科医の減少に伴い、小児科領域の診療における家庭医の役割は、今後ますます増大していくと思われる。また、家庭医療の原則から考えて、子ども自身のみならずその家族のケアを考慮することや、学校保健や地域保健へのかかわり、小児期の慢性疾患を成人にわたってかかわりをもつキャリーオーバーも重要な役割となっていくであろう。

　家庭医は子どもの年齢に応じて成長・発達、予防接種歴、育児不安がないかどうかなどを確認する必要があり、その時々に応じて専門医への受診を勧めたり、事故の防止や育児指導などの適切なアドバイスを与える必要がある。

　小児の診療のうえでは、子どもの診療のみならず、家庭医と親のかかわり、特に不安を抱えた親に対する配慮や子どもを取り巻く環境に心を配る態度が重要と考えられる。また、医療面接の中での親との関係の中で、子どもに安心感を与え、診察に移行していくことが望ましい。

　家庭医の診療の中で、子どもと親の関係を判断することも重要である。その中で、子どもがのびのびと健やかに育っているか、社会性の獲得はどうか、もしくは虐待、ネグレクトなどのスクリーニングを行っていく。

2. 小児の成長・発達(表1)

家庭医における診察では、急性期疾患や慢性期疾患の診察であっても成長・発達を考慮することが重要であり、特に初診の子どもや事情があって健診を受けていない子どもにおいては、各年齢における発達評価を行い、発達の遅れや異常を常にスクリーニングすることが望ましい。その際、母子手帳への身長・体重の成長曲線への記載や発達スクリーニングを行っていくことが有用である。

乳幼児の成長・発達は、身体的側面に加えて、情緒、社会的側面を含む行動や機能を評価する必要がある。

表1 ● 小児の成長のマイルストーン(75〜90%の子どもができるようになる)

年齢	成長のマイルストーン
2週間	腹臥位で頭を上げる 中央線までの追視 音への反応
2ヵ月	笑顔の反応 中央線を越えた追視 45°の頭部挙上
4ヵ月	おもちゃを握る 一方側の寝返り 笑う 歓声
6ヵ月	短時間のお座り ものに手を伸ばす 自発的な笑み
9ヵ月	手から手へ持ち変える つかまり立ち いないいないばあをする クラッカーを自分で食べる
1歳	一瞬立つ つかまり歩き ママ、ダダという(不明確) 指先でつまむ
15ヵ月	ひとり立ち ひとり歩き コップから飲む ママ、ダダ以外に3語を言う
18ヵ月	家事をまねる(掃除) 2、3個の積み木を積む ほしいものを示す
2歳	身体の部分を指差す 殴り書き スプーンを上手に使う 二語文を言う ボールを蹴る

(文献2)より翻訳)

3. 母子保健と乳幼児健診

　日本では自治体による乳幼児健診が確立されており、4ヵ月、10ヵ月、1歳6ヵ月、3歳は公費負担で集団健診が行われている。また、1ヵ月健診はほとんどが出産した産婦人科もしくは小児科での施行があり、7ヵ月、12ヵ月、2〜6歳は任意で行うこととなっている。

　家庭医は公的、任意を問わず、乳幼児健診を委嘱されることがあり、

表2 ●4ヵ月健診の診察項目

姿勢の観察
　　　　　小奇形
　　　　　大泉門の大きさ
　　　　　斜頸(胸鎖乳突筋腫瘤の触診)の有無
　　　　　　＊このとき乳児は笑うことが多いので口腔内も視診して口蓋裂をチェック

ペンライトによる眼の検査
　　　　　診断的価値高い
　　　　　眼底鏡を用いて赤色反射を確認
　　　　　180°の追視を確認
　　　　　　＊アイコンタクトの有無が重要。赤いものを使うとうまくいきやすい
　　　　　心音、肺音の聴診(特に心雑音)
　　　　　腹部触診(腫瘤、停留睾丸、ヘルニアの有無)

筋トーヌス
　　　　　仰臥位で観察
　　　　　大腿内側を直接触る
　　　　　膝を伸ばしたまま頭へ足をつける
　　　　　四肢を屈伸
　　　　　先天性股関節脱臼のスクリーニング
　　　　　　＊脚長差、開排制限、しわの左右差

引き起こし反射
　　　　　仰臥位から座位で観察
　　　　　60°まで挙上しても後屈なら異常
　　　　　把握反射も同時にチェック(3ヵ月でほぼ消失)
　　　　　モロー反射も同時にチェック(4ヵ月でほぼ消失)
　　　　　視性立ち直り反射を確認(完全に出なくても可)
　　　　　垂直吊り下げテスト(下肢屈曲して体重を支える傾向)

ランドー反射
　　　　　顔を上げるくらいが正常
　　　　　頭を下に下げると頭を持ち上げる
　　　　　腹臥位で観察(二分脊椎の有無)

(文献5)による)

第2部　予防、健康維持・増進

乳幼児健診の診察技術や知識の研鑽や、フォローアップの方法などを確立する必要がある。

乳幼児健診にかかわる職種は、医師、保健師、看護師、歯科医師、歯科衛生士、心理判定員、栄養士、保育士、言語聴覚療法士、事務員などが挙げられ、チームを形成し、連携して健診にあたる。

一般的な健診の順序としては、
1. 問診(家族歴、家庭環境、生育歴、心配ごとなど)
2. 身体計測(身長、体重、頭囲)
3. 簡単な発達検査(首すわり・お座り、視覚・聴覚機能検査、言語・積み木など)
4. 診察(下記参照)・歯科診察

表3　7ヵ月健診の診察項目

姿勢の観察
　　　視診
　　　胸腹部診察(腫瘤)
　　　鼠径部診察
ペンライトによる眼の検査
　　　4ヵ月健診でできていれば不要
筋トーヌス
顔にタオルをかけるテスト
　　　小さい、軽い、透けないもの(ハンカチがよい)
　　　フリーでやらせると、すぐにパッと取る
　　　必要なときは片手を抑えて片麻痺をチェック
引き起こし反射
　　　45°で一時停止させて観察
　　　　　＊頭部が残ったり、上肢が伸展していたら異常
　　　4ヵ月健診でできていれば省略可
　　　垂直吊り下げテスト(下肢屈曲して体重を支える傾向)
座位の観察
　　　手を離して背を伸ばして座る
　　　視性立ち直り反射を確認(なければ異常)
　　　座位のパラシュート反射(6ヵ月で完成)
抱き上げて下肢の観察
　　　ぴょんぴょん突っ張るがX字には交差しない
ランドー反射
物のつかみ方の観察
　　　積み木(1稜3センチ)を母指を含めて指でつかむ
　　　さらに小さい物は指を伸ばして全体でつかむ

(文献5)による)

1 小児の予防、健康維持・増進

5．保健・栄養指導
6．事後相談（精密検査・治療・経過観察・訓練機関の紹介などの指示）

家庭医の行っている診察項目を**表 2〜5**（乳幼児健診）に示す。

表 4 ● 10ヵ月健診の診察項目

姿勢の観察
  視診
  胸腹部診察（腫瘤）
  鼠径部診察
ペンライトによる眼の検査
筋トーヌス
顔にタオルをかけるテスト
  6ヵ月で異常があったら9ヵ月で確認
引き起こし反射
  7ヵ月健診でできていれば省略
座位の観察
  手を離して背を伸ばして座る
  ひとり座りが不十分な場合、視性立ち直り反射と座位のパラシュート反射をチェック
抱き上げて下肢の観察
  つかまり立ちを認める
  ＊できなければ Shuffling baby などを鑑別
ランドー反射
パラシュート反射
  ほぼ全例、手を開いて対称的にでる
  ＊絶対に落とさないこと！
物のつかみ方の観察
  積み木を母指と示指でつかむ（はさみ持ち）

（文献 5）による）

表 5 ● 12ヵ月健診の診察項目

姿勢の観察
  視診
  頭部、胸腹部、鼠径部の診察
引き起こし反射
  上肢は屈曲
  首はむしろ前に位置する
  下肢は伸展したまま
座位の観察
  身体をねじって横や後ろのものをとる
ホッピング反応
  体を前後左右に倒して、足が出るかをみる
ひとり立ちの観察
物のつかみ方の観察
  小さい物をはさみ持ちできる

（文献 5）による）

表6 ● 日本の定期/任意予防接種

		出生時	3ヵ月	6ヵ月	9ヵ月	1歳	2歳	3歳	4歳	5歳	6歳	7歳	8歳	9歳	10歳	11歳	12歳	13歳	14歳	15歳	16歳	17歳	18歳	19歳	20歳
定期予防接種	ポリオ (経口)		1回		追加																				
	DPT I 期			3回		追加																			
	DT II 期															追加									
	麻疹					1回																			
	風疹					1回																			
	日本脳炎							3回						追加					追加						
	BCG		1回																						
任意予防接種	インフルエンザ								毎年2回 (1〜4週間隔)										毎年1または2回 (1〜4週間隔)							
	おたふくかぜ																								
	水痘																								
	B型肝炎					4週間隔で2回、20〜24週を経過したあとに1回、合計3回接種																			
	肺炎球菌	*	*HBs抗原陽性の母親からの出生児																						
	A型肝炎																								
	狂犬病																								

4. 予防接種

日本の法律による小児を対象にした予防接種には、ポリオ、三種混合(ジフテリア、百日咳、破傷風)、麻疹、風疹、日本脳炎、BCG(結核)がある(**表**6)。

日本の任意の予防接種には、インフルエンザ、おたふく(ムンプス)、水痘、B型肝炎、肺炎球菌、A型肝炎、狂犬病がある。

1. 予防接種の接種間隔

＜法律による予防接種＞

❶ポリオワクチン

Ⅰ型、Ⅱ型、Ⅲ型の3種類の弱毒ポリオウイルスを適切な比率で混合した生ワクチン。生後3〜90月未満、各6週間以上の間隔をあけ2回各0.05 mlを経口投与。下痢症患者には投与せず、下痢が治癒してから投与。

❷ジフテリア・百日咳・破傷風混合(DPT)ワクチン

ジフテリアトキソイドおよび破傷風トキソイドと、百日咳菌から分離・精製した感染防御抗原を混合した不活化ワクチン。1期初回:生後3〜90月未満、3〜8週あけて3回各0.5 ml皮下接種。1期追加:1期初回接種後12〜18ヵ月の間に0.5 ml皮下接種。2期:DTトキソイド。

ジフテリア・破傷風混合(DT)ワクチン:ジフテリアトキソイドおよび破傷風トキソイドを混合した不活化ワクチン。百日咳既罹患者および第2期の定期接種。小学校6年時に1回0.1 ml皮下接種。

❸麻疹ワクチン

弱毒生ワクチン。生後12〜90月未満、1回0.5 ml皮下接種。自然麻疹患者と接触した者はその後72時間以内に麻疹ワクチン接種を行えば、発症を阻止できる可能性がある。

❹風疹ワクチン

弱毒生ワクチン。生後12〜90ヵ月未満、1回0.5ml皮下接種。妊娠の可能性のある年代の女性に接種する場合は、胎児への感染を防止するため妊娠していないことを確かめ、ワクチン接種後最低2ヵ月間の避妊が必要。

❺日本脳炎ワクチン

不活化ワクチン。1期初回接種：生後6〜90ヵ月未満、1〜4週間隔で2回3歳以上0.5ml、3歳未満0.25ml皮下接種。1期追加：初回接種終了1年後、1回3歳以上0.5ml、3歳未満0.25ml皮下接種。2期：小学校4年時に1回0.5ml皮下接種。3期：中学校2年時に1回0.5ml皮下接種。

❻BCG

弱毒生ワクチン。平成17年4月1日から「結核予防法の一部を改正する法律」が施行に伴い、BCG予防接種の対象年齢および接種方法が変わった。出生直後より生後6ヵ月未満に、ツベルクリン反応検査を行わずに、規定のスポイトで滴下し上腕伸側のほぼ中央（三角筋下端部）に、1回経皮接種。

　＜任意の予防接種＞
❼インフルエンザワクチン

不活化ワクチン。全年齢、1〜4週間隔（3〜4週が望ましい）で1歳未満0.1ml、1〜5歳0.2ml、6〜12歳0.3ml、13歳以上0.5ml、1回または2回皮下接種。

❽おたふくかぜワクチン

弱毒生ワクチン。1歳以上の未罹患者、1回0.5ml皮下接種。

❾水痘ワクチン

弱毒生ワクチン。1歳以上の未罹患者、1回0.5ml皮下接種。自然水

痘罹患患者と接触後3日以内にワクチン接種を行えば予防は可能であり、もし発症したとしても軽症で終わることが多い。接種を受けた者のうち、12～15％は後に水痘罹患をみることがあるが症状は軽い。

⑩HBワクチン

遺伝子組み換え不活化ワクチン。①HBs抗原陽性の母親から生まれたHBs抗原陰性の乳児、通常生後2、3、5ヵ月各0.25 ml皮下接種。出生直後（できるだけ早く、遅くとも48時間以内）と生後2ヵ月にHB免疫グロブリンを通常1 ml筋注。但し、HBe抗原陰性の母親から生まれた児の場合は2回目のHB免疫グロブリンを省略してもよい。②ハイリスク者：医療従事者、腎透析を受けている者、海外長期滞在者など、1ヵ月間隔で2回その後5～6ヵ月後に1回各0.5 ml（10歳未満の小児は0.25 ml）皮下接種。

⑪肺炎球菌ワクチン

①免疫正常者、高齢者、2歳以上の慢性心、肺、肝、腎疾患者、糖尿病者、1回0.5 ml皮下接種。②2歳以上の免疫不全者、1回0.5 ml皮下接種。1回の接種で肺炎球菌感染症を5年以上予防する効果が期待できる。2歳未満の者に接種しても期待する抗体反応は得られにくい。

⑫A型肝炎ワクチン

不活化ワクチン。16歳以上、初回；2～4週間隔で2回、追加；初回接種後6ヵ月～2年、各0.5 ml皮下接種。現時点では小児への接種は適応外使用であり、医師個人の責任において、保護者への十分な説明と同意のうえで行う。

⑬狂犬病ワクチン

不活化ワクチン。全年齢、曝露前3回：4週間間隔で2回、6～12ヵ月後1回。各1 ml皮下接種。曝露後6回：1回目を0日として以降3、7、14、30、90日、各1 ml皮下接種。全年齢同量。曝露後免疫を受け、6ヵ月以内の再咬傷の場合はワクチン接種は不要。6ヵ月以上の場合は、初め

て咬まれた場合と同じ6回接種する。

＜予防接種の注意点＞

　違う種類のワクチンを接種する場合の間隔は、不活化ワクチンおよびトキソイド接種の場合は、1週間以上間隔をあけて、生ワクチン接種の場合は、4週間以上間隔をあけて次のワクチンを接種する。

　また、あらかじめ混合されていない2種類以上のワクチンについて、医師が必要と認めた場合には、同時接種を行うことができる。

　適切な予診、接種前診察を行うことによって、接種を受ける者の体調を確認し、接種の可否を判断する。

[接種不適当者：予防接種実施規則第6条]

①明らかな発熱を呈している者。

②重篤な急性疾患にかかっていることが明らかな者。

③当該疾患に係る予防接種の接種液の成分によって、アナフィラキシーを呈したことが明らかな者。

④急性灰白髄炎（ポリオ）、麻疹および風疹に係る予防接種の対象者にあっては、妊娠していることが明らかな者。

⑤その他、予防接種を行うことが不適当な状態にある者。

[接種要注意者]

①心臓血管系疾患、腎臓疾患、肝臓疾患、血液疾患および発育障害などの基礎疾患を有することが明らかな者。

②前回の予防接種で2日以内に発熱のみられた者、または全身性発疹などのアレルギーを疑う症状を呈したことがある者。

③過去に痙攣の既往のある者。

④過去に免疫不全の診断がなされている者。

⑤接種しようとしている接種液の成分に対して、アレルギーを呈する恐れのある者。

2. 一般的な副反応と対策

❶局所発赤、腫脹、硬結

一般に腫脹、発赤は3〜4日で消失するが、熱感、発赤のひどいときには局所の冷湿布を行う。硬結は次第に小さくなるが1ヵ月後でもなお残る場合がある。

❷発熱

一般的処置として冷却、アセトアミノフェンなどの解熱薬を投与する。他の原因による発熱も考えられるので観察が必要である。

❸発疹

麻疹ワクチンでは、ワクチン接種後5〜14日後に5.9%に麻疹様の発疹がみられ、時には発熱も伴うが通常放置にて改善する。

5. 育児支援とカウンセリング

診察や予防接種、乳幼児健診を通して、初めての育児に対する不安や他の同胞と比較しての相違に戸惑いをみせる場合、疾病や異常の早期発見や、リスクの早期発見による発生予防に取り組むことが家庭医の役割として重要である。子どもの親に対して子育て支援のカウンセリングを行い、子どもの成長・発達の理解を助ける教育、病気と生理的範囲の正確な理解、子育ての環境調整などを行っていく(**表7**)。また、地域にある子育てサークルや託児所などの育児資源の活用、保健師や小児科専門医と連携して、専門機関への紹介などが必要があればコンサルトを考慮する。

また、平成15年度の小児の死因統計からも明らかなように、乳幼児突然死症候群や不慮の事故が小児の死因の上位であり、予防できる死に対して注意を喚起することも家庭医のできる仕事として認識する必要がある。特に、子どものいる家庭において常日頃より指導を心がけるよう念頭におく事柄を下記に示す。

表7 ● 年齢段階による症状および疾患

	乳児期	幼児期前半	幼児期後半	学童期	思春期
症状および疾患	吐乳 夜泣き 食欲がない (飲まない・食べない)	人見知りが強い 親から離れない 夜驚 臍疝痛 憤怒痙攣 便秘 下痢 異食症 心因性嘔吐 呑気症	周期性嘔吐症 反復性腹痛 心因性頻尿 昼間遺尿 遺糞症 吃音 緘黙 爪かみ 指しゃぶり 性器いじり	チック 心因性発熱 起立性調節障害 気管支喘息 心因性咳嗽 胃・十二指腸潰瘍 過敏性腸症候群 めまい 反復性頭痛 心因性視力障害 抜毛症 夜尿症 転換ヒステリー反応	過換気症候群 神経性食欲不振症 過食症 月経前症候群 月経痛 転換ヒステリー反応

(文献3)による)

①新生児

SIDS(乳幼児突然死症候群)の予防のための仰向け寝、食事と母乳。

②乳幼児から学童

- 家庭内での事故防止:タバコ・薬剤誤飲、やけどの予防、自転車のヘルメット。
- 交通事故予防:チャイルドシートの使用。
- 齲歯予防:定期歯科検診の勧め、歯磨き励行。
- タバコ使用の予防:受動喫煙の害。
- 生活習慣病の予防:脂肪摂取制限、食物繊維の摂取増加、定期的な運動。

小児の心身症や不登校、児童虐待やいじめ、ひきこもりなどは常に念頭におき、相談しやすい態度で接すること、また、児童虐待を発見した場合には慎重にかつ速やかに警察に通報する義務がある(「児童虐待の防止等に関する法律(第5条)」ため、地域の保健師、児童相談所などと連携し、対処法や連絡方法などを話し合っておく必要がある。

[**虐待などの鑑別が必要な主訴・理学所見**][3)]
①栄養不良（体重増加不良/減少・小柄・るいそう）
②原因不明あるいは発達の流れが不規則な種々の発達遅延
③湿疹・睡眠の問題・摂食行動などを必要以上に気にし、養育者に通常の説明をしてもなかなか納得しない
④遺尿・遺糞・気管支喘息・反復性尿路感染症・チック（二次性）・脱毛など
⑤繰り返す外傷
⑥不衛生（あかまみれ・ひどいおむつかぶれなど）
⑦不適切な衣服（季節はずれ・性別不明など）
⑧持続する疲労感/無気力（触られることをいやがる、凍てついた眼/活動性の低下）
⑨家に帰りたがらない/繰り返す家出・浮浪/食物を主とした盗み
⑩多動/過度の乱暴/注意をひく行動
⑪繰り返す異食行動（むさぼり食い/過食/拒食）
⑫不登校
⑬物質乱用
⑭逸脱した性行動
⑮暴走行為
⑯家庭内・学校内暴力
⑰いじめ（加害者・被害者の両方）

6. 学校医

　家庭医は地域の学校の学校医の指名を受けることがある。学校医の役割としては、健康診断や健康相談が主な役割となるが、怪我や病気の予防、生活習慣病の低年齢化や予防法、思春期の心身の成長と発達への戸惑いや性教育・性感染症への対応、喫煙・飲酒・薬物問題などを目的に、病気の予防と健康増進についての保健学習の授業への協力や保健指導への医学的支援も念頭において保健主事教諭、養護教諭などの保健担当教員と相談していくとよい。また、いじめや不登校、問題行動などが発生

したときには、担任教員、スクールカウンセラーなどとも協力して問題にあたる必要に迫られることも考えられる。

7. 小児疾患のキャリーオーバー

　小児期に発病した疾患を成人に持ち越すことをキャリーオーバーというが、医療の進歩に伴い、重い慢性疾患をもつ患者の寿命が長くなり、患者が大人になると成人独特の病気も増えてくるので、小児科だけでは診きれなくなっており、小児科から成人・在宅医療までも提供できる家庭医の必要性が増してきている。特に、成育医療に関して施設から地域への志向性が強くなる一方で、今後、家庭医が外来・在宅でこのような患者を地域で担当することが増えてくると考えられる。

〈古川倫也〉

参考文献

1) Steiner B : Well Child and Adolescent care. Essentials of Family Medicine, 4 th ed, Sloane PD, et al(eds), pp 167-181, Willams & Wilkins, Baltimore, 2002.
2) Goldberg BW : health maintenance for infants and children. Manual of Family Practice, 2 nd ed, Taylor RB(ed), pp 3-11, Little Brown, Boston, 2001.
3) 平成 14 年度厚生科学研究「小児心身症推進に関する研究」班：子どもの心の健康問題ハンドブック．小林陽之助(監修)，2002．
4) 福岡地区小児科医会乳幼児保健委員会：乳幼児健診マニュアル．第 3 版, 医学書院，東京，2002．
5) 葛西龍樹：乳幼児健診・成人健診のしかた．JIM 12(8)：775-779, 2002．
6) 予防接種ガイドライン等検討委員会，厚生労働省健康局結核感染症課(監修)：予防接種ガイドライン．予防接種リサーチセンター，東京，2003．

2 青少年の予防、健康維持・増進

> **重要事項**
> - 青少年の死亡原因には事故と自殺が多い。
> - 壮年期以降の危険な生活習慣の出発点として重要な時期である。
> - 急性の健康問題で受診した機会を予防、健康維持・増進に活かす。
> - ガイドラインを参考にして現実的で具体的な取り組みをしたい。

1.「青少年」の定義

英語では adolescents であり、11〜21歳までを指す[1]。わが国の学校との関連で考えると小学5年から大学3年にあたる。学業や社会生活との関連で区切るとすると、中学生から大学生までと考えた方がわかりやすい。健康日本21では15〜24歳を指している[2](図1)。

2. この年代の特徴

身体的には生殖機能は完成し、子どもから大人へ移行する時期である。この時期の死亡も極めて少なく、障害や罹患も比較的少ない。死亡の原因としては、事故や自殺が挙げられる。疾病の発生状況をみると外来では呼吸器感染症、入院では事故や骨折が目立っている。この時期の健康観は、病気の有無ではなくむしろ美容やファッションという視点で健康を捉らえている。

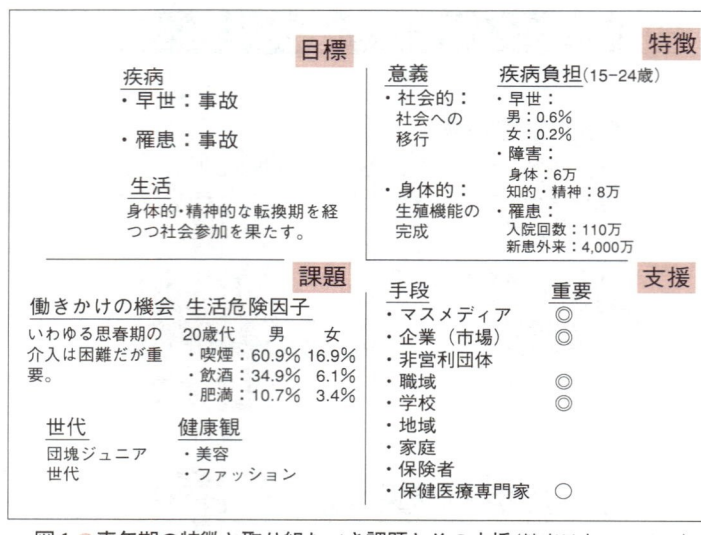

図1 青年期の特徴と取り組むべき課題とその支援（健康日本21による）

目標

疾病
- 早世：事故
- 罹患：事故

生活
身体的・精神的な転換期を経つつ社会参加を果たす。

特徴

意義
- 社会的：社会への移行
- 身体的：生殖機能の完成

疾病負担(15-24歳)
- 早世：
  男：0.6%
  女：0.2%
- 障害：
  身体：6万
  知的・精神：8万
- 罹患：
  入院回数：110万
  新患外来：4,000万

課題

働きかけの機会
いわゆる思春期の介入は困難だが重要。

生活危険因子
20歳代　男　　女
- 喫煙：60.9%　16.9%
- 飲酒：34.9%　6.1%
- 肥満：10.7%　3.4%

世代
団塊ジュニア世代

健康観
- 美容
- ファッション

支援

手段	重要
・マスメディア	◎
・企業（市場）	◎
・非営利団体	
・職域	◎
・学校	◎
・地域	
・家庭	
・保険者	
・保健医療専門家	○

3. 取り組むべき課題

　学生生活や単身生活で、生活習慣に問題がある場合も多く、壮年期以降の危険な生活習慣の出発点でもあり、重要な時期であると考えられる。具体的には喫煙、飲酒、肥満がある。しかし、社会からの働きかけに対して反発しやすい時期でもあることから、改善のためには具体的方法論に工夫が必要である。支援は、学校や職場を通じたものに重点をおいて行うが、家庭医の果たす役割も大きい。

4. 家庭医とのかかわり

　青少年は基本的には元気であり、そもそも医療機関に受診することが少ない。受診理由で多いのは感冒や外傷などである。1回あたりの診療時間も短くなりがちである。また健康問題があっても受診するまでに至ら

ないことも多い。彼らにとって重要なアウトカムは、健康よりも学業やさまざまな活動が優先することが多い。

そのことを留意して、予防活動などを展開する必要がある。

5．少ない機会を大切に利用

急性の健康問題で外来受診した機会を捉えて、予防、健康増進活動を提供するのが最も現実的である。

その際には彼らの今回の健康問題との関連から入るとスムーズになる。例えば喉の痛みで来たときには喫煙状況を確認するとか、腹痛や尿路症状で来たときには性行動や妊娠の有無などについてさらりと聞くとよい。

家庭医が学校医として機能している場合には検診などでかかわる機会も是非とも利用したいところだ。特に学校での健康問題、特にメンタルヘルスや社会性についての問題をその機会に知ることが多いからだ。学校の養護教諭との連携が欠かせない。

6．診察室での親の同席をどうするか

基本的には本人の健康問題なので、よく説明したうえで診察室から出て待って頂くようにした方がよい。また本人から知り得た情報を後に親に伝える際には必ず本人の許可を取るようにした方がよい。

7．地域性・ライフサイクルの影響

地域によって、青少年のライフスタイルが多少異なってくることがある。特に都市部では喫煙や非行、性行動、違法薬物などさまざまな誘惑が多いと考えられる。高校や大学進学などにより居住地の変更がある場合にはライフスタイルの大きな変化が起きやすい。逆に一人ひとりの予想される変化を予測して、起こりうる問題を先んじてアドバイスできるのは地域の家庭医の力の見せどころといえる。

8. 各論

わが国では体系的な予防医学サービスのガイドラインはない。ここでは米国のガイドラインを参考とし、健康日本 21 の内容も踏まえて、現実的で具体的な取り組みを 22 点述べてみたい。

勧告 1 年に 1 回は必ず受診するように勧める。
- 外来受診時に身長、体重、血圧は必ず測定。
- 学校に在籍している場合には年に 1 回は検診で必ず測定しているので、そのデータを活用したい。
- できれば完全な診察が望ましいが現実的には難しい。
- 側彎症のチェックも行う。

勧告 2 医療機関としてプライバシーに関することについて本人と保護者に対して、事前に明確な説明がしてあることが望ましい。

勧告 3 親や保護者へは、態度面や行動面で心配なことがあれば早いうちに相談をするように話しておくとよい。

勧告 4 自分の身体の成長や性的変化についてもし疑問などがあればいつでも相談を受けますと普段から話しておくとよい。

勧告 5 不慮の事故に関する相談や情報提供、予防に関する相談を行うこと。

勧告 6 健康的な食生活や栄養、適切な体重管理について相談と情報提供を行うこと。
- 朝食の欠食率の現状は 20 歳代男性 32.9%、中学・高校生 6.0%(平成 9 年国民栄養調査)である。まずこれを確認しておきたい。
- また夜食やカロリーのとり過ぎはどうか、体重の変化についても確認

しておきたい。

勧告 7 定期的な運動の必要性やその効果などについて情報提供を行うこと。
- 生徒・児童における身体活動量低下、体力の低下、小児肥満の増加、テレビゲームなどの非活動的余暇時間の増加、夜型生活と生活習慣との関連などの問題点が報告されている。
- 問題ある場合にはアドバイスとして、外遊びや運動・スポーツを実施する時間を増やすよう勧める。
- テレビを見たり、テレビゲームをするなどの非活動的な時間をなるべく減らすように助言を行う。

勧告 8 性行動に関する情報提供、性行為感染症、避妊などについての情報提供を行うこと。

勧告 9 タバコやアルコール、違法薬物を避けることについて情報提供や相談を行うこと。
- 学校教育の中で強調されているが、特に夏休み前後の時期に話題にするとよい。

勧告 10 血圧が高い場合は、機会を改めてフォローすること。

勧告 11 高脂血症のリスクが高い人などは相談にのること。
- 家族性高脂血症や突然死の家族の有無などの家族歴を確認した方がよい。

勧告 12 摂食障害や肥満に関するスクリーニングを行うこと。
- 児童、生徒の肥満（日比式による標準体重の 20％以上）の割合は、20 年前の 7.2％から、平成 9 年で 10.7％に増加している。肥満の有無を確認する。
- また若い女性ではやせ（BMI＜18.5）の増加が著しく、20 歳代女性で

20年前の14.2%から23.3%に増加している。歪んだボディイメージや摂食障害などを確認する。

勧告13 喫煙状況やその種類について年に1回は聞くこと。
- 未成年者の喫煙については、1996年の未成年者の喫煙行動に関する全国調査(国立公衆衛生院)によると、月1回以上喫煙する者(月喫煙者)の割合は、中学1年で男子7.5%、女子3.8%、学年が上がるほど高くなり、高校3年では男子36.9%、女子15.6%となっている[2]。毎日喫煙者の割合は、中学1年では男子0.7%、女子0.4%に過ぎないが、高校3年男子では25.4%、女子では7.1%に達しており、月喫煙者のかなりの部分を毎日喫煙者が占めるに至っている。
- 教育の場では未成年者の将来の行動に大きな影響をもつので、その徹底が必要である。学校医としてきちんと勧告が必要である。
- 若年の喫煙者に対しては、ニコチン補充療法などの相談を行う方が望ましい。

勧告14 飲酒状況やその種類について年に1回は聞くこと。
- 最近の未成年者を対象とした調査では、月に1〜2回以上の頻度で飲酒する者の割合は、中学3年生男子で25.4%、女子17.2%、高校3年生男子51.5%、女子35.9%と、未成年者の飲酒が日常化している。
- 親や周囲の状況、発言も確認しておきたい点である。

勧告15 意図しない妊娠や性行為感染症になってしまった性行動について年に1回は聞くこと。
- プライバシーの高い情報であるため、なかなか話題にしにくいし、得られないことも多い。また医師のジェンダーによる違いも考慮してインタビューするとよい。

勧告16 性行動活発な人には性行為感染症のスクリーニングを行うこと。

2 青少年の予防、健康維持・増進

表8 ●米国予防医学タスクフォース勧告(11〜24歳)のチェックリスト

全員を対象
 スクリーニング
   □身長・体重・血圧測定
   □パップスメアー
   □クラミジア検査
   □風疹の抗体検査またはワクチン確認
   □問題飲酒について確認
 カウンセリング
  事故予防
   □車でのシートベルトの着用
   □自転車でのヘルメットの使用
  食事と運動
   □脂質やコレステロールの摂取制限、カロリーのこと、野菜や果物
   □カルシウムの摂取
   □定期的な運動
  歯科衛生
   □定期的な歯医者受診
   □フッ素入りの歯磨き
  薬物使用
   □タバコ吸わないよう指導
   □飲酒しないよう指導・違法薬物も指導
   □運転や運動中の飲酒禁止
  性行動
   □性行為感染症の予防、危険な行為の回避、コンドームの使用
   □意図しない妊娠：避妊薬使用
  予防接種
   □日本のスケジュール確認が必要

(文献3)より一部改変)

勧告17 HIV感染が疑われる人にはスクリーニングを行うこと。

勧告18 18歳以上の性行動活発な女性にはパップスメアーを行うこと。
・手技の習得が必要である。
・婦人科などの適切な医療機関の紹介も必要かも知れない。

勧告19 うつ病や自殺を疑わせるような感情や行動の異常がないか年に1回はスクリーニングすること。
・過去1ヵ月で興味の減退はないかなどの簡単な問診でよい。

- 自殺の予防としては、職場や学校や地域を通じ、人々に自殺の危険因子、直前のサイン、適切な対応法などについての知識の普及を図ることが挙げられる。特にうつ病の症状と、有効な治療法があることの理解を広める必要がある。学校医活動の中で活用したい。
- また、家庭医、保健師、教師などは、自殺の危険を早期に発見できる立場にあることから、お互いの連携を図る必要がある。
- 不登校やひきこもりなどはハイリスクであるので、受診の機会を逃さずインタビューするとよい。

勧告 20 虐待がないかスクリーニングすること。
- 精神的、肉体的、性的な虐待がないか確認すること。あっても表面化しにくいといわれている。外見上の変化などにも注意したい。

勧告 21 学習障害や学校での問題がないか年に1回はスクリーニングすること。
- 落ち着きがないとか、不登校などの存在を確認する。

勧告 22 予防接種をきちんと行っているか確認すること。
- 母子手帳があるとよいので、もし持参していない場合には次回確認する旨を伝えるとよい。

9. 症例

17歳、高校生、男子。主訴は咽頭痛で受診。
- 現病歴：2日ほど前より咽頭痛を感じ、徐々に強くなってきたため受診した。咳はない。周りには同じような症状の人はいない。市販の鎮痛剤を使用したがよくならない。
  既往歴は虫垂炎手術(10歳)。
- 嗜好：飲酒なし、喫煙なし。
- 社会歴：バレー部に所属している。毎日練習があり、遅くまでやっている。

- ROS：膝の痛みと足関節の痛みあり。
- 身体所見：咽頭の軽度発赤あり。頸部リンパ節腫脹なし。肺の聴診では異常なし。
- 家庭医のかかわりとアプローチ：以前に診察したのは 2 年前で中学生のときであった。高校生になって初めての診察である。咽頭痛に対するアプローチだけでなく、学校生活への適応や抱えているほかの問題についても少したずねてみるとよい。特に部活動などの運動に関連した症状も抱えていることが多いのでアドバイスしてみよう。それから飲酒や喫煙についても積極的にチェックしよう。また学校健診などでの異常指摘がなかったかも聞いてみよう。インフルエンザの予防接種の有無も確認しよう。

プランとしては急性上気道炎でアセトアミノフェンを処方した。部活動で慢性的な疲労の蓄積もあるため、休むように指導した。ほかには特に気になることはなかったが、膝や足関節の痛みが軽度あるため、運動の前後でのストレッチなどの指導も行った。

10. まとめ

以上、青少年に対する予防、健康維持・増進について具体的な勧告を織り交ぜて述べた。少ないチャンスを生かして、実践するわけであるが、焦ってはいけない。一度にすべてを行うのではなく、何回かに分けて行う方がよい。家庭医として継続的に診ていることで信頼関係を築きながら、いつでも相談にのるという雰囲気を出しておくことが結局は問題解決の近道になるだろう。

（吉村　学）

参考文献

1) Robert B, Tayler MD（eds）：Manual of Family Practice. 2 nd ed, pp 11-17, USA, 2002.
2) 健康日本 21（http://www.kenkounippon21.gr.jp/）
3) 米国予防医学タスクフォース勧告．USPSTF（http://www.ahrq.gov/clinic/uspstfix.htm）

第2部 予防、健康維持・増進

3 成人の予防、健康維持・増進

> **重要事項**
> ・外来における疾病予防について考える。
> ・スクリーニングによる疾病の早期発見について考える。
> ・ヘルスプロモーションとその目的について学ぶ。
> ・行動変容について学ぶ。

● はじめに

日常診療において、「疾病予防」や「健康増進」の考えを取り入れながら患者や地域住民に接していくことは大切である。予防できる疾患を予防することで、患者にとって病気の面での負荷を軽くすることができるかも知れない。これらの役割を医師として担う部分は大きく、その内容は広く多岐にわたる。敢えて大きく分けるなら、以下の3点になる。

1. 予防接種
2. 疾患のスクリーニング
3. 患者教育・健康学習

1. 予防接種

1. わが国における予防接種

予防接種は、天然痘の根絶をはじめ、ポリオの流行防止など、多くの疾病の流行の防止に役立ち、感染症患者の発生や死亡者の減少に貢献してきた。しかし、感染症が蔓延し、大きな被害を与えていた時代は過ぎ去った現代において、予防接種の役割を考えていきたい。予防接種によって獲得した免疫のお陰で、社会的に感染症の流行を抑制していることを忘れてしまいがちである。

法律上は、「予防接種法」と「結核予防法」により各市町村長が行うよう努力することが義務づけられているものもある。しかし、予防接種法の

2類疾病であるインフルエンザや、前述の2法が取り扱わない予防接種に関しては、任意接種という形で各医療従事者に判断を委ねられているのが現状である。

わが国では成人に対しては任意接種の形で予防接種が行われている。それぞれの接種方法などについては、国立感染症研究所感染症情報センターから「予防接種ガイドライン」[1]がWeb上でも公開されている(URL http://idsc.nih.go.jp/vaccine/2003 VAGL/)。

社団法人細菌製剤協会のホームページにも予防接種について、患者にもわかりやすく説明してあるので、活用するとよいだろう(URL http://www.wakutin.or.jp/index.htm)。

2. 予防接種の実際

成人の予防接種において、実際の臨床において困る事例としては基礎疾患のある患者の場合ではないだろうか。CDC(米国疾病予防管理センター)の推奨[2]を示す(表9、10)。基礎疾患のない人の場合は、ほとんどが接種を推奨されていないことがわかる。逆に推奨されているのは、基礎疾患のある場合のほか、医療従事者や流行地域に行く者である。

特に医療従事者のインフルエンザワクチン接種については、そもそも

表9 ● 成人の予防接種スケジュールと年齢グループ(CDC推奨)
アメリカ合衆国:2004年10月～2005年9月

ワクチン \ 年齢	19～49	50～64	≧65
破傷風・ジフテリア	10年ごとに1回追加接種		
インフルエンザ		毎年1回接種	毎年1回接種
肺炎球菌		1回接種	1回接種
B型肝炎	3回接種(0、1～2、4～6ヵ月)		
A型肝炎	2回接種(0、6～12ヵ月)		
MMR(麻疹・ムンプス・風疹)	1ないし2回接種		
水痘	2回接種(0、4～8週)		
髄膜炎菌	1回接種		

- すべての人々
- ワクチン接種記録や罹患記録がない人々
- リスクのある人々(例:医学的適応、曝露を受けやすいかどうか、流行地に行くなど)

第 2 部　予防、健康維持・増進

表 10 ● 基礎疾患をもつ場合の予防接種の推奨

ワクチン \ 適応	妊娠中	糖尿病、心臓病、慢性肺疾患、慢性肝疾患、（慢性アルコール中毒含む）	先天性免疫不全、白血病、リンパ腫、悪性腫瘍、アルキル化剤治療中、代謝性、放射線治療中、大量の副腎皮質ステロイド治療中の患者	腎不全/終末期腎疾患、透析患者、血液凝固因子製剤使用患者	無脾症（脾摘後、未期補体成分欠乏症）	HIV感染症者	医療保健従事介護者
破傷風、ジフテリア							
インフルエンザ		A、B					
肺炎球菌		B			C		
B型肝炎			D		D、E、F	D、G	
A型肝炎				H			
麻疹、ムンプス、風疹（MMR）		I					
水痘			K			J	

■ すべての人々　■ ワクチン接種記録や罹患記録がない人々　■ リスクのある人々（例：医学的適応）　■ 禁忌

特記事項

A. 慢性肝疾患、慢性アルコール中毒者はインフルエンザワクチン接種の適応ではないが、50歳以上の場合、他の適応がある場合、要望がある場合は年ごとに1回接種する。
B. 喘息患者はインフルエンザワクチン接種の適応だが、肺炎球菌ワクチン接種適応はない。
C. 無症状者に対して、特に重症化しないワクチンクターであり、無脾症の患者に対しては重症の疾患を引き起こすこともある。しかし、インフルエンザは二次感染のリスクファクターであり、無脾症の患者に対しては重症の疾患を引き起こすこともある。
D. 65歳以上の人々には、初回の接種から5年以上間隔をおいて再接種を1回行う。
E. 髄膜炎菌ワクチンも接種し、B型インフルエンザ菌に対してもワクチンを検討すること。
F. 脾摘術を受ける人は、手術の2週間以上前に接種する。
G. 診断がついたらなるべく早く接種する。
H. 透析患者は特別用量のワクチン（40 μg/ml を1本あるいは20 μg/ml を2本）を1カ所に接種する。腎疾患の場合は、早い経過のうちに接種しておく。毎年 HBs 抗体を測定する。もし HBs 抗原が 10 mIU/ml 未満であれば追加接種を行う。
I. 慢性肝炎の患者
J. 重症の免疫不全のある HIV 患者では MMR が他の麻疹ワクチンを含むワクチンを接種してもよい。
K. 液性免疫が低下し細胞性免疫が正常な患者では接種しない。
L. 推奨を支援するデータがない。

100

3. 破傷風・ジフテリア

米国において成人であってもすべての人々に推奨されている予防接種は、破傷風とジフテリアである。予防接種の結果、両者は非常に稀な病気になっている。

❶ジフテリア

わが国では、ジフテリアは 1991〜2000 年で 21 人の届け出があり、2 人死亡している。旧ソ連圏では、かつてはジフテリア・百日咳・破傷風混合(DPT)ワクチンの普及でジフテリア患者数は極めて少数だったが、政権崩壊後のワクチンの供給不足、安定性の低下によって住民の免疫レベルは低下し、旧ソ連圏一帯でジフテリアが再び流行した。1990〜1995 年で 12 万 5,000 人の患者が発生し、4,000 人以上の死亡が確認された。ワクチン未接種者の致命率は 5〜10％ともいわれる[3]。ワクチンの接種強化により、旧ソ連でのジフテリアは再び減少した。このようにワクチン接種率が低下すると、ジフテリアは再び流行する危険性があることが示唆されている。欧米諸国や発展途上国でも散発例がみられており、海外渡航者の感染発症事例もある[4]。

❷破傷風

わが国では破傷風は 1950 年には報告患者数 1,915 人、死亡者数 1,558 人であり、致命率が高い(81.4％)感染症であった。1952 年に破傷風トキソイドワクチンが導入され、さらに 1968 年には予防接種法による DPT の定期予防接種が開始された。以後、破傷風の患者・死亡者数は減少し、1991 年以降の報告患者数は 1 年間に 30〜50 人に留まっていたが、依然として致命率が高い(20〜50％)感染症である。患者数は 1999 年には 65

表11 ●創傷処置と破傷風予防（米国での推奨）

	3回以上破傷風の予防接種を受けている	3回接種を受けたかはっきりしない者
汚染のない小さな傷	接種後10年以上経っていたら破傷風トキソイド接種	基礎免疫接種を開始（1回目はその時点、2回目は1ヵ月後、3回目は1年後）
上記以外	接種後5年以上経っていたら破傷風トキソイド接種	破傷風γグロブリン（250単位筋注）かつ基礎免疫接種を開始（1回目はその時点、2回目は1ヵ月後、3回目は1年後）

人、2000年には92人と増加傾向を示しており、今後その動向に注意を払う必要がある[5]。

❸ 予防接種の意義

　DPTとして3回の基礎免疫とジフテリア・破傷風混合（DT）ワクチンとしての追加免疫を受けていれば、15〜25年は抗体価が上昇し、追加免疫でその後の20〜30年間は保たれるという。しかし実際は、1988〜1994年に米国で行われた調査によると20歳以上の成人で、ジフテリア、破傷風両者に免疫があったはの47％であり、破傷風に免疫のある人でジフテリアにも免疫がある人は63％のみであったとの報告がある。

　成人のジフテリアの予防接種はもう少し組織的に勧められてもいいのかも知れない。破傷風の予防接種は、**表11**に示す如く外傷で医療機関を受診した際に接種歴を確認し、個別に対応していくのが現実的な方法である[6]。

2．疾患のスクリーニング

1．がんのスクリーニング

❶「早期発見・早期予防」について考える

　医療機関を受診する人の中には、がんのスクリーニングを希望する人も多い。また、医師の役割の1つとして疾病予防があり、スクリーニングについても理解を深めておくとよいであろう。スクリーニングを行う

3 成人の予防、健康維持・増進

にあたって大切と思われることについて考えていこう。

❷スクリーニングの効果を表す指標

スクリーニングの効果を表す1つの指標にNumber needed to Screen(NNS、スクリーニング必要数：何人スクリーニングするとその疾患による死亡が1人減少するかという指標である)がある。因みに、現在効果ありといわれているスクリーニング検査はおよそNNS 500〜1,000程度のものが多い[7]。

❸各疾患について

日本では各地方自治体の保健事業でがん検診が行われている。各医療機関には自治体からの依頼で受診することもあるだろう。それぞれのがん検診について検証してみる[7]。

USPSTFのガイド[8]はエビデンスに基づくスクリーニングガイドラインをそれぞれの疾患について盛り込んであるので紹介する["US Preventive Service Task Force"でweb検索すると無料でガイドが参照できるのでご自身でも探してみるとよいだろう(http：//www.ahrq.gov/clinic/cps3dix.htm)。第2版までのPDFと第3版の内容が閲覧できる]。

表12を参照して気づくことの1つとして、エビデンス内容と推奨度にはずれがありうるということである。例えば推奨度Aの子宮頸癌のスクリーニングについては、エビデンスレベルがIIのものしかないが、放置した場合の疾患の重篤性、相対危険減少、コストベネフィットの面から高く推奨されている。逆に、結腸癌はエビデンスレベルIのものがあるにもかかわらず、精密検査の苦痛、コストベネフィットの面などから推奨度Bとなっている。このように、推奨度が決定される要素として、エビデンスの内容も大切だが、スクリーニングしない場合の疾患の重篤さ、スクリーニングの利便性、コストベネフィットの面も踏まえて検討されている。

このように、検診は「どんどんやってみつければいい」とは必ずしも言い切れないのである。むしろ、「やらない方がよい」というものさえある。

表 12-1 がんのスクリーニングについて(USPSTFによる)

検査	推奨度*	エビデンス内容*	相対危険減少†	NNS‡	議論中の内容
パパニコロー染色(子宮頸癌)	A	II-2、II-3	>0.80	1140	間隔、新技術 いつ止めるか
マンモグラフィー(乳癌) 50歳以上	A	I、II-2	0.23	543	間隔(1年か2年か) いつ止めるか
40～49歳	I	I	0.08	3125	10年以上追跡すると有意な減少があるという報告あり
結腸癌(便潜血)	B	I	0.15～0.20	588～1000	間隔(1年か2年か) 検査の苦痛 S状結腸鏡の役割は? コストベネフィット
PSA(前立腺癌)	C	II-2	NA	NA	試験中
胸部単純撮影(肺癌)	C	I、II-1	NA	NA	スパイラルCTの報告については議論中

*：USPSTFの基準(表 12-2 参照)
†：スクリーニングしたことによってがんによる死亡を免れた率(対象群に対して)
‡：Number Needed to Screen(NNS)：1人のがんによる死亡を防ぐために必要なスクリーニング人数(10年間)
NA-not applicable

表 12-2 推奨度とエビデンス内容(USPSTF)

推奨度
A．強く推奨することを支持するよいエビデンスがある
B．推奨することを支持するエビデンスがある
C．推奨しないことを支持するエビデンスがある
D．強く推奨しないことを支持するよいエビデンスがある
I．十分なエビデンスがなく推奨できるとも、できないともいえない

エビデンス内容
I　　少なくとも1つ以上のランダム化比較試験からのエビデンス
II-1　非ランダム化比較試験からのエビデンス
II-2　コホートないし症例対象研究からのエビデンス
II-3　複数の時系列のコントロールでの研究からのエビデンス
III　 臨床経験に基づく専門家の意見

2. 循環器疾患のスクリーニング

日々の外来診療をフォローアップする患者の多くは、高血圧、糖尿病、高脂血症などの疾患を抱えている。また、健診ではさまざまな検査が行われている。基礎疾患を発見し、早期から治療するということは、後に命にかかわるような重大な疾患を防ぐ目的で予防と考えられるかも知れない。

ところで、疾患をスクリーニングすることは早期の治療につながり、一見よいように思われる。しかし発見した結果、本当にその人の余命を延ばしたり、生活の質を維持できたかは検証の余地がある。「病気は発見されたが治療法に合併症が多く、却って身体が不自由になった」ということでは、スクリーニングの意味がない。以下に循環器疾患のスクリーニングの一部を紹介する[8]。高血圧、高脂血症などについては、それぞれの項に譲る。

❶ 症状のない場合の心電図、運動負荷心電図

①中年～高齢者に対して：推奨度 I

②ある種の職業については公共に対しての利益の意味で推奨できるかも知れない（パイロット、トラックの運転手など）。

③小児や青少年期の定期健診やスポーツ前検診で症状のない場合：推奨度 C

❷ 無症状の頸動脈狭窄

①無症状の者に頸動脈狭窄のスクリーニング（身体診察・超音波）すること：推奨度 I

②高リスク者（例：60歳以上で血管疾患のリスク高い者）に対しては、質の高い外科的治療が受けることができるという条件であれば推奨できるかも知れない。

③頸動脈疾患の有病率が増加傾向にある背景もあり、60％以上の狭窄の場合において頸動脈内膜剥離術を受けることで、長期でみた場合の利

❸腹部大動脈
1．触診ないし超音波診断：推奨度Ⅰ
　①有病率の低い中で超音波診断をすることは、コスト的には推奨できない。
　②スクリーニングを直接評価した２つのランダム化比較試験[9)10)]があるが、１つは有効、１つは無効と相反する結果を示している。
　ⅰ）60歳以上の男性で他の心血管疾患リスクがある者は腹部大動脈破裂による死亡のリスクが最も高い。
　ⅱ）腹部大手術の適応でない者はスクリーニング適応外である（例：重度の心疾患、肺疾患）。
　ⅲ）コスト面での解析では、超音波で過去に正常であった者は、スクリーニング適応はない。

3．妊娠可能な女性に対するスクリーニング

　ここでは主に妊娠可能な女性についてのスクリーニング、予防について検討する。わが国では出産といえば産婦人科を受診することが多いのが現状である。しかしながら、妊娠前の予防的な問題に関しては、医療機関を受診することの少ない年齢でもあり、介入することが困難である。よって思春期から妊娠可能な女性に対して継続性あるアプローチのためには、普段から接触する機会の比較的多い家庭医が、保健師や産婦人科医と連携をとりながら横断的アプローチを進めていくのが重要である。葉酸摂取による神経管閉鎖不全予防については、強い推奨度でもあり挙児希望者に対しての家庭医自身の果たす役割は大きい。

❶鉄欠乏性貧血[8)]
　①妊婦の出産前の最初の受診時にヘモグロビンないしヘマトクリット測定：推奨度Ｂ
　②合併症がなく、貧血について無症状の妊婦に対してのヘモグロビンないしヘマトクリット測定：推奨度Ⅰ

③妊婦は母児の健康のためにも妊婦用の栄養指導を受けるべきである。

④現在のところ、健康な小児、貧血でない妊婦に鉄のサプリメントを使用することについては十分なエビデンスがない：推奨度 I

❷ 神経管閉鎖不全予防[11]

①妊娠希望する女性への葉酸を含む複合ビタミン製剤投与で神経管閉鎖不全児が減少：推奨度 A

3．患者教育・健康学習

1．「教育」、「学習」について考える

「研修医教育」とか「健康学習」など、「教育」「学習」といった言葉が多用されている。それぞれはどう違うのだろう。「教育」や「指導」は教える側の言葉であり、何かを伝えるという意味あいが比較的強いようである。一方、「学習」という言葉は学ぶ側の言葉であり、それぞれの学習ニーズに基づいて進められることが前提と考えられる[12]。ニーズに沿った学習においては振り返ることで学習者の「気づき」が促され、満足度も高くなる。自己学習の態度が身につくと、能動的に問題解決することができるようになる。従来の押しつけを反省し、「教育」の際にも学習者ニーズを把握することが重要といわれている。

2．行動変容の重み

なんのために患者教育をするのだろうか。「患者教育」と考えると病気の知識伝達が頭に浮かぶが、大切なのは知識を得たあとの患者の行動である。特に生活習慣病などの、行動因子が原因の１つであるような疾患に対しては、患者自身の行動が変わらなければ健康水準は向上しない。行動変容について吟味することは重要である。

3. 患者へのアプローチ方法

❶患者教育と動機づけのプロセス

患者教育を行う場面は、病棟、外来、健康教室など多様である。しかし、継続的かつ個別に話ができる場面といえば、まず外来でのフォローアップが挙げられる。外来での対応は患者-医師関係を築き、維持するためにも必須であり、技法として整理することは自ら面接の質を向上させるとともに、同僚や後輩などと共有する際にも役に立つ。

Cohen-Coleは医療面接について3つの役割軸モデル(情報収集・患者の感情への対応・教育と動機づけ)を示し、患者教育の重要性を述べている。その中で表13のようなまとめを行っている[13]。各段階について共通するところは、まずは患者の考えや病気に対する知識を引き出し、患者自身も能動的に参加できるような状況設定を心がけているのが特徴であろう。

表13 ● 患者教育と動機づけのプロセス

A．病気に関する教育
1. 患者の考えを明らかにする
2. 診断についての基本的な説明
3. 感情への対応
4. 患者の基礎知識を確認する
5. 診断についての詳細な説明
6. 理解を確認し、質問を引き出す

B．治療計画の交渉と維持
1. 患者の基礎知識を確認する
2. 目標の計画の説明
3. 理解の確認
4. 患者の要望と主体性を明確にする
5. 計画立案
6. 意思の確認
7. 計画の維持と脱落の防止

C．治療計画を実行しない患者の動機づけ
1. どのくらい実行しているかの確認
2. なぜ実行しないかの診断
3. 感情への対応
4. 主体性を引き出す
5. 解決策の調整
6. 意思の確認と経過観察

表14 ● LEARNのアプローチ

Listen(傾聴)
Explain(説明)
Acknowledge(相違の明確化)
Recommend(推奨)
Negotiate(交渉)

❷患者教育の実践

表13の各プロセスに共通するアプローチ法として、LEARNのアプローチがある[13]（表14）。

もともとは異なった文化背景をもつ者同士の共同作業を行う際の方法論であったが、医師が患者教育を実践する際に非常に適したモデルでもある。

患者自身のニーズに合ったプランを進めることで、患者にとって負担の少ない患者教育を行うことが可能となる。そもそも、押しつけられても行動はなかなか変わらないものである。因みにLEARNはそれぞれのステップの頭文字をとったものである。うまいもので、「患者から学ぶ」という意味をもたせることもできる。

・Listen（傾聴）：まずは相手を知ろう

従来の知識伝達型の指導では、医師は必要と思われる知識を患者に一方的に提供し、患者側のニーズはほとんど問題にされなかった。患者が自ら学習しようとするよう導くためには、病気に対しての考え方や希望（解釈モデル）を明らかにする必要がある。患者の言葉に耳を傾け、ニーズを引き出していこう。

・Explain（説明）：共通語でしゃべろう

次に患者に対して、医学的にはどうするのが最もよいといわれているかを説明する。ここで重要なことは、専門用語を使わずに、わかりやすい言葉で簡潔に説明することである。

・Acknowledge（相違の明確化）：同じ土俵に立ったか確認しよう

患者の解釈モデルと医学的な見解の間に「よく似たところ」や「違うところ」を明らかにし、それらを受け入れる。そして、そこで生じる疑問や問題点を十分に話し合っておく。お互いが同じ土俵で話ができていないと、いくら話していても、「話にならない」結果になる。

・Recommend（推奨）：患者に合ったプランを勧めよう

患者の解釈モデルと医学的見解の類似点、相違点を踏まえ、患者の心理社会的側面をも考慮したうえで最もよいと思われる方法を薦める。この場合、必ずしも医学的な視点からみてベストではないこともありうる。

・Negotiate(交渉)：喧嘩せずに患者をいかに支援できるか考えよう

　医師の提案が患者にとって実行不可能と思えるとき、ある程度の妥協をしてでも患者が実行可能な目標について話し合う。少しずつでも改善できるように援助し、時には家族や地域の社会的資源を活用することも検討しよう。

　普段われわれが外来などで行っている患者教育においても、説明をするし推奨もする。さらには患者の事情も聞きつつ最善と思われるところを話し合っている(交渉)。どこが違うのだろうか。実はこのアプローチの中で最も大切なのは、Listen(傾聴)の部分ではないだろうか。傾聴し、患者の解釈モデルをしっかりと引き出すことができて初めて同じ土俵に立てる。行動変容を期待して推奨を繰り返していてもうまくいかない場合、そもそも同じ土俵のうえで話をできていなかった、ということは大いに考えられる。解釈モデルを把握して初めて患者に合ったプランが考えられるし、交渉も成り立つ。

❸ 段階ごとの対応

　実際に患者教育を始めてみると、それぞれの患者によって反応が異なることに気づくであろう。また、同じ患者であっても、自らの問題として意識しているかどうかでも反応は異なる。ステージとして「無関心期」「関心期」「準備期」「実行期」「維持期」「再発期」の６つに分類されるが、ここでは接することの多い無関心期と関心期、再発期を取りあげる[13]。

a．無関心期

　まず説得しても反応がない患者の場合は、敢えて押しつけず、情報を提供して患者が興味を示すまで待つのがよい。どうしたら興味を引くことができるかを考え、工夫するのもよいだろう。今までに行動変容に失敗したケースの多くはこのステージに含まれるのではないだろうか。

b．関心期

　患者が興味を示し自ら学習するようになり、知識としては十分ではあるが、実際の行動につながらない場合はとても多い。医療機関を受診している患者の多くはこのタイプではないだろうか。「わかっちゃいるけど

やめられない」人々である。現在の行動を続けることのメリット・デメリットを考える中で、行動を変えるメリットが大きいとなればよい。しかしこのやり方でもうまくいかない患者はもちろん存在し、アプローチを考える必要がある。

c．再発期

「うまくいっていたのに、また行動が戻ってしまった」場合である。どんなに意志の強い人でもつまずくことはある。失敗を責めることなく、「行動変容に失敗はつきものである」という認識で対応していくとよい。失敗に至るまでの患者の努力をたたえ、「前回は△ヵ月だったのが、今回は〇ヵ月間もできましたね」と評価することも可能である。誰もが何度も失敗を繰り返しながら最終的には成功に至るというメッセージは送っていくとよい。

❹うまくいかない場合：重要度-自信度モデル(Conviction-Confidence model)[13]

上記の「メリットはわかっているのだけれども行動が変わらない」といった患者に対するアプローチの1つとして、Keller と White によって提唱された重要度-自信度モデルがある。ある問題行動を変えることの重要度(重要と思えるか？)と、その行動を変える自信度(できるかどうか？)に分けて質問し、図2のように4つのグループに分けて考える。患者に聞く際には「1点：できそうにない〜10点：できそう」と点数化して聞くとやりやすいかも知れない。

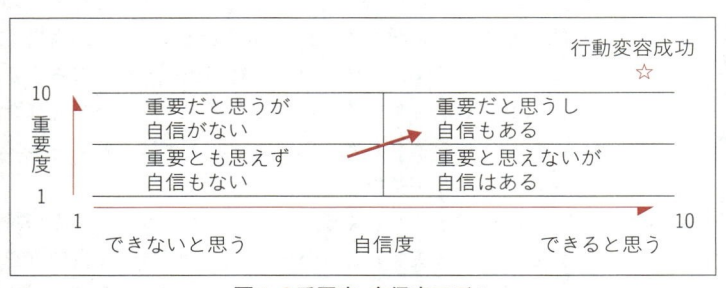

図2 ●重要度-自信度モデル

それぞれの患者について考えてみよう。

「重要とも思えず、自信もない患者」は健康上の問題として認識していないので、いくら説得しても無駄である。問題となっている行動がどのように健康に影響しているかの情報は提供し続けつつ、本人が興味をもつのを焦らず待つことが重要である。待つ姿勢を示し、興味の引き出し方を工夫するのがよい。

「重要だと思うが自信がない患者」は、「わかっちゃいるがやめられない」タイプである。行動を変える決断は重要だと伝えつつ、自信をつけるアプローチをするとよい。例えば、過去に成功した別の事例を引き合いに出し、そのときどう乗り切ったかを探るとか、「できそうなことはなんですか？」とたずね、達成できそうな短期目標を自分で設定してもらう。徐々に「やれるかも知れない」と思うようになれば自信がつき、行動変容に近づくはずである。患者の苦しみを共感しつつ、支援していくとうまくいくであろう。

「重要だと思えないが自信はある患者」は、変に自分に自信をもっているのでこちらの説明を受け入れることが非常に難しい。傾聴の姿勢を示し、患者がその考えに至った理由、つまり解釈モデルを把握したうえで、その矛盾点を探っていく。本人が重要と思っているもの（家族、健康、趣味など）と不健康な行動（タバコ、運動不足など）の間に矛盾は存在するものである。抵抗が強い場合は、焦らずに待つ姿勢を示す。時には年単位になることもあるという。しかし、一度決断すると継続できる可能性が高いタイプでもある。

「重要だと思うし自信もある患者」には健康のために行動を変えようとすることを励ましつつ、短期目標と長期目標を話し合い、患者自身に決めてもらう。起こりうる問題点についても対応法を考えてもらう。行動変容に至ったあとでも継続できていることを賞賛することを忘れないでいてほしい。行動変容のとりあえずの目標は、まずはこのグループになることと設定されることが多い。

患者個別の問題に対応していく際には、上記のように4つのグループに分けられたとしても解決するとは限らない。参考までに自信度を高めるアプローチ、重要度を高めるアプローチのそれぞれに分けて紹介する

表15 ●自信度、重要度を高めるアプローチ

1．自信度を高めるアプローチ
A）過去の行動変容の成功例を思い出してもらう（潜在能力を再確認）
B）「もしかしたら今回もやれるかも知れない」という気にさせる
C）最初の一歩を踏み出しやすくするような短期ゴールを自分で決めてもらう
D）低いハードルを少しずつクリアしていくイメージをつくる
E）うまくいったときに自分に「ご褒美」をあげることを勧める

2．重要度を高めるアプローチ
A）よく話を聴いて、価値観を把握する（解釈モデル）
B）この価値観の中での優先順位を明らかにし、意見を聞いてみる
C）価値観と合わないような行動について聞いてみる
D）上記を試みる際、喧嘩にならないように注意する
E）抵抗感が強い場合は、焦らず待つ（興味の引き出し方を工夫する）

（表15）。

多忙な日常診療を改めて振り返ってみると、うまくいかないことを患者のせいにしていたり、患者の解釈モデルを無視して「これがお勧めです！」と推薦ばかりしていることはないだろうか？　立ち止まり、自分の行動を振り返る際に、こういったテクニックの視点を用いると違った見方ができるであろう。「わかっちゃいるけど…」と思ったあなた。まずはできそうなことから始めてみてはいかがだろう。

❺家族を巻き込む

家族は、個人の健康状態に強い影響を及ぼす。健康と健康問題の発生に関して、家族とその構成員は深い関係にある。家族内での影響として、遺伝要因はもちろんながら、家族から生活習慣や生活様式を学習し、健康や病気についての考え方や信念が共有されていることが挙げられる。家族の構成員がストレスに直面した場合は、家族はその人のストレスを緩和しようとし、健康問題を緩和するための社会的資源になりうる。

実際に本人には意欲があるのに家族の協力がないためにうまくいかない場合、逆に家族の協力で少しずつ行動変容に至るというケースはしばしば遭遇する。家庭の状況にもよるが、「照れくさい」「恥ずかしい」などなかなか支持的な発言が出にくいケースもある。家族の構成員自身が患

者の行動変容にかかわることができると気づくようなフィードバックをすることも医療者ができることの1つである(エンパワーメント)。

4. 健康教室の開き方

個人に対する健康教育について検討してきたが、地域での健康教室や、集団栄養指導(保険適応)でも医師の出番はしばしばある。集団に対する教育的アプローチとして健康教室について考えてみよう。

❶目的は何か?

「健康になること」という答えもあるが、私たちは健康のために生きているのではない。健康は手段であって目的ではないのである。例えば、より充実した人生を送ることができる、といったことである[14]。その意味では、「楽しい人生」のためには健康教室自体が楽しいことも大切だといえる人がいるかも知れない。教室を開催する際には、その目的は何か、結果は何かを考えて企画するとよい。また、最終目標に至るプロセスを俯瞰して捉えることも重要である。例えば動脈硬化の合併症を予防するための糖尿病教室で血糖ばかりに着目し禁煙について触れないことが、いかに一角しか見ていないことか御理解頂けるだろうか。ほかにも評価する点や、他の職種の協力者と連携をとることの重要性もみえてくるはずである。

❷健康教室の実際[14)15)]

a. 健康教室から健康学習へ

従来の知識伝達型の講義形式では、知識を伝達することに重きをおき、実際の行動に結びつかないことが多い。これに対して、受講者の身近な話題を中心に、受講者が自ら考え、振り返ることができる学習形式が効果的と考えられている。

b. テーマ設定

教室の目的は「高い参加率」ではないがマスメディアも参考になる。住民が知りたいことをテーマに盛り込み、興味をそそる書き方で呼び寄せている。書き方次第でターゲットを絞ることも広げることも可能である。

例：「糖尿病になっても食べ歩くコツ」「お正月太り予防法」「カロリーオフ cooking 超実践法」

c．導入

教室の雰囲気がよそよそしいと、グループワークの利点が発揮できず、その後の進行にも影響が及ぶ。まずは隣り同士であいさつし、握手する、ゲームなど導入部でアイスブレイクは重要である。

d．進行

アイスブレイクがうまくいくと、講師と受講者、受講者同士の双方向性の交流関係が生まれる。隣り同士で話し合ってもらう、「皆さんならどう思いますか？」と会場に問いかけてみるなどを行うと、自分自身のこととして考えることができ、参加者の関心が高まるはずである。

以下、私見ではあるが、進行上心がけていることを列挙する。

① 難しい専門用語を避ける。
② 参加者から途中に出た意見については積極的に傾聴する。
③ 参加者から批判的意見が出た場合は、受容的な態度を示しつつアドバイスを付け加える。

例：「おっしゃるとおりですね。ただ、1つ付け加えるのであれば、○○ではないでしょうか？」

④ 参加者のよい点を指摘する。
⑤ もし、批判的発言をするときは、前向きな意見の間に挟む（批判のサンドイッチ）、「私なら○○します」という言葉を使う（I-Message）、別の選択肢を示す、変えられないことに対して指摘はしないなどの工夫をする。
⑥ パソコンを使ってプレゼンテーションする場合

　ⅰ）動作確認しておく。
　ⅱ）会場は暗くしない（明るいと参加者の表情がわかるし、眠くなりにくい）。
　ⅲ）1画面に8行以上本文を書かない。
　ⅳ）フォントは通常28ポイント以上にする。
　ⅴ）イラスト、写真を適宜使用する。

5. まとめ

　集団に対してのアプローチを示したが、行動変容の視点からみれば個人に対するアプローチの応用版といえる。参加者の思いを傾聴し、同じ土俵に立って話し合い、参加者にとって最もよいであろうと思われる行動目標を参加者自身で描くことができれば、おのずと「やれそうかも知れない」という思いが沸いてきそうである。同時に、講師自身がなんのために教室をしているかが明らかになれば、次に何をするか考える幅が広がっていくとも思われる。

（鈴木孝明、八森　淳、名郷直樹）

参考文献

1) 予防接種ガイドライン等検討委員会課：予防接種ガイドライン(2003年11月改訂版).
2) Recommended Adult Immunization Schedule-United States, October 2004-September-2005 (http://www.cdc.gov/mmwr/preview/mmwrhtml/mm 5345-Immunizationa l.htm)
3) U. S. Preventive Services Task Force：Guide to clinical preventive services. 2 nd and 3 rd ed, p 796, International Medical Publishing, Inc, Virginia, 2002.
4) 高橋元秀, 小宮貴子, 岩城正昭：IDWR 2002年第14週号感染症の話「ジフテリア」(http://idsc.nih.go.jp/idwr/kansen/k 02_g l/k 02_14/k 02_14.html)
5) 福田　靖, 岩城正昭, 高橋元秀：IDWR 2002年第15週号感染症の話「破傷風」(http://idsc.nih.go.jp/idwr/kansen/k 02_g l/k 02_15/k 02_15.html)
6) Up To Date. Tetanus-diphtheria toxoid vaccination in adults.
7) Thomas JG：Screening for cancer；evaluating the evidence. American Family Physician 63：513-522, 2001 (http://www.aafp.org/afp/20010201/513.html)
8) U. S. Preventive Services Task Force：Guide to clinical preventive services. 2 nd and 3 rd ed, pp 3-247, International Medical Publishing, Inc, Virginia, 2002.
9) Multicentre Aneurysma Screening Study Group：The multicentre aneurysm screening study into the Iffect of abdominal aortic anearysm screening on mortality in men；a randomised controlled trial. Lancet 360:1531-1539, 2002.
10) Norman PE, Jamrozik K, Lowrence-Brown MM, et al：Population based randomized controlled trial on impact of screening on mortality from of dominal aortic aneurysm. BMJ　329：1259-1262, 2004.

11) U. S. Preventive Services Task Force：Guide to clinical preventive services. 2 nd and 3 rd ed, pp 467-483, International Medical Publishing, Inc, Virginia, 2002.
12) 飯島克己：外来での行動医療学．pp 9-59, 日本醫事新報社，東京，1997.
13) 松下　明：上手な患者教育を行うために．医学教育学会ワークショップ資料．
14) 坂根直樹：楽しく患者をやる気にさせる糖尿病教育体験型糖尿病教室のススメ．pp 2-71, 日本医学出版，東京，2003.
15) 社団法人地域医療振興協会：診療所マニュアル．第2版, pp 149-160, 医学書院，東京，2004.

第2部 予防、健康維持・増進

4 高齢者の予防、健康維持・増進

重要事項

- 高齢者の健康問題は多岐にわたり、ひとりで多くの問題を抱えている。
- 高齢者に適した食事・栄養指導、運動療法を指導する。
- 地域での社会資源の活用と連携を介護に活かす。

1. 高齢者疾患の特徴と診療上の注意

1. 高齢者疾患の特徴

高齢者疾患の特徴を表16に示す。高齢者は多くの慢性疾患をもっており、それにより日常生活に支障をきたす。疾病特有の症状が出にくく非定型化するために発見が遅れることもある。また入院、入所などの環境の変化で精神症状が出ることは日常診療でよく経験することである。

表16 ● 高齢者疾患の特徴

1. 多臓器に疾患が認められる(multiple pathology)。
2. 疾患の症状が非定型的であり、無症状のことや精神障害を伴うことがある。
3. 独立した日常生活を送ることを阻害する多くの症候と機能障害がある。
4. 急性疾患からの回復が遅延し、合併症を続発する。
5. 検査値の変動をきたしやすく、ホメオスターシスや制御系の失調を起こしやすい。
6. 薬物の使用が多くなり、副作用の発現が増加する。
7. 社会的要因や環境の変化により病状が変動する。
8. 虚弱高齢者、超高齢者(85歳以上)、精神障害者などでは手術の適応が問題になる。
9. 長期介護を要するため、福祉との連携とチーム医療が必要となる。
10. 終末期医療の機会が多くなり、死をどのように迎えるかが問題となる。

(文献1)による)

2. 高齢者診療上の注意点

一般に高齢者では症状が非定型的になりやすい。例えば急性肺炎では発熱や咳嗽といった症状がなく食事摂取不良やなんとなく元気がないといった判断しにくい症状しかない場合がある。また意識障害やせん妄といった精神症状を起こしてくることがある。そのために診断や治療を開始するのが遅れることがある。

診療する際には非定型的な症状を起こすこともあることを考慮し、全身をよく診察するだけでなく、家族や付き添いからの情報も活用することが重要である。

高齢者は同量の薬剤を投与しても血中濃度が高く、半減期が長くなりやすい。また多剤投与になりやすいため、誤って服薬しないように少量から単純な処方で簡潔服用法を心がける。

3. 老年医学的総合機能評価法（CGA）

認知機能障害、移動障害、失禁、転倒、コミュニケーション障害は特に患者の生活機能にかかわる重要な障害であり、これらを総合的に評価するものとして老年医学的総合機能評価法(Comprehensive Geriatric assessment；CGA)が用いられている。

CGAでは身体的、精神的、社会的の3領域で評価される。身体的領域では、移動、食事、排泄などの基本的ADL、外出、買い物、料理などの手段的ADL(IADL)で評価される。精神的領域では、主に認知機能とうつ状態の評価が行われる。認知機能検査は長谷川式やMMSE(mini-mental state examination)がよく使われる。社会的領域での評価は、家族構成、介護者の有無、介護の質、住居、経済状態などで行われる。

2. 高齢者の食事・栄養と運動

1. 高齢者の栄養、食事指導の留意点

高齢者では、高栄養の是正を必要とするグループと低栄養の改善を必要とする2つのグループが存在する。前者は青・壮年期と同じく生活習慣病を起こしてくる型であり、後者は加齢に伴い抵抗力の落ちてくる型

表 17 ●高齢者のための食生活指針

1. 低栄養に気をつけよう……体重低下は黄信号
2. 調理の工夫で多様な食生活を……何でも食べよう、だが食べ過ぎに気をつけて
3. 副食から食べよう……年をとったらおかずが大切
4. 食生活をリズムに乗せよう……食事はゆっくり欠かさずに
5. よく身体を動かそう……空腹感は最高の味つけ
6. 食生活の知恵を身につけよう……食生活の知恵は若さと健康づくりの羅針盤
7. おいしく、楽しく、食事をとろう……豊かな心が育む健やかな高齢期

(厚生省健康増進栄養課：健康づくりのための食生活指針．1990による)

である。対象者がどちらのグループかを見極めて指導することが必要である。

また高齢期にはエネルギー必要量の低下ほど蛋白質、ビタミン、ミネラル必要量は減少しない。栄養のバランスを保つには副食を十分にとるよう指導する必要がある。

高齢者は長年にわたる食習慣や嗜好があり、性格も保守的となるため食生活の改善は難しいことが多い。具体的な指導は厚生労働省の作成した「高齢者のための食生活指針」(**表 17**)を参考にするとよい。また歯の治療や飲み込みやすい調理も配慮する必要がある。

2. 高齢者に適した運動と簡単な運動療法

骨形成を促進させるためには骨に対する負担が大きいほどよいと考えられる。関節に対しては力学的な負担のかかりにくい運動が望ましい。また高齢者に限らず長期間続けられる運動である必要がある。そのためには1人で行うよりも仲間と一緒に行えるような運動であることが望ましい。

ウォーキング、散歩、ゲートボール、グラウンドゴルフなどは高齢者には望ましい低強度で長期間行える運動である。但し、ゲートボールに関しては勝負に固執する性格の人が仲間の中にいると人間関係の問題が起こることがあり注意を要する。

高齢者でも自宅で行える運動療法はいくつかある。そのうち3種類を紹介する。診察室にコピーをおいておき指導に使うとよい。

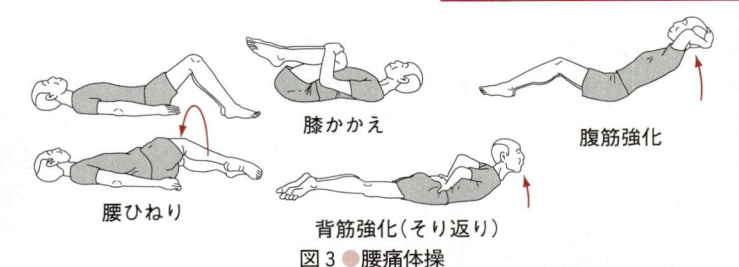

4 高齢者の予防、健康維持・増進

腰ひねり **膝かかえ** **背筋強化（そり返り）** **腹筋強化**

図3 ● 腰痛体操
（林　泰史：老年者の運動．老人診療マニュアル，折茂　肇，大内尉義（編），p 250，日本医師会，東京，1991 による）

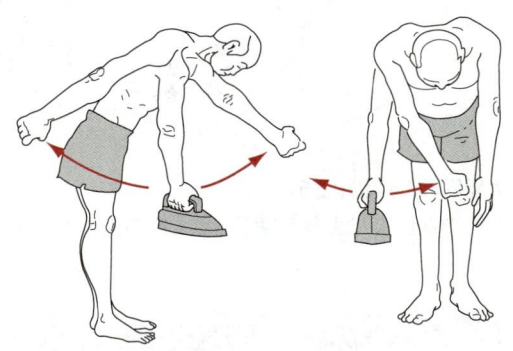

図4 ● コッドマン体操
アイロンなどを持ち、上体を曲げ、肩周囲の筋力を抜いて上肢とアイロンの重力にまかせて上肢を前後、左右に振り回旋させる。
（林　泰史：老年者の運動．老人診療マニュアル，折茂　肇，大内尉義（編），p 251，日本医師会，東京，1991 による）

a．腰痛体操（図3）

腰ひねり、膝かかえ、背筋強化、腹筋強化の4種類があるが、特に腰痛が強い場合や骨粗鬆症が進行している場合は膝かかえ、腰ひねり運動など負担の少ないものから指導する。

b．コッドマン体操（図4）

肩関節周囲炎など肩に痛みがあり関節可動が低下している場合に勧める。肩の力を抜いて可動域を拡大させる。

1日数10回ぐらいすることが望ましい。

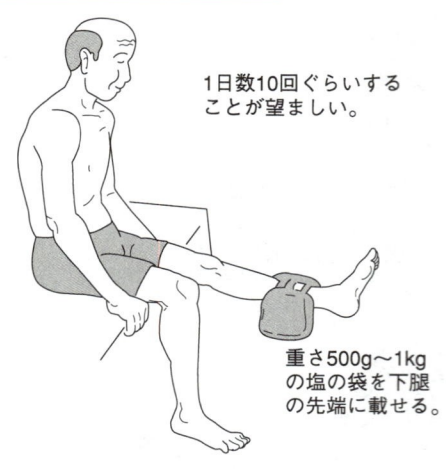

重さ500g〜1kgの塩の袋を下腿の先端に載せる。

図5 ●変形性膝関節症の痛みを少なくするための大腿四頭筋強化訓練
(林　泰史：老年者の運動．老人診療マニュアル，折茂　肇，大内尉義（編），p 251，日本医師会，東京，1991による)

c．大腿四頭筋強化（図5）

肥満傾向の女性など変形性膝関節症で膝の痛みを訴える場合に指導する。

3．高齢者の介護と介護保険

1．介護保険を利用するとき

自分の患者が介護保険の適応がある場合、患者または家族が介護保険の申請を行ったあとに主治医意見書が送付されてくる。主治医の意見書を提出すると認定審査会で審査され、要介護度が決定されて患者に通知される。通常はそのあとに主治医と介護保険事業所との連携が始まることになる。

介護保険事業所の提供しているサービスは、在宅サービス、施設サービスがあり（表18）、施設サービスは要介護度1以上の方のみ受けることが可能である（要支援は対象外）。介護保険のサービスを受けるときには、介護支援専門員（ケアマネジャー、以下ケアマネ）が居宅サービス計画（以下ケアプラン）を作成して介護保険事業所との連絡調整を行わねばならない。

表18 ●介護保険で提供されるサービス

1．居宅サービス
　訪問介護
　訪問入浴介護
　訪問看護
　訪問リハビリテーション
　居宅療養管理指導
　通所介護
　通所リハビリテーション
　短期入所生活介護
　短期入所療養介護
　認知症対応型共同生活介護
　特定施設入所者生活介護
　福祉用具貸与
2．施設サービス
　介護老人福祉施設 ⎫
　介護老人保健施設 ⎬ に入所している要介護者について、これらの施設が提供するサービス。
　介護療養型医療施設 ⎭

2．主治医意見書の書き方の留意点

まず介護認定の際には、主治医である家庭医は主治医意見書を記載し提出しなければならない。特に留意すべき点は以下のようである。

a．一般事項

日本語で楷書、丁寧な記載を心がける。介護認定審査会は医師以外の委員も多く含まれているため英語や略語は使用しない。

b．診断名

自分が治療している疾患名ではなく、介護が必要になっている障害の直接の原因になっている傷病名から介護の手間の多い順に書く。なお40歳以上65歳未満の申請者(第2号保険者)については、必ず診断名1．に介護保険が認められている特定疾病名を記載しなければいけない。

c．日常生活自立度

障害老人の日常生活自立度、痴呆(認知症)性老人の日常生活自立度については早見表(図6、7)が提示されたので、これを参考に評価する。

d．理解および記憶

平成15年度の改訂により理解および記憶についての評価は一次判定に反映されるようになったため必ず慎重に評価すべきである。

① ポイント
- 原則として、移動にかかわる状態像に着目、併せて排泄、食事、着替えに着目して判定して下さい。
- 能力があるにもかかわらず行っていない状況にあるときは、能力に応じて判定して下さい。
- 補装具、車いすなどを使用している場合は、使用している状態で判定して下さい。
- 認知症により指示を理解できないため、移動や食事を行うことができない場合であっても、身体の状況のみに着目して判定して下さい。

② 判定の流れ

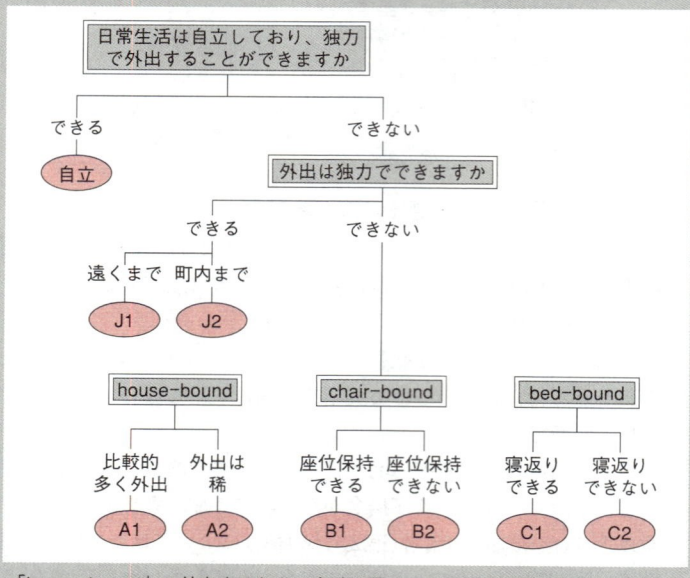

```
日常生活は自立しており、独力で外出することができますか
├─ できる → 自立
└─ できない → 外出は独力でできますか
              ├─ できる
              │   ├─ 遠くまで → J1
              │   └─ 町内まで → J2
              └─ できない
                  ├─ house-bound
                  │   ├─ 比較的多く外出 → A1
                  │   └─ 外出は稀 → A2
                  ├─ chair-bound
                  │   ├─ 座位保持できる → B1
                  │   └─ 座位保持できない → B2
                  └─ bed-bound
                      ├─ 寝返りできる → C1
                      └─ 寝返りできない → C2
```

「house-bound」：外出するときは介助を要するが、普段は離床している状態
「chair-bound」：1日の大半をベッド上で過ごし、食事、排泄、着替えのいずれかにおいて部分的に介助を要する状態
「bed-bound」：1日中ベッドで過ごし、食事、排泄、着替えのすべてに介助が必要な状態

図6 ●障害老人の日常生活自立度(寝たきり度)の判定基準(早見表)

e．特記すべき事項

単なる疾患の医学的所見に対する意見ではないことに注意が必要であ

① ポイント
- 意思疎通の程度、みられる症状・行動に着目して下さい。
- 評価にあたっては、家族などの介護者からの情報も参考にして下さい。
- 認知症の程度の医学的判定とは必ずしも一致するものではありません。

② 判定の流れ

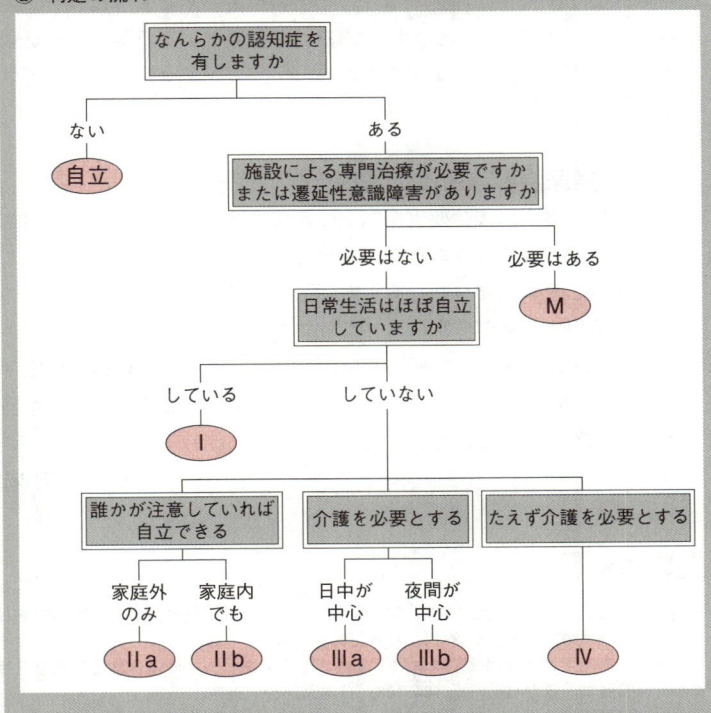

図7 ●認知症老人の日常生活自立度の判定基準（早見表）

る。麻痺や拘縮によりどのような介護の手間がかかるかということを記載する。

特記すべき事項に何も記載しないのは避けるべきである。

3. 介護支援専門員との連携の仕方

ケアマネは家庭医や介護保険事業所と連携を取り患者の自立支援を目指したケアプランを作成する。そこでケアプランを作成する際、家庭医とケアマネは連携する必要がある。

うまくケアマネと連携するには担当のケアマネとまず面談し、患者の状態について話すことが大切である。そしてケアプランを毎月送付してもらい、可能な限り、事業者も含めたケアカンファレンスに出席すべきである。

4. 介護保険事業所との連携

介護保険導入以後、要支援以上の要援護老人は自分の選択で居宅サービスを利用できるようになり、要介護1以上の要援護老人はそれらの施設に入所しやすくなったため、家庭医で診ている患者でもそれらのサービスを利用する数が非常に多くなってきている。

サービス提供する介護保険事業所とうまく連携するには、居宅サービスの内容(**表18**)を知っておくだけでなく、実際に施設を訪ねて担当者や施設の内容も知っておくべきである。

(雨森正記)

参考文献

1) 厚生省・日本医師会(編):高齢者への薬物療法の一般的注意. 高齢者における薬物療法のてびき, pp 3-13, 日本医師会, 東京, 1995.
2) 小澤利男:介護保険下における高齢者医療のあり方. 介護保険と高齢者医療, 上田慶二, ほか(編), pp 104-108, 日本医師会, 東京, 1997.
3) 中村丁次, 染谷一彦:老年者の食事・栄養. 老人診療マニュアル, 折茂 肇, 大内尉義(編), pp 242-247, 日本医師会, 東京, 1991.
4) 藤田美明:高齢者. 食事指導のABC, 五島雄一郎(監修), 中村丁次(編), pp 268-273, 日本医師会, 東京, 1991.
5) 林 泰史:老年者の運動. 老人診療マニュアル, 折茂 肇, 大内尉義(編), pp 248-251, 日本医師会, 東京, 1991.
6) 雨森正洋, 蓮沼 剛:介護認定審査に役立つ主治医意見書の書き方を教えてください. 治療 84:1120-1123, 2002.
7) 雨森正記:介護保険事業所との上手な連携の仕方について教えてください. 治療 84:1124-1127, 2002.

第3部 よくみられる問題のケア

1 咽頭痛（小児を含む）

重要事項

- 咽頭痛が感染性か、非感染性かを判断する。
- 感染性であれば、溶連菌性咽頭炎と伝染性単核球症を区別する。
- 以上の診断に基づいて抗生剤の適用となる症例を的確に判断する。
- 抗生剤に対する患者の期待を踏まえたマネジメントを展開する。

1．疾患を探る

①咽頭痛の原因

a．感染性咽頭炎：咽頭後壁と扁桃組織への感染症

ⅰ）細菌性

- 稀だが深刻な合併症（扁桃周囲膿瘍、リウマチ熱、糸球体腎炎）を引き起こすためA群溶連菌が最も重要。
- ただ、これが否定され症状が長引く症例については、STDの関連がある場合はクラミジア、高齢で重症感がなく炎症所見のない症例ではマイコプラズマも疑う。

ⅱ）ウイルス性

- ほとんどのケースで、アデノ、インフルエンザ、パラインフルエンザ、RSウイルスなどのウイルスによって発症するが、互いの鑑別は必要ない。
- ただ、例外として、脾破裂や重度の扁桃肥大や頸部リンパ節腫脹による呼吸不全が発症することがあるEBウイルスによる感染には注意を払う。

ⅲ）真菌性（稀）

AIDSや鼻・肺への吸入ステロイドを使用する患者でカンジダ症が生じることがある。

ｂ．非感染性の咽頭痛

- GERD（胃食道逆流症）：逆流した胃酸が直接咽頭を刺激
- アレルギー性鼻炎、副鼻腔炎：後鼻漏による咽頭への刺激と乾燥の反復
- 急性甲状腺炎
- 外傷（魚骨など）、歯痛の関連痛

❷ 鑑別診断

＜家庭医療の現場での確率＞

1. ウイルス性（50〜80％）、A群溶連菌（成人：5〜10％、小児20〜35％）、EBウイルス（1〜10％）、その他（5％以下）
2. A群溶連菌は5〜9歳で30％と高く、EBウイルスは15〜24歳で5〜10％と最大。

❸ 臨床上の評価

ａ．見逃してはいけない疾患

- 扁桃周囲膿瘍
- 脾破裂のリスクのある伝染性単核球症
- 上気道閉塞による呼吸障害（A群溶連菌やEBウイルスでは稀）

ｂ．非感染性疾患

- 非感染性疾患は、発熱がない場合、あるいは上気道感染の徴候がなく1〜2週以上症状が続く場合。さらに、胸焼け、後鼻漏、目の痒みなどを訴える場合に考慮する。
- GERDは、胃薬の使用、潰瘍性疾患の既往がある場合には注意すべきで、症状は夜間や早朝に悪化し、起床時にはのどの奥に苦みやいやな味を感じる。

ｃ．A群溶連菌と伝染性単核球症

ⅰ）病歴

①A群溶連菌

- 最も関連が強い症状は、発熱の自覚、咳嗽の欠如、筋肉痛、頭痛である。

I・1 咽頭痛（小児を含む）

- そのほかに短い発病期間、過去2週間の溶連菌への曝露も含まれる。
- 鼻汁と目の痒みはあまりみられない。
- 扁桃周囲膿瘍の場合は、重症感が強く、発熱悪寒を伴い、口に熱いものを入れたような話し方となる。

ⅱ)伝染性単核球症
- 30〜50日の潜伏期間と3〜5日の前駆症状期（発熱、悪寒、筋痛、頭痛）を伴う。
- 症状は概ねA群溶連菌と同様だが、疲労感がより強くて生活機能への影響が大きい点が特徴。
- およそ4％の患者が軽度の左上腹部痛を訴え、この痛みが強ければ脾破裂を疑って外科に紹介するべきである。

ⅱ) 身体所見

ⅰ) A群溶連菌
- 最も関連が強い所見は、扁桃あるいは咽頭の滲出物、頸部リンパ節腫脹、扁桃腫大、37.8℃以上の発熱である。
- 咽頭発赤もしばしば認めるが、臨床的な意義は低い。
- いわゆる猩紅熱のザラザラした全身の発疹は4％の患者にしか認められないが、特異度は非常に高い。
- 扁桃周囲膿瘍の場合、片側の扁桃が大きく中央線を超えて腫大し、口蓋垂や周辺組織が非対称になる。また、膿瘍は波動と強い圧痛を認める。

ⅱ)伝染性単核球症
- 99％以上の患者にリンパ節腫脹と発熱を認める。
- 後頸リンパ節の腫脹の感度も90％と高く、もしこの所見がなければ、単核球症を強く疑う他の症状（同じ疾患をもつ患者への曝露、長引く症状、強い疲労、脾腫）がない限り、ほぼ否定することができる。
- ほかには、脾腫(50％)、口蓋の点状出血(50％)、黄疸(10％)、発疹(3％)を認める。

iii）検査

　①A群溶連菌
- さまざまな迅速抗原テストと培養を使用可能。
- 迅速抗原テストには、酵素免疫検査、ラテックス凝集テスト、リポゾーム分析、免疫クロマトグラフ分析などがあり、それぞれ感度・特異度が異なるため、自分の使う検査の特徴を事前に把握しておくことが大切である。
- 培養はしばしば確定診断とされるが、感度・特異度はそれぞれ 0.89、0.95 というデータもあり、キャリアの存在も含めて絶対的なものではない。

　②伝染性単核球症
- 分画を含んだ全血球検査（CBC）とさまざまな血清学的検査が有効。
- CBC ではリンパ球増多症を認め、発症から 2 週間がピークとなる。95％以上の患者が 60％以上のリンパ球分画を示すため、10〜14 日でそれ以下ならば概ね除外診断できる。77％以上の患者で白血球数は 10,000/mm^3 を超える。
- 異型リンパ球がよく認められるが、実際、40％以上の異型リンパ球と症状を伴う場合は 100％、20〜40％ならば 69％の患者に EB ウイルスを認めた。
- 血清学的検査は最初の 1 週間は陰性。異好抗体を標的とした Monospot テストは米国では広く使われるが感度が 80％程度と低い。一方、VCA-IgM 検査は比較的早期に陽性となり、感度・特異度も高く有効である。
- その他、AST や ALP もそれぞれ 75、71％の患者で上昇する。

2．病気の経験を探る

❶病気に対する感情、解釈
- 概ね不安は少ないものの、改善が遅れた場合にはより重篤な疾患を想定して不安を感じることもある。また、感染源となった身近な人に怒りを感じることも起こりうる。

- 「抗生剤がなくて治るんでしょうか」: 親は扁桃切除が子どもに必要になるのではと不安に感じたり、診療所に来て抗生剤をもらえなかったことに苛立ちを覚えることがある。

❷診察への期待、生活への影響
- 多くの患者は抗生剤を期待しているが、医師はどの患者が抗生剤を期待しているか把握することが苦手であり、積極的に探る努力が重要である。
- また、抗生剤の処方の有無にかかわらず、説明の質とかけた時間が診察への最終的な満足度に関連する。
- ウイルス性の咽頭炎に抗生剤を処方することは、患者の誤った期待を正当化することにつながり、次の診察での抗生剤への期待をさらに高めることとなる。

3. ケアのオプション

❶対症療法
①NSAIDs とアセトアミノフェンは発熱と咽頭痛を軽減
- Systematic Review にて、NSAIDs は 24 時間以内と 2〜5 日の時点それぞれで 25〜75%、33〜93%の症状を軽減する。
- 2 つの RCT にて、アセトアミノフェン頓用は急性の咽頭痛を 2〜3 時間軽減する。また、1 日 3 回の用法でも 2 日後の疼痛を軽減する。

②塩水を使ったうがいは、炎症を軽減し、経験的に安全で効果的といわれる。

③疼痛が強い場合、米国ではデキサメタゾンの筋注投与が用いられるが日本では一般的でなく保険適応もない。ただ、RCT でその効果は認められているものの、副作用の評価は不十分である。

❷非感染性疾患

a. GERD

H_2ブロッカー、プロトンポンプ阻害薬を中心にした薬物治療とリスク因子の軽減。

b．A群溶連菌以外の細菌性咽頭炎（クラミジア、マイコプラズマ、淋菌など）

リウマチ熱などのリスクもなく、抗生剤治療で症状が軽減したり伝染を防ぐエビデンスもない。

❸ A群溶連菌

a．ストレプトスコア

ⅰ）症状と身体診察をスコア化して、検査・治療を効率的に実施。2000年にMcIsaacらが発表したデータを利用。

ⅱ）評価項目は、①15歳以下、②発熱（病歴か診察で）、③咳の欠如、④扁桃の腫脹か滲出物の付着、⑤前頚リンパ節の圧痛、の5項目で、45歳以上の場合は1つスコアを減らす（表1）。

表1

スコア	確率	対応
−1〜0	1%	対症療法を実施し、他の原因を考慮。
1〜3	18%（1：10%、2：17%、3：35%）	迅速抗原テストを実施して陽性ならば抗生剤治療を実施。
4〜5	51%	経験的に抗生剤治療を実施。

b．抗生剤治療について

●こんなエビデンスがある[2]

1・抗生剤は症状を改善するか？

症状軽減効果は限定的で、RCTではplaceboに比べて有症期間を1日程度短くするぐらいである。その一方、20%に悪心、嘔吐、皮疹、頭痛などの抗生剤の副作用を認める。さらに、細菌の抗生剤への耐性が増加する点も考慮しなければならない。

2・抗生剤は合併症を予防するか？

1つのsystematic reviewでは、抗生剤はA群溶連菌の膿性合併症（中耳炎、副鼻腔炎、扁桃周囲膿瘍）、非膿性合併症（リウマチ熱、急性糸球体腎炎）の両者の発症率をプラセボに比べて軽減させる。しかし、先進国では非膿性合併症は極めて稀であり、広範囲の抗生剤

I・1 咽頭痛（小児を含む）

利用がもたらす薬剤耐性の進展も重大な問題である。

ⅰ)「こんなエビデンスがある」の2点を踏まえて、抗生剤の使用については、その利点と欠点を考慮しながら患者と相談を進めて、共通の理解基盤を築くことが重要である。

ⅱ) 米国ではペニシリンの内服があるが、日本ではアモキシシリンの使用が一般的で、750 mg/日を1日3回で7～10日間内服すると同等の効果が得られる。但し、伝染性単核球症が併存すると発疹が出現するので要注意。

ⅲ) 治療への反応が悪い場合、βラクタマーゼ産生菌の存在が考えられるので、アモキシシリン・クラブラン酸カリウムの使用を検討するとよい。

ⅳ) その他の抗生剤（アジスロマイシン、セフェム系）は高価で副作用も多く、薬剤耐性菌の観点からも第一選択としての使用は勧められない。

❹ 伝染性単核球症

- 1～2ヵ月と症状が長引き、およそ1％に脾破裂や上気道閉塞などの重症合併症を認めるため、まず疑って診断することが大切。
- ただ、血清学的検査は多くの患者が受診する発症1週間では陰性になることも多い。それ故、初診時は非感染性疾患とA群溶連菌を評価して、2週間目になっても症状が変化なく再診した患者に検索を進めていくのが妥当である。
- 治療は、安静、経口補液、NSAIDsやアセトアミノフェンによる解熱鎮痛などの対症療法。アスピリンはライ症候群との関連が指摘されており避けるべきである。
- 脾破裂の予防のため、急性期の運動は身体同士の接触がないものに制限すべきで、脾臓が触知しなくなるまで継続する。
- 併存するA群溶連菌に対して治療の必要がある場合は、皮疹を避けるためアモキシシリンは使用しない。

4. 家族のケア/予防

- 家族内での伝染もあるので、手洗いの励行を基本とした家族へのケアが重要。
- 急性期の症状が強い場合は、療養環境を維持し、生活をサポートする家族がいるか慎重に評価する必要がある。

5. 患者教育

- A群溶連菌や他の細菌が原因となる咽頭痛はほんの一部であり、対症療法で十分なことを理解してもらう。
- 塩水でのうがい、NSAIDs、アセトアミノフェンなどで症状を和らげる方法を知ってもらう。
- 発熱、悪寒、発汗、扁桃腫大、呼吸障害など、咽頭痛のときに医師の評価が必要な症状を知ってもらう。

6. フォローアップ

両親が登校開始の時期をたずねることも多い。抗生剤開始から24時間で細菌培養は陰性になることから、診察から1日は自宅で休養し、症状が改善していればその翌日から登校開始するとよい。

7. 紹介のタイミング

1. 以下の緊急疾患を併発している場合
    - 扁桃周囲膿瘍→耳鼻科
    - 脾破裂のリスクのある伝染性単核球症→内科または外科
    - 上気道閉塞による呼吸障害（A群溶連菌やEBウイルスでは稀）→耳鼻科
2. 各種の診察や治療でも原因不明あるいは治療に反応しない場合

8. コストを考える

a．検査

- 迅速抗原テスト　検査料130点、判断料144点→274点：2,740円
- 咽頭培養　検査料140点、判断料150点→290点：2,900円

- 3-③で述べたように、リスク因子に応じてA群溶連菌検査を実施するか判断することで、上記のコストを削減することができる。

b．抗生剤治療
- アモキシシリン（サワシリン®）　250 mg 錠 21.1 円
　　250 mg×3 回/日で 10 日間使用すると 633 円
- エリスロマイシン（エリスロシン®）　200 mg 錠 17.2 円
　　200 mg×4 回/日で 10 日間使用すると 688 円
- アジスロマイシン（ジスロマック®）　250 mg 錠 357.3 円
　　500 mg×1 回/日で 3 日間使用すると 2,144 円
- 上記の費用も患者との相談に使いながら治療を選択するとよい。

9．症例（NBM）

　12歳の少年が母に付き添われて診療所を訪れ、この2日間、発熱、咽頭痛、頭痛、軽い咳を訴えていると語った。診察では、扁桃に滲出物が付着するものの頸部リンパ節の腫脹、脾腫、皮疹は認めない。ただ、母親は非常に不安そうにあなたを見ている。「何かご心配ですか？」とたずねると、「えぇ、この子の親友が伝染性単核球症という病気で似たような症状だったのでこの子もそうかなと思いまして…」と母は語った。そこで、あなたがいくつかの所見からその可能性が低いことを伝えると、母の表情は少し和らいだ。

　あなたは症状と所見からストレプトスコア3点でA群溶連菌の確率が35％と判断し、迅速抗原テストの相談をもちかけることとした。「今回の症状と診察からは、溶連菌というばい菌が悪さをしている可能性も3〜4割ぐらいあります。ただ、検査をして異常なければ抗生剤なしで様子をみることができます」。すると母親はまたいぶかしげな顔で視線をずらした。少し違和感を感じたあなたが「何か気になる点がありますか？」とたずねたところ、「抗生剤で早く治してほしいのですけど」と一言。すかさず「実はのどの痛みの原因の多くはウイルスという抗生剤が効かないばい菌の仲間なんですよ」と説明し、抗生剤以外の薬で痛みを和らげられることを丁寧に伝えると、

母も納得して検査に同意した。

　検査の結果は陽性でA群溶連菌の可能性は高くなったため、抗生剤治療の利点と欠点をそれぞれ伝えたところ、母親は抗生剤治療を選択。なお、伝染性単核球症患者との接触歴があるので、エリスロマイシンによる治療を開始。翌週に効果を確認するために来院してもらうが、それ以前に痛みの増悪などあればすぐに来院するよう伝えた。

＜ポイント＞
- 母親が症状に対して抱いている解釈モデルを丁寧に聞くことで、不安の背景を探り、適切な説明を実施することができた。
- EBMを活かした検査の説明を丁寧に行い、患者自身が診療に参加する窓を大きく開くことが重要である。
- 母親が期待する治療についても、その非言語的な仕草を見逃さずに探っていくことで、抗生剤治療という重要なテーマについての患者教育も含んだ治療方針のディスカッションを行うことが可能になった。
- 咽頭痛という比較的シンプルな医療問題でも、患者の病気の経験は多様で診療に大きな影響をもっている。それをEBMによる疾患のマネジメントと上手に統合することで、医師・患者双方が満足できる医療に近づくことが理解できる。

10. まとめ

　咽頭痛は、非感染性と感染性、そして、感染性の中でA群溶連菌と伝染性単核球症を診断することから診療は始まる。そして、A群溶連菌の場合は、ストレプトスコアによって迅速抗原テストと抗生剤使用の適応を絞ることが、コストの軽減と抗生剤濫用の防止に役立つ。抗生剤を使用する場合は副作用と効果のバランスに関する議論、使用しない場合は患者の期待と折り合いをつけるための丁寧な説明を欠かさず行う。こうした丁寧な診療の積み重ねが、質の高い家庭医療の実践につながる。

（草場鉄周）

参考文献

1) Sloane PD, et al：Essentials of Family Medicine. 4 th ed, PA：Lippincott Willliams & Wilkins, Philadelphia, pp 727-738, 2002.
2) Clinical Evidence Issue 12, 2004.
3) InfoRetriever 2005.
4) Goroll AH, et al：Primary Care Medicine. 4 th ed, PA：Lippincott Willliams & Wilkins, Philadelphia, pp 1131-1135, 2000.
5) Saultz JW, et al：Textbook of Family Medicine. McGraw-Hill：165-170, 2002.
6) Manual of Family Practice. 2 nd ed, 2002.
7) The 10-Minute Diagnosis Manual, 2000.
8) Ba Vtlett JG：Approach to acute pharyngitis in adults. Up To Date version 12, 3, 2005.

I・よくみられる症状

2 嘔気・嘔吐

重要事項

- 腹部緊急症を見分ける。
- 消化器疾患なのか、全身の他部位疾患の1症状なのかを見分ける。
- 似た症状の流行があるのかを確かめる。
- 心理社会的背景が隠れているのかを患者・家族と話し合う。

1. 疾患を探る

- 最初のアプローチ：腹痛はあるのか、ないのか？
  消化管疾患なのか？
  全身の他部位疾患の1症状なのか？
- 診断へのアプローチ：まずは病歴から診断をしぼり、身体診察と検査により確定していく。

❶年齢別頻度から考えた消化管疾患

- **新生児～幼児**：逆流、幽門狭窄症、胎便イレウス、先天奇形。
- **子ども**：胃食道逆流、胃炎、消化性潰瘍、クローン病、食物アレルギー、腸重積、ライ症候群、解剖学的異常。
- **成人**：逆流性食道炎、胃炎、消化性潰瘍、アカラシア、悪性疾患、クローン病、胆嚢疾患、肝疾患、膵疾患。

消化管感染症はどの年齢層でもみられる。

- **細菌性**：黄色ブドウ球菌、セレウス菌、大腸菌、キャンピロバクター、ヘリコバクター、サルモネラ菌、赤痢菌、コレラ菌。
- **ウイルス性**：ノーウォークウイルス、ロタウイルス。
- **寄生虫性**：ジアルジア鞭毛虫。

❷全身性の原因

1. 薬剤性：麻薬、経口避妊薬、ジゴキシン、テオフィリン、NSAIDs、

エリスロマイシン、ステロイド、鉄剤、その他多数。
2．腎疾患、電解質異常、アジソン病、妊娠、中枢神経疾患(片頭痛、出血、腫瘍、頭部外傷、髄膜炎)。
3．中毒：鉛、その他重金属、コリンエステラーゼ阻害薬、メトヘモグロビン血症。
4．精神疾患：摂食障害、抜毛癖や胃石形成(bezoar formation)を伴う強迫性障害、心因性多煩渇症(psychogenic polydipsia)。
5．先天性代謝異常、先天性心疾患、よくある小児感染症。
6．感染：肺炎・腎盂腎炎・骨盤炎症性疾患・敗血症はどの年齢層でも嘔気・嘔吐をきたす。
7．その他：アルコール離脱、薬物離脱、放射線療法、化学療法、悪性疾患、甲状腺機能亢進症、心疾患(虚血性心疾患、うっ血性心不全)。

❸病歴からの評価

1．症状の持続期間(症状は急性か慢性か再発性か)。
2．嘔吐の回数と性状(血性かどうか)。
3．嘔吐が主症状の場合、消化管感染症、逆流、胃炎、潰瘍を考える。
4．嘔気が主症状の場合、全身性疾患が原因となることが多い。
5．症状の悪化因子は。
6．同じ症状の人との接触。
7．脱水を示唆する症状(排尿回数の減少)。
8．旅行歴、不衛生な水の摂取、普段あまり食べないような食物の摂取、調理不十分な食物の摂取がないか。
9．発熱や悪寒はなかったか。
10．全身症状(浮腫、変色した尿、黄疸、易疲労感、体重減少、食思不振、頭痛、視野異常、呼吸器または尿路の症状)はないか。
11．精神症状はないか(食事摂取量の異常)。
12．服薬しているものは何か(最近の内服薬、または内服薬に変更があったか)。
13．排便の回数と性状(メレナか、血便か、下痢はあるか)。

14. 腹痛はあるのか。
  ①腹痛・嘔吐を伴う一般的疾患：胆嚢炎、虫垂炎、胃炎、胃潰瘍、肝炎、腸閉塞、下壁心筋梗塞・虚血、腎、腹膜炎、膵炎、食中毒、妊娠に伴う合併症。
  ②腹痛・嘔吐を伴う稀な疾患：糖尿病性ケトアシドーシス、薬物離脱症候群、尿毒症、血管炎、腹部片頭痛(abdominal migraine)。

  > Red flag
  - 腹痛と下痢の存在を確認することが大切。腹痛がなければ成人でも小児でも嘔吐・嘔気の原因のほとんどが胃腸炎。
  - 薬剤による副作用としてはNSAIDsと抗生剤が原因となることが最も多い。
  - 悪阻は妊娠した人の50%に出現し、妊娠第一期にみられる。
  - その他の原因としては、
    ①止まらない嘔吐：飢餓状態、ケトーシス、電解質異常、脱水、機械的閉塞(幽門狭窄症、胃麻痺、腸閉塞。低カリウム血症や高カルシウム血症も腸閉塞を起こす。肝炎も有名)。
    ②炎症を伴う状況：腹膜炎、膵炎(大抵腹痛を伴う)、腎盂腎炎。
    ③その他の疾患によるもの：片頭痛、めまい、頭蓋内圧亢進。

❹ 診察による評価

大切なのはバイタルサイン、腹部診察、脱水の有無のチェック。消化管出血や腹腔内の炎症が考えられるときは直腸診を行う。
- **バイタルサイン**：発熱の有無、脱水評価のために脈拍と血圧に注意を払う。アシドーシスによる頻呼吸がないかチェック。
- **皮膚・目・粘膜**：脱水がないかチェック、黄疸はないか。
- **全身性の感染徴候**：肺と肋骨脊柱角(costovertebral angle)の圧痛に注意。
- **腹部の診察**：視診、聴診、触診、打診、圧痛の部位、反跳痛、筋性防御、肝腫大、マーフィー徴候、便潜血、骨盤双手診。

2．病気の経験を探る

解釈：「家族の中で胃腸炎の風邪がうつったのかも」

「食べ物が悪かった(食中毒)せいかも」
「内服薬が飲めないから病院にいかなければならない」
「水分をとってもすぐに吐くから点滴が必要である」

期待：脱水にならないうちに早く治ってほしいという家族からの期待。
　　　点滴をした方が早く治るのではないかという期待。
感情：重大な内臓疾患の始まりかも知れないという不安(身近な人で肺炎・虫垂炎・溶連菌性扁桃炎などの治療に時間のかかる疾患の1症状として嘔気・嘔吐を呈した経験があるような場合)
　　　ほかの家族にも感染していくのではないかという不安。
影響：体力・免疫力の低下した家族に感染する。
　　　学校や仕事を休まなければならなくなる。
　　　看病・世話する人を必要とする。

　嘔気・嘔吐は一般的によくみられる症状であり、さらに自然軽快する経験をもっていることが多いため(特に胃腸炎の既往がある場合など)、まず家庭で様子をみているケースがほとんどである。医療機関を受診してくるケースにはそれなりの理由が背景にあり、上記に挙げた解釈・期待・感情・影響を探り、共通理解のうえ、説明と治療計画を立てていくことが必要である。

　また、学校や仕事を休む理由づけの症状となりやすいため、慢性の嘔気・嘔吐がみられ器質的異常と胃腸運動障害が否定されれば、精神的評価を行い心気症・うつ病・身体化障害・摂食障害の可能性も考慮しなければならない。

3．ケアのオプション

器質的異常がみつかった場合はその治療が先決である。

a．消化管運動促進薬

- メトクロプラミド
  - (成人) 1日 10～30 mg　分2～3回　食前投与
  - (小児) 1日 0.5～0.7 mg/kg　分2～3回　食前投与
  - (注射) 1回 10 mg　1日 1～2回　静注・筋注
  - 錐体外路症状に注意

- ドンペリドン
    (成人) 1回 10 mg　1日3回　食前
    (小児) 1日 1～2 mg/kg　1日3回　食前、30 mg/日まで

b．制吐薬
　　塩酸オンダンセトロン(4 mg)　1日1回　内服
　　プロクロルペラジン(5 mg)　1日 5～20 mg　内服

c．抗ヒスタミン薬
　　ジメンヒドリナート(50 mg)　1日 3～4 回　内服

●こんなエビデンスがある

1・小児の急性胃腸炎の治療の効果

[経口補液と経静脈補液]……有益である

　軽度から中程度の脱水のある小児を対象とする1件のシステマティック・レビューによれば、経口輸液と経静脈輸液を比較したところ、下痢の持続時間、入院期間、あるいは退院時の体重増加に有意差は見い出されなかった。重度の脱水のある小児を対象とした1件のRCTでは、経静脈補液は経口補液に比べて下痢の持続期間を有意に延長し、退院時の体重増加が小さく、有害作用も多いことが見い出された[5]。

2・妊娠初期の吐き気および嘔吐に対する治療の効果

[抗ヒスタミン薬(H$_1$拮抗薬)]……有益である可能性が高い

　複数のシステマティック・レビューから、抗ヒスタミン薬により、催奇形性のエビデンスを認めることなく、吐き気および嘔吐を起こす女性の数が減少することが見い出された[6]。

[シアノコバラミン(ビタミン B$_{12}$)]……有益である可能性が高い

　1件のシステマティック・レビューによれば、シアノコバラミンではプラセボに比べて嘔吐の発現回数が有意に減少することが見い出された[6]。

4. 家族のケア

- 家族に嘔気・嘔吐のあるものがいるとき、一般に感染症であることが多いため「うつるのではないか」と心配することが多い。他の家族メンバーが発症したときの対処方法を受診時に指導することが望まれる。
- 機能不全家庭(dysfunctinal family)では嘔気・嘔吐症状は無視されるか逆に誇張されることが多い。また家族機能が失われて家族メンバーのストレスが高いときには嘔気・嘔吐症状が出やすくなる。

5. 患者教育

- 消化不良の訴えを聞くとき、喫煙・飲酒習慣の質問につなげて、タバコやアルコールは胃腸障害をきたす物質であることに触れるチャンスとなる。
- 食中毒などの感染性疾患について聞くとき、食物衛生について安全な取り扱い方法や手洗いの重要性に触れるチャンスである。
- 肝炎が疑われるとき、衛生管理や予防接種、性教育について触れるチャンスとなる。

6. フォローアップ

治療への反応性をみながら、再度診断のための評価を以下の点に注意しながら行う。

①年齢別・性別に基づいた鑑別診断
②原因が全身性なのか消化管由来なのか
③緊急性疾患(しばしば腹痛を伴う)なのか

7. 紹介のタイミング

腹痛を伴う嘔気・下痢で専門的検査(下部消化管内視鏡検査、CT、MRI、尿中毒物スクリーニング、尿中ポルフィリンなど)を必要とする場合は専門医への紹介が必要だろう。その他、専門性の高い疾患や重篤感のある状態の場合も紹介の必要の可能性が出てくる。

嘔気・嘔吐の鑑別診断は非常に広範にわたるため、紹介の際は必ず患

第3部　よくみられる問題のケア

者の詳しい既往歴・現病歴・治療状況・心理社会学的問題の有無を紹介状に書き添える必要がある。これにより無駄な検査が省かれ、適切な診断へと導く大きな手助けとなる。

8．コストを考える

嘔気・嘔吐はどの原因であれ患者自身や患者を取り巻く人々(職場、医療従事者)に対して社会経済的な影響を与える。急性胃腸炎の場合の医療費・労働力低下の損失は大きなものとなる。

❶ケアのオプションによるコストの差
［制吐薬］

　　　　ナウゼリン錠(10 mg)　3錠　分3　食前　1日分……6点
　　　　プリンペラン®錠(5 mg)　3錠　分3　食前　1日分……2点
　　　　ナウゼリン®坐剤(30 mg)　1本　嘔気時……13点
　　点滴処置
　　　　ソリタT1®　200 ml を6歳未満の小児に点滴静注……133点
　　　　生理食塩水　500 ml にプリンペラン®1Aを混注して成人に
　　　　　　　　　点滴静注……114点

9．予防

感染症予防として上記患者教育の内容を説明のこと。

10．症例(NBM)

❶50歳、女性

これまで特に既往歴はない。「3日前近くに住む2歳の孫が夜中に突然嘔吐し、水みたいな下痢になったのです。次の日に近くのお医者さんに行きましたら、おなかの風邪って言われまして。保育園を休ませて、娘は仕事が休めないので昨日からその子のおもりを頼まれたのですが、それが大変で。嘔気が治まっているようだったし飲み物をほしがるから、昼過ぎにジュースを飲ませたのですが1時間くらいして目の前でゲーっと吐いて。私も汚されるし、その後片づ

けや洗濯など…。昨日はもうへとへと。今日は自分が朝から食欲がなくって、梅干とお粥だけにしました。吐いてはいませんが嘔気があるし、水みたいな下痢が3回出たので。やっぱりうつったのかしら。もうしんどいですわ…」。

[診察結果]
　患者はやや疲れた表情をして診察室に入ってくる。

[診察所見]
　体温36.5℃、血色やや不良、結膜貧血黄疸なく充血もない、咽頭発赤軽度あり、頸部リンパ節腫脹なし、心肺音異常なし、腹部：腸雑音亢進なく、圧痛腫瘤なし、心窩部触診にて嘔気の悪化を認める。

[経過]
　脱水の程度は軽く全身状態は落ち着いている。孫が感染性胃腸炎に罹患しており、濃厚な接触をしていることから同じ疾患である可能性が高い。

＜ポイント＞
　家族は「うつった」と解釈し、それを医師に確認してもらいに来院しており診断は容易である。症状も軽く治療も簡単である。ただこのケースでは家族の世話をしなければならない大変さを理解し共感してもらいたくて受診しており、薬の処方のみならず、そういった家族の気持ちを理解しようとする配慮が大切である。

❷ 78歳、男性

　既往歴　うつ病　直腸癌術後　高血圧。
　1ヵ月前に直腸癌の開腹外科手術を受けて退院したところ。今朝より嘔吐を繰り返し、立ってトイレに行けなくなったため救急車を呼び妻と来院。
(妻)「この人、もともと寡黙なのですが、今日は呼びかけてもはっきりした返事をしてくれないのです。お腹は痛くないようなのですが何度か吐いていて。下痢もしていない。なんだかしんどそうで、ハーハーいっているし、いつもと違っていて心配なので救急車を呼びました。」

[診察結果]

ストレッチャーに載せられている。呼名に「ハイ」と応答し開眼している。発熱なく、収縮期血圧は 200 mmHg、呼吸数は 30 回/分。動脈血液ガス分析では呼吸性アルカローシスの所見のみである。心肺音に異常なく、腹部は触診で軟らかく腸雑音亢進なく圧痛を認めず腫瘤を認めない。眼球をよくみたところ自発性の垂直性眼振がみられており、すぐに頭部 CT を撮影したところ小脳出血を認めた。

<ポイント>

うつ病に罹患しており頭痛を訴えてくれないため、「急性発症の嘔吐」「呼吸促迫」から鑑別診断を考えなければならないケースである。血液ガス分析で過換気状態とわかったものの鑑別に結びつかず、開腹手術後のためイレウスなどの消化器疾患の可能性に目をとられ全身性の原因をすぐに考えられなかった例である。頭蓋内圧亢進による嘔吐を忘れてはならない。

11. まとめ

嘔気・嘔吐の原因はその場で診断が確定できないことが多い。時間経過をみつつ、検査結果の変化もみつつ診断がついていくことが多い。同じ医師が診察することで症状・徴候の僅かな変化にも気づきやすくなる。患者との長いつきあい、家族力動への理解、幅広い知識が要求される症状である。

(一瀬直日)

参考文献

1) AGA technical review : Nausea and Vomiting. Up To Date version 12.1, 2004 (http://uptodate.com/)
2) Bope ET : Nausea and Vomiting. Textbook of Family Medicine, Saultz JW (ed), pp 265-272, McGraw-Hill, 1999.
3) Walsh EM : Nausea and Vomiting. The 10-Minute Diagnosis Manual, Taylor RB (ed), pp 29-31, Lippincott Williams & Wilkins, Philadelphia, 2000.

4) 古賀義規：嘔気・嘔吐．プライマリ・ケア実践ハンドブック，日本プライマリ・ケア学会(編)，pp 72-75，エルゼビア・ジャパン，東京，2004．
5) 日本クリニカル・エビデンス編集委員会：小児の胃腸炎．クリニカル・エビデンス ISSUE 9 日本語版，pp 401-411，日経 BP 社，東京，2004．
6) 日本クリニカル・エビデンス編集委員会：妊娠初期の吐き気および嘔吐．クリニカル・エビデンス ISSUE 9 日本語版．pp 1721-1732，日経 BP 社，東京，2004．

I ・ よくみられる症状

3 月経障害

重要事項

- 受診理由、原因は多岐にわたるため、問診、診察によって検索可能な枠組みに再分類する。
- 日常生活に多大な影響を及ぼし得る疾患であり、生殖可能年齢における女性のコモンディジイズであることを認識する。
- 産婦人科受診への心理的抵抗感などから、家庭医に対しての潜在的ニーズは大きいと思われ、家庭医の側からのニーズの掘り起こし、積極的な情報提供が必要である。

1. 疾患を探る

1) 鑑別を進めるために問診すべきこと

- 最終月経日：一番最近の月経の初日。
- 出血期間：平均 4.6 日、2 日未満、7 日を超えるものは異常出血と見做す。
- 周期：月経終了日から次の月経開始日ではなく、月経開始日から次の月経開始日まで。定義上は 21 日未満を Oligomenorrhea、36 日以上を Polymenorrhea とする。
- 順、不順：毎月同じ日に（毎月 5 日なら 5 日）に来なければ不順と思っているがよく聞いてみると 28 日周期で定期的だという場合も多い。
- 量・日数の変化：いつもの生理が来るべきときに来たが量が少ない、など。たとえ正常範囲内であってもその個人にとっていつもの生理のパターンからの大きなずれは検索に値する。
- 随伴症状の有無：痛み、帯下など。月経開始前も含めて。その他聞くべき症状は PMS、PMDD の項参照。
- 内服：特にホルモン剤やその他月経周期に影響を与える可能性のあるもの。

I・3 月経障害

❷その他の必ず聞くべき項目

1. 現在 sexually active であるか（性交渉のパートナーはいるか）、その場合避妊は行っているか、どのように行っているか。

　鑑別に妊娠を入れる必要性の有無、また妊娠希望の有無によって適切な情報提供（次項）。

2. 妊娠の希望の有無

　薬物治療の選択肢が変わること、また妊娠を希望する場合は葉酸接種を含めた妊娠前カウンセリング（第3部-Ⅲ-4「周産期のケア」）、妊娠を希望しない場合は避妊についての情報提供（第3部-Ⅲ-10「避妊」）を併せて行う。

3. 子宮頸部癌検診の既往

　出血過多、不正性器出血などの場合、悪性腫瘍が鑑別に入ること、また、生殖可能な年齢の女性（特に性交渉開始後）には子宮頸部癌の定期的なスクリーニングが推奨されている（第2部-3「成人の予防、健康維持・増進」）ことから（まだ一般的には知られていないことが多い）今までの検診歴、症状の有無にかかわらず今後とも必要であることの情報提供。

　上記の情報に基づいて月経異常を以下の範疇のどれか（もしくはその組み合わせ）に分類する。

a）周期の異常：無月経、不正性器出血。
b）量の異常：月経過多、月経過少。
c）随伴症状の異常：帯下、月経困難症（Dysmenorrhea）、PMS、PMDD、Pelvic Pain、Chronic Pelvic Pain。
d）月経初来時期の異常：早発月経；10歳未満で月経の発来するもの、遅発月経；15歳以上で月経の発来がないものは、それぞれ家庭医療の現場ではあまりみられないため、成書に譲る。

a．周期の異常

①**無月経**：原発性、二次性。

　不妊を訴える患者の10～20%、マラソンランナーの50%、バレリーナの44%までに無月経を認める。紹介先の決定まで（産婦人科、内分泌内

科、泌尿器科など)は問診、診察、血液検査などの検索を進めてもよい。
ⅰ)原発性無月経：満18歳になっても初潮をみない(日本)：家庭医療の現場ではあまり多くないので詳細は成書に譲る。但し、二次性無月経の原因の多くは、初潮の前であれば原発性無月経の原因となり得るため注意(初潮前の過度の運動など)。
ⅱ)二次性無月経：これまで定期的にみられていた月経が6ヵ月以上停止すること。一番多い原因は妊娠である。

[問診]
・妊娠の可能性。
・乳汁分泌、多毛、hot flashes、甲状腺疾患に関連する症状。
・体重の変化、気分の落ち込みの有無。運動強度。月経・妊娠歴。手術歴(子宮内搔爬術も含む)。
・照射線照射歴(腹部・骨盤・頭部)。早発閉経の家族歴の有無。
・内服歴(OCPs、化学療法ほか)。

[診察]
・身長、体重。
・男性化徴候の有無(低い声、多毛、クリトリスの肥大、にきび)。
・甲状腺疾患の所見。黒色表皮症(頸部・腋下：PCOSに関連)。乳汁分泌。
・眼底検査と視野検査(必要に応じて)。
・適宜内診(性行為のない若い女性では内診は不要)。

[鑑別]
ⅰ)アンドロゲン産生異常を伴わないもの
  ・生理的：妊娠、授乳、閉経。
  ・薬剤性：プロゲステロン製剤の体内埋込、ピル内服後。
  ・解剖学的な異常：Asherman's症候群、化学・放射線療法。
  ・視床下部性無排卵：過度な運動、摂食障害。
  ・全身疾患：慢性疾患、甲状腺機能低下/亢進症。
  ・卵巣性：卵巣発達不全、resistance ovary syndrome、早期卵巣機能不全(premature ovarian failure)。
  ・下垂体性：高プロラクチン血症、下垂体機能不全、シーハン症候群。

- 視床下部/下垂体障害:腫瘍、頭部外傷、全脳照射、サルコイドーシス、結核。

ii) アンドロゲン産生異常によるもの
- PCOS(約 30%、妊娠可能年齢では約 5〜10%)
- クッシング症候群、アンドロゲン産生副腎/卵巣腫瘍。

[初期検査]

妊娠検査(妊娠可能な年齢には全例)、血中プロラクチン(PRL)(採血前の乳房の診察で PRL レベルに変化を与えることがある)、TSH/f T$_4$、(FSH、LH は適宜)。

[鑑別のための Progestin Challenge test(PCT)]

妊娠がないことを前提に、medroxyprogesterone acetate(プロベラ®)10 mg 1 日 1 回 5 日間投与。内服開始から 7 日以内に消退出血がみられれば卵巣からのエストロゲン分泌の存在を示し卵巣性のものが除外できる。

PCT 陽性(消退出血あり):PRL が正常で、乳汁分泌がなければ下垂体腫瘍は除外されたと考えてよい。鑑別は大半が視床下部性無排卵(低体重、ストレスなど)、残りは PCOS、卵巣腫瘍、副腎腫瘍。視床下部性無排卵の場合はその原因の除去(ストレス、摂食障害、過度のトレーニングなど)、子宮内膜の過形成を防ぐために複合型 OCPs か、1〜3ヵ月ごとの medroxyprogesterone acetate 10 mg 1 日 1 回 10 日間投与により、消退出血を引き起こす。妊娠を希望する場合は第 3 部-Ⅰ-21「不妊」参照。PCOS の場合は紹介、協力しながら治療を進める。PCOS の診断については成書に譲る。

PCT 陰性(消退出血なし):PRL 正常の場合内因性エストロゲンが不十分か、子宮口の物理的な閉塞。次に estrogen/progestin challenge test を行う(conjugated estrogen(プレマリン®)1.25 mg 1 日 1 回×21 日、最終の 5 日間にプロベラ® 10 mg 1 日 1 回をかぶせる)。

- 消退出血あり(e/p challenge 陽性):test 終了後 2 週間以上開けて FSH/LH を測定。
  - FSH/LH 高値:premature ovarian failure。全身疾患の検索。必要に応じて HRT(ホルモン補充療法)、適宜紹介。

- FSH/LH 低値：下垂体/視床下部機能不全。下垂体腫瘍の検索。必要に応じて HRT。
- 消退出血なし(e/p challenge 陰性)：結果の確認のためもう一度 e/p challenge をやってもよい。子宮内掻爬の既往があれば Asherman's 症候群、それ以外ではその他の理由による子宮口の閉塞を考える。産婦人科への紹介が必要。

女性器(子宮、卵巣)の画像検査の位置づけ、タイミングについてはまだ明確にされていないが、経腹部エコーで正確に評価することは難しい。子宮頸癌の検診を受けたことがない、前回が数年以上前などの場合は一緒に実施するよい機会である。

[治療]

PRL が高い場合のさらなる検索、治療は成書に譲る。その他は原因に応じた治療。ストレスや体重減少が原因の視床下部性無排卵が原因の場合は、メンタルヘルスや生活習慣の改善が重要なため、家庭医による治療の方が効果的なことも多い。PCOS の場合も生活習慣改善の必要性や耐糖能異常、心疾患、高血圧の合併もみられるため、家庭医と専門医が協力する方が効果的と考えられる。

②不正性器出血/異常性器出血(irregular menstrual bleeding、metrorrhagia)

原疾患が存在するものと、器質的疾患が存在しないもの(機能性不正性器出血 Dysfunctional Uterine Bleeding；DUB)がある。初潮以前の出血は割愛する。また活動性の出血は補液などによる全身の循環動態の安定化のあと、救急へ紹介とする。

[検索のステップ]

1. 子宮外妊娠、切迫流産、着床出血、胎盤早期剥離、前置胎盤など妊娠に関連するものを絶対に見逃してはならない(週数が進んでいても本人が知らないこともある)ため、まず妊娠の有無を判定する。
2. 薬剤性(抗凝固薬、SSRI、向精神薬、ステロイド、女性ホルモン SERMs など)、サプリメント(朝鮮人参、イチョウ、大豆エキス)など

の除外。
3. 全身疾患の評価：甲状腺、血液疾患、肝疾患、副腎、下垂体、視床下部、PCOS、糖尿病。
4. 生殖器の異常：悪性腫瘍(頸部癌、内膜癌)、STD、婦人科手術、外傷(膣内の異物挿入など)、筋腫、内膜ポリープ、腺筋症、内膜過形成など二次性月経困難症と重複するものが多い。
5. すべてが除外されたあと DUB の診断となる(排卵出血も含む)。

不正性器出血の評価には内診、鉗子による子宮頸部の視診、経腟エコーによる評価、子宮頸癌細胞診、子宮内膜細胞診、腟分泌物の評価、培養などが検索の早期に必要になることが多く、そのような器具がなかったり、手技に習熟していない場合は専門医に紹介する方が無難である。月経周期が長いまたは不正な場合 2 型糖尿病の発症リスクが上がるため、その点についてのフォローアップは家庭医が行う必要がある。

b. 量の異常
①月経過多(hypermenorrhea、menorrhalgia)

急に月経量が多くなった場合は原因の検索をし、適切な介入を行う。もともと経血量が多い場合、妊娠の希望がなければ NSAIDs の極量を生理開始予定の 1～2 日前から、月経終了まで定期的に内服する(経験的に naproxen が選択されることが多いが、ibuprofen やその他のものでもよい)。Sexually active で妊娠の希望でなければ複合型の経口避妊薬(Combination Oral Contraceptive Pills；OCPs)もよい適応となる(OCPs が月経過多や月経困難症によい適応となることは意外と知られていない)。漢方については成書に譲る。骨盤痛などの随伴症状も伴う場合は、月経困難症に準じて治療する。

②月経過少

通常問題となることはないが、妊娠の可能性がある場合は着床出血(Implantation Bleeding)を念頭においておく必要がある。これは、着床の起こる時期に(排卵の 6～12 日後、つまり次の月経予定日前後)通常の経血量より少なく、2～3 日から 1 週間程度続く出血で、「今回の生理は軽

かった」としか認識されていないことも多い。妊娠の全例で起こるわけではないが、嘔気、胃部不快感などで受診した際に、LMP が 1 週間前であっても、これが着床出血であれば妊娠反応はこの時点で陽性に出るため、場合によっては予定どおりの月経であってもその量や日数まで踏み込んで聞く必要がある。

C．随伴症状の異常
①帯下

すべての帯下が異常ではないが、普段と異なる帯下を伴う場合は、特に sexually active な場合、性行為感染症（第 3 部-II-12「性行為感染症」参照）も同時に念頭において検索を進める。自覚症状の少ないクラミジアなどの場合、異常性器出血（spotting）だけが手がかりとなることも多い。

月経の開始とともに下腹部の痛みを伴うものを月経困難症（Dysmenorrhea）、月経の前にさまざまな症状があり（痛みよりもむしろ乳房の張りや腹部膨満感）、月経の開始とともに症状が軽快するものをPMS/PMDD とし、その区別は通常問診にて容易である。

②月経困難症（Dysmenorrhea）

月経前や月経中、あるいその双方において繰り返される腹部・骨盤痛。生殖可能年齢の女性のうち約 40〜70％、最大 90％にみられ、このうち約 10％の女性の日常生活が障害されている。月経困難症のうち約 80％が原発性である。

・原発性月経困難症：原因となる器質的疾患のないもの。通常 20 歳までに始まる。通常収縮性の痛みで、月経の開始後 24 時間以内に始まり 1〜3 日続く。頭痛、倦怠感、嘔気、嘔吐、下痢、大腿痛、浮動感（dizziness）などを伴うこともある。出産とともに改善することも多い（データは controversial）。

・二次性月経困難症：原因となる器質的疾患のあるもの。通常 20 歳を過ぎてから始まり、加齢とともにひどくなる。また、月経との関連も原発性ほどはっきりしない。性交痛、過多月経、不正出血、性交後の出血を認めることがある。子宮内膜症が最も一般的で、骨盤の炎症や手

I・3 月経障害

術後の瘢痕、内膜癌、筋腫などが原因となることもある。初潮から1、2周期目までに始まる月経困難症も二次性を疑う。子宮内膜症については、診断確定まで平均12年かかるという研究もあり、不妊の原因にもなるため、いつ二次性を疑うかについては悩ましいところである。

［問診］

市販薬の使用。子宮内避妊具の挿入。過敏性腸症候群の既往（過敏性腸症候群に関連することがあり、不適切な治療を行う可能性がある）。家族歴（特に子宮内膜症。母親に証明された子宮内膜症がある場合は、その事前確率は1％から7％に上がる）より強い症状の危険因子として、低年齢での初潮、月経日数が多い、喫煙、肥満、アルコールなど。

［鑑別］

二次性—子宮内膜症、子宮筋腫、子宮腺筋症、内膜ポリープ、骨盤内炎症、子宮内避妊具、卵巣嚢腫、子宮・頸部術後の子宮頸部硬化症、その他の子宮口閉塞。

［診察、検査］

少なくとも二次性が疑われる場合は内診、子宮頸部癌検診は必要。画像による検索、子宮内膜細胞診も適宜行う必要がある。骨盤内感染症が疑われる場合は性行為感染症に準じた検索。採血は経血が多く貧血が疑われる他の症状を伴うなどがなければ通常必要ではない。

［治療］

二次性月経困難症が疑われる場合は原疾患の治療を行う。必要に応じて紹介。

以下は原発性月経困難症の治療であるが、二次性の場合も原疾患の治療と併用してよい。

薬物療法：NSAIDsとOCPsが中心で、非常に効果的であるが、原発性の10％には無効といわれている。

●こんなエビデンスがある

1・非ステロイド性消炎鎮痛薬（NSAIDs）の効果は？

非常に効果は高く、すべてのNSAIDsに効果が認められている。プロスタグランジンの産生を抑えるため理論上は嘔気や下痢のような随伴症状にも有効。アスピリンは通常使用されない。アセトアミ

ノフェンはプラセボに比べ効果があるが、イブプロフェン、ナプロキセン、メフェナム酸に比べ効果は劣る（アセトアミノフェン NNT＝10、NSAIDs＝2-3）。COX-II阻害薬は第一選択とはならない。1種類のNSAIDsで効果が認められない場合には、他のクラスのNSAIDsに変更する。月経前からの内服と、症状を認めてからの内服で効果は同等であるが、月経の3日程度前から、月経終了までの定期内服を勧めることが多い。

2・経口避妊薬（OCPs）の効果は？

どのようなタイプでも同様に有効である。多くは中用量エストロゲンを含むピルで行われた研究であり、プラセボに比べて著明に効果を示すが、対象患者数などに問題があり適切なエビデンスは得られていない。避妊とともに月経困難症の治療を望む場合は第一選択の治療となり得るが、数日の症状の改善のために毎日服用する必要性がある、また明らかな効果がみられるまで3サイクルかかることがあるため、最初の1〜2サイクルはNSAIDsの併用も考慮する。

［その他の治療］

NSAIDs、OCPsともに非常に効果的な治療であるため、それらによって効果がない場合は、他の治療も検討することと同時に、二次性月経困難症を考慮し、原因の検索を始める。以下はある程度の効果が認められているものである。

- サプリメント：ビタミンB_1（1日100 mg）、B_6やω3脂肪酸、マグネシウム（適切な量は不明）など。ビタミンEについては効果はない。
- 鍼治療
- 半身浴―下腹部を暖めることで症状が軽快することがある
- TENS―Transcutaneous Electrorical Nerve Stimulation
- 腹腔鏡による傍仙骨神経切断術
- 経皮的ニトログリセリン
- 漢方

③月経前症候群/月経前緊張症(Premenstrual Syndrome；PMS)、月経前不機嫌性障害/月経前不快気分障害(Premenstrual Dysphoric Disorder；PMDD)

PMSとは、月経周期の黄体期(月経開始までの7～10日間)に日常生活に影響を及ぼす身体的・精神的症状を伴う周期性の症候群で、卵胞期には症状がないこと、月経開始とともに症状の改善がみられることなどが診断の手がかりになる。軽症も含めると90%の女性が経験し、重症は10%にみられ、20代後半から30代前半を中心にみられる。患者に月経周期を含めた症状日記をつけてもらうことが診断に有効である(日記をつけるまで本人も卵胞期の症状消失に気づいていないことも多い)。重症のものはPMDDと呼ばれる。10人に1人程度は存在しており、しばしば見逃されている。母親にPMSがある女性の70%がPMSをもつ(母親にない場合は37%)。

[診断]

PMSの診断基準はいくつかあるがUCSDのものを以下に示す。基本的に除外診断である。200以上の症状が報告されており、症状での診断よりも月経周期との関連を手がかりにすべきである。症状が強い場合はPMDDを疑い診断基準に照らしてみる(DSM-IV；ここでは省略。11の症状のうち5つ以上必要)

[UCSD(University of California at San Diego)の基準]

- 過去3周期にわたって月経前5日間に以下の精神症状と身体症状の各々少なくとも1つがある。
    - 精神症状：抑うつ、易怒性、イライラ感、不安感、集中力低下、対人不適応。
    - 身体症状：乳房緊満感、腹部膨満感、頭痛、四肢の浮腫。
- 上記症状は月経後(月経周期4～13日目まで)には完全に消失する。

[鑑別]

うつ病(しばしば合併)、不安神経症、月経困難症、排卵時痛、卵巣嚢腫、子宮内膜症など。

[診察]

月経前症候群に特異的な所見はない。なんらかの器質的疾患を認めた

場合には、月経前症候群の診断と治療を始める前に評価すべきである。診断のための画像検査、血液検査は必要ない。

[治療]

適切に研究で評価されたものは少ない、またプラセボにも効率に反応することが多い(25〜50％)。PMSの症状が強いものとPMDD以外は非薬物療法から始める。

[疾患についての説明と教育]

気の持ちようの問題ではないということ、症状日記をつけること(いつ始まりいつ終わるかが本人が予測できるようになり自己効用感が増す)、適切な休息、有酸素運動、食生活の改善(炭水化物中心、脂肪、塩分、カフェインの制限)、禁煙、認知行動療法。

[サプリメント(エビデンスの強いものは少ない)]

- ビタミンB_6、またはそれを含むマルチビタミン(1日最大100 mg)。
- ビタミンA(推奨されない)。
- ビタミンE(1日400 IU)：乳房痛に関してはある程度効果があり。
- カルシウム　1日1,200 mg〜1,600 mg；48％に有効、NNT＝5.6。
- マグネシウム　1日200〜400 mg：腹部膨満感については多少効果があり。
- トリプトファン(最大1日6 g)。
- 月見草オイル evening Primrose Oil(乳房の張りに多少効果があった以外はPMSには効果は証明されていない。黄体期のみ服用)。
- セイヨウニンジンボク chaste tree berry(乳房の張りに効果があるかも知れない。黄体期のみ服用)。

[薬物治療]

薬剤はその女性に最も強い症状に対して選択される必要がある。

- 精神症状に対して：SSRIs(パロキセチン：パキシル®)はコクランによってもその効果は高く評価されている。パロキセチンの場合は1日10〜30 mgを黄体期だけでなく継続して使用することが必要。クロミプラミン(アナフラニール®)は1日25〜75 mgの継続使用、黄体期のみの使用の両方で効果が証明されている。ベンゾジアゼピンはその副作用のためにSSRI単独で効果が得られないときのみ、併用を考慮す

I・3 月経障害

る。少量のアルプラゾラム(コンスタン®、ソラナックス®)。
- 乳房の張りと浮腫：スピノロラクトン1日100 mg。黄体期のみ。精神症状にもある程度効果。その他の利尿薬の効果は証明されていない。ブロモクリプチン(乳房の張りと頭痛に対して)の使用はさまざまな不利益が効果を上回るため推奨されない。
- 痛み(月経痛、生理痛)：NSAIDs。どの製剤でもよいがメフェナム酸(ポンタール®)とナプロキセン(ナイキサン®)が最も研究の対象となっている。黄体期のみ。乳房痛には無効。
- 月経のサイクルの調整：ダナゾール(ボンゾール®)やGnRHアゴニストはその副作用と価格のために家庭医による使用は推奨されない。エストロゲンの継続使用＋プロゲステロンの周期的使用については多少の効果があるとされる。OCPsが有効かどうかについてははっきりしないが、使用するならば一相性のものがよいとされる。歴史的に使用されたプロゲステロン膣錠は効果がないとされている。

③Pelvic Pain

月経周期と関連するものは上記に準じる。関連しないものはAcuteとChronicに分け、検索を進める。Chronic Pelvic Painはプライマリ・ケアの中でも最も鑑別診断が広く、診断、治療の困難な問題の1つである。

2．病気の経験を探る

解釈：よくある誤解として「月経不順であれば妊娠しない(したがって避妊をしない)」「生理は重いものだ、それが正常だ(したがって相談しない)」などがあるため、適切に情報提供を行う必要がある。帯下のことを「月経異常(生理がおかしい)」と訴えることもあるので注意。

期待：「月経不順」を主訴としていても、その背景にある「妊娠したい(不妊)」、また「夫婦関係がうまくいっていない」、そのために精神的にストレスである、落ち込んでいる(適応障害やうつ)などの問題の拾いあげも期待している場合がある。

感情：医師から「生理痛はつきのものだから我慢するしかない」「それは

どうしようもない」などと言われないか、言っても真剣に取りあってもらえないのではないか不安である。

影響：精神的、身体的影響は大きい。心理面へのケアも忘れずに。

3．家族のケア

　無月経では本人、家族（特に母親）が妊娠できない身体なのではないかとの不安が強い場合があり、その配慮が必要である。

　月経困難症や PMS/PMDD は男性（父親、職場、学校、パートナーなど）によっては軽視されたり、やる気の問題として精神論で片づけられてしまったりという偏見があるため、女性が体験している症状は現実のものであり、適切な理解が必要であることを説明する。

4．患者教育

❶全般

・正しい LMP や月経周期の把握方法。
・妊娠希望の場合は葉酸接種を含めた妊娠前カウンセリング。
・妊娠を希望しない場合は避妊のアドバイス。
・子宮頸部癌検診の推奨。
・性行為感染症の予防について。
・疾患そのものについての説明と理解。

❷無月経

　月経がないから妊娠しないとは限らないため、適切な避妊のアドバイス。

❸月経困難症、PMS/PMDD

・うつ病の症状、ストレスマネージメントについて。
・痛みが強かったり生活に支障がある場合は我慢するべきではない。
・NSAIDs は市販薬でもよいが、自己判断での服用の場合、治療に必要な量には不十分なことが多いため、服用量についてのアドバイスは必要。

I・3　月経障害

- OCPs が生理痛を抑える効果があることについて情報提供することで OCPs への adherance をあげることができる。

5．フォローアップ/合併症と予後
❶無月経に伴うもの
- 骨粗鬆症：エストロゲン欠乏・低下、摂食障害による低栄養、過度の運動、高プロラクチン血症、卵巣機能不全の場合は骨粗鬆症の大きなリスクとなる。6ヵ月以上無月経である低エストロゲン状態の患者では、カルシウム（1,500 mg/日）、ビタミン D（400 IU/日）の摂取に加え、エストロゲン補充療法を考慮する必要がある。
- 心疾患：個別の研究はなされていないが、低エストロゲン状態の閉経後女性での心疾患リスクから推測すると、エストロゲン欠乏の若い女性では心疾患のリスクが高くなる可能性がある。PCOS の患者では、心疾患、高血圧、2 型糖尿病になる可能性が非常に高く、その加療を積極的に行うべきである。
- 子宮内膜増殖：PCOS の患者を含むエストロゲン欠乏を認めない無月経の患者では、子宮内膜増殖と子宮内膜癌のリスクが高くなるため、定期的な消褪出血をさせる必要がある（前記参照）。
- 心理的ストレス：無月経は、不安や自己イメージの低下、自信の喪失の原因となりうる。また、不妊や女性らしさの喪失と捉えたり、予期しない妊娠をすることもある。

❷月経困難症
原発性月経困難症で治療がうまくいっている場合は数ヵ月に一度のフォローでよい。

❸PMS/PMDD
- 効果判定は最低 3ヵ月ごとになされるべき。
- 精神的ストレス、不安、抑うつがみられることがある。

6. 紹介のタイミング

- 患者が希望する場合。
- 無月経の原因がわからない場合。
- 無月経の原因が外科治療を含め専門医による治療を必要とする場合。
- 摂食障害は治療が困難なため、専門家との併診が望ましい(但し、本人の同意が得られないことも多い)。
- PCOS(必ず併診とする)。
- 適切に対応できる準備(施設、医師の能力)がない場合の不正性器出血。
- 原発性月経困難症では通常の加療をとっても症状の改善がみられないとき。
- 二次性月経困難症が疑われる場合。

7. コストを考える

❶ 二次性無月経の検索

- Progestin Challenge test
  酢酸メドロキシプロゲステロン(プロベラ®)10 mg 1日1回5日間投与 634点
- estrogen/progestin challenge test
  結合型エストロゲン(プレマリン®)1.25 mg 1日1回×21日、最終の5日間に酢酸メドロキシプロゲステロン 10 mg 1日1回をかぶせる。1,201点

❷ 月経困難症

月経開始3日前から月経終了まで(5日)として8日間使用した場合。
OCPs についてはⅢ-10「避妊」参照。

　　　　イブプロフェン(ブルフェン®)…200 mg　6錠分3　566.4点
　　　　ナプロキセン(ナイキサン®)…300 mg　2 Cap 分2　356.8点
　　　　メフェナム酸(ポンタール®)…250 mg　4 Cap 分4　332.8点

❸ PMS/PMDD

- パロキセチン(パキシル®)維持量　20 mg　2錠30日　15,510点

- クロムスプラミン(アナフラシル®)開始量　25 mg　1錠30日　714点

8．予防
- 適切な療養指導。
- 子宮頸部癌のスクリーニング。
- 妊娠を希望する場合の葉酸接種。
- 妊娠を希望しない場合の不慮の妊娠の予防(避妊のアドバイス)。
- 10～20代では特に性行為感染症の予防。
- うつ病のスクリーニング。
- 適宜骨粗鬆症、心疾患の予防。

9．症例(NBM)

　21歳、女性。抑うつ症状、イライラ感などあり、他院にて自律神経失調症といわれ、依存性や前向性健忘の副作用についての説明もなくベンゾジアゼピン系の抗不安薬を処方されていた。「精神的なものだといわれましたが、特に思い当たるところはなくて」と不安そうに話す。詳細な問診にて、症状は黄体期に限定され、月経の開始後間もなく消失。また月経痛も伴うことがわかった。原因の説明(精神的なものではないこと)による安心感とNSAIDsを月経の前から投与することで症状は軽減、日常生活への影響はなくなった。

＜ポイント＞
　月経障害は医師がたずねなければ明らかにならないことも多い。またベンゾジアゼピン系の薬は積極的に推奨されていない。

10．まとめ

　月経障害は家庭医療においてよくみられる問題であり、適切な問診と診察、簡単な検査によって、家庭医が適切で効果的なケアを提供することができる。現状においては家庭医がこの領域の診療を行えることを知

らない患者も多いので、積極的なニーズの掘り起こし、情報提供が必要である。

（岡田唯男、田頭弘子）

参考文献

1) Organizing Medical Networked Information (OMNI) (http://omni.ac.uk/)
2) InfoPOEMs (http://www.infopoems.com/)
3) Dambro RM：Griffith's ; 5 Minute Clinical Consult. Lippincott Williams & Wilkins, Philadelphia, 2004.
4) Driscoll B, et al：Family Practice Desk Reference. 4 th ed, AMA Press, Woshignton DC, 2002.
5) Sloan PD, et al：Essentials of family medicine. 4 th ed, Lippincott and Williams & Wilkins, Philadelphia, 2002.
6) US preventive service task force (USPSTF)：Guide to Clinical Preventive Services. 3rd ed, Periodic Updates (http://www.ahrq.gov/clinic/gcpspu.htm)
7) American Psychiatric Association：Diagnostic and Statistical Manual of Mental Disorders DSM-IV. 4 th ed, American Psychiatric Publishing, Inc., Arlington, VA, 1994.
8) The Cochrane Collaboration (http://www.cochrane.org/index0.htm)
9) American Academy of Family Physicians：American Family Physician (http://aafp.org)

4 胸痛

重要事項

- 緊急に処置を要する胸痛かを鑑別し、適切な処置を行う。
- 患者は「胸痛」を「痛み」として訴えることは少なく、「胸部不快感」「圧迫感」「絞扼感」などの症状として自覚している場合が多く、病歴をとるうえで配慮する。
- プライマリ・ケアの診療で実際に心血管病など重篤な疾患に遭遇することは少なく、また、診断が確定しない場合が多いことも考慮する。
- 診断のつかない胸痛の場合は、心理的な要因が隠れていることがあり、「時間」を使い診断・治療を行う。

1．疾患を探る

胸痛は日常診療において遭遇する頻度の高い症状の1つであり、生命を脅かす重篤な疾患の臨床徴候の可能性もある。したがって、診療において重症度を判断し、迅速・的確な診断・処置を行わなければならない。

プライマリ・ケアにおける診療おいて、実際に、胸痛を示す重篤な疾患に出会う頻度はかなり少ないが、胸痛(非典型例であっても)の原因として重篤な疾患が否定できない場合は慎重に経過を診ることが必要である(表2)。

❶診断のポイント

病歴、身体所見をしっかりとり、危険因子など総合的に判断すれば、不要な検査をせずに、ほとんどの場合鑑別をつけることができる(重篤な胸痛の鑑別は可能である)。

❷病歴聴取のポイント

- 受診時の胸痛の有無。いつから続いているか。
- 胸痛発作の既往。

表2 ● 胸痛を示す原因疾患

①**循環器疾患**
　虚血性心疾患、急性大動脈解離、急性肺血栓塞栓症、心筋炎、心外膜炎、肥大型心筋症、弁膜症（僧房弁逸脱症）、不整脈など
②**肺疾患**
　緊張性気胸、自然気胸、肺炎、胸膜炎、上気道炎（感冒）など
③**消化器疾患**
　食道穿孔、食道炎、食道スパスム、胆嚢炎・胆石症、消化器潰瘍、膵炎など
④**筋骨格系疾患**
　肋軟骨炎、胸壁痛、頸椎症、Teizte病、胸郭出口症候群、線維筋痛症など
⑤**心因的要因**
　神経症、うつ病、パニック障害、過呼吸症候群など
⑥**その他**
　帯状疱疹、外傷など

上記疾患を十分理解しておくこと。　　（　　　　は特に重篤な疾患を示す）

- 胸痛の性状：胸痛の性質、部位、持続時間、放散痛・随伴症状の有無、発症時の状況、頻度、強さ、誘因。
- 危険因子の有無。

❸ 非狭心症性胸痛の特徴

　①5秒以内の痛み、②30分以上の痛み、③経口による変化、④呼吸性変化、体動による変化、⑤圧痛、⑥限局した痛み（指1本で示すことができる範囲）、⑥激しい痛み、など。

❹ 危険因子

　年齢、家族歴（虚血性心疾患、Marfan症候群、突然死など）、高血圧、高脂血症、糖尿病（耐糖能異常）、喫煙など。

❺ 緊急の処置を要する胸痛

- 虚血性心疾患（急性心筋梗塞、不安定狭心症、急性冠動脈症候群）
- 急性大動脈解離
- 急性肺血栓塞栓症
- 緊張性気胸

- 食道破裂
- 突然の胸痛、呼吸困難、循環動態の不安定、意識障害を示す場合は上記の可能性が高い。
- 循環動態の悪化を疑わせる症状には注意する：失神、意識障害。

6 検査

「胸痛」を訴える患者で、虚血性心疾患を否定できない場合は、心電図、胸部X線検査が必要である。

- 安静心電図：虚血性心疾患の鑑別（正常心電図でも完全に否定できない）
  - 急性心筋梗塞でも典型的なSTの上昇を認めないこともある（側壁・後壁梗塞では特に注意）
  - 不安定狭心症で検査時には正常所見であることもあり、疑った場合はモニター管理下に繰り返し心電図検査を行う。
- 胸部X線検査：心拡大、縦隔拡大の有無、気胸の有無。
  - 急性大動脈解離では縦隔拡大を認めないこともある。
  - 気胸、肋骨骨折：しばしば見逃されることがあり、疑って読影すること。

7 原因

　a．心血管系疾患：稀だが重篤な疾患であることが多い。
　i) 虚血性心疾患
- 痛みの性質：「絞めつけるような」「重苦しい」「棒で押されたような」表現は多種多様。患者自身の表現を聴き取る。
- 狭心症では「刺されるような鋭い痛み」と表現することはまずない。
- 部位：狭心症では前胸部を手のひら大の範囲で示すことが一般的。
- 放散痛：狭心症で頸部、顎、左肩（右肩のこともあり）へ放散することもある。
- 持続時間：狭心症では3〜10分程度が典型的。30分以上なら心筋梗塞を鑑別。
- 随伴症状の有無：悪心、嘔吐、冷汗、動機、めまいなど。

- 発症時の状況：「いつ、何をしているとき」「労作との関係は」「時間帯は」

安静時、深夜・早朝なら vasospastic angina、労作と無関係で頻発してきているのなら不安定狭心症の可能性を考える。

> ＜ニトログリセリンに対する反応＞ニトログリセリン舌下で迅速に反応（3分以内）する場合、虚血性心疾患の可能性を考慮するが、食道スパスムや胆石症でも反応することがある。

ii）急性大動脈解離：「今までに経験したことがない突然の胸背部痛」「鋭い裂けるような痛み」「家族歴」「高血圧の既往」。

心電図にて典型的な心筋梗塞所見（特に下壁梗塞所見）でも胸痛の訴えが激しい場合は急性大動脈解離も鑑別し検査する（血圧の左右差、胸部X線検査での縦隔の拡大など）→疑えば、早急に「単純＋造影 CT 検査」（専門医へ紹介）。

iii）急性肺血栓塞栓症：突然の呼吸苦、失神発作、低酸素血症、血圧低下、頻脈を認める場合は疑う。病歴で深部静脈血栓症の既往、術後、悪性腫瘍、長期臥床の確認。

［検査］心エコーでの右室負荷所見。造影 CT でほぼ診断は確定できる。

iv）心筋炎、心外膜炎：感冒症状を伴い胸部症状を訴える場合に疑う。

聴診での心膜摩擦音、心電図での非特異的 ST 変化などの所見に注意する。

v）弁膜症：大動脈弁狭窄症（重症例）で胸痛を認めることがある（呼吸苦、失神にも注意）。また僧房弁逸脱症でも非特異的な胸痛を訴えることがある。

vi）不整脈：心室性期外収縮の頻発時や発作性上室性頻拍時に、動悸ではなく「胸部不快・詰まる感じ」と表現することがある。

b．肺疾患

i）自然気胸：若年者、やせ型で突然の胸痛であれば疑う。さらに重篤な状態なら緊張性気胸を考える。

ii）肺炎、胸膜炎：深呼吸での痛みの増強、発熱、呼吸器症状を伴えば疑う。

iii）上気道炎：強い咳で認める。稀だが肋骨骨折を伴うこともある。

c．消化器疾患

ⅰ）食道炎・消化器潰瘍、：痛みと食事の関係を確認。

ⅱ）胆囊炎・胆石症：右季肋部でなく前〜左胸部痛を訴え、心電図でも非特異的なST変化を伴うこともある（腹部所見をしっかりとる）。

d．筋骨格系疾患

ⅰ）肋軟骨炎、胸壁の筋肉痛：日常診療で最も多い原因の１つである。

e．心因的要因

ⅰ）神経症、うつ病、パニック障害。

f．その他

ⅰ）帯状疱疹：痛み出現後数日は、皮膚の発赤、水疱を認めないことがあり、皮膚所見を認めれば受診してもらう。

2．病気の経験を探る

日常診療において、胸痛を自覚し、心疾患への強い不安を抱いて受診する患者をしばしば経験する。中には、循環器専門施設にて冠動脈造影検査まで行い、検査で異常なく、問題ないと説明されても、胸痛は改善せずに相談に来られる患者もいる。いわゆる検査で「疾患のラベル貼り」のできない患者の「胸痛という苦痛」に対する「解釈」「期待」「感情」「影響」を聴き取り、患者のおかれている心理・社会的背景を理解することが必要である。そこから患者の苦痛を取り除く手がかりがみつかり、患者の満足へつなげていくことができる。

3．ケアのオプション

- 胸痛の原因疾患として重篤な疾患を疑った場合は、緊急の処置が必要となることが多く、プライマリの診療では十分な対応は困難である。診断が確定できなくても疑えば早急に専門医へ紹介（搬送）する。
  - 虚血性心疾患（急性心筋梗塞、不安定狭心症、急性冠動脈症候群）
  - 急性大動脈解離
  - 急性肺動脈塞栓症
  - 緊張性気胸
  - 食道破裂

- 重篤な疾患を除けば、大多数は外来診療で対応できる。実際には、はっきり診断のつけられない不特定な「胸痛」をもつ患者が多い。

> ●こんなエビデンスがある
>
> **・急性心筋梗塞に対する治療として primary PTCA と血栓溶解療法はどちらが有用か？**
>
> Primary PTCA と血栓溶解療法を比較したシステマティック・レビューでは、primary PTCA の方が、死亡率および再梗塞率を有意に低下させることが認められた。また PTCA 群ではすべての脳卒中および出血性脳卒中のリスクが有意に低下することが認められた。しかし、PTCA の有効性は、多数の PTCA を施行している少数の専門施設である。

4. 家族のケア

胸痛は生命を脅かす可能性のある症状であり、仮に重篤な疾患でなくとも、症状が続けば患者の生活および家族にも心理的な影響を及ぼす可能性がある。当然、重篤な疾患に罹患すれば、救命されても、後遺症、再発の不安、経済的不安などの問題を抱えることになる。家族への配慮も必要となる。

5. 患者教育

特にリスクの高い患者には、心血管病の合併症について理解してもらい、生活習慣の修正を含めた治療への意識を高めていく。

6. フォローアップ

- どのような胸痛でも重篤な原因疾患が否定できるまでは慎重にフォローする。
- 初診時に虚血性心疾患の可能性は否定的でも診断が確定できない場合には必ず予約を取り再度評価することが必要である。
- 特定な疾患の可能性が低ければ、不要な検査は避け、外来で経過を診

ていく。

7. 紹介のタイミング

- 重篤な疾患を診断あるいは疑った場合は、重症度に応じて迅速に適切な施設へ紹介（搬送）する。
- 危険因子をもつ患者、例えば糖尿病で加療中の患者で胸部症状を自覚し、病歴から虚血性心疾患が否定できない場合には循環器検査の可能な施設へ紹介する。

8. コストを考える

「胸痛」の鑑別のために多くの検査が行われがちである。それは、虚血性心疾患などの重篤な疾患を見逃してはいけないという理由からであろう。しかし、しっかりと病歴を聴取し、身体所見をとることで、かなりの鑑別は可能である。根拠のない検査は、患者の経済的負担を増大させてしまう。コストも考慮し検査計画を立てる。

9. 予防

- 特に生活習慣病の患者は、虚血性心疾患のリスクが高く、肥満、喫煙など他の危険因子にも注意をはらい、健康管理を行う。
  - 喫煙者（20 本/日）は非喫煙者に比較し 3〜5 倍に冠動脈疾患の危険度がある。
  - 糖尿病患者は非糖尿病者に比べ 2 倍の冠動脈疾患の危険度がある。

10. 症例（NBM）

47 歳、男性が妻と来院してきた。数日前から前胸部の圧迫感を伴うとのこと。持続的な軽い痛みで、労作と無関係で、就寝時に息苦しさを伴い不眠もあるとのこと。「心筋梗塞ではないか」「心臓の検査をしてほしい」。

既往歴、家族歴では、喫煙歴以外は特に問題はない。心電図検査、生化学検査上異常所見もなく、他の所見からも虚血性心疾患の可能

性は低いと判断し、他の鑑別疾患を説明していると、妻から「夫の友人が心筋梗塞で突然倒れ、亡くなり、それから調子が悪いのです。私も不安で眠れません」、患者が「このまま喫煙を続ければ私も心筋梗塞になるのですか」とたずねてきた。

＜ポイント＞

家族、あるいは親しい友人の健康問題が契機となり、なんらかの症状を認めることがある。上記の症例では、友人から患者、患者から妻の健康問題へ影響したことが予想される。検査で問題がなくとも患者の苦痛に耳を傾け、原因をみつけ解決していきたい。今回を契機に、禁煙への動機づけも行い、健康管理への意識づけを行い、同時に夫の健康に関する妻の不安も解消していきたい。

11. まとめ

プライマリ・ケアの診療の中で、胸痛を示す稀な重篤な疾患を見逃すことなく、診断していくことは容易ではないが、既往歴、家族歴、危険因子、発症状況、胸痛の性状、持続時間、随伴症状など病歴と身体所見をしっかりとり、これらを総合的に判断することが重要である。また、患者や家族に十分な説明を行い、不安を取り除く配慮も必要である。患者、家族の不安が解消できるまでフォローしていく。

（玉城　浩）

参考文献

1) Klinkman MS：Chest Pain. Manual of Family Practice, 2 nd ed, Robert B, Tayler MD (eds), pp 48-56, USA, 2002.
2) Jim Nuovo：Atypical Chest Pain. The 10-Minute Diagnosis Manual, pp 126-128, メディカルサイエンスインターナショナル，東京，2004.
3) Wolf PS：Chest Pain, Problem-Oriented Medical Diagnosis, 4 th ed, H.Harold Friedman(ed), pp 34-42, USA, 1987.
4) Meisel JL：Diagnostic approach to the patient with chest pain. UpToDate Version 12.2, 2004 (http://www.uptodate.com)

5) Clinical Evidence ISSUE 9, 2003.

Weaver WD, Simes RJ, Betriu A, et al：Comparison of primary coronary angioplasty and intravenous thrombolytic therapy for acute myocardial infarction；a quantitative review. JAMA 278：2093-2098, 1997（Search date 1996；primary sources Medline and scientific session abstracts of stated journals）.

I・よくみられる症状

5 血尿

重要事項

- 血尿の性状を知る。
- 血尿を引き起こす疾患を知る。
- 小児の学校検診での対応を理解する。
- 適切なタイミングで専門医に紹介する。

1．疾患を探る

血尿の定義：尿の中に赤血球が混入した状態。

肉眼的血尿と顕微鏡的血尿に分類される。
血尿という症状自体では、糸球体外からの出血が多量で凝血塊が尿管を閉塞しない限りは問題とならないといわれている。

[肉眼的血尿(Gross hematuria)]

赤もしくは褐色の尿。1 l あたり1 ml 以上の血液が混入しているだけで尿色の変化として現れるので、尿色調の変化は必ずしも混入している血液総質量を反映しているわけではない。

[顕微鏡的血尿(Microscopic hematuria)]

他の目的でディップスティックにて検査をした際に偶然みつかることが多い。尿沈渣部分の強拡大(×400)の視野で2個以上の赤血球を認めた状態。

小児では尿沈渣部分の強拡大の視野で5個以上の赤血球を認めた状態。

カットオフポイントは明確に定めれられたものはない。

❶発生頻度

成人：0.19～21％と幅が広い。

小児：顕微鏡的血尿 0.05～2.0％、肉眼的血尿 0.13％(実際の発生率は低いとみられている)。

❷ 原因疾患と関連しうる部位

a. 成人（血尿の75%が尿道炎、前立腺疾患、膀胱癌、膀胱炎など。1.5%が糸球体性疾患）

- 一過性血尿
- 尿路感染症（腎臓、腎盂、膀胱、尿道）
- 結石（腎臓、腎盂、尿管、膀胱、尿道）
- 運動
- 外傷
- 子宮内膜症
- 多発性囊胞腎
- 腫瘍（腎臓、膀胱、前立腺）
- その他：糸球体病変（IgA腎症、感染後糸球体腎炎、薬剤性、血管炎、ループス腎炎、家族性疾患）
- 薬剤

b. 小児

- 肉眼的血尿：尿路閉塞。尿路感染症、尿道口・会陰の炎症、外傷、尿路結石、急性糸球体腎炎、IgA腎症、慢性糸球体腎炎。
- 顕微鏡的血尿：肉眼的血尿を起こす疾患＋慢性糸球体腎炎（IgA腎症、糸球体基底膜疾患など）、良性家族性血尿、高カルシウム血症など。

小児では学校検診の中で無症状で発見されることも多く、その際には「学校生活管理指導表」に則って生活指導をしていくことが望ましい。

❸ 診断

［検査項目］

a. 診療所レベル

● 検尿

ⅰ）採尿条件

- 採尿時期（早朝尿、随時尿）
- 採尿方法（全尿、3分配法尿、カテーテル尿など）
  - 3分配法尿

第一尿：前尿道病変の可能性が高い。
第三尿：膀胱三角部、後尿道病変の可能性が高い。
全尿：腎臓、尿管、びまん性膀胱病変の可能性が高い。
- カテーテル尿のときは手技的な面での血尿が起こりうることに注意が必要。

ii) 試験紙法による検尿(数週から数ヵ月の間に早朝尿で数回繰り返し行うことが望ましい)

血尿がみられたときは、可能なときは遠心分離を行って評価していく。

① 沈渣部分が赤い、上澄み部分は透明
→血尿の可能性
② 上澄み部分が赤く、ディップスティックにて陽性となる
→ミオグロビン尿、ヘモグロビン尿の可能性
③ 上澄み部分が赤く、ディップスティックにて陰性となる
→ビート尿、ポルフィリン症、フェナゾピリジンの可能性

- 試験紙法の原理：ヘモグロビン(Hb)のペルオキシダーゼ反応を利用している。ミオグロビン(Mb)も反応するがHbの場合は遊離のHbしか検出できない。試験紙には溶血剤も含まれており、溶出できない赤血球は点状に染まることがある。
- 偽陽性：ミオグロビン尿(痙攣重積発作後、炎症性筋疾患、重症熱傷、外傷、毒素、薬剤など)
酸化物の混入(次亜塩素酸、ポピドンなど)
生理血混入

尿路感染症時も偽陽性となる(細菌のペルオキシダーゼ反応による)

- 偽陰性：尿のpHが5.1以下
空気にさらされたディップスティックを使用

iii) 色調
- 褐色・泡状の尿：糸球体腎炎の可能性がある。
- 凝血塊の存在・ピンクもしくは濁りのない赤色尿：尿路系からの出血の可能性がある。

iv) 尿沈渣

- 赤血球円柱・不均一な赤血球：糸球体性疾患による血尿の可能性が高くなる。
- 均一な赤血球：下部尿路系からの血尿の可能性が高くなる。
- 顕微鏡で赤血球がみつからないとき：ヘモグロビン尿、ミオグロビン尿を考える。
- 凝血塊があるとき：膀胱頸以上からの出血の可能性が高い。

ⅴ）尿培養

尿路感染症の確定診断・鑑別診断には必要となる。

ⅵ）尿細胞診

膀胱上皮内癌では感度が一番高く（約90％）、上部尿路の移行上皮癌では限られている。全体としての偽陰性は65％との報告もある。

b．専門医レベル（一部の画像診断は診療所でも可能）

ⅰ）画像診断（腎臓、集合管、尿管、膀胱）

腎臓部の超音波、CT、腹部単純撮影、IVP

ⅱ）膀胱鏡

上部尿路に問題がみられず、膀胱・尿道疾患が疑われるときに施行。

ⅲ）腎生検

血清クリアチニン上昇、蛋白排泄量増加、説明のつかない血圧上昇など疾患の進行が明らかなとき。

❹問診

［症状］

- 体重減少、倦怠感、食欲不振はないか。
- 血尿は一過性か持続性か。
- 現在、膿尿、排尿困難、頻尿、排尿時痛などはないか（尿路感染症、前立腺炎などの鑑別）。
- 最近の上気道感染既往はないか（感染後糸球体腎炎、IgA腎症などの鑑別）。
- 腎疾患の家族歴はないか（遺伝性腎症の鑑別）。
- 片側性の側腹部痛（鼠径部に放散するときは石か凝血塊による尿路閉塞の可能性がある）

❺ 生活習慣

飲酒歴、喫煙歴、服用薬剤。

❻ 家族歴

多嚢胞腎、鎌状赤血球、腎結石、糸球体疾患、結核、良性家族性血尿など。

❼ 年齢

<mark>全年齢で発症しうるが、50 歳以上の血尿では一時的であっても悪性腫瘍を疑って包括的な評価を進めることが重要。</mark>

❽ 身体所見

- 血圧：高血圧の有無。
- 浮腫：腎機能低下により全身性浮腫出現の可能性。
- 体重の変化：水貯留に伴う体重増加。

❾ 採血項目

- 基本的検査：肝臓・腎機能検査、末梢血、凝固能など。
- それ以上の評価：補体価、ASO、ANA など。

2．病気の経験を探る

解釈：「昨日運動し過ぎたからではないか？」、「今までの育て方に問題があったのか？」

期待：「このまま1回だけで済んでほしい」、「何も異常がなく検査が終わってほしい」

感情：「見た目には普通の尿なのにどうして？」、「これからずっと血尿が続くの？」

影響：「運動を制限されないだろうか」、「今までどおりの生活ができるのだろうか」

- 肉眼的血尿の場合は、視覚的なインパクトがあるため医療者が考えている以上に不安感が強い。

Ⅰ・5 血尿

- 顕微鏡的血尿の場合は、外観上変化がないため、受療者が重要視していないことがある。

3．ケアのオプション

　診療所外来では尿沈渣を含めた検尿、採血を含めた検査を行っていく。可能な限り早朝尿を持ってきてもらい、再検査を行っていくことが望ましい。その際には上気道疾患の罹患歴を含めた全身状態の評価を行うことが重要である。

　医療機関の環境・時間的に可能であれば腎臓を含めた尿路系の超音波検査、腹部 CT を撮影して器質的疾患を除外していく。

●こんなエビデンスがある

・顕微鏡的血尿患者の評価に有用な画像診断は？

　CT と IVP を比較しているエビデンスレベル 2 b のコホートスタディがある。

　肉眼的血尿にかかわらず背部痛のある者の評価には単純 CT の方が IVP より有用である。

　115 人の無症候性顕微鏡的血尿に対し、5 日以内に両方の検査を行ったとき、38 人(33%)に異常がみつかり、疑陽性は CT で 2 名、IVP で 7 名いた。

　CT の感度は 100%、特異度は 97.4%、IVP の感度は 60.5%、特異度は 90.0%。費用としては CT の方が高いが、他の放射線的検査を行う率は低くなり、全体としての費用は同程度となる。

4．家族のケア

- 学童であれば毎年定期的に学校検診を受け、血尿陽性の有無を継続して確認していくように指導する。その際には、蛋白尿が陽性になるなどの他の所見が出現していないかを注意して経過観察を行っていく。
- 成人になるにつれて定期的な検診から漏れる人が増えていく。そのため、外来受診の際に既往歴を確認し、血尿の既往があれば最近検診を

受けたか、定期的な検診を受けているかを確認するように話を導いていく。

5. 患者教育

- 血尿単独では多くの場合は問題ないことを理解してもらう。
- 血尿以外の所見が出たとき、他の症状が出たときなどは早めに受診をするよう話をする。
- 症状がなくても定期的に検尿検査を行うことの重要性を理解してもらう。

6. フォローアップ

- 非侵襲的検査では3～6ヵ月。
- 侵襲的検査では1年程度。

再検査の間隔については明確に定められたものはないが、腫瘍のリスクが高いものについては尿細胞診と検尿を6、12、24、36ヵ月に行うことが勧められている。

7. 紹介のタイミング

- 糸球体性腎疾患による血尿。
- 蛋白尿、乏尿、高血圧など他の症状を認めるとき。

8. コストを考える

- 尿中一般物質定性半定量検査：28点（判断料は算定できない）
- 尿沈渣顕微鏡検査：23点
    尿・糞便等検査判断料：34点
- 感染症血清反応　A群β溶連菌迅速試験：130点
    免疫学的検査判断料：144点
- 微生物学的検査
    細菌培養同定検査など
        泌尿器または生殖器からの検体：120点
    細菌薬剤感受性検査　1菌種：120点、2菌種：170点、

　　　　　　　　3菌種以上：230点
　　微生物学的検査判断料：150点
・超音波検査
　　腹部超音波　胸腹部：550点
・写真診断料　単純撮影　頭部、胸部、腹部、脊椎：85点
・写真撮影料　単純撮影：65点
・コンピューター断層(CT)撮影料
　　躯幹：830点(造影剤使用時：500点の加算)
・コンピューター断層診断料　450点
・経皮的針生検法：1,450点
・病理組織顕微鏡検査(1臓器につき)：880点
・病理学的検査判断料：146点

9．予防

- 予防すべき方法は大部分ではない。
- 溶連菌感染後は予防目的に抗生剤を10日間服用するように勧められることが多い(この点についての結論はまだ出ていない。議論の余地がある)。

10．症例(NBM)

　中学1年の男児が母親とともに学校検診での肉眼的血尿の結果を持って外来を受診してきた。

　診察を進めていくと検診の前に上気道炎症状があり、溶連菌感染症後の腎炎の可能性が出てきた。そのことを母親に説明すると「これからの学校生活はどうすればいいの？」、「さらなる検査が必要になって病院に行かないといけないの？」などの不安の言葉が聞かれた。

　早朝尿の沈渣を含めた検尿・採血検査を行い、採血にてASO高値より溶連菌感染後の血尿として定期的に診察することとし、学校生活については特に制限は行わず、新たな症状が出現してこないか確

認してもらうこととなる。

1年後の学校検診でも血尿で外来受診をしたが、再検査での所見上が悪化していないことを確認した。その1年後の学校検診では血尿が出ていないらしく、外来受診をすることはなかった。

<ポイント>

溶連菌感染症後腎炎と思われる血尿症例だが、扁桃炎症状があったときに溶連菌感染を疑って咽頭培養を含めた検査を行っていない。議論の余地はあるものの、抗生剤を長期的に予防服用しなかった影響も考えられる。両親にしばらくの間は定期的検査が必要性であることを説明していたにもかかわらず、肉眼的に血尿を認めず症状もないため、定期的な経過観察を行うことが困難であった。そのため、他の疾患で受診したときに可能な限り確認するように配慮していくことが必要であると思われる。

11. まとめ

血尿単独のときは早朝尿による尿検査を繰り返し行い、同時に他疾患による血尿がないか鑑別診断も考慮に入れて、検査内容を決定していくことが望ましい。

血尿単独の場合は、大部分が感染などが原因となるが、小児では感染後の腎炎の可能性、高齢者では結石や悪性新生物の可能性が出てくるのでその点に注意して診察を進めていくことが大切である。

（佐藤健一）

参考文献

1) Robert B, Taylor RB, et al (eds)：Siegfried Schmidt Ku-Lang Chang；hematuria. Manual of Family Practice, 2 nd ed, 2002.
2) Rose BD：Red urine；Hematuria：hemoglobinuria：myoglobinuria. UpToDate version 12.2, 2004 (http://www.uptodate.com/)
3) Rose BD, Fletcher RH：Evaluation of hematuria in 3 dults. UpToDate version 12.2, 2004 (http://www.uptodate.com/)

4) Gagnadoux MF: Evaluation of hematuria in children. UpToDate version 12.2, 2004 (http://www.uptodate.com)
5) IraN. Hollander: Hematuria. InfoPOEMs 2004 (http://www.infopoems.com/)
6) CT best for evaluation of asymptomatic microhematuria. InfoPOEMs 2004 (http://www.infopoems.com/)

I ・ よくみられる症状

6 更年期

重要事項

- 閉経前後の女性の生理学的な変化を理解すること。
- 閉経前後の女性によくみられる症状とそれに対する治療法を理解すること。
- ファミリーライフサイクルにおけるこの時期の特徴を理解し、患者個人の病気の経験に配慮すること。

1．疾患を探る

❶定義[1]

更年期とは性的成熟状態から卵巣機能が完全に消失するまでの期間を指す。日本人ではほぼ42歳頃から56歳頃までの10数年間にあたるが、個人差がある。

閉経とは卵巣における卵胞の消失による永久的な月経の停止、と定義される。臨床的には45歳以上の女性で1年間以上月経を認めなければ閉経としてよい。閉経年齢の正常値は日本人では45歳から56歳まで、とされている。

手術や薬剤の影響による二次性の閉経もある。35～40歳以前に閉経の徴候が発生する場合は早発閉経と呼び、通常、原因の検索を要する。

❷症状

a．短期症状

- 月経異常
- 血管運動神経症状(ホットフラッシュ)
- 精神神経症状(睡眠障害、不安、抑うつ、記銘力低下など)
- 萎縮症状
- 外陰の皮膚瘙痒症、老人性腟炎、尿失禁

b．長期症状
- 心血管系疾患のリスク上昇
- 骨粗鬆症の発症
- アルツハイマー型の認知症

❸ 病歴

- **月経に関する病歴**：最終月経、最終の正常月経、周期とその整/不整、出血量、月経困難症などの随伴症状、避妊法。
- **泌尿生殖器に関する病歴**：性生活と性欲について、性交疼痛、排尿の頻度や尿失禁、膀胱炎や腟炎の症状。
- **更年期症状に関する病歴**：ホットフラッシュ、気分の変調、睡眠パターンの変化、肌や髪のつやの変化。
- **健康管理に関する病歴**：運動の習慣、食習慣(サプリメントも含む)、体重、アルコールの摂取、喫煙、違法薬剤の使用、職業、子宮頸癌検診や乳癌検診の受診状況、社会的なサポート。
- **関連する既往歴**：脳・心血管系疾患、骨粗鬆症、悪性疾患のリスクファクターの有無
- **関連する家族歴**：家族構成やその家族の健康状態

❹ 身体所見

身体所見は全身状態の診察と乳房の診察、内診に焦点を当てる。
- **全身状態の診察**：倦怠感、皮膚の乾燥、髪や爪の状態、情緒、体重、脊椎の変形、甲状腺と頸部リンパ節。
- **乳房の診察**：腫瘤・圧痛の有無、滲出液の有無、腋窩リンパ節の触診。
- **内診**：外性器、尿道、腟、頸部、子宮、付属器。

❺ 診断

同様の症状を呈する他の疾患を除外し、上記の症状を総合して診断する。

閉経の診断については、臨床的には 45 歳以上の女性で 1 年間以上月経を認めなければ閉経としてよいが、FSH の上昇(>40 mIU/ml)とエス

トラジオールの低下を診断の手がかりとすることもある。

2．病気の経験を探る

更年期は女性の人生においても重要な時期である。

子供の結婚や就職による母親としての役割の終了、夫の単身赴任などによる「空の巣症候群」、患者自身の両親や兄弟との死別、老化による容姿の変化に対する自信の喪失や老いへの不安など、さまざまな出来事やストレスが女性の心身に影響を及ぼす。

患者と卵巣機能の低下・消失に伴う症状について議論すると同時に患者個人のもつ感情、医療者への期待、解釈モデル、生活への影響、患者個人の背景についても議論し、ケアに結びつけていく必要がある。

3．ケアのオプション

❶ホルモン補充療法（Hormone replacement therapy；HRT）

a．定義

閉経期にエストロゲンを投与することをエストロゲン補充療法（Estrogen replacement therapy；ERT）という。エストロゲンとプロゲスチンを両方またはそれぞれ単独で投与することをHRTという。

b．HRTの有用性

①血管運動神経症状の予防と緩和、②非尿生殖器の萎縮による症状の緩和、③骨粗鬆症の予防と進行抑制、④睡眠の改善。

c．HRTのその他の効果

①子宮内膜癌のリスクの上昇：エストロゲンは子宮内膜の増殖を刺激することによる。子宮内膜癌のリスクが6倍まで上昇する。Medroxy-progesterone（MDA）にして10 mg/日相当のプロゲスチンを月12日間投与することにより、子宮内膜は正常範囲を超えて増殖しない。

②乳癌のリスクの上昇：HRTにより乳癌のリスクが上昇する。相対リスクは1.2～1.4。エストロゲンの使用が長期に及ぶほどリスクは上昇し、中止することによりリスクは減少する。プロゲスチンを追加しても乳癌発症のリスクは減少しない。

③静脈血栓症のリスク上昇：相対リスクの上昇は2〜3倍。
④脂質代謝の改善(HDLコレステロールの上昇)
⑤性器出血：HRTを実施するうえで最も厄介な副作用である。
⑥乳房の緊満感

d. HRTの禁忌と注意点

ⅰ) 禁忌

妊娠の疑い、原因不明の不正性器出血、乳癌の既往または疑い、エストロゲン依存腫瘍、血栓性静脈炎や血栓・塞栓性疾患、重症肝機能障害。

ⅱ) 注意して実施

高血圧、糖尿病、ヘビースモーカー、高度の肥満。

ⅲ) Women's Health Initiative (WHI) について

閉経後の女性における疾患の発症予防対策を総合的に評価することを目的に実施されている臨床研究WHIのうち、HRTの心血管疾患、癌、骨粗鬆症の発症に及ぼす影響を長期間にわたり追跡するWHI Hormone Programの中間報告において、エストロゲン・プロゲスチン併用療法が試験開始後平均5.2年で2002年に、エストロゲン単独療法が試験開始後平均6.8年で2004年に相次いで「リスクが有効性を上回る」として中止となった。

エストロゲン・プロゲスチン併用療法では心血管疾患の一次予防に関して有効性が認められなかったこと、乳癌発症のリスクが上昇することが主な理由、エストロゲン単独療法では心血管系疾患の一次予防に関して有効性が認められなかったこと、脳卒中のリスクが上昇することが主な理由である。

この結果を踏まえ、日本産婦人科学会、日本更年期医学会は「今後のHRTのあり方」を提示している[2)3)]。要旨は以下のようなものである。

①更年期症状(血管運動神経症状、腟萎縮などの泌尿生殖器萎縮症状)に対する効果は明らかであり、更年期症状の治療を目的としたHRTを制限するものではない。

②HRTの骨粗鬆症の予防・治療に対する有効性は明らかであるが、そのほかにも骨折予防効果が証明された治療法が存在することを患者に伝える必要がある。

③心血管系疾患の一次予防を目的として結合型エストロゲン 0.625 mg/day を基本とした HRT を行うべきではない。

e．HRT を開始する前の評価

- 病歴：月経・閉経歴、乳癌・子宮癌の家族歴、心血管系疾患・骨粗鬆症のリスクファクター。
- 身体所見：乳癌検診、内診と子宮頸癌検診。
- 検査：マンモグラムを毎年実施。経腟エコー、内膜細胞診・生検、骨塩定量は必要な症例で行う。

f．HRT の開始

更年期にある女性が症状を有するときに HRT を開始する。不正子宮出血をコントロールする目的で HRT を行う場合は事前に内膜細胞診・生検を行うべきである。

HRT を受ける閉経後の女性は治療に先立ってルーチンで内膜細胞診・生検を受ける必要はない。

g．使用するホルモン製剤の例

ⅰ）エストロゲン製剤
- 経口製剤：結合型エストロゲン（プレマリン® 錠　0.625 mg）
　　　　　　エストリオール（エストリール® 錠　0.1、0.5、1 mg）
- 経皮製剤：エストラジオール（エストラダーム M®　貼付剤 0.72 mg　TTS 貼付剤 2.0 mg）
- 局所投与：エストリオール（エストリール® 腟錠　0.5 mg）

ⅱ）プロゲスチン製剤
- 経口製剤：酢酸メドロキシプロゲステロン（ヒスロン® 錠　5 mg、プロベラ® 錠　2.5 mg）

h．使用例

完全な無月経が得られ、副作用を最小限にできる投与法が望ましい。完全な無月経を得られず不整な性器出血が続く場合は、周期的な消退出血を起こすことが望ましい。

ⅰ）エストロゲン持続単独療法

原則として子宮を摘除した女性に対して使用する。結合型エストロゲン 0.625 mg/日またはエストリオール 2 mg/日、副作用に応じ減量。

ii）エストロゲン・プロゲスチン持続併用療法

結合型エストロゲン 0.625 mg/日と酢酸メドロキシプロゲステロン 2.5 mg/日。最初の 6 ヵ月は不正な性器出血がよくみられるため、この時期は内膜細胞診や生検は行うべきではないが、これ以上の期間を超えて不正な出血がみられる場合は考慮する。

iii）周期的エストロゲン・プロゲスチン投与

結合型エストロゲン 0.625 mg/日を周期の第 1 日～25 日、酢酸メドロキシプロゲステロン 2.5 mg を周期の第 1 日～25 日または 10 mg を第 12 日～25 日まで使用し、残り 5 日を休薬期間とする。通常、休薬期間中に消退出血が起きる。ホルモン投与中に出血が認められる場合は内膜細胞診または生検を考慮する。

iv）エストロゲン持続・プロゲスチン周期投与

結合型エストロゲン 0.625 mg/日を、休薬期間をつくらず持続して投与。酢酸メドロキシプロゲステロン 10 mg を周期の第 1 日目から 10～14 日間投与。周期の第 10 日目以前に出血が起こるようなら内膜細胞診または生検を考慮。

❷ 短期症状～HRT 以外の治療法

a．血管運動神経症状

ⅰ）選択的セロトニン再取込み阻害薬（SSRI）

Venlafaxine（日本未発売）、パロキセチン（パキシル® 錠　10 mg、20 mg）が有効であるという無作為試験（RCT）がある[4]。

ⅱ）植物性エストロゲン（大豆製品やサプリメントとして）

複数の無作為試験において植物性エストロゲンがホットフラッシュの症状をある程度改善することが示されている。

ⅲ）その他

塩酸クロニジン（経皮製剤）[4]、Gabapentin[4]、Veralipride[4]、Tibolone[4,5]、などの薬剤がホットフラッシュに対して有効性が示唆されているが、日本では未発売である。

b．精神神経症状

HRT は更年期障害に伴う抑うつ症状、不安症状、睡眠障害にある程度

有効であり[6]、軽度の症状の場合は向精神薬を使用する前に HRT を実施してみる価値があるが、WHI の報告を考慮に入れるべきである。

効果が得られない場合は、抗不安薬、抗うつ薬、睡眠薬を症状に合わせ使用する。

C．萎縮症状

- 萎縮性腟炎〜性交疼痛
  エストロゲン局所投与：エストリオール(エストリール® 腟錠　0.5 mg)1 回 1 錠　1 日 1 回 10〜14 日間使用

- 尿失禁(腹圧性尿失禁)
  i) 骨盤底筋訓練(Kegel 法)[1)4)5]
  ii) 腟内挿入円錐[5]：日本で入手可能なものとしてフェミナコーン®がある[1]。
  iii) 薬物療法
  - HRT の有効性は示されていない[5]。
  - 現在純粋な α-アゴニストは入手できない。イミプラミン(トフラニール® 錠　10 mg、25 mg 錠)は α 刺激作用と抗コリン作用をもち使用されることがあるが、効果について十分なエビデンスはない[4]。
  - 日本国内では塩酸クレンブテロール(スピロペント® 10 μg 錠　20 μg/g 顆粒)が腹圧性尿失禁の適応をもつ。
  iv) 手術療法

❸ 長期症状〜HRT 以外の治療法

［骨粗鬆症の予防と治療］

適切な運動とカルシウム摂取(1,200〜1,500 mg/日)と禁煙と控えめな飲酒などの危険因子除去。

- ビスフォスフォネート製剤[7]
  アレンドロン酸(フォサマック®、ボナロン®　5 mg 錠)、リセドロン酸(アクトネル®、ベネット®　2.5 mg 錠)、エチドロン酸(ダイドロネル®　200 mg 錠)が日本国内で使用可能なビスフォスフォネート製剤である。

- Selective Estrogen Receptor Modulators(SERMs)

 ラロキシフェン(エビスタ® 錠60 mg 錠)が日本で使用可能になった。子宮内膜の過形成や不正出血を起こさずに骨塩を増加させ、血清総コレステロール、LDLコレステロールを低下させる。複数のRCTにおいて椎体骨折の予防効果が示されているが、HRTやビスフォスフォネート製剤よりは劣ると考えられている[4]。

 心・脳血管系疾患への影響は未知であるが、4年間のRCTにおいて心血管系疾患の増加は認めなかった[8]。

- カルシトニン

 椎体骨折の予防効果を示すエビデンスが存在する[7]が、骨折の予防としては一般的ではなく、骨粗鬆症による骨折急性期の痛みを軽減する目的で使用される。

- カルシウムとビタミンD

 骨折の予防効果を示すエビデンスが存在する[7]。

 活性化ビタミン製剤として
 - アルファカルシドール(アルファロール® 0.25・0.5・1・3μg カプセル、ワンアルファ®　0.25・0.5・1μg 錠、ほか)
 - カルシトリオール(ロカルトロール® 0.25・0.5μg カプセル、ほか)

❹ 漢方薬について

 従来から更年期障害の治療法として漢方薬が利用されてきた。

 桂枝茯苓丸、加味逍遙散、当帰芍薬散、八味地黄丸、女神散、などはいくつかの症例集積研究においてKupperman閉経期指数や簡略更年期指数(SMI)を改善するという結果が得られている[9]。

 更年期障害は漢方では瘀血や肝の異常、心の異常という病態で捉えられることが多く、証を考慮したうえで上記以外の薬剤も考慮すべきである。

 更年期障害でよく用いられる薬剤の特徴を**表3**に示す[1]。

表3 ●更年期障害でよく用いられる漢方薬の特徴

処方名	特徴
当帰芍薬散	冷えの症状、月経不順や疲れやすいなど、やや弱々しい感じを与える場合に使用。
加味逍遙散	ほてりの症状。肩こりや疲れやすいなどの症状。不眠、神経質、憂うつなど精神神経症状。
八味地黄丸	腰痛、しびれ、夜間頻尿などに更年期から老年期にかけて使用することが多い。
女神散	ほてり・のぼせ、めまいなど比較的症状が長引いている人 不眠、憂うつ、肩こりなどの症状。
桂枝・苓丸	体格・体力など、比較的しっかりしている人。ほてり・のぼせ、肩こり・頭痛などの症状。

4．紹介のタイミング

- 不正出血など内膜細胞診・生検の必要な症例は、自身に経験が少ない場合は経験の豊富な医師に紹介すべきである。
- 子宮頸癌検診・乳癌検診（mammogram を含む）を自施設で行うことが困難な場合は年に一度紹介するか、定期的に検診を受けるよう勧める。
- 骨塩定量を実施すべき症例で、自施設で行うことが困難な場合も紹介の適応となる。
- 自殺念慮が強いなど、重症の抑うつ症状を示す場合は速やかに精神科専門医へ紹介すべきであろう。

5．予防

更年期の女性のケアにおいて、患者と以下のことについて議論すべきであろう。

- 子宮頸癌、乳癌検診を年1回受診すべきであること。
- 閉経後は心血管系疾患のリスクが高くなることについて説明し、生活習慣を是正することや定期的に検診を受けるべきであること。
- 子宮内膜癌、乳癌に限らず、悪性疾患の発症率の高まる年齢でもあり、喫煙などリスクとなる生活習慣を是正することや定期的に検診を受け

るべきであること。

6．症例（NBM）

　50歳、女性。1週間前に軽い心窩部痛を主訴に初診した、農家の女性。今日はその心窩部痛のフォローアップのため再診した。心窩部痛は少量のH$_2$ブロッカーの投与のみで数日で軽快したという。

　N.M.さん「今日は前回も少しだけお話した別の件についてご相談してもいいですか？」

　そういえば、前回この1ヵ月くらい、・・・、「これって更年期障害のせいですか？」とおっしゃり、今日の再診のときに詳しくお話を伺う約束をした。

　食欲がなく、寝つきが悪いとのこと。何かと億劫で外出が面倒、家事も億劫で食事の品数も減らし気味。

　仕事や家事が「すべて義務的にこなしている感じがします」という。どうも考えがまとまらず集中力も続かない。

　10年ほど前にこの村が大根をつくるのに最適な土地であるということで、別の土地から引っ越してきた、この村では珍しい大根農家。「敢えてきっかけといえば、仕事のことで後継ぎの息子と夫との間で意見が違って、心労が続いたせいかも知れません…」と。

　そういえば、月経はまる1年まったくなく、肩から上に急にのぼせる症状が出現しているし、夫婦生活で痛みを感じるようになり、辛い。更年期になったから、このような症状が出ているのだと思う、と。

　身体診察、内診では異常も認めず、腟粘液の鏡検においても異常は認めなかった。

　更年期障害としてのホットフラッシュ、萎縮性腟炎による性交痛と、抑うつ症状と考え、本人の希望する萎縮性腟炎と抑うつ症状の治療を開始した。SSRIとエストリオール腟錠を開始した。

　2週間後のフォローアップでは性交痛は治癒した。「自分の悩みの原因が抑うつ症状によるものであることがわかったし、しかも出口

があることがわかって、それだけでも気分が楽になってきました」。SSRIを開始して6週後には気分はほぼ以前と同じように改善、睡眠障害も解消された。エストリオール腟錠を時々処方しつつSSRIの内服を6ヵ月継続、その後減量し、終診となった。

＜ポイント＞

卵巣機能の低下による更年期の症状の背景に、わずか10年前に農家としてこの村に住みつき頑張ってきたことや、世代交代の時期が迫っている症例であった。薬剤による症状のサポートのほかに、自身の背景を言葉にして語る中で解決されていった。

7．まとめ

更年期の女性の診療は疾患の治療に限らず、この時期特有の心理社会的な問題、患者個人の背景に配慮した診療が重要であり、家庭医にとって非常にやり甲斐のある分野である。

治療のオプションやそれに関するエビデンスは年々増えており、常に知識のアップデートを心がける必要がある。

(山田康介)

参考文献

1) 青野敏博：更年期外来診療プラクティスエキスパートが答える女性ホルモン補充療法Q&A．医学書院，東京，1996．
2) 「Women's Health Initiative(WHI)中間報告」に対する見解と、現時点での本邦におけるHRTのあり方．日本更年期医学会HP(http://www.j-menopause.com/data/page/kyu_HRT.html)
3) 「WHIにおけるエストロゲン単独投与群試験の早期終了の報告」に対する見解と現時点での本邦におけるHRTのあり方．日本更年期医学会HP(http://www.j-menopause.com/data/page/whi.html)
4) Robert F Casper. Menopausal hot flashes. Up To Date version 12.2, 2004 (http://www.uptodate.com/)
5) Edward Morris, Janice Rymer. Menopausal syndrome. Clinical evidence HP (http://www.clinicalevidence.com)

6) Linda French. Promoting Health for Women at Menopause. Essentials of family medicine, 201-213. Philadlphia, Lippincott Williams & Wilkins, 2002.
7) Oliver Bruyere, John Edward, et. al. Fracture prevention in postmenopausal women. Clinical evidence HP (http://www.clinicalevidence.com)
8) Raloxifen not for CVD. Inforetriever 2004 InfoPOEMs summary (http://www.infopoems.com/)
9) 寺沢捷年：EBM 漢方. 医歯薬出版, 東京, 2003.

I・よくみられる症状

7 呼吸困難

重要事項

- 呼吸困難の病因は多岐にわたり、緊急を要する場合も少なくない。正確な診断・治療・病診連携が必要である。
- 病因診断には詳細な問診・身体所見と適切な検査の組み合わせが不可欠である。急性発症の場合は後方病院への転送の是非も速やかに判断しなければならない。
- 呼吸困難は本人の心理に負担をもたらし二次的な精神障害を惹起しうるため、心理社会的な評価・支援も同時に行う必要がある。

1. 疾患を探る

「呼吸困難」は自覚症状として訴えられ、他覚的所見としては「頻呼吸」「起座呼吸」を認めることが多いが、他覚的な重症度と本人が自覚する呼吸困難感の程度は必ずしも相関しない。

診断には、身体因の鑑別を系統的かつ網羅的に行い、身体因の除外とともに心因の鑑別を行う。但し心因は身体因の除外診断のみでなく積極的な診断が必要な場合も少なくない。

病態生理は大きく下記に分類される（表4）。

- 酸素摂取の障害：気道の閉塞、拘束性障害、呼吸労作の障害
- ガス交換の障害
- 肺局所灌流の障害
- 全身循環の障害
- 酸素需要の増大
- CO_2排泄・酸塩基平衡の障害
- 精神的な障害

これらと解剖学的分類を組み合わせることで系統的に鑑別疾患を列挙する。

表4 呼吸困難の鑑別診断

	呼吸器・気道	心血管	その他
酸素摂取の障害	◆気道の閉塞 　喉頭炎・喉頭蓋炎 　気管支炎 　肺癌（原発性・転移性） 　COPD 　気管支喘息 　異物誤嚥・窒息 ◆拘束性障害 　珪肺 　後彎側彎症 　漏斗胸 　気管支拡張症 　気胸・血胸 　胸水		◆呼吸労作の障害 　肋骨外傷 　筋萎縮性側索硬化症 　筋ジストロフィー 　重症筋無力症 　脊髄損傷 　甲状腺機能低下症 　肝機能障害 　過度の肥満 　長期臥床によるデコンディショニング 　物質中毒
ガス交換の障害	肺水腫 肺炎・肺結核・肺膿瘍 肺癌（原発性・転移性） COPD 間質性肺炎・肺線維症 過敏性肺臓炎 無気肺		サルコイドーシス 結節性多発動脈炎 ウェゲナー肉芽腫症 強皮症
肺局所灌流の障害	肺塞栓 血管腫	肺高血圧症	
全身循環の障害		虚血性心疾患 うっ血性心不全 急性左室不全 先天性心疾患 ショック	貧血 血液腫瘍 メトヘモグロビン血症 鎌状赤血球貧血
酸素需要の増大		ショック	発熱 甲状腺機能亢進症 多血症・血液腫瘍
CO_2排泄・酸塩基平衡の障害	肺気腫		乳酸アシドーシス 尿毒症 糖尿病性アシドーシス
精神的な原因			過換気症候群 パニック障害 全般性不安障害 抑うつ状態

表5 ●呼吸困難の鑑別に必要な病歴聴取・身体所見・検査

病歴	既往歴・家族歴・投薬歴・アレルギー歴・職業(粉塵・毒性物質吸引環境の有無) 発症様式、性状、持続時間、誘因、増悪・寛解因子、随伴症状など 心因の有無、不安障害・気分障害のスクリーニング
身体所見	バイタルサイン(意識状態・血圧・脈拍・呼吸数・体温)、胸腹部聴打診、頸部触診、浮腫の有無、神経所見、結膜所見、頸静脈怒張など
検査	胸部X線、心電図、血中酸素飽和度、血液検査(血算、一般生化学、炎症反応、甲状腺機能など)、血液ガス分析、ピークフローメーター、呼吸機能検査(スパイロメトリー、フローボリューム曲線)、肺拡散能検査(DLCO)、喀痰鏡検・培養、心エコー、胸部CT、肺換気・血流シンチなど

2. 病気の経験を探る

呼吸困難は大きな苦痛と不安・恐怖を伴う症状であり、苦痛と不安・恐怖は相互にポジティブフィードバックを起こすために結果的に呼吸困難を悪化させるという悪循環に陥りかねない。

急性発症で緊急を要する場合でも、常に患者の不安に耳を傾け、酸素投与などの可能な治療があれば早期に開始し、積極的に安心を与えることで病態の悪化を回避し早期の適切な診断にもつなげることができる。

3. 紹介のタイミング

・気胸・血胸、異物誤嚥、重篤な低酸素血症、CO_2ナルコーシス、その他意識障害、ショック、肺塞栓・心筋梗塞が疑われる場合など、緊急性の高い病態では早期に後方病院へ転送する。
・診断の結果高度な治療を要する場合、もしくは十分な診察・検査にもかかわらず原因が同定されない場合も、適宜専門医に紹介する。

4. ケアのオプション

治療は診断に応じて適宜進める。

5. 症例（NBM）

　75歳、女性。早朝および労作時呼吸困難を主訴に初診。呼吸困難は1ヵ月ほど前より徐々に出現し、最近では数十メートルの歩行で容易に呼吸困難に陥る。就眠すると未明に呼吸困難で目覚めしばらくは起座呼吸となる。

　本態性高血圧症・高脂血症で他院通院していたほかは既往歴なし。夫と2人暮らしで、子どもはいない。

　初診時は、恬淡とした表情で整然と順を追って病状を語り動揺した様子はない。しかし語る言葉は「歩いたあとの苦しさは死ぬかと思うぐらいです」「原因がなんなのかを知りたい」と切実である。

　血圧124/78 mmHg、脈拍82/整、呼吸数22/分、末梢血酸素飽和度97%（安静時・室内気）。心音に異常なく、肺音もクリア。しかし試みに院内を往復歩行すると数十秒で酸素飽和度は90%程度に低下し呼吸困難が出現、呼吸数は30/分以上に増大。

　胸部単純写真を撮影したところ、左肺尖部に直径4 cm大の腫瘍像を認め気管を著しく圧排しており原発性肺癌が疑われた。肺内転移は認めず胸水貯留もなし。心電図は異常所見なし。

　「肺に影がある。これが呼吸困難の原因と思われる」と説明し入院精査を勧めるが、入院後の夫の生活を案じ入院を拒否。「主人をおいて入院はできません。なんとか家で診療して下さい」と言う。夫も看病のための病院通いやひとり暮らしへの不安から入院を積極的に勧められないでいる。夫の要介護認定は「自立」であるため介護保険サービスも利用できない。

　やむを得ず一旦帰宅とし、その後は病状を鑑みて2～3日おきの往診に切り換えてコミュニケーションに努めた。

　往診を繰り返す中で、疑われる病状の理解、期待する結果、現状への思いなどを種々たずねてみるが「75年生きてきたのですから身体も弱りますね」の言葉しか返らず、真意を計りかねるところがあった。一方で「仮にがんのような重い病気であったとしても自分は受け入れる」という明確な言明もあり、夫もその気持ちをよく理解してい

ることが明らかとなった。

　これを踏まえ、肺癌の可能性が極めて高いこと、まだ limited disease である可能性があり治癒や年余の延命が期待できること、を本人と夫に説明した。説明の最中はじっと黙って聞き入るのみであり、説明終了後に気持ちや意見を求めても静かな表情で「2～3日考えてみます」と答えるだけであった。

　3日後に「入院します。病院の手配をお願いします」と夫から電話あり。早速後方病院に入院依頼を行い即日入院となった。入院後にベッドサイドに伺ったところ、夫から「先生が帰った後、家内は『がん』と説明した先生のことを恨んでみたり私に八つ当たりしたりとかなり"荒れ"ました。実は若い頃は気性の激しい女性で、歳をとってからはおとなしくなっていたのですが、久しぶりに怒った家内を見ました。『がんでも受け入れる』と最初に言ったのは本心というよりも重い病気だったらどうしようという不安を打ち消すための強がりだったようです」と話があった。本人はサバサバした表情で「私の強がりを真に受けて『がん』と言った先生のことをずいぶん恨みましたが、今は言って頂いたお陰で入院を決断できたと思って感謝しています」と話すのであった。

（守屋章成）

参考文献

1) Stock RD : Shortness of Breath. Textbook of Family Medicine, Saultz JW (ed), pp 233-242, McGraw-Hill, New York, 2000.
2) Collins RD : Dyspnea, Tachypnea and Orthopnea. Differential Diagnosis in Primary Care, 3rd ed, Collins RD (ed), pp 172-176, Lippincott Williams & Wilkins, Philadelphia, 2003.

I・よくみられる症状

8 失神（小児を含む）

重要事項

- 心原性、神経原性、血管迷走神経性、起立性低血圧、状況失神、精神性、原因不明などの失神がある。
- 血管迷走神経性失神が頻度として多い。
- 多くの場合、病歴、身体診察、簡単な検査と心電図で診断がつく。
- 予後の悪い心原性失神の鑑別が重要、神経系の検査が過剰に使用されている。
- 失神の検査は高額になることが多い。

1. 疾患を探る

❶定義
失神は、突然起こる一過性の意識消失。

❷頻度
- 5～20％の人が、75歳になるまでに失神を経験。
- 小児では稀。
- 高齢者では頻度が多く、予後も悪い。

❸原因
- 心原性、神経原性（てんかんを含む）、血管迷走神経性失神（Neurocardiogenic syncope または Vasovagal syncope）、起立性低血圧（Orthostatic hypotension）、状況失神（Situational syncope）、精神性、原因不明などがある。
- 心原性：大動脈弁狭窄症、肥大型心筋症、肺塞栓症、不整脈（心室性頻脈、Sich sinus syndrome、房室ブロックなど）など。
- 神経原性：てんかん、TIA など。

- 低血糖症や低酸素症などでも意識消失を示すが、発症が突然でないので失神には加えない。
- 家庭医のクリニックでは、血管迷走神経性失神の頻度が失神の中で最も多い。
- 外来・入院・救急施設のある医療機関の統計では、心原性26％、非心原性26％、原因不明48％。
- 原因不明の失神は比較的予後がよく、心原性が最も予後が悪かった。
- 失神は患者またはその周りの人たちにとって重大な疾患と思われがちだが、良性でそれっきりで終わることも少なくない。ただ、良性を含め失神によって外傷を被る人も約1/3いることも事実である。

❹診断

- 多くの場合、病歴、身体診察、簡単な検査と心電図で診断がつく。
- 予後の悪い心原性の失神を明らかにすることが、第一の目的である。

ａ．病歴

- 失神が起こった際に誰かが見ていれば、診断に有用。例：手足の動き、脈の有無など。
- 1回の失神、または長期間に数回の失神→比較的良性の失神で治療なしでも再発の可能性は少ない。
- 既往歴も大切：過換気症候群、パニック障害、糖尿病性自律神経障害、降圧薬による失神、心疾患の存在。

- 失神の経過が4年以上、意識消失の前に腹部の不快感、そして回復期に悪心と発汗→神経性の失神の場合が多い。
- 痙攣との鑑別：痙攣では突然に完全に回復することはない。痙攣ではいろいろな部位の軟部組織に損傷を受けている。舌の損傷も痙攣を疑わせる。

- 心臓の疾患がない→ほぼ、心原性の失神を否定できる。
- 悪心・嘔吐がなく心電図異常あり→ほぼ不整脈による失神。
- 仰臥位での失神→不整脈

- 前兆のない失神→不整脈
- 運動によって起こる失神→心室性頻脈、大動脈弁閉鎖症、肥大型心筋症。

- 悪心、熱感、ふわふわ感、顔面蒼白、発汗などの前兆は、血管迷走神経性失神(Neurocardiogenic syncope または Vasovagal syncope)の可能性を示唆。
- 血管迷走神経性失神は多くの場合、立位で起こり、仰臥位では起こらない。
- 起立性低血圧(Orthostatic hypotension)では仰臥位から立位に体位を変換した際に起こる。
- 咳嗽、食事、冷たい飲み物、排尿、排便などで失神→状況失神(Situational syncope)
- 長時間続く失神→痙攣、大動脈閉鎖症。
- 短時間続く失神、仰臥位になると回復→不整脈、血管迷走神経性失神。
- 悪心、顔面蒼白、発汗が失神後もしばらく続く→血管迷走神経性失神(不整脈では比較的起こらない)
- きつい襟、頭の向きを変えるときに失神→内頸動脈過敏 Carotid hypersensitivity(高齢者に多い、稀)

b．身体診察

- 仰臥位と立位で収縮期血圧なら 20 mmHg 以上、拡張期血圧なら 10 mmHg 以上低下→起立性低血圧
- 脈拍、リズム→不整脈
- 呼吸数→肺梗塞、精神性の失神
- 心雑音→大動脈狭窄症、肺動脈狭窄症、肥大型心筋症であればバルサルバによって心雑音の変化。
- 内頸動脈過敏が疑われたら→内頸動脈マッサージも考慮。
- 神経所見の異常→神経原性

c．検査

- 多くの検査は、心原性失神の鑑別のためのもの。神経系の検査は、有益性が少ないが、使われ過ぎているのが現状。

- 次の3つの項目がすべて合致していれば、心原性失神の可能性は低い。
  ① 50歳以下
  ② 冠動脈疾患、心不全、または不整脈の既往がない
  ③ 心電図が正常
- 心電図：洞性除脈、房室ブロック、心室内伝導障害、QT延長症候群などがあれば、失神の原因診断はつきやすい。しかし、心電図では、10%しか原因究明できない。
- トレッドミル心電図：運動と関連した失神（肥大型心筋症など）や運動誘発性の不整脈のある患者に有効。
- ホルター心電図：よく使用されるが、装着時に失神が現れることはあまりないので有用とはいえない。病歴から不整脈が疑われるときに使用。
- 心エコー：左室機能不全、肥大型心筋症、大動脈狭窄症などを診断することはできるが、失神との因果関係を明らかにできないことが多い。
- ティルト（Tilt）・テスト：最近、日本でも施行されるようになってきたが、どこでも受けられる検査ではない。血管迷走神経性失神や高齢者の神経原性失神の鑑別に役立つ。しかし、感度度・特異度ともに低い。心原性が除外された場合にのみ施行。
- 脳CT、脳MRI：過半数の失神患者がこの検査を受けると思われるが、多くの場合、有用でない。脳波とともにこれらの検査は、病歴や検査から神経原性と疑われる場合のみ施行。
- 脳波：痙攣様の症状がある患者で、てんかんの除外にのみ有用。

5 熱性痙攣について

- 5〜8%の小児に起こる→多い病気
- 生後6ヵ月以上、5歳以下の小児に多い。
- 38℃を超える発熱時に発症。
- ほとんどは単純性の熱性痙攣。
- 単純性熱性痙攣では、痙攣は続いても15分で、多くの場合2、3分。痙攣が何回か起こっても全体で30分以上はない。神経学的な局在所見はない。

- 痙攣を起こす中枢神経疾患や代謝性疾患が明らかにない。
- もし、15分以上続く、左右差など局在所見がある、痙攣後に意識が戻らない、痙攣後に麻痺がある、などがある場合は複雑性の熱性痙攣を考える。てんかんの既往歴または家族歴がある場合も要注意→専門医に紹介。
- 多くの場合は、医療機関に来たときには痙攣は治まっている。
- 治療や予防にジアゼパム座剤の使用が一般的であるが、その使用について異論もある。家族の心情などを考慮しつつ、ケース・バイ・ケースで対応すべきかも知れない。
- 明らかな単純性熱性痙攣の場合は、家族を過度に不安にさせない説明や配慮が大切。初めて小児の痙攣を見た家族はかなり動揺する。
- もし単純性熱性痙攣が再度起こった場合は、吐物が気道につまらないようにするために横を向かせるなどの指示を家族に。窒息を恐れてものを口に入れたり、意識を戻すために揺すぶったりする必要がないことを説明。

2. 病気の経験を探る

　失神は、その症状の華々しさから、患者を不安にさせるかも知れない。特にこのような場合には、患者の解釈、期待、感情、そして影響を十分理解して、これらに対応する必要がある。それらを理解したことを相手に伝える（共感する）だけでも効果はある。原因によっては、患者へのリアシュアランスだけで解決することもある。一方で、病気の経験を探ることで、失神の心理社会的な原因または側面が明らかになるかも知れない。

3. ケアのオプション

　治療は、失神を起こす基礎疾患を改善することにある。ここでは、血管迷走神経性失神と起立性低血圧について、記述する。

❶血管迷走神経性失神
- 失神を起こす状態を避ける。

- 失神の前徴があった場合は、両足を高くして横になる。
- 弾性ストッキングを着用。
- 塩分を多くとること。
- 薬物療法
  - フルドロコルチゾン(フロリネフ®)(電解質や腎機能のモニター必要)
  - β遮断薬(テノーミン® など)(特にティルト・テスト陽性の場合)

❷ 起立性低血圧

- 脱水を避けること。
- 起立性低血圧を起こす薬物をできるだけ避けること。
- 寝床や浴槽から立ち上がるときは、ゆっくりと立ち上がること。
- 弾性ストッキングの着用。
- 水分、塩分を多くとること。
- 薬物療法

  交感神経刺激薬(メトリジン®、リズミック®)
  フルドロコルチゾン(フロリネフ®)(電解質や腎機能のモニター必要)

4. コストを考える

失神の検査は高額になることが多い。実際には、病歴、身体診察、そして簡単な検査と心電図で診断がつく可能性が大きいことを心がけよう。

5. フォローアップ

- 失神患者の死亡率は、その原因によって異なっていて、心原性の失神において死亡率は最も高い(心原性失神の5年生存率は約50%)。しかし、この高い死亡率は、医療機関への受診の有無によってかなり左右されると考えられる。心原性であれば、できる限り早く原因を明らかにすることが大切。
- 一方で、失神の患者の40～85%は再発しない。この再発率は、どの失

神の原因においても同じである。また、再発の有無は死亡率とは関連しないが、再発する場合は、外傷の発生率とは相関がある。したがって、失神患者の事故予防をすることが肝要である。
- 循環器内科や神経内科へのコンサルトが必要でないような患者でも、失神後2週間は、注意深くフォローアップすべきである。
- 原因不明の失神の場合、その後のフォローアップで原因が明確になることは稀。
- 自動車の運転の許可は慎重に。

6．紹介のタイミング

　失神の原因による。心原性、神経原性の失神が明らかになれば、専門医への速やかなコンサルトが必要である。

7．予防

　失神の原因による。危険因子を除去する。

8．患者教育

- 心原性の失神でも治療可能であること、非心原性であれば、原因が不明の場合を含めて予後は悪くないことを患者に確認。
- 原因がはっきりするまでは、自動車の運転の許可は慎重に。

9．家族のケア

　患者と同様に、周りの家族も、その華々しい症状から不安になることが多い。時にその症状を目の当たりにして、患者以上に不安となる場合もある。したがって患者自身と同様に、家族への配慮が大切である。

10．症例（NBM）

　16歳の女子高校生が度重なる失神で受診、起立性低血圧の診断にてフォローしていた。薬物療法にも抵抗性で、主治医もその他の疾患の可能性についても考え始めていた。両親の心配も最高潮に達し

> ていた。「うちの娘は、重い心臓の病気ではないでしょうか？」。来院する際に父親と一緒、または母親と一緒のいずれかで、父母とともに来院することがなかった。「お父さんとお母さんが一緒に来てくれたらな…。」ともらす。あとで患者より父母が離婚を考えているらしいことを聞く。
>
> ＜ポイント＞
> 　家庭内の2人の関係にストレスが生じると、「第三の人」を巻き込むことがある。これを三者関係という。この症例では、父母の「夫⇔妻」の軋轢を減少させるために、患者が父→娘、および母→娘へのベクトルを、無意識に増加させようとしていたと考えられる。実際、家族にアプローチすることで、患者の失神回数は格段に減少した。

11. まとめ

　心原性の失神の予後は、これを放置すると極めて悪く、心原性失神の鑑別をいつも念頭に入れておく必要がある。しかし、一方で、やみくもに検査をして医療費を高額にすることも少なくない。家庭医は、入念な病歴、身体診察、簡単な検査と心電図にてできるだけ失神の原因に迫れるように心がけよう。

（竹村洋典）

参考文献

1) Olshansky B：Evaluation of the patient with syncope. UpToDate version 12.2, 2004（http://www.uptodate.com/）
2) Olshansky B：Management of the patient with syncope. UpToDate version 12.2, 2004（http://www.uptodate.com/）
3) Samson R：Syncope. 2004 Griffith's 5 Minute Clinical Consult version 7.1.5, 2004. Sky Scape.

9 消化管出血

> **重要事項**
> ・血行動態が不安定を示す徴候がみられた場合はまずその対応を行う。
> ・多くの場合、診療所では対応が困難であり、入院治療が可能な施設へ転送する。
> ・上部消化管内視鏡検査は感度特異度の高い検査で、治療も行うことができる。

1．疾患を探る

❶消化管出血

上部消化管出血は Treitz 靱帯より口側、下部消化管出血は肛門側と定義。

❷原因

表 6[1)2)]参照。

表 6 ● 消化管出血の原因

上部消化管出血		下部消化管出血	
消化性潰瘍	55%	大腸憩室炎	33%
食道胃静脈瘤	14%	がん/ポリープ	19%
動静脈奇形	6%	大腸炎/潰瘍(炎症性腸疾患、感染	18%
Mallory-Weiss 症候群	5%	性・虚血性・放射性腸炎、血管炎、・	
腫瘍またはびらん	4%	原因のわからない炎症を含む)	
Dieulafoy's 潰瘍	1%	血管異形成	8%
その他	11%	その他(ポリペクトミー後出血、大動脈大腸瘻、糞便潰瘍、吻合部出血)	8%
		肛門直腸(痔核、裂肛、特発性直腸潰瘍)	4%
		不明	16%

211

表7 ● 大量の失血(650～1,150 mℓ)に対する身体所見の特性

	陽性 尤度比	陰性 尤度比	感度	特異度
起立1分後の脈拍増加≧30回/分、または重症のめまい	48.00	0.030	97%	98%

(文献6)による)

表8 ● 中等量の失血(430～650 mℓ)に対する身体所見の特性

	陽性 尤度比	陰性 尤度比	感度	特異度
起立1分後の脈拍増加≧30回/分、または重症のめまい	11.00	0.80	22%	98%
仰臥位での血圧＜95 mmHg	4.30	0.90	13	97
起立1分後の血圧低下≧20/mmHg	1.5	0.93	9	94

(文献6)による)

❸ 病歴と徴候[3)4)] (表7、8)

 非ステロイド性消炎鎮痛薬・ステロイド剤の服用、肝疾患の既往、抗凝固療法。

a．上部消化管出血

 吐血(血液またはコーヒー残渣物)、黒色便。胃洗浄で血液やコーヒー残渣物が引ければ診断は確定。

b．下部消化管出血

 血便(鮮赤色または暗赤色の血液が肛門から出る)。左半結腸からの出血は鮮赤色、右半結腸は暗赤色である。但し、血便のうち11%は上部消化管出血である。

 上部消化管出血でも血液の排出が早ければ血便となることがあり、また盲腸からの出血でも黒色便となることがある。

①血行動態の不安定を示す徴候：ショック、起立性低血圧、ヘマトクリット6%以上の低下、2単位以上の輸血の必要性。
②活動性のある出血の徴候：赤色の吐血、経鼻胃管からの赤色の血液流出、血便。
③頭頸部：結膜の貧血・黄疸、鼻出血。
④皮膚：くも状血管腫、手掌紅斑、黄疸、紫斑、出血斑、結節性紅斑、血管怒張。

⑤腹部：肝腫大、腹水、血管拡張(メズサの頭)、心窩部圧痛、腹部腫瘤。
　⑥直腸診：腫瘤、痔核、血便・下血の確認。

4 鑑別疾患[3)]

　鼻出血や喀血を伴う場合は消化管以外の出血の可能性あり。

5 検査[3)4)]

　①血液検査：血算、凝固系検査、肝機能検査、血清クレアチニン・BUN、血糖、血液型・交差適合試験。
　②上部消化管内視鏡
・上部消化管の出血源をみつけるうえで、感度、特異度が高い検査。止血術も可能。
・あらかじめ胃洗浄を行ったり、吐血が持続あるいは呼吸・意識状態が悪い患者ではあらかじめ気管挿管をしておくと、内視鏡がやりやすくなり大量の誤嚥の危険を減らす。
・血液が付着していて出血源がわからないときや既に出血が止まっている場合などに2回目の内視鏡が必要。
・検査前にエリスロマイシンの投与を行うと胃からの排泄が促進され、検査時間が短縮し、内視鏡再検の必要が減るという効果がある。重篤な出血のため胃が血液で充満していると考えられる患者で行うとよい。内視鏡前の30～90分前に、エリスロマイシン(エリスロシン®)3 mg/kg を20～30分かけて点滴する。但し保険適応ではない。
・危険性：心筋梗塞後などの危険の高い患者では内視鏡の危険と利益を検討する。
　③バリウムによる上部消化管造影は、その後に内視鏡、血管造影、手術を行う際に支障をきたすので行わない。
　④バリウムによる下部消化管造影：有用でない。大腸炎、血管異形成 angiodysplasia は描出できない。内視鏡検査の妨げになる。
　⑤胃洗浄：血便がある患者でも、上部消化管出血を除外するため胃洗浄を行う。赤い血液やコーヒー残渣様物質だけでなく胆汁も引けてこな

い場合は、閉鎖した幽門の肛門側からの出血の可能性があり、上部消化管内視鏡を考慮する。

⑥下部消化管内視鏡：下部消化管から出血している場合は直ちに内視鏡を行う。組織学的な検査や治療も可能。

⑦単純X線検査：虚血性・感染性腸炎のときにみられる thumbprinting sign などが確認できるときがある。

⑧動脈造影や出血シンチが必要な患者は稀である。他の方法で診断がつかない場合は考慮。シンチは 0.1〜0.5 ml/分の出血が特定でき、動脈造影より感度は高い。

❻ 特殊な検査[3]

消化性潰瘍の場合は *Helicobacter pylori* の検査も施行する（第3部-Ⅱ-9「消化性潰瘍」参照）。

2. 病気の経験を探る

解釈：「血を吐くなんて、助からない病気かも知れない」
期待：「なんとか助けてほしい」
感情：「死を意識して不安である」

　一般人にとって血を見ることすら精神的な影響が大きいのに、ましてや自らが吐血をしたとなるとその恐怖心、不安は計り知れないものがある。まずはそのような不安を共感的に受け入れる必要がある。原因検索を進めること、必ずしも予後が悪いわけではないことなどを理解して頂く。

影響：「しばらく入院や療養が必要なため仕事を失ったり収入が減ったりする可能性がある」

　消化管出血の場合、ほとんどの症例では入院となる。また、原因疾患によっては入院が長期化したり、退院後も通院や、活動への制限も必要となったりするので、特に労働者の場合は仕事への影響に配慮する必要がある。入院で臥床していることが多いため、高齢者では特に移動能力などの低下が生じないか注意が必要。場合によっては早期からリハビリテーションを行う。

3. ケアのオプション[3)4)]

❶食事
絶飲食。

❷行動
ベッド上安静。但し、健康な若年者で痔核からの出血と考えられ、自然に止血されている場合などは外来通院が可。

❸一般的な治療
- 血行動態が不安定な患者ではまず安定化させる：18 G 以上の末梢静脈ラインを2ヵ所か中心静脈を確保。
- 高齢者や心疾患などの合併疾患を有する患者では輸血（ヘマトクリット30％以上を維持）
- 活動性のある出血があり、かつ凝固異常（プロトロンビン時間 INR＞1.5）または血小板減少（＜50,000）がある患者は、それぞれ新鮮凍結血漿または血小板輸血を行う。

❹消化性潰瘍
- 薬物療法：プロトンポンプ阻害薬の大量静注は再出血の危険を有意に減らす。オメプラゾール（オメプラール®）注（20 mg）　1バイアル　1日2回　生食水または5％糖液に溶かして静注。内服可能となったら内服薬へ変更（第3部-Ⅱ-9「消化性潰瘍」参照）
- *H. pylori* 陽性の患者では除菌療法を行う（第3部-Ⅱ-9「消化性潰瘍」参照）。
- 内視鏡的止血術：出血中または血管が露出している潰瘍は止血術を施行した方が、再出血率が低くなる。局所注射法（エタノール、エピネフリン）、クリップ法、凝固法など。
- 外科的治療：以下の場合考慮。
  ⅰ）内視鏡的治療がうまくいかない消化性潰瘍で3単位以上輸血しても血行動態が不安定。
  ⅱ）内視鏡的治療を行った後2度も再出血している。

iii）再出血でショックになっている。
iv）出血が持続していて1日3単位以上輸血が必要。

5 食道静脈瘤
- 薬物療法：ソマトスタチン。バソプレシン。
- 圧迫止血法：Sengstaken-Blakemore 管による。静脈瘤が疑われる患者では診断的にも有用。
- 内視鏡的治療：効果療法、結紮術。
- 頸静脈的肝内静脈門脈短絡術
- 外科的治療

6 大腸からの出血
- 憩室炎、血管異形成、痔核、ポリペクトミー後出血、直腸炎などの出血は内視鏡的な治療が可能。

4．家族のケア

吐血や大量の血便などがあった場合は家族も動揺していることがあり、共感的に対応することが重要。多くの例で入院精査・治療が必要となるため、家族へさまざまな負担がかかることがあり、配慮が必要。

5．患者教育

出血の原因精査、治療の必要性について説明する。ほとんどの場合において入院が必要であり、患者の理解が必要。

6．フォローアップ[7]

出血の原因により異なる。
- 消化性潰瘍：*H. pylori* が陽性の場合、除菌が確認できるまで維持療法を続ける。除菌に失敗した場合、*H. pylori* 陰性の場合は長期的な維持療法を考慮。
- 肝硬変：定期的な外来フォローを行う。食道静脈瘤がある場合は内視鏡で定期的にチェック。

- 大腸憩室炎：出血をきたしたものは数
  きたすものが20%ある。

7. 紹介のタイミング

　内視鏡だけでなく、場合によっては動
になるため、検査に対応できない場合は
安定な患者は専門的精査治療が必要であ

8. コストを考える

胃洗浄	250 点
胃・十二指腸内視鏡検査	1,140 点
大腸ファイバースコピー	
（S状結腸）	900 点
（下行、横行結腸）	1,350 点
（上行結腸、盲腸）	1,550 点
内視鏡下生検法	300 点
病理組織顕微鏡検査	880 点
内視鏡的消化管止血術	4,310 点
オメプラゾール(オメプラール®)注用 20 mg	670 円
ファモチジン(ガスター®)注射用 20 mg	387 円

9. 予防[7]

- 消化性潰瘍：*H. pylori* が陽性の場合は除菌治療。喫煙者では禁煙。非ステロイド性消炎鎮痛薬やステロイド薬を避ける。
- 肝硬変：適切な栄養摂取。禁酒。
- 大腸憩室炎：繊維の多い食事。寒天。
- 大腸癌：ポリープは切除、良性であれば3年ごと、正常であれば5年ごとに内視鏡を実施。平均的な危険度（例、50歳以上）の場合は、5年ごとのS状結腸内視鏡または10年ごとの全大腸内視鏡、または5年ごとの注腸造影。大腸癌の既往、炎症性腸疾患などの高危険群ではさらに間隔を短くした大腸内視鏡が必要。

●こんなエビデンスがある

H. pylori 除菌の効果

研究を含んだメタアナリシスでは、出血性消化性潰瘍に H. pylori の除菌療法を施行した群と、除菌せず抗酸分泌療法を行った群で、再出血率はそれぞれ 1.6、5.6％で、除菌群の方が有意に少ない結果であった[8]。

プロトンポンプ阻害薬の効果

出血性の消化性潰瘍にプロトンポンプ阻害薬を投与した場合、プラセボまたは H_2 ブロッカーを投与した場合よりも有意に外科的介入の頻度が少なく（8.4％ vs 13.0％）、再出血率も少なかった（10.6％ vs 18.7％）[9]。

10. 症例（NBM）

55歳、男性。建設業。数年前にも胃潰瘍にて通院歴があった。半年で4 kg の体重減少があった。数日前より倦怠感と黒色便があった。「これまで黒色便が出たり体重が減ったりすることはなかったので、悪い病気ではないかと気になって診てもらおうと思って」と診療所を歩いて受診した。臥位にて血圧 124/76 mmHg、脈拍 18×4/分、整。座位での有意な血圧低下や脈拍の上昇はなし。眼瞼結膜にわずかに貧血を認めた。直腸診にて黒色の便を確認。潜血反応も陽性であった。早速上部消化管内視鏡検査を施行。新鮮な出血を伴う急性期の胃の潰瘍性病変を認めたため、病理検査は施行せず、後方病院へ転送することとした。「胃から出血していました。診療所で診察した限りでは悪性のものかどうかまでは判断はできません。原因を調べるためすぐに病院に行って内視鏡などの検査を受けた方がよいと思います。入院が必要です」と説明し、「入院までは考えていなかったが、入院が必要な状態であればしっかり治して、いろいろ検査もしてがんなどの検査もしてもらいたい」との理解が得られたため、後

> 方病院へ直ちに紹介した。後日、病院より返事があり、入院。絶食、PPI 投与で改善し退院され、また生検でも悪性組織はみられなかったとのことであった。*H. pylori* は陰性であったため、診療所にて H_2 ブロッカーによる維持療法を継続している。「がんでなかったのでほっとした」と。入院を機に禁煙を開始。「たまに吸いたいときはあるが、また潰瘍になったり、それこそがんにでもなったりしたら大変なので禁煙を続けます」とのことであった。

11. まとめ

一口に消化管出血といっても、原因はさまざまである。多くの一般的な診療所などでは検査治療への対応が困難であるので、後方病院の消化器内科医・外科医との連携が重要となる。診療所では血行動態が安定しているかどうかの判断が重要で、不安定な場合は適切な処置を行ったうえで早急に搬送する。原因疾患によっては診療所での予防対策やフォローが可能である。

（松井直樹、山田隆司）

参考文献

1) Rome Jutabha, MD, Dennis M Jensen, MD：Major causes of upper gastrointestinal bleeding, UpToDate version 12.3 (http://www.uptodate.com/)
2) Sammy Saab, MD, Rome Jutabha, MD：Etiology of lower gastrointestinal bleeding, UpToDate version 12.3 (http://www.uptodate.com/)
3) Rome Jutabha, MD, Dennis M Jensen, MD；Approach to the patient with upper gastrointestinal bleeding, UpToDate version 12.3 (http://www.uptodate.com/)
4) Sammy Saab, MD, Rome Jutabha, MD, Etiology of lower gastrointestinal bleeding, UpToDate version 12.3 (http://www.uptodate.com/)
5) Rome Jutabha, MD, Dennis M Jensen, MD；Treatment of bleeding peptic ulcers, UpToDate version 12.3 (http://www.uptodate.com/)
6) Steven McGee et. al：Is this patient hypovolemic? JAMA 281(11)：1022-1029, 1999.
7) Infopoem, 2004.
8) Gisbert JP et al：*H. pylori* eradication therapy vs. antisecretory non-eradication

therapy (with or without long-term maintenance antisecretory therapy) for the prevention of recurrent bleeding from peptic ulcer (Cochrane Review). The Cochrane Library Issue 2, Chichester UK (eds), John Wiley and Sons, Ltd, 2004.

9) Leontiadis GI, et al : Proton pump inhibitor treatment for acute peptic ulcer bleeding (Cochrane Review). The Cochrane Library, Issue 2, Chichester UK (eds), John Wiley and Sons, Ltd, 2004.

10 咳

重要事項

- 咳によって患者・家族が影響を受けている日常生活・社会生活へ配慮する。
- 患者が「咳の原因」についてどう考えるか（解釈モデル）について探り、患者の抱える心配・不安に配慮する。
- 注意深い病歴聴取が鑑別診断を狭める。
- 診断に応じた治療によって、よい治療成績が得られる。
- 救急処置・治療の必要な咳、専門医への紹介の必要な咳を見逃さない。

1．疾患を探る

　咳は家庭医外来で会う最も多い主訴の1つである。診断を体系的に行うことで、適切な治療を提供でき、高い治療成功率を得ることができる。家庭医は「咳」を主訴に来院する患者には、咳に伴う心配・日常生活への悪影響があり、こちらが主たる来院理由であることが多いことを心得ておく必要がある。原因の鑑別・治療だけでなく患者のもつ心配・日常生活への悪影響に対処・配慮を行うことが重要である。

　＜初期アプローチ：症状としての咳を評価するときには、以下の事項を意識する＞
　詳しく丁寧な病歴聴取が、咳の原因をつかむために最も有用である。
1．急性（3週間以内）か、慢性（3週間以上）か：鑑別診断が異なる。
2．小児か、成人か：原因疾患の頻度、感染症では起因菌が異なる。
3．呼吸器系に起因するか、呼吸器以外の原因か：咳なら呼吸器、にとらわれない鑑別が必要。
4．致死的・緊急性のある疾患の可能性はあるか：緊急の対応が必要（①肺炎、②肺結核、③肺塞栓症、④肺癌、⑤非代償性心不全、⑥異物誤嚥）。

＜咳の持続時間による分類＞

発症の仕方・持続時間から2つに分類。「急性」は咳の発症から3週間以内、「慢性」は3週間以上続いている咳を指す。

- 急性咳嗽はほとんどが感染性。最も多いのはいわゆる"感冒"などのウィルス性上気道炎・咽喉頭炎、副鼻腔炎（細菌性、ウイルス性）、続いて頻度が高いのはアレルギー性鼻炎、刺激性鼻炎、慢性閉塞性肺疾患（COPD）の急性増悪など。緊急を要する疾患としては、突然発症の場合に考えられる急性気管支痙攣（喘息、アナフィラキシー）や誤嚥（異物、食物）、ほかに非代償性心不全、肺炎（結核を含む）も念頭におく必要がある。
- 慢性咳嗽は多くの場合、複数の原因が関係している。喫煙やACE阻害剤の使用、非喫煙者でACE阻害剤を内服していない患者の場合は、後鼻漏、喘息、胃食道逆流疾患が原因となることが多い。

以下、急性・慢性に分けて記載する。またすべての咳嗽は発症時点では急性であり、急性・慢性で鑑別診断が完全に異なるわけではないことを念頭におく必要がある。

また小児に関しては成人とほぼ重なるが、後に加えて述べる。

＜A．急性咳嗽＞

❶病歴聴取

疾患の推定頻度を念頭におきながら行う。高齢者では典型的な症状・徴候が出にくい。特にclosed questionで確認したい以下の症状・徴候の確認を行う。

a．咳のタイプ（湿性、乾性、犬吠様、笛音様）

湿性咳嗽は気道分泌物の存在を示唆。犬吠様の咳はクループ症候群・喉頭蓋炎を疑う。笛音様（ヒューヒュー、ゼイゼイ）は気管以下の狭窄を示唆し、気管支炎・気管支喘息などを考える。

b．痰の有無・性状（膿性、血性ほか色調）

膿性痰は感染症などの気道の炎症を示唆。血痰は悪性疾患・全身性疾患・血管疾患、ほかさまざまな原因で起こり、さらなる精査を考慮する。

c．頻呼吸・呼吸困難感の有無

肺炎・肺塞栓・心不全などの重篤な疾患の存在を示唆。

d．発熱の有無

感染症を示唆するが、特異的な所見ではない。

e．他の身体症状(鼻症状、胸痛など胸部症状)

・鼻汁、鼻閉、後鼻漏感(喉に鼻汁が落ちる感じ)は上気道感染を示唆。
・胸痛は胸膜の炎症症状、心筋梗塞、肺梗塞、気胸、咳に伴う肋骨骨折などで起こりうる。

f．全身症状(全身倦怠感、頭痛、筋肉痛、体重減少)

著明な体重減少を伴う咳は結核、肺癌(特に喫煙者)を疑う。

g．朝に強い・夜間に強いなどの日内変動

夜間の増悪は喘息、胃食道逆流症・アカラシアなどの食道疾患、早朝増悪は気管支喘息の可能性を示唆。

h．寛解・増悪因子の有無(姿勢、食事など)

臥床により咳が出現する場合は心不全の可能性。食事中に咳があるときは誤嚥の可能性を示唆。

i．呼吸器疾患・循環器疾患・アレルギー疾患の既往歴

呼吸器疾患では気管支喘息、COPDや気管支拡張症、循環器疾患ではうっ血性心不全、僧帽弁狭窄は咳嗽の原因となる。

j．服薬歴

・ACE阻害剤を内服し始めると、10％程度の患者に乾性咳嗽が出現する。内服開始数時間から数ヵ月かけて出現し、内服を中止すると4週以内には消失する。
・新規に使用し始めた薬物はアナフィラキシーの原因となることがある。

k．職業歴

職場環境、特に粉塵・アスベスト曝露・有毒ガス・化学物質、鳥獣との接触は咳を起こす疾患の原因となる。

l．喫煙歴、アルコール摂取歴

喫煙患者は気管支炎と肺癌の可能性がある。禁煙により呼吸器症状の50％を軽減することができる。

m．家族や周囲での呼吸器疾患などの流行状況

流行している感染症（インフルエンザ、百日咳、結核含む）の把握を行う。

❷ 鑑別診断

頻度の高い疾患は急性上気道炎、急性細菌性副鼻腔炎、アレルギー性鼻炎、環境からの刺激物による鼻炎、COPD の急性増悪などである。以下に鑑別を列挙する。

1．耳、耳垢、耳異物、髪などが咳受容体を刺激することがある。
2．口腔咽頭・鼻咽頭・鼻炎（アレルギー性、非アレルギー性、血管運動性、刺激性）と副鼻腔炎に伴う後鼻漏、急性上気道炎は最も頻度の高い原因で、ほとんどがウイルス感染。
3．喉頭　急性ウイルス性喉頭炎
4．気管・気管支・肺
　①気管痙攣
　　・アナフィラキシー
　　・気管支喘息は乾性咳嗽であることが多く、夜間に増悪する。喘鳴はないこともある。
　②気管支炎
　③気管支拡張症
　④肺炎：病因としてはウイルス、細菌がほとんどであるが、結核菌、真菌も考慮。
　⑤胃食道逆流症：夜間や食事中に増悪する咳は誤嚥、胃食道逆流症を考慮。
　⑥吸入性刺激物
　　・タバコが原因として一番多い。
　　・埃、フュームほか環境からの刺激物。
　⑦気管支原性悪性疾患：新生物による気道粘膜の咳受容体への物理的な刺激で、咳が起きる。
5．その他
　①うっ血性心不全：夜間の咳嗽が心不全の初期症状であることがあ

る。
②間質性肺疾患

❸身体所見

問診から考えられる鑑別診断に沿って焦点を絞った身体診察を行う。小児の診察では咽頭や耳鼻の診察を嫌がり泣くことがあるので、先に胸部の聴診を行うことが勧められる。

a．バイタルサイン
- 血圧の低下は重篤な状態の可能性を示唆。
- 発熱は感染や肺梗塞で起こる。
- 頻呼吸や呼吸補助筋の使用は、重症肺疾患の可能性を示唆。
- 安静時末梢血酸素飽和度の低下(95%以下)は、肺炎や他の重症疾患の可能性がある。

b．耳
- 耳垢、耳異物の有無を確認。
- 小児では中耳炎の合併に注意する。

c．咽頭
- 咽頭の発赤、軟口蓋の小水疱・出血斑はウイルス性上気道炎を示唆。
- 後咽頭の視診で後鼻漏や敷石状変化(リンパ組織過形成)の存在は副鼻腔炎や鼻炎を示唆。

d．副鼻腔
上顎洞、前頭洞の圧痛の存在、透光性の低下は副鼻腔炎を示唆。

e．肺
- stridor の存在は上気道の狭窄・閉塞を示唆し、喉頭浮腫、クループ症候群や喉頭蓋炎の可能性がある。
- ronchi と吸気性喘鳴は下気道の疾患を示唆し、気管支炎と吸入性刺激物による咳嗽を考える。
- 吸気性 crackles は肺炎、肺水腫、間質性肺炎などの肺実質疾患を示唆する。
- 肺野全体に聞かれる喘鳴は喘息を示唆する。局所の喘鳴は異物によるものと、癌による気管の閉塞を考慮に入れる。

f．心臓

内頸動脈怒張（外頸静脈でもよいが、弁があるので正確な中心静脈圧の上昇を反映しないことがある）、心尖拍動の鎖骨中線より外方への移動、Ⅲ音ギャロップの聴取はうっ血性心不全の可能性を示唆する。

g．リンパ節

頸部有痛性リンパ節腫脹は感染症に伴うことが多い。無痛性リンパ節腫脹は悪性疾患の可能性がある。

h．四肢

ばち指は気管支拡張症、気管支原性新生物、原発性肺線維症の患者で起こる。

❹ 検査

考えられる鑑別診断について、検査前確率を変化させ rule in、rule out できるような検査を適時行う。

a．胸部単純X線写真

- 肺炎、結核、COPD、うっ血性心不全やがん（原発性、転移性）が考えられるときのみ有効。
- 高齢者では発熱などがはっきりしないことが多く、咳・痰・呼吸数の増加（24回/分以上）、意識の変化や胸部聴診所見の異常があれば、胸部単純X線写真をとるべき。

b．顔面X線写真（Water's view）

副鼻腔炎を疑うときに施行。上顎洞・前頭洞の透過性の低下（左右差）、液面形成、壁肥厚の有無（5 mm以上）をみる。

c．呼吸機能検査（ピークフローメーター、スパイロメトリー）

β_2刺激薬などの気管支拡張薬を使用し、使用前後でピークフローメーターを用いて15％以上の改善がみられると気管支喘息の大部分の症例を診断できる。COPDや他の肺疾患が疑わしい場合にはスパイロメトリーを行う必要がある。

d．CT（Chest、Sinus coronal view）

喫煙歴があり、胸部X線写真上悪性疾患の疑いがあるときに施行。またCOPDなどの診断時に施行。

e．喀痰検査

- 可能であればグラム染色を行う。
- 細菌感染が疑われるときは細菌培養を提出。必要であれば真菌・抗酸菌培養も提出する。

f．ツベルクリン(Purified protein derivative；PPD)反応

周囲の流行、病歴から結核が疑われる場合に施行。BCG接種歴の有無で結果の評価が異なるので、可能であれば確認する。

g．血液検査

原因の診断には有効ではない。感染症を疑い、炎症の程度判断のためにCBC、CRPをとることがある。

❺ 治療計画

病歴・身体所見・必要な検査を踏まえて診断を絞り込み、経験的治療法を試行して効果をみながら診断を行うことが勧められる。異物は除去する。アナフィラキシーは該当章参照。

a．いわゆる"感冒"を含む急性上気道炎

- 通常3～5日の経過で自然治癒。抗生剤は治療効果がない。
- 対症的治療を行う。鎮咳薬としてメジコン® 3錠 3×や鼻汁と後鼻漏の軽減に第一世代の抗ヒスタミン薬ポララミン® 3錠 3×(比較的鎮静作用の少ない抗ヒスタミン薬は効果がないことが多い)。NSAIDsを投与することも多い(ロキソニン® 3錠 3×)。
- 咳嗽が強いときは、麻薬性鎮咳薬が効果的。リン酸ジヒドロコデイン1％ 1g 頓(4時間おき。1日3回まで使用可)。副作用として痰による気管の閉塞と便秘に注意する。

b．急性細菌性副鼻腔炎

- 臨床的に"細菌性"が疑われるときに、抗生剤の使用を行う。
- *H. influenzae* と *S. pneumoniae* に効果のある抗生剤を使用する。2週間の投与が一般的。抗生剤の選択は地域の耐性菌のパターンやアレルギーの有無など総合的に判断。
- 第3部-II-20「副鼻腔炎」参照。

ｃ．慢性閉塞性肺疾患の急性増悪
・抗生剤とともにステロイドの全身投与を行う、
・*H. influenzae* と *S. pneumoniae* に効果のある抗生剤を使用する。抗生剤の選択は地域の耐性菌のパターンやアレルギーの有無など総合的に判断。
　・SpO_2＜90％相当では持続酸素吸入が必要であり、入院を考慮。
　ｄ．アレルギー性鼻炎
・アレルゲンの回避。
・抗ヒスタミン薬、抗アレルギー薬の使用……ポララミン® 3錠　3×、クラリチン® 1錠　1×眠前
・経鼻ステロイドの噴霧が効果あることがある……フルナーゼ® 各1噴霧　1日2回
　ｅ．環境刺激因子による鼻炎
・環境刺激因子の回避。
　ｆ．気管支喘息
・外来で治療可能かの判断が必要。
・第3部-Ⅱ-6「喘息」参照。
　ｇ．気管支炎
・ほとんどがウイルス性。対症療法で対応可能。
・マイコプラズマやクラミジア、細菌感染が疑われるときは抗生剤投与。
・第3部-Ⅱ-8「呼吸器感染症」参照。
　ｈ．肺炎
・外来で治療可能かの判断が必要。
・第3部-Ⅱ-8「呼吸器感染症」参照。

＜Ｂ．慢性咳嗽＞

「評価ガイドライン」(図1)参照。

1 病歴聴取

「A．急性咳嗽」の項参照。

I・10 咳

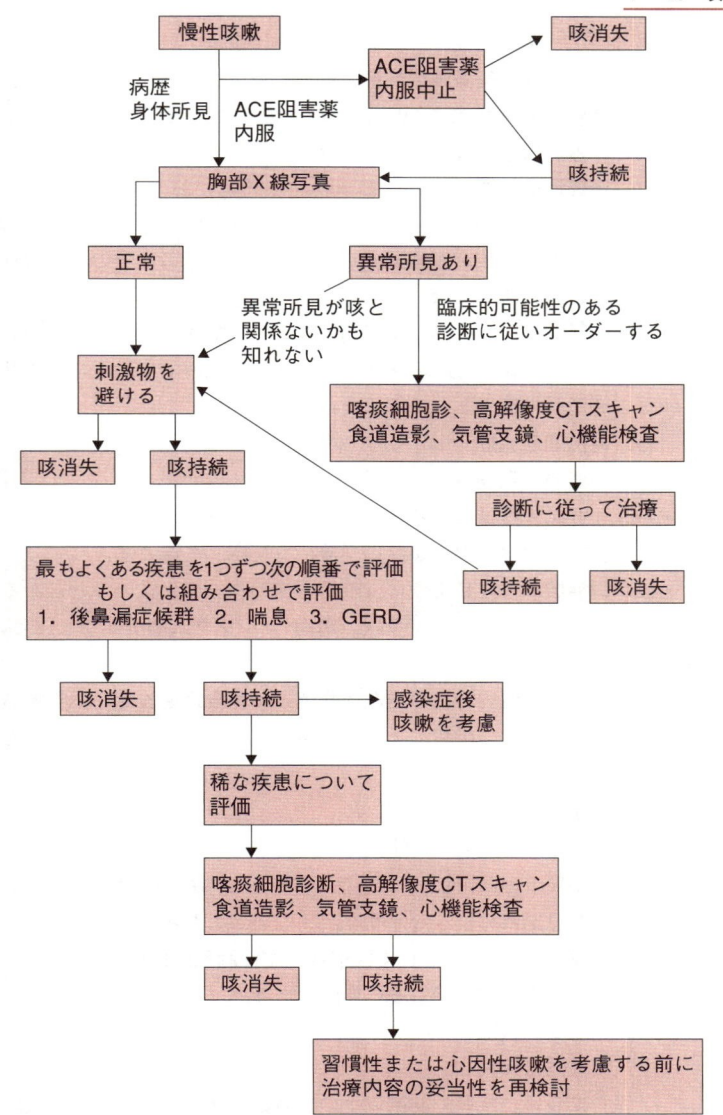

図1 ● 免疫能正常成人の慢性咳嗽評価ガイドライン
(Irwin RS, Boulet LP, et al：Managing cough as a defense mechanism and as a symptom；a consensus panel report of the American College of Chest Physicians. Chest 114(Suppl)：133 S-181 S, 1998 より翻訳)

❷ 鑑別診断

　よくある原因は後鼻漏症候群、胃食道逆流症、喘息の3疾患で、成人非喫煙者慢性咳嗽患者の90％以上がこの3つの原因で説明がつくといわれている。以下に鑑別診断を挙げる。

a．後鼻漏症候群
- 鼻炎、副鼻腔炎に対して二次的に起こる。非喫煙者の20〜50％の原因。
- 25％の患者は、咳が後鼻漏の唯一の症状で、患者は喉の奥に流れ落ちる鼻汁の感覚を訴えない。
- 身体所見は後鼻漏に関しては感度が低い。咽頭後壁の"敷石状所見"は後鼻漏患者の約20％にみられるが、それは慢性的な刺激によるリンパ節の過形成の結果として起こる。

b．胃食道逆流症
- 10〜40％の非喫煙者での原因。
- 咽頭・喉頭・食道にある咳受容体が一連の咳のきっかけとなり、それは気管支へ実際に誤嚥がない逆流にも反応して起こる。
- 後鼻漏症候群と同じように、咳が逆流の唯一の症状のことがある。
- 肥満、喫煙、アルコール多飲、薬物（カルシウム拮抗薬など）が誘発因子。
- 口中苦み感、胃内容物の逆流、胸焼けは胃食道逆流症を示唆する症状である。しかし、半数以上の胃食道逆流症患者は咳以外の症状を示さない。

c．喘息
- 15〜35％の非喫煙者での原因。
- いわゆる"cough variant"喘息は、古典的な喘息の症状、例えば喘鳴や一時的な息切れのような症状を訴えないことがある。

d．喫煙（そのもの、もしくは慢性閉塞性肺疾患に伴うもの）
　タバコは慢性咳嗽の最も多い原因である。

e．気管支拡張症

f．慢性気管支炎
　喫煙者に多い。禁煙で9割以上の患者の症状が改善または消失。

g．うっ血性心不全

　h．ACE 阻害薬治療中
- おおよそ 10〜15％の患者が慢性咳嗽を訴える。
- 通常は内服開始後 1 年以内に起こる。内服の中止後 2〜3 週間で咳は改善。
- ARB やほかの降圧薬に変更する。ほかの ACE 阻害薬に変更することは一般的には咳を改善させるには役立たない。

　i．悪性疾患、慢性感染症

　通常は全身性の症状を伴う。咳を訴えて来院した肺癌患者の 80％が体重減少、血痰、痛みもしくは呼吸困難も訴える。

　j．感染症後咳嗽

　急性上気道炎・急性気管支炎に引き続いて起こる咳嗽。上記の疾患が除外された結果、診断。

❸検査

　「急性咳嗽」の項も参照。

　a．胸部 X 線写真

　初期判断に必要で、治療と検査の方向づけをするのに有用。正常あるいは症状と関係ない所見のみである場合には、後鼻漏症候群、胃食道逆流症、喘息の 3 疾患の可能性が高くなる。異常が認められる場合には、その所見が示唆する疾患（悪性疾患や気管支拡張症、左心不全、肺結核やサルコイドーシスなど）について、さらなる精査に進む必要がある。

　b．胃内視鏡

　胃食道逆流症が疑われるときに行う。しかし、胃食道逆流症がある患者の半数以上は、正常所見である。

　c．侵襲的検査

　経験的治療が失敗に終わったときにのみ行わるべきであるし、プライマリ・ケアの現場では現実的に実施困難である。

　①気管支鏡：胸部 X 線写真上、悪性疾患など診断に有用。呼吸器専門医に紹介し行う。
　②24 時間食道 pH モニタリング：胃食道逆流症による咳嗽の診断に

有用であり、治療効果についても評価できる。
③呼吸器機能検査：メサコリン試験は、後鼻漏症候群の経験的治療に反応しなかった患者について喘息の診断をつけるのに有用である。
　ⅰ）陰性の結果は事実上咳の原因としての喘息は除外できる。陽性所見の患者は喘息として治療開始。
　ⅱ）疑陽性は上気道感染後の8週以内で試験が行われたときに起こりうる。

❹治療

慢性咳嗽の評価と治療のほとんどは経験的なものである。後鼻漏症候群には確立された診断法がないし、胃食道逆流症、喘息の診断検査は治療的診断方法と比較して高価。

結果として実用的で費用対効果の優れた慢性咳嗽へのアプローチ方法は、

- 最も可能性のある原因、もしくは咳自体の原因を同定し、
- 適切かつ十分な治療を開始し、その後咳の改善程度を評価し、
- もし初期治療が成功しないときにはより侵襲的な検査を考慮する。

一般的には治療に対する反応には2〜3週間かかる。そして完全な症状の改善には1〜2ヵ月必要とするので、多少の効果のみられる場合は治療を継続するのがよい。また、多くの場合は1つ以上の病態が咳の原因となっており、1つの経験的な治療が部分的な治療効果が得られなかったとしても、中止せず、さらに他の病態に対する治療を加える治療方法が推奨される。

a．喫煙

慢性的に喫煙している患者には、禁煙するように勧められなければならない。喫煙に関連した咳は禁煙してからはじめの数日間で増悪するかも知れないが、1〜2ヵ月で次第に改善してくる。

b．後鼻漏症候群

①抗ヒスタミン薬
　ⅰ）初期治療は抗ヒスタミン薬の内服……ポララミン® 3錠　3×
　ⅱ）もし古い抗ヒスタミン薬が問題となるような鎮静の原因となる

ときは、より選択的な抗ヒスタミン薬を使用する……クラリチン®　1錠　1×眠前

②鼻腔ステロイド剤：季節性・アレルギー性鼻炎患者に有用。鼻汁塗抹で好酸球の存在はステロイドが有用である指標になる……フルナーゼ®　各1噴霧　1日2回

③抗ヒスタミン薬で効果不十分であれば、細菌性副鼻腔炎の可能性を考慮し、臨床症状・所見、X線（Water's view）を確認後、抗生剤投与を行う（第3部-II-20「副鼻腔炎」の項参照）。

c．胃食道逆流症

①生活指導：食後3時間は臥床しない。喫煙、アルコール多飲は避ける。

②プロトンポンプ阻害薬：第一選択の治療薬……タケプロン®（30）1カプセル　1×

③ヒスタミン2（H_2）ブロッカー：治療効果としてはPPIに劣ると考えられる……ガスター®（20）2錠　2×

④胃腸機能調整薬：逆流の頻度を減らす必要のある患者に必要とされる……ガナトン®　3錠　3×食前

⑤手術：持続する咳患者で24時間pH測定陽性の場合に考慮される。

d．喘息：吸入β刺激薬（1日4回）、吸入ステロイド剤も使用される。治療開始後1週間程度で改善がみられる（第3部-II-6「喘息」参照）。

＜C．小児の咳＞

小児でも成人と同様に、咳の持続時間で「急性（3週間以内）」「慢性（3週間以上）」に分けて考える。病歴聴取・身体所見などの内容はほぼ成人と同様だが、特に小児で付け加えるべき事項を以下に示す。また、小児の慢性咳嗽の原因はほぼ成人のものと同一である。

小児の診察の原則は「子どもに優しく、病気に厳しく、外来は楽しく！」であることを忘れずに行いたい。

1）病歴聴取

・新生児で哺乳後に咳嗽があるときは、誤嚥の可能性が高い。

- 季節性、運動後に関連して起こる咳嗽は、喘息の可能性がある。
- 特に急速に発症した咳嗽では、気道異物を疑う必要がある。
- 連続する発作性の咳嗽とそれに続く吸気音(whoop)は百日咳を、犬吠様咳嗽、吸気性喘鳴と嗄声はクループ症候群を示唆する。
- 特徴的な咳は医師がマネをしてみるとわかりやすい(キャンキャン、ケンケン、ヒューヒュー、ゼイゼイ、バウバウ)。
- 全身状態に関する問診は必ず行う。顔色は悪くないか、ぐったりしていないか、泣き声はいつもと比べて弱くないか、哺乳・経口摂取はできているか、眠れているか、など。母親、家族の観察眼はとても鋭く変化に敏感である。
- 出生歴、予防接種歴を聴取。母子手帳の確認を行う。
- 家族の喫煙状況や環境、病気の流行、ペットの有無も聞く。

❷鑑別診断

- 年齢によって、起こりやすい原因疾患が異なる(図2参照)。
- 全小児期を通して頻度が多いのは、いわゆる「風邪」(急性上気道炎、急性鼻咽頭炎)であり、発熱、鼻汁、鼻閉を伴うことが多い。
- 新生児・乳児期では先天異常とミルク誤嚥の可能性がある。またこの時期のRSウイルス感染は急性細気管支炎となり、急速に状態が悪化することがあるので注意を要する。
- 幼児期は気道異物の好発年齢である。
- 学童期になると喘息などの慢性咳嗽の頻度が増加する。

❸身体所見

- 全身状態の評価が重要。病歴を詳しく述べられない子どものために、できるだけ多くの所見をとり、考える。
- 小児の診察では咽頭や耳鼻の診察を嫌がり泣くことがあるので、先に胸部の聴診を行うことが勧められる。
- 心雑音、胸郭の変形、チアノーゼの有無も確認する。
- 耳の所見は必ずとり、中耳炎の合併に注意する。
- 努力性呼吸があるか確認する。陥没呼吸(胸骨上、鎖骨上、肋間)、鼻

I・10 咳

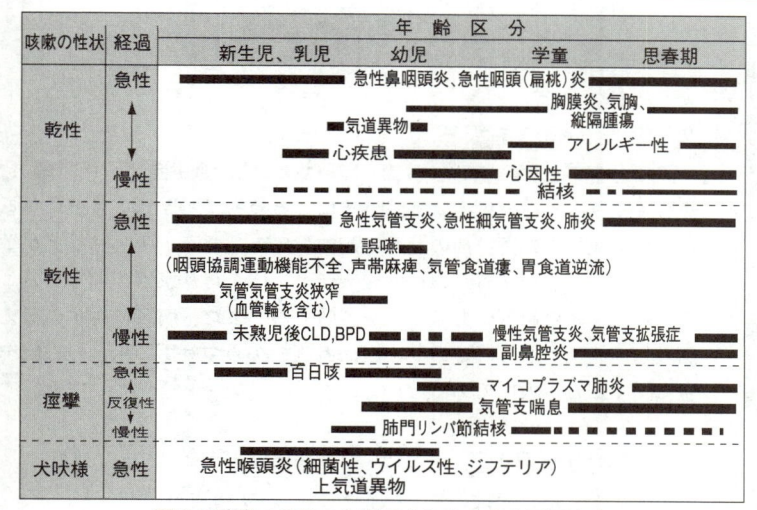

咳嗽の性状	経過	年齢区分：新生児、乳児／幼児／学童／思春期
乾性	急性 ↕ 慢性	急性鼻咽頭炎、急性咽頭(扁桃)炎／胸膜炎、気胸、縦隔腫瘍／気道異物／アレルギー性／心疾患／心因性／結核
乾性	急性 ↕ 慢性	急性気管支炎、急性細気管支炎、肺炎／誤嚥（咽頭協調運動機能不全、声帯麻痺、気管食道瘻、胃食道逆流）／気管気管支炎狭窄（血管輪を含む）／未熟児後CLD,BPD／慢性気管支炎、気管支拡張症／副鼻腔炎
痙攣	急性 反復性 慢性	百日咳／マイコプラズマ肺炎／気管支喘息／肺門リンパ節結核
犬吠様	急性	急性喉頭炎（細菌性、ウイルス性、ジフテリア）／上気道異物

図2 ●咳嗽の性状と年齢区分による主な原因疾患

翼呼吸、呼吸補助筋の使用があれば、呼吸困難があり重篤な状態を示唆する。

❹検査
・犬吠様咳嗽がある場合は、喉頭蓋の状態と声門下狭窄の確認のため頸部X線写真を撮る。
・抗原迅速検査（インフルエンザ、アデノウイルス、RSウイルス、溶連菌）を必要に応じて行う。

❺治療
・家族に対してホームケア（食事・水分摂取、室内の乾燥防止）、注意すべき症状（全身状態の悪化、哺乳不足、呼吸数の増加、咳の重傷度や呼吸困難の出現など）と対処法を伝えることが必要。心配な場合の連絡先も教えておくとよい。
・小児の薬は体重あたりの用量を守って、必要のない薬の使用は極力避

ける。
・各疾患に関しては該当項目参照

2．病気の経験を探る

「咳」患者が治療してほしいことの多くは、咳の合併症についてである。最もよくみられる合併症は不眠、咳による疲労、どうしても気になるといった主観的な知覚、声のかれ、筋肉の痛み、発汗、尿漏れなどが挙げられる。また咳があるために学校や仕事を休んだり家事ができないことで、家族全体に影響があることを考慮する。また、病気に対する考えは個人的・個別的なものであり、医療者側で決めつけず、患者の心配を丁寧に聞くことが大切である。

3．フォローアップ

診断がつくか、症状が軽くなるまでは2～4週間隔ですべき。

4．家族のケア

感染症の場合は感染の拡大を防ぐ必要がある。患者の療養に関して、家族の協力が必要な場合は相談する。小児の診察の場合は、親の心配に配慮する必要がある。

5．患者教育

喫煙に関連した咳のある患者には、積極的に禁煙指導を行う。しかし、患者の準備段階に配慮しないアドバイスは禁煙につながらないだけではなく、医師患者関係も損ねる可能性がある（第3部-IV-2「タバコ、アルコール問題」参照）。

6．紹介のタイミング

・気管内異物、アナフィラキシーなど緊急の処置・加療が必要な場合には救急搬送を行う。
・呼吸器専門医へは重篤な感染症、悪性疾患、気管支鏡などの精査、入院加療が必要とされる場合に紹介する。

- 消化器専門医へは、最大限の治療を行ったにもかかわらず、症状が持続する患者でGERD(胃食道逆流症)を強く疑う場合に有用である。
- 耳鼻科専門医へは、積極的な治療にもかかわらず、後鼻漏症候群による症状が持続する場合に有用であるだろう。
- 小児に関しては、特に全身状態の悪いとき(ぐったりしている、ぼんやりしている、食事・水分がほとんど取れない)、呼吸困難のあるとき(重症疾患の存在、ホームケア困難)、専門科による治療・経過観察が必要な場合(肺炎、急性細気管支炎、乳児の百日咳、中等症～重症喘息発作など)、家族の不安が強い場合(ケア困難、医師の診断・治療への不安など)は小児専門医へ紹介する。

7. 予防

- 禁煙
- 予防接種(インフルエンザ、肺炎球菌、小児の定期予防接種)
- 小児の環境整備(異物誤嚥予防)

8. 症例(NBM)

45歳、男性。2ヵ月前から1日中続く乾性咳嗽。毎日1パック(20本)×20年の喫煙歴あり。ほかの病歴・身体所見上問題なく、胸部X線写真に異常なし。準備期にあったのでNRT(ニコチン置換療法)を含む禁煙指導。禁煙2週間後、咳は半分程度の改善。再度話を聞くと娘がウサギを飼い始めた時期と咳嗽出現時期が一致。「学校の出来事で落ち込んでいた娘を喜ばせるために飼い始めたんです」という。確かに家に帰ると咳嗽が強い。PEFも予測値の60%程度。内服ステロイドの使用とウサギを避け掃除をまめにすることで、予測値の90%以上に劇的に改善。ウサギをきっかけとする気管支喘息と診断したが、「やっと元気になってきた娘を悲しませたくない」との患者の希望でウサギの飼育はそのままとし、まめな掃除、抗原の回避と飼育環境の制限、治療の継続を患者と相談して決めた。

9. まとめ

プライマリ・ケアで遭遇する他の症候と同様、咳は丁寧な病歴聴取と的を絞った身体所見に基づいて適切な診断と治療を行うことができる。また治療に対して部分的にしか効果がないときには、咳の原因として1つ以上の潜在的な原因がある可能性があり、この患者には複数組み合わせた治療が必要となることを考慮する。

（富塚太郎）

参考文献

1) Irwin RS, Madison JM：The diagnosis and treatment of cough. N Engl J Med 343：1715, 2000.
2) Irwin RS, Boulet LP, et al：Managing cough as a defense mechanism and as a symptom；a consensus panel report of the American College of Chest Physicians. Chest 114(Suppl)：133 S-181 S, 1998.
3) Lie DA：8.1 Cough. The 10-Minute Diagnosis Manual, Taylor RB(ed), Lippincott Williams & Wilkins, Philadelphia, 2000.
4) 川崎一輝：咳. 小児内科 32：360-364, 2000.
5) 中島千賀子, 雉本忠市：咳・喀痰. 小児科診療 60(増刊)：323-326, 1997.

11 体重減少

> **重要事項**
> - 意図しない体重の変化を早期に発見できるよう定期的な体重測定を行う。
> - 体重減少がみられた場合、隠れた精神疾患、悪性腫瘍、消化器・内分泌疾患などの存在について適切に評価し、治療を行う。
> - 食事の状況や生活背景についてよく把握し、栄養状態改善のために必要な介入と家族を含めたケアを行っていく。

1. 疾患を探る

　体重減少は、家庭医の外来においてよく遭遇する問題の1つであり、特に高齢者において頻度が高い。患者が意図せずに体重減少が起こった場合、全身状態の悪化を示唆する重篤な疾患の徴候であることがあるため、注意が必要である。しかし、原因となる器質的疾患が特に存在しない場合も多く、過剰な精査を行わないことも重要である。ある調査結果では、意図しない体重減少がみられた患者を1年後にフォローアップしたところ、50％のケースで死亡あるいは全身状態の悪化がみられており、一方、35％が健康であった[1]。

❶体重変化の評価

　臨床的に精査の必要性があると考えられるのは、2.5〜4.5kg、あるいはベースラインとなる体重の5％以上の減少が6〜12ヵ月以内に生じた場合である[2]。

　まず体重減少の程度について正確に評価することが必要である。過去の体重の記録を参照するが、測定の記録がない場合も多い。患者が自分で体重を把握していない場合は、以前着ていた服のサイズが合わなくなったことがないかなどをたずねる。さらに家族や介護者から外見の変

化について情報を得る。
　また、今後の体重変化を知るために、定期的な体重測定によるフォローアップを行う。

❷体重減少の原因

体重減少が起こるメカニズムは大きく分けて4つに分類される。
1．エネルギー摂取量の低下
2．栄養の吸収障害
3．栄養喪失量の増加
4．エネルギー需要量の増大

具体的には**表9**にみられるような疾患がある。

❸初期評価のポイント

以下の内容につき、問診を行う。その中で、体重減少の4つのメカニズムのうちのいずれが関与しているかについてフォーカスを絞っていき、それに関係した質問をさらに行っていくとよい。

・体重減少は意図したものか、意図せずに起こったものか
・食欲について
・随伴症状について（嘔気、嘔吐、腹痛、下痢、脂肪便など）
・過去の病歴、特に腹部手術の既往
・食事摂取上の困難の有無（咀嚼、嚥下の問題について）
・食事内容の評価（栄養アセスメントのための質問票などを用いる）[3]
・精神状態の評価（うつ病、不安障害、摂食障害を念頭に）
・社会的な問題の有無（なんらかの理由で買い物に行けない、調理ができないなど）
・内服薬剤について
・HIVや腸管感染症のリスクについて

　これらの情報を得た後、原因となる疾患を考慮しながら身体所見をとり、必要な検査をオーダする。あらゆる可能性を考えて多くの侵襲的な

表9 ● 体重減少の主な原因

1. エネルギー摂取量の低下
   - HIV感染症、AIDS
   - うつ病、うつ状態、死別反応
   - 不安
   - 歯の不具合、味覚障害
   - 食道疾患
       食事により増悪する胃腸疾患(例：胃潰瘍)
       薬物(例：ジキタリス製剤の過量、キニジン、アンフェタミン、
          NSAIDs、抗がん剤)
       高カルシウム血症
       アルコール依存症
       ウィルス性肝炎
       低カリウム血症
       尿毒症
       悪性腫瘍
       慢性うっ血性心不全
       慢性炎症性疾患
       神経性食思不振症
       社会的孤立、貧困
       認知症
2. 吸収障害
   - 胆汁うっ滞
   - 膵機能不全
   - 胃切除後
   - 小腸疾患
   - 寄生虫感染
   - 盲嚢症候群
   - 薬物(例：コレスチラミン、下剤)
   - AIDS
3. 栄養喪失量の増加
   - コントロールされていない糖尿病
   - 持続性の下痢
   - 反復する嘔吐
   - 瘻孔からのドレナージ
4. エネルギー需要の増大
   - 甲状腺機能亢進症
   - 発熱
   - 悪性腫瘍
   - 気分の異常(例：躁状態)
   - 覚醒剤使用

(文献1)による)

検査を行うことはメリットが少なく、最も可能性が高いと考えられるいくつかの疾患についての検査にしぼって実施することが望ましい。体重減少患者のうち、悪性腫瘍の頻度はうつ病の頻度の約1/2と報告されており、それほど高いものではない。別の調査によると、外来における診察と検査ですぐに体重減少の原因が同定できなかった患者において、入院精査の結果、悪性腫瘍がみつかったのは24%であった（LOE＝1b）[3]。

❹よくみられる臨床像[1]

問診から容易に体重減少の原因が同定できる場合もあるが、中にはすぐに説明をつけられない場合もある。その中で最も多いのはうつ病である。特に高齢者において原因の約30%を占め、種々の身体症状、食欲不振、早朝覚醒、易疲労感などが抑うつ気分などの精神症状よりも目立つことが多い。集中力や注意の低下、記銘力低下などは認知症と診断されている場合もある。慢性の身体疾患を抱えている患者において高齢期でのうつ病発症がみられやすい。家族との死別、社会的孤立、貧困などが発症のきっかけとなる場合も多い。

摂食障害も診断困難な場合が多い。若年女性では特に注意して食習慣、自己イメージや体重に対する考えをたずねる。

膵臓癌は急激な体重減少で診断される悪性腫瘍の中で代表的なものである。平均年齢は55歳で男性にやや多く、早期発見の難しいがんであるが、黄疸や腹痛が出現する前に食思不振と急激な体重減少がみられる場合が多い。他の消化器系悪性腫瘍においても同様な症状が先行する場合がある。

HIV感染症やAIDSでは、食欲低下や合併する感染症の影響で体重減少をきたしやすい。また、吸収不良をもたらす消化器疾患、コントロール不良の糖尿病などは随伴症状に関する問診を詳しく行うことで診断の手がかりがつかめることがある。急激な体重減少と意欲の低下がみられる高齢者の無欲性甲状腺機能亢進症では悪性腫瘍やうつ病と誤解されることがあり、注意を要する。

I・11 体重減少

❺特に高齢者においては[4]

　高齢者では、無意識のうちに体重減少が起こっている場合、その後の疾患の罹病率および死亡率の増加と関連があることが明らかとなっており、特に注意が必要である。アルツハイマー型の認知症では体重減少は認知症の進行度と関連しており、5%以上の体重減少は末期の状態を予測する因子であると報告されている。

　高齢者で最も多い原因はうつ病、悪性腫瘍、良性の消化器疾患である。また、投与薬剤の影響について考慮することは極めて重要で、多種類の薬剤が投与されていること(polypharmacy)も食欲不振や味覚障害の原因となる。

　心肺疾患や痴呆、アルコール依存症などがそれらに次いで多い原因である。高齢患者の約1/4では原因が不明であったとの報告がある。

　食事摂取量の低下には社会的孤立、配偶者との死別などによる悲嘆、身体障害、歯の問題、貧困が関係している場合があり、このような因子への注意は欠かすことができない。

　施設入所者では外来患者の場合と原因の頻度がやや異なっている。ある報告では、施設入所者で体重減少がみられた者のうち、36%がうつ病であった。また、うつ病を含めた精神疾患が体重減少の原因の58%を占めていた。

　高齢者が体重減少、食欲低下、栄養不良、身体不活動性を呈し、全体的に機能が低下している状態を総称して"failure to thrive"と呼ぶことがある。これらの背景にはうつ病、認知能低下、身体機能の低下、低栄養状態などが複合的に関係していると考えられる。介入が可能なものとそうでないものがあるが、終末期の過ごし方について本人、家族と話し合いつつ、どのような治療方針が望ましいかについてよく検討していくことが重要である。

2．病気の経験を探る

解釈：「このところ胃の調子が悪くてあまり食べないようにしているからだろう」
　　　「入れ歯が合わなくて軟らかいものしか食べられなくなったせい

だと思う」

「妻が死んでから食事の支度にいつも困っている。寂しくて食欲もでない」

「食が細くなったのは年のせいだと思う」

感情：「すっかり身体が弱ってしまった。このままどんどん弱っていくのだろうか」

「何か悪い病気ではないだろうかと不安」

「前は太っていたので、なぜか知らないけどやせられてうれしい」

期待：「もう少し太りたい」「原因について調べてほしい」

影響：「やせて体力がなくなった。エネルギーが湧いてこず、将来に希望がもてない」

「前に着ていた服が合わなくなって困る」

　患者が体重減少に気づいている場合、患者がその原因についてどのように考えているかをたずねることは診断のうえでも特に有用である。

　患者の考えや思いを引き出すために、「体重が減ってきたことについてどんなふうに思っていらっしゃいますか」「原因についてはどうお考えですか」などのオープンクエスチョンを用いるとよい。

3．ケアのオプション

　体重減少の原因となっている病態や疾患に対しての介入を行うことが治療となる。原因が明らかでない場合は、栄養面でのサポートを行い、さらなる体重減少を予防することが治療目標となる。

　そのためには、**多職種**による協力体制をとることが重要である。食事内容の問題については栄養士が、また口腔内の問題や嚥下機能の評価については歯科医や言語療法士が援助することができる。貧困や孤立など生活状況の問題で十分な食事摂取に困難がある場合は、社会福祉士と相談、要介護状態ではケアマネジャーと連携し、介入法を検討する。施設入所者の場合は、食事担当者や介護士と相談する。

　栄養面での介入法としては以下のようなものがある。

・食事制限をやや緩やかにする（高血圧や糖尿病などで食事制限をしていた場合）。

- 好みのものを食べられるようにする。
- 食事回数を増やし、少量ずつ頻回に摂取するようにする。
- 食欲をそそるような香りや風味をつけた食事を供給する。
- 栄養補助食品や栄養剤を利用する。
- 嚥下しやすい性状の食品を用意する。

　これらの介入を行ったうえでも、さらに体重減少が進行する場合には薬剤投与を考慮することもあるが、高齢者では副作用に注意し、少量を慎重に用いる必要がある。例えば、シプロヘプタジン(ペリアクチン®)やメトクロプラミド、スルピロイドなどが用いられることもある。

　また、経口摂取困難な高齢者に対する経管栄養については、患者本人の延命に対する意志や家族の希望を踏まえ、慎重に議論したうえで決断することが望ましい。ある調査結果では重症痴呆患者への経管栄養が、体重増加や誤嚥の予防、延命に対して有効ではなかったと報告されている[5]。

●こんなエビデンスがある

- **病気に伴って低栄養状態となった成人患者に対し、栄養アドバイスは有効か？**

　24のランダム化比較試験を用いたシステマティック・レビューにおいては、栄養アドバイスのみでは体重増加に対して有効であるというエビデンスは得られなかった。経口の栄養補助食品の方が短期的な体重増加に対してはやや有効であったが、その効果の持続性については、さらなる研究が必要である(LOE＝1 a)[6]。

4．家族のケア

　体重減少の原因がわかった場合はそれに応じたケアを家族に対して行う。うつ病や神経性食思不振症、また悪性腫瘍などの場合は家族への影響が大きいため、家族面談を行って十分にケアしていく必要がある。

　患者が認知症や身体障害のため要介護状態である場合、食事の支度や介助は家族の手によってなされていることが多い。介護疲れや家族間不

和により栄養の供給に問題が生じる可能性がある。まずは介護の労をねぎらって家族と関係を築きつつ、味つけや調理上の工夫、献立のバリエーションなどについてアドバイスしていく。在宅患者では、管理栄養士による在宅での栄養指導も活用できる。

5. 患者教育

- 自分で体重測定を行い体重変化に注意することを指導する。
- 栄養バランスのとれた食事についての意識を高めるよう栄養指導を行う。
- 禁煙、節酒、日常的な運動により食欲を適度に維持するよう勧める。

6. フォローアップ

さまざまな検査を行っても体重減少の原因が不明のままの場合も多い。その後の体重変化の経過を知るために、継続して体重の記録を行う。

当初は明らかでなかった疾患や社会的問題の影響が後に浮き彫りになることもある。それらに注意して繰り返し面接や身体診察を行い、評価を行う。

7. 紹介のタイミング

- 15 kg 以上の体重減少がある場合:極めて重篤な病態と考えられ、入院の適応となる。
- 専門治療が必要な場合(悪性腫瘍、AIDS、神経性食思不振症、義歯の問題など)
- 専門家のアドバイスが必要な場合:管理栄養士、言語療法士、理学療法士、社会福祉士などの協力は非常に重要である。家族、看護師、専門医に加えてこれらの職種間の連携をコーディネートすることが家庭医の役割といえる。

8. コストを考える

食事の改善におけるコストの例は以下のようである。

- 管理栄養士による外来栄養食事指導料(個人)……130 点/回(概ね 15

分以上、月1回まで。初回は月2回まで算定可)。
- 配食サービス：1食500〜800円程度
- 処方できる栄養剤の1例：エンシュア・リキッド® 1缶の薬価は250 mlで192.5円。
- 介護保険を利用した訪問介護

　　生活援助(買い物、調理など)
　　　　30分以上1時間未満 ……………………………………208単位
　　　　1時間以上1時間30分未満 ……………………………291単位
　　身体介助(食事介助など)
　　　　30分未満 ……………………………………………………231単位
　　　　30分以上1時間未満 ……………………………………402単位
　　身体介助中心型では生活援助30分につき生活援助加算 ……83単位
(2004年現在。原則として1単位10円だが地区の規定があり、東京の特別区では1単位10.72円。自己負担は1割。今後変更の可能性あり)

9. 予防

　虚弱高齢者の診療にあたっては、高齢者総合機能評価(CGA)を実施することが問題点の把握に役立つ[7]。すなわち、身体機能のレベル、ADL(日常生活動作)、IADL(手段的日常生活動作)、認知能の評価、うつ病のスクリーニングを含めた精神状態の評価、家族や友人との関係、経済状況などの社会的因子について総合的に評価を行うことが有用と考えられる。本人が自ら訴えない場合でも食事摂取における問題が潜伏していないかをスクリーニングしておくとよいだろう。体重減少に代表される身体機能低下が明らかとなる前から適切な介入を行って、予防策を講じることが望ましい。

　成人患者においては定期的に体重測定を行い、記録する。体重減少の存在を早期に発見するように努める。

　家族との死別、社会的孤立、貧困などの心理・社会的因子のある患者に対しては特に注意してサポートを行う。

10. 症例（NBM）

　76歳、男性。高血圧症で定期通院中。3年前に脳梗塞を発症し、左半身に軽度の麻痺がある。5年前に妻に先立たれ、ひとり暮らし。ADLはほぼ自立している。週に2回、通所リハビリに通っており、そこで月に一度体重測定が行われている。ある日の診察時、「このところなんだかやせちゃったね。年のせいだろうか」と話した。記録をみると、この半年で体重は4kg減り、58kgから54kgになっていた。「何か思い当たることはありますか」とたずねると、「さあ……。もともとあまり食べない方だからな。どうせ1人だし、スーパーで買ってくるのは同じものばかりで……、食欲はわかないね。酒を飲んで布団に入ってしまうことが多いかな」と話した。気分についてたずねると、「落ち込むってことはないけど、自分もあと何年こうしているのかなと思うことはある。こんな状態じゃ長生きしてもしかたないと思うよ」とのことだった。家族は、以前は娘の家族が近くに住んでいたが、昨年から夫の転勤のため遠方で暮らし始めていた。

＜ポイント＞

　高齢者のひとり暮らしで身体障害もあり、うつ病のハイリスクである。食生活の現状について詳しく把握するとともに、さらにうつ病の症状についてたずねることが不可欠である。身体疾患についての基本的なスクリーニングも行い、アルコール依存症の可能性にも注意をはらう。ケアマネジャーやヘルパーと連絡をとって、生活状況の問題点について話し合うことも必要である。このようにして家庭医は、適切な診断と治療を行いつつ、家族やケアスタッフの協力を求め、今後患者がよりよく生きることができるようサポートすることになる。

11. まとめ

　体重減少の生じる原因は多岐にわたるが、中でもうつ病の頻度が高い。患者の生活背景や心理・社会的問題を理解することが鑑別診断に役立ち、

また、継続的な患者-医師関係により早期発見と早期介入が可能となる。原因についての適切な評価および、治療のコーディネート、家族の心理サポートなどさまざまな側面からのケアを行うことが家庭医に求められる。

(井上真智子)

参考文献

1) Goroll AH：Evaluation of weight loss. Primary Care Medicine, 4 th ed, Goroll AH, Mulley AG(eds), pp 47-51, Lippincott Williams & Wilkins, 2000.
2) Rolla AR：Approach to the patient with weight loss. Up To Date version 13.1, 2005 (http：//www.uptodate.com/)
3) Lankisch PG, Gerzmann M, Gerzmann JF, et al：Unintentional weight loss；diagnosis and prognosis, The first prospective follow-up study from a secondary referral centre. J Int Med 249：41-46, 2001.
4) Huffman GB：Evaluating and treating unintentional weight loss in the elderly. Am Fam Physician 65：640-650, 2002.
5) Finucane TE, Christmas C, Travis K：Tube feeding in patients with advanced dementia；a review of the evidence. JAMA 282：1365-1370, 1999.
6) Baldwin C, Parsons T, Logan S：Dietary advice for illness-related malnutrition in adults(Cochrane Review). The Cochrane Library, Issue 2, Chichester, UK：John Wiley and Sons, Ltd, 2004.
7) ジョン P. スローン：高齢者総合機能評価．プライマリ・ケア老年医学，藤沼康樹(訳)，pp 26-41，プリメド社，大阪，2001．

I・よくみられる症状

12 認知症

|| 重要事項 ||

- 認知症の診断ができる。
- せん妄を除外することができる
- 治療可能な認知症を見逃さない。
- 家族の介護負担を考慮したケアができる。

1．疾患を探る

①認知症の特徴・定義

進行性の認知障害であり、記憶障害を認め、失語、失行、失認、実行機能の障害のうち少なくとも１つを認め、これにより、仕事や社会生活に支障をきたした状態。意識清明という点でせん妄状態とは区別される。短期記憶の消失は最も早期に目立って現れる症状である。図３に認知症を疑ったときから、診断・治療に至るまでのアルゴリズムを示した。各セグメントの番号に沿って、認知症疾患のマネジメントについて述べたい。

a．どんなときに認知症を疑うか？

- 以前から、治療関係がある患者では、ある時期から毎日のように受診したり、同じことを何度も繰り返し聞いたり、薬を異常に早く飲み終えてしまう、疑い深くなった、財布、通帳をどこに置いたかわからない、不潔になった、など。
- また、状況を見かねて、家族が連れてくる場合もある。この場合は、いつからなのか、どういった点を困っているのか、どのくらい生活へ影響があるのか、経過は急なのかなどを確認する必要がある。本人と一緒だと聞き出しづらいこともあるので、その場合は介護者と２人で面接するとよい。

b．認知能の評価

痴呆の診断は臨床症状によってなされるため、病歴が最も重要である。

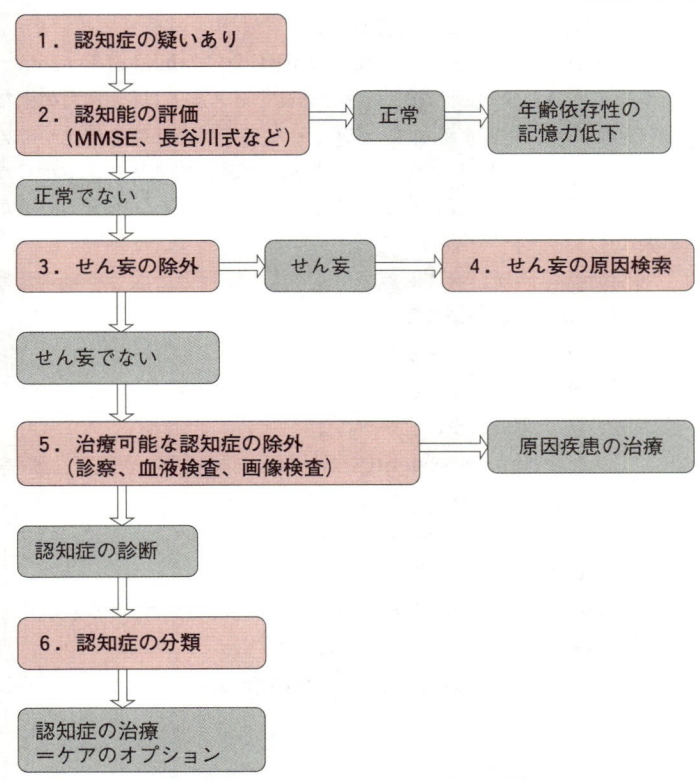

```
1. 認知症の疑いあり
   ↓
2. 認知能の評価
   (MMSE、長谷川式など) → 正常 → 年齢依存性の記憶力低下
   ↓ 正常でない
3. せん妄の除外 → せん妄 → 4. せん妄の原因検索
   ↓ せん妄でない
5. 治療可能な認知症の除外
   (診察、血液検査、画像検査) → 原因疾患の治療
   ↓
認知症の診断
   ↓
6. 認知症の分類
   ↓
認知症の治療
＝ケアのオプション
```

図3● 認知症の診断・治療にあたるまでのアルゴリズム

改訂長谷川式簡易知能評価スケール（HDS-R）、ミニメンタルテスト（Mini-Mental Status Examination；MMSE）などは、それを確認するために用いる検査である。

日本では長谷川式が日常診療で用いられる。長谷川式では20点以下を認知症と判断する。20点をカットオフ値とすると、感度は90%、特異度は84%である。点数は低教育、運動機能、言語能力の低下、視野障害がある場合は低く出る傾向があることを知っておく。病歴と長谷川式が一致していれば認知症を強力に示唆する。

c．せん妄の特徴と、区別の仕方

DSM-IV（"The Diagnostic and Statistical Manual of Psychiatry IV"「精神疾患の分類と診断の手引き」）では、せん妄とは「注意力の欠如と意識の変容である」と定義している[10]。せん妄では認知能の変化や障害があり、それらが時間〜日単位で変化する。上記アルゴリズムで示したように、認知症を診断していくうえでは、まずせん妄を除外する必要がある（表10）。

<u>せん妄の多くは、身体的疾患や薬物などが原因となっているため原因を早急に調べる必要がある。</u>

d．せん妄の原因疾患検索

簡便な記憶法CAMPが、頻度が高く、かつ容易に治療できるせん妄の原因を思い出すには役に立つ[12]。

C：Central nervous system（中枢神経系：脳卒中、硬膜下血腫など）
　　Congestive heart failure（うっ血性心不全）

A：Alchol（アルコール中毒、離脱）
　　Acute abdomen（急性腹症）

M：Metabolic causes（代謝性の原因）：血液検査でわかるすべての病態を含む。
　　Medication（薬物治療）：あらゆる薬剤は原因となりうる。特に、鎮

表10 ●せん妄と認知症の区別

せん妄	認知症
・発症日がわかるくらい突然に起きる	・徐々に起きる、日付は同定しにくい
・急な経過である（数日から数週）	・慢性の経過（数年以上かけて進行）
・通常、可逆性	・不可逆性で、慢性に進行
・初期に、見当識障害あり	・数ヵ月、数年後の経過後、見当識障害
・日内変動がある	・日内変動はない
・意識変容、混濁がある	・終末までは意識変容、混濁はなし
・時間単位での睡眠覚醒周期の障害あり	・昼夜逆転による睡眠覚醒障害あり（時間単位での変化ではない）
・著明な精神運動症状の変化（活動大〜小）	・精神運動症状は末期に出現

（文献4）による）

静薬、抗コリン薬、血圧を降下させる作用をもつ薬剤などに注意。
P：Pyrexia(発熱)：呼吸器、尿路、腹腔内、中枢神経系の感染症を含む。
　Psychological(心理的)：鑑別診断として機能性精神症状、双極性障害、特に躁病を考慮する。

e．治療可能な認知症の除外

- 認知症のうち10%くらいは治療可能な原因が隠れている。重要なことはもとの状態に戻りうる可能性があるという点である。
- 以下のような簡便な記憶法が、原因を想起するのに役立つ[10]。

D：Drug(薬物：鎮痛薬、抗コリン薬、精神作用薬、鎮静薬)
E：Emotional illnesses(うつ病が代表的)
M：Metabolic problems(代謝性疾患：甲状腺疾患、ビタミン B_{12} 欠乏症、低Na血症、高Ca血症、肝腎機能障害)
E：Eyes and Ears(目や耳)
N：Nutritional/Neurological(栄養、神経学的問題：中枢神経腫瘍、慢性硬膜下血腫、正常圧水頭症)
T：Tumors and Trauma(腫瘍や外傷)
I：Infection(感染：梅毒、感染性心内膜炎、HIV)
A：Alchol/Anemia/Atherosclerosis(アルコール、貧血、動脈硬化)
P：Pain(痛み)

上記の疾患を念頭におき、問診を進めていく。

この中で最も多い原因がうつ病であり、認知症に混在していることも珍しくないため単純に区別するのは難しい。こういったケースでは、抗うつ薬による治療の反応が唯一の診断方法となるケースもある。診療で役立つ認知症とうつ病の臨床症状の相違点を表11に示すので参考にして頂きたい。

ⅰ) 身体診察

一般診察、神経学的診察、改訂長谷川式簡易知能評価スケール(HDS-R)を行う必要がある。神経所見によって巣症状を認める場合は先行する脳卒中が存在するかも知れないし、歯車様固縮、振戦などの所見でパーキンソン病と診断されるかも知れない。アルツハイマー病(Alzheimer's disease)患者(以下、AD患者)は一般的に運動障害はないので比較の参

表 11 ● 認知症とうつ病の臨床症状からみた相違

認知症	うつ病
・緩徐な進行(数ヵ月) ・精神疾患の既往なし	・突然の経過(数日〜数週) ・以前の精神疾患の既往あり(抑うつ的なエピソード)
・障害を隠す(記憶障害に気づいていない) ・間違った返答が多い ・認知障害の程度の変動は少ない	・障害を強調する(特に記憶障害について) ・"わからない"という返答が多い ・認知障害の程度は変動することが多い
・記憶障害がはじめに起こる ・非社交的、協調性がない、感情不安定、敵意、混迷、見当識障害、注意力の欠如などの症状が前面	・抑うつ気分が初めに起こる ・抑うつ気分、不安、睡眠障害、食欲不振、自殺念慮などの症状が前面

(文献 4)による)

考になる。

<血液検査>

🚩 目的は治療可能な疾患原因を見逃さないこと。基本的検査としてビタミン B_{12} と甲状腺機能検査、血算、電解質、カルシウム、グルコース、BUN、クレアチニン、肝機能が挙げられる。神経梅毒は臨床的に強く疑われるのでなければ、スクリーニングは必要ない。

ⅱ) 画像検査

突然の認知機能障害や急速な神経所見の変化を認めた場合、硬膜下血腫、脳梗塞、脳出血が病歴や診察から疑われる場合は CT による検査が必要となる。認知症の初期診断では CT 検査が上記の原因を除外することに役立つ。

f. 認知症の分類

認知症は以下のように分類される。

- アルツハイマー病(AD 病)
- 血管性痴呆(多発性脳梗塞、白質梗塞：Binswanger's disease)
- パーキンソン病と関連痴呆(レビー小体型痴呆と進行性核上性麻痺)
- 前頭葉痴呆(Pick's disease も含む)
- Huntington disease(ハンチントン病)
- Creutzfeldt-Jakob disease(クロイツフェルト-ヤコブ病)

・可逆性認知症(治療可能な認知症)

　最も多いのが AD であり、高齢者の認知症の 64～70％を占め、次に多いのが脳血管性で 10～20％、パーキンソン病は 5～6％である。治療可能な認知症では、うつ病が 1～5％、薬物が 5％、代謝性疾患が 4％、硬膜下血腫が 0～2％、アルコールが 3～4％である。

2．病気の経験を探る

　われわれ家庭医は「疾患(disease)」と同時に、「病気(ilness)」について考えていくことが大切である。「病気(ilness)」を探るためには以下のような 4 つの点を患者の Narrative(語り)の中から、引き出すことで、両方をバランスよく理解することが可能となる[13]。ここでは、介護者(キーパーソン)からの「病気(ilness)」について例を挙げたので参考にしてほしい。

- 感情：「朝から晩まで、目が離せないし、トイレの世話も全部私ひとりでやっているので、正直疲れ切っています」
- 解釈：「本人は、きっと家にいたいと思います」
- 影響：「最近、物忘れがひどくなってきて、ごはんを食べて 1 時間もしないのに、またご飯と言ってくる。食べたでしょって言うと怒るんです」
- 期待：「できるだけ家で過ごさせてあげたい」「少しの期間、施設に入ってもらって、自分も休憩したい」

3．ケアのオプション

　認知症に対するケアを 1．リハビリテーション、2．原因に対する治療、3．対症的な治療の 3 つに分けて考える。

❶リハビリテーション

　目的は、患者の QOL を維持もしくは高めることのほかに、転倒、骨折、寝たきりを予防することである。介護保険を申請すれば、看護師や理学療法による訪問リハビリテーション、デイケア施設での通所リハビリテーションも利用できる。これらは、患者自身のためだけでなく、介護

者の負担を軽減することに役立つ。

❷ 原因に対する治療

AD患者の特効薬は今のところ存在しないが、脳血管性の認知症については脳梗塞や脳出血の再発を予防するために、危険因子である高血圧、高脂血症、糖尿病のコントロールが重要となる。

❸ 対症的な治療

a．認知機能の低下

コリンエステラーゼ阻害薬：日本ではドネペジル（アリセプト®）が承認されている。中等度から1日1回3 mgから開始して、吐き気などの副作用がなければ1～2週間後に1回5 mgで内服とする（「こんなエビデンスがある」参照）。

b．認知症による行動精神症状（不安、動揺、興奮、易怒性）

新たに行動精神異常がみられた場合は、まずせん妄を疑い併存した尿路感染症や肺炎、または薬物などが原因となっていないか再評価する必要がある。これらが除外されて初めて、行動もしくは薬物治療が考慮されるべきである。

薬物治療によって傾眠となりADLが低下したり、誤嚥性肺炎を引き起こすなど副作用の方が前面に出て害になることもあるため、効果的な薬物治療の適応を見誤らないことが重要である。以下のような場合は抗精神病薬を開始する適応になるだろう[3]。

・行動精神異常が持続する
・行動精神異常を予防する他の方法がない
・本人および家族など他者への危険性がある
・機能が障害され、持続した叫びあるいは悲鳴がある
・幻覚、妄想によって患者が苦しんでいる、あるいは機能が障害される

　 i ）妄想と幻覚

認知症患者の約30％にみられる。よくある妄想は、家に誰かに侵入された、物を盗られた、配偶者が浮気をしているなどである。認知症初期にみられる幻視はパーキンソン病を示唆しているかも知れず、この場合

は抗パーキンソン薬など特異的な治療が必要となる。抗精神薬は古典的なものと、非古典的なものに分けられる。

前者の代表的なものにはハロペリドール(セレネース®)、チオリダジン(メレリル®)がある。後者にはオランザピン(ジプレキサ®)、リスペリドン(リスパダール®)などがある。前者は、鎮静効果、抗コリン作用が強く、錐体外路症状も出現しやすいため、却って認知機能を悪化させることがある。非古典的な薬剤の方が、これらの副作用は出現しにくいため使用される機会が多い。具体的な使用法は以下のとおり。

・オランザピンは1日2.5 mgから開始し最大10 mgまで使用する。
・リスペリドンは1日0.5 mg〜1 mgから開始して1日2 mgから維持量とする。

 ⅱ) うつ病

アミトリプチン(トリプタノール®)などの三環系抗うつ薬は抗コリン作用による副作用のため混乱が増強されうるので注意が必要である。

パロキセチン(パキシル®)などのSSRIの方が三環系と比較すると抗コリン作用が弱いため、認知症患者のうつ病に対して使用される機会が多い。

 ⅲ) 攻撃性、不安

AD患者における易怒性、攻撃性の治療を的確に行うには、以下に列挙したような引き起こされる理由、メカニズムを理解しておくとよい。

・認知、言語、記憶障害による混乱、理解困難
・恐ろしい妄想
・他の方法では表現できないほど、障害されている患者のうつ病状態
・睡眠障害

・実際の治療は、上記のうち、どのメカニズムによって症状が出現しているか分析してから開始する。
・もし妄想によって攻撃性が生じているなら、抗精神病薬による治療が必要になる(ⅰ)「妄想・幻覚」の項を参照)。
・またうつ病によって、攻撃性が生じることもあるので、明らかな他の理由がみつからず、うつ病が否定できない場合は抗うつ薬の投与も検

・睡眠障害は、行動と薬物治療両方を必要とするかも知れない。日中の活動プログラムへの参加、日中の過度の仮眠を避け、アルコール、コーヒーの摂取を控え、適切な就寝時刻の設定などが必要である。

　トラゾドン（レスリン®）は抗うつ薬の1つだが、不安と攻撃性のある患者に効果がある。特に就寝時刻に易怒性を示し、睡眠障害のある場合に効果がある。就寝時もしくは夕に 25 mg 内服とする。この量では抗うつ効果は最小限のため、もしうつ病が混在している場合は SSRI を併用もありうる。

●こんなエビデンスがある

1・認知症における認知障害の治療の効果は？

　ドネペジル（アリセプト®）：プラセボとの比較を検討した2つのRCTを紹介する。

・軽度から中等度の AD 患者を対象にした場合、12週までは変化はないが、ドネペジル群の方が、2年間の平均で MMSE スコアにおいて 0.8 ポイント改善がみられた（95％ CI 0.5〜1.2）。しかし、施設への入所率に差はなかった[3]。
・軽度から中等度の AD 患者を対象にした場合、ドネペジル群の方が、24週の時点で認知機能と clinician's global ratings に改善がみられた。なお QOL の改善に差はみられなかった[3]。

2・行動精神異常に対する治療の効果は？

　システマティック・レビューが非典型的な薬剤の効果をみるための5つの RCT を評価。5つとも評価期間は6〜12週間。4つの RCT がリスパダールを評価し、残りの1つがオランザピンを評価した。結果はプラセボ群に比べて行動精神異常に改善がみられたが、副作用の出現率は典型的な薬剤と比べて、著明な差はみられなかった[3]。

4. 家族へのかかわり

　介護負担は家族にとって想像以上に大きくのしかかることを忘れてはならない。負担を軽減するためにも医療社会的資源を上手に活用する必要があるが、具体的には以下のようなものがある。
・ショートステイ、ミドルステイ：それぞれ、1週間前後、1ヵ月前後、老人保健施設などに一時的に入所すること。
・歩行器、エアーパット、特殊寝台、手すりなども介護保険の中で給付される。
・訪問看護、訪問診療を利用することで、通院不可能な患者、もしくは在宅ケアを望んだ家族の要望に応えることができる。

　以上のような資源を活用しても家族の介護負担が大きく、在宅ケアが困難になることもある。介護者が無理をして、燃え尽きてしまうケースもたまにみかける。そうならないためにも在宅ケアを使命とせず、施設でのケアという選択肢もあることを知っておく必要がある。この場合はソーシャルワーカーや、在宅介護支援センター、市役所の老人福祉課などに相談してもらい、施設への入所も検討していく必要がある。すぐに入所したいと思っても難しいので、そうなる可能性を事前に予測して必要だと判断したら、さまざまな医療スタッフと連携して、患者とその家族にアプローチしていく姿勢が家庭医に求められる。具体的には、
・老人保健施設
・グループホーム
・精神科の痴呆病棟
・特別養護老人ホーム
・療養型病床群
・有料老人ホーム
などが挙げられる。

5. フォローアップ

　[予後と経過]
・AD患者の自然経過の典型例を図4に示した。認知症は徐々に進行し、生命予後を短くする。

第3部 よくみられる問題のケア

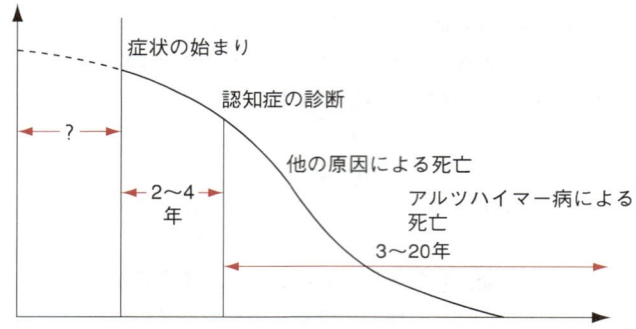

図4 ● アルツハイマー病の典型的な経過
(Daniel P, Michael A：Prevention of dementia. UpToDate version 13.1, 2005 による)

- 認知症の患者を1回の診察で把握するのは難しい。家族の負担を考慮したうえで、可能ならば、最初は頻回に診察し、医師・患者、介護者関係を構築していきながら治療可能な認知症の原因検査を進めていくと同時に、家族構成、ADL、IADL、主たる介護者(キーパーソン)の把握、家屋の状況、経済状況といった患者の背景も確認していく。

6. 紹介のタイミング

- 認知症の初期診断や鑑別が困難な場合。
- 幻覚、妄想、抑うつ、攻撃性などの症状への対処が困難な場合。

7. コストを考える

ケアのオプションによって生じるコストの差を説明したい。下記に示した薬剤価格は1錠あたりのものである。

❶認知障害に対する薬物

ドネペジル(アリセプト®)5 mg　1錠：504円

❷妄想と幻覚に対する薬物

ハロペリドール(セレネース®)1.5 mg　1錠：10.1円

チオリダジン(メレリル®)25 mg　1錠：8円
オランザピン(ジプレキサ®)10 mg　1錠：535.5円
リスペリドン(リスパダール®)1 mg　1錠：49.2円

❸うつ病に対する薬物
アミトリプチン(トリプタノール®)10 mg　1錠：9.7円
パロキセチン(パキシル®)10 mg　1錠：153.8円
マプロチリン(ルジオミール®)10 mg　1錠：17.0円

❹攻撃性、不安に対する薬物
トラゾドン(レスリン®)　25 mg　1錠：24.3円

❺再診料　診療所(月2回として)
再診料　75点
外来管理料と合わせて130点

❻施設ケア
「4．家族へのかかわり」でも述べたように施設ケアの選択肢としては以下が挙げられる。
・老人保健施設
・グループホーム
・精神科の痴呆病棟
・特別養護老人ホーム
・療養型病床群
・有料老人ホーム

費用はまず、介護保険を利用できるか、できないかによって負担は異なる。平成17年2月現在では精神科病院への入院は医療保険となっている。また有料老人ホームの利用料に介護保険を利用することはできないため、すべての費用が自己負担である。それ以外の施設では要介護度に応じて、まず利用料が決まる。このほかに食費代、おむつ、タオルなどの日用品代、水道光熱費、室料などがかかるが、これらは施設ごとに異

なる。

❼在宅ケア（月2回）
・訪問診察料 830 点
・在宅総合診察料 2,290 点（月2回訪問診療が導入されている場合に算定される）

このほかに胃瘻管理されている場合なら栄養管理料なども算定される。

高齢者は上記点数の合計の1割を負担することになる。

8．予防

有効性が証明された予防薬は今のところ存在しないが、脳血管性の認知症の予防という観点からいえば、高血圧、糖尿病、高脂血症の管理が重要となる。

9．症例（NBM）

> 高血圧、糖尿病で外来通院している72歳の女性。ADL は自立。夫と2人暮らし。本日は夫が付き添って来院。「最近、買い物に行くと言って外出しても、何も買わずに帰ってくることが何度かありました。本人に問いただすと、買い物に行くなんて言ってないわよ！と怒ります」と不安な表情で話し、さらに「心配が重なって夜も眠れないことが多いです。このままでは私もどうにかなってしまいそうです」と疲れきっている様子である。本人に対して、最近困ったことがあるか聞くと、「みんな、私をぼけ扱いにするんです！ 私はまだ自分でなんでもできます。夫は浮気していて私を追い出したくてこんなことを言っているのよ！」と興奮した声をあげた。
>
> ＜ポイント＞
> この患者でみられる易怒性、攻撃性はどうして起きるのだろうか。理由としていくつか考えられるが、1つは認知症による嫉妬妄想が原因であろう。これをやみくもに否定した場合、患者の怒りはより

激しくなるので、否定も肯定もせず、それは本当に困りましたねで留めておく。もう1つの理由として、以前は正常に機能していた認知、記憶力が低下したことで、外界のさまざまなことが理解困難になり、混乱に陥っていることが考えられる。誤りをその都度指摘せずに、話の全貌がみえるまでさりげなく話を聞く。矛盾点を指摘されると、混乱してまた別の誤った話を生み出してしまう。

加えて介護者のケアが重要である。介護者の努力を評価しつつ、今の大変さに共感を示しながら、介護者の身体的、精神的疲労状態を把握して、もし疲労が大きい場合などはショートスティなど医療社会資源を積極的に利用して、介護者自身が自分を大切にできる時間を増やしてあげる環境をつくっていく必要がある。

10. まとめ

超高齢化社会を迎える日本において、日常診療で認知症患者と出会う場面は決して少なくない。認知症が本人、家族に与える影響は計り知れないものがあるため、認知症を疑うサインを見落とさないことが、早期診断のために重要である。わが国では認知症からせん妄、うつ状態までボケといわれて、認知症とみなされることが多いが、せん妄は、緊急な評価を必要とするなんらかの原因が基礎にあるため、見落としてはならない。せん妄は、急激な発症であり、時間単位で意識レベルの動揺性を認め、可逆性という点で認知症と異なる。せん妄が除外された場合でも、うつ病、薬剤性など治療可能な認知症が隠れている場合もあるため、疑ってかかることが大事である。また認知症患者の介護は想像以上に負担が大きいので家族の負担にも目を向けながら、サポートしていくことを忘れてはならない。

(細田俊樹)

参考文献

1) Clinical Evidence Issue 12, 2004.

第3部 よくみられる問題のケア

2) Marie FS, Eric BL：Evaluation of cognitive impairment and dementia. UpToDate version 13.1, 2005 (http://www.uptodate.com)
3) Daniel P, Michael A：Treatment of dementia. UpToDate version 13.1, 2005 (http://www.uptodate.com/)
4) Daniel P, Michael A：Prevention of dementia. UpToDate version 13.1, 2005 (http://www.uptodate.com/)
5) Marie FS, Eric BL：Risk factor's for dementia. UpToDate version 13.1, 2005 (http://www.uptodate.com/)
6) The 10-Minute Diagnosis Manual, 2000.
7) Ham RJ, Sloane PD, et al：DEMENTIAS (AND DELIRIUM), Primary Care Geriatrics, 4 th ed, pp 245-308, Mosby-year book, 2001.
8) AMY A. PRUIT：Evaluation of Dementia, Primary Care Medicine, 4 th ed, pp 956-962, Edited By Allan H. Goroll, Albert G. Mulley, Jr, LIPPINCOTT WILLIAMS & WILKINS, 2000.
9) Mccormick WC, Larso EB, et al：Dementia. Diagnostic Strategies For Common Medical Problem, 2 th ed, Edgar R. Black et al (eds), pp 638-650, American College of Physicians, 1999
10) ハロルド・I・カプラン，ベンジャミン・J サドック，ほか：痴呆．カプラン臨床精神医学テキスト，第1版, pp 93-106, メディカルサイエンスインターナショナル, 2003.
11) 竹中星郎：痴呆患者へのアプローチ（痴呆高齢者の在宅医療）．この一冊で在宅患者の主治医になれる，第2版，飯島克己（編著），pp 260-269，南山堂，東京, 2002.
12) John P. Sloan JP：第6章；認知障害．プライマリ・ケア老年医学，第2版，藤沼康樹（訳著），pp 74-83, プリメド社，東京, 2001.
13) 葛西龍樹：患者中心の医療の方法．家庭医療，第1版, pp 49-61, ライフメディコム, 2002.

13 頭痛

> **重要事項**
> - 頭痛診療で最も重要なことは、画像診断など専門医による診療を要する病態か否かを鑑別することである。とりわけ緊急性の高い病態を見逃してはならない。
> - 人口全体の有病率では緊張型頭痛が最多であるが、頭痛を主訴にプライマリ・ケアに受診する患者の中では片頭痛の診断が多い傾向にある。

1. 疾患を探る

- 頭痛の病因分類として国際頭痛学会 International Headache Society による国際頭痛分類第2版 International Classification of Headache Disorder 2nd Edition(ICHD-II；2004)が代表的であるが、分類は網羅的かつ専門的であり日常診療に用いるには煩雑に過ぎる。
- 日常診療においては、
  1. 頭痛が「良性」なのか「悪性」(緊急性が高い and/or 専門医療を必要とする頭痛)なのかをまず鑑別する。
  2. 良性の頭痛であればその90%以上が片頭痛 migrane、緊張型頭痛 tension-type headache、群発頭痛 cluster headache のいずれかの診断に該当する(オーバーラップもあり得る)。

  と理解して診療を進めるのが効率的といえる。
- 病歴聴取および身体診察においてとるべき項目を**表12**に示す。
- **表12**の病歴聴取・身体所見のうち、緊急性や重篤度の高い頭痛(悪性の頭痛)を示唆するのは**表13**の点である。これらを認めた場合、とりわけ緊急性の高い病態においては速やかに専門医に紹介する。
- 「悪性」の頭痛が否定された場合、「良性」頭痛の病因を探る。
- **表14**の3疾患のほかに、発熱に伴う頭痛(髄膜炎などを否定したうえで)、外傷後頭痛、副鼻腔炎に随伴する頭痛などが良性頭痛として挙げ

表12 ● 病歴聴取および身体診察におけるポイント

病歴聴取	身体診察
初発時の年齢	血圧・脈拍
前兆（aura；閃輝暗点など）や前駆症状の有無	血管雑音の聴診
発症様式	頸部（頸動脈）
発症のタイミング、時間帯	眼部
頻度	頭部
部位	側頭動脈・頸動脈の触診
強さ・性状	頭頸部・肩の触診
持続時間	脊椎の触診
増悪因子・寛解因子	神経所見
・運動との関連	・脳神経所見
・食事・アルコールとの関連	・座位からの起立動作
・これまでに行った治療の効果	・つま先歩き・かかと歩き
放散痛の有無・部位	・タンデム歩行
随伴症状	・ロンベルグ徴候
全般的な健康状態	・運動・知覚・深部腱反射の左右差
・睡眠・運動・食生活の変化	・小脳所見（協調運動）
・体重の変化	・髄膜刺激症状
視力・視野の変化	・眼底所見
頭部外傷の有無	・耳所見
生活・職業上の変化	
避妊方法の変化（女性）	
月経周期との関連（女性）	
片頭痛の家族歴	
環境因子の関与の可能性	

られる。

- 視力調節障害に伴う頭痛は病因としては極めて稀であるが、眼鏡調節により頭痛が軽快する患者は時々いる。
- 一般には血圧上昇により頭痛が生ずると信じられているが、実際の臓器障害を伴う高血圧性緊急症 hypertensive emergency の状態を除いては、血圧上昇による緊張型頭痛や片頭痛の誘発はないと考えられる。

●こんなエビデンスがある

・頭痛と高血圧の関係

アメリカで行われた2万2,701人の男性医師（40〜84歳）を対象とした健康調査において、片頭痛患者と非片頭痛患者との間で高血圧の病歴に有意差はなかった。またノルウェーで行われた2万2,865人の成人の前向き研究では、高血圧患者ではむしろ非片頭痛性の頭痛のリスクが有意に低下していたという結果が得られている。

表13 ● 悪性の頭痛を示唆するポイント

病歴聴取	疑うべき疾患・病態
突然の瞬間的な発症 数秒～数分で頂点に達する強く持続的な頭痛	くも膜下出血など ※群発頭痛も数分で頂点に達する
過去に経験したことのない頭痛、生涯で初めての頭痛	頭蓋内出血、頭蓋内感染など
次第に増悪する頭痛	頭蓋内占拠病変、硬膜下血腫など
局所の神経症状（閃輝暗点などの前兆を除く）	頭蓋内占拠病変、動静脈奇形、膠原病（結合組織疾患）など
頭蓋外の感染の存在、特に副鼻腔・乳突蜂巣・肺など	髄膜炎、頭蓋内膿瘍など
意識変容、人格変化、意識レベルの変動	重篤な病態全般を示唆
激しい運動に続発する急激な発症 頸部下部～肩に放散する頭痛（髄膜刺激症状）	頸動脈解離、頭蓋内出血 髄膜炎、くも膜下出血など
5歳以下に初発する頭痛 50歳以上に初発する頭痛	なんらかの頭蓋内病変を示唆
担癌患者に初発する頭痛	頭蓋内転移
ライム病患者に初発する頭痛	髄膜脳炎
HIV患者に初発する頭痛	日和見感染、脳腫瘍
妊婦・褥婦の頭痛	皮質静脈・静脈洞の血栓、頸動脈解離、下垂体卒中
視力障害・視野障害を伴う頭痛	緑内障発作、視神経の圧迫病変（下垂体腫瘍など）
前屈など姿勢変化で増悪する頭痛 嘔気・嘔吐を伴う頭痛 早朝に覚醒するほどの頭痛 複視 協調運動障害	頭蓋内占拠病変
突然の片側の視力障害を伴う頭痛	視神経炎
全身倦怠・全身疼痛・盗汗を伴う50代以降の頭痛	側頭動脈炎
間欠的な血圧上昇を伴う頭痛	褐色細胞腫

身体診察	
項部硬直	髄膜炎、くも膜下出血
眼底におけるうっ血乳頭	頭蓋内占拠病変、髄膜炎
局所の神経学的異常	頭蓋内占拠病変、動静脈奇形、膠原病
頭頸部の血管雑音	動静脈奇形

表 14 ●緊張型頭痛、片頭痛、群発頭痛の特徴

	緊張型頭痛	片頭痛	群発頭痛
初発年齢	特徴に乏しい；学童でもありうる 男女差に乏しい	90％が 40 歳までに発症 25％は小児期に発症 男：女＝1：3	ほとんどが 20～40 歳で発症 男：女＝5：1
頻度 周期性	連日～月に数回とさまざま 周期性は認めない	月に 1～4 回 周期性あり 女性では月経周忌に一致することが多い	1 年のうち 1～2 ヵ月間連日 1 日に 1～数十回
持続時間	数時間～数日	4～72 時間	15 分～3 時間
発症様式	緩徐	1 時間以内に頂点	数分で頂点
タイミング、時間帯	午後に多いとされるがさまざま	早朝に多い	夜間に多いとされる
部位、側性	頭部全体、はちまき様 両側とも生ずる	こめかみ～目の奥 60％は片側性	眼窩～前・側頭部 絶対的に片側性
性状、強さ	締めつけられるような、重い、ズキズキなどさまざま 一般的に自制内	ズキズキ、ガンガンなど拍動性 仕事・家事ができないほどになることあり	キリでえぐられるような、焼けるような 激烈
前兆（aura）	なし	20％で閃輝暗点	なし
随伴症状	肩こり、浮動感を伴うことがある	嘔気・嘔吐 光線過敏、音響過敏	頭痛側の流涙、結膜充血、鼻汁・鼻閉 悪心・嘔吐
家族内集積	乏しい	明らか	稀
誘発因子 増悪因子	心因	運動、空腹 アルコール、グルタミン酸ナトリウム（うま味調味料）、チョコレート、チーズ 心因	アルコール

2．ケアのオプション

- 「悪性」の頭痛の場合は可及的速やかに専門医に紹介のうえ診断・治療を仰ぐ。
- 「良性」の頭痛の場合は急性期の疼痛緩和と予防的治療の双方を検討する。

❶治療法（表 15 参照）

表15 ●治療法

		緊張型頭痛	片頭痛	群発頭痛
急性期	アセトアミノフェン NSAIDs	通常よく用いられる。	いずれもRCTで有意な効果が示されている。 NSAIDs同士を比較した研究はない。	—
	エルゴタミン製剤	—	酒石酸エルゴタミンにはプラセボに比して有意差があるとする報告と無いとするものと両方ある。 ジヒドロエルゴタミンは海外での非経口製剤では有意差が示されているが日本には経口薬しかない。	—
	トリプタン製剤	—	日本では4製剤が薬価収載されており(2004年現在)、いずれも有意に急性期疼痛を緩和する。しかし高価である。	スマトリプタンの皮下注および点鼻製剤は有意に頭痛を軽減させた。
	酸素吸入	—	—	ごく少数の対照研究で100%酸素の吸入により頭痛の軽減がみられた。
予防	三環系抗うつ薬	アミトリプチリン、ノルトリプチリンはRCTでプラセボに比して有意に疼痛・急性期薬剤使用量を減少させた。	アミトリプチリンはプラセボに比して有意に疼痛を減少させる。	—
	SSRI	限られた研究しかなく効果はわかっていない。	効果はまだわかっていない。	—

表15 ●治療法（続き）

	緊張型頭痛	片頭痛	群発頭痛
Ca拮抗薬	片頭痛の要素を有する場合は片頭痛に準じる効果が期待できる。	海外で広く使用されるが効果は比較的弱いとされ、耐性が生じうる。	ベラパミルは頭痛の頻度と鎮痛薬の使用量を有意に軽減させた。
β遮断薬		プロプラノロールはRCTで有意に頭痛の頻度・強度を低下させた。効果発現には数週間を要し、判定には3ヵ月を要する。	―
抗痙攣薬	―	バルプロ酸はプラセボに比して有意に頭痛を減少させた。	―
認知行動療法	効果は期待できるが有意差は証明されていない。	アメリカ神経学会により推奨されている。	―

3．患者教育

急性期頭痛の緩和に頻回に鎮痛薬を使用した場合、薬剤濫用性頭痛 medication overuse headache を生ずる恐れがある。急性期には鎮痛薬の使用を1ヵ月に10日程度に制限するよう指導し、急性期の鎮痛だけでなく適切な予防投薬も指導する必要がある。

4．コストを考える（1製剤あたりの薬価）

アセトアミノフェン　20.2円/カロナール® 200 mg錠×2錠
イブプロフェン　12.0円/ブルフェン® 200 mg錠×1錠
ジクロフェナク　17.2円/ボルタレン® 25 mg×1錠

酒石酸エルゴタミン　24.1円/カフェルゴット® 錠×1錠（酒石酸エルゴタミン1 mg）

ジヒドロエルゴタミン　19.5円/ジヒデルゴット®錠×1錠
※国内での保険適応は片頭痛のみ。

スマトリプタン　1,016.4円/イミグラン®錠×1錠
　　　　　　　　1,141.8円/イミグラン®点鼻×1製剤
　　　　　　　　3,366.0円/イミグラン®注×1製剤
エレトリプタン　986.2円/レルパックス®錠×1錠
ゾルミトリプタン　1,024.7円/ゾーミッグ®錠×1錠
リザトリプタン　1,035.2円/マクサルト®錠×1錠
※スマトリプタンを除くいずれも国内での保険適応は片頭痛のみ。スマトリプタンのみ群発頭痛にも適応がある。

アミトリプチリン　20.0円/トリプタノール® 25 mg錠×2錠
ノルトリプチリン　26.2円/ノリトレン® 25 mg錠×2錠
※国内ではいずれの頭痛にも保険適応なし

ベラパミル　22.2円/ワソラン®錠 40 mg×3錠
プロプラノロール　53.4円/インデラル® 10 mg錠×3錠
バルプロ酸　39.0円/デパケン® 200 mg錠×2錠
※国内ではいずれの頭痛にも保険適応なし。

5．症例（NBM）

＜症例 I＞
　53歳、女性。若年の頃から周期的な頭痛に悩んでいたが受診相談することなくOTCの頭痛薬（イブプロフェンなど）でセルフコントロールしてきた。頭痛発作は月に1～2回程度起こり、片側で拍動性の頭痛が1～2日持続する。就労中は朝から始まると痛みのあまり欠勤することもしばしばであった。現在は専業主婦であるが頭痛発作が生ずると家事を行えず1日中臥床することが多い。光線過敏を伴うが発作前兆（aura）は認めない。発作間欠期にはまったく頭痛を感

じない。

　頭痛薬を飲んでも疼痛軽減を実感するのは半日経過後〜翌日であり、薬剤の効果なのか自然経過なのか判断できない状態であった。

　同居する実母の物忘れについてかかりつけ医に相談した際にたまたま自身の頭痛も相談し、片頭痛と診断された。NSAIDsが無効であることからトリプタン製剤を勧められ、薬価と効果・副作用について十分に説明を受けたうえでエレトリプタンを投薬。その後片頭痛発作時に同剤を内服したところ2〜3時間程度で頭痛の軽減を実感し臥床することもなくなった。エレトリプタンは1ヵ月にせいぜい3〜4錠までしか内服しないことから予防投薬は行わず急性期の投薬のみで経過をみることとなった。

　その後実母はかかりつけ医と認知症専門医の診療の結果初期のアルツハイマー型の認知症と診断され、生活指導と投薬が開始された。診断確定とその後の見通しが立ったことから女性も安心を得て、その頃から片頭痛の頻度も低下した。

＜症例2＞

　42歳、女性。数年前から他院にて緊張型頭痛と診断され処方薬やOTCのアセトアミノフェンで対処していた。

　ある日37℃台の微熱と頭痛が出現し、感冒と自己判断してアセトアミノフェン内服を開始。しかし内服しても解熱は得られるものの頭痛は軽減しなかった。そのためOTCのイブプロフェンも購入し内服したがやはり頭痛は軽減しなかった。

　第3病日からは俯いたときに後頸部の突っ張るような感じも出現し頭痛も軽減しないことから近医を受診。「いつもと違って薬が効かないんです…」と不安げな表情。

　体温37.2℃、血圧128/83、脈拍86/整。意識清明。四肢に麻痺を認めず深部腱反射正常。脳神経所見正常。項部硬直は認めないがKernig徴候がごく軽度陽性。

　頭痛薬の無効とKernig徴候陽性から髄膜炎を疑いただちに神経専門医に紹介。髄液検査の結果無菌性髄膜炎と診断され20日間の入

院加療。神経学的後遺症を残さず退院した。

(守屋章成)

参考文献

1) Taylor RB：Headache. Textbook of Family Medicine, Saultz JW(ed), pp 213-220, McGraw-Hill, New York, 2000.
2) Collins RD：Headache. Differential Diagnosis in Primary Care, 3 rd ed, Collins RD(ed), pp 251-255, Lippincott Williams & Wilkins, Philadelphia, 2003.
3) Baiwa ZH, Wootton RJ：Evaluation of headache in adults. UpToDate online 12.2, 2004(http://www.uptodate.com/)

14 尿失禁・排尿困難

重要事項

- 排尿問題は、日常生活において頻度が高く、患者の日常生活の質(QOL)を大きく損なう重要な健康問題である。
- 排尿問題は、患者の羞恥心を伴うため、十分な配慮が必要である。
- 尿失禁は男女で原因疾患が異なる。切迫性尿失禁、腹圧性尿失禁、混合性尿失禁、溢流性尿失禁を鑑別し、各々の病態に合わせた治療を行う。
- 排尿困難は女性、男性で原因が異なる。尿路感染症、性行為感染症、前立腺肥大症などを鑑別することが重要である。

1. 疾患を探る

<A. 尿失禁 urinary incontinence>

❶尿失禁の定義

社会的、衛生的に問題となるような客観的な漏れを認める状態(国際尿禁制学会)。

不随意に尿が漏れる状態。直接生命にかかわることはないが、QOL を著しく阻害する。

❷疫学

一般に高齢になるほど頻度が多い(女性>男性)。

- 日本人高齢者の尿失禁:在宅患者の 10%、病院・老人施設入所者の 50%、400 万人(1993 年時点)。
- 日本人女性における尿失禁率:10〜40%。40〜50 代女性の 30〜40%。約 50%が腹圧性尿失禁、約 20%が切迫性尿失禁、約 30%が混合性尿失禁。
- 日本の中核都市部の 40 歳以上の住民を対象にした質問紙による研究:女性 54%、男性 11%。女性では腹圧性尿失禁は各年齢層に、切迫

性尿失禁は 70 代以上で多くみられた。男性では切迫性尿失禁は年齢が上がるにつれ多くみられた。

❸ 危険因子

年齢、肥満（女性）、喫煙、糖尿病、脳血管障害、便秘症、妊娠、閉経、分娩、子宮摘出、下腹部への放射線照射、日常生活活動度（ADL）の低下、薬物（後述）。

❹ 尿失禁の分類・原因

改善可能な原因による尿失禁か、不可逆的な変化を伴う尿失禁かに大別。

a．改善可能な原因により生じた尿失禁：通常急性で適切に治療すれば一過性

ⅰ）下部尿路への作用
- 膀胱炎などの尿路感染症（頻度が高い、女性に多い、男性では特に溢流性尿失禁の合併に注意）
- 萎縮性腟炎・萎縮性尿道炎（高齢女性で頻度が高い）
- 便秘症（高齢者で頻度が高い）
- 妊娠

ⅱ）薬剤有害反応（頻度が高く常に考慮する）

利尿薬、抗コリン薬、向精神薬、抗うつ薬、抗不安薬、睡眠導入薬、麻薬、α 交感神経遮断薬、α 交感神経刺激薬、β 交感神経刺激薬、カルシウム拮抗薬、アルコール、カフェイン。

ⅲ）尿産生増加
- 代謝性疾患：高血糖、高カルシウム血症。
- 飲水過多

ⅳ）活動性低下
- せん妄（高齢者で頻度が高い）
- 精神疾患
- 運動制限：慢性疾患や外傷などに伴う。

b． 不可逆的な変化を伴う尿失禁：通常慢性の経過

ⅰ）腹圧性尿失禁：尿道抵抗の低下により腹圧がかかったときの膀胱内圧上昇が尿道抵抗を上回り、膀胱収縮を伴わずに尿が漏れること。骨盤底筋群の弛緩に伴う尿道過活動と内因性尿道括約筋括約不全が関与。若年女性では最も多く、高齢女性では2番目に多い。男性では稀。

ⅱ）切迫性尿失禁：蓄尿時に不随意の膀胱排尿筋収縮が起こり、急に強い尿意切迫感を伴って尿が漏れること。
- 中枢神経疾患に伴う膀胱機能障害（神経因性膀胱）。
- 加齢や下部尿路閉塞による膀胱機能変化。
- 原因不明のことも多い。

ⅲ）混合性尿失禁：腹圧性尿失禁と切迫性尿失禁とが混合している場合。

ⅳ）溢流性尿失禁：尿排出障害のため、膀胱内に著明な残尿があり常に膀胱が充満した状態となっており、膀胱内の尿が溢れて少しずつ漏れる状態。男性で多い。女性では稀。特に男性では水腎症を合併していることがある。
- 下部尿路閉塞：前立腺肥大症（高齢男性で最も多い原因疾患）、前立腺癌（頻度が高い、早期には症状なし）
- 膀胱排尿筋低活動：糖尿病性神経障害、直腸癌・子宮癌術後、腰部脊柱管狭窄症。

ⅴ）機能性尿失禁：痴呆や身体運動機能障害などにより、トイレ以外の場所で尿を漏らす状態。高齢者で多い。

5 病歴

羞恥心などから情報を得ることが難しいことに注意。
- 尿失禁がいつ始まったか。
- どのようにして尿失禁が起きるか：尿意切迫感、咳、運動など。
- 最も苦痛に感じている症状は何か。
- 頻度、生じやすい時間帯、排尿量と失禁量。
- 他の尿路系症状：夜間頻尿、残尿感、尿線途絶、腹圧排尿、血尿、排尿時痛。

- 飲水量、お茶やコーヒーの摂取量。
- 消化管機能：便秘
- 服薬歴：利尿薬など、市販薬なども含めて。
- 尿失禁治療の既往と効果の程度。
- パッド、おむつなどの使用枚数。
- 認知機能、身体機能、生活環境、社会的環境など。
- 性活動性

  ある文献のレビューでは、腹圧性尿失禁に対する病歴の感度0.90、特異度0.51、陽性予測値0.75、陰性予測値0.77、膀胱過活動（切迫性尿失禁の病態の1つ）に対する病歴の感度0.73、特異度0.55、陽性予測値0.56、陰性予測値0.73である。
- 排尿・尿失禁日誌：数日間記載することで診断や治療の参考になる。

❻身体所見

①意識状態・認知機能

②日常生活動作（ADL）

③背部：脊椎部の盛りあがりや発毛は潜在性の二分脊椎の存在を疑わせる。

④腹部：下腹部での膀胱緊満の有無。

⑤浮腫の有無

⑥直腸診：女性では特に看護師を同伴させるなどの配慮が不可欠。
- 前立腺：大きさ、左右の対称性、硬さ、表面の凹凸の有無。前立腺癌と前立腺肥大症との鑑別として特に重要。前立腺の大きさと排尿障害の程度は相関しない。ⅰ直腸癌、ⅱ便塊、ⅲ肛門括約筋の筋トーヌス（弛緩時と収縮時）、をみる。

⑦外陰部：女性では特に看護師を同伴させるなどの配慮が不可欠。①外尿道孔や腟孔の異常、②会陰部の萎縮の有無、をみる。

⑧女性性器：日本では産婦人科以外での積極的な診察が好まれないため、診察の際には患者-医師関係や羞恥心、看護師の同伴などの配慮が不可欠。①膀胱瘤や子宮脱、②腟粘膜の萎縮や炎症、③腟壁周囲の筋トーヌス、④骨盤腔内腫瘤、などがある。

⑨神経学的診察：頸椎や腰椎の可動域、下肢腱反射、肛門反射、球海綿体反射。

❼ストレステスト

膀胱内に尿が充満した状態の女性に怒責や咳をさせて、尿漏出の有無をみる。咳などのストレスの直後に尿漏出があれば腹圧性尿失禁と考えられる。ストレス後数秒して尿漏出があれば、ストレスに誘発された膀胱排尿筋過活動が疑われる。膀胱内の尿量が少ない場合や患者の協力が得られない場合は正確な結果が出ない。

❽排尿後残尿

導尿または腹部超音波で測定する。
- 50 ml 以上：切迫性尿失禁や腹圧性尿失禁を起こしやすくする。
- 100〜200 ml 以上：下部尿路閉塞（男性）または膀胱排尿筋低活動を示唆（水腎症の有無を腹部超音波で確認する）。

❾検査

- 検尿：尿糖（糖尿病）、血尿（尿路結石、尿路感染症、がん）、細菌尿（尿路感染症）、膿尿（尿路感染症）。
- 血清カルシウム
- 腎機能（腎機能障害、下部尿路閉塞を有する男性）

❿治療

a．一過性尿失禁の場合：原疾患の治療

- 尿路感染症：抗菌薬投与
- 萎縮性腟炎・萎縮性尿道炎：エストロゲン局所投与、全身投与。
- 便秘症：緩下剤の投与などによる便通改善。
- 薬剤有害反応：可能な場合は薬剤を中止する。

b．切迫性尿失禁

ⅰ）下部尿路リハビリテーション：ⅱ）よりは有用性が低い。
- 排泄介助：主に高齢者に対して適応。認知機能や身体機能の低下

した患者でも有用。
- 一定時間ごとの排尿誘導。
- 個々の患者の排尿パターンに合わせた排尿誘導。
- 膀胱訓練：後述。
- 骨盤底筋訓練(Kegel体操)：有用である可能性が高い(後述)

ii) 薬物療法
- 抗コリン薬：高齢者では抗コリン作用のため有害事象に注意(起立性低血圧、口渇、便秘、せん妄など)。
  塩酸オキシブチニン：1～3 mg/日より開始、5～6 mg/日まで増量。
  塩酸プロピベリン：20 mg/日。
- 三環系抗うつ薬：保険適応ではないが有用性である可能性が高い。高齢者では心血管系副作用または抗コリン作用のため有害事象に注意(QT延長、起立性低血圧、口渇、便秘、せん妄など)。
  塩酸イミプラミン：10～75 mg/日
  塩酸アミトリプチリン：10～75 mg/日

c. 腹圧性尿失禁

i) 下部尿路リハビリテーション
- 膀胱訓練：前述
- 骨盤底筋訓練(Kegel体操)：お腹や太股に力を入れないようにして、肛門括約筋や膣周囲の筋肉を中に引き込むようにして収縮させる。例えば10秒間ごとの筋肉収縮と弛緩を1日数十回～80回、連日行う。アドヒランスが低い点が問題。

ii) 薬物療法：i) iii)よりは有用性が低い。
- α交感神経刺激薬：膀胱頸部から近位尿道の緊張を高めて膀胱出口部の抵抗増大。塩酸エフェドリン、塩酸メチルエフェドリン、塩酸ミドドリン：有用性は低い。
- エストロゲン：閉経女性において全身的または局所的な投与。

iii) 手術療法：一般的に女性の腹圧性尿失禁に対して用いられる。泌尿器科専門医への紹介。恥骨後式膀胱頸部挙上術、経膣式膀胱頸部挙上術、スリング手術など。

d．混合性尿失禁
ⅰ）下部尿路リハビリテーション（前述）
ⅱ）薬物療法：α交感神経刺激薬。エストロゲン、β交感神経刺激薬。
ⅲ）手術療法

e．溢流性尿失禁
- 前立腺肥大症の場合：後述
- 前立腺癌の場合：後述
- 尿道留置カテーテルや間欠導尿を用いることもある。

＜B．排尿困難 dysuria＞

❶定義
排尿時の疼痛や焼けつく感じ、不快感など。

❷疫学
- 欧米では家庭医の外来受診の5〜15％を占めるともいわれている。
- 25〜54歳の成人女性に最も多い（性的活動性のある年代）。
- 男性では加齢とともに頻度が高くなる（前立腺疾患に伴う）。
- 性行為感染症：淋菌性、非淋菌性（*Chlamydia trachomatis*）、陰部ヘルペスなどによる感染症は性的活動性の高い年代では常に考慮する。

❸原因
a．感染症
- 尿路感染症（膀胱炎、前立腺炎、腎盂腎炎、尿道炎）
  起炎菌：女性の単純型尿路感染症：腸内細菌科
  　　　　前立腺炎：35歳以下：淋菌、*Chlamydia trachomatis*。
  　　　　　　　　　35歳以上：腸内細菌科
  　　　　複雑型尿路感染症（カテーテル留置、尿路閉塞など）：
  　　　　腸内細菌科、緑膿菌、Enterococcus。
  　　　　尿道炎：淋菌、*Chlamydia trachomatis*。
- 腟炎：細菌性、トリコモナス、陰部ヘルペス。
- 骨盤腔内感染症：淋菌、*Chlamydia trachomatis*。

b．感染症以外の原因
- 閉経後エストロゲン欠乏に伴う尿道機能低下・萎縮性腟炎（女性）。
- 前立腺肥大症（男性）
- 尿路結石症
- 悪性腫瘍：尿路系、子宮腟部。
- 心因性：身体表現性障害、大うつ病、不安障害。

4 病歴

a．男女に共通
①排尿困難の時間、回数、程度、部位
- 不快感を身体の中の方で感じ、排尿開始前や排尿開始とともに始まる（膀胱炎や尿道炎）。
- 不快感を腟・陰唇部に感じ、排尿開始後に始まる（腟感染症、腟炎、陰茎病変）。
- 排尿後に恥骨上部に感じる疼痛（膀胱炎）。

②複数、または新しい性的パートナー（性行為感染症）。
③尿意切迫感・頻尿（膀胱炎などの尿路感染症）
④尿がしたたる・少量の尿が持続的に出る（閉塞性尿路疾患）。
⑤尿道分泌物（性行為感染症）
⑥突然の発熱や悪寒戦慄、主に一側性の背部痛や側腹部痛（腎盂腎炎）。

b．女性
①閉経後（エストロゲン欠乏に伴う尿道機能低下、萎縮性腟炎）
②尿道分泌物（性行為感染症）

c．男性
①尿がしたたる、尿線が細いなど（前立腺肥大症など）。
②直腸部の痛み（前立腺炎）

5 身体診察

a．男女に共通
①腹部・背部：腹部圧痛や背部の肋骨椎体角の叩打痛（尿路感染症）、膀胱緊満を下腹部で触知（膀胱出口部の閉塞）。

ｂ．女性

①会陰部・外陰部：潰瘍や水疱(性行為感染症)、鼠径部リンパ節腫脹(陰部ヘルペス)、外傷。
②腟：腟分泌物(性行為感染症や腟炎)、腟粘膜の萎縮(閉経後エストロゲン欠乏)。
　子宮頸部や付属器：圧痛・可動時の疼痛(骨盤腔内感染症)。

　ｃ．男性

①尿道分泌物(尿道炎、性行為感染症)
②会陰部：潰瘍や水疱(性行為感染症)、鼠径部リンパ節腫脹(陰部ヘルペス)、外傷。
③直腸診：前立腺の大きさ・硬さ・左右差・表面の性状(前立腺肥大症・前立腺癌)、前立腺の圧痛(前立腺炎)：前立腺炎を疑う場合は前立腺マッサージは禁忌。

❻検査

①検尿：血尿、膿尿、細菌尿、沈渣での赤血球や白血球の存在。
②尿グラム染色・尿培養：淋菌の場合グラム染色でグラム陰性球菌を認めるが尿培養は陰性となることも多い。
③腟尿道分泌物スメア・培養：腟尿道分泌物がみられたり性的活動性が高い患者の場合には行う。淋菌、*Chlamydia trachomatis* の場合は培養と PCR。

❼治療

原疾患の治療を行う。

　ａ．感染症

・女性の単純性尿路感染症：ニューキノロン系抗菌薬、ST 合剤。
・前立腺炎；性行為感染症の可能性が高い：セフトリアキソン＋ドキシサイクリン
　　　　　　性行為感染症以外の場合：ニューキノロン系抗菌薬
・骨盤腔内感染症：セフトリアキソン＋ドキシサイクリンまたはニューキノロン＋メトロニダゾール

- 淋菌感染症：セフトリアキソン＋アジスロマイシンまたはドキシサイクリン
- *Chlamydia trachomatis*（非淋菌性尿道炎など）：ドキシサイクリンまたはアジスロマイシン
- 腟トリコモナス症：メトロニダゾール

b．感染症以外の場合
- 閉経後エストロゲン欠乏に伴う尿道機能低下・萎縮性腟炎：エストロゲン補充（局所投与など）
- 前立腺肥大症（後述）

＜C．前立腺肥大症 benign prostate hypertrophy＞

❶定義

前立腺組織の細胞数の増加を起こした組織学的変化。これにより尿道抵抗が亢まり膀胱機能に影響する。

❷有病率

- 欧米のデータ：組織学的異常は60歳以上の男性では50％以上、85歳までに約90％にみられる。その1/4に臨床症状が出現する。
- 日本：1998年の全国の前立腺肥大症受療患者数60万人。

❸臨床症状

- 下部尿路閉塞に伴う症状：排尿困難や尿閉、残尿感
- 尿道閉塞から二次的に生じた膀胱刺激症状：頻尿、夜間頻尿、尿意切迫感。
- QOLにも大きな影響を及ぼす：国際前立腺症状スコア（**表16**）、QOLスコア（注意点：前立腺肥大症以外に、尿路感染、膀胱腫瘍、神経因性膀胱などが存在すれば高値、前立腺肥大症の自覚症状を評価するためのもの）。

　症状スコア 0〜7点；軽症、8〜19点；中等症、20〜35点；重症
　QOLスコア：0〜1点；軽症、2〜4点；中等症、5〜6点；重症

表16 ● 国際前立腺症状スコア (IPSS)

どれくらいの割合でこのような症状がありましたか	まったくない	5回に1回の割合より少ない	2回に1回の割合より少ない	2回に1回の割合くらい	2回に1回の割合より多い	ほとんどいつも
この1ヵ月の間に、尿をしたあとにまだ尿が残っている感じがありましたか	0	1	2	3	4	5
この1ヵ月の間に、尿をしてから2時間以内にもう一度しなくてはならないことがありましたか	0	1	2	3	4	5
この1ヵ月の間に、尿をしている間に尿が何度もとぎれることがありましたか	0	1	2	3	4	5
この1ヵ月の間に、尿を我慢するのが難しいことがありましたか	0	1	2	3	4	5
この1ヵ月の間に、尿の勢いが弱いことがありましたか	0	1	2	3	4	5
この1ヵ月の間に、尿をし始めるためにお腹に力を入れることがありましたか	0	1	2	3	4	5

	0回	1回	2回	3回	4回	5回以上
この1ヵ月の間に、夜寝てから朝起きるまでに、ふつう何回尿をするために起きましたか	0	1	2	3	4	5

	とても満足	満足	ほぼ満足	なんともいえない	やや不満	いやだ	とてもいやだ
現在の尿の状態がこのまま変わらずに続くとしたら、どう思いますか	0	1	2	3	4	5	6

この日本語版は最近見直しがなされたものである。

❹ 身体診察

- 直腸診：前立腺の大きさ、左右差、硬さ、硬結の有無。
  前立腺の大きさは症状の重症度や尿流とは相関しない。
- 神経因性膀胱の合併などが疑われる場合は神経学的評価も行う。

❺ 検査

- 検尿：尿路感染の有無、血尿（膀胱腫瘍、尿路結石症）の有無。
- 血清クレアチニン、BUN：前立腺肥大症による下部尿路閉塞のために腎機能障害が生じることがある（0.3〜30％）。
- PSA：前立腺癌の有無
- 排尿後残尿測定：排尿後の残尿を導尿または腹部腸音波で評価。50〜100 ml 以上ある場合は膀胱排尿能力の低下があると考えられる。
- 腹部超音波による前立腺容積の評価：1/2（縦径×横径×上下径）。20 ml 未満；軽症、20〜50 ml；中等症、50 ml 以上；重症。

❻ 治療

a．日常生活指導

夕食後のコーヒー、アルコール、水分摂取を控える。症状を増悪させる薬物を控える。

b．薬物療法（重症〜中等症の場合に適応）

- α 遮断薬：下部尿路症状の改善に対して有用。膀胱頸部および前立腺の平滑筋を弛緩し尿道抵抗を低下。有害事象；起立性定血圧、めまい、異常射精。塩酸タムスロシン、塩酸テラゾシン、塩酸プラゾシンで有用性が高い。
- 抗男性ホルモン薬：前立腺の容積を縮小させ、下部尿路通過障害を改善。有害事象：性欲減退、勃起障害など性機能に関連したもの。またPSA を低下させるため前立腺癌の早期発見が遅れる可能性がある。酢酸クロルマジノン、アリルエストレノールである程度有用性がみられる。

c．手術療法

中等症〜重症の場合に適応。

- 経尿道的切除術：症状の改善や合併症の低減に対して有用、勃起障害や尿失禁のリスクは増加しない。有害事象：周術期合併症、出血、勃起障害、尿失禁。

d．低浸襲治療

- 経尿道的マイクロ波温熱療法：症状の改善に対して有用。但し現時点での日本ではまだ標準的には行われていない。

＜D．前立腺癌＞

家庭医領域では、無症状の男性に対して行う前立腺癌のスクリーニング検査と、尿失禁や尿閉などの臨床症状がある場合に前立腺癌の鑑別診断（前述）を行うことが重要である。

❶頻度

10万人あたり20人程度。欧米の1/10以下だが最近増加傾向。発症年齢のほとんどは50歳以上。

❷前立腺癌のスクリーニング検査

前立腺特異抗原 PSA の採血検査を行う。

- カットオフポイント：4 ng/ml。4〜10 ng/ml の場合 20〜25％、10 ng/ml 以上の場合 30〜50％以上は前立腺癌である。

❸PSA によるスクリーニング検査の問題点

欧米では一定年齢以上（主に50歳以上）でのスクリーニングを勧めているが、無症状早期前立腺癌の治療に伴う利益と有害性の評価や、日本人における発症率の違いなどから、現時点では日本人に対しての無症状のスクリーニングに関しては評価は分かれている。

❹診断

確定診断は泌尿器科専門医による生検ならびに各種画像検査（経直腸

的超音波、腹部骨盤部 X 線、CT、骨シンチなど：家庭医は前立腺癌が疑われる場合は専門医に紹介）。

2．病気の経験を探る

　排尿に関する問題は羞恥心を伴う健康問題であり、また一般的に生命にかかわる問題ではないため、患者の日常生活で触れられることがなく、患者は医師のもとを訪れても語らないことが多い。しかし、排尿問題はQOL に大きく影響を与えるよくみられる健康問題でもある。したがって、日常生活における健康問題にかかわる家庭医は、患者の気持ちや生活上の困難さなどを理解し、患者が排尿に関する問題を自然に話すことができる環境をつくりながら診療する必要がある。

●こんなエビデンスがある

1・交感神経刺激薬の有用性

　成人女性の尿失禁に対する交感神経刺激薬の有用性について、日本で認可されていない phenylpropanolamine と Clenbuterol、日本で認可されている塩酸ミドドリンについてメタ分析が行われたが、有用性はプラセボと比較して限定的なエビデンスしか認められなかった。

2・骨盤底筋訓練と膀胱訓練の有用性

　骨盤底筋訓練は前述した腹圧性尿失禁に対する訓練方法である。膀胱訓練は、膀胱機能についての学習と、尿意があってから排尿を我慢する練習と時間帯を決めて排尿する訓練を組み合わせたもので神経因性膀胱に対する訓練である。両者を組み合わせたプログラムを行い、カセットテープで骨盤底筋訓練を毎日実行してもらい、2〜4週間後に訓練を受けた看護師が患者の実行の程度などを確認することで、アドヒランスを高めるようにしたところ、その後1年間、プログラムを受けなかった群に比較して排尿回数が1日8回から7回に減少し、排尿しない時間が 50 分延長し、有効だと判明した。

3. 家族のケア

排尿障害は羞恥心が関係するため、患者がこの問題で困っていても家族には相談していないことも多い。また逆に家族が排尿障害のケアで介護負担が増えて苦しんでいることも多い。このような背景を理解して、患者と家族の心理的支援を行うことが重要である。

4. 患者教育

尿失禁に関しては、膀胱訓練で述べたような訓練を行うことが大切である。尿取りパッドなどをうまく利用することを説明する。前立腺肥大症の男性患者では抗コリン作用のある薬物服用で尿閉となる危険性があるため、医療機関を受診する際には前立腺肥大症があることを医療者に伝えることや、不用意に市販の感冒薬を内服しないように注意することを説明する。

5. フォローアップ

2週間から1ヵ月に1回の診察は必要である。急性の排尿障害の場合は、数日以内の再診が必要である。

6. 紹介のタイミング

- 不可逆的な尿失禁の場合は、日本のガイドラインでは残尿が50 ml以上認められる場合は泌尿器科専門医への紹介を勧めている。
- 薬剤などでの治療に反応しない場合は泌尿器科専門医へ紹介。
- 手術療法を考慮する必要がある前立腺肥大症患者や、前立腺癌が疑われる患者は泌尿器科専門医へ紹介。

7. 予防

- 尿失禁や排尿障害で予防は特にない。
- 前立腺肥大症患者への抗コリン薬投与は尿閉を起こす可能性があるため、抗コリン薬投与は避ける。

8. コストを考える

- 骨盤底筋訓練や膀胱訓練は医療費の負担を減らす治療法となる可能性がある。したがって積極的に試みることが望ましい。

9. 症例（NBM）

> 高血圧症で外来通院中の70代女性。定期的な受診で診察をしていたところ、何か言いたそうであるため、「最近何か困っていることがありますか」とたずねたところ、「最近咳などをしたときに失禁してしまうことがある」と訴えた。主に咳をしたときにみられ、ほかに身体所見で異常もなく、尿失禁を起こす薬物の投与歴もないため、腹圧性尿失禁と診断。骨盤底筋訓練を説明し実行してもらうように勧めたところ、2週間後に受診したときには最近は失禁しなくなったと喜んでいた。

10. まとめ

尿失禁、排尿困難、前立腺肥大症、前立腺癌スクリーニングについて述べた。いずれも家庭医療の分野では重要な健康問題であり、これらの対応を学ぶことは患者や家族の健康支援をするうえで不可欠である。

（矢部正浩、松下　明）

参考文献

全般

1) DuBeau CE：Epidemiology, risk factors, and pathogenesis of urinary incontinence. Up To Date 12.2, 2004（http://www.uptodate.com/）
2) DuBeau ED：Clinical presentation and diagnosis of urinary incontinence. Up To Date 12.2, 2004（http://www.uptodate.com/）
3) DuBeau ED：Treatment of urinary incontinence. Up To Date 12.2, 2004（http://www.uptodate.com/）
4) 日本クリニカル・エビデンス編集委員会（監修）：クリニカルエビデンス ISSUE 9

日本語版．日経 BP 社，pp 1020-1035，東京，2004．
5) 福島雅典（総監修）：カレント・メディカル診断と治療，第 43 版日本語版．pp 931-972，日経 BP 社，東京，2004．
6) 福井次矢，黒川　清（監修）：ハリソン内科学原著．第 15 版日本語版，メディカル・サイエンス・インターナショナル，東京，2003．
7) 小泉俊三（監訳）：10 分間診断マニュアル．メディカル・サイエンス・インターナショナル，東京，2004．
8) Alhasso A, Glazener CM, Pickard R, et al：Adrenergic drugs for urinary incontinence in adults. Cochrane Database Syst Rev 2：CD 001842, 2003．
9) Diokno AC, Sampselle CM, Herzog AR, et al：J Uro 171；1165-1171, 2004．

尿失禁
1) 泌尿器科領域の治療標準化に関する研究班（編）：EBM に基づく尿失禁診療ガイドライン．じほう，東京，2004．
2) Scientific Committee of the First Consultation on Incontinence. Assessment and treatment of urynary incontinence. Lancet 355：2153-2158, 2000.
3) Jensen JK, et al：The role of patient history in the diagnosis of urinary incontinence. Obstet Gynecol 83：904-910, 1994.
4) Ueda T, et al：Urinary incontinence among community-dwelling people aged 40 years or older in Japan. International J Uro 7：95-103, 2000.
5) 佐治文隆、ほか：尿失禁の疫学．産科と婦人科 12：1653-1659, 2001．

排尿困難
1) Bremnor JD, et al：Evaluation of dysuria in adults. Am Fam Physician 65：1589-1596, 2002.

前立腺肥大症
1) 泌尿器科領域の治療標準化に関する研究班（編）：EBM に基づく前立腺肥大症診療ガイドライン．じほう，東京，2001．
2) 石塚　修、ほか：薬物療法．泌尿器外科 15：1013-1018, 2002．

15 発熱

> **重要事項**
> ・発熱の原因の検索を適切に行う。
> ・発熱の原因が不確実な段階でも患者の苦痛を軽減するケアを始める。

1. 疾患を探る

❶発熱の定義

口腔体温で午前中は 37.2℃以上、午後は 37.7℃以上(18〜40 歳の健常成人のデータより)。口腔体温と比較して、直腸体温は 0.6℃高く、腋窩体温は 0.6℃低い。高齢者では体温産生能が低下している。幼小児では 38.0℃以上を発熱とする。特に幼児では直腸体温が深部体温を最も正確に反映する。

●こんなエビデンスがある

1・耳での体温測定は信頼できない?

耳で測定する体温と直腸温とを比較した 46 の研究(小児 5,935 人)のメタアナリシスによると、耳での測定の信頼性は低かった[1]。

2・子どもに触って熱があるといえるか?

子どもに触っただけで発熱を感知できる感度は 84%、特異度 76%、という研究がある。

---

❷発熱の影響

発熱により酸素需要が増大し、心不全や呼吸不全がある場合にはそれらが悪化する可能性がある。体温が 37℃以上になると、1℃の体温上昇で酸素消費量が 13%増加する。体温が 0.5℃上昇すると心拍数が 1 分あた

り10増加する。

❸不明熱

- 定義：38.3℃以上の発熱が14日間に最低4回ある。明らかな原因がなく発熱が14日以上続く。入院後1週間の検査でも診断が不確実であることを加える定義もある。
- 原因：200以上ある。有病率はそれぞれ5％以下。感染症、悪性腫瘍、膠原病、その他に大別される。
- 危険因子：最近の旅行、生物・化学物質への曝露、AIDSのハイリスク・グループ、高齢者、薬物乱用、移民。
- 症状・所見：大抵発熱以外の症状があるのでそれに注意。熱型は診断に役立たない。
- 最初の検査：CBC、CRP、赤沈、肝機能（アルカリフォスファターゼ）、血液培養、検尿、尿培養。
- 特殊検査・画像診断：必要に応じて行うが、病院の各科専門医と相談して進めることがよいだろう。
- 小児の不明熱：他の年齢層と比較して感染症と膠原病の割合が多い。年長児や思春期では炎症性腸疾患が多い。比較的予後良好。
- 高齢者の不明熱：白血病、ホジキン病、腹腔内感染、結核、側頭動脈炎が多い。症状や所見は非特異的。並存する疾患や使用している薬剤が多い。死亡率が高い。

●こんなエビデンスがある

・不明熱診断へのベスト・アプローチ

あるシステマティック・レビューが推奨する成人の不明熱の診断へのベストなアプローチは、「心内膜炎の除外（Duke criteriaを用いる）→腹部CT→テクネシウム・シンチ→肝生検」。それでも5人に1人は診断がつかないが、その50〜100％は自然寛解する[2]。

❹ 薬剤による発熱

- **定義**：薬剤の投与に伴って出現し、薬剤の投与中止によって消失する、十分な診察と検査によっても他の発熱の原因が認められない発熱によって特徴づけられる病態。一例報告によるデータがほとんどで RCT はない。
- **発生率**：正確なものは不明だが、3〜5％のケースで発熱が薬害の唯一の症状である。
- **危険因子**：処方薬の数が多いこと、高齢者、HIV 感染者で発症しやすくなる。
- **診断**：疑いをもつことが大事。多くは除外診断だが、他の不明熱との鑑別は困難で、入院日数と検査数を増加させる。
- **発疹**：発疹があれば診断価値が高いが、なくても薬剤による発熱を否定できない。ある研究では、51 例の薬剤による発熱のうち発疹が認められたのはわずか 18％で、蕁麻疹はさらに稀だった。
- **熱型**：薬剤投与から発熱までの時間の中央値は 8 日だが、24 時間以内から何ヵ月もあとと幅が非常に広い。熱型も、他は無症状の微熱が続くものから、悪寒戦慄を伴う弛張熱（入院例の 40％）までさまざまである。発熱に比して徐脈であることが診断の役に立つといわれるが、10％の例で認められるだけである。
- **検査**：末梢血で好酸球増多を伴う白血球増多は 20％以下。血沈は通常亢進するが非特異的。ほかに原因のない肝腎機能異常が診断に役立つこともある。検尿で膿尿があれば好酸球染色が役立つ場合がある。放射線診断は、他の発熱の原因診断に寄与するのみ。
- **薬剤中止**：薬剤による発熱を診断する現実的な唯一の方法。最も疑われるものから中止し、発熱が続けば、次に疑われるものを中止する。ほとんどの場合、薬剤中止後 72〜96 時間で解熱する。
- **再投与チャレンジ**：薬剤中止して解熱した場合、再投与して発熱があれば診断を確定できるが、実際の診療では、安全性を考慮して、ほとんど行われない。

❺ 小児の発熱

小児の発熱では髄膜炎、敗血症、肺炎、尿路感染症などの重大な細菌感染症を見逃さないことが非常に重要である。

診察する医師の自覚的印象も大事であるが、両親のもつ印象、そして客観的にみるポイントとしては、泣き方の変化、両親への反応、意識状態、顔色、皮膚の色、脱水状態、周囲の人・物への関心に注意する。これらすべてを総合した「全身状態」が良好、不良、重篤の場合、重大な細菌感染症である確率はそれぞれ3%以下、26%、92%である。解熱薬への反応は、重症度予測に役立たない。

❻ 旅行から帰ってからの発熱

- 頻度：かなり多い。スイスの研究では、38%の旅行者が旅行後病気になり、11%が医師を受診した。オーストラリアの研究では、旅行後発熱があり入院した患者の53%が旅行後1週間以内の発症だった。
- 考えるポイント：場所と時期から考えてどの感染症が可能性があるか。その中で、患者の臨床所見と考えられる曝露からどの感染症が考えられるか。その中で、どの感染症が治療可能あるいは伝染するか。
- SARS：2003年3月にアジアを中心に大流行した。その後アジア各国の家庭医も含む関係者の努力により終息し、2004年にはわずかの発生があったのみである。今後の流行については不明であるが、旅行に関連する発熱の原因として忘れない方がよいだろう。WHOの「疑い例」の診断基準は次の3項目をすべて満たすことである。

① 38℃以上の発熱

② 咳または呼吸困難

③ SARSと診断された人との接触、かつ/または発症から10日以内にSARS流行地域にいたことがある。

SARSについての最新情報は、次のウェブサイトから入手可能である。

WHO：http：//www.who.int/csr/sars/en/

CDC：http：//www.cdc.gov/ncidod/sars/

❼高体温

体温制御の欠陥によって深部体温が上昇する状態で、炎症の経過(サイトカイン活性化)での発熱と区別される。深部体温40.5℃以上(口腔体温で41.1℃以上)では、ARDS、DIC、腎肝機能不全、低血糖、横紋筋融解、中枢神経機能障害、痙攣発作などが合併することがあり、救急対応が必要になってくる。

最も重要な原因には heat stroke(環境因子が大きく関与する)、neuroleptic malignant syndrome(向精神病薬の使用に伴う)、malignant hyperthermia(麻酔薬の使用に伴う)がある。これらの診断には病歴が重要であり、家庭医は速やかに救急専門医などと連携をとり、必要なケアが提供できる体制をつくる必要がある。

2．病気の経験を探る

以下に例を挙げたが、病気についての解釈(心身に起こった変化についてどのように理解しているか)、期待(そのことについて何を希望し何を恐れているか)、感情(どんな気持ちでいるか)、影響(自分や家族、仕事などへの影響は何か)をたずねることで、どのように苦しいのかを理解することが患者中心の医療の方法の大事なステップである。

発熱に対する解釈モデルや対処行動には、家族からの影響も大きい。子どもが病気の場合、年齢に応じた方法で本人にもたずねるが、病気の子どもをもつ家族の気持ちを家族から聞くことも大事である。不明熱では原因が定まらないことの焦燥感、薬剤による発熱では医療過誤への過敏な反応にも配慮する必要がある。

解釈：「きっと悪い病気に違いない」「また風邪かな」
期待：「明日の試験は休めない」「咳だけじゃ会社休めないけど、熱が出たので休める」
感情：「熱で身体がだるく気分も滅入ってくる」「自分だけが看病をして不公平だ」
影響：「熱で脳に障害が起きないかしら」「解熱薬を使い過ぎて副作用は大丈夫だろうか」

3. ケアのオプション

❶一般原則

- 発熱の原因の検索を適切に行う。
- 発熱の原因が不確実な段階でも患者の苦痛を軽減するケアを始める。

❷薬物療法

- 発熱の治療：解熱薬は、頭痛、全身の筋肉痛と関節痛を緩和する。アスピリンや NSAIDs は血小板と消化管への副作用があるので、一般にはアセトアミノフェンが好まれる。
- アセトアミノフェン：1 回 10 mg/kg を必要に応じて 6〜8 時間ごとに投与。
- ライ症候群の危険があるため、小児ではアスピリンは避ける。
- ステロイド、抗菌薬：発熱の原因による。経験的な診断的治療の適応はごく限られる。

●こんなエビデンスがある

- **アセトアミノフェンとイブプロフェンの解熱鎮痛効果の比較**

ランダム化比較試験のメタアナリシスで 18 歳以下の小児の痛みと熱に対してのアセトアミノフェンとイブプロフェンの効果を比較した。

1 回投与でイブプロフェンがアセトアミノフェンよりわずかに解熱効果が大きかった。安全性では両者に差がなかった。鎮痛効果には差がなかった。多くの場合、数回の投与が必要となる状況なので、イブプロフェンは作用時間の長さから 1 回投与でよい結果が出たともいえる[3]。

---

4. フォローアップ

原因によって異なる。さらに、発熱している患者を家族が家庭で看病できるかによっても異なる。十分な話し合いと、家族機能の評価が必要になってくる。

5. 予後・自然歴

原因によって異なる。

6. 家族のケア

患者が小児である場合、その面倒をみている家族（母親であることが多い）の疲労や解釈モデルを配慮したケアが必要（症例参照）。

7. 患者教育

発熱が症状の一部であり、原因に応じた治療が必要であることを理解してもらう。

発熱の程度が必ずしも原因疾患の重症度と相関しないことを理解してもらう。

発熱によって起こる身体の変化（脱水、心臓・呼吸器・中枢神経への影響）に備える。

8. 紹介のタイミング

生後3ヵ月未満で発熱のある乳児は、髄膜炎、敗血症、肺炎、尿路感染症などの重大な細菌感染症診断のためのワークアップが必要なのですぐに小児科医へ紹介する。他の年齢の小児と同じように考えて経過観察したり、経験的に抗菌薬を処方してはいけない。

9. コストを考える

- 解熱鎮痛薬（体重15 kgの小児で1日4回、3日間必要だった場合の合計）

    アセトアミノフェン：82点
- 解熱鎮痛薬（成人で1日4回、3日間必要だった場合の合計）

    ピリナジン（アセトアミノフェン、1回400 mgとして）：109点

    ブルフェン（イブプロフェン、1回200 mgとして）：109点
- 不明熱で行う最初の検査のコスト

    CBC：49点

    CRP：20点

赤沈：10点
　　　アルカリフォスファターゼ：12点
　　　血液培養：130点
　　　検尿：28点
　　　尿培養：120点
　これ以外に血液採取料や各種判断料が加わり、ここに挙げた検査全部を行うと合計で965点となる。
＊コストを考えるときには、さらに本人や看病のため家族が仕事を休むことの経済的な不利益への配慮も必要である。

10．予防
- ウイルス感染症（感冒）の予防
- 予防接種
- 海外での感染症の予防

11．症例（NBM）

　　6ヵ月の女の子を母親がクリニックに連れてきた。38℃の熱が昨日から続いているとのこと。初めての子どもが生まれて、初めて発熱したので「どうしたらいいかわからない」と言って取り乱している。母親の心配は「熱で脳みそが溶けること」。診察の結果、全身状態は良好で重大な細菌感染症の所見も特に見い出せなかった。「病院で検査してもらわなくていいでしょうか。注射をしてもらえませんか。私が子どもの頃は、私が熱を出すといつも母が私を病院へ連れて行き、そこの注射でよくなっていたんです」。
　＜ポイント＞
　　解熱薬の使用方法、熱性痙攣への対処方法など発熱に関連した情報を理解してもらう。発熱だけでなく、その他の乳幼児の緊急を要する症状に対処するための救急マニュアル（文献）を渡して落ち着いているときに読んでもらうように伝える。病院でのケアや注射についての母親の気持ちをよく聴き、そのメリット・デメリットを話し

合う。熱の女の子だけでなく、母親もケアの対象である。家庭医はいつも親子(家族)をユニットでケアすることを実践しなくてはならない。

12. まとめ

発熱は非常によく遭遇する症状であり、その原因は自然に軽快するウイルス感染症から速やかに救急として対応すべきものまで混在している。原因が多岐にわたる分、患者の解釈モデルも多様であり、患者中心の方法に沿ってケアを進めていく。

(葛西龍樹)

参考文献

1) Craig JV, Lancaster GA, Taylor S, et al:Infrared ear thermometry compared with rectal thermometry in children;a systematic review. Lancet 360:603-609, 2002.
2) Mourad O, Palda V, Detsky AS:A comprehensive evidence-based approach to fever of unknown origin. Arch Intern Med 163:545-551, 2003.
3) Perrott DA, Piira T, Goodenough B, et al:Efficacy and safety of acetaminophen vs ibuprofen for treating children's pain or fever;a meta-analysis. Arch Pediatr Adolesc Med 158:521-526, 2004.
4) InfoRetriever 2004
5) Clinical Evidence Issue 12, 2004
6) Manual of Family Practice, 2 nd ed, 2002
7) The 10-Minute Diagnosis Manual, 2000
8) UpToDate 12.3, 2005

I・よくみられる症状

16 肥満（小児を含む）

重要事項

- 肥満の中でも上半身型肥満は危険。
- 肥満症は、虚血精神疾患やがんなど、さまざまな病気を引き起こす。
- 食事療法と運動療法は肥満治療の基本。
- もとに戻らないように現実的な肥満の治療が大切。

1. 疾患を探る

❶肥満

- BMI が 25.0 以上を「肥満」と判定。

  BMI＝体重(kg)÷［身長(m)×身長(m)］

❷肥満の分類

[体脂肪の蓄積状態による肥満の分類]

1. 主としてお腹から上に脂肪が溜まる肥満→「上半身肥満」(「洋梨型肥満」)→疾患に罹患しやすい「内臓脂肪型肥満」である疑いが大きい。
2. 主としてお腹から下に脂肪がたまる肥満→「下半身肥満」(「リンゴ型肥満」)→比較的危険は低い。

[参考：内臓脂肪型肥満の予測]

①ウエスト径(臍周囲径)が男性で 85 cm 以上、女性で 90 cm 以上。
②ウエスト・ヒップ比(ウエストの径は臍のレベルの周径、ヒップ径は大転子レベルでの周径)が、男性では 1.0 以上、女性では 0.8 以上。

❸肥満症

肥満と判定されたもののうち、以下の 2 つのいずれかの条件を満たすものを「肥満症」と定義。

1. 肥満に関連し、減量を要する、または減量により改善する健康障害を有する。

2. 健康障害を伴いやすいハイリスク肥満、すなわち、身体計測のスクリーニングにより上半身肥満を疑われ、腹部CT検査によって確定診断された内臓脂肪型肥満である。

❹ 身体疾患による肥満（肥満の1％以下）

①内分泌性肥満
- クッシング症候群
- 甲状腺機能低下症（橋本病など）
- 多嚢胞性卵巣

②遺伝性肥満

③医原性肥満（ステロイド、向精神薬など）

❺ リスク・ファクター

- 両親の肥満
- 妊娠
- 動かない生活スタイル
- 高脂肪食
- 低い社会的経済的状況

❻ 健康に対するリスク

a．全般

- 肥満により死亡率は増加（参考：BMIが22のときに死亡率は最低で、22から離れるにつれて死亡率は増加→J字カーブまたはU字カーブ）
- 肥満治療のデメリットの研究もあるが確実ではない。
    肥満治療が死亡率の上昇と関連しているとする研究が存在。
    減量は胆石症の危険を増加させるとする研究が存在。
- 喫煙者は、非喫煙者に比べて肥満が身体に与える影響が増大。

b．疾患別

- 虚血性心疾患の罹患率が増加。
- ある種の癌罹患率も増加（男性の場合は、大腸癌、直腸癌、前立腺癌な

ど、女性の場合は、子宮体癌、胆嚢癌、乳癌などの罹患が増える)。
- 高血圧、心不全、呼吸不全(睡眠時無呼吸症候群など)、逆流性食道炎、脂肪肝、胆石症、2型糖尿病、高コレステロール血症、高尿酸血症・痛風、血栓塞栓症、脳卒中などの罹患が増加。
- 変形性関節症(膝関節、足関節など)、皮膚疾患(皮膚線条、黒色表皮腫、多毛症など)などの罹患が増加。
- 外科手術や産科にかかわる合併症が増加。
- 種々の事故の発生頻度も増加。
- 教育や収入などにかかわる社会的問題も発生する可能性が増大。
- 精神病や心理的問題とは有意な関連がない。

2. 病気の経験を探る

　一般に肥満の患者は、周りの人が考えるより自分の病状を軽く考える傾向があると思われる。患者の肥満に対する危機感が増した際に、適宜、肥満の合併症のリスクについて説明をして、肥満治療の動機づけを図る必要がある。一方で、これらの病気の経験を探ることで、肥満の原因となる因子が見い出せるかも知れない。

3. ケアのオプション

- 肥満治療をしても、減量に成功する、さらに減量後の体重を維持することは困難→肥満治療は健康に対して莫大な利益があるが、医師にとっても患者にとっても、労多くして成功は困難。
- 肥満治療をする意志があることが、体重減量成功のうえで最も大切(参考：減量に失敗しても、減量しようと試みた人は、死亡率が減少した)。

[肥満の治療方法]

　食事療法、運動療法、行動療法、薬物療法、外科療法など。食事療法と運動療法は、肥満治療の基本。

❶食事療法
- 絶食などによって急激に減量→すぐにもとに戻る→減らした体重を維

持できるように、ゆっくりと無理なく減量。

a．総エネルギー量

- 余分なエネルギーをとると、脂肪となって身体に蓄積→摂取するエネルギーを制限し、身体の脂肪を消費する(参考：身体の脂肪1kgは約7,000 kcalに相当)。

b．バランス

- ただ摂取するエネルギーを制限するだけでなく、身体に必要とされる蛋白質、糖質、脂肪、ビタミン、ミネラル、食物繊維といった栄養素をバランスよくとるように配慮する必要がある。
- 糖質が却って少ないカロリーで食欲を満たしてくれることもある→糖質の極端な制限はよくない。
- 脂質は制限した方がよいが、脂溶性ビタミンや必須脂肪酸を不足させるほど、極端な脂質制限はいけない。
- 甘いものやお酒のとり過ぎが、肥満の原因になっている人も少なくない。
- 1日3回、規則正しく食事をとる。食事回数を減らしたり、食事を不規則な時間にとると、インスリンの分泌が高まって、脂肪が身体に蓄積しやすくなる。

c．食行動異常

- 食事を残せない、ストレスがあると食べやすい、つきあいで食べることが多い、外食が多い、ほとんど噛まずに早食いする、競って食べる、まとめて食べる、夜寝る前に食事をする、食べ物があるとついつまみ食いをするなどの食行動異常の存在→いつも自分の食行動に注意を払い是正する。

❷運動療法

- 運動だけで肥満を解消するのはほとんど不可能。
- 減量により筋肉を落とさないために、運動する。
- 多くの筋肉を使う有酸素運動(例えば、早足歩行、ジョギング、水泳など)をする。
- 1日に少なくとも30分運動する。

- 万歩計をうまく使い、「万歩計で1日7,000歩」と示してもわかりやすい。
- 1週間に3日以上運動する。
- 徐々に運動量を増加(かなり軽い→少しきつい)する。
- 運動前のウォーミングアップ、運動後の整理体操をする。
- 注意事項
  - 事故(注意すれば、ほとんどは予防可能)
  - 関節炎[肥満患者による長期間の激しい運動は、関節炎(股関節、膝関節)を起こす可能性あり]
  - 脱水(十分に水分を補給)
  - 突然死(日頃運動をしてない人が、急に激しい運動をすると突然死の危険)
- 運動すると、体力の向上のみならず、虚血性心疾患、高血圧、糖尿病、がん(特に大腸癌)、そして骨粗鬆症(特に女性)の予防および改善の効果あり。
- 精神衛生にも、うつ状態を改善し、また不安を減少させるなどのよい効果がある。

❸小児肥満の治療
- 小児の肥満は将来の生活習慣病を助長するだけでなく、いじめなどの社会的問題を引き起こす可能性がある。
- 小児の成長を妨げることがないように注意して治療する。
- 小児肥満の治療には、家族の協力が必要。
- 総エネルギー量の制限よりも、バランスを重視。
- 糖分の制限よりも、脂質の制限が効果的。
- おやつの内容や回数をチェックする。
- 屋内でゲームなどをさせるのではなく、屋外で楽しく運動。

4．コストを考える

- 肥満者は、正常体重者よりも年間の医療費が高額。
- 肥満者の外来通院日数と入院日数は、正常者よりも多い。

- 肥満者の病気休暇の日数は、正常体重者の約2倍。
- 肥満者は正常体重者の約2倍、身体障害者になる。

5．フォローアップ
- 長期にわたるフォローアップが必要(減量の成功と、再発予防のため)。
- 目標体重を設定する。
- 現実的な目標体重の設定。例えば減量開始時の体重の約5％の減量を目標とする。
- ゆっくり減量(1ヵ月に1kgの減量が比較的楽で継続しやすい)する。
- 心電図変化、電解質変化などに注意する。
- 毎日、体重を測定して、自分の体重を監視する。
- 減量開始直後は、頻繁に受診させて行動変容を促す。
- BMIやウエスト・ヒップ比だけでなく、血圧、血糖値、総コレステロール、HDLコレステロール、トリグリセリドなどを適宜測定する。

6．紹介のタイミング
- 薬物療法や外科療法が必要になってきたとき。
- 6ヵ月減量を試みてもBMIが30を超えていたら薬物療法を開始(もし肥満に関連する合併症がある場合はBMIが27を超えていたら薬物療法)する。
- 外科療法は、BMIが40を超え、薬物療法にも抵抗性の肥満症の場合に実施する。

7．予防
- 心理的社会的な側面まで考える必要がある。
- 小児期から肥満の予防が必要。
- 小児期の過食・偏食を避ける。
- 思春期のストレスコントロールと運動量に注意する。
- 肥満症や糖尿病の家族歴のある人々には注意が必要。
- 肥満に関する健康教育を怠らない。
- 外来受診の際の(身長と)体重の測定。

8. 患者教育

- 減量の必要性について説明する。
- 具体的に、かつわかりやすく食事や運動について説明する。
- パンフレットをうまく活用する。
- 患者に減量実施可能か、聴取する。
- 医師の主張と患者の現実とを調整する。

9. 家族のケア

　肥満は、肥満患者本人と同等、もしくはそれ以上に周りの家族に不安を与えている場合が多い。患者が小児である場合はなおさらである。自責感に苦しむ母親も少なくないであろう。患者の了解を得たうえで、家族への十分な配慮が必要であろう。

10. 症例（NBM）

　小学校高学年の男の子、BMI が 31 の肥満あり。「この子の肥満、どうにかならないでしょうか？」と母親がつれてきた。食事療法や運動療法などの肥満治療に抵抗性。一人っ子の彼は、有名中学校受験をひかえていたが、母親からの期待を重荷に感じている模様。一方、母親は肥満が自分のつくる食事や運動を十分に勧めなかったことが原因と自責の念にかられている。せめて進学校に入れて彼の肥満からくる劣等感を取り除いてあげたい、と考えている様子。父親は、ほとんど不在であった。この子はぼやく、「誰もわかってくれない…。」と。

＜ポイント＞

　この症例は、母親に由来するストレスを coping するために過食をしている可能性が考えられた。その結果である肥満によって、さらに母親の子どもへの干渉が激化しているように思われた。悪いサイクルが回り出していた。母親に傾聴していたところ、自らがその因果関係を言語化し、初めて母親がその因果関係を洞察できた。現

在、母子ともに幸福そうである。

11. まとめ

肥満のうちでも上半身肥満が多くの健康問題を引き起こす。運動療法のみでは減量は難しく、食事療法を主体として無理なくゆっくりと減量することが大切である。その際は、効果的な患者教育が家庭医の腕のみせどころである。

（竹村洋典）

参考文献

1) 日本肥満学会編集委員会（編）：肥満・肥満症の指導マニュアル．第2版，医歯薬出版，東京，2001．
2) Bray GA：Health hazards associated with obesity. UpToDate version 13.1, 2005 (http：//www.uptodate.com/)
3) Bray GA：Overview of therapy for obesity. UpToDate version 13.1, 2005 (http：//www.uptodate.com/)

I・よくみられる症状

17 疲労・全身倦怠

重要事項

- 家庭医の外来患者において約3割を占める非常に一般的な主訴である。
- 最も頻度の高い原因は、うつ病、心理社会的な問題である。
- 器質的な疾患を除外し、年齢、性別、健康危険因子に沿ったスクリーニング検査を進める。

1．疾患を探る

　全身倦怠感とは、日常生活での何気ない動作で感じる高度な疲労感、あるいは活動に必要なエネルギー(俗にいうやる気)の少ない状態をいう。

　効率よくアプローチするためには、全身倦怠感がどのくらい続いているのかによって分けて考える。

- 急性の疲労感：1ヵ月に満たないもの(多くの場合、随伴症状として認められる)。
- 持続性の疲労感：1ヵ月以上続くもの。
- 慢性の疲労感：半年以上続くもの[後述する慢性疲労症候群(Chronic Fatigue Syndrome；CFS)は、この中で一定の診断基準を満たすもので、頻度的にはわずかである]。

1) 頻度

　米国での地域集団を対象とした調査では、6〜7.5%の頻度で倦怠感を感じている。家庭医の診療所に受診する患者の21〜33%の割合で全身倦怠感を認める。家庭医の外来では、頻繁に遭遇する問題である。

　それに対して、CFSは10万人に対して10人程度の頻度(米国での調査)である。男女差ではわずかに女性に多い。

❷ 鑑別すべき疾患

多臓器系統にわたる。

- 感染症：伝染性単核球症、ウイルス性肝炎、Human Immunodeficiency Virus（HIV）感染、心内膜炎、結核、寄生虫疾患など。
- 内分泌・代謝系：各種の電解質異常、甲状腺機能低下症、糖尿病、低栄養状態など。
- 血液・リンパ系：貧血、白血病、リンパ腫。
- 悪性腫瘍
- 心血管系：心不全、弁膜症、心筋症。
- 呼吸器系：慢性閉塞性・拘束性肺疾患
- 膠原病：関節リウマチ、重症筋無力症、全身性紅斑性狼瘡など。
- 薬剤・嗜好品：精神安定薬、抗うつ薬、睡眠薬、抗ヒスタミン薬、アルコール。
- 心理社会的（非器質的）：過労、抑うつ状態、不安状態、適応障害、虐待、身体表現性障害など。

❸ 医療面接

- 医療面接における病歴が最も重要である。身体診察と検査はあくまでも診断を補足するものと考える。開かれた質問（Open-ended question）で、全身倦怠感の意味を患者の言葉で説明してもらうことが大切である。
- 倦怠感のためになんらかの活動が制限されている場合、器質的な疾患を疑う。それに対して、1日中倦怠感が続き、安静にしても改善しない場合、非器質的な印象が強くなる。
- 倦怠感による生活への支障の度合いや悩まされている期間について、しっかりとたずねておく。慢性の倦怠感で日常生活への影響が大きい場合、診断的な評価を倦怠感に絞る。急性の場合は単なる一随伴症状と捉える。随伴する症状が診断への手がかりとなることが多い。
- 体重の変化と食欲について尋ねる。倦怠感がどのくらい重篤か推測できる。
- うつ病、不安障害、身体表現性障害、薬物乱用に関するスクリーニン

グを面接の早い段階に行っておく。倦怠感を訴える患者の2/3の人が、なんらかの心理的な要因があることを認めるという報告がある。
- 睡眠時間と睡眠の質に関してたずねておく。睡眠により倦怠感が改善するのであれば、睡眠障害に伴う倦怠感と見当づけることができる。
- 服用している薬剤に関してたずねる。市販薬(抗ヒスタミン薬)、アルコールの量)など。
- 環境の変化に関してたずねる。特に急性の倦怠感については、心理社会的なストレッサー、家族内での問題と関連していることが多い。
- 他の医療機関への受診歴をたずねる。どのような診断、治療を受けたか、既に行われている検査は何か、検査結果が入手できれば無駄に繰り返す必要はなくなる。

❹身体診察
- 全身状態：精神運動興奮や鈍麻といった様相(不安・抑うつ状態)。
- 発熱、体重減少。
- 全身のリンパ節腫脹や圧痛(感染症、CFSの診断基準にある)。
- 蒼白、頻脈、収縮期雑音(貧血)。
- 甲状腺腫、甲状腺腫瘤、眼球の変化、深部腱反射の遅延(甲状腺疾患)。
- 体重増加、頸静脈の怒張、過剰心音、湿性ラ音、下肢の浮腫(心臓疾患、特に心不全)。
- 呼吸音の減弱、喘鳴、胸郭の変形(樽状の胸郭)、ばち状指(慢性の呼吸器疾患)。
- 腹部腫瘤、肝脾腫。
- 系統的な神経学的診察(筋の太さ、緊張、強さにも注意を払う)。

　身体診察に沿って、全身の系統的レビュー(各臓器系の代表的な症状の有無をたずねる)を行う。

❺検査
　医療面接と身体診察で診断的な手がかりがみつからない場合、検査データはあまり役に立たない。

I・17 疲労・全身倦怠

---●こんなエビデンスがある―――

・検査でわかる全身倦怠感の原因は？
　少なくとも1ヵ月間続く全身倦怠感を訴える100名の患者を対象とした前向きな研究において、検査所見は、わずかに5％の患者にしかその原因を明らかにできなかった[8]。

検査は、主に重篤な器質的疾患を除外するために行う。以下は、CFSを疑った場合にCDCが推奨する検査でもある。
・尿一般
・血算（白血球分画を含む）
・血沈
・血液生化学（肝機能、腎機能、電解質、カルシウムを含む）
・甲状腺機能検査（TSH）
・血清フェリチン：閉経前の女性には測定する。フェリチン値が低い場合、鉄の補給が倦怠感を改善するというエビデンスがある。
・HIV、PPD（ツベルクリン皮内反応）：医療面接上必要と考える場合に行う。

　また、年齢、性別、健康危険因子に応じた疾病予防のためのスクリーニング検査を行う。
・上部消化管検査
・便潜血反応
・婦人科的検診
・乳房軟線撮影

❻診断

　系統的なアプローチ法に従っても全身倦怠感の原因がはっきりとしない場合がある。ドイツの家庭医診療所での研究では、37.5％の例で原因が判明しなかった。

　ある米国での研究では、慢性の疲労感を訴える患者の2/3の割合で、身体的あるいは精神的な診断がついた。精神的な問題は60〜70％の患者に認められた。その多くは、うつ病、不安障害であった。器質的な疾患

では、感染症が最も多く、膠原病や悪性腫瘍は稀である。

a. 慢性疲労症候群(CFS)について

特殊な状態であり、慢性の疲労とは区別して考える。ある4,000名以上の患者を対象とした前向きなコホート研究では、慢性疲労を訴える人のわずか1〜9%しか慢性疲労症候群の診断基準を満たさなかった。

以下にCDCの診断基準(改訂)を示す。

診断を確定するには、以下の大項目の2つを満たし、少なくとも6つの症状、2つの身体所見あるいは8つの症状を認める必要がある。

ⅰ) 大項目

①初発の6ヵ月以上続く慢性の疲労で、発病以前の活動の50%に満たない程度にまで日常生活に支障をきたしている状態。

②臨床的に原因となりうる医学的理由が除外できる。

ⅱ) 小項目

＜臨床症状＞

①微熱：37.5〜38.6℃(口腔内)あるいは悪寒を伴う。

②咽頭痛

③痛みを伴う頸部あるいは腋窩のリンパ節腫脹

④全身性の脱力感

⑤筋肉痛

⑥24時間以上続く運動後の疲労

⑦全般性の頭痛

⑧移動性の多関節痛

⑨以下に示す神経・心理的な訴え(羞明、一過性の閃揮性暗点、記憶力の低下、過剰な精神的過敏性、精神的錯乱、思考困難、集中力の障害、抑うつ気分)

⑩睡眠障害

⑪数時間から数日続く急性の症状

＜身体所見＞

①微熱

②非滲出性の咽頭炎

③径2cm以上の頸部あるいは腋窩リンパ節腫脹

2. 病気の経験を探る

次の例のような多様な病気の経験を理解する必要がある。
解釈：「悪い病気が隠れているのではないか」「がんかも知れない」
期待：「原因を突き止めてほしい」「点滴をしたらよくなるだろう」
感情：「やるべきことがたくさんあるのにどうすればよいのだ」
影響：「家族や職場の同僚に迷惑をかける」「勉強や仕事が遅れてしまう」

3. ケアのオプション

❶一般原則

倦怠感に苦しむ状態を医療面接、系統的レビュー、身体診察を通して、患者の語るストーリーの中で理解するよう努める。特に、倦怠感の生活（家族や職場）に及ぼす影響に焦点を当てる。良好な患者-医師関係の構築が診断・治療の大前提である。そのためにも、面接において医師がどのような疾患を考え、検査を計画し、投薬を試みるかを、患者に具体的に示しておく。

また、患者が治療後に期待する活動のレベルを明らかにする。例えば、日常の家事、育児ができる、仕事に復帰する、楽しむための運動ができるようになるなどである。

全身倦怠感の原因となる疾患が明らかとなれば、その疾患に従って治療する。原因がはっきりしない場合や診断がつくまでの試みとしては、以下の治療は臨床的研究に基づいているものである。

❷薬物療法

・鉄剤の補給：閉経前の女性には、たとえ貧血を認めない場合でも倦怠感には有効との報告がある（特に血清フェリチン値が 20 ng 以下）。
・抗うつ薬：抑うつ気分を認める場合は、たとえうつ病の診断基準を満たしていなくても、数週間の抗うつ薬服用を勧める（セロトニン再取込み阻害薬：SSRI など）。

❸認知行動療法

CFS や特発性の慢性疲労に対して、有効との報告がランダム化試験で

認められているが、治療者に専門的なトレーニングが必要であり、家庭医の診療所では現実的ではない。

●こんなエビデンスがある

・疲労に運動療法がよい？

　CFSの患者を対象としたRCTがある。66名の患者を有酸素運動群と単なる筋肉ストレッチ、筋肉弛緩法群に分け3ヵ月にわたって調査したもので、いずれの群も、運動療法の専門家からの指導を受けている。有酸素運動群の患者は、最大酸素消費量の60%有酸素運動のレベルで、ウォーキング、自転車、水泳を1日に30分するように指導され、一方、筋肉ストレッチ群の患者は、週5日、最大で30分の筋肉ストレッチ、筋肉弛緩法以外の運動は避けるように指導された。

　すると、有酸素運動群の患者で疲労感の改善度や生活上の機能レベルが有意に高かった（clinical global impression scale：52% v 27%、P＝0.04；Chalder fatigue scale：-8.4 v -3.1、P＝0.004；SF-36 scale：20.5 v 8.0、P＝0.01）。

　興味深いことに、運動がCFSの患者に有害であったというRCTは1つも報告されていない[9]。

4．予後

　1年で1/3未満の人しか回復しない。しかしながら、臓器障害や死に至る症例はほとんどないといった報告が多い。

　以下は、慢性に経過することを疑わせる症状・所見といわれている。
・8つ以上の医学的に説明できない身体症状
・気分変調症の病歴
・1年半以上の倦怠感
・教育のレベルが16歳未満
・初発が38歳以上の場合

5．フォローアップ

再来予定は 1〜2 週の短期間隔とし、必要時以外の再来は避けるようにする。

6．患者教育/家族のケア

全身倦怠感を生じる疾患をあらゆる角度から段階的に探り、検査を進めていくことを十分に理解してもらう。

生活習慣に問題がある場合は、食生活の指導、睡眠時間の確保、禁煙、節酒、ストレスマネージメント（筋肉ストレッチ、簡単な気分転換法など）の紹介を行う。

7．紹介のタイミング

・不安障害やうつ病を認める場合は、第 3 部-Ⅰ-19「不安・抑うつ」参照。
・心理社会的問題として家庭内暴力や性的虐待などを認める場合、精神科医や適切な社会資源の紹介をする。
・器質的な疾患が疑われ、専門的な検査が必要な場合、臓器別専門医を紹介する。

8．コストを考える

CFS を疑った場合に CDC が推奨する検査を行ったとき。
・検査料：CBC（27 点）、尿検査（28 点）、血沈（10 点）、血液生化学検査（175 点）、甲状腺機能検査（TSH）（130 点）、血清フェリチン（80 点）。
・検査判断料：424 点（合計 874 点）

［薬物療法］
・鉄剤を使用した場合、クエン酸第一鉄ナトリウム（50 mg 錠 1 日 3 錠 1ヵ月分で 120 点）
・抗うつ薬を使用した場合、フルボキサミン（25 mg 錠 1 日 2 錠、14 日分で 154 点）、ミルナシプラン（25 mg 錠 1 日 3 錠、14 日分で 224 点）

9．予防

・適切な食生活、禁煙、節酒。

- 規則的な運動。
- 過剰な睡眠を避け、1日6〜8時間の睡眠。

10. 症例（NBM）

　36歳の仕出屋を営んでいる女性が、全身倦怠感を主訴に来院した。この数ヵ月間、仕事中根気のなさを感じ、一緒に働いている実の母親の勤務態度が気になりとてもイライラする。「朝早い仕事であり、休むわけにもいかないので早く元気になりたい」と言う。自営業のためこの数年、健康診断を受けていない。睡眠時間は5〜6時間で、適当に気分転換をするようにしているとのことだが、母親から仕出屋を本格的に継承してまだ1年足らずとのことで、「経営が順調になるか」とプレッシャーを感じている。体重減少はなく、他の気になる症状はない。飲酒はつきあい程度、喫煙歴はない。

＜ポイント＞

　店の経営を任されるという大きな環境の変化があり、心理社会的な問題に伴う全身倦怠感も考えられるが、仕事中に感じる易疲労感であること、この数年健康診断を受ける機会がなかったことから器質的疾患を十分に除外する必要がある。前述した検査はもちろんのこと、年齢に応じたスクリーニング検査（この場合、婦人科的な検診）を勧めるもの予防医学を重視する家庭医ならではのアプローチである。最近のEBMによれば、たとえ検査結果上、貧血を認めなくとも、血清フェリチン値が20 ng以下であれば、鉄剤の補給が症状改善につながるといわれており、この場合も一考すべきである。

11. まとめ

　全身倦怠感は、家庭医外来の約3割を占める一般的な主訴であるが、そのうちの3割を超えるケースで原因がはっきりとしない。診断においては、病歴の聴取が最も重要であり、家族、職業をはじめとする心理社会的背景を重要視する。身体診察と検査所見は診断を補足するために行

う。家庭医外来で最も多い全身倦怠感の原因は、うつ病や心理社会的な問題に伴うものである。器質的な疾患を除外し、適切ながんのスクリーニング検査を勧めることも家庭医としての役割である。

（涌波　満）

参考文献

1) Dambro MR：Fatique, InfoRetriever 2004.(http://www.infopoems.com)
2) Steven R, Trudie C, Anthony C, et al：Chronic Fatigue Syndrome；Clinical Evidence Issue 11. BMJ, pp 274-275, BMJ Publishing Group, London, 2004.
3) Saultz JW：Fatique, Mannal of Family Practice. 2 nd ed, Taylor RB(ed), pp 38-40, Little, Brown and Company, USA, 2002.
4) Meg Hayes：Fatique. The 10-Minute Diagnosis Manual, Taylor RB(ed), pp 19-22, Lippincott Williams Q Wilkins, Philadelphia, 2000.
5) Fosnocht KM, Ende J：Approach to the patient with fatigue. UpToDate version 12.1.2004(http://www.uptodate.com/)
6) Gluokman SJ：Clinical features and diagnosis of chronic fatigue syndrome. UpToDate version 12.1.2004(http://www.uptodate.com/)
7) Gluokman SJ：Treatment of chronic fatigue syndrome. UpToDate version 12.1.2004(http://www.uptodate.com/)
8) Lane TJ, Marthews DA, Manu P：The low yield of physical examinations and laboratory investigations of patients with chronic fatique. Am J Med Sci 299：313, 1990.
9) Fulcher KY, White PD：A randomised controlled trial of graded exercise therapy in patients with the chronic fatigue syndrome. BMJ 322：387-390, 1997.

I・よくみられる症状

18 貧血

重要事項

- 貧血とは診断名ではなく症候名であり、その原因を追求することが最も重要である。貧血を「異常あり！」と注意を喚起するアラームと捉える。
- 小球性、正球性、大球性貧血のそれぞれに応じた診断へのアプローチを身につける。
- 頻度の高い鉄欠乏性貧血、慢性疾患による貧血、ビタミン B_{12} 欠乏性貧血、葉酸欠乏性貧血の診断治療に習熟する。
- フォローアップをしっかり行い、血液専門医紹介のタイミングを逃さない。

1. 疾患を探る

貧血とは循環赤血球量が減少していることであり、WHOの定義ではヘモグロビン(Hb)濃度が女性で 12 mg/dl 以下、男性で 13 mg/dl 以下とされている。

貧血の患者の大半は無症状なので、健康診断や他の目的で行った検査によって発見されることが多い。

貧血とは症候名であり、診断名ではない。原発性の血液疾患のみならず、多様な全身性疾患が原因に含まれるため、その検索を行うことが重要である。

貧血の頻度は年齢とともに増加し、高齢者の 8〜44％に貧血を認める。高齢者の貧血では原因疾患が同定されることが比較的多く、高齢であること自体は貧血の原因にならないため、原因検索なしに放置してはならない。

家庭医には信頼性が高くコスト的にも効率的な検査を選択して鑑別診断を行い、原因に応じた貧血に対する治療とフォローアップ、血液科専門医への紹介を行うことが求められる。

❶ 一般的な臨床症状

貧血による症状は貧血の重症度と発症スピードによって左右され、軽症でゆっくりと進行する例では代償機転が働きまったく症状がないことが多い。貧血が進んでくると、まず労作の強い運動後に呼吸困難や倦怠感、頭痛、眩暈などが出現し、さらに進行すると軽い労作でも症状が誘発されるようになる。

他の非特異的な症状として、耳鳴り、動悸、腹部不快感、食欲低下、悪心、集中力の低下や被刺激性の亢進、抑うつなどの症状が出現することもある。

❷ 病歴

貧血による症状が日単位で出現しているのか、月単位、年単位で出現しているのかを明らかにする。

貧血の誘因となるような黒色便の有無、月経の状態、関節リウマチのような炎症性疾患や慢性腎不全、肝疾患などのような既往がないか問診を行う。

薬物の使用について市販薬も含めて詳細に問診を行い、アルコールやNSAIDsの使用、貧血の誘因となる抗痙攣薬などの使用がないか確認する。

❸ 身体所見

身体診察の最初の目的は、患者の全身状態の把握にあるため、頻脈や呼吸困難、発熱、起立性低血圧の有無に注意をはらい、貧血による循環動態の変動がないか確認を行う。Hbが7.5 g/dl以下に低下すると循環不全の徴候が出現してくる。高拍出状態となるため収縮期心雑音が出現する。

眼球結膜の蒼白については数々の研究が行われているが、感度が19〜70％、特異度が70〜100％と結果にばらつきがあり、臨床的な有用性について意見が分かれている。

表 17 ● 赤血数指数

小球性貧血：MCV＜80 fl、MCHC＜30 g/dl
正球性貧血：MCV 80〜100 fl、MCHC 30〜35 g/dl
大球性貧血：MCV＞100 fl、MCHC 30〜35 g/dl

❹ 検査所見

貧血の鑑別診断を進めるうえでまず必要な検査は、赤血球数、ヘモグロビン(Hb)、ヘマトクリット(Ht)、赤血球指数であり、必要に応じて網状赤血球数、末梢血スメアを検査する。

赤血球指数には表 17 のように MCV、MCHC があり、これらにより小球性貧血、正球性貧血、大球性貧血に分類され、鑑別診断のスタート地点となるのでまずこの鑑別を行う。以下ではこの分類に応じた鑑別診断の方法について述べる。

網状赤血球数は現在の有効な赤血球産生量を示しており、貧血患者において網状赤血球数が増加している場合は急性出血や溶血性貧血が示唆され、減少している場合は赤血球産生の低下が貧血の原因と考えられる。

末梢血スメアで異常な血球が観察されれば診断に大変有用である。

a．小球性貧血

小球性貧血では疫学的に鉄欠乏性貧血が群を抜いて多いため、鉄欠乏性貧血をまず念頭において診療を行う(表 18)。

病歴では消化管出血、最近の手術、NSAIDs の使用、献血の有無について、女性では月経異常や妊娠・授乳の有無について問診を行う。

患者自身が意識していないことが多いので、排便パターンの変化、黒色便の有無、便の狭小化について質問をする。高齢者の鉄欠乏性貧血では一般人口と比較して、2 年以内に 50 歳以上で 6％、65 歳以上で 9％と 31 倍も高率に消化管悪性腫瘍を合併するとの研究がある。

また明らかな出血源がなければ、半分〜2/3 に消化管に異常があるとの報告もあるため、患者の年齢や家族歴、消化管検査の施行歴などを考慮して便潜血検査や上部・下部消化管内視鏡検査を施行する必要がある。

月経による貧血が疑われた場合には、

表 18 ● 小球性貧血の鑑別診断

鉄欠乏性貧血
慢性疾患に伴う貧血
鉄芽球性貧血
無トランスフェリン血症
サラセミア

婦人科検診の有無を確認し、子宮筋腫など婦人科的原因検索を行う。月経による貧血が疑われる症例であっても、消化管出血の可能性は否定できない。

身体診察では舌炎、口唇炎、匙状爪、肝脾腫などに注意をはらい、必要に応じて直腸診を行う。

血液検査ではフェリチンが鍵となる重要な検査である(**表19**)。フェリチンの陽性尤度比が非常に高いため、血清鉄やトランスフェリンの検査値は鉄欠乏性貧血の疑いが中等度以上ある症例では初回の検査として必要ではない。

血清フェリチンのカットオフ値を15 ng/ml以下とした場合、感度は59%、特異度は99%、陽性尤度比は59と非常に高いため、小球性貧血でフェリチンの低値を認めればほとんど例外なく鉄欠乏と診断できる。反対にフェリチンが100 ng/ml以上であれば、鉄欠乏の可能性はほとんど否定される。

また高齢者や慢性炎症のある患者ではフェリチンが増加しやすいため、それぞれ45 ng/ml、70 ng/ml以下であれば鉄欠乏の可能性を否定できず、診断的に鉄剤の投与を行うことがある。

もしフェリチンが正常値以上であれば、血清鉄やTIBCなどの検査を追加して行い、他の小球性貧血をきたす疾患との鑑別を行うことになる。

慢性疾患による貧血は、悪性腫瘍や慢性感染症、関節リウマチ(RA)な

表19 ●鉄欠乏性貧血の検査

検査	感度	特異度	陽性尤度比	陰性尤度比
フェリチン(<15 ng/ml)	59	99	59	0.41
フェリチン(<25 ng/ml)	73	98	37	0.28
フェリチン(<100 ng/ml)	94	71	3.2	0.08
トランスフェリン飽和度(<10%)	49	88	4.1	0.58

(文献6)より翻訳)

どの膠原病による貧血と定義され、慢性腎不全、肝疾患、内分泌、代謝性疾患などに併発する貧血とは区別されている。

血液検査ではフェリチンが増加し、血清鉄やTIBCは減少しており、鉄欠乏性貧血との鑑別は容易である。

日本では遭遇することの少ないサラセミアは、地中海やアフリカに多くみられ、赤血球数が正常上限に近いことが多く、疑われればHbの電気泳動を行い診断する。

b．大球性貧血

大球性貧血のワークアップはまず巨赤芽球性貧血と非巨赤芽球性貧血を区別することから始める(表20)。頻度的には、アルコール性、肝疾患、甲状腺機能低下症、巨赤芽球性貧血が多いため、アルコール摂取や、栄養摂取の状態、使用している薬剤、肝疾患や甲状腺疾患の既往や症状について問診を行う。

まずは末梢血スメアの観察で過分節好中球(5分葉以上)や卵状赤血球の有無を確認する。前者は初期の比較的特異的な病変として巨赤芽球性貧血の65％に存在する。

なおビタミンB_{12}または葉酸欠乏症について、MCVが115〜129 flなら50％弱、MCVが130 fl以上ならほぼ100％の確率で診断を予測することができる。鉄欠乏を合併するとMCVは低めに出ることに注意する。

末梢血スメアでいずれの所見も認められなければ、ビタミンB_{12}、葉酸、TSH、肝機能を検査する。

表20 ● 大球性貧血の鑑別診断

巨赤芽球性貧血
・ビタミンB_{12}欠乏症(悪性貧血、胃切除後、広節裂頭条虫など)
・葉酸欠乏症

非巨赤芽球性貧血
　・アルコール性
　・肝疾患
　・甲状腺機能低下症
　・網状赤血球の増加を伴う急性溶血や出血
　・骨髄異形成症候群

巨赤芽球性貧血であればビタミン B_{12} 欠乏と葉酸欠乏の鑑別を行う。

病歴では胃の手術歴、炎症性腸疾患といった既往歴や神経症状（麻痺、平衡能力の低下、認知症）、下痢、舌炎の存在はビタミン B_{12} 欠乏を示唆し、アルコール依存、低栄養、妊娠、抗てんかん薬の内服などは葉酸欠乏を示唆する。

ビタミン B_{12} 欠乏が長期にわたると、亜急性連合性脊髄変性症による四肢のしびれ、深部感覚の低下、脳皮質の障害による記銘力の低下、人格変化、抑うつなどさまざまな症状が出現し、進行すると非可逆的となる。葉酸欠乏では神経障害は出現しない。

血液検査ではビタミン B_{12} と葉酸を必ず同時に測定し診断を行う。ビタミン B_{12} 欠乏症ではビタミン B_{12} 値は 250 pg/ml 以下に低下する。葉酸欠乏では血清葉酸値が 3 ng/ml 以下に低下するが、数日の葉酸摂取で正常化するため、2〜3ヵ月前からの葉酸欠乏を評価するためには赤血球葉酸値の低下が有用である。

検査結果の解釈が困難なケースでは血清のメチルマロニン酸とホモシステインを測定し、両者が高値であればビタミン B_{12} 欠乏、ホモシステインのみ高値であれば葉酸欠乏の診断の助けになる。

ビタミン B_{12} 欠乏症と診断されれば悪性貧血を鑑別するために、抗内因子抗体と抗壁抗体を測定し、陽性であれば上部消化管検査を実施する。

非巨赤芽球性貧血では網状赤血球を計測することでさらに亜分類される。

網状赤血球が増加している場合は出血か溶血を考え、明らかな出血がない場合は溶血の原因について鑑別を行う。

正常下限〜低下している場合は、アルコール性、甲状腺機能低下症、肝疾患による貧血が疑われる。

骨髄異形成症候群や鉄芽球性貧血の場合、網状赤血球が著明に低下することがあり、スメアを再検したうえで、骨髄穿刺を検討する必要がある。

c．正球性貧血

正球性貧血には多くの鑑別診断が含まれている（表21）。その中で最も

表21 ● 正球性貧血の鑑別診断

- 急性出血
- 溶血性貧血
- 慢性疾患による貧血
- 腎性貧血
- 甲状腺機能低下症
- 骨髄線維症
- 鉄芽球性貧血
- 混合性貧血（例：鉄欠乏症とビタミン B_{12} 欠乏症）
- 骨髄への腫瘍浸潤
- 骨髄異形成症候群

頻度が高いのは慢性疾患による貧血であり、すべての貧血の中でも鉄欠乏性貧血に次いで多い。

鑑別診断の鍵となるのは網状赤血球数であり、増加しているか、正常～低下しているかによって大きく2つに分類を行うことができる。

網状赤血球数の増加があればまず最近の出血の有無を確認する。明らかな出血がなくLDH、間接ビリルビンの上昇、ハプトグロビンの低下があれば溶血性貧血と診断できる。

溶血性貧血であれば、薬剤（抗菌剤）の使用、最近のウイルス感染（伝染性単核球症、ウイルス性肝炎）、貧血の家族歴などを確認する。直接クームス試験が陽性であれば自己免疫性溶血性貧血と診断される。

網状赤血球数が貧血にもかかわらず正常～低下と不適切な反応を示す場合は、なんらかの原因によって骨髄抑制が起こっていると考える。

代謝性の原因として腎不全、甲状腺機能低下症、副腎機能低下症、アルコール性肝疾患が含まれる。

腎不全に伴う貧血では、エリスロポエチンが低値を示すのが特徴である。

ビタミン B_{12} 欠乏や鉄欠乏、慢性疾患による貧血は病像の初期には正球性貧血を呈する。

以上の鑑別診断を示唆する所見がない場合、または白血球減少や血小板減少がある場合、網状赤血球の著明な低下がある場合には骨髄穿刺の適応を考慮する必要がある。

2. 病気の経験を探る

解釈：「健診で貧血を指摘されたが、がんが隠れているのではないか」「立ちくらみがするんですけど、貧血じゃないでしょうか」

　貧血という症候名は非常に一般的なので、患者にさまざまな病気に対する不安を引き起こすことがある。また「貧血」を主訴に受診する患者も少なからず存在し、この場合は患者が貧血と表現している症状を正確に把握する必要がある。

期待：「鉄剤の副作用が強くてとても内服を続けることができない」「鉄剤による治療よりも食事療法を希望する」「市販のサプリメントで治療できないかしら」

　患者の治療への希望を重視することで、患者のコンプライアンスと満足度を上げることができる。この場合はフォローアップの必要性について患者-医師間で妥協点を探る作業が必要になる。

感情：「症状もないのに貧血といわれたが本当だろうか」「貧血なのに大腸の内視鏡を受けろと説明され、びっくりしている」

　患者の考える症状の重篤度と、医師の考えるマネジメントの重要性が相関しないことも多く、マネジメント計画について丁寧な説明と合意が重要になる。

影響：「検査の費用が高額になり経済的に大変」「フォローアップの受診が忙しくてできない」

　治療が長期間に及ぶこともあるため、患者の経済的・時間的因子を考慮したマネジメントを行いコンプライアンスの確保に努める。

3. ケアのオプション

　必ず原因疾患を明らかにして、原因に応じた治療を行う。むやみに鉄剤やビタミンの投与を行うことは以後のマネージメントに混乱をきたすので慎むべきである。

❶ 鉄欠乏性貧血

　貧血が軽度である場合は、特に男性や高齢者、また月経のある女性であっても原因疾患を検索する重要性の方が高いので十分に検索を行う。

鉄剤への反応があることで悪性疾患を否定することはできない。

鉄剤投与の適応は①患者に症状があり、心肺機能に制限がある場合、②中等度の貧血(Hb 8〜9 mg/dl)がある場合、③妊娠中の場合、④胃切除後の場合、⑤持続的な出血が予想される場合、⑥巨赤芽球性貧血の治療中である場合、が考えられる。

鉄剤は鉄として1日100〜200 mg を投与する。鉄剤の吸収は pH が低いほど促進されるため、食後よりも食前の投与を行う。食事と同時に内服すると50%以上も鉄の吸収は減少し、制酸剤や牛乳も鉄剤の吸収を阻害する。

また同時投与によりレボドパやメチルドーパ、テトラサイクリン、フルオロキノロンの吸収を阻害するため注意を要する。

副作用は悪心、嘔吐、腹痛、下痢などの消化器症状が主で、1時間以内に出現する。胃や近位小腸に到達する鉄の量と症状は相関している。1週間ほど飲み続けると自然に消失することもあるが、症状が強くて内服ができない場合は、食直後や就寝前の内服に変更し、胃腸薬の同時投与を行うこともある。

経静脈的な鉄剤の投与はアナフィラキシー反応を起こすことがあり、また内服と比較してヘモグロビンの増加に差がないため、症例を限定して行う。経静脈的投与を行う場合は鉄の必要投与量をあらかじめ計算しておき、過剰投与にならないよう注意する。

❷ 慢性疾患による貧血

原則的には原疾患の治療により貧血は改善し、貧血自体に対する治療は不要であるため、原因の究明と治療が対処のうえで重要である。

鉄欠乏性貧血の合併も少なくはないため、フェリチンが 70 μg/l 以下であれば出血源の検索を行ったあとに、鉄剤を診断的に投与することがある。

原疾患の治療が困難な場合、輸血やエリスロポエチンの投与が行われることもあり、適応を考えるならば専門医へのコンサルトが必要であろう。

❸慢性腎不全による貧血

腎性貧血に対するエリスロポエチンは、Ht 30％未満で貧血に伴う日常生活の支障がある場合に適応となる。また投与の前には鉄欠乏の有無を必ず確認する。

❹ビタミン B_{12} 欠乏症

ビタミン B_{12} 欠乏症では、治療を直ちに開始し神経障害の進行を防ぐことが重要である。

摂取不足（菜食主義など）が原因になる稀な例を除き、悪性貧血や胃全摘後といった吸収障害がビタミン B_{12} 欠乏症の原因であるため、ビタミン B_{12} は原則として非経口的（筋注）に投与される。しかし最近、吸収障害のある場合でも、経口投与されたビタミン B_{12} の1％が吸収され貧血が改善するという報告がある。

1日1回500〜1,000 μg を毎日あるいは隔日で1〜2週間投与して体内のビタミン B_{12} を満たし、続いて1週間に1回の投与を Hb と MCV が正常化するまで続ける。正常化したあとは、終生にわたり1〜2ヵ月に1回の投与を行い Hb 量を正常値内でコントロールする。

❺葉酸欠乏症

葉酸欠乏症では葉酸を経口投与（5〜15 mg/日）する。吸収障害のある患者でもこの量の経口投与で欠乏は改善される。

4. フォローアップ

❶鉄欠乏性貧血

鉄剤服用開始後、10日間で網状赤血球が急激に増加し、1ヵ月間は1日に 0.1〜0.2 g/dl の割合で Hb は増加し、その後はなだらかに増加する。貧血の正常化には数週間、貯蔵鉄の補充には数ヵ月の鉄剤投与を要する。

❷ビタミン B_{12} 欠乏性貧血

ビタミン B_{12} 投与への反応は劇的で 72 時間以内に網状赤血球が著明に増加し、軽度で短期の神経障害であれば早期に改善が望める。診断が

正しければほとんどの場合、貧血は2ヵ月以内に改善される。もし貧血の改善が不十分でMCVが低下するようであれば、フェリチンの計測を行い鉄剤の併用を検討する必要がある。

また、貧血が改善する期間は赤血球にカリウムが取り込まれるため、低カリウム血症の出現に注意する。

❸葉酸欠乏症

4～5週間の投与で貧血は改善し体内葉酸量も正常化する。葉酸欠乏の原因疾患が持続する場合は、長期間の投与を行う。葉酸欠乏症の患者では栄養士による食事指導が有用である。

5．家族のケア

❶乳児の鉄欠乏貧血

牛乳の飲み過ぎや偏食がある場合は、鉄欠乏性貧血の可能性があり、9ヵ月以降のHbによるスクリーニングの実施が勧められている。Hbの低下があれば鉄剤の診断的投与を1ヵ月間行い、Hbに1g/dl以上の改善がみられれば鉄欠乏性貧血と診断できる。鉄欠乏性貧血と診断された場合は、2ヵ月間鉄剤の追加投与を行う。

6．患者教育

・患者-医師関係の強化に配慮をしながら、フォローアップの重要性について説明する。
・鉄剤内服による副作用について説明する。
・鉄の豊富な食材や、乳幼児の牛乳摂取制限など栄養面のアドバイスを行う。

7．紹介のタイミング

初期評価で貧血の原因が不明な場合や、骨髄穿刺が適応となる場合には血液科医への紹介が必要になる。骨髄穿刺の適応には、末梢血における汎血球減少症、未熟な血球の出現、説明できない正球性貧血などが挙げられる。

また鉄欠乏性貧血の患者で消化管出血が疑われたら、消化管内視鏡検査目的に消化器科医を紹介する。月経過多による鉄欠乏性貧血は産婦人科医に原因検索を依頼する。

8．コストを考える
1 検査
貧血の検査は多岐にわたり、考えられる検査を一度にオーダーすると検査費用は高額になる。多くの検査機関は提出された試料を数日間保存しているため、まずは鑑別のアルゴリズムに沿って最小限の検査オーダーを行い、検査の結果によって必要になった検査項目を後日追加することで不必要な検査を減らすことができる。

- 血液学的検査判断料　135点　に含まれる検査
    末梢血液一般　27点
    網状赤血球　15点
    末梢血液像　22
- 生化学的検査(1)判断料　155点　に含まれる検査
    フェリチン　80点
    ビタミン B_{12}　200点
    葉酸　210点
    - 以下の検査を5項目以上行うと所定点数にかかわらず項目数に応じて算定される(5〜7項目：120点、8〜9項目：130点、10項目以上：140点)
    血清鉄　12点
    TIBC　20点
    肝機能検査(AST、ALT、総ビリルビン、γ–GTP など)

    生化学的検査(2)判断料　134点　に含まれる検査
    TSH　130点

2 治療
- 経口鉄剤　クエン酸第一鉄ナトリウム(フェロミア® 50 mg)2錠2×

28日分　84点
- ビタミンB₁₂筋注　メチコバール® １A(500μg)　14点　手技料　18点
- 葉酸(フォリアミン®　5 mg)1錠1×28日分　270点

9. 予防

①スクリーニング

一般人口を対象にした貧血スクリーニングの有効性は認められていない。

妊娠初期およびハイリスクの乳幼児(牛乳過剰摂取、低出生体重児、成長障害など)ではスクリーニングが勧められる。

②鉄欠乏性貧血の予防

男性や閉経後女性の鉄必要量は0.5〜1.0 mgであり通常の食事で補えるが、閉経前の女性では1.5 mg、妊娠中では2.5 mgと必要量が増加するので鉄の豊富な食材を食事に加える。レバーや他の肉類、魚介類、豆類、鉄の補強されたシリアルなどが勧められる。

乳幼児では、牛乳の制限、鉄が強化されたミルクや離乳食の使用などが行われる。

③ビタミンB₁₂欠乏症の予防

胃切除、特に胃全摘を実施された場合には、ビタミンB₁₂の補給が遅くとも手術の1年後には開始し、終生投与することでビタミンB₁₂欠乏を予防する。

10. 症例(NBM)

36歳、女性。職業は保母をしているが、最近疲れやすくなり仕事に支障をきたしているという訴えで診療所を初診。妊娠歴はないが月経の出血量が多いことが明らかになった(婦人科受診歴なし)。便の性状には変化を認めなかった。これまでも何度か鉄欠乏性貧血の

診断を受け鉄剤を内服していたが、吐き気が強いため調子がよくなると通院を中断することを繰り返していた。また食事の好き嫌いもあるとのことだった。

血液検査では RBC 380×10⁴/μl、Hb 8.8 g/dl、Ht 29%、MCV 76 fl と小球性貧血を認め、追加でオーダーしたフェリチンが6 ng/ml と低値を示した。また便潜血検査の結果は陰性であった。また子宮癌検診を受けていなかったため、貧血の原因精査も含めて婦人科を紹介したが、悪性疾患や子宮筋腫といった異常は指摘されなかった。

以上より、月経過多による鉄欠乏性貧血と診断し、継続的な鉄剤の補充が有効な症例と考えられた。

これまでは朝夕食前に1錠ずつ内服していた鉄剤の内服方法を、朝夕の食事直後に変更し、胃粘膜保護剤を併用することで吐き気は軽減することができた。鉄剤内服の中断と症状出現の時間的相関について患者と確認し合う作業を行い、今後は症状改善後も継続的に鉄剤内服を行っていくことで合意した。また、患者のスケジュールに合わせた無理のないフォローアップ計画の立案を行った。3ヵ月後には Hb 12.8 g/dl、MCV 95 fl、フェリチン 150 ng/l と貧血の改善を認め、患者の希望もあったため1日1錠に鉄剤を減量して内服している。その後は症状の出現、Hb、MCV の低下もなく経過している。

11. まとめ

貧血は原因疾患を検索し、原因に応じた治療を行うことが最も重要である。

鑑別診断では MCV による分類が有用であり、鑑別診断を意識した病歴聴取と、コストを考慮した効果的な検査の選択が診断への鍵になる。

よくみる病態に対する診断と治療法に習熟し、診断に苦慮する症例や、典型的な治療経過をとらない症例は血液科専門医への紹介が必要になる。

〔西川武彦〕

第3部　よくみられる問題のケア

● 参考文献

1) Goroll AH, Mulley AJ Jr.：Screening for Anemia. Primary Care Medicine, 4 th ed, pp 506-507, Lippincott Williams and Wilkins, Philadelphia, 2000.
2) Goroll AH：Evaluation of Anemia. Primary Care Medicine, 4 th ed, pp 518-522, Lippincott Williams and Wilkins, Philadelphia, 2000.
3) Goroll AH：Management of Common Anemias. Primary Care Medicine, 4 th ed, pp 531-536, Lippincott Williams and Wilkins, Philadelphia, 2000.
4) Anemia Review Panel：Guidelines for the management of anemia. 1 st ed, MUMS Guideline Clearinghouse, Toronto, 2004.
5) Griner PF：Microcytosis. Diagnostic Strategies for Common Medical Problems, 2 nd ed, pp 575-584, ACP, Philadelphia, 1999.
6) Lancet JE, Rapoport AP：Macrocytosis. Diagnostic Strategies for Common Medical Problems, 2 nd ed, pp 575-584, ACP, Philadelphia, 1999.
7) Kasal LA Jr：Prevention of Iron Deficiency in Infants and Toddlers. Am Fam Physician 66：1217-1224, 1227, 2002.
8) Smith DL：Anemia in the Elderly. Am Fam Physician 62：1565-1572, 2002.
9) 朝野嘉延：血液専門医以外のための血液疾患対応マニュアル．治療 84(2)：16-141, 2002.

19 不安・抑うつ

> **重要事項**
> - 不安とは、イライラした、落ち着きのない、安定性を欠く感情であり、しばしば自律神経興奮による身体症状を伴う。
> - 抑うつ状態とは、抑うつ気分、興味と喜びの減退および活力の低下による活動性の減少に悩まされる状態である。
> - Mini-International Neuropsychiatric Interview(M. I. N. I.)-Screenは、簡潔なスクリーニング法として、家庭医の外来診療において有用であると考えられている。

1. 疾患を探る

アメリカ精神医学会による診断マニュアル(DSM-IV-R)によれば、不安状態は、以下のサブグループに分けることができる。

- **急性ストレス反応としての不安状態**：最近のストレッサーの存在、多くは一過性である。
- **不安状態を伴う適応障害**：環境の変化によるストレッサーへの持続的な不安状態であるが、適応できれば6ヵ月以内に改善する。
- **全般性不安障害**：持続性の不安や不安を伴う適応障害で自律神経興奮や筋緊張、極度の不眠症状を伴い、6ヵ月以上続く。
- **パニック障害**：反復する予測できないパニック発作（自律神経の興奮）を経験し、再び発作が起こるのではないかという不安により、日常生活に支障をきたす。多くは空間恐怖を伴う。
- **心的外傷後ストレス障害**：悲惨な体験をした人が、日常生活の中でフラッシュバックと称するその疑似体験や悪夢を繰り返す。パニック障害や大うつ病と関連する。
- **特定の恐怖**：ものや特定の状況に対する著しく持続的な恐れで逃避行動を伴う（例、高所、閉所、ヘビなど）。
- **社会恐怖**：慣れていない人などに曝されるような社会的状況への極度の持続的な不安で逃避行動をとる。

- **強迫性障害**：持続的な望んでいない、かつ心乱すような考えと行為が繰り返され、日常生活に支障をきたす（手洗い行為）。

DSM-IVに従って、抑うつ状態は3つのサブグループに分けることができる。すなわち、大うつ病、気分変調症、異型うつ病あるいは他に分類されないうつ病である。

- **大うつ病**：少なくとも2週間続く、抑うつ気分か興味の減退があって、少なくとも4つのうつ症状があるもの（うつ病の症状については、「症状・所見」の項目を参照）。
- **気分変調症**：大うつ病の診断基準を満たさないが、うつ病の症状があって、少なくとも2年以上の間、ほとんど毎日のように抑うつ気分が存在する。
- **他に分類されないうつ病**：大うつ病の診断基準を満たさないが、2〜4の主要症状があり、抑うつ気分か興味の喪失を示す状態。小うつ病あるいは異型うつ病と呼ぶことがある。疫学的な調査では、このような患者の10〜18%が1年で大うつ病の診断基準を満たすようになることが示されている。

❶ 発症頻度

不安状態に関しては、精神的な問題の中で最もその頻度が高いと考えられているが、後述する身体症状が前面に出ていることが多く、不安状態そのものの頻度に関する信頼できるデータはない。

家庭医にかかるおよそ10〜40%の患者に抑うつ状態が認められるといわれている。しかしながら、そのうちの半数以下しか大うつ病の診断基準を満たさない。生涯の中でうつ病に罹患する率としては、女性の場合20〜25%、男性の場合7〜12%といわれている。

不安障害、うつ病ともに女性の罹患率が高い。

❷ 好発年齢

不安状態の場合、多くは成人で、20〜45歳、抑うつ状態では、30〜40歳。但し、65歳以上の高齢者においてもその可能性を念頭においておく。

❸原因

a．不安状態

心理社会的なストレッサーにより、遺伝的素因をもつ個人に発症することが多い。脳内ガンマアミノブチル酸(GABA)神経機能の低下、ノルアドレナリン神経機能の亢進、セロトニン神経機能の変化に関係するといわれている。

b．抑うつ状態

日常生活上のストレッサーにより脳内神経伝達物質が不足する。ノルアドレナリンの不足では、無気力・無関心、セロトニンの不足では敵意、イライラ感、自殺念慮が生じる。

❹危険因子

a．不安状態

社会的、経済的な問題(多くは環境的な変化と関連している)、身体疾患への罹患、家族歴、社会的なサポートの欠如(親族や友人、公的サービスによる支援がない)。

b．抑うつ状態

女性、以前の大うつ病のエピソード、家族歴(特に一親等、自殺、アルコール依存、その他の薬物依存も含む)、多臓器にわたる慢性疾患、片頭痛、腰痛、慢性の疼痛、最近の心筋梗塞、消化性潰瘍、不眠、ストレスの多い環境、思春期、高齢者、退職、多動症をはじめとする行動障害のある小児、薬物乱用、閉経、喪失体験。

❺症状・所見

a．不安状態

サブグループによってパターンはさまざまである。(　)は、DSM-IVに記されたサブグループを診断するための基準となる症状・所見(パニック発作の場合4つ以上、全般性不安障害の場合3つ以上)。
- 非現実的あるいは過剰な不安や心配(すべての不安障害)
- 死が差し迫っているという感覚(パニック発作)
- 過敏・神経質(全般性不安障害)

- 不安定な感情
- 頻脈、動悸(パニック発作)
- 収縮期クリック
- 過換気状態、窒息感(パニック発作)
- 不安的な高血圧
- ため息をつくような呼吸
- 嘔気や腹部の不快感(パニック発作)
- しびれなどの知覚障害(パニック発作)
- 発汗(パニック発作)
- めまい感や失神(パニック発作)
- 顔面紅潮(パニック発作)
- 筋緊張(パニック発作・全般性不安障害)
- ふるえ(パニック発作)
- イライラ感・じっとしていられない状態(全般性不安障害)
- 胸部圧迫感(パニック発作)
- 頭痛、腰痛、筋肉の痙攣
- 易疲労感(全般性不安障害)
- 集中力の低下(全般性不安障害)
- 睡眠障害(全般性不安障害)

b．抑うつ状態

(　)は、DSM-IVに記されたサブグループを診断するための基準となる症状・所見。

- 抑うつ気分(ほとんど1日中)(すべてのうつ病)
- 興味の減退(ほとんどのことに興味がもてない、これまで楽しめていたことが楽しめない)(大うつ病)

うつ病と診断するには、上記2症状のいずれかが存在しなければならない(大うつ病では少なくとも2週間、気分変調症では少なくとも2年)。以下はうつ病の随伴症状で、大うつ病では少なくとも4つ、気分変調症では2つ以上の症状が必要となる。

- 食欲の低下または亢進、あるいは体重の減少または増加(すべてのうつ病)

- 睡眠障害：寝つきが悪い、真夜中に目が覚める、朝早く目覚める、寝過ぎてしまう(すべてのうつ病)
- 易疲労感、無気力(すべてのうつ病)
- 話し方や動作の緩慢さ、あるいはイライラ感やじっとしていられない状態(大うつ病)
- 自信の喪失、罪悪感(大うつ病)(気分変調症では自信のなさ)
- 集中力、決断力の低下(すべてのうつ病)
- 自殺念慮(大うつ病)
- 将来に希望がもてない(気分変調症)

6 鑑別診断

a．不安状態
器質的な疾患や薬剤による影響の除外が必須である。
- 心臓疾患(虚血性心疾患、弁膜症、心筋症、心筋炎)。
- 不整脈。
- 僧帽弁逸脱症(症状のあるほとんどの症例でパニック障害との関連がある)。
- 気管支喘息、肺気腫、肺梗塞。
- 一過性脳虚血発作、精神運動てんかん発作、本態性振戦。
- 甲状腺機能亢進症、褐色細胞腫、副腎不全、クッシング症候群、低カリウム血症、低血糖症状、副甲状腺機能亢進症、筋無力症。
- サイアミン、ピリドキシン、葉酸欠乏症、鉄欠乏性貧血。
- 中毒(カフェイン、アルコール、コカイン、交感神経刺激剤、アンフェタミンなど)。
- 離脱症状(アルコール、睡眠剤や精神安定剤)。

パニック障害と関連が深い疾患としては、①僧帽弁逸脱症、②安定しない高血圧症、③片頭痛、④過敏性腸症候群、⑤気管支喘息(慢性閉塞性肺疾患：COPD)がある。

b．抑うつ状態
同様に、器質的な疾患や薬剤による影響の除外が必須である。

- 器質的脳疾患
- 全身性エリテマトーデス(SLE)
- 甲状腺機能低下症あるいは亢進症
- 糖尿病
- 肝不全
- 腎不全
- 慢性疲労症候群
- ビタミン欠乏(ビタミン B_{12}、ナイアシン)
- 薬剤による副作用、過剰投与
- 離脱症状(アルコール、コカイン、マリファナなど)
- アルコール・薬物乱用

うつ状態と関連する疾患として以下のものが挙げられる。
- 双極性障害(躁うつ病):躁状態、軽躁状態の既往がある。
- 統合失調症をはじめとする精神病障害:幻覚や妄想があり、その内容は理解に苦しむものが多い。
- 死別反応:配偶者の死の1年以内に、15〜35%の人がうつ状態になるとの報告がある。一般的には、死後13ヵ月経過した時点で94%の人がもとの精神状態に回復すると報告されている。
- 不安障害:全般性不安障害の患者では、うつ状態をよく認める。パニック障害の患者の1/3〜1/2の人が大うつ病の診断基準を満たす。
- アルコール依存

❼診断

不安障害・うつ病ともに、前述の診断基準をもとに行う臨床的な診断であり、医療面接が最も重要となる。但し、診察前にスクリーニングとして、Mini-International Neuropsychiatric Interview(M. I. N. I.)-Screenを使用するのも効率よく面接するための一助となる。検査は主に器質的疾患の除外のために行う。行うべき検査の種類は、患者の状態によって異なるが、最低限以下のものは必要である。
- CBC、尿検査、血液生化学検査、甲状腺機能検査(TSH)。

- 心電図、胸部X線写真(特に呼吸器・心臓系の症状を伴う不安状態の患者に対して)。
- 頭部CTあるいはMRI(高齢者や器質的な脳病変を疑う場合は撮影する)。

研究により妥当性が確立したスケールを使用するのも診断・治療経過のための参考となる。
- 不安状態:Hamiltonによる不安スケールなど。
- 抑うつ状態:Zungによるうつ病の診断尺度(Self-rating Depression Scale)、Yesavageによる高齢者のためのうつ病診断尺度など。

2．病気の経験を探る

次の例のような多様な病気の経験を理解する必要がある。
解釈:「身体のどこかに悪いところがあるのではないか」「このまま死んでしまうのではないか」「一生、治らないのではないか」
期待:「早くよくなってほしい」「できるだけ、薬は飲みたくない」
感情:「家族や同僚に迷惑をかける」
影響:「普段の仕事ができない」「薬が高価であり、経済的に心配だ」

3．ケアのオプション

<一般原則>

不安・抑うつ状態に伴って身体症状を認める場合、本人がその症状に苦しんでいることを受け止め理解する。そして、前述の検査による器質的疾患の除外により、身体に異常がないことを保証する。仮に異常があれば、疾患に従って精密検査や治療の方針を説明する。また、身体症状と不安・抑うつ状態の関連について説明する。

不安・抑うつ状態ともに、軽症(日常生活に支障をきたしていない場合)であれば、家庭医の外来レベルで対応できる場合も多いが、主治医として治療に行き詰まりを感じた場合、診療に十分な時間が取れない場合、さらに後述する紹介の適応を認める場合には、精神科医にコンサルトするべきである。

❶一般心理療法

エビデンスに基づいた診療(EBM)においては、認知行動療法(CBT)が、薬物療法と同等に有効であると位置づけられているが、専門的なトレーニングを要するために、家庭医にとって現実的な手法ではない。しかし、医療面接の中で、患者を取り巻く社会的な背景や体験、それに伴う感情や困難を話題にし、共感するという家庭医の対応は、患者・医者関係を強化し治療効果があるといわれている。

❷薬物療法

> Red flag
> ベンゾジアゼピン系薬剤は、特にその半減期が短いもの(alprazolamなど)では、精神的な依存を生じるため、パニック障害、薬物乱用の病歴がある場合はその処方を控えるべきである。また、妊娠初期、血圧低下を伴う急性アルコール中毒、急性閉塞性隅角緑内障、睡眠時無呼吸、人格障害や薬物依存の病歴のある場合は禁忌である。

多環系(主に三環系)抗うつ薬には、大量の服用で死に至ることもあるため、自殺防止の観点から少量から投与する。高齢者や前立腺肥大症、緑内障、無収縮性の神経因性膀胱などがある場合は注意して使う。心筋梗塞、脚ブロックの場合は禁忌である。セロトニン再取込み阻害薬(SSRI)やセロトニン・ノルアドレナリン再取り込み阻害薬(SNRI)は、従来の抗うつ剤に比べて、抗コリン作用による副作用が少なく服用しやすい。

a. 不安障害

- 急性のストレス反応、適応障害:ベンゾジアゼピン系薬剤;alprazolam、diazepam、lorazepamなど。
- 全般性不安障害:SSRI;paroxetine、fulvoxamine。
- パニック障害、強迫性障害:SSRI、三環系抗うつ薬(TCA)。
- 社会恐怖:特定の状況における恐怖(人前でのスピーチなど)に対しては、βブロッカーを1時間前に服用するとよい;プロプラノロール。全般的な恐怖に対しては、SSRI。

b. うつ病

以下に紹介する薬剤は、抗うつ効果としては同等であるが、それぞれ

の特徴を理解して使い分けるようにする。また、効果発現までには、数週間を要することを患者に説明する。

- SSRI：不眠、不安、食欲低下、性機能障害などの副作用がある。導入時に吐き気などの消化器症状を認めることがある、突然の中止で頭痛などのリバウンド症状を認める；パロキセチン、フルボキサミン。
- セロトニン・ノルアドレナリン再取込み阻害剤(SNRI)：意欲を高める作用が期待できる、抗コリン作用がなく、高齢者に使いやすい；ミルナシプラン。
- 多環系(主に三環系)抗うつ薬で鎮静作用のあるもの、抗コリン作用があることに注意；アミトリプチン、マプロチリン、トラゾドンなど。
- 多環系(主に三環系)抗うつ薬で意欲を高める作用のあるもの、抗コリン作用があるに注意；イミプラミン、クロミプラミン、デシプラミンなど。

●こんなエビデンスがある

- 抗うつ薬はいつまで投与すべきか？

6つのRCTをもとにしたシステマティック・レビューによると、うつ病に対して継続的に抗うつ薬を服用した群と急性期の治療後4～6ヵ月間プラセボを投与した群を比較したところ、相対危険度が0.6で継続的に抗うつ薬を服用した群にうつ病の再発頻度が低かった[17]。

4．予後

❶全般性不安障害

1つのシステマティック・レビュー報告によると、2年間で25%が完全に緩解し、5年間で38%が緩解した。

❷パニック障害

パニック発作は数年にわたって繰り返される。不安症状の強さには波があって、多くの場合、発作がないか軽度の発作で経過する。日常生活

への支障は、空間恐怖を伴うほど強くなる傾向がある。

❸大うつ病
　一度の大うつ病のエピソードを経験した患者の約半数で、10年の間に再発を認める。1つのシステマティック・レビューでは、特に高齢者の場合、慢性の経過をとることが報告されている。

5．フォローアップ
- 症状が落ち着くまでは、1〜2週に一度、1回の再診は15分程度が家庭医の外来では現実的。
- 良好な患者-医者関係ができ、症状が落ち着いてくれば月1回の診察。

6．患者教育/家族のケア
　本人だけではなく家族を巻き込んだ形で、不安障害・うつ病のメカニズムを正しく理解してもらうように努める。

　日常生活におけるストレスにより、セロトニンやノルアドレナリンなどの脳内神経伝達物質の働きが悪くなることによって症状が生じていて、単に気のもちようや怠けではないこと。

　うつ病が"こころのかぜ"と表現されているように、日常診療において決して珍しいものではなく、特別な病気ではないこと。

　不安障害・うつ病ともに、気分転換やストレスマネジメントにより心と身体をゆっくり休めることが治療の根本であること。そして正しい治療法により必ず改善すること。

　服薬に関してはその注意すべきことをしっかりと理解してもらう。すなわち、抗うつ薬はその効果が認められるまでに最低2週間は必要であること。抗不安薬については、不安症状をコントロールするために使用するもので、抗うつ薬などの根本的な治療が有効になるまでの一時的な薬であること。特に即効性のあるタイプには、精神的な依存傾向を認めること。

　家族に対して、本人に上手に対応していくためのポイントを理解してもらう。励ましなどは止め、温かく見守るという態度が必要であること。

考えや決断を求めることは止めること。無理に外出や運動を進めず、本人のやりたいようにさせること。退職や離婚など重要な決定はひとまず先延ばしとすること。家事などの日常生活上の負担を減らしてあげること。

書籍やインターネット上のWebページを利用して専門家の考えや闘病記などに触れてみる。

7．紹介のタイミング

以下の場合は、精神科医に紹介すべきである。
・不安・抑うつ症状に加えて、普通には理解できない幻覚・妄想がある。
・躁状態、軽躁状態の既往がある（双極性障害）。
・アルコールや他の薬物乱用の経験がある。
・家族の支援が期待できない。
・約2ヵ月間治療しても改善傾向がない。
・良好な医者-患者関係が成立しない。
・自殺念慮が強い。

自殺の危険性の評価項目を挙げておく（面接の中で直接、話題にする方がよい）。
・自・他殺に対する考え、計画性、実際に行おうとしたかどうか。
・どのような方法で自殺するのか。
・幻聴や極度の不安があるか。
・アルコールをはじめとする薬物依存の有無があれば危険性が高くなる。
・以前の自殺行為がどのくらい重度なものか。
・家族に自殺した人がいるか、最近自殺を身近に経験しているか。

自殺の危険性が高いと考える場合、48時間以内に自殺するかも知れないと考えるべきであり、直ちに精神科医への紹介、大抵は入院が必要となる。

8．コストを考える

家庭医の診療所で器質的な疾患を除外するために検査を受け、投薬とカウンセリング（一般心理療法）を月に2回の受診で行う場合、以下のようになる。

- **検査料**：CBC（27点）、尿検査（28点）、血液生化学検査（175点）、甲状腺機能検査（TSH）（130点）、心電図（150点）、胸部X線写真（176点）（すべての検査判断料：424点）。
- **簡単な心理検査**：Hamiltonによる不安スケール、Zungによるうつ病の診断尺度（Self-rating Depression Scale）、Mini-International Neuropsychiatric Interview（M. I. N. I.）-Screenなど1回80点。但し1回の受診で1つの検査のみ算定可能。
- **再診料**：73点。
- **処方せん料**：69点。
- **投薬**：paroxetine（20 mg錠1日1回、14日分で364点）、fulvoxamine（25 mg錠1日2錠、14日分で154点）、milnacipran（25 mg錠1日3錠、14日分で224点）。
- **カウンセリング**（初診では30分を超える必要がある）：初診110点、再診80点。

9．予防

- 上手なストレスマネジメント、簡単にできる気分転換の方法、呼吸法や筋弛緩法など。

10．症例（NBM）

3ヵ月前に係長に昇格した42歳の男性が妻とともに来院した。最近残業が多くなり、帰宅する時間も遅い、"仕事の内容を考えると胸のあたりが詰まったような感じがして、食事も進まない"、なんとか仕事はこなせているが、上司からいろいろなことを頼まれる。"この先うまくやっていけるのか"という不安で眠れないこともしばしばである。休みの日は、以前は楽しんで行えた庭の園芸をする気もな

く、1日中横になっていて、妻は"どこかが悪いのではないか"と心配している。

＜ポイント＞

係長に昇格したという環境の変化を面接の中で聞き出せば、一連の症状の因果関係がつかめてくる。この例では、2週間以上続く興味の喪失はあるものの、不安な気持ちが前面に出ており、大うつ病のエピソードの診断基準は満たさず、不安・抑うつ気分を伴う適応障害と診断できる。また、患者や家族がどのように症状を解釈しているかをたずねることで、検査を通して、身体の健康チェックという満足度の上がる治療的な介入を行うことができる。さらに、症状が出るメカニズムと患者のおかれた環境を家庭医とともに客観的にみつめ直す作業を通して、上手なストレスマネジメント、気分転換の必要性を家族も含めて理解してもらえるように努める。心も身体も診察できる家庭医にしかできないケアを提供していきたい。

11. まとめ

プライマリ・ケア医を訪れる人の実に50%以上が、精神的な異常の可能性を示唆するようななんらかの感情の障害をもっているとみられている。したがって家庭医には、不安・抑うつ状態を適確にスクリーニングし、治療を開始する能力が必要とされる。

（涌波　満）

参考文献

1) Katon WJ, Geyman JP：Anxiety, infoRetriever 2004(http：//www.infopoem.com)
2) Mannschreck DD：Depression infoRetriever 2004(http：//www.infopoem.com)
3) Nohn Geddes, Rob Butler, Simon Hatcher：Depression disorders. Clinical Evidence Issue 11. BMJ, pp 249-252, BMJ Publishing Group, London, 2004.
4) Christopher G, Mark Cakley-Browne：Generalised Anxiety Disorder Clinical Evidence Issue 11. BMJ, pp 253-255, BMJ Publishing Group, London, 2004.
5) Shailesh Kumar and Mark Dakloy-Browne：Panic Disorder Clinical Evidence Issue 11.

BMJ, pp 259-260, BMJ Publishing Group, London, 2004.
6) Lyness JM : Depression. The 10-minute Diagnosis Manual, Tayler RB(ed), pp 50-52, Lippincott Williams & Wilkins, Philadelphia, 2000.
7) Gawinski BA : Sucide Risk. The 10-Minute Diagnosis Manual, Tayler RB(ed), pp 52-54, Lippincott Williams & Wilkins, Philadelphia, 2000.
8) Chiechanowski P, Katon W : Overview of generalited anxiety disorder. UpToDate version 12.1.2004(http : //www.uptodate.com)
9) Chiechanowski P, Katon W : Overview of panic disorder. UpToDate version 12.1.2004(http : //www.uptodate.com)
10) Chiechanowski P, Katon W : Overview of phobic disorder. UpToDate version 12.1.2004(http : //www.uptodate.com)
11) Gabbord J, Searight HR : Psychological treatment of psychiatric disorders. UpToDate version 12.1.2004(http : //www.uptodate.com)
12) Bruce TJ, Saeed SA, Frenkel AR : Social Auxiety disorder. UpToDate version 12.1.2004(http : //www.uptodate.com)
13) Paulson RH : Depression in adults ; Pathophysiology, clinical manifestations, and diagnosis. UpToDate version 12.1.2004(http : //www.uptodate.com)
14) Hirsch M, Birnbaum RJ : Pharmacology and use of antidepressants. UpToDate version 12.1.2004(http : //www.uptodate.com)
15) Paulson RH, Katon W, Ciechanoski P : Treatment of depression. UpToDate version 12.1.2004(http : //www.uptodate.com)
16) Gafford J, Searight HR : Psychological treatment of psychiatsic disorders. UpToDate version 12.1.2004(http : //www.uptodate.com)
17) Loonen AJ, Peer PG, Zwanikken GJ : Continuation and Maintenance therapy with antidepressive agents ; meta-analysis of research. Phann Week Sci 13 : 167-175, 1991.

・よくみられる症状

20 腹痛

重要事項

- 緊急の処置を必要とする腹痛かを鑑別する。
- 慢性腹痛患者では、心因的な要素が関与していることがあり、心理社会的要因にも配慮する。

1. 疾患を探る

　腹痛は日常診療で最も多い症状の1つである。急性疾患、検査で診断のつけられない機能的腹痛、悪性疾患、腹部臓器外の原因など、多様な原因を鑑別しなければならない。外来では軽症例のことが多いが、緊急の処置を必要とする重篤ないわゆる「急性腹症」のこともあり、診療において重症度を判断し、迅速・的確な診断・処置を行わなければならない。
　小児、高齢者、精神疾患および鎮痛剤使用患者では重篤な症状や所見を示さないことがあり、可能性を念頭においておく必要がある。

❶病歴聴取のポイント

- 女性の場合は月経の周期を必ず確認すること
- 痛みの始まり方：突然か、徐々に増強か
- 痛みの性状（疝痛、鈍痛、持続痛、間欠痛）
- 部位、持続時間、頻度、強さ
- 誘因（食事、体動、排便、排尿、飲酒、性交渉）
- 放散痛、随伴症状の有無（発熱、嘔気、嘔吐、吐血、下血、体重減少）
- 発症時の状況（生もの摂取、外傷、家族発症の有無）
- 嗜好（飲酒歴、薬剤服用歴）
- 既往歴（腹部手術歴、消化器疾患、婦人科疾患、心疾患、動脈硬化性疾患）

❷ 腹痛の場所とその主な原因疾患

- 右上腹部痛：胆石発作、胆嚢炎、胆管炎、十二指腸潰瘍、肝炎、肝膿瘍、肺塞栓症、膿胸
- 右下腹部痛：虫垂炎、憩室炎、尿管結石、骨盤内炎症性疾患、子宮外妊娠、黄体出血、卵巣茎捻転、茎捻転、卵管炎
- 左上腹部痛：胃炎・胃潰瘍、脾梗塞、肺塞栓症、膿胸、心筋梗塞
- 左下腹部痛：憩室炎、過敏性腸症候群、尿管結石、骨盤内炎症性疾患、子宮外妊娠、黄体出血、卵巣茎捻転、卵管炎
- 心窩部痛：消化性潰瘍・胃炎、膵炎、胆嚢炎・胆石発作、心筋梗塞、心外膜炎
- 臍周囲：胃腸炎、小腸膨満（腸閉塞）、動脈瘤（解離）
- 下腹部痛：骨盤内炎症性疾患、子宮外妊娠、黄体出血、卵巣茎捻転、卵管炎、膀胱炎、尿管結石
- びまん性：腹膜炎、腸閉塞、虚血性腸炎、便秘

❸ 身体所見

- **まず全身状態、バイタルを確認し緊急性の判断をする。**
- 全身徴候：意識障害・ショック状態の有無、発熱の有無など
- 視診：黄疸、貧血、浮腫、腹部膨隆、皮下出血など
- 聴診：腸管蠕動音、血管雑音
- 触診：圧痛、腹膜刺激徴候、肝腫大、腫瘤
- 直腸診：虫垂および骨盤内臓器の圧痛の有無、腫瘤の有無、便の性状の評価

❹ 検査

十分な病歴聴取と身体診察の後、軽症の患者では特に検査をせずに経過をみて、後日検査を検討することも考慮する。しかし、器質疾患が疑われる場合には迅速に的確な検査を行わなければならない。

<臨床検査>

- 血算：著明な白血球増多と左方偏移が認められる場合には、虫垂炎、憩室炎、胆嚢炎、膵炎、骨盤内炎症性疾患などの感染性疾患が疑われ

- 生化学：肝胆道系酵素、血清アミラーゼの上昇の有無。
- ヒト絨毛性ゴナドトロピン：妊娠の可能性が否定できなければ必ずチェック。

<画像検査>
- 単純X線写真：free air、ニボー、小腸ガス像の有無。
- 超音波検査：胆嚢腫大・壁肥厚、胆石の有無、肝内胆管拡張、総胆管拡張、肝膿瘍、膵腫大、脾腫、虫垂腫大、腸管壁肥厚、尿管結石、腎盂・尿管拡張、卵巣腫瘍、腹水、腹部大動脈瘤、胸水、心嚢液貯留。
- CT検査：単純X線写真や超音波検査で診断が困難な場合に考慮する。実質臓器病変の有無、膵炎、血管病変の評価には特に有用である。
- 内視鏡検査、心電図検査など。

❺診断のポイント
- 腹痛の程度、性状、部位から鑑別を絞る。
- 腹膜刺激徴候や不安定なバイタル・ショックな状態では診断がつかなくとも救急医療施設へ紹介すること(例外的にSLE腹症でも腹膜刺激徴候を伴うことがある)。
- 診断がつかない若年女性の下腹部痛は子宮外妊娠を疑い妊娠反応をチェックすること。
- 腹膜刺激徴候のない高齢者の腹痛では虚血性腸間膜疾患も鑑別として考えること。
- 虚血性心疾患、肺塞栓症でも腹痛を訴えることがあるので注意。

2．病気の経験を探る

　慢性腹痛患者では、機能的な原因のことが多く、既にひと通り検査を行われたが異常がみつからず、症状の改善もなく、不安を抱いて受診してくる患者をしばしば経験する。このような場合、診断がつかないことによる患者の不安を取り除いていく最大限の努力をしなければならない。

　プライマリ・ケアの日常外来診療では漠然として診断のつけられない

不特定な「腹痛」をもつ患者にいかに対応するかが大切である。

解釈：「以前から、下腹が痛むことがある」「仕事も忙しく、疲れと食事も不規則なことが原因かと思うが…」「母親も同じような症状で検査を受けたら大腸癌の末期だと言われた」

「いろいろ検査を受けても異常はないといわれるが…」

期待：「はっきり原因を知りたい」

感情：「どうして検査をしても原因がわからないのだろう」

影響：「このまま痛みが続けば不安で眠れない」「食事もとれない」「仕事もできなくなってしまうのでは…」

3．ケアのオプション

①紹介/入院の適応

・原因不明の激しい腹痛、腹膜刺激症状、不安定なバイタル・ショック：外科的治療を必要とすることが多い、早急に救急医療施設（外科）へ紹介する。

表22 ● 緊急の治療を必要とする「腹痛」

- 胃十二指腸潰瘍出血（穿孔）
- 腹部大動脈瘤（解離）
- 子宮外妊娠
- 重症膵炎
- 上腸間膜動脈閉塞症
- 下部消化管穿孔（出血）
- 閉塞性化膿性胆管炎
- 絞扼性イレウス
- 急性心筋梗塞
- 肺塞栓症

・吐血・下血を認める場合。
・抗生剤の静注治療を必要とする腎盂腎炎、骨盤内炎症性疾患（PID）、尿管結石をもつ腎盂腎炎。

②急性の腹痛で緊急の治療が必要と考える場合（表22）は診断がつかなくとも適切な施設へ紹介することが必要である。

―― ●こんなエビデンスがある ――

1・急性虫垂炎に内科的治療は効果あるのか[5]

1件のRCTがあり、抗生剤を使用した保存的治療は虫垂切除術と比較して、治療開始後12時間から10日の間の疼痛が有意に軽減した（静注セフォタキシム2gを1日2回とチニダゾール800 mg/日

を2日間投与後、経口オフロキサシン200 mgを1日2回とチニダゾール500 mgを1日2回8日間投与)。しかし、抗生剤による保存的治療を受けた35%が、1年以内に急性虫垂炎で再入院し虫垂手術を受けた。

2・急性憩室炎に対する内科的治療効果はあるか[6]-[9]

1件のRCTでは、セフォキシチン静注と、ゲンタマイシンとクリンダマイシンの静注の間で臨床的治癒率に有意な差は認められなかった。急性憩室炎に対する内科的治療に関する多数の観察研究では、死亡率(0〜5%)が低いが、再発率(7〜42%)は高いことが認められた。

4. フォローアップ

外来診療でフォローを必要とする腹痛の大部分は、胃炎・潰瘍、十二指腸炎・潰瘍、逆流性食道炎、慢性膵炎、過敏性腸症候群などの慢性消化器疾患である。各々の疾患の特性を理解し治療を行う。また、器質的疾患の認められない「不特定な腹痛」では心理社会的要因が強いことが多く、患者の腹痛に対する「解釈」「期待」「感情」「影響」に配慮し、理解を深め、器質的異常のないことを十分説明し患者の不安を取り除いていくことが必要である。うつ病など精神科疾患にも注意しフォローしていく。

5. 家族のケア

- 器質的異常の認められない慢性腹痛では、心理的要素が強く、家族からの影響を受けることや、逆に家族へ影響を及ぼすことがある。家族もケアの対象であることを理解する。

(症例)

①40代の女性、心窩部痛、嘔心、ふらつき、倦怠感を認め、内視鏡検査、脳MRI検査などの検査を受けるも器質的異常はないといわれるが、症状が持続するため受診された。何度か外来でフォローしていると、介護を必要とする家族がいること、子どもの教育の問題など、語ってきた。

②男子高校生、慢性的な下腹部痛と下痢を訴え、母親と一緒に精査を希望し受診してきた。傾聴すると、以前に食生活、ストレスが原因と説明を受け、食事、精神面に十分注意したが改善しないことに不安を抱いていることを語ってくれた。

6．患者教育

外来での管理を必要とする「腹痛」の原因としては、消化性潰瘍、食道炎、過敏性腸症候群、アルコール性肝障害、慢性膵炎、便秘症などが多い。これらの疾患は、ライフスタイルが症状に密接に関係していることが多く、飲酒の制限、ストレスの改善、食生活の修正など患者の行動変容への指導も重要となる。

7．コストを考える

- 「急性腹症」の診断に、造影CT検査は有用であるが、すべての外来診療で施行できる検査ではない。問診聴取、身体所見をとることで「急性腹症」を疑うことは容易であり、「急性腹症」を疑った場合は迅速に、外科もしくは適切な施設への紹介を考えることが重要である。
- 「緊急を要する疾患」が否定的であれば、急いで検査を行う必要はない。患者の訴えに耳を傾け、しっかり身体所見をとることで原因を絞り込むことは可能である。
- 腹痛に対して施行される一般的検査の診療点数を示す。
  単純X線検査(150点)、腹部超音波検査(550点)、腹部CT(単純830点、造影1,330点。コンピュータ断層診断450点)、胃内視鏡検査(1,140点)、大腸内視鏡検査(1,550点。ポリペクトミー5,360点加算)。

8．症例（NBM）

43歳、会社員、女性。1年ほど前からしばしば心窩部から臍部にかけての鈍い痛みを認め来院してきた。
「最近痛むことが多くなったので別の病院で1ヵ月前に胃カメラ

を受け異常はないと説明を受けましたが…」「胃薬と整腸薬を処方してもらいましたが痛みはまったくよくなりません」。

食事と痛みの関連性は特に認めず、日中に痛むことが多いと話す。「痛みで食欲もありません」と表情が暗い。

「最近、職場で部下の指導を任されましたが…、それも何か関係ありますか」「知人が同じような症状で検査を受けたらがんでした」「がんではないですよね」と不安げに話す。

＜ポイント＞

家庭、職場環境の変化に伴う多様なストレスが誘因となり体調不良をきたすことがある。検査の結果異常のないことが判明し不安が解消され、患者の満足につながることもあるが、「診断のつかない腹痛」に不安を増強させる結果となることもしばしばある。症状の改善への努力は当然だが、検査で問題がなくとも患者の「腹痛という苦痛」に耳を傾け、患者の置かれている心理社会的背景を理解することが必要である。そこから患者の苦痛を取り除く手がかりがみつかり、患者の満足へつなげていくことができる。

9．まとめ

特に重要なことは、外科治療を必要とする急性腹症を迅速に診断し紹介することである。病歴、身体所見を適切にとり、危険因子を含め総合的に判断すれば、不要な検査をせずに、器質性疾患は、ほとんどの場合診断を絞り込むことが可能である。

（玉城　浩）

参考文献

1) Abdominal Pain：Manual of Family Practice. 2 nd ed, Robert B, Tayler MD(eds), pp 56-59, Lippincott Williams & Wilkins, USA, 2002.
2) Emerine RW：Abdominal Pain, The 10-Minute Diagnosis Manual. pp 188-193, メディカルサイエンスインターナショナル，東京，2004.

3) 上床周, 奥田俊洋(監訳):腹痛. 内科クラークシップガイド, 第1版, pp 57-65, メディカルサイエンスインターナショナル, 東京, 2004.
4) Clinical Evidence ISSUE 9, 2003.
5) Eriksson S, Granstrom L:Randomized controlled trial of appendicectomy versus antibiotic therapy for acute appendicitis. Br J Surg, 82:166-169, 1995.
6) Kellum JM, Sugermen HJ, Coppa GF, et al:Randomized, prospective comparison of cefoxitin and gentamicin-clindamycin in the treatment of acute colonic diverticulitis. Clin Ther 14:376-384, 1992.
7) Larson DM, Masters SS, Spiro HM:Medical and surgical therapy in diverticular disease;a comparative study. Gastoenterology 71:734-737, 1976.
8) Sarin S, Boulos PB:Long-term outcome of patients presenting with acute complications of diverticuler disease. Ann Coll Surg Engl 76:117-120, 1994.
9) Farthmann EH, Ruckauer KD, Haring RU:Evidence-based surgery;diverticulitis a surgical disease? Langenbacks Arch Surg 385:143-151, 2000.

・よくみられる症状

21 不妊

> **重要事項**
> - 「不妊」という主訴の影にさまざまな家庭、夫婦の問題が隠れていることも多い。
> - 逆に家庭医療の現場では月経不順などの主訴の背景に挙児希望が隠れていることもある。
> - 基礎体温表の記録、月経、排卵周期と妊娠の可能性が高くなる時期についての説明、アドバイスだけで不妊が解決することもある。
> - 常にメンタル面でのサポートを。

1. 疾患を探る

[原因]

❶定義

医学的な不妊とは避妊をしない性行為を1年間続けても妊娠しないこと(2年と定義する機関もある)。カップルの10〜15％に存在するとされる。結婚、出産の高年齢化、性行為感染症、骨盤内感染症の増加とともに不妊も増加している。医学的不妊がない場合、避妊のない性行為で妊娠まで平均3ヵ月、25％が最初の月経周期で妊娠する。85％は1年間に妊娠する。

❷原因別分類

男性側の因子(35〜40％)、女性側の因子[40〜50％、無排卵(15％)卵管、骨盤の疾患(35％)]、原因不明(10〜20％)

❸危険因子

喫煙、STD、PID、女性器の手術など。

❹男性側

精巣疾患(乏精子症、無精子症など)、精巣静脈瘤、尿道下裂、精管狭窄、内分泌異常、逆行性射精、遺伝疾患(Klinefelter's syndrome など)。

❺女性側

子宮内膜症(チョコレート嚢腫、子宮腺筋症)、排卵障害(中枢性の排卵障害、卵巣機能不全、多嚢胞性卵巣症候群：PCOS、卵巣嚢腫、黄体未破裂卵胞：LUF、高プロラクチン血症、早発卵巣機能不全：早期閉経)、卵管障害(卵管切除後、卵管癒着、卵管狭窄、卵管閉塞、ピックアップ障害)、頸管因子障害(頸管粘液不全、粘液の性質、抗精子抗体、頸管狭窄)、着床障害(子宮筋腫、子宮奇形、黄体機能不全、子宮内膜ポリープ)など。

❻評価

男性側の要素も多いため、早い時期から男女両方の評価を始める。まずは医学的不妊か、カップル、家族内の問題の表出形態としての不妊かを見極める必要がある。

❼問診、診察

月経歴(第3部-Ⅰ-3「月経障害」参照)、妊娠、出産歴、男性の側の妊娠歴、今までの避妊とその方法、性行為感染症や骨盤内感染症の既往、骨盤内手術、子宮頸部の処置、内服(市販のもの、漢方、サプリメントなども含めて)、性行為の頻度、勃起障害、性交痛、性交後の腟内洗浄(ビデ)、性行為のためのローションの使用(殺精子効果がないとされるものも精子の活動に影響を与えることがある)、遺伝疾患の有無、ムンプスの既往(男性)、内分泌疾患を示唆する症状所見がないか、男女とも生殖器の診察は必須(初診時である必要はない)。

❽検査

a. 男女とも

必要に応じてプロラクチン、その他血糖、TSH などの内分泌疾患、尿検、VDRL などの尿路感染症、STD の検索を行う。組み合わせの問題の

検索として Sims-Huhner test（腟内射精後、腟内からサンプルを採取し、顕微鏡下で、子宮頸管粘液中での精子の活動性をみる）がある。通常、男女それぞれの因子の検索がある程度済んだ時期に行われる。

b．男性

i) 精液分析：男性側の要素も大きいため、不妊の検索初期に行うべき。2～3日の禁欲の後取得、射精後1～2時間のうちに分析をする必要がある。正常基準；量＞2 ml、pH 7.2～7.8、精子数＞2,000万/ml かつ計4,000万以上、前向性の活動精子（motility）＞50％、形態異常＜50％もしくは正常形態＞30％ WBC＜100万/ml。
- 正常：女性因子の検索を併行して行う。
- 膿精液（WBC＞100万/ml）：尿道、精巣上体、前立腺などの感染症を検索、治療。
- その他の異常：1～2ヵ月後に再検、異常であれば泌尿器科などに紹介。

ii) 精液分析と前後して血液検査（早朝のテストステロン、LH、FSH）を行ってもよい。

c．女性

i) 基礎体温表：排卵の有無の評価、月経周期、排卵時期と妊娠可能な時期の関係について理解しているかの評価、説明のために必須。初診時の問診、診察、検査を行ったあとは排卵の時期と妊娠可能の時期の関係についての説明（タイミング指導）を行い、その後2～3周期分の基礎体温と性行為の有無の表をつけてきてもらうことが最初のステップ。タイミング指導だけで妊娠に到るカップルも多い。排卵の有無の評価のために後述の排卵日検査薬を使用してもよい。この場合も性行為の有無と回数の記録を同時に。

ii) その後のステップとしては子宮内膜細胞診（増殖期、分泌期などの特定のため）、卵管疎通性の評価、子宮頸管粘液の評価、血液検査などが必要となるため、専門医への紹介が妥当であろう。

2．病気の経験を探る

- いわゆるセックスレスは医学的な不妊には含まれない。医学的な不妊

の検索を始める前に「避妊をしない性行為」があるか、ある場合はどのぐらいの頻度でということの評価をまず行う（「避妊をしない性行為」を妨げる社会的、心理的要因の評価）。但し、この質問は、隠された受診のニーズ（しばしば真のニーズ；セックスレス夫婦の不和、親の世代との同居、介護、子育てなどのストレス、性の不一致、家庭内暴力など）が明らかになることがあるので、それらの問題に対して適切に対応できる能力も家庭医として必要である。

- 医学的にせよ、性交渉へのさまざまな障害にしても「子どもができない」ということは、現在の親の世代の価値観によるプレッシャーも含め、非常なストレスであることを認識しなければならない。
- セックスレス、医学的な不妊にかかわらずカップル両者の問題の捉え方、解釈、期待などは同じとは限らない。カップル自身が気づいていないことも多いため、子どもができれば本当に2人の間の問題が解決するのかどうかについて問いかける必要があるかも知れない［長い間不妊だったカップルが不妊治療を受け、子は授かったが、もともとの問題がより明らかになり（夫が家庭のことに無関心であった）、出産1年以内に離婚となったなど］。

解釈：「パートナーのせいで子どもができない」
期待：「子どもができさえすれば昔のように仲よくなれる」
感情：「一生子どもができないのではないか」
影響：「毎日そのことばかり考えています」

3．ケアのオプション

- **基礎体温表**：1日の活動を始める前、毎日できるだけ同じ条件で測定する。正常の場合36.7℃程度を境にした二相性の基礎体温がみられる。排卵の翌日から月経の開始までが高体温期になる。排卵を刺激するLHの急激な上昇（LH surge）は排卵の1～3日前にみられる。
- 男性の精液分析、女性の基礎体温または排卵日検査薬を使用した排卵の有無の評価と併行して、タイミング指導のもと性行為を行う。
- **タイミング法**：予測される排卵日に併せて、性交を行う。妊娠の可能性があるのは、排卵5日前から排卵1～2日後までで、排卵約3日前か

ら排卵日までが特に妊娠の可能性が高い。その時期には可能な限り（36〜48時間ごと）の性行為を行う。特に排卵1〜2日前には高い妊娠率を期待できるが、排卵後の性交では妊娠の可能性は急激に低下するため、高温層に入ったことを確認してからでは排卵が既に起こっており、間に合わないことが多い。したがって、あくまで通常の月経周期と最終月経開始日から、次回の月経開始日を計算し、そこから15〜20日遡って性行為を開始し、約1週間（排卵日の2日後まで）性行為を行うという指導を行う。したがって、月経不順の場合はこの方法の実施は困難であることも多い。排卵日検査薬（尿を使って LH surge を検出する。市販されている）を使用して、排卵日を推測することも可能であるが、この場合も、LH surge を確認してからの性行為の開始は妊娠の期待できる期間の最初の数日が既に過ぎている場合も多く、あくまでタイミング法を使用する場合は排卵を確認してからではなく、「予測される排卵日」の前3〜4日、後2日に性行為を行うよう指導する。排卵日検査薬は LH surge を、基礎体温の上昇はプロゲステロンの上昇を反映するため、両者の併用も有効であると思われる。タイミング法の成功率は、1ヵ月あたり約2割程度ともいわれているため、半年ぐらいは様子をみる気持ちで、結果をあせらないようにアドバイスすることも必要。

- その他の治療：原因に応じた治療を行う。原因が特定できない場合、もしくは治療不可能な原因の場合、人工受精（*in vitro* fertilization；IVF、gamete intrafallopian transfer；GIFT、intracytoplasmic sperm injection；ICSI など。これらの成功率は35歳未満の女性で6サイクルの治療を行って50％程度とされる）がオプションとなる（保険外診療）。無排卵の治療としての排卵誘発薬、また人工受精の治療の場合に多胎の可能性が高くなるため、そのことについてのカウンセリング、また母子ともより安全な妊娠、出産を考えての減数処置（人為的に受精卵を取捨選択し、数を減らすこと）の倫理的是非、個々の価値観とのすり合わせについても治療の前に議論されておくべきである。最後に、日本ではまだまだ理解や認知は低いが、養子縁組みも選択肢として提示される必要がある。

- 医学的な不妊以外の場合は、適宜カップルカウンセリングやストレスマネジメント、コミュニケーションスキルの教育なども必要であろう。

4. 家族のケア

- 結婚して一人前、子どもができて一人前、という社会の価値観もいまだ存在し、自分たちは子どもなしでいいと思っていても、親の手前不妊治療を希望するといった場合、逆に本当に子どもがほしくてもできない場合のどちらも、心理的、経済的、時間的なストレスやプレッシャー、不安などは大きい。親の世代を含めての新しい家族の在り方についての提案、気長に見守る姿勢などのアドバイスなどが必要。

5. 患者教育/フォローアップ

- 女性の月経周期と排卵日、妊娠可能な時期についてのカップルの理解が重要。
- 妊娠を前提をしているため、妊娠、出産のリスクを減らすための全般的な指導(Preconceptional counseling)も併行して行う(葉酸摂取、禁煙、禁酒など)。
- 不妊治療を進めても、結果として妊娠するのは2割以下というデータもあるため、適切な時期をみてより現実的なゴールの再設定が必要。
- 評価、治療の進行具合、精神的なサポート、妊娠前カウンセリングまで考慮に入れると最低限1ヵ月に1回ぐらいの受診は必要であると思われる。

6. 紹介のタイミング

- 患者の希望。
- 自分の能力、施設、設備において、安全で、適切な医療が提供できないと考えられるとき。

7. コストを考える

- 排卵検査薬は市販で薬局もしくはインターネットで購入可能。5〜7回

分（1周期分）で2,000〜3,000円。
- 人工受精は保険適用外なので、治療費が高額で、また複数回必要になることも多い。病院によるが、体外受精は30〜70万円、顕微授精は40〜80万円程度。

8．予防

不妊を主訴として受診した時点で予防は難しいことが多いが、可能な限り妊娠の可能性を低下させることを避けるためのアドバイスを行う［STD、PIDの予防、禁煙、避妊（人工堕胎を避けるため、ムンプスの予防接種（男性）など］。

9．症例（NBM）

20代の結婚している女性、月経不順を主訴に受診。治療法の選択のために妊娠希望の有無を聞いたところ挙児希望が判明「実は子どもができないんです」、基礎体温表により不妊の初期評価を行ったところ無排卵性の月経不順であった。産婦人科医に紹介。併診のもと、排卵誘発剤による治療を行い、数ヵ月後無事妊娠。妊娠中に転居となったため治療関係は中断したが、妊娠の前からかかわることで葉酸摂取を含めた効果的な妊娠前カウンセリングができたことなどから、医師、患者とも満足度の高い診療となった。後日命名の色紙と赤ちゃんの写真とともに無事出産の報告を受けた。

＜ポイント＞

不妊の場合、家庭医に「子どもができない」という直接的な訴えでくることは少ないかも知れない。

10．まとめ

夫婦間の不和、良好な夫婦関係への障害が医療の現場では「不妊」という言葉で置き替えられていることも多く、丁寧で表面的でないコミュニケーションが必要である。医学的な不妊、そうでない不妊も精神的な負

担は大きく、その面のケアを忘れることはできない。タイミング法に関しては、非常に簡単にできるアドバイスであるので、是非習得しておきたい(裏返せば避妊にアドバイスにもなる)。人工受精に関しては生命を操作するという解釈もできるため、個々の宗教、価値観などを踏まえた介入が必要である。

(岡田唯男)

参考文献

1) American Family Physician.
2) コクラン.
3) Family Practice Obstetrics.
4) Iowa FP Handbook.
5) Driscoll, B：Family Practice Desk Reference. 4 th ed, AMA Press,
6) 茅ヶ崎徳洲会総合病院産婦人科　不妊外来のページ(http：//homepage 3.nifty.com/hunin/index.html.htm)

I・よくみられる症状

22 不眠

重要事項
- 不眠の原因、その人なりの不眠についての解釈を探る。
- 不眠に対して本人がもち続けている悩みを受け止める。
- 不眠の背景に医学的疾患や精神科的疾患が隠れていないかに注意を向ける。
- ライフスタイル改善のポイントを話し合い、薬剤以外での介入も行う。
- 薬剤使用は最小限になるようにする。

1．疾患を探る

❶不眠の定義
- 睡眠についての不適切な質によって特徴づけられる徴候。
- 個人によって睡眠に対する捉え方は異なるので定義にとわられず、その方の睡眠についての悩みを聞いていくことが大切となる。

［発生頻度］　成人では約1/3がなんからの形で不眠を経験している。継続的に問題となっているのは約10％。

［好発年齢と性差］　年齢とともに増加し、女性の方が多いとされている。

［その他］　離婚、未亡人、別居など社会経済的に低い地位にある人、最近のストレス、うつ、薬剤・アルコール乱用のものでは罹患率が高い。

❷分類
1．睡眠障害の分類

分類方法は複数あるが、一般的なのは睡眠障害国際診断分類(ICSD)による分類。

　①睡眠異常
　②睡眠時随伴症

③内科/精神科的障害に伴う睡眠障害。
④提案検討中の睡眠障害。
2．不眠の期間による分類
　①一過性不眠：1週間程度の不眠。
　②短期的不眠：1〜3週間程度の不眠。
　③長期不眠：1ヵ月以上続く不眠。
3．不眠の症状による分類
　①入眠困難：寝つきがよくない。
　②中途覚醒：途中で目が覚め、その後再入眠するのが難しい。
　③早朝覚醒：朝早くに目が覚める。
　④熟眠障害：ぐっすり寝た感じがしない。

3 原因

1．一過性不眠、短期的不眠
・睡眠環境の変化（最も一般的な原因）
・ジェットラグ：標準時間帯を数回超えるような移動をしたあとに経験する不眠。
　　ジェット因子：長時間の旅行に伴う睡眠に対しての不利益
　　ラグ因子：体内時計や新しい環境の睡眠スケジュールへの不適合
　　　西から東に移動したときや、高齢者ほど起こりやすい
・勤務体制の変化
・騒音
・不快な室内温度
・生活上のストレス（死別、離婚、失職、試験）
・急な医学的手術の必要な疾患への罹患（ICU症候群など）
・刺激性の薬剤（テオフィリン、βブロッカー、コルチコステロイド、甲状腺ホルモン、気管支拡張剤、アルコール・中枢神経抑制剤からの離脱）
2．長期不眠：疾患そのものだけでなく、原疾患の治療に必要な薬剤の影響でも起こりうることに注意が必要である。
　①一般的な医学的疾患による不眠：うっ血性心不全、虚血性心疾患、

夜間胸痛、慢性閉塞性肺疾患(COPD)、気管支喘息、消化性潰瘍、逆流性食道炎、リウマチ疾患、ライム病、後天性免疫不全症候群、慢性疲労症候群など。

②神経学的な疾患による不眠(最も多いといわれている)：大脳半球・脳幹部卒中、神経変性疾患、脳腫瘍、外傷性脳障害、神経筋疾患、頭痛症候群、致死性家族性不眠症など。

③精神学的な疾患による不眠：うつ病、不安障害、統合失調症など。

④薬剤性の不眠
- 抗パーキンソン病薬：ドパミン製剤(レボドパ)、MAO-B阻害薬(セレギリン)、ドパミンアゴニスト(ブロモクリプチン、ペルゴリドなど)、ドパミン放出促進薬(アマンタジン)、抗コリン薬(トリヘキシフェニジルなど)
- 降圧薬：β受容体遮断薬(プロプラノール、アテノロールなど)、カルシウム拮抗薬(ニフェジピン、ベラパミルなど)
- 高脂血症薬(クロフィブラート)
- 抗ヒスタミン薬(H_1受容体遮断薬、H_2受容体遮断薬)
- ステロイド製剤(プレドニゾロンなど)
- 気管支拡張薬(テオフィリンなど)
- 抗てんかん薬(バルプロ酸、カルバマゼピンなど)
- その他：インターフェロン、インターロイキン製剤など。

⑤アルコール関連の不眠

⑥原発性不眠症(原因の特定困難な不眠症)
- 特発性不眠：薬物治療に抵抗性で原因が明らかではない不眠症。
- 精神生理性不眠：睡眠障害を起こすような経験をし、その後より寝ようとすると緊張してしまう。そのストレスがなくなったあとも不眠が続く。
- 睡眠状態誤認：他人からは寝ているように見えるが本人は寝ていないと感じること。
- 不適切な睡眠習慣：カフェイン、アルコール、タバコ、寝る前の激しい運動、睡眠スケジュールへの固執、昼寝、ベッドでだらだらと過ごす。

⑦睡眠関連運動症候群
- 不穏下肢症候群：激しく不愉快でむずむずした感覚が下肢に起こるが、動かすことで改善する。入眠初期に起こりやすい。
- 周期性四肢運動障害：ノンレム期に周期的(20〜40秒ごと)に起こる下肢の動き。

⑧睡眠誘発性呼吸障害
- 中枢性睡眠時無呼吸症候群：神経筋疾患に関連して起こりうる。
- 閉塞性睡眠時無呼吸症候群：寝つきには問題ないが夜間に呼吸が止まり熟睡感がない。

⑨概日リズム障害
- 睡眠相後退症候群：希望する睡眠のタイミングよりも実際の睡眠が遅れていく。概日リズムが長くなっている。
- 睡眠相前進症候群：希望する睡眠のタイミングよりも実際の睡眠が早くなっていく。概日リズムが短くなっている(高齢者に多いパターン)。

❹症状・所見

［評価すべきこと］

1. 睡眠日誌の作成
   - 目的：睡眠障害の有無、頻度、期間、重症度を評価すること。
   - 記入する点：寝た時間、起きた時間、昼寝、寝るまで要した時間、中途覚醒回数、合計睡眠時間、睡眠の質の主観的評価。
   寝始めから朝だけではなく、日中の様子も含めて24時間で評価する。

＜その他のポイント＞
- 客観的な情報を配偶者、子ども、両親などからも得ると有用である。
- 一過性、間欠性、持続性：持続性のときは医学的、神経学的、精神学的疾患があり得る。
- 睡眠障害は入眠障害か、中途覚醒か、早朝覚醒、熟眠障害か。
- 睡眠障害を起こす症状が睡眠初期に起こるか、睡眠中に起こるか、日中に起こるか。

- 日中の活動性や気分はどうか。
2．アルコール・薬剤歴の確認
    - 直接睡眠に影響する薬剤。
    - 中枢神経抑制剤の離脱症状（鎮静剤、睡眠剤）。
    - アルコール、カフェイン、タバコ。
3．精神科疾患の既往
    - うつ、不安、精神病、過剰なストレスがかかっている徴候や既往がないか、これらによる不眠は基礎疾患を治療することで大部分は改善する。

＜医学的・神経学的疾患の既往＞
4．既往歴を確認し、疾患による不眠だけでなく、治療薬による不眠も関係していないかを評価する。
5．家族歴：他の兄弟も含め不眠を訴えているものがいないかを確認。

❺ 身体診察
医学的疾患の有無を評価するためにも行う。

❻ 臨床検査
不眠の患者に定期的評価目的に行う項目はないが、医学的疾患の評価目的では行いうる。
- 各種ホルモン、胸部 X 線、血中電解質など。

2．病気の経験を探る
解釈：「このままずっと眠れないのだろうか」「寝れないのは身体に問題があるのではないか」

期待：「朝までぐっすり眠りたい」「でも薬を飲み始めると依存性が心配だ」

感情：「なぜ自分だけがこんなに寝れないのか」「寝ようと思うと余計に寝れなくなる」

影響：「仕事中に眠くならないでほしい」

- 夜に寝れないことで日中の仕事に支障がないかを心配してくる方が多い。
- 「寝なければならない」と焦るほど目がさえて余計に寝れなくなり、十分に寝れなかったことを日中まで考えさらにつらくなる。不眠によって何が障害され、何を期待しているかを探っていく。
- 仕事の関係上、睡眠習慣を変えることが困難な方も多い。

3．ケアのオプション

●こんなエビデンスがある

1・不眠症の治療として認知療法は必要か？

エビデンスレベル1bの文献があり、認知療法、リラクゼーション、プラセボ治療の3グループで比較している。

治療は6週間行い、6ヵ月間追跡したところ、各々のグループで睡眠後の覚醒が54％、16％、12％減少している。認知療法を行うことにより、睡眠パターンの正常化と日中の症状の改善がみられている。

2・ベンゾジアゼピンは不眠の治療薬として有効か？

エビデンスレベル1aの文献があり、ベンゾジアゼピン(フルラゼパム、テマゼパムなど)と非ベンゾジアゼピン系(ゾピクロン)、ジフェンヒドラミンを比較している。

それによると睡眠までの時間を4分縮め、睡眠時間を1時間延長させたが、ベンゾジアゼピン系を使用した方が副作用が多くみられた(OR 1.8 95％、CI 1.4～2.4)。特に日中の傾眠が多く(OR 2.4 95％、CI 1.8～3.4)みられている。

文献は限られているものの、非ベンゾジアゼピン系・抗ヒスタミン薬とベンゾジアゼピン系では差がないとの結果も出ている。

❶ 一般原則

非薬物療法が第一選択。

❷ 非薬物療法

1．守るべき基本原則
- 休めたと感じられるだけ寝ること。
- 規則的な睡眠スケジュールを守ること。
- 無理やり寝ようとしないこと。
- ベッドに入る 4〜5 時間前に少なくとも 20 分の運動を規則的に行うこと。
- 昼食後はカフェインの入った飲食物は避けること。
- 寝る間際にはアルコールは飲まないこと。
- タバコは特に夕方以降避けること。
- 空腹でベッドに入らないこと。
- 寝室環境を調整すること。
- 寝る前に心配ごとは片づけること。

2．リラクゼーション

3．刺激制御療法
- 眠くなったときだけベッドに入る。
- 寝ているときには TV を見たり、本を読んだり、食べたりしない。ベッドは sleep と sex にのみ使用する。
- 10 分寝れないときはベッドから起きる。眠くなったら再びベッドに戻る。
- 週末も含めて毎朝決まった時間に起きる。
- 昼寝はしない。

4．睡眠制限法：ベッド上で寝ている時間を制限することで睡眠の効果を改善する。

❸ 薬物療法

- 一般に慢性不眠の治療の第一選択とはならない。
- 処方した場合も非薬物療法を組み合わせて間欠的に使用することが望

- ましい。
- 一過性・短期間の不眠には有効であるが4週間を超えて使わない方がよい。

[禁忌] 妊婦(先天奇形の可能性が高くなる)、アルコール中毒症、腎・肝・肺疾患患者、睡眠時無呼吸症候群。

a．ベンゾジアゼピン系とその関連睡眠薬

ⅰ) 超短時間型：早朝の傾眠は少ないが、健忘、反跳性不眠を起こしうる。
- トリアゾラム(ハルシオン®) 錠：0.125、0.25 mg、最大量：0.5 mg、効果発現：15分、半減期：3時間。

ⅱ) 短時間型
- ブロチゾラム(レンドルミン®) 錠：0.25 mg、最大量：0.25 mg、効果発現：15～30分、持続時間：7～8時間。
- 塩酸リルマザホン(リスミー®) 錠：1、2 mg、最大量：2 mg、効果発現：30～60分、持続時間：7～8時間。
- ロルメタゼパム(エバミール®、ロラメット®) 錠：1 mg、最大量：2 mg、効果発現：15～30分、持続時間：6～8時間。

ⅲ) 中時間型：中途覚醒型に有効
- フルニトラゼパム(ロヒプノール®、サイレース®) 錠：1、2 mg、最大量：2 mg、効果発現：30分、持続時間：6～8時間。
- エスタゾラム(ユーロジン®) 錠：1、2 mg、散：1％、最大量：4 mg、効果発現：15～30分、持続時間：4～6時間。
- ニトラゼパム(ベンザリン®、ネルボン®) 錠：2、5、10 mg、効果発現：15～45分、持続時間：6～8時間。

ⅳ) 長時間型：穏やかに効果が現れ、早朝覚醒型に有効。
神経症やうつ病などで昼間の緊張感・不安感緩和に有効。
- 塩酸フルラゼパム(ダルメート®) カプセル：15 mg、最大量：30 mg、効果発現：15分、持続時間：6～8時間。
- ハロキサゾラム(ソメリン®) 錠：5、10 mg、最大量：10 mg、効果発現：30～40分、持続時間：6～9時間。

ⅴ) 非ベンゾジアゼピン系睡眠薬：ベンゾジアゼピン構造はないが受

容体を刺激する。
- ゾピクロン（アモバン®）　錠：7.5、10 mg、最大量：10 mg、効果発現：15〜30分、半減期：4時間。
- ゾルピデム（マイスリー®）　錠：5、10 mg、最大量：10 mg、効果発現：15〜60分、半減期：1.5時間、持続時間：6〜8時間。

b．その他の薬剤
ⅰ）抗うつ薬

中枢性の抗コリン作用、抗ヒスタミン作用による鎮静効果がみられる。うつ症状と不眠の療法をもつ患者の治療に有効だが、うつがない患者に使用すると鎮静効果に耐性ができやすい。
- 塩酸アミトリプチン（トリプタノール®）　錠：10.25 mg、最大量：300 mg、内服）2〜3錠（20〜75 mg）/2〜3×
- 塩酸トラゾドン（レスリン®、デジレル®）　錠：25.50 mg、最大量：200 mg、内服）1〜3錠（75〜100 mg）/1〜3×

ⅱ）抗ヒスタミン薬

市販薬を含めて鎮静効果が含まれているが、半減期が8.5〜10時間と長いため、日中まで眠気が続く可能性があるので注意が必要。

c．特殊な病態への治療
不穏下肢症候群、周期性四肢運動障害では長期的な薬物療法が必要となる。

4．家族のケア
- 睡眠環境を整えていく。
- ストレスがかからないように配慮を行う（配慮することでストレスがかかり、周囲の者が不眠にならないように注意が必要）。

5．患者教育
- 非薬物療法を併用して行うことの重要性を理解してもらう。
- 薬剤を使用する期間もできる限り短くしていく。

6. フォローアップ

- 処方できる期間が制限されているので、最低でも2週間ごとに診察を行っていくことが望ましい。

7. 紹介のタイミング

- 精神的疾患(統合失調症、双極性うつ病など)の場合は精神科に紹介し、原疾患の治療も同時に行ってもらう。
- 医学的疾患においても外来で管理できない部分は紹介を行っていく。

8. コストを考える

- 心身医学療法:初診時110点、再診時80点。
- トリアゾラム(ハルシオン®)錠:0.125 mg(12.9)、0.25 mg(18.3)
- ブロチゾラム(レンドルミン®)錠:0.25 mg(35)
- 塩酸リルマザホン(リスミー®)錠:1 mg(41.2)、2 mg(26.3)
- ロルメタゼパム(エバミール®、ロラメット®)錠:1 mg(24.7)
- フルニトラゼパム(ロヒプノール®、サイレース®)錠:1 mg(18.1)、2 mg(27.1)
- エスタゾラム(ユーロジン®)錠:1 mg(12.7)、2 mg(19.9) 散:1%(73.2)
- ニトラゼパム(ベンザリン®、ネルボン®)錠:2 mg(6.4)、5 mg(13.2)、10 mg(20.4)
- 塩酸フルラゼパム(ダルメート®)カプセル:15 mg(13)
- ハロキサゾラム(ソメリン®)錠:5 mg(21.2)、10 mg(32)
- ゾピクロン(アモバン®)錠:7.5 mg(30.7)、10 mg(37.3)
- ゾルピデム(マイスリー®)錠:5 mg(55.1)、10 mg(87)

9. 予防

- 普段から睡眠習慣を整えていく。
- 寝る前にアルコールを飲み過ぎない。
- 夕方に適度な運動を行っていく。

10. 症例（NBM）

　中年女性が最近眠れないという理由でうつむきながら外来を受診された。睡眠日誌を書きながら確認すると入眠に時間がかかり、ベッドの中で寝れないまま過ごしていたり、日中にその分の睡眠をとっていることが判明した。不眠の原因としての本人の解釈を聞いていくと数年前に姉が亡くなり、その命日が近づいたため「姉のことをいろいろ思い出したり、考えたりしてしまう」と話され、涙ぐむ様子もみられた。ひととおり姉についての思い出などを語ってもらい、気持ちが落ち着いたところで、睡眠習慣の改善を指導し、短期的に睡眠薬を使用していくこととなった。

＜ポイント＞

　不眠の原因として、家族との別れが隠れていたケースである。このような不眠に対してはグリーフワークも併行して行う必要がある。特に死別の場合はその方の命日や誕生日などの機会に思い出すことが多いので前もってその点について話をしておくことが重要である。

　また、診療中も患者の表情・しぐさなども確認しながら、本当の受診理由を探ることも大切である。睡眠薬がほしくて外来受診にきたのか、不眠が主訴であるが実は心の内を聞いてもらえる場所を求めてきたのか、非言語的なコミュニケーションも重視して診療を行っていくのが望ましい。

11. まとめ

　不眠症についてアプローチする際は、睡眠日誌を確認し、問題がどこにあるかを一緒に考えていくことが重要である。治療に際しても薬物療法に頼るばかりではなく、睡眠習慣・睡眠環境を整えることの重要性も時間をかけて教育していくことが必要となる。

　しかしながら常に他の原因による不眠症が存在していないかと考え、それらの可能性が考えられるときには、原疾患に対して適切に対処する

ことも重要な役割と思われる。

(佐藤健一)

参考文献

1) Henly CH：insomnia. Manual of Family Practice, 2 nd ed, Taylor RB(ed), 2002.
2) Buysse DJ：Classification of sleep disorders. UpToDate version 12.2, 2004(http://www.uptodate.com/)
3) Sudhansu C：Epidemiology and causes of insomnia. UpToDate version 12.2, 2004 (http://www.uptodate.com/)
4) Sudhansu C：Evaluation and treatment of insomnia. UpToDate version 12.2, 2004 (http://www.uptodate.com/)
5) Andrew H：Jet lag. UpToDate version 12.2, 2004(http://www.uptodate.com/)
6) Benzos for insomnia improve sleep but increasee adverse events. InfoPOEMs 2004(http://www.infopoems.com/)
7) Cognitive behavioral effective for chronic insomnia. InfoPOEMs 2004(http://www.infopoems.com/)

・よくみられる症状

23 めまい

重要事項

- めまいの緊急疾患を見分ける。
- めまいの種類をはっきりさせる。
- 小脳出血や小脳梗塞は「めまい」以外の神経症状を呈さないことがある。

1. 疾患を探る

- 最初のアプローチ：あなたの「めまい」はどんな『めまい』？
  回転性？　ふらつき？　浮動感？　眼前暗黒感？
- 診断へのアプローチ：めまいの種類を確かめる。

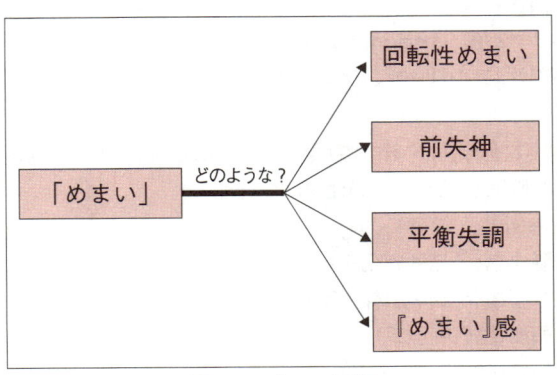

図5 ●めまいの種類

<A. 回転性めまい vertigo>

実際は動いていないのに、自分の身体や目の前が動いていると錯覚すること。

- 患者は「回転している」と表現することが多い。
- しばしば突然起こり、ひどいときは嘔気や嘔吐を伴い、足がよろめく。

- 回転性めまいは末梢性の前庭機能異常であることが多いが、稀に中枢性の前庭器官(脳幹や小脳)の異常であることがある。
- 回転性でないからといって前庭機能異常は否定できなない(患者がうまく自分の症状を表現できないだけのことがあるため)。
- 回転性めまいは永続しない。これは前庭機能が不可逆的障害を受けても、中枢神経が適応して数週間のうちに沈静化するからである。但し、回転性めまいの発作が繰り返し起きるために永続していると患者が表現することがある。

❶ 末梢性回転性めまいの原因

- 良性発作性頭位めまい(約50%)
- ウイルス性前庭神経炎(急性片側性前庭障害)/内耳炎(約25%)
- めまいを伴う突発性難聴
- メニエール病(約10%)
- 滲出性中耳炎
- 外リンパ瘻　perilymphatic fistula
- 薬剤性(アルコール、アミノグリコシド系)

❷ 中枢性回転性めまいの原因(脳血管障害が2/3、腫瘍は1%)

- 椎骨脳底動脈系の一過性脳虚血発作
- 梗塞(小脳・脳幹)
- 脱髄疾患(多発性硬化症など)
- 悪性腫瘍(小脳・脳幹・聴神経)
- 片頭痛(脳底動脈系)
- 過換気症候群
- てんかん
- 脊髄小脳変性症
- その他全身性疾患(感染、血管炎、梅毒)
- 頸椎疾患(変形性頸椎症に伴う骨棘が椎骨動脈を圧迫したり、また椎骨の関節突起間関節の関節症により固有受容体が刺激されるため)

<B. 前失神　presyncope>

失神発作がさし迫ってくるような感覚(「ひどい浮動感」とも表現される)。
・脳循環血液量の一時的な減少を意味する。

❶原因
・起立性低血圧(いわゆる立ちくらみ)
・迷走神経反射
・心拍出障害(不整脈、虚血性心疾患、弁膜症、肥大型心筋症)
・低血糖
・貧血

<C. 平衡失調　disequilibrium>

歩行や平衡感覚の不安定感。
・頭での感覚には異常がなく、運動機能の障害を示唆する。

❶原因
・アルコール依存症
・薬剤性
・頸椎椎間関節の変形性関節症
・多発性硬化症
・複合型感覚障害(視覚障害、椎骨脳底動脈循環不全、deconditioning[*1]、末梢ニューロパチー、薬剤の影響が組み合わされたもの)
・小脳疾患
・パーキンソン症候群

<D. 『めまい』感>

はっきりしない、ぼんやりとした、ふわふわした、または頭重感など

---

deconditioning[*1]：デコンディショニング。身体などを使わないことでさらに機能や健康が悪化していくこと。

と表現されることが多い。
- 不安障害、うつ病、パニック障害といった心理問題を抱えていることが多い。

❶年齢からの評価
- 若年者では心理的問題を抱える場合が多い。
- 中年では椎骨脳底動脈系の問題を抱える場合が多い。
- 高齢者では脳血管障害や心疾患、複合型感覚障害が椎骨脳底動脈系の問題より増える。

❷病歴からの評価
a．時間経過パターンの把握：発作性か持続性か？ 発作性なら持続時間は？
- 末梢性めまいは間欠的で突然発症のことが多く、中枢性は徐々に発症することが多い。
- 持続性の場合は中枢神経疾患や薬物・毒物の影響、代謝障害、心理的問題によることが多い。
- 良性発作性頭位めまいは持続が1分以下である。
- 椎骨脳底動脈系の一過性脳虚血発作の場合は数分から1時間持続する。
- 前庭神経炎の場合は数日から数週持続する。

b．増悪因子
- 最近の頭部外傷や咳嗽やくしゃみがなかったか(突然の中内耳の圧変化による外リンパ瘻)。
- 数日以内にウイルス感染がなかったか(前庭神経炎)。
- 頭位変換とめまいとの関係はないか(良性発作性頭位めまい)。
- 立位時の悪化(起立性低血圧)
- 運動(不整脈)
- 食物(高塩分食はメニエール病を悪化させる)
- 歩行や方向転換(複合型感覚障害)
- 排尿や痛み(迷走神経反射)

・感情の動揺(過換気症候群)

c．随伴症状

- 顕著な嘔気、嘔吐、発汗、耳閉感、recruitment(レクルートメント現象。大きくすると音がやかましく聞こえる)は末梢性前庭機能異常の典型である。
- 耳鳴と片側性低音性難聴が徐々に起きた場合の一過性めまいはメニエール病を示唆する。
- 非対称性の筋力低下、脳神経系や小脳系の異常、複視、構音障害は脳幹などの中枢神経系異常を示唆する。
- 頭痛、暗点、視野狭窄は片頭痛を示唆する。
- しびれや感覚異常はニューロパチーを示唆し複合型感覚障害の一部を示唆する。
- Dix-Hallpikeテスト陰性で数日かけて治っていく重度のめまいは迷路炎(聴力異常があるとき)または前庭神経炎(聴力異常がないとき)を示唆する。
- 顕著な耳鳴、片側性の難聴、角膜反射欠失は聴神経腫瘍の可能性がある。

d．薬物や毒物

- アミノグリコシド系、鉛、水銀などの薬物は「めまい」を起こす。職業や野外活動での曝露歴を調べる。

❸ 診察による評価

＜ポイント＞

　Dix-Hallpikeテスト、起立性低血圧、共同注視による眼振のチェック。「ふらつき」のある場合は末梢ニューロパチー検査や歩行の様子の観察が役に立つ。

a．眼振をみつける

　眼振は回転性めまいを表す唯一の客観的徴候。
　ⅰ) 眼振の種類
　　①自発眼振：自発的に起きる。

ⅱ誘発眼振：眼球運動や頭位の変換によって起きる。
- 末梢性前庭機能異常のとき：誘発眼振をみる。
  - 水平性または回旋性眼振を呈する。
  - 眼振の急速相方向への眼球運動により眼振の振幅が増大し（Alexander's law）、しかも眼振の方向が変わらない。
  - 眼振は両眼に生じ、注視により抑制されることがある（フレンチェル眼鏡を利用して注視の影響をなくすとよい）。
- 中枢性の前庭機能異常のとき
  - 垂直性眼振を呈することが多いが水平性や回旋性が混じることあり。
  - 眼振の方向は眼球運動の方向によって変化することがあり（gaze-evoked nystagmus：眼振の緩徐相を注視させると眼振の方向が逆になる）、また眼振は片眼にのみ生じることもある。
  - 輻輳により眼振の方向が逆になることもある。
  - 眼振は注視により抑制されることは少なく、開眼閉眼どちらでも同じように生じる。

ⅱ）良性発作性頭位めまい：誘発眼振をみる。

　Dix-Hallpike テストにより確定できることが多い（感度60〜90％、特異度90〜95％）。（陽性ではめまいを誘発でき、潜時が数秒で回旋性めまいが1分以内でおさまり、試験を繰り返すほど潜時や眼振の症状を緩和させるという疲労現象がみられる。潜時と疲労現象のないめまいでは重篤な中枢神経病変の可能性がある）（図6）。

ⅲ）前庭神経炎：自発眼振をみる。
　眼振の緩徐相が患側耳を向く。

b．神経学的所見
- 脳幹などの中枢神経病変をみつける。
- 聴力低下が疑われるなら Weber 試験（Rinne 試験）を行う。

c．耳鏡を使う

中耳炎や真珠腫をみつける。機密耳鏡検査 pneumatic otoscopy を用いて鼓膜に陰圧陽圧をかけてめまいが誘発できれば外リンパ瘻の可能性

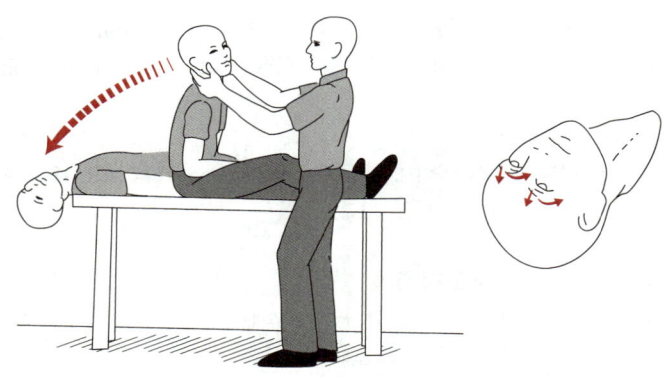

図6 ●Dix-Hallpike 法

患者を座位とし、検者は患者の頭を左（または右）に向けてそのまま臥位とする。このとき頭部は机の台面より低い位置になるようにする。陽性では一過性の回転性めまいと回旋性眼振が数秒の潜時をおいて出現し、眼振の急速相は下側の耳へ向かって起きる。陰性のときは今度は頭を反対側である右（または左）に向けて同様に行う。
(Muench J : Dizziness and Vertigo. Textbook of Family Medicine, Saultz JW, pp 243-251, McGraw-Hill, 1999 による)

がある。

d．誘発テスト

過換気の強制、前庭眼反射、頭振り眼振検査などあるがプライマリ・ケアの現場では一般的ではない。

❹めまいの緊急疾患

神経巣症状を伴う中枢神経系の悪性腫瘍、脳幹虚血や心血管異常を呈する心不全。

❺検査による評価

a．臨床検査

80〜90％の患者は検査を必要としない。耳鳴や難聴があれば聴力検査を行う。血液検査は適切な臨床的適応があれば行う。聴性脳幹反応は多発性硬化症であるか明らかにするのに役立つ。不整脈が疑われればホル

ター心電図を行う。特殊検査(姿勢図検査 posturography、回転刺激検査 rotational chair testing、電気眼振記録 electronystagamography)は耳鼻科で判断して行う。

　　b．画像検査
　一過性脳虚血発作や中枢神経系疾患が疑われればMRI検査を考慮する。

2．病気の経験を探る

解釈：「脳卒中を起こしたのではないか」
　　　「どこか身体が悪いに違いない」
期待：「脳卒中は早く治療しなければ命にかかわるので早く診てほしい」
感情：脳卒中でこのまま死んでしまうのではないかという不安。
　　　脳卒中で寝たきりになってしまうのではないかという不安。
影響：学校を休む。仕事を休み、収入が減る。看護する人を要することがある。

　めまいの鑑別には医学面および心理面の十分な病歴が欠かせない。家庭内の争い(アルコール依存症、夫婦間不和に起因するものなど)でよく生じうる身体症状でもある。うつ病やパニック障害が合併していないかの質問を怠ってはならない。

3．ケアのオプション

❶BPPVの治療
　制吐薬を投与後 Epley(エプリー)法を用いる(奏功率　84～100％)(図7)。

❷前庭神経炎の治療
・対処療法(前庭機能抑制として抗ヒスタミン薬やジアゼパムを用いる)
・数時間かけて完成しためまいは数日かけて改善していくが、その後数週間は症状が残存することがある。

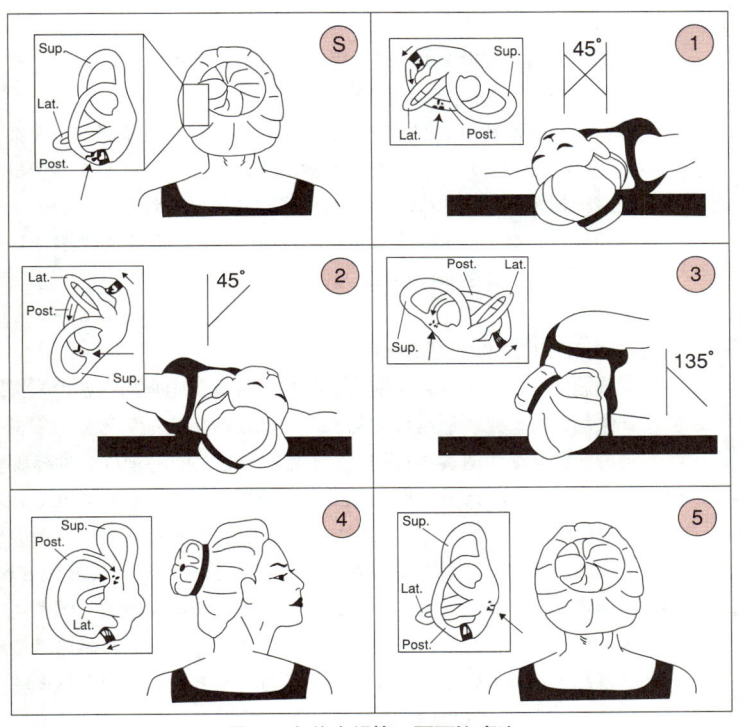

図7 ● 左後半規管の耳石治療法

図中に内耳を拡大し、矢印は耳石が移動していく様子を示す。
S：スタート—患者は座位でいる。
1：頭をテーブルの端から落とすような位置まで倒す。
2：頭をテーブルより下の位置に保ったまま今度は健側45°方向を向かせる。
3：頭と身体を仰臥位より135°傾けたうつむきの姿勢に保つ。
4：顔は右を向いたまま座位になる。
5：顔は正面を向き、顎をひいて20°下向きになる。
誘発された眼振がおさまるまでそれぞれの頭位を保つこと。どの頭位でも眼振が起こらなくなるまで1～5回繰り返す。
(Muench J：Dizziness and Vertigo. Textbook of Family Medicine, Saultz JW, pp 243-251, McGraw-Hill, 1999による)

❸ メニエール病の治療

- 急性発作に対して対処療法(前庭機能抑制として抗ヒスタミン薬やジアゼパムを用いる)と臥床安静。
- 内リンパ液の蓄積異常が原因と推定されており、サイアザイド系利尿薬(カリウム補充のこと)が発作回数減少に役立つことがある。日本では浸透圧利尿薬(イソソルビド)が一般的に用いられる。
- 急性発作では数分でピークに達しためまいが1〜2時間は遷延しその後数時間かけて寛解していく。

❹ Disequilibrium の治療

平衡機能は前庭耳石器系や前庭小脳系、視覚、固有知覚系の相互関係により保たれており、通常の加齢性変化はこの3系統すべてに障害をきたすため転倒しやすくなる(図8)。加齢とともに前庭神経の神経線維と感覚上皮細胞(sensory epithelial cell)は減少することが知られている。緑内障や白内障も加齢とともに増加する。動脈硬化や高血圧、糖尿病も中枢神経の前庭および固有受容路(vestibular and proprioceptive pathway)に影響を与える。ほんのわずかな変化が平衡機能障害の閾値を下げてしまいうる。そのため、この種のめまいを訴える患者は臥床時や座位や立位のときはめまいを感じないが、歩行時やとりわけ方向転換時に浮

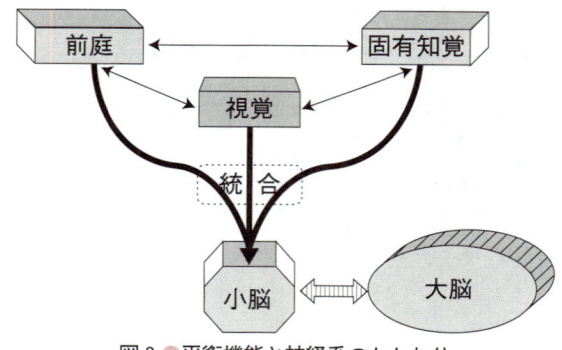

図8 ●平衡機能と神経系のかかわり

動感を感じる。さらに、他のめまいと同じように精神的要素もこの問題に絡んでくることがあるだけでなく、多剤投与(抗痙攣薬、ベンゾジアゼピン系薬剤、神経遮断薬、三環系抗うつ薬、降圧薬、抗不整脈薬など中枢神経や血流に影響しうる薬)が原因となっていることもある。

この症状を訴える患者には通常の病歴聴取と身体診察に加えて、歩行の様子(方向転換も含めて)と固有受容を調べる。転倒のリスクが高ければ杖や歩行器の使用、住環境整備を行う。

4. 患者教育

良性発作性頭位めまいの患者は、めまいと嘔気の症状から脳梗塞や脳出血ではないかと不安に思っていることが多い。また、頭位変換をしなければめまいがないこと、逆に頭位変換すればめまいが起きること、により臥床しがちになる。臥床安静していては却って症状が長引くことから、ひとたび診断がつけば、積極的にエプリー法を用いて治療を行い、患者にも脳血管疾患でないことを説明し安心してもらう。臥床しているよりも身の回りのことを自分で行うように促す必要がある。

5. 紹介のタイミング

中枢神経系の病変が疑われるとき、または急性の回転性めまいの原因がはっきりとしないとき。

6. コストを考える

①成人のめまい症の患者に、共同注視眼振を検査し、カルテに図表記した場合(図9)……20点
②フレンチェル眼鏡を用いて眼振検査をした場合……100点
③メリスロン® (12 mg) 3錠分3　7日分の薬価……33点
④メイロンP®　2アンプル　静注
　　手技料　30点
　　薬価　17点……合計　47点
⑤頭部CT検査
　　CT頭部単純　　　　　　　620点

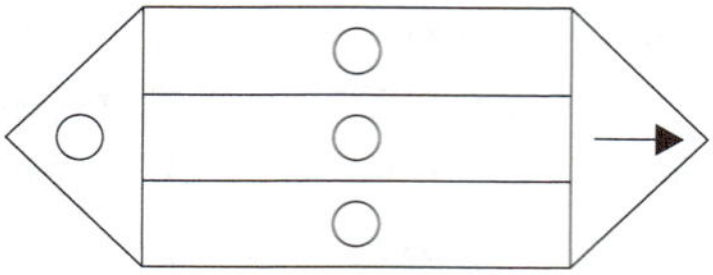

図9 ●眼振の記載法

コンピュータ断層診断　　450点
画像診断　　　　　　　　87点
フィルム半切1枚　　　　34点……合計1,191点

7．予防

　患者がめまいを訴えてきたときは精神的問題を話題にする絶好の機会である。めまいの原因として思い当たるような心理社会的ストレスがないかをたずね、可能ならばストレスを除去する方策へと促していくべきである。また高齢者がめまいを訴えてきたときも、生命を脅かすような転倒につながらないか評価するための格好のチャンスとなる。

8．症例（NBM）

　64歳、女性。夫と2人暮らし。普段は畑仕事をして野菜をつくっている。これまで特に大きな病気をしたこともなく、健康診断でも異常を指摘されたことはない。
　「めまいがするのです」「おとといの朝、目覚めてから寝床でテレビを見ていたらめまいがしました」「左を向いたときにめまいがして、すぐにおさまったので起き上がって朝の支度をしました。夕方にも、横になってテレビを見ようとしたときにめまいを感じましたがすぐおさまったので様子をみていました」「昨日も同じように、座ってから横になるとめまいが数秒くらいすることが何度もあり、今日は昨日ほどではないですが、横になったときにしばらく吐き気がするので、このまま脳梗塞を起こすのではないかと心配で…」。この数日特に感冒の既往や頭部打撲の既往もなく、頭痛や耳鳴や耳閉塞感もな

い。

<診察結果>

血圧 120/70 mmHg、脈拍 78/分、体温 36.0℃。意識清明。対光反射異常なし、眼球運動正常、共同注視眼振なし、その他脳神経系所見異常なし、鼓膜異常なし、Rinne test 異常なし、Weber test 異常なし、心雑音なし、肺音清明、腹部圧痛なし、歩行安定、ロンベルグサイン異常なし。

Dix-hallpike テストは左側にて潜時 2 秒で回転性めまいと吐き気を自覚し 10 秒程度で消失。そのまま起こしたところ、やはり潜時 2 秒で回転性めまいと吐き気が 10 秒程度おきた。開眼中に眼振はわからなかったが、閉眼時、眼瞼下に眼振が出ている様子がみえた。

<経過>

フレンチェル眼鏡がなく、はっきりした眼振を確認できなかったが、左三半規管を原因とした良性発作性頭位めまいの可能性が濃厚だった。本人の心配も強かったため、翌日耳鼻科への紹介状を持ち診察を受け、「良性発作性頭位めまい」と診断された。そこでエプリー法を 2 回行ったところ、めまいの持続時間が最初 5 秒あったものが 1 秒程度に改善し安心して帰宅した。

<ポイント>

良性発作性頭位めまいの典型例。病歴を詳しくとり、Dix-hallpike テストを行うだけで診断がつく。解釈モデルで重大な疾患を挙げる例が多いが、簡単に診断がつき、またエプリー法で簡単に症状改善するため「受診してよかった！」と思ってもらえることが多い。

9. まとめ

めまいはあらゆる年齢層で起きうる非特異的な身体症状である。うつ病、不安障害、パニック障害、身体化障害とも強い関連がある。「めまい」は「回転性めまい」「前失神」「平衡失調」「めまい感」に分類することで鑑別しやすくなるが、それでもうまく分類に当てはめられないこともよくある。

(一瀬直日)

第3部 よくみられる問題のケア

● 参考文献

1) Barton J, Branch WT：Approach to the patient with vertigo. Up To Date version 12.2, 2004(http：//uptodate.com)
2) Barton J：Treatment of vertigo. Up To Date version 12.2, 2004(http：//uptodate.com)
3) Muench J：Dizziness and Vertigo. Textbook of Family Medicine, Saultz JW, pp 243-251, McGraw-Hill, 1999.
4) Celestino FS：Vertigo. The 10-Minute Diagnosis Manual, Taylor RB(ed), pp 111-113, Lippincott Williams & Wilkins, Philadelphia, 2000.
5) 金　信浩：めまい．プライマリ・ケア実践ハンドブック，日本プライマリ・ケア学会，pp 68-71，エルゼビア・ジャパン，東京，2004．

・よくみられる症状

24 腰痛

重要事項

- 腰痛の原因に内臓や全身の疾患が関係していないか評価する。
- 神経学的異常の有無を評価し、認められれば手術適応の評価が必要かを判断する。
- 疼痛の増悪に心理社会的な要因が関与していないかを評価する。
- 急性期と慢性期のマネジメントの相違と非薬物療法の重要性を理解する。
- 家族や他の医療職を巻き込んだチーム医療で、慢性腰痛には対処していく。

1．疾患を探る

1)腰痛の原因(単純性腰痛、複雑性腰痛、全身疾患による腰痛、関連痛としての腰痛)

a．単純性腰痛(Uncomplicated back pain)

神経根障害を伴わない、構造上の問題(骨、筋、関節、椎間板、腰椎あるいは骨盤に関連する神経、腱、靱帯)に起因する腰痛で腰痛全体の 98% を占める。

- ものを持ち上げる作業が多い看護助手や建設労働者に非常に多い。
- 長期の喫煙と肥満は、腰痛を引き起こしやすくする。

  i) 筋や靱帯への傷害(捻挫、打撲)
    - 急性腰痛、特に若い世代の腰痛で最も多い原因である。慣れない日常活動や、転倒などの直接の外傷が原因となることが多い。
  ii) 変形性関節症(OA)
    - 高齢者の慢性腰痛症で最も多い原因である。運動後やいつもと異なる姿勢(背もたれをせずに座位、腰のひねり、柔らかいマットレ

スに臥位など)で慢性的に痛みを感じる。
- 腰椎の椎間関節の変性が最も多い。

iii) 椎間板の変性
- 神経根への圧迫により坐骨神経痛が発症するが、非特異的な腰痛は線維輪の小さな裂傷だけで発症する。
- 35〜50歳でピークに達し、L3〜L4、L4〜L5、L5〜S1の発症が多い。

iv) その他
- 骨折：骨粗鬆症をもつ高齢者のちょっとした外傷による椎体の圧迫骨折。

b．複雑性腰痛(Complicated back pain)

神経根障害を伴う構造上の問題に起因する疼痛で、神経根痛や坐骨神経痛と呼ばれる。

- 知覚鈍麻、異常感覚(ヒリヒリ、チクチクなど)、筋力低下が責任病変を示唆する。
- 主な原因は椎間板のヘルニアで、次に、OAの骨棘がより遠位で神経根を圧迫することが挙げられる。
- 日中の長時間の座位などで最も大きなストレスがかかり変性が強い腰椎の中でも、L4、L5、S1に相当する神経根の障害が最も多い。

i) 脊柱管狭窄症
- CTやMRIで認められる腰椎の脊柱管の狭窄に起因する背部や下肢の症状。
- いくつかの神経根に対する骨の圧迫と関連し、神経の虚血と疼痛に至る。狭窄の原因は先天的なものだが、外傷やOAの変化で増悪する。
- 55歳以上で発症することが多く、背部痛は臀部や大腿の痛みと関連して改善・増悪を繰り返す。歩行時に増悪し休息で改善するので、偽性跛行ともいわれる。
- 予後は1/3は改善、1/3は変化なし、1/3は増悪する。鎮痛剤と理学療法がやや有効で、水泳や室内サイクリングマシーン利用も役に立つ。

c．全身疾患による腰痛

全身性疾患は稀（1％以下）だが、積極的な評価とマネジメントが必要となるので見つけ出すことが重要。

- 悪性腫瘍：転移性腫瘍が一般的で、男性では前立腺癌、女性では乳癌が多い。
- 感染：骨髄炎、傍脊椎膿瘍、硬膜外膿瘍、椎間板炎。
- 炎症性関節疾患：強直性脊椎炎が多い。

d．関連痛としての腰痛

腹部や骨盤からの関連痛が、筋肉、靱帯、関節包から生じることがある。

- 急性疾患：膵炎、腎盂腎炎、尿路結石、骨盤内炎症性疾患、月経困難症など。
- 亜急性疾患：膵癌、後壁の消化性潰瘍、腹部大動脈瘤、前立腺炎、胆嚢炎。

2 鑑別診断

- 最近は腰痛の原因を同定しないアプローチが基本となっている。実際、腰痛の正確な原因を同定することは不可能であり、危険な疾患を除外できれば、急性腰痛のアプローチはどの患者でもほぼ同じである。よって以下の3ポイントで診断を進める。
- 進行性あるいは致命的な疾患を同定あるいは除外。
- 複雑性腰痛による重篤な神経筋損傷を示す小さなグループを同定。
- その他の患者すべてを単純性腰痛とみなす。
- 単純性腰痛は、急性（初回で、12週間以内の持続）、再発性（12週間以内だが、1回以上の既往あり）、慢性（12週間以上の持続）に分類。
- 急性腰痛が慢性腰痛に至る患者は少数で、予後予測に最適な要素は1〜2ヵ月間腰痛が継続するかどうかである。これを超えるようならば、比較的ハイリスクな集団であり、慎重に評価し、より積極的な治療を提供するとよい。
- 慢性腰痛の被害は大きく、リスク要因としては心理的問題（不安、痛みへの恐れ、いつも病気だという意識、心気症・ヒステリーなど）、手工業労働者、座位の生活スタイル、神経根損傷、喫煙、腰痛の既往、低

い教育レベルなどが挙げられる。

❸臨床上の評価

a．初発の腰痛患者への対応

ⅰ）病歴を通じて
- 痛みが腰部に由来するもので、他の問題からの関連痛でないことを確認。
- 進行性で致命的な疾患を除外。

ⅱ）病歴と診察を通じて、神経根障害があるかどうか確認。

ⅲ）以上が陰性の場合、単純性腰痛と判断する。

b．他の問題からの関連痛と進行性で致命的な疾患の除外

ⅰ）腹部、後腹膜、骨盤からの関連痛
- 排尿困難、発熱、悪心/嘔吐、胸痛、腹部腫瘤、局所の圧痛。

ⅱ）骨折
- 外傷の病歴、骨粗鬆症、長期間のステロイド使用、70歳以上。

ⅲ）脊椎腫瘍
- がんの既往、説明できない体重減少、臥位の休息で改善しない疼痛と動作困難、50歳以上。

ⅳ）感染
- 発熱、細菌の感染歴、臥位の休息で改善しない疼痛と動作困難、免疫不全、50歳以上。

ⅴ）強直性脊椎炎やその他の炎症性関節炎
- 臥位の休息で改善しない疼痛と動作困難、夜間痛、朝のこわばり、運動で改善(特に、若い女性)。

ⅵ）馬尾症候群
- 尿閉や便失禁の急激な発症、肛門括約筋の緊張低下、鞍状の無知覚(肛門、会陰、性器の領域の知覚消失)、下肢筋力低下の進行。

c．病歴

以下の項目で、上記の関連痛や進行性で致命的な疾患の除外を実施し、さらに、神経根障害が存在するかを評価。

ⅰ）全体：年齢、体重、慢性疾患の有無、食欲、発熱。

ⅱ) 現状の評価：発症時期、痛みのパターンと強さ、持続期間、放散痛の有無、身体機能への影響（睡眠、仕事、性生活、娯楽）、寛解・増悪因子（例：前屈での改善は椎間関節の炎症、後屈での改善は椎間板疾患を示唆）。

ⅲ) 背部疾患の既往：当時の症状、検査、治療、回復、障害の程度

ⅳ) 仕事などの活動：仕事内容、病気欠勤可能か、仕事のストレス、仕事外の活動運動内容

ⅴ) 心理社会状態：最近や過去の感情的な問題、家族機能、現在のストレス、病気に対する反応、痛みの自覚と生活への影響。

ⅵ) 薬剤：鎮痛薬の種類と用量、アルコール摂取の有無。

ⅶ) 神経根障害

- 臀部や大腿に放散する疼痛、知覚低下、異常感覚も多いが腰痛全般によくみられるものであり、膝以下に放散する症状で客観的な所見がなければ重大とはいえない。
- 膝以下の坐骨神経痛は椎間板ヘルニアの最も信頼できる症状であり、感度は 0.95、特異度は 0.88（PLR 7.9、NLR 0.06）と報告されている。

d．身体診察

ⅰ) 関連痛や全身性疾患を病歴から除外した場合、焦点を絞った診察を実施する。

ⅱ) 評価項目

ⅰ痛みの部位と強さ：患者の歩行、衣服着脱などを観察し、筋痙攣を触診。

ⅱ体温

ⅲ神経所見：腰椎の神経根所見を評価。

ⓐストレイト・レッグ・レイジング検査（SLR検査）

- 患者を臥位にして、膝関節をまっすぐにしたまま股関節を屈曲させる。
- 90％の屈曲で膝より下の坐骨神経痛が発症、増悪する場合に陽性。
- 感度が 0.98 と高く、NLR（Negative Likelihood Ration、陰

性尤度比)＝0.04 で、陰性の場合ほぼ除外できる。
ⓑ対側の SLR 検査
- 健側に SLR を実施すると、患側に陽性所見が出現。
- 特異度が 0.94 と高く、PLR(Positive Likelihood Ration、陽性尤度比)＝7.2 で、急性の椎間板ヘルニアを示唆する。

ⓒ筋力と反射検査
- 疼痛と知覚鈍麻(表 23)

表 23 ●疼痛と知覚鈍麻

責任病変	疼痛	知覚低下
L4	腰部下部・臀部・大腿後外側部・下腿前面	大腿前内側部・膝・足部内側
L5	仙腸関節上部・臀部・下腿と大腿の外側部	下腿外側・足背・第 1〜3 足趾
S1	臀部・大腿後外側部・下腿後面から踵	下腿後面・足部外側・踵

- 筋力評価(表 24)

表 24 ●筋力評価

責任病変	筋力低下	スクリーニング法
L4	大腿四頭筋伸展力	スクワット
L5	母趾と足関節の背屈力	かかと立ち
S1	足底・母趾・足関節の屈曲力	つま先立ち

- 反射：L4 は膝蓋腱反射、S1 はアキレス腱反射の減弱、L5 はなし。

e．検査

ⅰ) 基本的に腰痛の患者に対する検査は不要である。

ⅱ) いくつかの疾患(神経根障害、全身性疾患)を疑う患者に対しては検査が有効である。

　ⅰ腹部/骨盤疾患の疑い→各種画像検査が適切

　ⅱ馬尾症候群、患側の筋力低下の発症、あるいは 4〜6 週の保存的治療でも強い症状や神経所見を認める椎間板ヘルニア疑いの症例→CT スキャン

　ⅲX 線は悪性腫瘍のスクリーニングにも使用するが感度が低い。

OAの所見も認めるが、マネージメントに影響を与えない。以上よりその有効性は低い。
ⅳ感染の疑い→赤沈が20以上ならば骨スキャンを考慮すべき。
ⅴ腫瘍の疑い→X線もあるが、MRIの方が感度・特異度が高い。
・赤沈20以下でX線、20以上でMRIにて評価。
・4〜6週以上腰痛が持続する患者にて、赤沈20以下でX線正常の場合、悪性腫瘍はほぼ除外できる。

2．病気の経験を探る

❶病気に対する感情、解釈

・腰痛症は非常にありふれた疾患であるが、それに起因する苦しみや今後の症状増悪について丁寧に傾聴し共感していくことが求められる。
・腰痛の解釈モデルから重要な病歴を聴取することができる。

❷診察への期待、生活への影響

・X線による評価やコルセット・腰部ベルトの処方を期待する患者もいるので、その意義が低いことを丁寧に説明していくことが重要になる。一般的に治療は多様であり患者の期待と調和させることが求められる。
・「家で家事や生活を助けてくれる人はいますか？」：急性腰痛の場合、数日休息をとることが必要となる。その際、腰痛によって障害された生活機能を維持するために必要な家族や社会的資源のサポートを確認することが重要である。また、家庭生活に止まらず仕事や学業への影響にも配慮する。
・慢性腰痛の場合、生活への影響は非常に大きくなり、家族内での家事の役割分担や仕事の継続などに問題が生じるため、より注意深く生活の状況を探っていく。時に、心理面への強いダメージがうつ病発症につながることもあるので注意が必要である。
・「腰が痛くなった頃、家や職場で何か変わりはなかったですか？」：また、逆に、慢性腰痛の持続に寄与する環境要因の存在も考えられ、家庭内あるいは職場での問題を傾聴して腰痛との関連性を把握すること

3. ケアのオプション/フォローアップ/紹介のタイミング

- 腰痛の症状の程度は幅広いが、予後はよく、70〜90％の急性症状は1ヵ月以内に寛解し、ほとんどすべての慢性症状は適切な治療で改善する。
- 治療の目標は、症状の改善と正常な生活機能をできる限り早く回復させることにある。
- 治療は、患者の症状・周辺の環境・既往に基づいて個別化すべきである。
  - ⅰ) 急性腰痛：早急な回復の援助。
  - ⅱ) 再発性腰痛：早急な症状改善と今後の発症を防ぐ生活習慣。
  - ⅲ) 慢性腰痛：症状を増悪させる生物学的、心理的、社会的な因子をすべて評価し、できる限り少ない痛みで生活できるようにする。

1) 急性腰痛

a. 疼痛が軽度〜中程度の場合(負担の少ない日常生活は可能)

ⅰ) アセトアミノフェン、アスピリン、NSAIDs などを使用。
  - NSAIDs はシステマティック・レビューで1週後の腰痛の全体的な改善が証明されている。

ⅱ) 強い痛みが治まるまで負担のかかる活動は休止するが、なるべく早く通常の生活に復帰する(「こんなエビデンスがある」参照)

ⅲ) 立ったり歩き回らない際は、座る時間を 20 分以内に制限し、腰への負担を軽減。

ⅳ) 指圧も安全で効果的な治療法であるが、ストレッチ運動は効果がないことが証明されている。

ⅴ) 腰に強い負担のかかる運動を回避するよう教育。

ⅵ) 1週間後に再診。

●こんなエビデンスがある

- **安静か活動性の維持か**
- 過度の安静はシステマティック・レビューにて関節拘縮、骨量低下、筋力低下、褥瘡を誘発するため有害だと証明されている。

- システマティック・レビューにて、活動性の維持へのアドバイスは病欠を減少させることが証明されている。

b．疼痛が重度の場合（姿勢を変えるだけで強い痛みが出現）
ⅰ）副作用に配慮しながら筋弛緩薬を使用
  - システマティック・レビューにてプラセボに比べて疼痛の改善と全体的な臨床評価が改善しているが、副作用の眠気やめまい、悪心とのバランスを考える必要がある。

ⅱ）NSAIDs を使用
ⅲ）2〜4 日間はベッドで安静に過ごし、徐々に活動性を上昇。
ⅳ）1〜2 日間は疼痛部位を氷嚢などで冷却する。
ⅴ）3〜5 日後に再診し、改善が認められれば a．に則ってマネジメント。

c．馬尾症候群の症状がある場合や神経根障害が急速に進行している場合は、専門家に速やかに紹介する。

d．緊急の専門的評価を必要としない神経根症状をもつ患者
ⅰ）単純性腰痛と同様に対処するが、回復は一般的に遅れる。毎週診察すべきである。
ⅱ）4〜6 週間経過しても、生活機能の回復がもう 1 つであったり、神経根症状が持続している場合は、CT や MRI 検査か専門医への紹介を検討する。
ⅲ）神経根症状が重症であったり、高い機能回復を期待する患者（運動選手など）の場合は、より早期に評価するとよい。
ⅳ）多くの患者は手術なしで回復していく。

e．活動性の維持の重要性
ⅰ）できる限り早期に職場復帰できるように、雇用主と連絡を取り、負担をやや軽減した職務を早期に開始できるように働きかけていく。

f．再発性の急性腰痛
ⅰ）マネジメントは同様であるが、過去の治療効果を踏まえて内容を

変更する。
ⅱ）再診時は、腰を守るクッションやマットレスの提供、長時間の座位の回避、腰にかかる機械的なストレスの回避、腰椎体操の長期間の継続などについてディスカッションしていく。

❷慢性腰痛
- 腰痛患者の 10〜15％は慢性あるいは再発する経過をたどる。
- ほぼ永続的に障害は続き、6ヵ月仕事を離れた患者は 50％しか職場復帰できないというデータはあるものの、適切なマネジメントで多くの患者は普通に生活できるようになる。
- 急性期よりも効果的な治療法は少なく、薬物の効果も限界があるため、運動・教育・心理社会的サポートの 3 本柱で対処することが重要である。

●こんなエビデンスがある

・チーム・アプローチの効果は？

　複合的なサポート体制、つまり医師、理学療法士、臨床心理士、社会福祉士、作業療法士などがチームとなって、身体面、心理社会面に強く介入する治療法は、システマティック・レビューにて有効性が証明されているが、日本ではまだ広く実施されているとは言い難い。

---

a．運動
- 最も重要な要素で、運動の増加によって身体の状態を改善させていく。
- 負担の少ない有酸素運動（ウォーキング、水泳、サイクリング）から始めて、体力の増加に合わせてペースや時間を少しずつ増やしていく。
- 次に、腹部や骨盤、傍脊椎筋の運動を追加。
- 最後に、必要ならば負担のかかる活動を安全に実施するための援助を理学療法士や作業療法士から提供する。
- 治療的なマッサージや指圧治療も疼痛を改善し、薬剤量の削減につな

がる。
- 牽引治療は効果がないことが明らかにされている。

b．心理社会的アプローチ/家族のケア
- 慢性腰痛患者は背景にストレスや心理的問題を抱えていることが多く、幼少時に身体的・心理的虐待を受けていることも多い。
- 定期診察の中で家庭、家族、仕事の状況についてディスカッションし、必要に応じて家族の対応を協議するために家族会議を開催することも必要となる。その際、家族の支援の在り方について適宜アドバイスを実施する。
- それに加えて、臨床心理士の協力を得て心理問題の同定と公式の治療プログラムを実施し、患者が痛みそのものよりも生活機能に集中できるよう支援し、鎮痛治療からの離脱や非薬物的治療の導入を図る。時に、背景にある不安障害やうつ病の治療も実施していく。

c．薬物治療
- 補助的な役割
- 多くの患者が少なくとも1種類の鎮痛薬を使用しており、アセトアミノフェンか NSAIDs で十分だが、長期間の NSAIDs 利用は胃炎や胃潰瘍を引き起こすので要注意。
- 患者にうつ病がある場合は抗うつ薬を使用し、末期患者の場合はオピオイドを使用する。
- 鎮痛薬、NSAIDs、抗うつ薬はいずれも RCT でその効果が概ね証明されている。

d．手術治療と注射治療
- 包括的な治療プログラムでも改善しない痛み、6週間の保存治療で改善しない神経根症状を伴う場合は外科医に紹介する。
- 硬膜外ステロイド注射、局所注射の効果にはエビデンスがない。

4．患者教育/予防

❶急性腰痛
- 痛みはよくなっていくことを確認し安心してもらう。
- 痛みの原因についてわかりやすい説明を行う。

- 緊急疾患を示す症状がなく、6週間以内の症状なら専門医に受診する必要がないことを説明する。
- 症状に応じた運動可能なレベル、治療内容について明確に指示する。
- 危険な症状について確認し、出現時はすぐに受診するよう強調する。

❷慢性腰痛
- 痛みをなくすことに焦点を当てず、生活機能の改善などに集中する。
- 時間と身体活動とともに、常に生活機能が改善していることを強調する。
- 腰痛を長引かせることのないすべての活動を奨励する。

❸予防
　健康な成人に対する腰痛予防の介入(例:運動、禁煙など)を支持あるいは反対するエビデンスは存在しない。

5. コストを考える
❶検査
- 腰椎X線2方向:255点
- 腰椎CT:1,420点(フィルム5枚)
- 腰椎MRI:1810点(フィルム5枚)
- 既に述べたように、腰痛の評価の際、基本的に検査は不要である。対象を絞った検査の実施は患者の自己負担を軽減するのみならず、無駄な医療費の増大を抑制することにつながる。

❷治療
- アセトアミノフェン(ピリナジン®)9.2円/g
　　0.5 g×3回/日で1週間使用すると　96.6円
- ロキソプロフェンナトリウム(ロキソニン®)1錠26.2円
　　1錠×3回/日で1週間使用すると　550.2円
- ジクロフェナクナトリウム(ボルタレンSR®)37.5 mgカプセル32.4円

37.5 mg×2回/日で1週間使用すると　453.6円
- メロキシカム（モービック®）10 mg カプセル 88.7円
　　1カプセル×1回/日で1週間使用すると　620.9円
- アセトアミノフェンの費用対効果がよいものの、日本での最大量が1.5 gと欧米の4 gよりも格段少ない（因みに、ジクロフェナクナトリウムは日本で 100 mg、欧米では 150 mg、メロキシカムは日本と欧米共に15 mgが最大）ため、単純に比較できない。

6．症例（NBM）

　娘の大学入学に伴い学生寮への引っ越しを手伝っていたSさんが、重い箱を持ち上げた際に、腰に突然の強い痛みを覚えた。翌日、痛みは続き、臀部から右の大腿と下腿の後外側面にそって放散している。薬局で購入したイブプロフェンが効いたが、足まで痛みが下がって続いていることを心配している。

　あなたの診療所を受診したSさんは、横になって動かないでいると楽だと語った。彼にはがんの既往はなく、発熱や感染徴候もないうえ、排便や排尿の障害、体重減少も認めない。神経症状も既述の症状のみである。今回の痛み以外、Sさんは至って健康のようだ。

S氏　「先生、どうして足の方まで痛いのでしょうか？」

医師　「何か心配な病気でもありますか？」

S氏　「友だちが前立腺癌で治療中ですけど、腰の骨にがんが拡がっているようで、最初は腰の痛みで発見されたと聞きました。私もそうでないかと心配で…」

医師　「そうですか、よくわかりますよ。しかし、今のお話では体重の変化やがんにかかった過去もないようですので、その可能性はかなり低いですよ。では、診察しましょう」

S氏　「わかりました。それでちょっとほっとしました」

　一般的な身体所見では、歩行時に右足を完全に伸ばすことができず、少し足を引きずるようにしている。SLR検査は両下肢で陽性で、右側で40°、左側で50°にて膝下の疼痛が誘発されている。座ってい

る際に下肢を進展させると痛みを認め、右足でのつま先立ちは難しいうえ、アキレス腱反射は患側で減弱している。あなたは、比較的強い神経根症状を伴う複雑性腰痛症と判断した。

医師　「おそらく、重い箱を持ち上げた際に腰の骨の周りに強い衝撃がかかり、その近くの神経が痛んでしまったんですね。まずは、痛み止めと2〜3日の休息、そして痛みが和らいだあとは少しずつ身体を動かすようにして5日後に様子をみてみましょう。もし、さらに痛みがひどくなったり、5日後に痛みが続いていれば、さらに詳しい検査をして、必要ならば整形外科の医師に診察してもらった方がよいですね」

S氏　「そうですか、何とかよくなればいいのですが」

医師　「家での生活はご家族の方が支えてくれますか？　お仕事の方も休めますか？」

S氏　「仕事の方は部下に任せられるので大丈夫ですが、実は妻は2年前に亡くなっているので、今私は独りで暮らしているんです」

医師　「そうですか、それは困りましたね。引っ越しをお手伝いした娘さんは少し看病してくれませんか？」

S氏　「忙しいのでどうかな…。でも、引っ越しの手伝い中のことだから、お願いしてみます」

<ポイント>
・S氏が腰痛に対して抱いている解釈モデルを聞くことで、不安の背景を探り、適切な説明を実施することができた。
・原因の説明、治療法について明確な説明を実施し、症状の改善がない場合や悪化した場合の対応を事前に示すことで、今後の症状や治療についての不安を軽減した。
・数日の安静時に必要な家族のサポートにも配慮し、可能な範囲でのアドバイスを実施し、安全な治療環境の構築を意識することができた。

7. まとめ

　腰痛診療は、病歴と身体診察を通じて、致命的あるいは全身性の疾患を除外し、手術適応のある神経根症状を伴う腰痛と、外来で経過観察可能な単純性腰痛を鑑別することから始まる。X線などの検査はごく一部の症例にしか適応はない。単純性腰痛は急性期と慢性期で治療は異なり、前者は速やかな疼痛の改善、後者は背景にある心理社会的問題も視野に入れた、家族や他の医療職種も巻き込んだチーム医療による機能改善を目標としたマネージメントが重要となる。

（草場鉄周）

参考文献

1) Sloane PD, et al：Essentials of Family Medicine. 4 th ed, pp 589-607, PA：Lippincott Willliams & Wilkins, Philadelphia, 2002.
2) Clinical Evidence Issue 12, 2004
3) InfoRetriever 2005
4) Goroll AH, et al：Primary Care Medicine. 4 th ed, pp 835-844, PA：Lippincott Williams & Wilkins, Philadelphia, 2000.
5) Saultz JW, et al：Textbook of Family Medicine. pp 283-291, McGraw-Hill：2000.
6) Manual of Family Practice, 2 nd ed, 2002.
7) The 10-Minute Diagnosis Manual, 2000
8) Lehrich JR, Katz JN, Sheon RP：Approach to the diagnosis of low back pain in adults. UpToDate version 12.3.2005.
9) Lehrich JR, Sheon RP：Treatment of low back pain；Initial approach. UpToDate version 12.3.2005.

II・よくみられる疾患

1 アナフィラキシー

重要事項
- アナフィラキシーの診断と治療について理解すること。
- 予防法や応急処置についてよく理解し患者と相談すること。

1. 疾患を探る

1 臨床症状

- アナフィラキシーは多臓器をさまざまな程度で冒す救急疾患である。マスト細胞や好塩基球の活性化による1型アレルギー反応の結果生じる。
- 原因によらず、アナフィラキシーの臨床症状は同様である。症状の発現は通常、急速であり、85%が15分以内、ほぼ100%の症例が6時間以内に発症する。
- 重症度は発症までの時間に直接相関する。踵、性器周辺、口唇、耳介、頭皮などに前駆症状として短時間痒みや灼熱感を生じることがある。
- 軽症では皮膚の熱感、痒み、発赤、全身の蕁麻疹などの皮膚症状が中心である。
- 中等症ではその他の臓器が冒され、血管浮腫、胸部の締めつけ感、嘔気・嘔吐、腹痛、めまい、上・下気道の閉塞、脱力、嚥下障害、構音障害、子宮収縮といった症状が出現する。
- 重症では血圧の低下、呼吸困難、チアノーゼ、ショック、上室性または心室性の不整脈、心筋梗塞、死亡という転機をたどることがある。
- 致命症でない場合、通常48時間以内に治癒する。
- 時に2相性の反応を呈することがあり、4〜8時間で症状が再発することがある。

2 問診

原因を明らかにすることが重要である(**表1**)。

表1 ● アナフィラキシーの主な原因

毒	膜翅目…ハチ(スズメバチ、ミツバチなど)、アリ
	その他…マムシ、アブ
薬剤	
免疫療法	アレルゲンエキス
化学物質	ホルムアルデヒド、エチレンオキサイドガス
食品	
異物としての蛋白質	ワクチン、馬血清など
ゴム・プラスチック	
造影剤	
運動	
特発性	

(文献1)による)

❸ 診断[4]

- 典型的な臨床症状と身体所見。
- 既知のアレルゲンに曝露後短時間で症状が出現。
- アナフィラキシーに似た症状をきたすその他の疾患を除外(**表2**)。
- 皮内テストやRASTによる即時反応の証明。

表2 ● アナフィラキシーの鑑別診断

血管迷走神経反射による失神
皮膚の紅潮を示す疾患…カルチノイド、褐色細胞腫、更年期障害、経口血糖降下薬とアルコールの併用、甲状腺髄様癌、自律性てんかん、特発性
「レストラン」症候群…グルタミン酸1ナトリウム、亜硫酸塩剤、scromboidosis
内因性のヒスタミン産生増加をきたす疾患…全身性肥満細胞症、好塩基球性白血病、急性前骨髄球性白血病、包虫嚢胞
その他のショック…出血性/循環血液量減少性、心原性、後負荷減少性(敗血症性)
急性の呼吸不全をきたす疾患…気管支喘息重積発作、異物誤嚥、肺塞栓、喉頭蓋炎
非器質的な疾患…パニック障害、ミュンハウゼン症候群、声帯機能障害症候群、ヒステリー球
その他…遺伝性血管浮腫、血清病、蕁麻疹様血管炎、hyperimmunoglobulin E syndrome, "Red man" syndrome (バンコマイシン)、神経性(脳卒中、痙攣)、薬剤の過量摂取

(文献4)による)

2. 病気の経験を探る

アナフィラキシーを既往とする患者ではアレルゲンを回避することが重要であるが(5.「患者指導と予防」の項参照)、そのアレルゲンは患者の職業上、または日常生活のうえで回避することが困難であったり、回避するために職業または日常生活での制限を余儀なくされることもある。患者と予防について話し合う際にはそこで生じる患者個人の感情や職業・日常生活への影響についても議論すべきである。

3. ケアのオプション

治療の第一の目標は気道、呼吸、循環の安定を得ることである。治療薬の第一選択は 1/1,000 濃度のエピネフリンである。

❶General therapy

1. 成人患者では 1/1,000 濃度エピネフリン 0.3〜0.5 ml を皮下注または筋注。効果が認められない場合は 5 分以内に再投与し、以後 15〜20 分ごとに投与する。喘息状態の患者では増量して投与することが望ましい[1]。小児患者では 0.005 ml/kg[3] (1 回あたり 0.3 ml を上限とする)を 15〜20 分ごとに投与する。低血圧が遷延する場合、収縮期血圧を 80〜100 mmHg に保つためにエピネフリンの静脈内投与を考慮する。成人では 1〜4 μg/min、小児では 0.025〜0.100 μg/kg/min で開始し、効果をみながら調整する。
2. 気道の確保。呼吸困難が強い場合は酸素投与する。気管挿管や輪状甲状切開を必要とすることもある。
3. 血管内容量の維持と薬剤の投与のために、18 ゲージ(G)以上の静脈留置針で静脈路を確保する。血圧が低下しているときは 2 ヵ所から確保することが望ましい。成人では初期の生理食塩水 500〜1,000 ml を投与した後、血圧や尿量をみて調整する。
4. アレルゲンのこれ以上の吸収を抑制する。適当な場合は近位に駆血帯を使用したり、局所に 1/1,000 濃度エピネフリンを 0.15 ml 注射する。虫さされが原因の場合は皮内に残っている針や毒の入った囊を削り取る。毒の入った囊はつまんだり押しつぶしてはいけない。
5. バイタルサインを頻繁に評価する。

6．糖質コルチコイドは極早期の症状を改善することはない。しかし、重度の反応の再発を予防する効果がある。メチルプレドニゾロン(ソル・メドロール® 注)125 mg、小児では 2 mg/kg、またはヒドロコルチゾン(ソル・コーテフ® 注など)500 mg、小児では 100～200 mg[3]を使用する。

❷皮膚症状

抗ヒスタミン薬は皮膚症状を改善させるが、反応の極早期には効果がみられない。反応の持続時間を短くする効果が期待できる。H_2ブロッカーを加えるとより効果的である。

❸気道の閉塞

1．上気道閉塞ではラセミ体の2%エピネフリン(日本未発売)を成人では 0.5～0.75 ml、小児では 0.25～0.5 ml 吸入する。即時に効果がみられない場合は気管挿管の適応となる。
2．治療抵抗性の気管支痙攣の症例では β 刺激薬の吸入[硫酸サルブタモール；ベネトリン® 吸入液(成人：0.5 ml、小児：体重 10 kg あたり 0.1 ml が目安)またはメプチン® 吸入液(成人 0.5 ml)など]を行う。より重症の場合は第二選択薬としてアミノフィリン{ネオフィリン® など[成人：6 mg/kg で 30 分以上かけてローディング後 0.5～0.7 mg/kg/hr[1]、小児：5 mg/kg で 30 分以上かけてローディング後 0.01×週数＋0.25 mg/kg/hr(1 歳未満)、0.9 mg/kg/hr(1～10 歳)、0.7 mg/kg/hr(11 歳以上)[3]]}も使用する。

❹β ブロッカー使用中の患者について

β ブロッカー使用中の患者ではエピネフリンによる治療に抵抗性を示すことがあり、低血圧と徐脈が遷延することがある。グルカゴンは β ブロッカーを介さずに陽性変力作用と陽性変時作用を発揮するため、このような場合に使用される。グルカゴン 1 mg をボーラス投与し、その後最大 1 mg/hr で点滴投与することにより効果を得ることができる[4]。

4. 経過観察と紹介の適応

蕁麻疹、血管浮腫、軽度の気管支痙攣といった軽度の反応の患者では少なくとも6時間、経過観察を行う。

中等症から重症の患者では入院し、二相性の反応に備えて頻回の経過観察が必要である。

5. 患者指導と予防/家族のケア

❶アレルゲンの回避

可能な限り、アレルゲンを回避するよう指導する。虫に対するアレルギーの場合、危険の高い屋外活動(草刈り、垣き根の手入れ、ガーデニングなど)は可能な限り避ける。昆虫を引き寄せるような場(ピクニック、生ゴミ処理、果樹など)を避ける。昆虫を引き寄せる可能性のある香りのよいシャンプー、ヘアジェル、スプレー、香水の使用を控える。昆虫との接触を避けられる服装(地味な色調、長袖、靴やヘルメット、手袋の着用)を心がける。

❷応急処置の指導

1. 1/1,000濃度エピネフリンが応急処置用のキットとして入手可能である[エピペン® (メルク株式会社、0.3 mg 筋注用、http://www.epipen.jp/)]。発症時、患者自身が注射することが不可能である可能性もあり、本人同様、家族にも指導すべきである。
2. 抗ヒスタミン薬を内服。
3. 発症後すぐに医療機関を受診するよう指導する。
4. 可能ならば、以後発生したアナフィラキシーの治療や低血圧に対する内分泌的な代償反応に影響を与えうる β ブロッカーや ACE 阻害薬、アンジオテンシンIIレセプターブロッカー、モノアミンオキシダーゼ阻害薬の投与は避ける。

6. まとめ

家庭医は救急疾患としてのアナフィラキシーを取り扱うだけではなく、アナフィラキシーの既往をもつ患者から相談を受けることもある。

II・1 アナフィラキシー

急性期の治療に精通するのと同時に、その予防について患者の背景に配慮しながら相談できることが重要である。

（山田康介）

参考文献

1) Susanne R, Dillon SR：Anaphylaxis. Manual of Family Practice Second Edition, pp 73-76, Lippincott Williams & Wilkins, Philadlphia, 2002.
2) Anne P, Mario C：Anaphylaxis. The Washington Manual of Medical Therapeutics 30 th ed, Shubhada NH, Kellie F, et al (eds), pp 243-245, Lippincott Williams & Willkins, Philadelphia, 2001.
3) 神奈川県立子供医療センター小児内科：小児科当直医マニュアル小児科当直医マニュアル．第10版，診断と治療社，東京，2004．
4) Liza C O'Dowd, Burton Z：Anaphylaxis. Up To Date version 12.2, 2004 (http：//www.uptodate.com)

II・よくみられる疾患

2 肝炎

重要事項

- 安全な診察を実施する(医療者が感染しないように)。
- 肝炎の鑑別を理解し肝硬変や肝癌への進行を予防する。
- 肝癌を早期発見する。
- 的確な助言、指導を行うことにより感染者、家族に対する偏見や家族などへの感染を予防する。

1. 疾患を探る

　肝炎の原因疾患のうち家庭医の診療で遭遇する頻度の高いものはウイルス性肝炎である。急性肝炎の場合は外来で早期に診断し専門医にすぐ紹介し重症化、劇症化するのを防ぐ必要がある。また慢性肝炎の場合は定期的な受診、検査を行う必要がある。

＜A．急性肝炎＞
❶急性肝炎を起こすウイルス
　A、B、C、D、E 型肝炎ウイルス、EB ウイルス、サイトメガロウイルスなど。

❷感染経路
- 経口感染：A、E 型肝炎
- 血液・体液：B、C、D 型肝炎

❸症状
　全身倦怠感、食思不振、黄疸、発熱、悪心、嘔吐などがあり、HAV による急性肝炎は HBV、HCV に比べ 38℃以上の発熱など全身症状が強い。
　また EB・サイトメガロウイルスによるものではリンパ節腫脹、扁桃腫

大、脾腫などの症状が強い（伝染性単核球症）。

❹診断
- A型急性肝炎：IgM型HAV抗体陽性
- B型急性肝炎：HBs抗原、IgM型HBc抗体
- C型急性肝炎：急性期にHCV抗体陰性、または低力価でHCV-RNA陽性

❺キャリア（持続感染）
- HBVキャリア：HBs抗原が6ヵ月以上持続陽性で血清ALTが正常値を保つもの。
- HCVキャリア：HCV-RNAが持続陽性で血清ALTが1年以上正常値を保つもの。

＜B．慢性肝炎＞
❶慢性肝炎を起こすウイルス
HBV、HCV

❷症状
- HCV：通常ほとんど臨床症状がない。健診などで肝機能障害を指摘され受診することが多い。進行し肝硬変をきたした場合に肝不全の症状が起こる。
- HBV：HCVと異なり激しい急性増悪が起こることがあり、黄疸、全身倦怠感、食欲不振が起こることがある。

❸診断
- 逸脱酵素：AST（GOT）、ALT（GPT）高値。
- HBV関連抗原、抗体：HBs抗原陽性、HBc抗体陽性。
- HCV：HCV抗体陽性、HCV-RNA（定性検査の方が感度が高い）。

❹C型慢性肝炎の臨床経過に影響を及ぼす因子
- 年齢：高齢で輸血された例は若年で輸血された例に比べて肝病変の進行が速い。
- 性別：男性は女性に比べて肝疾患の進展が速く、肝癌患者が3倍多い。
- 重感染：HIVやHBVの重複感染があると肝病変の進行が速い。
- アルコール：アルコールはC型慢性肝炎の進展を速める。

❺C型慢性肝炎の年間発がん率
- 慢性持続性肝炎：0.5％
- 慢性活動性肝炎2A：1.5％
- 慢性活動性肝炎2B：3％
- 肝硬変：7％

2．病気の経験を探る

解釈：「何か悪いことをしたからウイルスがうつったのか」
期待：「薬や注射で治ってほしい」「肝硬変やがんにはなりたくない」
感情：「家族にうつしたらどうしよう」「大金を払って治らなかったら困る」
影響：「家族や友人に知られたくない」「高額な医療費は家族に申し訳ない」

ウイルス感染していることによる周囲への影響や医療費の負担に対する心配が多くなる。感染対策や医療費の開示などを適切に指導することが大事である。

3．ケアのオプション

❶一般原則
- 肝機能を改善させる有効な食事はない。
- 禁酒：アルコールはHCVによる慢性肝炎を進行させるので禁酒を勧める。

❷ 薬物療法

[慢性肝炎]

a．インターフェロン（IFN）

①IFN の適応：ALT が上昇している HCV による慢性肝炎で IFN の禁忌でないものは IFN 投与を考慮すべきである（**表 3**）。

②IFN の禁忌：**表 4**

③IFN 単独療法
- 用法：1 日 1 回筋注　2 週間連日投与後、週 3 回 22 週間投与。
- 天然型 IFN-α：500～1,000 万 IU/回
- 遺伝子組換え型 IFN-α-2 b：600～1,000 万 IU/回
- 遺伝子組換え型 IFN-α-2 a：600～900 万 IU/回
- 天然型 IFN-β：600 万 IU/回

  1 日 1 回　点滴静注または静注　6～8 週間連日投与。

④IFN＋リバビリン併用療法
- PEG・IFN
  - ペグイントロン皮下注：1 回 60～150 mg、1 日 1 回、皮下注、週

表 3 ● インターフェロンの効果が高いと報告されているもの

1．HCV genotype 2、3
2．ウイルス量の少ないもの
3．若年
4．体重の軽いもの
5．病理所見で bridging fibrosis や cirrhosis のないもの

（文献 5）による）

表 4 ● インターフェロンの禁忌

1．コントロールされていないうつ病
2．自己免疫性肝炎
3．治療されていない甲状腺機能亢進症
4．妊娠
5．コントロールされていない高血圧、心不全、虚血性心疾患、糖尿病、閉塞性肺疾患
6．3 歳以下の幼児
7．腎、心、肺移植を受けたもの
8．HCV の治療に用いられる薬剤に過敏なもの

(American Association for the Study of Liver Disease (AASLD) による)

1回、48週間投与。
- レベトールと併用のみ使用可能。geno Type 1型でかつウイルス量の多いときのみ適応。
- イントロンA® 筋注：1回600〜1,000万IU、1日1回、筋注、2週間連日投与後週3回、22週間投与。
- レベトール® (200 mg)：3〜4カプセル分2(体重60 kg以下の場合は1日600 mg、体重60 kgを超える場合は1日800 mgとする)

⑤コンセンサスインターフェロン
- アドバフェロン® 筋注：1回1,200〜1,800万IU、1日1回、皮下注、2週間連日投与後週3回、22週間投与。

b．強力ネオミノファーゲンシー®（SNMC）療法
①適応：IFNが無効、または禁忌、または同意を得られない場合。
- 強力ネオミノファーゲンシー® 静注：1回40〜100 ml、1日1回、静注。
  連日投与で開始し、ALTが下がらなければ増量する。ALTが低下すれば減量または週3回投与まで減らす。

●こんなエビデンスがある

・インターフェロンは肝硬変患者の肝癌を減らせるか？
　3つのランダム化比較試験と15の非ランダム化比較試験とをメタアナリシスで検討した論文では、インターフェロンに反応した群では19％、反応しなかった群でも未治療群より12％の肝癌発生率の減少がみられた。

4．家族のケア

- HBVキャリアの指導：HBVキャリアの場合、血液、体液による家族、同居者への感染を起こす可能性があるため、HBVの検査、HBワクチンの接種を推奨する。
- HCV：日常生活での他人への感染の危険性は少ないことを十分に説

明する。

5. 患者教育

- 慢性肝炎：アルコール摂取が肝硬変、肝癌のリスクを増加させるため禁酒。
- キャリアの指導：日常生活の制限はない。歯ブラシ、髭剃りの共有はしないこと。

6. フォローアップ

❶フォローアップするときの検査

- 血液検査：ALT(GPT)、AST(GOT)
    - ステージ進展：血小板数
    - 線維化マーカー：ヒアルロン酸、IV型コラーゲン
    - 腫瘍マーカー：AFP、PIVKA II
- 画像検査：超音波、CT、ダイナミックMRI

❷フォローアップ

肝癌の早期発見のため、定期的な画像検査と腫瘍マーカーによるフォローアップが必要である。腹部超音波検査は、原則として、慢性肝炎では6ヵ月ごと、肝硬変では3ヵ月ごとに行いこれに適宜CT、ダイナミックMRIによる検査などを組み合わせて行う。

7. 紹介のタイミング

❶急性肝炎の場合

肝庇護のため入院加療を原則とする。

❷慢性肝炎の場合

①IFN、ラミブジン療法の適応を検討するとき。

②血液検査(腫瘍マーカー)、腹部超音波検査、CT検査などの画像検査で肝癌が疑われたとき。

③自覚症状、血液検査で急性増悪、肝不全が疑われたとき。

8. コストを考える

特にインターフェロン療法を行う場合は、自己負担が高額になるため前もって価格について相談する必要がある。

❶インターフェロン
- ペグイントロン皮下注用 100 μg：3,245 点
    48 週　計　　　　　　　　　155,760 点
- イントロン A® (600)：1,037 点
  単独で投与する場合
    2 週間連日投与 …1,037×14
    22 週 3 回投与 ……1,037×22
    計　　　　　　　37,332 点
- アドバフェロン® (1200)：1,267 点
    2 週間連日投与 ………1,267×14
    22 週 3 回投与 ………1,267×22
    計　　　　　　　45,612 点

これに毎月の血液検査、診察、慢性疾患指導料が加わる。

❷リバビリン
- レベトール® (200) 3 C：2,731 点
    24 週間投与 ………65,544 点
    イントロン A® と併せて …………102,876 点
    48 週間投与 ………131,088 点
    ペグイントロン 48 週と合わせて…286,848 点

❸SNMC
強力ネオミノファーゲン C®：14 点
週 3 回、3 A 注射、24 週 ……3,024 点

9. 予防

❶家族内感染の予防

[経口感染するもの(HAV、HEV)]：生水、生ものの摂取には注意する。患者の排泄物、下着の取り扱いには厳重に注意を要する。

❷HBV

食事や入浴では感染しない。しかし患者の血液や体液が付着しないように取り扱いには十分注意する。また母児感染予防のためHBキャリアの妊婦よりの新生児やHBキャリアの家族にはHBワクチン接種を勧める。成人でのB型急性肝炎感染のほとんどが性交渉によるものである。

❸HCV

日常生活での感染はほとんど心配いらないが、母児感染や性的交渉による感染は頻度は低いが起こりうるので、患者の血液や体液が付着しないように十分注意する。

表5 ●針刺し等血液事故発生時の対応マニュアル

事故発生：注射針、メス刃、血液付着など。
応急処置：速やかに以下の処置を行う。
 1. 針・メス刃などによる、刺し傷や切り傷の場合は、流水下で受傷部を搾り出すように十分洗浄する。細菌感染防止のために、消毒用エタノールなどで消毒する。
 2. 眼などに血液が飛んだときは、多量の水による洗浄とともに、ポリビニールアルコールヨウ素剤(イソジン® 点眼10％希釈)による消毒を行う。
 3. 口腔粘膜などには、イソジンガーグル® を使用する。
 4. 無傷の場合でも、手指などが血液・体液などに触れた場合は、流水で十分に洗い、消毒用エタノールで消毒する。
・**患者血がHBs抗原陽性の場合**：48時間以内(24時間以内が望ましい)に診療担当医の診察を受け、抗HBsヒト免疫グロブリン接種およびHBワクチンの接種の必要性の有無について判断を仰ぐ。
・**HCV感染事故の場合**：HCV感染事故現場でまず対応すべきことは、診療担当医の診療を受け、感染血および受傷者双方のHCV抗体、HCV-RNA(必ず感度が一番よい定性検査であること)および血液生化学検査(肝機能)を行うことである。

(日本肝臓学会：慢性肝炎診療のためのガイドラインによる)

❹ 針刺し事故発生時の対応（表5）

HBV 曝露後、48時間以内（24時間以内が望ましい）に HBIG を筋肉内注射、また HB ワクチンを直後、1ヵ月後、3ヵ月後に接種する。6ヵ月後まで毎月1回および1年後に HBs 抗原・抗体を検査する。

なお医療従事者は HBs 抗原・抗体とも陰性の場合は前もってワクチン接種をしておくことが望ましい。

10．症例（NBM）

> 日曜日で休診だったある日の午前中、いつものように末期の肝臓癌の男性患者(82)を往診した。
>
> 「痛くないですか」との問いに「全然」と男性。「しんどくないですか」と聞いても「少しも」と首を振った。その日の夜に、男性は息を引き取った。
>
> その男性が診療所にやって来たのは1年半前だった。検査ですぐに肝臓癌と判明した。「肝臓がすごく悪化しています。大きな病院で肝臓への動脈を塞ぐ手術を受けた方がいいでしょう。2週間くらいかかると思います」「仕方がないな」と入院した男性だが、きっかり2週間で退院した。再び診療所にやって来たとき、
>
> 「病院は嫌やから、先生にずっと診てほしい」と男性は訴えた。
>
> 今春には触れてもわかるほど肝臓が腫れた。「がんであっても言ってほしくない」という本人の意思を尊重し、厳しい状況とだけ告げていた。痛みは NSAIDs で抑えられた。それでも、男性は死ぬ直前まで、釣りや盆栽の世話をして気ままに暮らしていた。
>
> ＜ポイント＞
>
> 高齢者の末期がんでも自宅にいると精神的に安定するため、家族が思うほど本人は苦痛が少ない場合が多い。在宅医療を行うことにより家族との信頼関係は深まることが多く、家庭医として在宅医療、在宅でのターミナルケアは重要な仕事と考える。

11. まとめ

　肝炎、特に慢性肝炎の経過は長期間に及ぶ。IFN の適応については効果、副作用とコストについて患者とよく相談したうえで検討しなければいけない。

　また経過中に定期的な検査を続け肝硬変、肝癌への進行予防、肝癌の早期発見に努めなければいけない。

（雨森正記）

参考文献

1) Meyer AA, et al：Viral hepatitis. Manual of Family Practice, 2 nd ed, Taylor R(eds), pp 316-323, Lippincott Williams & Watkins, Philadelphia, 2002.
2) 慢性肝炎診療のためのガイドライン(http://www.jsh.or.jp/guide/guide.html)
3) 和座一弘：よくある慢性疾患　慢性肝炎・肝硬変．プライマリ・ケア実践ハンドブック，日本プライマリ・ケア学会(編), pp 141-144, エルゼビア・ジャパン，東京, 2004.
4) 四柳　宏：21 世紀における感染症の捉え方　8．感染症の概念の新しい展開　5) HBV, HCV 肝炎の慢性化と癌化．日内会誌 90：2426-2430, 2001.
5) Chopra S：Treatment of hepatitis C virus infection；Recommendations. UpToDate Varsion 12. 2. 2004.
6) Camma C, Giunta M, et al：Interferon and prevention of hepatocellular carcinoma in viral cirrhosis；an evidence-based approach. J Hepatol 34：593-602, 2001.

II・よくみられる疾患

3 高血圧

重要事項

- 高血圧は日常診療において高頻度に遭遇する疾患である。
- 高血圧治療の最大のポイントは心血管系合併症の予防である。
- 治療の原則は、第一に生活習慣の修正を行い、それでも十分に降圧が認められない場合に薬物治療を行う。
- 薬物治療をどの時点で始めるかは、高血圧の重症度や高血圧以外の心血管病危険因子を評価して判断する。
- 症状の有無は重症度を必ずしも示さない。

1. 疾患を探る

- 定義：高血圧は収縮期血圧 140 mmHg または拡張期血圧 90 mmHg 以上である。
- JSH 2000（表6）、ESH/ESC、JNC-7、WHO/ISH のガイドラインが提唱されているが、どのガイドラインを使用するにしても、その目的を明確に理解し、最終的には主治医によって患者一人ひとりに対して有益な治療を考えなければならない。
- 高血圧の診療においては、「二次性高血圧の鑑別」と「重症度の評価」を行う。
- 原因分類（表7）：原因が明確な二次性高血圧の頻度はおよそ5%で稀である。
- 二次性高血圧が示唆される所見を認めれば、精査を行う。

①二次性高血圧を示唆する所見

a. 病歴

- 若年者
- 重症高血圧、治療抵抗性高血圧。
- 高齢者で急激に発症・増悪した高血圧。

表6 ●成人における血圧の分類

JSH 2000（ESH/ESC、JNC 6での同じ分類である）			
分類	収縮期血圧 （mmHg）		拡張期血圧 （mmHg）
至適血圧	＜120	かつ	＜80
正常血圧	＜130	かつ	＜85
正常高値血圧	130～139	または	85～89
軽症高血圧	140～159	または	90～99
中等症高血圧	160～179	または	100～109
重症高血圧	≧180	または	≧110
収縮期高血圧	≧140	かつ	＜90

JNC 7			
分類	収縮期血圧 （mmHg）		拡張期血圧 （mmHg）
正常	＜120	かつ	＜80
高血圧前症	120～130	または	80～89
ステージ1高血圧	140～159	または	90～99
ステージ2高血圧	≧160	または	≧100

表7 ●高血圧の原因分類

1. 本態性高血圧
2. 二次性高血圧
    1) 腎性高血圧
        a) 腎実質性高血圧
        b) 腎血管性高血圧
    2) 内分泌性高血圧
        a) 原発性アルドステロン症とその類似疾患
        b) クッシング症候群
        c) 褐色細胞腫
        d) 甲状腺疾患
        e) 副甲状腺機能亢進症（原発性）
        f) 先端肥大症
    3) 薬物誘発性高血圧
        a) 糖質コルチコイド
        b) 甘草（グリチルリチン）
        c) 経口避妊薬・エストロゲン補充療法
        d) 非ステロイド性抗炎症薬（NSAIDs）
        e) エリスロポエチン
        f) サイクロスポリン
        g) 交感神経刺激作用を有する薬物
        h) その他
    4) その他
        a) 血管性（脈管性）高血圧
            ①大動脈炎症候群
            ②大動脈縮窄症
        b) 脳・中枢神経系疾患による高血圧

- 蛋白尿や腎疾患の既往。
- 長期の糖尿病歴。
- 四肢脱力・麻痺の既往。
- 発作性頭痛・動悸
- 薬物の使用歴。

b．身体所見

- 満月様顔貌、中心性肥満、皮膚線条、体重減少。
- 頻脈、発汗、動揺性高血圧、脈拍・血圧の左右差。
- 上半身高血圧、血管雑音など。

c．一般検査所見

- 尿蛋白、尿糖、低比重尿、尿沈渣異常、血清クレアチニン上昇。
- 低カリウム血症、高カルシウム血症など。

❷重症度の評価（表8、9）

高血圧患者の外来でのフォロー、降圧薬開始の判断のために重症度の評価を行う。

表8 ●重症度の評価

1．心血管病の危険因子
　①高血圧
　②喫煙
　③高コレステロール血症
　④糖尿病
　⑤高齢（男性60歳以上、女性65歳以上）
　⑥若年発症の心血管病の家族歴
2．臓器障害/心血管病
　①心臓：左室肥大、狭心症・心筋梗塞の既往、心不全
　②脳：脳出血・脳梗塞、一過性脳虚血発作
　③腎臓：蛋白尿、腎障害・腎不全
　④血管：動脈硬化性プラーク、大動脈解離、閉塞性動脈疾患
　⑤眼底：高血圧性網膜症

（日本高血圧学会高血圧治療ガイドライン作成委員会：高血圧治療ガイドライン2000年版による）

表9 ●高血圧患者のリスクの層別化

血圧以外のリスク要因\血圧分類	軽症高血圧 (140～159/90～99 mmHg)	中等症高血圧 (160～179/100～109 mmHg)	重症高血圧 (≧180/≧110 mmHg)
危険因子なし	低リスク	中等リスク	高リスク
糖尿病以外の危険因子あり	中等リスク	中等リスク	高リスク
糖尿病、臓器障害、心血管病のいずれかがある	高リスク	高リスク	高リスク

(日本高血圧学会高血圧治療ガイドライン作成委員会；高血圧治療ガイドライン2000年版による)

❸ 初診時の治療アルゴリズム(図1)

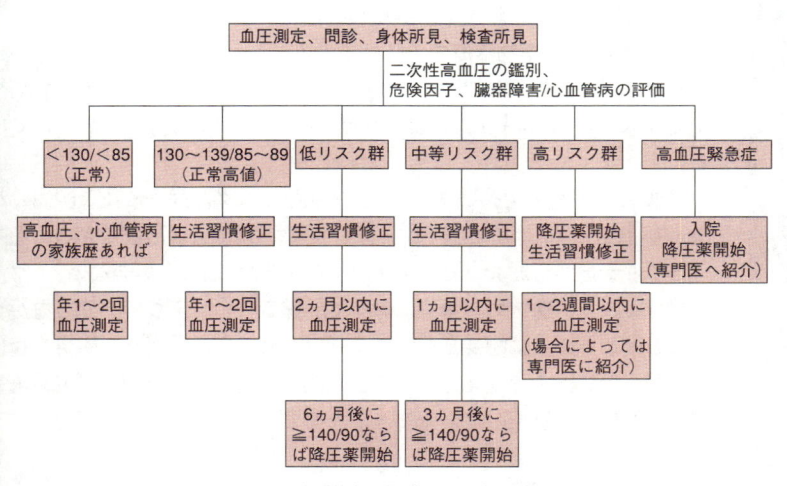

```
血圧測定、問診、身体所見、検査所見
         │
二次性高血圧の鑑別、危険因子、臓器障害/心血管病の評価
```

<130/<85 (正常)	130～139/85～89 (正常高値)	低リスク群	中等リスク群	高リスク群	高血圧緊急症
高血圧、心血管病の家族歴あれば	生活習慣修正	生活習慣修正	生活習慣修正	降圧薬開始 生活習慣修正	入院 降圧薬開始 (専門医へ紹介)
年1～2回血圧測定	年1～2回血圧測定	2ヵ月以内に血圧測定	1ヵ月以内に血圧測定	1～2週間以内に血圧測定 (場合によっては専門医に紹介)	
		6ヵ月後に≧140/90ならば降圧薬開始	3ヵ月後に≧140/90ならば降圧薬開始		

図1 ●初診時の治療アルゴリズム

(日本高血圧学会高血圧治療ガイドライン作成委員会：高血圧治療ガイドライン2000年版による)

2. 病気の経験を探る

高血圧患者は健康診断で指摘され受診し、ほとんど病識のない場合や、体調不良を認め、心疾患、脳卒中への強い不安を抱いて受診される場合もある。患者の解釈、期待、感情、影響に配慮し病歴を聴き、指導およ

び治療を行っていく。

解釈:「二次検診を受けるように通知がきたので受診した」
期待:「昨年も指摘されたが、まだ薬を飲む必要はないといわれた。今度も大丈夫だろう」
感情:「でも最近、頭痛を認めるが関係があるのかな」「脳卒中の可能性はないか不安だ」
影響:「治療が必要なら通院は大変だ」「でも脳卒中で今倒れたら大変だ」「いざとなれば薬を飲めば予防できる」

　もし、ここで医師が脳卒中のリスクを過度に強調すれば、患者はすぐにでも薬物治療を希望するかも知れない。

疑問:「ほんとに薬物治療で予防はできるのか」

　治療効果を評価したデータでは降圧治療を受けた場合、5年間で脳卒中のリスクが38%減り、虚血性心疾患のリスクは16%減るとされている。

　高血圧が放置されると心血管系合併症のリスクが高まることが知られており、血圧を下げると脳卒中は減少する。しかし、「治療で完全に予防できる」「治療を行わなければ必ず合併症を生ずる」とはいえない。

　プライマリ・ケアでの診療において、患者へいたずらに不安を抱かせることがないように配慮し、治療の効果、合併症のリスクを説明しなければならない。そのうえで、患者、家族と相談し、新しいエビデンスを参考に治療法を選択していくことが大切である。

3. ケアのオプション

・生活習慣の修正(表10)を行っても血圧の改善がない場合は薬物療法が適応される(表11)。
・生活習慣の修正、減塩を中心とした食事指導が行われることが多いが、肥満、高脂血症、耐糖能異常を認めるいわゆるメタボリック・シンドローム(表12)をベースに認めることがあり、過食、運動不足への指導も重要である。
・健康維持の動機づけのためにも家庭血圧測定(表13)・体重の記録を勧

表 10 ●ライフスタイルの修正

1. 食塩制限 7 g/日（このうち調味料などとして添加する食塩は 4 g/日）以下。
2. 適正体重の維持*。
3. アルコール制限：エタノールで男性は 20〜30 g/日（日本酒約 1 合）以下、女性は 10〜20 g/日以下。
4. コレステロールや飽和脂肪酸の摂取を控える。
5. 運動療法（有酸素運動）**。
6. 禁煙。

*標準体重（22×［身長（m）］^{2}）の＋20％を超えない。
**心血管病のない高血圧患者が対象。
（日本高血圧学会高血圧治療ガイドライン作成委員会；高血圧治療ガイドライン 2000 年版による）

表 11 ●降圧薬の積極的な適応と禁忌

	積極的な適応	禁忌
Ca 拮抗薬	高齢者、狭心症、脳血管障害、糖尿病	心ブロック（ジルチアゼム）
ACE 阻害薬	糖尿病、心不全、心筋梗塞、左室肥大、軽度の腎障害、脳血管障害、高齢者	妊娠、高カリウム血症、両側腎動脈狭窄
AⅡ受容体拮抗薬	ACE 阻害薬と同様、特に咳で ACE 阻害薬が使用できない患者	妊娠、高カリウム血症、両側腎動脈狭窄
利尿薬	高齢者、心不全	痛風、高尿酸血症
β遮断薬	心筋梗塞後、狭心症、頻脈	喘息、心ブロック、末梢循環不全
α遮断薬	脂質代謝異常、前立腺肥大、糖尿病	起立性低血圧

（日本高血圧学会高血圧治療ガイドライン作成委員会；高血圧治療ガイドライン 2000 年版による）

める（行動変容）。
- しばしば高齢者での治療の必要性について議論されるが、これまでの研究から降圧による血管障害の発症の低下が認められており、降圧することは問題ないが、当初は 160/90 以下を目標とし、徐々に至適血圧 130/80 以下を目標に降圧した方が好ましい。

表12 ● メタボリック・シンドロームのATP III基準（adult Treatment Panel III）

リスクファクター	
内臓肥満（臍周囲長測定）	
男性	>102 cm
女性	>88 cm
中性脂肪	≧150 mg/dl
HDLコレステロール	
男性	<40 mg
女性	<50 mg
血圧	血圧異常 130/85 mmHg
空腹時血糖	≧110 mg/dl

- 上記の3項目以上を満たす場合をメタボリック・シンドロームと定義。
- 肥満度は欧米人と異なり、本邦では臍周囲長男性≧85 cm、女性≧90 cm とする。

表13 ● 家庭血圧測定

意義
1．随時血圧よりも、実態により近い血圧を知ることができ、再現性がある。
2．家庭血圧で135/85以上を高血圧とする。
3．白衣高血圧、仮面高血圧の鑑別。
4．危険な早朝高血圧の発見。
5．不十分、もしくは過剰な降圧を確認できる。
6．自己管理することで、血圧治療に対する意識の向上が得られる。

測定方法
1．上腕での測定が推奨される。
2．朝晩それぞれ1回。朝は起床1時間以内、排尿後、朝食前、服薬前。夜は就寝前の測定を勧める。
3．安静、座位の状態での測定。
4．1回の測定でできれば数回測定し、すべて血圧手帳に記入する。

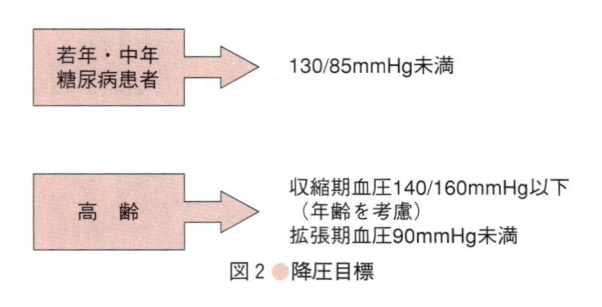

若年・中年糖尿病患者 ⇒ 130/85mmHg未満

高齢 ⇒ 収縮期血圧140/160mmHg以下（年齢を考慮）
拡張期血圧90mmHg未満

図2 ● 降圧目標

❶ 降圧目標（図2）

❷ 降圧薬の選択

利尿薬、β遮断薬、Ca拮抗薬、アンジオテンシン変換酵素阻害薬、アンジオテンシンII受容体拮抗薬、α遮断薬が主に使用されている。

それぞれの降圧薬の特性を理解し使い分けることが好ましい（α遮断薬に関してはALLHAT研究の結果より心血管病の予後改善効果が弱いことが明らかになり、第一選択としては適切でない可能性がある。併用薬として考慮する）。

ALLHAT研究では心血管病の予防における利尿薬の有用性を認め、これを受けJNC-7では、利尿薬を第一選択薬に位置づけている。これは、コストを意識するうえで効率的ではあるが、過去の経験からも利尿薬の降圧効果は不十分なことが多く、そこも考慮し、治療薬を検討したい。

さまざまな研究報告から至適血圧にコントロールをしっかり行うには2〜3剤以上の降圧薬の併用を必要とすることがわかっている。

❸ 降圧薬の併用例

- Ca拮抗薬＋アンジオテンシンII受容体拮抗薬（またはACE阻害薬）
- Ca拮抗薬＋β遮断薬
- Ca拮抗薬＋利尿薬
- ACE阻害薬（またはアンジオテンシンII受容体拮抗薬）＋利尿薬
- β遮断薬＋α遮断薬、など。

●こんなエビデンスがある

1・有酸素運動の降圧効果は？

1件のシステマティック・レビューがあった（54件のRCT、18歳以上の運動不足の成人2,419人）。定期的な運動を最低2週間行った場合を比較して、運動群では、収縮期血圧3.8 mmHg（95%CI 2.7〜5.0 mmHg）、拡張期血圧が2.6 mHg（95%CI 1.8〜3.4 mmHg）低下した。

2・減量の降圧効果は？

1件のシステマティック・レビューがあった（中年の2,611例、平均年齢50歳、平均体重80 kg、平均血圧152 mmHg/98 mmHg）。減量した場合、収縮期血圧で平均3.0 mmHg（95%CI 0.7〜6.8 mmHg）、拡張期血圧で平均2.9 mmHg（95%CI 0.1〜5.7 mmHg）の血圧の低下が認められた。

降圧薬レジメについて調整したRCTによれば、コントロール群に比べ減量群では降圧薬の投与量と種類が減った。

3・薬物治療はどのような効果が期待できるか

多くのシステマティック・レビューがあった。

①降圧薬はプラセボと比較して、収縮期/拡張期血圧を平均12〜16/5〜10 mmHg下げることが認められた。総死亡率、心血管死亡率、脳卒中、主要な冠動脈イベント、およびうっ血性心不全に対して、有益であるというエビデンスが認められた。最大の利益は、もともとリスクが高い人で認められた。

②収縮期高血圧のある60歳を超える人では、160 mmHgを超える収縮期血圧を治療することで総死亡率と致死的および非致死的な心血管イベントが減少することがみつかった。

4．家族のケア

生活習慣の修正には家族の協力が必要となる。また心血管系合併症について患者同様不安を抱いている。この機会に家族にも健康維持・向上への動機づけを行う。

5．患者教育

高血圧、いわゆる生活習慣病においては生活習慣の乱れがその要因の1つであり、その生活習慣の修正が重要であり、いかに行動変容を行えるかがポイントである。しかし、保健指導は困難なことが多い。患者のできることから始め、行動を目に見えるように記録し、生活習慣の修正に

より患者によい結果をもたらすことを理解させ、計画を立てていく（行動科学の指導への応用）。同時に、日々の努力を評価し、治療を継続できるようにサポートしていく。

6．紹介のタイミング

- 高血圧緊急症が疑われるとき。
- 二次性高血圧が疑われ、診断のための特殊検査が必要なとき、または原因疾患の専門的治療が必要なとき。
- 心血管系合併症を認めたとき。
- 数種類の降圧薬を用いても血圧コントロールが不十分なとき。

7．コストを考える

代表的な降圧薬の1ヵ月の治療費（算定点数）を示す。

- カルシウム拮抗薬
    - アムロジン®（5 mgを1日1回、28日間内服　252点）
    - コニール®（4 mgを1日1回、28日間内服　224点）
- β遮断薬
    - テノーミン®（25 mgを1日1回、28日間内服　196点）
- 利尿薬
    - フルイトラン®（2 mgを1日1回、28日間内服　28点）
    - ベハイド®（4 mgを1日1回、28日間内服　28点）
- アンジオテンシンII受容体拮抗薬
    - ブロプレス®（4 mgを1日1回、28日間内服　280点）
    - ディオバン®（40 mgを1日1回、28日間内服　252点）
- ACE
    - タナトリル®（25 mgを1日1回、28日間内服　252点）
    - 再診料　73点
    - 外来管理加算　52点
    - 継続管理加算　5点
    - 特定疾患療養指導料　225点
    - 処方箋料　69点

特定疾患処方管理料　45点（28日処方をした場合）

平成14年4月から従来の出来高算定とは別に**生活習慣病指導管理料**で算定し請求できる。生活習慣病指導管理料は、高血圧・高脂血症・糖尿病を主病とする患者に服薬、食事、運動、喫煙など生活全般にわたる総合的な治療管理や指導を行った場合に月1回算定が可能である。高血圧患者で診療所での院外処方の場合は「1,100点」であり、これには、指導管理、検査、投薬、注射料が包括されている。患者にとっては十分な指導を受けられるメリットもあるが、経済的負担となることも考えられ、その不利益に配慮が必要である。

8．予防

- 糖尿病、高脂血症などの生活習慣病に高血圧の合併の頻度は高く、その背景には高インスリン血症（メタボリック・シンドローム）を認めることが多い。このことを十分考慮し、生活習慣病患者では生活習慣の修正をしっかり行い、高血圧の発症を予防したい。
- 糖尿病患者は非糖尿病患者のおよそ3倍の高血圧を合併する危険性がある。

9．症例（NBM）

57歳、女性。以前より高血圧を指摘されていたが、薬物治療に抵抗があり、食事療法で改善を試みていたが、今回脳ドックも受けたところ、ラクナ梗塞を指摘されたため受診。

「脳梗塞ということは、いつ倒れてもおかしくないのですか」「血圧の治療をすれば梗塞は治るのですか」と聞いてきた。不安でぐっすり眠れなく、血圧もいつもより高くなっていると話される。「食事にもほんとに気をつけていたのに‥」「早く薬を飲めばよかった」とつぶやいた。

＜ポイント＞

病状の説明を行い十分に理解してもらい、過度の不安を取り除い

てあげなければならない。また、これまでの健康維持の努力を評価し今後の行動変容につなげ、継続して健康管理を行いたい。

10. まとめ

高血圧の診断は比較的容易であるが外来血圧の測定だけでは軽症高血圧、仮面高血圧を見逃す可能性があり、また、治療効果の判定が不十分である(外来血圧でコントロール良好群の半数が早朝血圧のコントロールが不良)。診断、治療効果の判定、および患者の動機づけに家庭血圧測定を推奨したい。

また、高血圧治療の最大の目的は心血管系合併症の予防であり、危険因子の合併によりリスクはさらに高まる。家庭医は総合的な健康管理を行うことを心がけたい。

(玉城　浩)

参考文献

1) 日本高血圧学会高血圧治療ガイドライン作成委員会：高血圧治療ガイドライン2000年版. 第1版, 日本高血圧学会, 東京, 2000.
2) Chobanian AV, et al：The Seventh Report of the joint National Committee on Prevention, Detection, Evaluation, and Treatment of High Blood Plessure (JNC 7). JAMA 289(19)：2560-2575, 2003.
3) Guideline Committee：2003 European Society of Hypertension-European Society of Cardiology guidelines for the management of arterial hypertension. Jounal of Hypertension 21：1011-1053, 2003.
4) Frank JD, Norman MK：Overview of hypertension. UpToDate version 12.2, 2004 (http://uptodate.com/)
5) Kario K, Shimada K：J-MORE Pilot Study. Circulation, 2003 (Clinical Evidence ISSUE 9, 2003)
6) Whelton SP, Chin A, Xin X, et al：Effect of aerobic exercise on blood pressure ; a meta-analysis of randomized, controlled trial. Ann Intern Med 136：493-503, 2002.
7) Mulrow CD, Chiquette E, Angel L, et al：Dieting to reduce body weight for controlling hypertension in adults. In：The Cochrane Library, Issue 2, 2002. Oxford：Update

Software. Search date 1998 ; primary source Cochrane Library, Medline, and contact with expers in the field.
8) Gueyffier F, Froment A, Gouton M : New meta-analysis treatment trials of hypertension ; improving the estimate of therapeutic benefit. J Hum Hypertens 10 : 1-8, 1996. Search date 1997 ; primary source Medline.
9) Staessen JA, Gasowski J, Wang JG, et al : Risks of untreated and treated isolated systolic hypertension in the elderly ; meta-analysis of outcome trials. Lancet 355 : 865-872, 2000. Search date 1999 ; primary sources other systematic reviews and reports from collaborative trialists.

I・よくみられる疾患

4 高脂血症

重要事項
- 原発性と二次性を鑑別することができる。
- 患者の解釈モデルを把握することができる。
- 薬物療法の適応を適切に決めることができる。
- 適切な生活習慣改善指導をすることができる。

1. 疾患を探る

動脈硬化性疾患は現在、日本人の死因統計でがんと並び大きな位置を占めている。動脈硬化はさまざまな要因が重なることによって発症・発展していくが、その要因の1つとして高脂血症、特に高コレステロール血症がある。ライフスタイルの変化によって今後、高脂血症患者は増加していくと考えられ、病気に対する理解とその対策は家庭医にとって重要である。

❶定義

診断基準上空腹時採血において血清脂質値が、総コレステロール値(T. Chol)≧220 mg/dl、LDLコレステロール値(LDL)≧140 mg/dl、HDLコレステロール値(HDL)<40 mg/dl、トリグリセリド値(TG)≧150 mg/dl のものを高脂血症と診断する(動脈硬化性疾患診療ガイドライン2002)。

❷発症頻度

T. Chol が 220 mg/dl 以上の者の割合は、男性では 25.7%、女性では 34.1% となっている(平成12年厚生労働省循環器疾患基礎調査、図3)。近年の食生活の欧米化や運動不足など、ライフスタイルの変化によって高脂血症患者は年々増加している。最近20年間で、男女ともに40歳代、50歳代の T. Chol の平均値は約 10 mg/dl 増加している。

対象者の数十%がスクリーニングされる状況ではあるが、日本におけ

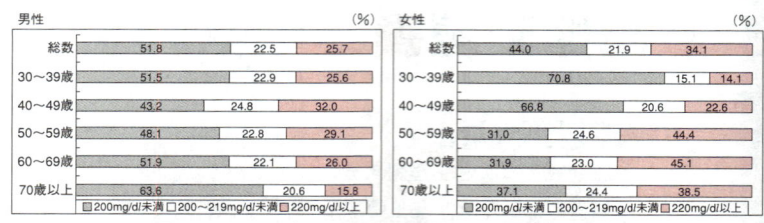

男性	200mg/dl未満	200〜219mg/dl未満	220mg/dl以上
総数	51.8	22.5	25.7
30〜39歳	51.5	22.9	25.6
40〜49歳	43.2	24.8	32.0
50〜59歳	48.1	22.8	29.1
60〜69歳	51.9	22.1	26.0
70歳以上	63.6	20.6	15.8

女性	200mg/dl未満	200〜219mg/dl未満	220mg/dl以上
総数	44.0	21.9	34.1
30〜39歳	70.8	15.1	14.1
40〜49歳	66.8	20.6	22.6
50〜59歳	31.0	24.6	44.4
60〜69歳	31.9	23.0	45.1
70歳以上	37.1	24.4	38.5

図3 ●平成12年度厚生労働省循環器疾患基礎調査

る心筋梗塞の頻度は世界的にも低い。T. Chol が同じ値でも欧米の冠動脈疾患死亡率の絶対リスクは日本の3〜10倍である。日本の診断基準が欧米のものより厳しいことを考えると、この数字自体の意味はそれほど大きくないと考えられる。むしろスクリーニングの基準を緩めるべきというのが筆者の考えである。

❸ 分類

　家族性あるいは特発性に発症する原発性と、基礎疾患がありそれに随伴して発症する二次性とに分類される。予後への影響が大きい家族性高コレステロール血症や二次性高脂血症の除外が重要である。

　鑑別疾患を考えていくときには、よくある疾患、急を要する(予後の影響が大きい)疾患、確実な治療法がある疾患、と分けて考えていくと整理がしやすい(**表14**)。

- 原発性→遺伝的な素因を1つの背景に発症したと考えられる高脂血症。その中で家族歴の明確なものを家族性と呼ぶ。
- 二次性→糖尿病、甲状腺機能低下症、肝胆道系疾患、ネフローゼ症候群、経口避妊薬や降圧薬の服用、飲酒やストレスなど明らかな原疾患・原因があり、その病態の1つとして生じた高脂血症。

❹ 医療面接

1. 高脂血症自体では臨床症状を示すことはない。多くは健診などでスクリーニングされる。
2. 鑑別診断のための情報収集、治療の適応のために冠動脈疾患の既往

表 14 ● 高脂血症(原発性、続発性)の鑑別

よくある疾患
　原発性高脂血症
　糖尿病
　甲状腺機能低下症

急を要する、予後の影響が大きい疾患
　家族性高コレステロール血症
　複合型家族性高脂血症
　胆汁うっ滞型肝障害

確実な治療法のある疾患
　アルコール
　甲状腺機能低下症
　薬剤(サイアザイド系利尿剤、ステロイド、β遮断薬、経口避妊薬など)

その他
　ネフローゼ症候群
　慢性腎不全

や心血管リスクについて評価していくことが重要である。

- 普段の生活状況(喫煙、飲酒、食事、運動、仕事など)。
- 高血圧、糖尿病の有無または既往、喫煙の有無、冠動脈疾患・突然死(家族性高コレステロール血症)の家族歴。
- 服薬歴
- 冠動脈疾患を疑わせる症状(狭心痛、脱力、間欠性跛行など)
- 二次性を疑わせる症状(口渇、多尿、体重変化、皮膚乾燥、冷感、便秘、浮腫の自覚など)
- 本人の解釈モデル

5 身体所見

　家族性高コレステロール血症では、皮膚、皮下組織、腱に黄色腫(xanthoma)が生じる。肘・膝関節部伸側の結節性黄色腫は家族性高コレステロール血症に特有であるが、眼瞼黄色腫は正脂血症でも生じ得る。触診でアキレス腱の肥厚(X線写真にてアキレス腱の最大前後径が9 mm以上あれば肥厚ありと判定する)があれば黄色腫の可能性が高い。その他、二次性高脂血症を考え、原疾患を想定した診察が必要となる(黄疸、浮腫、腱反射弛緩相遅延、末梢感覚障害、眼底所見など)。また心血管負荷の有無も評価する(血圧、心拡大、末梢血管拍動の低下など)。

❻ 検査しておきたい項目

血清脂質：変動しやすい値であり、健診などのスクリーニング検査で高脂血症を指摘されても、初診時には必ず空腹で再検査する。LDLは、TGが400 mg/dl未満の場合は、Friedwald式（LDL＝T. Chol－HDL－1/5 TG）を用いた簡便な算出法がある。

医療面接や身体所見で二次性が疑われるとき、無自覚な動脈硬化の進行が疑われるときには各種検査を追加していく［胸部X線、心電図、トレッドミル検査、眼底検査、肝・腎機能、尿所見、糖負荷試験、TSH、動脈硬化検査（ABI・PWV）など］。

2．病気の経験を探る

高脂血症患者では、食生活の欧米化や運動不足といった生活習慣が関与している場合が多く、ライフスタイルの改善が重要な鍵となる。また後述のように診断基準上は高脂血症に当てはまる場合でも、薬物療法の適応まではない患者も多数存在する。患者中心の医療を目指すためにも、本人が生活上重要と思う事項や、本人の解釈モデル（①何が悪いかについての本人の考え（解釈）、②本人の考え方、特に恐れ（感情）、③医師への期待、④機能への影響）を十分に引き出すべきである。その結果、本人が実行可能で継続できるプランを話し合いつくりあげ、また患者-医師関係を強化していくことができる。

解釈：「甘いものが好きだからかしら」「天ぷらなど脂っこいものを食べ過ぎね」「お酒を飲み過ぎているかな」

感情：「このままだと心筋梗塞で死んでしまうかも知れない」「血がドロドロになっているのではないか」

期待：「コレステロールの値を下げてほしい」「あまりたくさん薬を飲みたくない」

影響：「家族を残して心筋梗塞で倒れたくない」

高脂血症患者の解釈モデルは、心筋梗塞や動脈硬化性疾患に対する過大な心配と治療効果に対する過大な期待によるものが多い。将来の合併症そのものよりも、コレステロールが高いこと自体を気にする人は非常にたくさんいる。健診で異常を指摘される人の大部分はそれほど心筋梗

塞になりやすいわけではないこと、後述のように他のリスクがなければむしろ長生きの部類かも知れないこと、薬物治療において薬を飲んだとしても、必ずしも心筋梗塞にならなくても済むというような大きな効果は期待できないことなどを伝えることが重要となる場面も多い。

3．ケアのオプション

❶危険因子としての高脂血症

今までの研究で欧米では高コレステロール血症と冠動脈疾患の発症率には図4のような相関関係があり、T. Chol を1%下げると心筋梗塞の発症率は2%減少するといわれている。しかし近年の日本人における T. Chol の増加に対する心筋梗塞の発症率増加は明らかになっておらず、コレステロール値以外にもさまざまな要因が絡んでいる。

日本で心筋梗塞よりも発症率の高い脳梗塞に関しては、高コレステロール血症単独では確立された危険因子となっていないが、低 HDL コレステロール血症や低 HDL-C/LDL-C 比についてはアテローム血栓性脳梗塞や脳梗塞全体の危険因子であることが報告されている。脳血管疾患の既往は冠動脈イベント発症の有意な危険因子であり、ガイドラインではカテゴリーB 4(表15)、となっている。

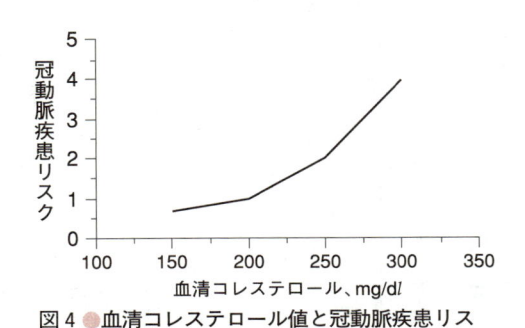

図4 ●血清コレステロール値と冠動脈疾患リスクの関係

❷コレステロールと死亡率

総コレステロール値を下げることによって冠動脈疾患が下がるという

表15 ●患者をLDLコレステロール値以外の主要冠危険因子の数により分けた6群の患者カテゴリーと管理目標値

患者カテゴリー		脂質管理目標値（mg/dl）				その他の冠危険因子の管理		
	冠動脈疾患*	LDL-C以外の主要冠危険因子**	TC	LDL-C	HDL-C	TG	高血圧	糖尿病	喫煙
A	なし	0	<240	<160	≧40	<150	ガイドラインのによる	ガイドラインのによる	禁煙
B1		1	<220	<140					
B2		2	<200	<120					
B3		3							
B4		4以上							
C	あり		<180	<100					

TC：総コレステロール、LDL-C：LDLコレステロール、HDL-C：HDLコレステロール、TG：トリグリセリド
*冠動脈疾患とは、確定診断された心筋梗塞、狭心症とする。
**LDL-C以外の主要冠危険因子
　加齢（男性≧45歳、女性≧55歳）、高血圧、糖尿病（耐糖能異常を含む、糖尿病の家族歴、喫煙、冠動脈疾患の家族歴、低HDL-C血症（<40 mg/dl）

・原則としてLDL-C値で評価し、TC値は参考値とする。
・脂質管理はまずライフスタイルの改善から始める。
・脳梗塞、閉塞性動脈硬化症の合併はB4扱いとする。
・糖尿病があれば他に危険因子がなくともB3とする。
・家族性高コレステロール血症は別に考慮する。

II・4 高脂血症

総コレステロールと悪性新生物(がん)死亡者数

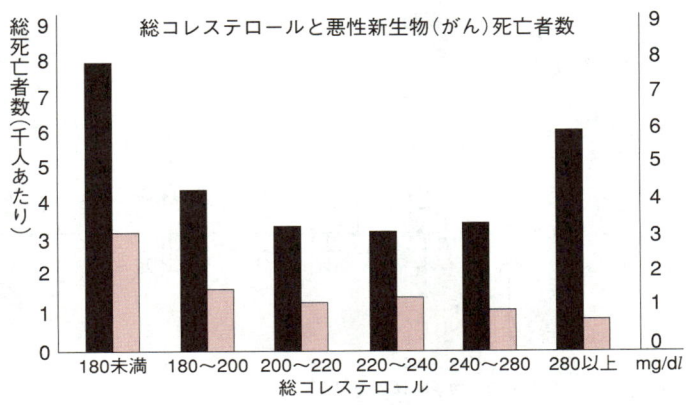

図5 ● J-LIT（日本脂質介入研究）

ことは以前より明らかにされていたが、それとは別に総死亡数が増加するという報告もあり、高コレステロール血症治療が普及しない原因の1つであった。

　高脂血症治療薬を服用中の日本全国5万2,421人を6年間追跡調査したJ-LIT研究（日本脂質介入研究）を含む複数の研究から総コレステロール値と総死亡者数、がん死亡者数の間に以下のようなデータが出てきた（図5）。

- コレステロール値が高くても低くても死亡のリスクは大きくなり、むしろ低い方がそのリスクはより大きくなる。
- 総死亡のリスクが小さいのは200〜280 mg/dlである。
- コレステロール値が低いほどがん死亡者が多い。
- 脳出血では低コレステロール血症は発症の危険因子。
- リスクのそれほど高くはない一次予防に関しては、必ずしも総死亡までは抑制できていない。
- スタチン系薬剤出現以前のメタ分析では、心筋梗塞のリスクが低い患者群ではむしろ死亡の危険が増加。

　欧米よりも心筋梗塞のリスクが低い日本においては絶対的な治療効果は低く、死亡増加の危険が完全には否定できておらず、個々の患者にお

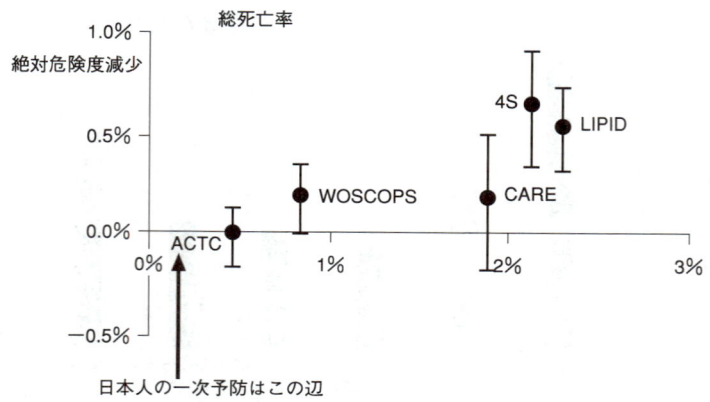

図6 ●総死亡率に対するベースラインの年間リスクと絶対リスク減少との関係

ける心筋梗塞のリスクの程度をしっかり評価する必要がある(図6)。

❸治療方針

前記のように、治療効果はベースラインのリスクやコレステロール低下の程度に関連する。治療が必要かどうかの判定には、コレステロールの値そのものはそれほど重要ではなく、心筋梗塞に対するベースラインのリスクの評価が重要である。薬物治療の原則は二次予防糖尿病では積極的に一次予防では慎重に、である。コレステロール以外に危険因子をもたない女性よりも、コレステロールが低めの糖尿病のある喫煙男性の方がはるかに心筋梗塞のリスクが高く、コレステロール低下の必要な患者はむしろ後者である。

❹高齢者の高脂血症

動脈硬化性疾患診療ガイドラインには高齢者に対する明確な指針は示されていない。また高齢者の冠動脈疾患発症には高脂血症以外の因子も大きくかかわっているので、高脂血症のみ積極的に治療しても効果は少ないと考えられている。

●こんなエビデンスがある

・高齢者での治療の効果

高齢者を対象としたプラセボ対照の唯一の臨床試験 PROSPER[9] では心血管疾患の発症率は減少したが、総死亡率に関して有意差はなかった。またがんの罹患は有意に増加しているという結果も出ており、今後検討を要する。

❺女性の高脂血症

女性では冠動脈疾患の発症率は低く、死亡率でみると 55 歳までは女性は男性のおよそ 2 割であり、75 歳でも男性の約半分である。女性のみを対象とした血清脂質介入試験は欧米でも少なく、一次予防において女性の冠動脈疾患死亡率や総死亡率を減少させることを一次アウトカムとしたランダム化比較試験はまだない。欧米において 2004 年に女性の高脂血症患者の治療に関するメタ分析[10]が発表されたが、それよりさらにベースラインの低い日本人では今のところ十分なエビデンスはない。

閉経前の女性では特別な高脂血症でない限り、原則としてライフスタイルの改善を中心に行うべきである。閉経後の女性は閉経前に比べて心筋梗塞のリスクが上昇する点を考慮しなければならないが、一次予防における薬物治療は男性よりも慎重に行うべきである。糖尿病合併例や二次予防に関しては欧米では冠動脈疾患発症率が男女変わりないことなどから、男性と同様な薬物治療を考慮すべきである。

❻治療薬

治療薬としては多くのエビデンスのある HMG-CoA 還元酵素阻害薬（スタチン）が中心となる。

二次予防としては下がり幅の大きいスタチンを、一次予防としては薬物療法の適応をしっかりと見極め、使うのであれば下がりが小さくとも安全性のデータの豊富な古くからあるスタチンが妥当である。

副作用として、発疹、肝障害、横紋筋融解症に注意する。フィブラートとの併用は相互作用で副作用が出やすく慎重を要する。

4. 家族のケア

　高脂血症の治療には、ライフスタイルの改善も非常に重要である。特に食生活の改善には家族全体での取り組みが必要であること、それが家族にとっても適切な健康・長寿への手段になることを説明する。標準的な和洋折衷の日本人の食事が、世界的にみて最もよい食事の1つであることはもっと強調されていいのではないだろうか。

5. 患者教育

［ライフスタイルの改善］

❶禁煙

　喫煙は動脈硬化の危険因子である。ほかにも呼吸器疾患、悪性新生物などにおいても危険因子であり、喫煙者には禁煙指導を行う。

❷食事

　過食によるカロリーの取り過ぎに注意し、バランスよく各栄養素をとる。飽和脂肪酸の多い動物脂肪よりも多価不飽和脂肪酸の多い魚油や植物油を多めにとるなど、脂肪の量と質を意識する。食物繊維を多めにとる。卵が悪者にされる場合が多いが、卵摂取を禁止するエビデンスはなく、1日1個の摂取は許可すべきと思われる。

❸運動

　身体活動は、血清脂質を低下させると同時に動脈硬化性血管障害の予防効果がある。但し、潜在的な冠動脈疾患のある場合は突然死や心筋梗塞を誘発することもあり十分な評価が必要である。

❹適正体重の維持

　肥満、特に内臓肥満は高脂血症の大きな誘因の1つである。動脈硬化の危険因子であり、適正な体重を保つことが重要である。

6. フォローアップ

　低リスク患者では治療する必要があるかを見極めるためのフォロー

アップが重要である。スタチン製剤を投与し始めた際には、横紋筋融解症や肝障害といった副作用に注意して、全身倦怠感、全身・局所の筋肉痛症状、脱力感、暗褐色尿（ミオグロビン尿が疑われる）が認められる場合は直ちに服薬を中止し、連絡するように指導する。肝酵素値異常は通常投与開始後3ヵ月以内にみられることから、肝機能検査は開始後4〜12週とスタチン増量時に実施するとよい。

7. 紹介のタイミング

- 家族性高コレステロール血症や家族性複合性高脂血症を疑う場合。
- 続発性高脂血症で原疾患の専門的加療が必要な場合。
- 中性脂肪が1,000 mg/dl 以上の場合（急性膵炎のリスクが高い）。

8. コストを考える

HMG-CoA還元酵素阻害薬（スタチン）の1つであるプラバスタチンNa® の10 mg錠は164円であり、1日1錠処方すると1ヵ月で約5,000円となり、3割負担では約1,500円となる。

アメリカでは疾病予防のために、禁煙すれば年間1,300ドルの支出で1人の冠動脈疾患の発症を予防できる、生活指導によるコレステロール低下では年間3,200ドルの支出、スタチンを二次予防に使った場合は1万2,000ドル、まったく冠動脈疾患がない患者にスタチンを使った場合はだいたい2〜4万ドルと計算されている。予防におけるコスト・ベネフィットとしてアメリカでは年間5万ドルを分岐点としている。一次予防における日本での発症率はアメリカの数分の1であり、単純計算してもスタチン投与におけるコスト・ベネフィットは低い。

9. 若年者での予防

日本では高齢者の血清総コレステロール値の水準は依然低く、欧米との間には大きな差がある。しかし、食の欧米化などにより若年者でのコレステロール値の増加は著しく、日米の現在の40歳代男性血清総コレステロール値はほぼ同水準である。ただ心筋梗塞の頻度の増加は明らかではなく、若年者に対する介入についての明確な指針はないのが現状である。

10. 症例（NBM）

　57歳、女性が検診の結果、血清コレステロール値が250 mg/dlと高値のため外来を受診した。52歳で閉経し、他の危険因子はない。食事・運動に関する指導を受け3ヵ月間意識をしながら生活を送った。再検したところ、血清コレステロール値246 mg/dl、中性脂肪180 mg/dl、HDLコレステロール50 mg/dlであった。今回の検査結果を報告すると「前回受診後、脂っこいものは控えて、運動も週に2日30分ほど散歩をするようにしたんですが、あまり変わらないですね…」とがっかりした表情を見せた。「コレステロール値が高いと血がドロドロになって心筋梗塞になりやすくなるんですよね。先生、コレステロール値が下がるような薬があれば飲みたいんですが」。

＜ポイント＞

　ライフスタイルの改善への取り組みに対して誉めることで、本人の行ってきた努力をポジティブに評価し支持していく。本人のライフスタイルを十分に尊重したうえで、改善していくためにできそうなことがほかにないかを引き出していく。但しこうした患者の多くはむしろ適切な食生活や運動習慣を身につけていることが多く、過剰な指導は単に患者の負担や不安を増加させるだけかも知れないので注意する。

　低リスクの患者では、薬物療法はそれほど大きな効果がないこと、高脂血症自体は心血管イベントや死亡に対するごく一部の危険因子でしかないことも説明しておく。

11. まとめ

　今後日本においても食生活の変化により高脂血症患者は増加していくと考えられる。その中で原発性と二次性を見極め、動脈硬化のリスクをしっかり評価し、それに基づいて適切な治療を行っていく必要がある。家族ぐるみでライフスタイル改善への指導を行うことで健康維持・増進を心がけることも重要である。薬物療法に関しては、その適応をしっか

り見極める必要がある。

（桐ヶ谷大淳、名郷直樹）

参考文献

1) 動脈硬化性疾患診療ガイドライン．2002年版．
2) UP TO DATE.
3) Clinical Evidence.
4) 厚生労働省循環器疾患基礎調査(平成12年度版)
5) 福井次夫，ほか（監修）：ハリソン内科学．日本語版，メディカル・サイエンスインターナショナル，東京，2003．
6) プライマリ・ケア実践ハンドブック．日本プライマリ・ケア学会，エルゼビア・ジャパン
7) J-LIT研究（日本脂質介入研究）．
8) Smith GD, et al：Cholesterol lowering and mortality；the importance of considering initial level of risk. BMJ 306：1367-1373, 1993.
9) Shepherd J, et al：Pravastatin in elderly individuals at risk of vascular disease (PROSPER)；a randomised controlled trial. Lancet 360：1623-1630, 2002.
10) Judith ME, et al：Drug Treatment of Hyperlipidemia in Women. JAMA 291：2243-2252, 2004.

II・よくみられる疾患

5 骨粗鬆症

重要事項

- 骨粗鬆症の病態を知る。
- 診断基準を用いて正しく診断できる。
- 各種検査法の利点と注意点を知る。
- 薬物の選択、処方、管理を行える。

1. 疾患を探る

❶骨粗鬆症の定義

低骨量と骨微細構造の劣化が特徴的で、その結果骨の脆弱性が増加し、骨折を起こしやすい全身性の骨疾患。

❷罹患しやすい部位

椎体、大腿骨頸部、橈骨遠位端、上腕骨近位端、恥骨枝、肋骨。

❸罹患率(アメリカでのデータ)

男性:10万人に1万人　女性:10万人に3.5万人

❹骨代謝(骨リモデリング)について

骨は破骨細胞の働きによる骨吸収と骨芽細胞の働きによる骨形成のバランスによって常に一定のレベルに維持されている。

このバランスが崩れ、相対的に骨吸収が骨形成を上回ることによって骨量が減少していく状態が骨粗鬆症。

❺分類と原因

5つの型に分類できる。

I. 閉経後骨粗鬆症(I型):白色人種、アジア人女性に最も一般的。

閉経によるエストロゲン分泌損失の結果生じる、過剰かつ長期的な骨再吸収亢進状態。

2．退行期骨粗鬆症（Ⅱ型）：75歳以上の両性に起こる。
　詳しい原因は不明だが、骨吸収率と骨形成率のバランスの微細で長期的な崩れが関与しているといわれる（Ⅰ型との混合型が一般的）。
3．特発性骨粗鬆症：閉経前女性や75歳以下の男性に発生する稀な型。
　原因は不明。二次性の原因や骨量減少を起こす危険因子との関連がない。
4．若年性骨粗鬆症：思春期前の子どもに生じるさまざまな重症度を示す稀な型。
　原因は不明。思春期に伴い骨折が止まる。
5．続発性骨粗鬆症：外因性因子による骨粗鬆症。
　原因については次項の鑑別診断参照。

❻鑑別診断

［続発性骨粗鬆症］
- 内分泌性：甲状腺機能亢進症、性腺機能不全、クッシング症候群。
- 栄養性：壊血病、蛋白質欠乏、ビタミンA、ビタミンD過剰。
- 薬物：コルチコステロイド、メトトレキセート、ヘパリン。
- 不動性：全身性（臥床安静、対麻痺）、局所性（骨折後）。
- 先天性：骨形成不全症。マルファン症候群など。
- その他：関節リウマチ、糖尿病、肝疾患など。

［その他の疾患］
- 各種の骨軟化症
- 原発性・続発性上皮小体機能亢進症
- 悪性腫瘍の骨転移
- 多発性骨髄腫
- 脊椎血管腫
- 脊椎カリエス
- 化膿性脊椎炎

❼診断の流れ（原発性骨粗鬆症の診断マニュアルより）

　骨折がない骨粗鬆症は理学所見、臨床症状から診断することは困難な

第3部 よくみられる問題のケア

```
          腰背痛などの有症者
          検診での要精査者、その他
                 │
       骨評価:骨量測定または脊椎X線像
                 │
       ┌─────────┴─────────┐
   骨密度がYAMの80％未満         骨密度がYAMの80％以上
   またはX線像で骨粗鬆化の疑いあり   かつX線像で骨粗鬆化なし
       │                          │
   鑑別診断:問診、理学的所見           正常
   画像診断、血液・尿検査
       │
   ┌───┴──────────────┐
   虚弱性骨折の有無の判定   低骨量をきたす他の疾患
       │
   ┌───┴───┐
  骨折あり  骨折なし
       │      │
   骨密度がYAMの70％未満    骨密度がYAMの70％以上80％未満
   またはX線像で骨粗鬆化あり   またはX線像で骨粗鬆化疑いあり
       │                     │
      骨粗鬆症                骨量減少
       │
   ┌───┴───┐
  続発性骨粗鬆症  原発性骨粗鬆症
```

図7 ●原発性骨粗鬆症の診断基準(2000年度改訂版)より

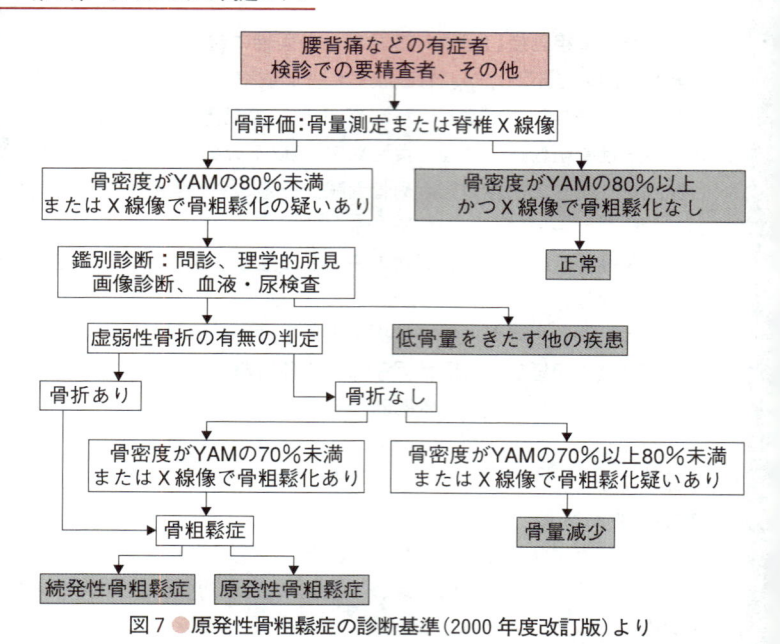

ため、画像診断や骨量測定が重要となる。

さらに二次性疾患の鑑別を行うために採血も行っていく。

❽ 診断基準(図7)

低骨量をきたす骨粗鬆症以外の疾患または続発性骨粗鬆症を認めず、骨評価の結果が下記の条件を満たす場合、原発性骨粗鬆症と診断する。

a．脆弱性骨折あり

・脆弱性骨折:低骨量(骨密度がYAMの80％未満、あるいは脊椎X線像で骨粗鬆化がある場合)が原因で、軽微な外力によって発生した非外傷性骨折。骨折部位は脊椎、大腿骨頸部、橈骨遠位端、その他。

b．脆弱性骨折なし（表16参照）

表16 ●

	骨密度値(注1)	脊椎X線像での骨粗鬆化(注2)
正常	YAMの80%以上	なし
骨量減少	YAMの70%以上80%未満	疑いあり
骨粗鬆症	YAMの70%未満	あり

YAM：若年成人平均値（20〜44歳）
（注1）：骨密度は原則として腰椎骨密度とする。但し、高齢者において、脊椎変形などのために腰椎骨密度の測定が適当でないと判断される場合には大腿骨頸部骨密度とする。これらの測定が困難な場合は橈骨、第二中手骨、踵骨の骨密度を用いる。
（注2）：脊椎X線像での骨粗鬆化の評価は、従来の骨萎縮度判定基準を参考にして行う。

脊椎X線像での骨粗鬆化	従来の骨萎縮度判定基準
なし	骨萎縮なし
疑いあり	骨萎縮I度
あり	骨萎縮II度以上

❾臨床検査

a．採血項目と特徴

- 末梢血：通常は正常。
- アルカリフォスファターゼ：骨折後は一過性に上昇する。
- 血液・尿蛋白電気泳動：正常。
- 甲状腺機能：原発性では正常。
- 尿中カルシウム：原発性では正常。

［骨代謝マーカー測定の意義］

①診断としての利用：正常者と骨粗鬆症患者の血中・尿中濃度を厳密に分ける値が定められないため、骨粗鬆症の診断の目的としてはあまり価値がないといわれている。

②骨量損失の予測因子としての利用：骨量損失とは関連があるが、骨塩損失量が年0〜10%と幅が広いため一度だけでは骨代謝マーカー値が低値でも有用とはいえない。予防的療法の際には定期的に骨代謝マー

③骨吸収抑制剤の効果判定としての利用：骨吸収抑制剤使用時の女性の平均骨量は安定もしくは若干増加していることが多い。

[各骨代謝マーカーの特徴]

①骨吸収マーカー：破骨細胞の働きを示す。
- デオキシピリジノリン(DPD)
- Ⅰ型コラーゲンN末端架橋テロペプチド(NTX)
- Ⅰ型コラーゲンC末端架橋テロペプチド(CTX)

②骨形成マーカー：骨芽細胞の働きを示す
- 骨型アルカリフォスファターゼ(BAP)

異常高値となるときには転移性骨腫瘍、副甲状腺機能亢進症などの骨・カルシウム代謝異常の検索を行う必要が出てくる。

b．画像診断

骨梁構造の減少による放射線密度の減少(骨陰影が薄くなる)をきたすが、30%以上の骨が失われないとX線上は変化がみられないことに注意する。

①X線：縦の骨梁の明瞭化
- 魚椎状変形(codfish vertebrae)：椎体終板が中心部で凹型にくぼむ。
- 楔状椎体：圧迫骨折により椎体前方がつぶれ、楔状となる。

②骨密度(BMD)：特殊なX線や超音波によって測定(骨折部位での測定は避ける)。
- DXA法：腰椎、大腿骨頸部、全身骨、橈骨、踵骨など。
- QUS法：踵骨
- QCT法：橈骨

⑩症状・徴候

- 背部痛(骨粗鬆症自体では疼痛は発生しない)
- 身長低下
- 脊柱後彎・側彎
- 非外傷性骨折(2/3は疼痛などの症状がみられない)
- 末梢骨変形がない。

1)危険因子

- 食事面：不適切なカルシウム、ビタミンD摂取、リン、蛋白質過剰摂取。
- 身体面：運動不足、座りがちな生活など。
- 社会面：アルコール、喫煙、カフェイン。
- 医学面：慢性疾患、栄養不良、内分泌障害。
- 医原性：ステロイド、過剰な甲状腺ホルモン治療、長期間の抗凝固薬・抗痙攣薬使用化学療法、ループ利尿薬、放射線療法。

2．病気の経験を探る

解釈：「骨密度が低いと言われたが問題はないのか」「治療をしていないが大丈夫なのか」

期待：「もっと骨密度を増やしたい」「腰痛や骨折は起こしたくない」

感情：「症状がないのに内服は必要なのだろうか」「動くと余計に腰痛が悪くなるのではないか」

影響：「腰痛で動けないと面倒をみないといけない」「痛いと言って寝てばかりで起きれなくなるのではないか」

- 医療者も骨密度の数値ばかりに気を取られないように注意する。
- 内服薬や他疾患の影響で骨粗鬆症になりうるので、若年者であっても腰痛の出現がみられないかも忘れず確認していく。
- 高齢者では腰痛により動くことができなくなることで、家族への介護負担が増えたり、安静によって廃用症候群をきたしうるので注意が必要である。

3．ケアのオプション

最大の目的は骨折を防ぐこと。骨折によりADLは著しく低下し、生命の予後の面にも影響を及ぼす。

a．非薬物治療

①食事：カルシウム、ビタミンDのみならず、蛋白質、ミネラルなども十分に摂取する。
- カルシウム：800 mg/日以上の摂取が望ましい。

- ビタミンD：腸管からのカルシウム吸収促進に関与する。
- ビタミンK：骨形成過程に関与する。

　食事からの摂取量が少ないときはカルシウム製剤、ビタミンD製剤も考慮する。

②運動療法
- 骨密度の増加、転倒予防、腰部疼痛の改善が主な目的。
- 高齢者では合併症を多くもっていることが多いので注意が必要となる。

b．薬物治療

閉経後女性の骨粗鬆症の高リスク群では薬物療法を考慮する。

❶ 使用する薬剤と特徴

　①ビスフォスフォネート製剤：エストロゲン欠乏、ステロイド療法、不動性と関連した骨量減少予防に効果がある。骨表面に結合し破骨細胞の活動を阻害する。食事や飲み物で吸収量が減り、食道炎を起こしやすいため、朝食30分前にコップ1杯の水を飲み、30分は横にならないようにしてもらう。

- 薬剤名

　　リゼドロン酸（アクトネル®、ベネット®）
　　　　…………………………………2.5 mg、1日1回2.5 mg
　　エチドロン酸（ダイドロネル®）
　　　　…………………………200 mg、1日1回200 mg　2週間
　　アレンドロン酸（フォサマック®、ボナロン®）
　　　　………………………………………5 mg、1日1回5 mg

　②選択的エストロゲン受容体モジュレーター：エストロゲン受容体に選択的に結合し、骨量を増加させる。

- 薬剤名

　　ラロキシフェン（エビスタ®）…………60 mg、1日1回60 mg

　③エストロゲン製剤：閉経後骨粗鬆症の予防目的には単独では使用されていない。

- 薬剤名

エストリオール(エストリール®)0.1 mg、0.5 mg、1 mg
………………骨粗鬆症には 0.5、1 mg のみ 1 日 2 回 1 mg ずつ
エストラジオール(エストラダーム M®)1 枚、1 回 1 枚 2 日ごと

④カルシトニン製剤：破骨細胞による骨再吸収を直接阻害する。骨痛に対して鎮痛効果があるため、急性の骨粗鬆症性骨折に対して使用されることがある。

十分なカルシウムとビタミン D を併用することが勧められている。
・薬剤名
エルカトニン(エルシトニン®)20 エルカトニン単位、
1 回 20 単位 週 1 回筋注
サケカルシトニン(カルシトラン®)10 国際単位、
1 回 10 単位 週 2 回筋注

⑤活性型ビタミン D 製剤：消化管でのカルシウム吸収を増加させる。
・薬剤名
アルファカルシドール(アルファロール®)0.5 μg、1 μg
1 日 1 回 0.5〜1 μg
カルシトリオール(ロカルトロール®)0.25 μg
1 日 2 回 0.25 μg ずつ

⑥カルシウム製剤：骨量増加の点については効果はあまりないといわれている。
・薬剤名
L アスパラギン酸カルシウム(アスパラ CA®)…1 日 6 錠、2〜3 回
リン酸水素カルシウム(リン酸水素カルシウム)

❷薬剤使用時の禁忌

・アレンドロネート、リゼドロン酸：食道機能不全、重篤な上部消化管症状、逆流性食道炎。
・ラロキシフェン：血栓塞栓疾患の既往。
・ホルモン補充療法(絶対的)：子宮内膜症・乳癌、乳房の前癌病変の既往。
・ホルモン補充療法(相対的)：コントロール不良な高血圧、血栓塞栓疾

患、浮腫病変、子宮内膜症、偏頭痛、重症肝機能不全の既往、乳房・子宮癌の家族歴、乳癌(エストロゲン受容体以外)。

❸他の薬剤

ホルモン補充療法(HRT)：骨塩損失率を減少させるといわれている。
・子宮摘出術後：結合型エストロゲン(プレマリン®)
・エストラジオール(エストラダーム M®)

❹骨量減少時点から治療を始めた方がよい例

1．ステロイド使用例：初めの1年間で骨密度減少が顕著であるため。
2．閉経前卵巣摘出例：骨密度減少が2～3年続くため。

❺治療薬の選択

　ａ．第一選択
・ビスフォスフォネート製剤(アレンドロン酸、リゼドロン酸)
・選択的エストロゲン受容体モジュレーター(ラロキシフェン)
　ｂ．他の治療法
エストロゲン療法、カルシウム、ビタミン D、カルシトニン。

❻治療への反応の評価

治療中の骨密度と骨折のリスクが必ずしも相関するわけではなく、またエストロゲンやアレンドロン酸服用者の1/6は引き続き骨量が低下する可能性があることに留意する。

●こんなエビデンスがある

1・骨粗鬆症のスクリーニングは骨折のリスクを軽減させるか？検査の間隔は？

エビデンスレベル1ｃのシステマティック・レビューがある。
DEXA 法にて大腿骨頸部の骨密度を測定することが一番の方法であり、高齢者では2年ごと、閉経後では5年ごとの検査を勧めている。しかし、どの程度軽減できたかについては言及されていない。

2・ラノキシフェンは閉経後女性における骨粗鬆症を予防できるか？

エビデンスレベル 2 b の RCT がある。

少なくとも 2 年経過した閉経後女性と骨粗鬆症患者においてプラセボ(2,292 人)とラノキシフェン 60 mg 投与(2,277 人)で 4 年間フォローし、新たな骨折が起きる率(相対危険度)を比較した。

プラセボ群では 225 人(11.4%)、ラノキシフェン 60 mg 群では 145 人(7.2%)、ラノキシフェン 120 mg 群では 133 人(6.6%)となっている。

これにより 4 年間での NNT は各々24、21 である。

4．家族のケア

- 高齢者では骨粗鬆症になっていることを理解してもらい、転倒しないように家屋状況に注意してもらう。
- 腰椎圧迫骨折は疼痛の軽減に応じて身体を動かしていくことが大切であるが、疼痛によってまったく動けなくなり、廃用症候群をきたすこともあるので注意してもらう。

5．患者教育

- 骨密度が低いだけでは骨折は起こらないことを認識してもらう。
- 骨密度が高くても骨折は十分起こりうることを認識してもらう。
- 骨折を起こさないためには転倒をしないように歩行時に注意するようアドバイスする。

6．フォローアップ

- 初期は 1 ヵ月ごと、その後は 6 ヵ月ごと。
- 年 1 回の婦人科系検査、乳房検査、マンモグラフィ。
- 骨密度測定は 1 年ごともしくは 1 年おきに同じ方法で測定する。
- 急に疼痛が出現したとき、骨折を疑うときは X 線写真を繰り返し撮影する。

7. 紹介のタイミング

・急な腰痛によって日常生活に制限がある。
・X線写真や採血などで骨髄腫や悪性腫瘍の可能性がある。

8. コストを考える

❶骨塩定量検査

DEXA法による検査：360点
MD、SEXA法による検査：140点
超音波法：80点

❷骨代謝マーカー測定

尿中デオキシピリジノリン精密測定：190点
Ⅰ型コラーゲン架橋N-テロペプチド精密測定：180点
骨型アルカリフォスファターゼ精密測定：190点
［保険適用での測定］
　①薬物治療の指針の選択時に1回、その後6ヵ月以内の薬効判定時に1回。
　②治療方針の変更時は6ヵ月以内に1回。

❸薬価(推奨投与量を28日分処方したとき)

①ビスフォスフォネート製剤
　　リゼドロン酸　2.5 mg(152.9)：4,281.2円(1日1回2.5 mg)
　　エチドロン酸　200 mg(486.8)：6,815.2円
　　　　　　　　　　　　　　　(1日1回200 mg　2週間)
　　アレンドロン酸　5 mg(153.6)：4,300.8円(1日1回5 mg)
②選択的エストロゲン受容体モジュレーター
　　ラロキシフェン　60 mg(159.3)：4,460.4円
　　………………………………………………(1日1回60 mg)
③エストロゲン製剤
　　エストリオール　0.5 mg(16)、1 mg(18)：1,008円
　　………………………………………………(1日2回1 mgずつ)
　　エストラジオール1枚(146.2)：1,462円

....(1回1枚　2日ごと)
④カルシトニン製剤
　　エルカトニン　20エルカトニン単位(1,434)：5,736円
　　..(1回20単位　週1回筋注)
　　サケカルシトニン　10国際単位(499)：3,992円
　　..(1回10単位　週2回筋注)
⑤活性型ビタミンD製剤
　　アルファカルシドール $0.5\mu g$(58.1)、$1\mu g$(109.8)：
　　................1,626.8～3,074.4円(1日1回 $0.5～1\mu g$)
　　カルシトリオール $0.25\mu g$(45.8)：2,564.8円
　　..(1日2回 $0.25\mu g$ずつ)
⑥カルシウム製剤
　　Lアスパラギン酸カルシウム(6.4)：1,075.2円
　　..(1日6錠、2～3回)

9．予防

骨減少症時点での予防が重要となってくる。
・骨減少症の同定。
・治療可能な医学的問題や危険因子の治療。
・絶対的禁忌のない閉経後女性のHRT。
・禁忌がないときはビスフォスフォネート製剤、選択的エストロゲン受容体モジュレーター。

10．症例(NBM)

　49歳、女性。12歳時に関節リウマチの診断がついている。30歳以降は総合病院の膠原病科にてステロイドが処方されていた。48歳時より外来フォローとなったが一度も骨密度を測定したことがないことが判明した。本人もステロイドと骨粗鬆症の関連性ついては説明を受けていず、「そうなんですか？」と驚いた様子と「骨折してさらにますます動けなくなったらどうしよう」との不安の声が聞かれた。年

齢や基礎疾患を考慮に入れ、ビスフォスフォネート製剤を開始、内服4ヵ月後では最大骨密度比（Tスコア）60%、同年齢比（Zスコア）63%と低値であった。「服薬時の水の量が多いのが大変だ」と話されているが、内服を継続してもらい、内服8ヵ月後の再検査ではTスコア65%、Zスコア68%と数値の改善がみられていた。本人としても骨密度が少しでも増えていることに対し、喜びをもっている様子であった。しかし、骨密度は低値のままなので油断しないで日常生活を送っていきましょうと話し合った。

＜ポイント＞

ステロイド服用による骨粗鬆症例であるが、膠原病科では骨密度について十分な評価をされていない状態であった。各疾患や治療薬剤が影響し合って別の症状が発現することもあるので、1つの疾患にとらわれず、薬剤の相互作用を含めて総合的に判断しながらフォローしていくことが家庭医には求められる。

11. まとめ

骨粗鬆症の治療法としては骨のリモデリングを抑制し、骨密度を上昇させる薬物が登場している。

これらにより今まで以上に骨密度を維持することができるようになった。しかし、骨密度を維持するだけでは不十分で、一番の問題である骨折を予防するように患者や家族を教育していくことも、高齢化社会を迎えるにあたって非常に重要となってくると思われる。

（佐藤健一）

参考文献

1) Heidrich FE, Ott SM：Osteoporosis. Manual of Family Practice, 2 nd ed, pp 569-572, 2002.
2) Indirect evidence supports osteoporosis screening. InfoPOEMs 2004（http：//www.infopoems.com/）

3) Predicting osteoporosis using clinical factors. InfoPOEMs 2004 (http://www.infopoems.com/)
4) Rosen HN, Drezner MK：Clinical manifestations and diagnosis of osteoporosis. UpToDate version 12.2, 2004 (http://www.uptodate.com/)
5) Rosen HN：Epidemiology and causes of osteoporosis. UpToDate version 12.2, 2004 (http://www.uptodate.com/)
6) Raisz LG：Pathogenesis of osteoporosis. UpToDate version 12.2, 2004 (http://www.uptodate.com/)
7) 日本骨代謝学会骨粗鬆症診断基準検討委員会：原発性骨粗鬆症の診断基準 (2000年度改訂版)．日本骨代謝学会雑誌 18(2)：76-82.2001．
8) 骨粗鬆症診療における骨代謝マーカーの適正使用に関する指針検討委員会：骨粗鬆症診療における骨代謝マーカーの適正使用ガイドライン (2004年度版)．日本骨粗鬆症学会，12(24)：11-27.2004．
9) South-Paul JE：Osteoporosis：Part I. Evaluation and Assessment. American Family Physician 63(5)：897-904, 2001．
10) South-Paul JE：Osteoporosis；Part II. Nonpharmacologic and Pharmacologic Treatment, American Family Physician, 63(6)：1121-1128, 2001．

II・よくみられる疾患

6 喘息

> **重要事項**
> - 生活環境の中に症状の誘因となる特定の抗原、あるいは増悪因子がある場合、それらを回避する方法を患者・家族と話し合う。
> - 急性期の治療はまず β_2-agonists の吸入の反復を考慮する。
> - 慢性期の管理では吸入ステロイドを適切に使用する。

1. 疾患を探る

❶気管支喘息

可逆的な気道の攣縮、閉塞、炎症、反応性の亢進を特徴とする呼吸器疾患。

❷発症頻度

有病率は小児で6%程度、成人で3%程度。

❸好発年齢

どの年齢層でも発症しうるが、若年層での発症が優位である。小児では乳児期に発症が多く、成人では各年齢にわたってほぼ等しい発症を示すが、20〜30歳台にやや発症頻度が高い。

❹性差

若年齢ほど男子優位で、思春期以降は差がなくなる。成人発症では女性優位である。

❺遺伝的素因

特に小児期に発症する喘息では、鼻炎、蕁麻疹、湿疹などアレルギー疾患の家族歴をもつことがしばしばある。

❻誘因

アレルゲン、呼吸器感染症、刺激物、薬剤、運動、情動ストレスなどがある。

アレルゲン：カビ、花粉、塵ダニ、動物のフケ、ゴキブリ、硫酸化合物含有食品(ジャガイモ、エビ、ワイン)など。

呼吸器感染症：感染と同時期に、あるいは感染の活動性が低下した後も数週間にわたって喘息を不安定化させ、持続的に症状を引き起こすことがある。

刺激物：タバコの煙、芳香剤、排気ガスなど。

薬品：βブロッカー、アスピリン、その他の NSAIDs など。

運動：寒冷で空気が乾燥した環境での長時間の激しい運動ほど誘因となりうる。運動により心機能が向上し、気管支の過敏性が改善する可能性もあるので、すべての運動を避けるべきではない。症状に合わせて適切な環境や運動を選んで行うとよい。

情動ストレス：心理的因子が喘息の病状悪化や改善に関与する可能性がある。

❼危険因子

アトピーは喘息発症の最大の危険因子。

❽診断

鑑別疾患を除外したあとで、遺伝的素因や臨床症状に客観的な肺機能検査を合わせて診断される。

❾鑑別診断

[小児]
- アレルギー性鼻副鼻腔炎
- 気管軟化症
- 気管、気管支の圧排(胸部 X 線写真)
- 気道異物(突然の発症、呼吸音の左右差、胸部 X 線)
- 先天性心疾患(心臓音、胸部 X 線)

- 気管支炎・肺炎(ラ音、胸部X線)
- ウイルス性細気管支炎(上気道炎の先行、6ヵ月以内)
- クループ(吸気性喘鳴)
- 喉頭蓋炎(吸気性喘鳴)

[成人]
- 慢性閉塞性肺疾患(COPD)(非発作時のスパイロメトリ)
- うっ血性心不全(S_3、胸部X線)
- 気道の機械的な閉塞(胸部X線)
- 肺塞栓症(ECG、胸部X線)
- サルコイドーシス(胸部X線)
- 好酸球性肺炎(胸部X線)
- 過敏性肺臓炎(胸部X線)
- アレルギー性気管支肺アスペルギルス症(胸部X線)
- 膠原病(抗核抗体、臨床症状)
- 過換気症候群(PaO_2)
- 縦隔腫瘍

[咳喘息の場合(上記に加え)]
- 後鼻漏(鼻水、鼻づまり、鼻炎の既往)
- 逆流性食道炎(胸やけ)
- ACE阻害薬(降圧薬服用の有無)
- 感染後アレルギーによる咳(先行感染)
- 百日咳
- 結核(BCG、ツ反、胸部X線)
- 肺癌(胸部X線)

⑩ 症状・所見

咳、呼吸困難、喘鳴の3つが主要な症状である。ほかには重症度にも関係して次のような症状がみられる。

- 胸部圧迫感、呼吸数の増加、呼気の延長、鼻翼呼吸(特に小児)、補助呼吸筋の使用、チアノーゼ、精神状態の変化、起坐呼吸、発汗、奇脈。アスピリン喘息患者では鼻茸がみられることもある。

[合併症]
　自然気胸、縦隔気腫（頸部から胸部にかけての皮下気腫に注意する）。疫学的には逆流性食道炎の合併が多いことが知られている。

2．病気の経験を探る

　喘息による症状の評価や治療効果については、個々の患者なりの考え方、信念があるのが普通である。そのような患者の病に対する思いに従うかどうかは別として、その思い自体を引き出しておくことは重要である。この部分に関しては、章末の症例で具体的に取りあげる。

3．ケアのオプション

＜一般原則＞
- 急性期の治療ではまず β_2-agonists の吸入を考慮すべきである。
- 外来での慢性期の喘息管理では重症度に基づいた段階的な薬物治療を行う。

＜薬物療法＞
❶急性期治療
1．酸素投与
- 重症の喘息では、気管支拡張薬を使用する前に、まず酸素投与を経鼻カニューレ 2〜3 l/min で始める。気管支拡張薬の作用で肺毛細血管が一律に収縮し、換気血流ミスマッチが起こり、低酸素血症が悪化する可能性がある。
- 100％酸素は、$PaCO_2$ を上昇させ（特に $PaCO_2$ が 40 mmHg 以上のとき）、PEFR（Peak expiratory flow rate）を減少させる可能性があるので推奨されない。パルスオキシメーターで SpO_2 が 92％以上を維持できるように調節する。

2．β_2-agonists の吸入
- スペイサー付きの meter-dose inhaler（MDI）、またはネブライザーを使用する。スペイサー付きの MDI は、ネブライザーと同等かそれ以上の効果がある。標準的には 20 分ごとに 3 回吸入を繰り返す。
- MDI なら 1 回 1〜2 吸入。

- ネブライザーならベネトリン® またはメプチン® 吸入液 0.5 ml に生食水 2 ml（使用するネブライザーにより適量）を加えて使用する。小児では吸入液 0.2〜0.3 ml に生食水またはインタール® 1 A（2 ml）を加えて使用する。
- 動悸、頻脈、振戦などの副作用がみられる場合には、吸入液を減量して使用するか、中止する。

3. β_2-agonists に抗コリン薬 ipratropium（アトロベント®）を追加してもいい。
4. 短期間のステロイドの全身投与。
    - 内服、できれば経口がよい。経口投与は経静脈投与と同等の効果があり、内服用のプレドニゾロン（プレドニン®）には喘息を誘発する可能性がある添加物（静注用ステロイドに含まれているコハク酸）が含まれていない。ステロイドの吸入は同様の効果がある可能性があるが、十分な研究がない。
    - 内服であればプレドニゾロン（プレドニン®）0.5〜1.0 mg/kg/日（最大量 60 mg/日）（小児 0.75 mg/日（最大量 20 mg/日）1 日 1 回朝を 3〜10 日間。10 日以内であれば、漸減することなく中止してよい。
5. 重症例の場合は硫酸マグネシウムの静注を考慮。
    - 硫酸マグネシウム 2 g［マグネゾール® 1 A（20 ml）］を 2 分以上かけて緩徐に静注する。吸入が有効との報告もある。
6. 補液により、脱水を補正。
    - 経口または経静脈。
7. 治療に良好に反応し、症状がなくなり、喘鳴が聞かれなくなったら帰宅可。
    - 自覚症状の消失をエンドポイントとして用いると治療が不十分になってしまう可能性がある。臥位で強制呼気でも喘鳴が聴取されないことを確認するとよい。β_2-agonist の効果が消えていくときに症状の再発がないか 30 分ほど経過観察するとより安心である。ピークフローメーターを用いている患者では、最高値の 80％まで改善すれば、安心して帰宅させられる。
8. 帰宅前に MDI（β-agonist）の適切な使用法について確認、指導する。

❷運動誘発性喘息(exercise-induced asthma;EIA)

1. 運動をする 10〜15 分前に短時間作用型(ベネトリン®、メプチン®)あるいは長時間作用型(セレベント®)の β_2-agonists を吸入するのが予防には最も効果的である(但し長時間作用型は 11 歳以下の小児では効果が証明されていない)。
2. 急性症状が現れたときには短時間作用型の β_2-agonists を使用する。
3. 予防効果があるとされている他の薬剤には肥満細胞安定化薬やロイコトリエン拮抗薬がある。
   - 運動の 15〜60 分前に肥満細胞安定化薬であるクロモリンナトリウム(インタール®)を 4〜20 mg 吸入する。
   - ロイコトリエン拮抗薬であるモンテルカスト(シングレア®)10 mg を 1 日 1 回眠前、小児(6 歳以上)では 5 mg を同様に内服する。

❸慢性期の管理

1. 重症度分類(表17)に基づいて、段階的に吸入 β_2-agonists と吸入ステロイドを中心に、以下のことを目標に治療する(表18)。吸入ステロイドの薬用量は参考値を表19に示す。どの段階から始めるか迷うような場合は、強い治療から始めるのを原則とする。
   - 慢性の症状がなくなるか、できるだけ小さくなること。
   - 発作がなくなるか、できるだけ少なくなること。
   - 短時間作用型の $\beta_2$agonists の使用を最小限に抑えること。

表17 ● 喘息管理の重症度分類

喘息の分類	症状の頻度	呼吸機能
Step 1 軽症間欠型	日中:週に 2 日以下 夜間:1ヵ月に 2 晩以下	PEF または FEV$_1$が予測値の 80%以上
Step 2 軽症持続型	日中:週に 3 日以上 ただし、1 日 1 回まで 夜間:1ヵ月に 3 晩以上	PEF または FEV$_1$が予測値の 80%以上
Step 3 中等症持続型	日中:毎日 夜間:週に 2 晩以上	PEF または FEV$_1$が予測値の 60〜80%
Step 4 重症持続型	日中:持続的 夜間:頻回	PEF または FEV$_1$が予測値の 60%以下

表18 ●喘息患者の段階的アプローチ

重症度	薬物療法	
	5歳以下の小児	6歳以上の小児と成人
Step 1 軽症間欠型	・毎日の薬物治療は必要ない	・毎日の薬物治療は必要ない
Step 2 軽症持続型	〈優先されるべき治療〉 ・低用量吸入ステロイド 〈他の治療〉 ・クロモリンナトリウム(インタール®)の吸入またはロイコトリエン拮抗薬の内服	〈優先されるべき治療〉 ・低用量吸入ステロイド 〈他の治療〉 ・クロモリンナトリウム(インタール®)吸入、ロイコトリエン拮抗薬、または徐放性テオフィリン製剤(血中濃度を5〜15μg/mlに維持)の内服。
Step 3 中等症持続型	〈優先されるべき治療〉 ・低用量の吸入ステロイドと長時間作用型のβ_2-agonistまたは中用量の吸入ステロイド 〈他の治療〉 ・低用量の吸入ステロイドとロイコトリエン拮抗薬またはテオフィリンの内服	〈優先されるべき治療〉 ・低〜中用量の吸入ステロイドと長時間作用型のβ_2-agonist 〈他の治療〉 ・吸入ステロイドの量を中容量まで増量、または低〜中容量の吸入ステロイドとロイコトリエン拮抗薬またはテオフィリンの内服
Step 4 重症持続型	〈優先されるべき治療〉 ・高用量の吸入ステロイドと長時間作用型のβ_2-agonistsの吸入 ・必要であればプレドニン®の内服を追加する。この場合繰り返し、内服の減量を試み、できる限り吸入ステロイドで維持する。	〈優先されるべき治療〉 ・高用量の吸入ステロイドと長時間作用型のβ_2-agonistsの吸入 ・必要であればプレドニン®の内服を追加する(0.5〜1.0 mg/kg/日、一般的には60 mg/日まで)。この場合繰り返し、内服の減量を試み、できる限り吸入ステロイドで維持する。

- 活動の制限がないこと。学校や職場を休まないで過ごせること。
- 正常に近い呼吸機能を維持できること。
- 治療の副作用が最小限に抑えられるか、まったくないこと。

2. 治療効果は1〜6ヵ月ごとに評価し、可能であれば徐々にステップダウンしていく。コントロールが不良のときは、ステップアップを考慮する。

表19 ●吸入ステロイドの薬用量

	低用量	中用量	高用量
プロピオン酸ベクロメタゾン (キュバール®)MDIのみ	小児 50〜150 成人 100〜250	小児 150〜300 成人 250〜500	小児 300以上 成人 500以上
プロピオン酸フルチカゾン (フルタイド®)MDI、DPIあり	小児 100〜200 成人 100〜300	小児 200〜400 成人 300〜600	小児 400以上 成人 600以上
ブデソニド (パルミコート®)DPIのみ	(小児 200〜400) 成人 200〜600	(小児 400〜800) 成人 600〜1,200	(小児 800以上) 成人 1,200以上

単位 μg/日、MDI：定量噴霧吸入器、DPI：ドライパウダー吸入器
(　)の用量は未承認
(NAEPP Expert Panel Report 参照)

3. ステロイドの効果が不十分なときは、喫煙(本人、家族、職場)、COPD、肺性心の合併、アスピリン喘息(市販常用薬に含まれているかも知れない)、特定の抗原曝露、吸入手技について再度確認する。
- 全段階で症状が増悪した場合は、必要に応じて短時間作用型吸入 β_2-agonists を使用する。1日3〜4回以上必要となるようであれば、受診するように指導する。このとき5歳以下の小児ではネブライザーやスペイサー付きのMDIを使用する。

●こんなエビデンスがある

1・コントロール不良の軽症から中等症の持続型喘息における吸入ステロイドへの(症状コントロールのための)長時間作動性吸入 β_2-agonists の追加投与の有効性は？

　複数のランダム化比較試験(RCT)によると、吸入ステロイドを用いてもコントロール不良である喘息を有する人において、長時間作動性吸入 β_2-agonists 定期的投与の追加は、プラセボまたはロイコトリエン拮抗薬の追加と比較して、症状と肺機能を有意に改善させることが示された。1件のシステマティック・レビューとさらに1件のRCTによると、吸入ステロイドに長時間作動性吸入 β_2-agonists を通常量追加投与すると、症状および肺機能を有意に改善させ、吸入ステロイドの増量と比べて緊急治療を減少させることが見い出された。

2・小児の慢性期の喘息管理で吸入ステロイドを使用する場合の長期的な副作用は？

蓄積された小児のデータから低用量～中用量の吸入ステロイドの使用により、成長の速度が低下する可能性(スタディの結果は治療開始した初めの1年で平均1cmというわずかな違いであった)があるが、この効果は一時的なもので、最終的な身長に差はみられなかったとNAEPP Expert Panelは述べている。また骨密度の低下、白内障、緑内障や視床下部-下垂体-副腎系の抑制といった副作用についても、臨床的には取るに足りないものであり、有用性の方が上回るとも述べている。

4．フォローアップ

❶予後・自然歴

- 小児では、幼少の児ほど重症になりやすく、上気道感染症に合併している場合が多い。
- 日本では人口10万人あたり3.2人が喘息で死亡(2001年)。
- 成人発症の方が、予後が悪い。

ａ．喘息死の危険因子

- 喘息発作重積状態が最も頻度の高い死亡原因である。
- FEV_1の減少、高齢、喫煙習慣が死亡のリスクを上げる。
- 好酸球増多症では死亡のリスクが7.4倍上昇する。
- 気管支拡張薬の使用後にFEV_1が50%以上改善する場合は死亡のリスクが7倍上昇する。
- 呼吸器症状と気道閉塞の測定値との相関性は乏しい。

ｂ．小児期の喘息のパターンから成人後の喘息症状を予測

- ニュージーランドの613人を対象にしたコホート研究によると、小児期に2回以上の喘息発作を経験した児は全体の約半数であり、そのうち30%近くが26歳までに寛解した。
- 心理社会的要因、特に児と親の精神状態は喘息死を予測する重要な因子となる。

❷フォローアップ
- 症状と、適切な治療がなされたときの PEFR の最高値を併用する。
- ピークフローの自己測定では、3回測定して最もよい数値を記録する。
- 発作を予測するにあたって、ピークフロー単独では、症状を超えるほどの有用な情報は得られない。
- 長期的な呼吸機能の変化をフォローするには、ピークフローよりもスパイロメトリーの方が優れている。

a．注意すべき徴候
- 症状：咳、喘鳴、呼吸困難、胸苦しさがあるとき。
- ピークフロー：最良のときに比べ20％以上減少しているとき。

5．家族のケア

　喘息の誘因となるものの中には、ペット、塵ダニ、タバコの煙、カビなど家庭環境に潜んでいるものも多い。そうした環境そのものだけでなく、その背景にある家庭状況、家族関係にも目を向けることが大切である。

6．患者教育
- 喫煙者であれば禁煙指導・支援。
- できる限り誘因を避ける。
- 紙に書いた行動計画により、管理計画、発作時の対応を指導。
- 医師からの教育だけでなく、看護師からのフィードバック、治療がうまくいった患者からの情報提供などがよいきっかけになることがある。

7．紹介のタイミング

　1時間に3回の β_2-agonist の吸入とステロイド投与に対する反応が乏しく、著しい喘鳴（喘鳴が弱いか聞かれないときにはさらに重症）、呼吸困難、換気障害がみられるときには喘息発作重積状態と考え、入院治療が可能な施設へ紹介する。気胸、縦隔気腫があるときにも入院の適応である。意識障害があり、体力の消耗が著しく、起座呼吸、著しい発汗

がみられるときには、緊急で気管挿管を検討する。

8. コストを考える

- β-stimulant 吸入薬

    硫酸サルブタモール(ベネトリン® 吸入液 0.5%)：28.8/ml、(サルタノール® インヘラー 0.16%)：1,119.2/瓶(13.5 ml、約 200 回分)

    塩酸プロカテロール(メプチン® 吸入液 0.01%)：37.6/ml、(メプチン® エアー)：935.5/瓶、(5 ml、100 回分)

    キシナホ酸サルメテロール(セレベント® ロタディスク)、(25 μg)：49.6/ブリスター、(50 μg)：67.4./ブリスター

- メディエーター阻害薬

    クロモグリフ酸ナトリウム(インタール® 吸入液 1%)(2 ml)：76.8/管、(インタール® エアロゾル A 2%)：3,677.3/瓶(100 ml)

- ロイコトリエン拮抗薬

    プランルカスト水和物(オノン®)112.5 mg：84.4/錠
    モンテルカストナトリウム(シングレア® 錠)(10 mg)：306.8/錠

- ステロイド

  (経口ステロイド)

    プレドニゾロン(プレドニン® 錠)(5 mg)：9.70/錠

  (静注用ステロイド)

    コハク酸プレドニゾロン(水溶性プレドニン®)(20 mg)：241/管
    コハク酸メチルプレドニゾロンナトリウム(ソル・メドロール®)(125 mg)：1,343/管

  (吸入ステロイド)

    プロピオン酸フルチカゾン(フルタイド® 200 ロタディスク)：54.3/ブリスター、(フルタイド® 200 ディスカス)：3,357.4/個(60 ブリスター)、(フルタイド® 50 エアー、100 エアー)：2,505.8/瓶

9. 予防

- 悪化因子(タバコの煙、汚染物質、運動、塵ダニ、ゴキブリ、カビ、動

・アスピリン喘息では酸性 NSAIDs(アスピリンなど)の内服を避ける。
・過敏性が認められれば食品・医薬品添加物[タートラジン(黄色4号)、亜硫酸塩など]を避ける。
・インフルエンザの予防接種を毎年受ける。

10. 症例(NBM)

　午後20時頃6歳の男の子がゼイゼイ荒い呼吸をして、母親に連れられてやってきた。連休を利用して、今朝から家族旅行で当温泉地に来ているとのことであった。これまで何度か喘息発作を起こしたことがあり、かかりつけ医から、テオドール®、ホクナリン® テープ、メプチン® エアーミニを処方されていたが、最近は調子がよかったので、旅行には薬を持ってこなかった。日中は元気に妹と走りまわっていたが、夜になり喘鳴がひどくなったので当クリニックを受診した。診察を進めながら、上気道炎に伴う喘息発作と考えられることを話し、まずは1回目の吸入をした。吸入後、症状は随分改善していたが、聴診上まだ喘鳴が残っていたので、「もう一度吸入をしましょう」と男の子と母親に話すと、母親は「もう吸入はいりません。宿で家族が待っているので、早く点滴をして下さい。いつもはすぐに点滴をしてもらって、よくなっています」と答えた。

＜ポイント＞
　こちらがよりよいと考える治療を押しつけることが、患者の満足度を上げるとは限らない。患者には、これまで受けてきた病い体験があり、これから受ける治療への期待がある。患者の体験と期待を知り、共感したうえで、より害の少ない治療を提供したい。ネオフィリンの点滴をするのも現実的な選択肢の1つである。ただ患者である子ども自身が点滴を嫌がったりすれば、そのときこそ標準的な治療を伝える絶好の機会かも知れない。今後の治療を考えると主治医への紹介状も重要である。今回の旅先での治療が、今後の長い治療の中でどういう位置づけにあるか意識して医療を提供する必要が

ある。

11. まとめ

 生活の背景や過去に受けてきた治療の歴史に配慮しつつ、誘因となるものをできる限り避けるよう家族を含めて生活指導を行い、発作時の対応、慢性期の管理について十分に説明する。喘息管理では行動計画について書いたものを渡しておくように心がける。

 慢性期の管理のファーストラインは吸入ステロイドであり、その有用性を十分認識し、良好な状態を維持できる最低量でコントロールする。

（臼井恒人、名郷直樹）

参考文献

1) Asthma. 5-minutes clinical consult overview. InfoRetriever 2004 (http://www.infopoems.com/)
2) Asthma. Clinical Evidence Issue 9 (http://www.clinicalevidence.com/)
3) Taylor RB：Asthma. Manual of Family Practice, 2 nd ed, pp 285-287. LWW, 2002.
4) Overview of asthma management. UpToDate version 12.1 (http://www.uptodate.com/)
5) Asthma. DynaMed (http://www.dynamicmedical.com/)
6) NAEPP Expert Panel Report Guidelines for the Diagnosis and Management of Asthma —Update on Selected Topics 2002.
7) American Family Physician Asthma Update Part I, Part II. (http://www.aafp.org/afp/20040901/893.html, http://www.aafp.org/afp/20040915/1061.html)
8) Harrison's internal medicine 15 th edition
9) 厚生省免疫・アレルギー研究班作成，牧野荘平，ほか(監修)：喘息予防・管理ガイドライン 2003．協和企画出版，

Ⅰ・よくみられる疾患

7 虚血性心疾患

重要事項
- 適切な診断を行う。
- 危険因子の軽減を患者・家族と話し合う。
- 紹介のタイミングを慎重に判断する。

1．疾患を探る

❶虚血性心疾患

心筋に十分な酸素が行き渡らなくなる疾患の総称。

a．狭心症

冠状動脈の血流が一時的に途絶、減少することにより、心筋への酸素供給量が一過性に減少する疾患。

- 安定狭心症：典型的な発作は労作、感情によって惹起、安静によって緩和。
- 急性冠症候群(不安定狭心症、非Q波心筋梗塞)：不安定狭心症には以下の特徴がある。①新規(過去2ヵ月以内に発症なし)の狭心症で重症かつ(あるいは)頻回(1日に3回以上)、②増悪する狭心症状、③安静時に狭心症状が出る。
- 異型狭心症(Prinzmetal)：冠動脈の攣縮により発症。

b．無症候性心筋虚血

症状を伴わない心筋虚血。狭心症・心筋梗塞などの既往症があるものとないものとに分類される。

c．心筋梗塞

アテローム性動脈硬化症により狭窄していた冠動脈に血栓性閉塞が加わり、冠血流が急激に減少、途絶することにより発症。

❷発症頻度

- 安定狭心症：日本での詳細な報告はない。Framingham Heart Study

によると35万人/年の新規狭心症患者が発生する。日本人の有病率はこの1/5〜1/3程度と考えられる。
- 急性冠症候群・心筋梗塞：日本では1998年の虚血性心疾患死亡数は、男性では3万8,566人、女性では3万3,112人(1994年のアメリカでのデータと比較すると約1/3)。
- 無症候性心筋虚血：健康な無症状の男性の2〜4%に無症候性心筋虚血があるといわれているが、日本人ではさらに少ないと考えられる。

❸ 好発年齢
40歳代から多くみられるようになる。加齢とともに増加。

❹ 性差
男性が多い(心筋梗塞による死亡は女性が多い)。

❺ 遺伝的因子
家族歴がある場合とない場合を比較すると、心筋梗塞のリスクは1.5〜2倍とする北欧のコホート研究がある。

❻ 原因
冠動脈アテローム性動脈硬化症が最も多い。その他の原因として冠動脈塞栓、冠動脈攣縮、先天異常、全身性(特に炎症性)疾患などがある。

❼ 危険因子(アテローム性動脈硬化症の危険因子として)
- 生活習慣：喫煙、肥満、運動不足。
- 脂質異常
- 高血圧
- インスリン抵抗性(糖尿病)
- 年齢
- 男性
- 閉経後女性
- 経口避妊薬

- ホルモン補充療法
- 遺伝的素因

❽診断
［鑑別診断］
- 狭心症(安定・不安定)/心筋梗塞(症状の持続時間、発症時の状況、心電図)
- GERD(胃食道逆流性疾患)(胸やけ)
- 筋骨格系(外傷の有無、肋軟骨近傍に圧痛)
- 大動脈解離(痛む部位の移動)
- 肺胸膜疾患(肺炎、胸膜炎、気胸)(発熱、悪寒、呼吸困難、胸部X線)
- 心膜炎(臥位で増悪、胸膜摩擦音、心電図)
- 肺塞栓症(深部静脈血栓症のリスクがある)
- 食道破裂(多量の飲食、ショック、皮下気腫、胸部X線)
- 急性膵炎(アルコール摂取、超音波アミラーゼなどの血液検査)
- 帯状疱疹(痛みの部位、水泡)
- 不安・パニック障害(死への恐怖が著明、若年者)
- 抑うつ(高齢者、病歴、心電図、メロポニン、CK)

❾症状・所見

a. 安定狭心症

［病歴］ 痛みとして表現されないことがある。5〜10分持続する絞扼感、苦悶感、圧迫感。冷汗、呼吸困難、悪心、嘔吐を伴うことが多い。安静で改善する。男性であればバイアグラ®、女性であれば経口避妊薬、ホルモン療法について確認。

［身体所見］ 特に所見のないことが多い(肥満、眼瞼黄色板症、腱黄色腫、タバコによる指や歯の黄染、末梢動脈の触知不良・非対称性、貧血、甲状腺は確認)。

b. 急性冠症候群：病歴が最も重要である。

ⅰ)病歴：安静でも持続(20分以上)、再発する胸痛。胸痛は急激に発症、胸骨下が多く、頸部・下顎・側胸部(左＞右)への放散を認めること

がある。最近発症の狭心症。硝酸剤でも改善しない胸痛。嘔気、冷汗、しびれ、痛み、呼吸困難、時に欠神、錯乱、動悸、嘔吐がみられることもある。約半数が非典型的症状。

ⅱ）身体所見：特に所見のないことが多い（「安定狭心症」参照）。心不全徴候に注意（血圧低下、末梢血管収縮、頻脈、ラ音、S3、S4、頸静脈怒張、末梢浮腫、新規発症の心雑音：乳頭筋機能不全、乳頭筋断裂による僧帽弁逆流、心室拡大による僧帽弁逆流、心室中隔穿孔）

c．無症候性心筋虚血
ⅰ）病歴、身体所見：胸苦や狭心症様の症状、所見はない。

d．心筋梗塞
ⅰ）病歴：呼吸苦、冷汗、嘔気を伴った持続する胸骨下の胸痛（潰される、圧迫される、絞めつけられる、重苦しい感じ）。痛みの放散（片側・両側の肩、腕、頸、下顎、肩甲骨の間）。80％の患者が痛みを訴えるが、典型的な症状を訴える患者は20％（高齢者では特に注意）。

ⅱ）身体所見：通常心不全がある場合以外は特徴的なものはない。

⑩検査

a．狭心症
ⅰ）心電図：約半数の患者では安静時心電図は正常。発作時にST部分が低下（上昇することもある）。以前の心電図があれば必ず比較する。
ⅱ）運動負荷心電図：感度70％、特異度70〜90％とする報告がある。
ⅲ）胸部X線：心肥大の有無を確認する。
ⅳ）冠動脈血管造影：gold standard。治療（経皮的冠動脈形成：PTCA）が同時に行われることが多い。

b．急性冠症候群
ⅰ）心電図：ST低下、時にST上昇、対称的なT波の陰転化がみられることがある（心

表20 ● 急性冠症候群と心筋梗塞の感度・特異度

	急性冠症候群		心筋梗塞	
	感度	特異度	感度	特異度
初回心電図	28％	97.1％	55％	94.6％
連続心電図	34％	99.4％	68％	94.8％

＊感度が低いので、心電図が正常だからといって急性冠症候群を否定できない。

内膜下梗塞の場合は持続する陰性 T 波＋ST 低下、あるいは Q 波（−）で CK 上昇）。以前の心電図があれば必ず比較する。急性冠症候群が疑わしい場合は少なくとも 1 時間後に再度心電図を評価する。感度、特異度は**表 20** のとおり。

ii）血液検査：トロポニン T、I（トロポニンの感度は症状発現後 1 時間以内で 10〜45％。8 時間以上経過すると 90％以上。特異度は症状発症から 12 時間以内でトロポニン T では 80〜87％、トロポニン I では 95％である）が発症 8 時間以上経過後で陰性である場合、心筋梗塞を除外。腎機能障害があれば心筋由来の酵素はすべて上昇するので注意が必要。

iii）心臓超音波検査
- 壁運動の異常がみられない場合は心筋虚血の可能性は低い。
- 僧帽弁逆流、心室中隔穿孔、心嚢液貯留、心筋心外膜炎、心室瘤の診断が可能。

c．無症候性心筋虚血

i）検査：他覚的に心筋虚血の所見が認められる。他覚的所見とは
- 運動負荷あるいは外来心電図で一過性の ST 変化が認められる。
- 核医学検査で心筋血流欠損がみられる。
- 負荷、ドブタミン心エコーで可逆性の壁運動異常が引き起こされる。

d．心筋梗塞

i）心電図：検査特性については「急性冠症候群」を参照。

ii）血液検査
- トロポニン T、I（「急性冠症候群」を参照）
- CK-MB：発症後 6 時間後（2〜8 時間）から上昇し始め、24 時間でピークを迎える。発症後 6 時間での検査特性は感度 91.5〜99％、特異度 85〜89％。
- トロポニン T と CK-MB：ECG で診断が困難な際に、発症後 6 時間で CK-MB＞5 mcg/l かつトロポニン T＞0.06 mcg/l あるいは CK-MB＞10 mcg/l のクライテリアで感度 98％、特異度 93％という研究がある。

iii）心臓超音波検査：「急性冠症候群」参照。

2. 病気の経験を探る

患者の状況に応じて解釈モデルを聴取する。できることならば家族からも聴取する。必ずしもすべての患者・家族が大病院での検査・入院・治療を希望しているわけではない。

3. ケアのオプション

＜一般原則＞

［安定狭心症］　基本的に外来ベースでケア。
- 症状の改善、心筋梗塞、不安定狭心症などへの移行の予防、生存率の改善が目標となる。
- 不安定狭心症、心筋梗塞へ移行した場合は専門医への紹介を考慮。

［急性冠症候群、心筋梗塞］　入院、専門医への紹介を考慮。救急搬送中に16％が心停止を起こす。既往歴がある患者に対しては二次予防を心がける。

［無症候性心筋虚血］　急性冠症候群、心筋梗塞に移行する可能性が高いため、専門病院での精査が望ましい。

＜薬物療法（急性期）＞

a．安定狭心症

ⅰ）硝酸薬：狭心症と狭心症以外による胸痛患者に対し、硝酸薬投与での胸痛改善率には差がないとする報告がある。バイアグラ® 服用者には使用しない。

- 舌下薬：収縮期血圧が 100 mmHg 以上であれば、舌下錠あるいはスプレー。

b．急性冠症候群

ⅰ）アスピリン：不安定狭心症が疑われた場合、160〜325 mg を直ちに内服（噛み砕く）。

ⅱ）硝酸薬：バイアグラ® 服用者には使用しない。

- 舌下薬：（安定狭心症を参照）
- 持続点滴：胸痛がある場合に 5〜10 μg/min で持続点滴。右室梗塞では使用しない。

c．無症候性心筋虚血

ⅰ）β阻害薬：アテノロールが第一選択。無症候性心筋虚血でのイベントを抑制する唯一の薬剤。

ⅱ）カルシウム拮抗薬：アムロジピン、ジルチアゼム（β阻害薬よりも効果は劣る）

d．心筋梗塞

ⅰ）酸素投与：必要に応じて酸素投与。

ⅱ）アスピリン：心筋梗塞が疑われた場合では160〜325 mgを直ちに内服（噛み砕く）。

ⅲ）ACE阻害薬：発症から24時間以内に投与。

- 1週間以内であれば効果は期待できるので投与を考慮。

ⅳ）モルヒネ：硝酸薬で痛みが改善しない場合、2 mgを静注。必要に応じて5分ごとに静注。収縮期血圧が110 mmHg以上あれば2〜4 mgを必要に応じて5〜10分ごとに静注。

ⅴ）硝酸薬：バイアグラ®服用者には使用しない。

- 舌下薬：収縮期血圧が100 mmHg以上であれば、舌下薬あるいはスプレーを行う。
- 持続点滴：胸痛がある場合に5〜10 μg/minで持続点滴。右室梗塞では使用しない。血栓溶解療法導入後、硝酸薬を使用しても死亡率は減少しない。

●こんなエビデンスがある

- **経皮経管冠状動脈形成術（PTCA）、心血管バイパス（CABG）**
- 低リスク安定狭心症患者で単枝病変の場合、薬物療法と血管形成術の間には死亡、心筋梗塞の発症には差がない。
- 高リスク安定狭心症患者で多枝病変の場合、薬物療法と比較してバイパス手術を行った方が5〜10年後の死亡率が低下する。
- PTCAと薬物療法：PTCAは薬物療法と比べると長期的な狭心症発作の状態を改善する。

　①死亡あるいは非致死的な心筋梗塞：統計学的に有意差なし。
　②3ヵ月後、5年後での狭心症は19.4％ vs. 35.9％（NNT 6）、

15% vs. 21%（NNT 17）。
- PTCA と CABG
  ①施術後1年での狭心症の発症は PTCA の方が CABG よりも1.5倍多い。

4．フォローアップ

❶予後・自然歴

ａ．狭心症、急性冠症候群、心筋梗塞

5年生存率は1枝病変群および冠動脈病変のない群では95%、2枝病変では84%、3枝病変が78%、左主冠動脈病変群では78%であったとする日本でのコホート研究がある。

ｂ．無症候性心筋虚血

既往歴（狭心症、心筋梗塞）ありとなしに分類される。
- 既往歴なし：運動誘発 ST 変化（+）の群が（-）の群より心臓死のリスクは約3倍（RR 3.4）多い。
- 既往歴あり：死亡、急性冠症候群、心筋梗塞発症の危険性が高い。

❷フォローアップ

いずれの場合も生活習慣の改善が重要である（「予防」参照）。

どれくらいの頻度で通院してもらうかについては明確なエビデンスはないが、従来のような頻回（2週間に1回といった）受診は、大方の場合では必要ないものと思われる。また急性冠症候群・心筋梗塞患者の継続的な内服治療薬としてアスピリン、ACE 阻害薬、β 阻害薬、スタチンは必須と考えられる。

ａ．狭心症

硝酸薬の慢性期継続投与に関するエビデンスは現在のところはない。硝酸薬（経皮）の間欠使用は望ましくないとする研究がある。また、3ヵ月間狭心症発作がなければ、硝酸薬を中止することができるとする研究がある。

b．急性冠症候群、心筋梗塞

心筋梗塞の既往は再発・死亡の High Risk ではあるが、5年生存率は必ずしも低いわけではない。心不全徴候にも留意しつつ、経過を観察していく。

c．無症候性心筋虚血

虚血性心疾患の既往がなく、運動で誘発される ST 変化がなければ、外来で経過をみてもよいものと思われる。

5．家族のケア

基本的に中高年以降に発症する疾患である。患者のライフサイクル、家庭内の状況、社会的状況について考慮する。また、家庭内で喫煙する者がいる場合は、禁煙してもらうよう指導する。

6．患者教育

- 危険因子を避ける（特に喫煙）。
- 運動（心臓リハビリテーション）の継続。
- 高リスク患者に対しては対処法（有症状時・症状が改善しないとき）を説明しておく。
- 高リスク患者に対しては家族への指導（危険因子、緊急時の対応、CPR など）をしておくことが望ましい。

7．紹介のタイミング

急性冠症候群、心筋梗塞あるいは安定狭心症から急性冠症候群、心筋梗塞へ移行、の場合は専門医への紹介を考慮。無症候性心筋虚血の場合、既往歴の有無を聴取し、基本的には専門医への紹介を考慮する。

8．コストを考える（平成16年4月現在）

❶検査

a．心電図

- 心電図検査：四肢単極誘導および胸部誘導を含む最低12誘導：150点

- 負荷心電図検査：四肢単極誘導および胸部湯動を含む最低12誘導：320点

  b．生化学検査
- CKアイソザイム精密測定：110点
- 心筋トロポニンT定性：110点

  c．超音波検査
- UCG(パルスドップラー法を行った場合は所定点数に200点を加算する)
- 断層撮影法およびMモード法による検査：400点

  d．カテーテル検査
- 右心カテーテル：3,600点、左心カテーテル：4,000点

❷治療

  a．経皮的冠動脈形成術(手術に伴う画像診断および検査の費用は算定しない)：22,800点

  b．冠動脈、大動脈バイパス移植術
- 1本のもの：48,700点、2本のもの：81,300点。

  c．薬物療法(1錠の単価)

    硝酸薬舌下錠；ニトログリセリン(ニトロペン®)：16.90点
    アスピリン(バファリン®、バイアスピリン®)：6.40点
    β阻害薬；アテノロール(テノーミン®)50 mg：129.0点
    ニコランジル(シグマート®)5 mg：33.10点
    ACE；エナラプリル(レニベース®)5 mg：97.70点

9．予防

❶一次予防

  a．運動

中等度から高度の身体活動が冠動脈疾患を減少させる。

  b．食事

野菜と果物の摂取により、冠動脈疾患を減少させる。βカロチンは有害である可能性がある。

c．禁煙

喫煙者での心筋梗塞のリスクは非喫煙者と比べて男性で3倍、女性で6倍。受動喫煙であっても心筋梗塞のリスクは増大する。禁煙することにより再発のリスクは1年以内に50％に低下、2年間の禁煙で非喫煙者と同等になる。喫煙量、期間に関係なく禁煙の効果はみられる。

d．アスピリン

高リスク者では有用と思われる。

e．降圧薬

利尿薬、β遮断薬、ACE阻害薬の初回投与ではカルシウム拮抗薬と比較して冠動脈疾患と心不全を減少させる。

❷二次予防

a．経口抗血小板療法

- アスピリン：75〜150 mg/日で重症な心血管イベントのリスクが減少。
- 経口抗凝固療法：血管イベントのリスクを低下させるが出血リスクは増加の可能性あり。
- 抗血小板薬と抗凝固療法の併用：心血管イベントのリスクは減少しない。出血のリスクは増加。

b．ACE阻害薬

- 左室機能不全なし：ramiprilでは5年後の心血管疾患による死亡、脳卒中、および心筋梗塞を統合したアウトカムが有意に減少する。
- 左室機能不全あり：死亡率、うっ血性心不全による入院、非致死的な心筋梗塞の再発が有意に減少する。

c．β遮断薬

長期間投与により、全死亡率、冠動脈疾患による死亡、非致死的な心筋梗塞の再発、突然死が減少する。

d．カルシウム拮抗薬（ジルチアゼム、ベラパミル）

心不全のない心筋梗塞後の人で、再梗塞や治療抵抗性狭心症の発生率を低下させる可能性がある（ジヒドロピリジンは服薬により死亡率が上昇する）。

e．クラス I 抗不整脈薬

心筋梗塞後に投与すると心血管死亡率と突然死のリスクが有意に増加する。

f．コレステロールの低下

- コレステロール降下薬(スタチン)：総死亡率、心血管系死亡率および非致死的な心血管イベントのリスクが低下する。ベースラインのリスクが大きいほど効果が期待でき、コレステロールの下がり幅が大きいほど治療効果が大きい。
- 低脂肪食：死亡率を低下させるという強いエビデンスはなし。

g．ホルモン補充療法

心血管イベントが減少するエビデンスなし。

h．魚(魚油)の摂取、運動(心臓リハビリテーション併施しない)、地中海式食事療法(パン、果物、野菜、魚を多く摂取する)

それぞれ死亡率が低下する。

j．運動を含む心臓リハビリテーション

主要な心イベントのリスクが減少する。

k．心理社会的療法、ストレスマネージメント

心筋梗塞や心臓死を低下させる可能性あり。

l．禁煙

冠動脈イベントの再発や死亡のリスクが急速に低下する。ニコチンパッチは安全である。

m．ビタミン C、ビタミン E、β カロチン

利益なし(β カロチンはむしろ死亡率が上昇する可能性あり)。

10．症例(NBM)

60歳、男性。商店を経営している。ヘビースモーカー(50本/日)。高脂血症、高血圧で10年来外来通院治療中である。父親は一昨年心筋梗塞で死亡している。自分の母親、妻、遠方で働いている長男、大学受験を控えた次男の5人暮らしである。

早朝、仕入先で突然胸が痛くなる。安静にしていても改善しない

ため妻とともに受診。痛みは重篤だが、意識は清明、痛み以外のバイタルサインは安定している。心電図、血液検査を行った結果から、心筋梗塞が疑われた。本人、妻にその旨を話し、入院も含めた治療について説明した。「オヤジと同じか……死にたくはないが、仕事のこともあるから、なるべく入院はしたくない。なんとかして痛みだけ止めてもらいたい」と本人は言うが、妻は「馬鹿なこと言わないで！ これからのこともあるでしょう……」と涙を流している。結局救急車を呼び、同乗し後方病院へ搬送。

病院に到着し、待合で妻から「実は次男も家を出て行くんで、あの人がっかりしちゃって……どっちかが継いでくれるのだったら、店を大きくしようかとも思ってたんですけど、あの人とっても残念がってて……退院してきたら、厄介でしょうけど、また面倒みてやって下さい」と言われた。

＜ポイント＞

虚血性の心疾患は40歳以降の働き盛りに起きやすい。この年代は社会的に重要な立場につくことが多い。部下を指導したり、責任のある仕事につくことも多くなる。また、両親の逝去、子どもの進学や就職など、家族環境が目まぐるしく変化する。それに加えて、自分自身の問題（健康や老化および老後など）にも向き合わなければならない（いわゆる mid-life crisis）。医師としてできることは、普段から良好なコミュニケーションを図ること、患者自身が疾病の一次予防、二次予防に取り組むことができるよう配慮することではないだろうか。

この患者の場合退院後の治療の継続はもちろんだが、禁煙の支援、心理社会的なアプローチ（ストレスマネジメントあるいは抑うつの改善）や心臓リハビリテーションの継続が望ましい。また、病後の患者・家族の解釈モデルも聴取しておきたい。

11. まとめ

虚血性心疾患（特に急性冠症候群や心筋梗塞）は死に至る疾患である

が、外来所あるいは診療所ベースでできることは意外と多い。発症前には、ハイリスク群に対して一次予防に気を配ってほしい。急性期には短時間で診断し、治療についての判断をしなければならない。慢性期(管理期というべきか?)には二次予防とQOLの改善に患者と取り組んでほしい。症例として紹介したように、働き盛りの発病が多いため、普段から患者の価値観、家族状況、社会的立場にも耳を傾けてほしい。可能であれば、患者のみならず、家族とも普段から風通しのよい関係をつくっておくことが大切であろう。

(室林　治、名郷直樹)

参考文献

1) Taylor R, David A, Phillips D. et al：Ischemic heart disease. Family Medicine, Principles and Practice(Family Medicine), 6th ed, pp 632-643, Springer-Verlag, New York, 2002.
2) UpToDate 12.2, 2004.
3) Clinical Evidence Issue 11, 2004.
4) Dynamic Medicine.

・よくみられる疾患

8 呼吸器感染症

重要事項

- 解剖学的な感染部位の推定をできるだけ行う。
- 自然治癒する疾患と重症化する疾患を区別する。
- 抗菌薬治療の適応・不適応と、適切な抗菌薬選択を意識する。
- 外来治療可能か、入院の適応はどのような場合かを意識する。
- 治療の効果判定方法とフォローアップについて習熟する。

1. 疾患を探る

- 呼吸器感染症は急性上気道炎・感冒のような自然治癒する疾患から、肺炎のような重症で生命を脅かす疾患まで幅広い。
- 家庭医の外来で処方される抗菌薬の大多数は、呼吸器感染症に対してである。
- 無分別な抗菌薬の処方は薬剤耐性菌を助長する環境を形成し、その結果個々の患者をそういった細菌に対する感染のリスクにさらすことになることを意識する必要がある。

［患者へのアプローチ］

呼吸器感染症を考えたときには、以下の事項を念頭におく必要がある。

1. 呼吸器のどの部位の感染症であるか？

①基本的には上気道（鼻腔、咽頭、喉頭、気管、気管支、細気管支）、下気道（肺）に分類。

②病歴、身体所見から病変部位を推察する。

a. 病歴

ⅰ）鼻汁・鼻閉…鼻腔・副鼻腔内の炎症を示唆。ウイルス性疾患でよくみられるが、アレルギー性鼻炎や鼻腔内異物などの非感染性の疾患でも同様の症状を起こしうる。ウイルス性疾患では鼻腔・鼻甲介は大抵赤く、滲出液を伴って腫脹している。アレルギー性鼻炎では鼻腔粘膜は腫脹し、蒼白で滲出液はほとんどない。

ⅱ）咽頭痛・嚥下時痛…咽頭・扁桃の炎症を示唆。嚥下できないほどのとても激しい痛みは扁桃周囲膿瘍を示すことがある。ひどい痛みと嚥下困難はヘルパンギーナ：コクサッキーウイルス感染症でもよく起こる。

ⅲ）嗄声…喉頭周囲の気道の狭窄を示唆。典型的には喉頭炎に伴う声帯の炎症で起こる。

ⅳ）咳…気管、気管支、細気管支、肺実質の炎症を示唆（第3章-Ⅰ-10「咳」参照）。

ⅴ）呼吸苦…気管支・肺実質の炎症を示唆。

b．身体所見

ⅰ）咽頭発赤…咽頭炎を示唆。口蓋垂の偏位があれば、扁桃周囲膿瘍の初期所見であることがある。

ⅱ）扁桃の腫大・滲出液…扁桃炎の所見。

ⅲ）呼吸数増加…肺炎を示唆。

ⅳ）stridor…上気道（特に喉頭）の狭窄を示唆。

ⅴ）wheezing…気管支の狭窄、炎症を示唆。

ⅵ）crackle…肺炎を示唆。

ⅶ）胸膜摩擦音…胸膜炎を示唆。

2．その部位ではどのような原因微生物が多いか？　今回はどの微生物が原因の可能性が高いか？

①疫学的データを参考にする（各項参照）。

②臨床所見から示唆される病原を推定する（各項参照）。

3．今回は抗菌薬治療の適応となるか？　抗菌薬治療するなら、まずどの抗菌薬を使用するか？

①ウイルス性、アレルギー性疾患の場合は基本的に抗菌薬を使用しない。

②細菌感染に対しては、感染が予想される菌［経験的な（エンピリック）治療］、できれば検査により証明された起因菌に有効な抗菌薬を使用する。

③経験的な治療を行う場合、感染が予測される細菌の薬剤感受性については、地域の微生物学的データを参考にする。

4. 治療開始後、何を治療効果判定のパラメーターとするか？

各解剖学的感染部位によって異なる(各項参照)。

a．病歴

- 発症から今までと現在の症状、症状の継続時間、既往歴(特に呼吸器疾患)と治療内容、他の家族や周囲の人々が病気にかかっているか、喫煙歴、職業歴を確認する。
- 地域でのインフルエンザやRSV、A群β型溶血連鎖球菌やマイコプラズマなどの流行状況を把握することも診断に役立つ。
- 発熱は非特異的な徴候であるが、熱の高さとそのパターンは診断の手がかりになりうる。例えば、急性上気道炎・感冒は一般的に年長児と成人では発熱の原因とならない。だから小児で感冒症状があり、発熱のある場合は中耳炎、副鼻腔炎や他の細菌感染症の存在も疑うべきである。またインフルエンザは一般的に高熱を起こす。

b．身体所見

- 患者の全体的な外見上の状態と、バイタルサインをチェックする。
- 耳、鼻、咽頭、頸部そして胸部の詳しい診察を行う。
- 特に高齢者では、意識状態の変化や認知症の悪化にも注意する。感染症の発症を示唆することがある。

以下、各疾患の各論について記載する。

❶上気道炎・感冒

a．疫学

- 成人は典型的には年に2～4回上気道炎にかかり、幼稚園・保育園に通っている小児では年6～7回の上気道炎にかかる。
- 症状も穏やかで自然治癒し罹病期間も短いが、学校や仕事を休む最も多い原因。
- 伝染経路は気道分泌物を介した飛沫感染や、手から手への直接的な接触感染と同様に、家具・おもちゃのほか、環境表面からの手指を介した接触感染もある。

b．病因
- 急性上気道炎の原因のほとんどはウイルス感染。代表的なウイルスは頻度順にライノウイルス、コロナウイルス、アデノウイルス、パラインフルエンザウイルスなど。
- その他の病原ではクラミジア、インフルエンザ桿菌、肺炎球菌、マイコプラズマが挙げられるが、全上気道炎・感冒患者の0.05％程度。

c．診断
- 症状は鼻漏、鼻閉、鼻すすり、へらへらする喉の痛みや咳など。
- 潜伏期間は48〜72時間程度。
- 年長児・成人では発熱はほとんどない。初期症状はほとんどないか、全身倦怠感と鼻症状程度。鼻漏ははじめ透明で水様である。続いて、鼻滲出液が粘液様で不透明となり、色つきとなる（白、黄色、緑色）。分泌物の色調のみでは細菌感染かどうかの判断材料とはならない。
- ほとんどが自然治癒し、罹病期間は1週間程度。ほとんどの患者は10日目には症状軽快する。長引いた症状は2〜4週間まで続くこともある。

d．治療
- 安静による十分な休養、栄養と水分摂取が治療の基本。
- 抗菌薬治療は、「二次感染の予防」を目的とした処方を含め、勧められない。上気道炎・感冒症状の改善と合併症の頻度の低下に関して、抗生剤治療は効果が証明されていない。

●こんなエビデンスがある

- **上気道炎に対する抗菌薬の効果に対するシステマティック・レビュー**

合併症を伴わない急性上気道感染症のある生後2ヵ月〜79歳の2,249例では、7日時点での全体的改善もしくは治癒について、抗菌薬をプラセボと比較した場合の有意差は見い出されなかった（6件のRCT、抗菌薬168/664［25％］対プラセボ280/647［35％］；RR 0.89、95％CI 0.77〜1.04）。

- 咽頭痛に対して鎮痛薬・NSAIDs は症状緩和効果がある。ピリナジン® 0.5 g 頓用(小児：0.01 g/kg・1 回)、ブルフェン® (200)1 錠頓用。
- 鼻漏・鼻すすりに対して、抗ヒスタミン薬は限定的な効果が証明されている。ポララミン® (2)3 錠 3×(小児：ペリアクチン® 散 0.02 g/kg 3×、ペリアクチン® シロップ 0.5 ml/kg 3×)
- ビタミン C に感冒症状の持続時間を短縮する効果があるというが、小さく限られた効果しか確認されていない。

❷ 急性咽頭炎、扁桃腺炎

a．疫学

- 急性咽頭炎・扁桃炎は家庭医の外来で最もよくみられる疾患の1つであり、少数の例外を除いて自然治癒する。

b．病因

- 多くの細菌、ウイルスが咽頭炎・扁桃腺炎を起こしうる。
- 診断と治療のための戦略は、抗菌薬治療が必要な患者を特定し、不要な薬剤の使用を最小限に留めること。
- 抗菌薬治療が必要な細菌感染は、A 群 β 型溶血連鎖球菌(以下、溶連菌)感染。臨床的に重要なことは、患者が「溶連菌性咽頭炎」であるかどうかを判断すること。
- よくあるウイルス感染として、伝染性単核球症とアデノウイルス感染が挙げられる。
- 伝染性単核球症は 80％が EB ウイルス、20％がサイトメガロウイルスを原因とする。臨床的特徴は発熱、扁桃喉頭炎、リンパ節腫脹(全身性、特に後頸部)に加え、50％の患者に肝脾腫を認める。

● A 群 β 型溶血連鎖球菌性咽頭炎

[疫学・臨床症状]

- 急性咽頭炎を引き起こす細菌として群を抜いて頻度が高く、小児症例の約 15～30％、成人症例の約 5～10％を占める。
- 主に学童期の小児が罹患する。3 歳未満の小児では滲出性咽頭炎の発症は稀。
- 冬季から早春にかけて発症率が最も高くなる。

- 潜伏期間は 12 時間〜4 日間。
- 特徴的な症状として急激に発症する咽頭痛、嚥下時疼痛、頭痛、悪心・嘔吐、発熱、所見として咽頭扁桃発赤、滲出液(白苔)の付着、軟口蓋点状出血、口蓋垂の暗赤色腫脹、前頸部リンパ節炎、猩紅熱様発疹など。

[診断]

- 上記症状・所見のある患者に溶連菌性咽頭炎を疑う。しかし臨床的印象に基づいて抗菌薬投与する場合、溶連菌感染以外への不要な処方が多くなる。
- 正診度を向上させるために、病歴・身体所見の組み合わせから溶連菌性咽頭炎の可能性を推測する「臨床的予測ルール」が考案されている。代表的なものとして Modified Centor Score を掲げる(**表 21**)。
- 迅速抗原検査(ストレップ A テストパック・プラス® など)は家庭医の

表 21 ● Modified Center Score

1. 患者の点数を計算する			
症状・徴候		点数	患者得点
・38℃以上の発熱		1	
・咳がない		1	
・有痛性前頸部リンパ節腫脹		1	
・扁桃腫大もしくは浸出液の付着		1	
年齢			
・15 歳以下		1	
・45 歳以上		−1	
合計点数			

2. 患者の溶連菌感染リスク評価と推奨			
合計点数	陽性尤度比	溶連菌感染可能性(%)	勧められるマネジメント
≦0	0.05	1	さらなる検査、抗菌薬治療を行わない
1	0.52	10	さらなる検査、抗菌薬治療を行わない
2	0.95	17	すべての患者に咽頭培養;抗菌薬治療は培養陽性の場合に開始
3	2.5	35	
≧4	4.9	51	経験的に抗菌薬治療開始

溶連菌感染の有病率 17%の場合。　　　　(文献 2)より一部改変して翻訳)

外来でも簡便に利用可能で、かつ特異度(98%)が高い検査。咽頭スワブ中のA群連鎖球菌性抗原の有無を10分程度で確認することができる。しかし感度が90%程度と低いため、臨床的に溶連菌感染の可能性が高く(例えばCentor Score 2以上)、迅速抗原検査陰性の患者にはさらに咽頭培養で確認することが勧められる。
- 咽頭培養が診断のゴールドスタンダード。しかし診断に1日以上かかるため、結果を待つ間、治療の遅れを防ぐために溶連菌感染の可能性の高い患者に抗菌薬治療を開始するのは認められうる。培養陰性の場合は直ちにその治療を中止する。また人口の約20%は溶連菌保菌者で、培養で陽性となったからといって、それが病原となっていない可能性も考慮に入れる必要がある。

[治療]
- 治療の目標は①罹病期間の短縮と症状重症度の軽減、②局所化膿性合併症(扁桃周囲膿瘍、化膿性頸部リンパ節炎、急性中耳炎、乳様突起炎、敗血症)の予防、③伝染拡大の予防、④リウマチ熱の予防。
- 治療の基本は抗菌薬治療であり、咽頭から溶連菌を除菌するのに十分な期間の投薬が必要。
- 第一選択薬はペニシリン系抗生剤。サワシリン® 3カプセル3×(小児:細粒40 mg/kg 3×)10日間。
- ペニシリンにアレルギーのある人には、約15%にセフェム系抗菌薬にもアレルギーが認められるので使用しない。代替薬としてマクロライド系抗菌薬治療を行う。クラリス2錠2×(小児:ドライシロップ15 mg/kg 2×)10日間。
- 咽頭痛に対してはアセトアミノフェンやNSAIDsの内服、ぬるま湯でのうがい、冷たいもの(氷、アイスなど)を口に含む、などが有効(「上気道炎・感冒」の項参照)。
- 登園・登校は、抗菌薬内服開始後24時間を過ぎて全身状態のよい者は可能(学校保健法、登校基準)。

❸ 急性気管支炎

a. 疫学
- 家庭医の外来ではよくみられる疾患で、その罹患率のピークは冬にある。

b. 病因
- ウイルスが主な原因。代表的なものはインフルエンザウイルス、ライノウイルス、アデノウイルス、パラインフルエンザウイルス、RS ウイルスなど。
- 非ウイルス性疾患ではマイコプラズマ、クラミジア、百日咳ウイルスなど。
- 細菌が気管支炎の原因となるかは明らかではない。

c. 診断
- 急性気管支炎は気管気管支の炎症状態であり、咳・痰などの呼吸器症状を伴う。
- 咳の罹病期間はさまざまであるが、1つの研究では50%の患者が3週間の咳が持続し、25%の患者で4週間以上持続したという。
- 急性気管支炎は除外診断を行うことが必要。
- 特に肺炎との鑑別が必要で、胸部 X 線写真を撮り診断を確定するべき。急性気管支炎では胸部 X 線写真上の異常を認めない。
- 喀痰培養は原因検索に有用でない。

d. 治療
- 急性気管支炎に対する慣例的な抗菌薬治療は勧められない。
- 咳が強く、長い期間続く場合、*M. pneumoniae* や *C. pneumoniae*、*Pertussis* を疑い、テトラサイクリンやマクロライド系抗菌薬治療を行うことがある。ジスロマック® 2錠1×3日間(小児：細粒 10 mg/kg 1×3日間)。しかしその頻度は1%程度ととても低い。
- 気道過敏性の亢進、気道狭窄所見(聴診上喘鳴)があるときは、β刺激薬の吸入が咳の持続時間軽減に効果的である。ベネトリン吸入液 1.5 mg 3×(小児 0.3 ml/kg 3×)
- 他の治療は「上気道炎・感冒」の項を参照。

●こんなエビデンスがある

- **急性気管支炎に対する抗菌薬治療の効果に対する臨床試験**

3つのメタアナリシスが行われたが、咳の改善と他の臨床症状の改善の両方とも抗菌薬治療に影響を受けなかった。重要なのは抗菌薬治療を受けた患者の方がプラセボ群よりも副作用が多くみられたことである。他のメタアナリシスの結果では抗菌薬治療は気管支炎に対して緩やかな症状改善効果がみられた。すべてのメタアナリシスの結果で一般的な人口での抗菌薬治療の効果はどちらともいえず、臨床家は過度の抗菌薬治療が引き起こす耐性菌の出現への発展へのインパクトに対して重点をおくべきである。

❹ 急性細気管支炎

a. 疫学・病因
- 急性細気管支炎は乳幼児によく起こる症候群で、発症ピークは生後6ヵ月。生後2年の間に15%の小児が罹患。
- RSウイルスが最も多い原因であり、50〜90%の症例で原因となる。
- ほとんどの症例が冬季か早春に起こり、地域で流行する。
- 細気管支炎の治療を受けない乳児は低酸素血漿や脱水、無呼吸で死亡することがあるが、頻度は1%未満。

b. 診断
- 臨床所見と地域のウイルス性感染症の流行状況に関する情報から診断。
- 古典的な症状は喘鳴と肺の過膨張。初期は急性上気道炎様であるが、急速に進行し、咳と著明な喘鳴、不機嫌、呼吸困難やチアノーゼを起こす。
- 胸部X線写真では無気肺や過膨張の所見がみられる。

c. 治療
- 治療の主軸は呼吸管理(気管支拡張薬、酸素など)、栄養と補液で、入院管理が必要となることが多い。哺乳力の低下や睡眠障害、全身状態不良があるときは注意深い観察が必要。

- RSV に対する抗ウイルス薬の効果はまだ明らかではない。また、細菌の二次感染をきたすことは少なく、一般的には抗菌薬治療は必要ない。

5 インフルエンザ

a．疫学
- 日本の流行は 12 月上旬から始まり、翌年 1〜3 月にその数が増加し、4 月には減少する。
- インフルエンザ関連死の 80〜90％が 65 歳以上の患者で起こる。

b．病因
- インフルエンザはオルソミクソウイルス科の伝染性の高い RNA ウイルス。
- ヘマグルチニン（H）とノイラミニダーゼ（N）の 2 つの表面抗原によってサブタイプに分類。
- 1 つのサブタイプの感染や予防接種は、他のサブタイプの感染症に対する防御にはほとんどならない。
- 潜伏期間は 1〜3 日。
- 非常に伝染性の高い疾患で、人から人に伝染する。ウイルスを含んだ小さな呼吸器分泌物が感染患者の咳や鼻汁、会話に伴って運ばれる。感染者の分泌物が付着したものを介して感染が広がることもある。

c．診断
- インフルエンザ様疾患の初期評価の際には、鑑別診断が必要。RS ウイルス、パラインフルエンザ、アデノウイルス、エンテロウイルス、マイコプラズマ、クラミジアと溶連菌感染などを挙げる。
- 突然発症する発熱、筋肉痛、咽頭痛と喀痰を伴わない咳嗽が典型的な症状。ひどい全身倦怠感の原因となり、数日持続する。症状は年齢によって異なり、小児は大抵、咳、鼻水とクループで来院するし、成人では咳、筋肉痛、咽頭痛と頭痛で来院する。老人では咳のみで来院することが多く、頭痛との組み合わせで来院することもある。
- 症状は通常 1〜7 日間持続する。
- 診断のカギは、そのときの地域のインフルエンザ流行状況に注意すること。

- 診断の補助としてインフルエンザウイルス抗原迅速診断キットが利用可能である(キャピリア FLU A、B® など)。検査に要する時間は 15 分程度。検体として鼻腔拭い液を使用した場合、おおよそ特異度 95%、感度 90%。特に発症 6 時間以内では感度 70%程度と報告され、疑陰性が多く注意が必要。

d．治療

- 基本は対症療法。症状は 5〜7 日で自然に回復する。治療の基本は安静と水分摂取。発熱と頭痛、筋肉痛に対してアセトアミノフェンの投与、トローチなどの咽頭外用薬、抗ヒスタミン薬など(「上気道炎・感冒」の項参照)。
- ライ症候群の危険があるため、小児の発熱、疼痛に対してアスピリンなどのサリチル酸系解熱鎮痛薬、ジクロフェナクナトリウム、メフェナム酸を与えるべきではない。必要があれば、アセトアミノフェンを使用する。
- 抗ウイルス薬が処方可能。
- インフルエンザ A のみに効果のある抗ウイルス薬：アマンタジン(シンメトレル®)
  - 発症 48 時間以内での投与で、症状の重傷度と持続時間を軽減。
  - 副作用として嘔気などの消化器症状やふらつき、不眠などの中枢神経症状が報告されている。
- インフルエンザ A、B 両方に対して効果のある抗ウイルス薬：吸入ザナミビル(リレンザ®)、経口オセルタミビル(タミフル®)。
  - 発症 48 時間以内に投与される必要があり、最大の効果は発症後 24 時間以内の投与開始で得られる。
  - 1〜3 日の罹病期間短縮効果。
  - 副作用として消化器症状(嘔気、嘔吐、下痢、腹痛など)。
  - 1 歳未満の乳児に対する安全性は確立されていない。
- 学校・職場への復帰は「解熱したあと 2 日を経過するまで。但し、病状により学校医その他の医師において伝染の恐れがないと認めたときは、この限りではない」(学校保健法)。

❻市中肺炎

a．イントロダクション

- 肺炎はいくつかの急性下気道感染症状と、胸部 X 線写真上の急性の浸潤影または肺炎像に一致する聴診所見（呼吸音の変化、限局性のラ音）を伴う肺実質の急性感染症と一般的に定義。
- 急性下気道感染症状は、発熱または低体温、悪寒、発汗、新たな咳嗽（痰を伴う、もしくは伴わない）、慢性的に咳がある患者における気道分泌物の色調の変化、胸部不快感、または呼吸困難など。
- 非特異的な症状としては全身倦怠感、筋肉痛、腹痛、食欲不振および頭痛など。

b．疫学

- 肺炎は入院となる原因疾患として最も多いものの 1 つ。
- わが国では全体で 4 番目に多い死因であり、感染症による死因では第 1 位。特に高齢者でよくみられ、80 歳以上に限れば死因の第 2 位。

c．病因

- 市中肺炎はその原因となる病原によって「定型」と「非定型」に分類。症状と所見、検査を組み合わせた鑑別ルールが考案されている（**表 22**）。

［定型市中肺炎］
- 病原：肺炎球菌、インフルエンザ桿菌、黄色ブドウ球菌、クレブシ

表 22 ● 非定型肺炎群と細菌性肺炎群の鑑別

症状・所見	1．60 歳未満である
	2．基礎疾患がない、あるいは軽微
	3．肺炎が家族内、集団内で流行している
	4．頑固な咳がある
	5．比較的徐脈がある
	6．胸部身体所見に乏しい
検査成績	7．末梢血白血球数が正常である
	8．スリガラス状陰影または skip lesion である
	9．グラム染色で原因菌らしいものがない

鑑　別	非定型肺炎疑い	細菌性肺炎疑い
症状・所見 6 項目中	3 項目以上	3 項目以下
症状・所見、検査成績 9 項目中	5 項目以上	4 項目以下

（文献 6）による）

エラなどのグラム陰性桿菌など。
- 症状：典型的には主観的な発熱、咳、喀痰排出、胸膜炎性の胸痛、呼吸困難。
- 所見：発熱、頻呼吸（1歳未満：50回/分以上、2～5歳：40回/分以上、成人：20回/分以上）、大葉性の硬化所見［気管支性の呼吸音、ヤギ音（enophony）］、打診上濁音、パチパチ音（crackles）

［非定型市中肺炎］
- 病原：マイコプラズマ、クラミジア、レジオネラ、モラキセラなど。
- 症状：緩徐な発症、乾性咳嗽、著明な肺外症状（例：頭痛、筋肉痛、下痢、肝脾腫、アミノトランスフェラーゼの上昇）。

- 成人市中肺炎の原因菌は40～60%で同定されない。北米での頻度に関する研究では、肺炎球菌が20～60%で圧倒的に多く、その死亡頻度は20～40%。続いてマイコプラズマやクラミジア、レジオネラなどの非典型的病因：10～20%、ウイルス感染症：2～15%、インフルエンザ桿菌：3～10%、黄色ブドウ球菌：3～5%、グラム陰性菌3～10%。これらは日本のデータとほぼ同様。若年者ではマイコプラズマ感染が、高齢者ではインフルエンザ桿菌感染が増加する。

d．診断

- 症状・徴候は前記参照。しかし肺炎に特異的なものはない。
- 身体所見として、呼吸数の増加、ラ音とcracklesは75～80%に、打診上の濁音、ヤギ音は肺炎患者の1/3以下にみられる。
- 胸部X線写真が肺炎診断のスタンダード。過度の脱水がある場合、24時間以内に発症した肺炎などでは疑陰性を示すことがある。また、すべての浸潤影が感染性の肺炎を示しているわけではないことも注意が必要。
- 喀痰の評価（グラム染色、培養）は行うべきである。しかし、外来で適切な検体の採取は得るのがとても難しい。培養に適する喀痰を十分に出すことができる患者に対してでさえ、30～65%の検体では有意な病原体の生育は得られない。
- 血液培養は外来で治療を受ける患者に対して、ほとんど有用な所見を提供しない。

- 成人肺炎患者が外来で治療可能か、入院加療が必要かに関して米国感染症学会(IDSA)のガイドラインにある、「3段階プロセスによる治療場所の決定」(PORT 予測基準)が参考になる(**表 23**)。
- 小児市中肺炎診療では、年齢による差と個人差の大きい子どもの特性に配慮する必要がある。①症状が中等症以上、②3歳未満、③脱水症状がある、などは入院の目安となる。また軽症であっても家族の心配の強い場合は入院加療を考慮する。
- 肺炎患者に対しては、CBC および白血球分画、CRP、血清電解質、血清尿素窒素・クレアチニン、パスルオキシメーターでの動脈酸素飽和度は検査すべきである。
- 高齢者の肺炎症状はとても非特異的なものであり、混乱や認知症の急速な悪化の認められる場合は、肺の症状や身体所見がなくても、胸部 X 線写真は撮るべき。特に既に認知能低下がある方や、日常的にサポートしてもらう必要のある高齢者では注意が必要。

e．治療

- 原因診断が確定、もしくは疑いが強い患者には病原に特異的な抗菌薬治療を推奨。
- 原因診断に対する情報がない場合、経験的抗菌薬治療を選択することになるが、原因診断が得られた場合、費用対効果が高く、低い毒性で狭いスペクトルをもつ抗菌薬に変更する。
- 成人外来患者に対する経験的経口抗菌薬治療の推奨を示す(**表 24**)。
- 肺炎球菌に対する活性が改善されたニューキノロンは成人市中肺炎治療に使われることがあるが、キノロン耐性菌出現を制限するために、①先の治療レジメンで治療失敗した患者、②他の治療薬にアレルギーのある場合、③もしくは以前に高度に薬剤耐性の肺炎球菌による感染症にかかっている場合、にのみ処方を制限する必要がある。
- 小児の市中肺炎初期治療に使用する抗菌薬は、投与量を体重に応じて計算する必要がある。用法・投与量をまとめる(**表 25**)。
- 大抵の患者では 3〜5 日以内に臨床効果がみられる。自覚的な改善と他覚的パラメータとして呼吸器症状(咳、痰、呼吸困難)、発熱、酸素飽和度。末梢白血球数、連続 X 線写真も参考になる。

表23 ● 3段階プロセスによる治療場所の決定

第一段階：患者の背景、環境、意向に配慮する
　　　　　・患者の自宅におけるサポートの有無、服薬できるかどうか、
　　　　　　認知障害の有無、日常生活行動の維持能力を考慮。
　　　　　　→治療に悪影響がある場合は入院考慮
　　　　　・治療場所に対する患者の意向も考慮。
　　　　　　→希望する場合は入院考慮
第二段階：患者は低リスク（クラスⅠ）か？病歴と身体所見に基づき判断
　　　　　そして、ナーシングホーム居住者ではないか？
　　　　　・50歳以下、かつ
　　　　　・第三段階に挙げられている合併症や身体所見がすべてない
　　　　　　いいえ　□→　　　　　　第三段階へ
　　　　　　はい　　□→　　　　　　外来治療が勧められる
第三段階：リスクスコアを計算する（クラスⅡ-Ⅴ）

患者特性	点数	患者得点
背景		
年齢		
男性	年齢の数	
女性	年齢の数−10	
ナーシングホーム居住者	+10	
合併症		
悪性腫瘍	+30	
肝疾患	+20	
うっ血性心不全	+10	
脳血管障害	+10	
腎疾患	+10	
身体所見		
意識状態の変化	+20	
呼吸数＞30/分	+20	
収縮期血圧＜90 mmHg	+20	
体温＜35℃または＞40℃	+15	
脈拍＞125/分	+10	
検査所見およびX線所見		
動脈血pH＜7.35	+30	
BUN＞30 mg/dl	+20	
Na＜130 mEq/dl	+20	
血糖＞250 mg/dl	+10	
ヘマトクリット＜30%	+10	
動脈血酸素分圧＜60 mmHg	+10	
胸水	+10	
患者合計点数		

リスクスコアからわかる危険度別死亡率と推奨治療場所

危険度	合計点数	研究結果 患者数	死亡率（%）	推奨される治療場所
Ⅰ	なし	3,034	0.1	外来
Ⅱ	≦70	5,778	0.6	外来
Ⅲ	71〜90	6,790	0.9〜2.8	外来または短期入院
Ⅳ	91〜130	13,104	8.2〜9.3	入院
Ⅴ	＞130	9,333	27.0〜29.2	入院

(文献5)9)より一部改変して翻訳)

表24 ● IDSAガイドラインに基づいた経験的抗菌薬処方

患者因子	商品名	1回投与量	用法
外来患者			
発症前は健康であった患者			
最近の抗菌薬治療なし	エリスロシン®	200 mg	1日4〜6回内服
	クラリス®	200 mg	1日2回内服
	ジスロマック®	500 mg	1日1回内服
	ビブラマイシン®	100 mg	1日1回内服
最近の抗菌薬治療あり (b)	ガチフロ®	200 mg	1日2回内服
	クラビット®	200 mg	1日2〜3回内服
	サワシリン® (50〜750 mg 1日3回)＋クラリス®		
	またはジスロマック®		
	オーグメンチン® (750 mg 1日3〜4回)＋クラリス®		
	またはジスロマック®		
	ケテック® (600 mg 1日1回)		
合併症 (COPD, 糖尿病, 腎不全, うっ血性心不全, または悪性疾患) がある患者			
最近の抗菌薬治療なし	クラリス®	200 mg	1日2回内服
	ジスロマック®	500 mg	1日1回内服
	ケテック® (600 mg 1日1回)		
最近の抗菌薬治療あり	ガチフロ®	200 mg	1日2回内服
	クラビット®	200 mg	1日2〜3回内服
	オーグメンチン® (750 mg 1日3〜4回)＋クラリス® または		
	バナン® (200 mg 1日2回)＋クラリス®		
	ジスロマック®		
	ケテック® (600 mg 1日1回)		
誤嚥による感染の疑いあり	オーグメンチン®	750 mg	1日3〜4回内服
	ダラシン®	300 mg	1日3回内服
細菌性二次感染を伴うインフルエンザ	オーグメンチン®	750 mg	1日3〜4回内服
	バナン®	200 mg	1日2回内服
	ガチフロ®	200 mg	1日2回内服
	クラビット®	200 mg	1日2〜3回内服

(次ページへつづく)

表25 ● 小児市中肺炎外来初期抗菌薬療法

・3〜5歳：AMPC±CVA あるいは広域セフェム

抗菌薬名(略号) [主な製品名]	小児常用量(分割)	成人常用量(分割)	備考(増量1日最大値)
アモキシシリン(AMPC) [パセトシン、サワシリン、ワイドシリン]	20〜40 mg/kg(3〜4回)	0.75〜1 g(3〜4回)	
アモキシシリン・クラブラン酸カリウム(AMPC・CVA) [オーグメンチン]	30〜60 mg/kg(3〜4回)	1.125〜1.5 g(3〜4回)	
セフジニル(CFDN) [セフゾン]	9〜18 mg/kg(3回)	0.3 g(3回)	
セフジトレンピボキシル(CDTR-PI) [メイアクト]	9 mg/kg(3回)	0.3 g(3回)	
セフカペンピボキシル(CFPN-PI) [フロモックス]	9 mg/kg(3回)	0.3 g(3回)	

・6歳以上：マクロライド

抗菌薬名(略号) [主な製品名]	小児常用量(分割)	成人常用量(分割)	備考(増量1日最大値)
エリスロマイシン(EM) [エリスロマイシン]	25〜50 mg/kg(4〜6回)	0.8〜1.2 g(4〜6回)	
エチルコハク酸エリスロマイシン [リスロシン、エンノノール]	25〜50 mg/kg(4〜6回)	0.8〜1.2 g(4〜6回)	
ステアリン酸エリスロマイシン [エリスロシン]	25〜50 mg/kg(4〜6回)	0.8〜1.2 g(4〜6回)	
クラリスロマイシン(CAM) [クラリス、クラリシッド]	10〜15 mg/kg(2〜3回)	0.4 g(2回)	MAC感染症は別用量
アジスロマイシン(AZM) [ジスロマック]	10 mg/kg(1回)	0.5 g(1回)	3日間投与、MAC感染症は別用量

(文献7)を改変)

- 効果が現れない場合は、間違った診断、不適切な抗菌薬の選択、不適切な投与量または投与法、予期しない病原微生物、薬剤の有害な副作用、重複感染あるいは膿胸などの合併症を考慮。
- 治療期間は、肺炎球菌性肺炎は解熱後 72 時間まで、肺実質の壊死を招く細菌(黄色ブドウ球菌、緑膿菌、クレブシエラ、嫌気性菌など)は 2 週間以上、マイコプラズマ、クラミジアは最低でも 2 週間以上が望ましい。

2. 病気の経験を探る

解釈：何か心当たりはないですか、心配なことはないですか？　と聞く。
　　　「悪い病気ではないか」「人にうつしてしまうのではないか」「結核ではないか」

期待：何か希望はありますか、どうしてほしいですか？　と聞く。
　　　「早く症状を取って楽にしてほしい」「原因はなんだろう」「入院はしたくない」「できたら入院したい」

感情：どう感じますか？　と聞く。
　　　「疲れていやになった」「禁煙しておけばよかった」

影響：何か困ったことはありますか、この病気による影響はありますか？　と聞く。
　　　「仕事を休めない」「家事ができない」「子どもたち(他の家族)はどうしよう」

　適切な問いかけによって医師の話を聞く態度を示し、患者の思いを引き出しケアに含めたい。

3. 家族のケア

　感染拡大の予防、看病などによる肉体的精神的負担。医療費や休職による収入源による経済的影響への配慮。

4. 患者教育

　「風邪」に対して患者がよく医師に要求することとしては、①注射して早く治してほしい、②点滴して早く治してほしい、③抗生剤を処方して

早く治してほしい、が代表的なものであろう。臨床医は"患者満足度"のために、効果がないとわかっていながら、先に挙げたような患者の要求する処方・処置を行うことがある。1つの研究で、"患者満足度"は抗生剤処方の有無に相関せず、医師の丁寧な説明と相関していたという結果は教訓的である。患者はしばしば過去の治療経験に基づいて判断するだけであり、医師がきちんと治療の要・不要などについて説明すると理解してもらえるものである。

5．フォローアップ

各項目参照。

6．紹介のタイミング

・入院加療が必要と考えた場合。
・治療に対する反応が悪いとき。
・他疾患の鑑別が必要で、さらなる精査が必要と考えられたとき。

7．コストを考える

日本での肺炎治療にかかる入院期間は約2週間であり、その入院費用は約15万円。対して、外来にて加療した場合は3万8,000円程度で、入院の約1/4。入院では医療費に加え、休職する期間の延長による経済的損失も考慮する必要がある。

8．予防

・手洗い
・溶連菌患者の家族への抗生剤予防治療：無症状の家族や接触者に予防的な抗生剤治療は勧められない。
・インフルエンザワクチン接種：最も一般的で効果のある予防戦略。毎年のインフルエンザワクチンの内容は少なくとも3種類のインフルエンザ種が含まれている。インフルエンザワクチン接種を勧められる対象は、
    ・65歳以上の人（インフルエンザ関連死の80〜90％が65歳以上）。

- 老健・特養などの介護施設や慢性期病棟に6ヵ月以上入居している人（発症すると7％が入院を必要とし、1～4％が死亡）。
- 6ヵ月～18歳で、長期アスピリン投与を受けている人（ライ症候群にかかる可能性高い）。
- 妊娠の可能性があるか、インフルエンザ流行時期に妊娠14週を超えるかも知れない人、もしくは基礎疾患のために二次的な合併症にかかる可能性のある妊婦（早産の頻度が上昇）。
- 病院、診療所、老健・特養などの介護施設、慢性期病棟で従業している人。
- ワクチン接種による免疫力の持続期間がおよそ5ヵ月であり、毎年インフルエンザウイルスの抗原変化が起こるために、毎年インフルエンザワクチンの接種を勧める。ワクチン接種の適切な時期は10～11月中旬。
- 抗インフルエンザウイルス薬を用いた予防的治療：発症抑制効果がある。
- 肺炎球菌ワクチン接種
  - 肺炎球菌性肺炎を予防できるかも知れない。肺炎球菌のワクチン接種は65歳以上の患者、2歳以上の糖尿病患者、慢性肺疾患もしくは心疾患のある患者、機能する脾臓のない患者に推奨。
  - 予防接種実施に加えて、臨床医は患者に予防接種の予防効果はどれくらい続くか定かではないことを話す必要がある。特に肺炎球菌性肺炎で死亡することに対するハイリスク患者である75歳以上、慢性肺疾患をもつ患者、脾臓のない患者には用心のため5年ごとの予防接種を勧める。また現在、肺炎球菌ワクチンは2歳以下の小児には効果が確認されておらず、接種は勧められない。

9．症例（NBM）

48歳の2型糖尿病にて定期通院中の男性。2日前からの38.5℃の発熱・咳嗽と呼吸困難感にて来院。肺炎の診断で、経口摂取もできず脱水を認め、入院を勧めるも拒否。「ここで仕事を休むとリストラ

されてしまう。家族に迷惑がかかる」という。老親を抱える2児の父。相談のうえ、増悪指標などの指導をして、外来にて抗生剤を含め点滴加療を開始した。

＜ポイント＞

継続診療患者で背景もよく理解できる。患者-医師の信頼関係もあり、お互いの役割を確認したうえで柔軟に治療を選択したケース。

10. まとめ

呼吸器感染症に関してはさまざまなガイドラインがあり、診療の参考になる。しかし、実際の治療の現場では患者・家族の背景・状況への配慮などを含めた臨床的診断が必要となることを忘れないようにしたい。

（富塚太郎）

参考文献

1) Mclsaac WJ, et al：Empirical validaton of guidelines for the management of pharyngitis in children and adults. JAMA 7：291：1587-1595, 2004.
2) Mclsaac WJ, Goel V, To T, et al：The validity of a sore throat score in family practice. CMAJ 163：811-815, 2000.
3) Ebell MH, Smith MA, Barry HC, et al：The rational clinical examination；Does this patient have strep throat? JAMA 284：2912-2918, 2000.
4) Bisno AL：Acute Pharyngitis. N Engl J Med 344(3)：205-211, 2001.
5) 河野 茂(監訳)：〈米国感染症学会ガイドライン〉成人市中肺炎管理ガイドライン．第2版，医学書院，東京，2005．
6) 日本呼吸器学会市中肺炎診療ガイドライン作成委員会(編)：成人市中肺炎診療の基本的考え方．日本呼吸器学会，東京，2000．
7) 上原すず子，砂川慶介(監修)：小児呼吸器感染症診療ガイドライン2004．協和企画，東京，2004．
8) Ralph Gonzales, et al：Principles of appropriate antibiotic use for treatment of acute respiratory tract infections in adults；Background, specific aims, and methods. Ann Intern Med 134：479-486, 2001.
9) Metlay JP, Fine MJ：Testing strategies in the initial management of patients with

community-aquired pneumonia. Ann Intern Med 138:109-118, 2003.
10) 日本クリニカルエビデンス編集委員会(監修):上気道感染症;呼吸器感染症 クリニカル・エビデンス ISSUE 9 日本語版. pp 1876-1888. 日経 BP 社, 東京. 2004.
11) Mainous AG, Hueston WJ : Acute Respiratory Infections. Essentials of Family Medicine, 4 th ed, Sloane PD, et al(eds), pp 259-276, Lippincott Williams & Wilkins, Philadelphia, 2002.
12) Bartlett JG : Acute Bronchitis. UpToDate version 12.3, 2004 (http://www.uptodate.com/)
13) Friedman ND, Sexton DJ : The common cold. UpToDate version 12.3, 2004 (http://www.uptodate.com/)
14) Frances C, Bent S, Saint S : 28.Acute Bronchitis. Saint-Frances guide to outpatient medicine. pp 191-193, Lippincott Williams & Wilkins, Philadelphia, 2000.

・よくみられる疾患

9 消化性潰瘍

重要事項

- *H. pylori* と非ステロイド性消炎鎮痛薬(NSAIDs)が原因として重要。
- *Helicobacter pylori* が陽性の場合は除菌治療を行う。
- 日本人では胃癌が多いので見逃さないことが重要。

1．疾患を探る

❶消化性潰瘍[1]

慢性的な消化管の潰瘍である。十二指腸潰瘍はほとんどが球部に発生。胃潰瘍は胃角部や胃体部などに好発。食道の遠位にある潰瘍は、慢性的な胃内容物の逆流が原因の Barrett 上皮の一部分であろう。

❷頻度、好発年齢、性差[2]

国民健康調査(1985 年を最終年とした資料)では、有病率は胃潰瘍約 300/10 万、十二指腸潰瘍 100/10 万となっている。1993 年の患者調査では、男女比 1.47。55〜65 歳でピーク。

❸原因[3]

原因としては表 26 のようなものがある。*H. pylori* 感染と NSAIDs の使用が最も重要。

❹危険因子[1]

- 強く関連しているもの：NSAIDs、潰瘍の家族歴、Zollinger-Ellison 症候群、喫煙。
- 関連している可能性があるもの：副腎皮質ステロイド、HLA-B_{12}、B_5、Bw_{35}、ストレス、低い社会的経済的状態、手を使う作業。
- 関連がわずかしかないもの：香辛料、アルコール、カフェイン、アセ

表26 ●消化性潰瘍の原因

最も一般的なもの	・薬剤誘発性潰瘍(例、塩化カリウム、ビスフォスフォネート、ミコフェノール酸モフェチル)
・H. pylori 感染 ・NSAIDs	・十二指腸閉塞(例、輪状膵) ・血流不全
一般的でないもの	・放射線照射
・集中治療室での身体的ストレス	・化学療法(例、5-fluorouracil の肝内注入)
・Zollinger-Ellison 症候群	・サルコイドーシス
・副腎皮質ステロイド(NSAIDs に追加した場合)	・特発性
・全身性肥満細胞症	**関連のある疾患**
・カルチノイド症候群	・慢性閉塞性肺疾患
・骨髄増殖性疾患における好酸球増多	・肝硬変
・幽門部 G 細胞機能亢進症	・慢性腎不全
・特発性分泌亢進型十二指腸潰瘍	・臓器移植
・単純ヘルペス I 型感染	・関節リウマチ(NSAIDs の使用による)
・サイトメガロウイルス感染	
・Helicobacter heilmanni 感染	

(文献3)による)

トアミノフェン。

❺ 鑑別疾患[1]

Non-ulcer dyspepsia、胃癌、H. pylori 関連胃炎、胃食道逆流症、クローン病、膵炎、非典型的な狭心症、胆石症候群、萎縮性胃炎。

❻ 症状と徴候[1]

a. 成人(十二指腸潰瘍)

・食後の、噛むような、焼けるような心窩部痛。食事や制酸薬、酸分泌抑制薬で改善する。
・早朝覚醒の原因となる夜間の痛み。
・60~90%で心窩部痛(しばしば不明瞭な不快感、痙攣するような、空腹時の刺し込むような痛み)。非特異的な腹部症状(げっぷ、腹部膨満感、食欲不振)が 40~70%。
・すぐに満腹になる、食欲不振、体重減少、悪心・嘔吐などは幽門狭窄を示唆する。

- 突然の、強い、右肩に放散する心窩部正中の痛み、腹膜刺激症状、腹腔内の free air は穿孔を示唆。
- めまい、失神、吐血、黒色便は出血を示唆。

b．成人(胃潰瘍)

- 症状は十二指腸潰瘍と同様である。
- NSAIDs による潰瘍はしばしば無症状で、穿孔や出血が初発症状のことがある。
- 食後の心窩部痛は一般的ではない。すぐに満腹になる、悪心、嘔吐は幽門部閉塞を示唆。
- 体重減少は、良性でも悪性でも起こりうる。

c．小児(十二指腸潰瘍)

- 思春期までは稀である。出血や穿孔がよくみられる。
- 早期(20歳未満)に十二指腸潰瘍を発症した患者では 50％に家族歴がある。
- 慢性の腹痛を呈することがある。

❼ 可能性のある合併症[1]

- 25％の例で出血がある。10％は出血が初めの症状である。
- 穿孔は 5％未満。通常は NSAIDs 使用の場合である。

❽ 検査[1]

出血がなければ貧血は稀。便潜血が陽性であれば、大腸の評価が必要(特に 40 歳以上)。

❾ 特殊な検査[1]

H. pylori の血清学的検査、便中 *H. pylori* 抗原検査、迅速ウレアーゼ試験、尿素呼気試験。

❿ 画像検査[1]

- 内視鏡の方が X 線検査よりも正確。
- X 線検査における良性の胃潰瘍の所見は、潰瘍が粘膜面よりも外側に

出ている、X線透過性の帯（Hampton line）がある、潰瘍底が平行である、放射状に拡がる襞など。

1）診断のための手技[1)4)]
1．内視鏡（正確性＞95％）
2．バリウム造影（正確性 70〜90％）
3．粘膜生検、細胞診（悪性疾患を99％除外できる）

［*H. pylori* 診断］　日本の保険診療では、内視鏡または造影検査によって潰瘍が確認された症例が検査の対象。診断の検査は1種類しか認められていないが、陰性の場合はもう1種類追加可。

- 内視鏡の場合は迅速ウレアーゼ試験をまず行い、陰性の場合は鏡検法などを追加。
- 造影の場合は尿素呼気試験を行い、陰性の場合は血清 *H. pylori* 抗体、組織診、便中 *H. pylori* 抗原検査などを追加。

2．病気の経験を探る

解釈：「生活に問題があったのだろうか」

　実際に過労や悩みなどがあった場合は、そのことが関連している（いわゆる心身症である）ことを伝える。しかし多くの心身症の場合は、自分がストレスの状態にあることに気づいていないので、面接のときに質問することも必要。また喫煙、飲酒などが原因と思われる場合にはその指導がのちに必要となる。

期待：「原因を調べてほしい」「痛みを治してほしい」

　有症状で検査を希望している場合には、積極的に検査を行う。潰瘍があればその治療を行うことで症状も改善していくことを伝える。

感情：「がんの前兆であろうか」

　日本人では胃癌が多いため、このような不安を抱いてくる患者は多いと考えられる。まずは共感をもって接することが必要。心窩部痛があるからといって胃癌だけが原因ではないことを説明する。不安が強かったり、検査の希望があったりすれば内視鏡などを実施することも必要。

影響：「通院が必要な場合は仕事を調整しなければならない」

従来、消化性潰瘍は維持療法などで長期の通院が必要な場合が多かったが、もし H. pylori が陽性で、かつ除菌が成功すれば、多くの場合で服薬が不要となり通院の必要はないことを説明する。

3. ケアのオプション[1)]

[適切なケア]
- 新たな消化性潰瘍、消化性潰瘍の既往がある場合、MALT リンパ腫をもつ患者、他は健康であるが潰瘍様の心窩部痛をもつ患者では、H. pylori の検索を行うべきである。
- 心窩部痛をもち、若くて健康な患者では諸検査を省き治療を開始してもよいが、繰り返している症例、H. pylori の検査を考える症例、合併症が疑われる、体重減少、持続的な嘔吐、50歳を過ぎてからの発症などの場合は、内視鏡か造影を行う。
- 潰瘍からの出血が疑われる場合は、緊急の内視鏡と入院が必要である。

[一般的な治療]　NSAIDs の使用と精神的ストレスを減らす。禁煙指導を行う。

[外科治療]　出血、閉塞、穿孔などの合併症があるもの。

[食事]　通常の食事。刺激の強い食事は避ける。

[行動]　合併症がなければ制限は不要。

❶ 薬物療法[4)]

a．酸分泌の抑制

- プロトンポンプ阻害薬(PPI)……胃潰瘍 8 週間、十二指腸潰瘍 6 週間まで。

　　　オメプラゾール(オメプラゾン®、オメプラール®) 1 日 1 回 20 mg
　　　ランソプラゾール(タケプロン®) 1 日 1 回 30 mg
　　　ラベプラゾール(パリエット®) 1 日 1 回 10〜20 mg

- H_2受容体拮抗薬……8〜12 週間

　　　塩酸ラニチジン(ザンタック®) 150 mg 1 日 2 回、または 300 mg 就寝前
　　　ニザチジン(アシノン®、ニザトリック®) 150 mg 1 日 2 回、また

は 300 mg 就寝前

シメチジン(タガメット®) 400 mg 1 日 2 回、または 800 mg 就寝前、

ファモチジン(ガスター®) 20 mg 1 日 2 回、または 40 mg 就寝前

b．H. pylori の除菌

日本での保険適用治療薬は以下の方法である。

① ランソプラゾール(タケプロン®)(30 mg) 1 カプセル
　　または
オメプラゾール(オメプラゾン®、オメプラール®)(20 mg) 1 錠
を 1 日 2 回

② アモキシシリン(アモリン®、サワシリン®、パセトシン®)(250 mg) 3 カプセル(錠)を 1 日 2 回

③ クラリスロマイシン(クラリス®、クラリシッド®)(200 mg) 1 錠または 2 錠を 1 日 2 回

以上 3 剤を 1 週間。

c．H. pylori 陰性の潰瘍

ほとんどが NSAIDs によるものである。直ちに PPI で治療を開始し 4〜12 週行う。NSAIDs は中止するか、シクロオキシゲナーゼ(COX)-2 選択的阻害薬に変更する。

d．治癒しない再発性の潰瘍

高用量の H_2 拮抗薬または PPI、または外科治療を考慮。

❷ 注意[1]

- 腎不全(＜GFR 30 ml/min)では H_2 拮抗薬は 50％の量にする。マグネシウムを含む制酸薬は避ける。スクラルファートを食事時間から離して投与する。
- 耐性菌：クラリスロマイシン 10％、アモキシシリン 1〜2％
- 抗生剤の副作用：下痢 10％、悪心・嘔吐 20％、クラリスロマイシンによる味覚異常、発疹 5％(抗生剤を中止する)、偽膜性腸炎＜1％(バンコマイシンで治療する)、アナフィラキシー、Stevens-Johnson 症候群(稀)

❸ 代替薬[1]

- スクラルファート（アルサルミン®）：1回1～1.2g　1日3回
- 水酸化マグネシウム、水酸化アルミニウム（マーロックス®）などの制酸薬を食後1～3時間後に投与（1日4～7回）。

❹ 妊娠[1]

妊娠中はあまりみられない。H_2受容体拮抗薬とPPIの妊娠に対する安全性は確立されていない。スクラルファートと制酸剤は安全と考えられる。

●**こんなエビデンスがある**

1・H. pylori 除菌の効果は？

- *H. pylori* の除菌療法は、十二指腸潰瘍においては複数の、胃潰瘍においては1つのシステマティク・レビューで、酸分泌抑制治療に比較し1年後の再発を低下させることが示されている[5]。
- 非潰瘍性の心窩部痛（non-ulcer dyspepsia）では、プラセボと比較し *H. pylori* 除菌により3～12ヵ月の時点での症状が改善するという1つのシステマティックレビューがある[6]。

2・NSAIDs 潰瘍の予防

misoprostol は NSAIDs を投与されているリウマチ患者でプラセボと比較した RCT で、出血、穿孔、狭窄などの合併症を減らすことが示された。高用量の famotidine（1日40～80 mg）で内視鏡的に発見される潰瘍の頻度が減ることが示されているが、その多くは無症状であり、また misoprostol と比較されたものはない。PPIも潰瘍の予防効果があるが、misoprostol と比較するとやや効果が落ちる[7]。

4．家族のケア

時に入院治療が必要となるため、家族へさまざまな負担がかかることがあり、配慮が必要。

5. 患者教育[8]

- 「潰瘍」とは何か、原因は、診断のための検査、治療について説明し理解して頂く。
- *H. pylori* の除菌を行う場合は、方法や効果について理解して頂く。
- タバコ、鎮痛薬、カフェイン、アルコール、胸焼けがある場合は香辛料も避けるよう説明する。
- 吐血、下血、強い心窩部痛、体重減少、めまいや倦怠感、鎮痛薬を止めても痛みが軽減しない、背中まで痛くなる、などの症状があればできるだけ早く受診をして頂くよう説明する。

6. フォローアップ[1)4)]

- *H. pylori* の除菌率は 80〜90%。除菌判定は 4 週以降に。
- 症状が続く人や再燃した人は迅速ウレアーゼ試験、組織診、尿素呼気試験、便中抗原(治療後 7 日後では高い的中率である)などで除菌を確定する。
- 除菌がうまくいかなかった場合はクラリスロマイシンの代わりにメトロニダゾールを使うレジメが高い除菌率との報告があるが、日本ではメトロニダゾールは除菌の保険適応がない。
- 急性十二指腸潰瘍では、再発や合併症が疑われるとき以外は内視鏡や造影の再検は不要。
- 急性胃潰瘍：6〜12 週後に内視鏡を行い、改善がないか治りきってない潰瘍は悪性疾患の否定のため生検を行う。
- 治療に反応があったからといって悪性疾患は否定できない。

7. 紹介のタイミング[9]

- 出血、閉塞、穿孔、がんなどの合併症が疑われる場合。
- *H. pylori* 検索の必要はあるが、内視鏡や造影検査が実施できない医療機関の場合。

8. コストを考える[2)9)]

- *H. pylori* 陽性潰瘍では除菌せずに従来の治療を行うより除菌した方

が費用効果に優れる。
- 潰瘍を疑う症状がある患者では、非侵襲的な検査と抗生剤治療で *H. pylori* 除菌を行う方が、直ちに内視鏡検査を行うよりも経済的であることが示されている(日本では内視鏡か造影が必要)。

9．予防[1]

- *H. pylori* の除菌後、治療をまったくしなくとも再発率は 10％未満である。
- 維持療法(PPI または H₂ ブロッカーを使った)で潰瘍の再発を予防できるかは明らかではないが、再発のほとんどは *H. pylori* 陽性の患者に起こる。
- 出血性潰瘍は維持療法(*H. pylori* が除菌されていない潰瘍の場合は H₂ ブロッカーまたは PPI の)継続が必要である。
- NSAIDs 関連性潰瘍ではサリチル酸や NSAIDs を避け、もしどうしても NSAIDs が必要なときはミソプロストール(サイトテック®)か PPI を併用する。
- 潰瘍の危険を減らすため、NSAIDs の服用の前に *H. pylori* を除菌する。
- COX-2 選択性 NSAIDs は上部消化管潰瘍を有意に減らす。
- *H. pylori* の除菌が胃癌の危険を減らすことがわかっている。

10．症例(NBM)

55 歳、男性。建設業。これまでも胃潰瘍の再発を繰り返していた。喫煙は 20 本/日。鎮痛薬は服用していない。「痛いときは飲まなくてはと思うが、よくなるとついつい忘れがちになってやめちゃうんだよね」と話されていた。1 週間前から空腹時の差し込むような心窩部痛がみられていた。黒色便、嘔吐はなし。「前と同じような痛みなのでまた潰瘍ができたのではないか。いつもの薬をもらえば治るだろう。痛みが楽になるようにしてほしい」と考え診療所を受診。「胃カメラをやってもらおうと思い朝ごはんは食べないできた」とのこと。

バイタルサインに著変なし、眼瞼結膜に貧血を認めず、腹部にも圧痛は認めず。これまで潰瘍を繰り返していること、本人が検査希望にて絶食で来院していることから、同日内視鏡を施行し、胃角に活動期Ａ２の潰瘍がみられた。潰瘍の原因として *H. pylori* について説明し、「今後も繰り返す可能性があるので、菌を消す治療をした方が今後の再発が減るのでよいのではないか」と説明したところ、「そんないい治療があるなら是非やってほしい」と、検査が陽性であれば除菌を希望されたため、迅速ウレアーゼ検査を施行した。結果は陽性であった。ランソプラゾール、アモキシシリン、クラリスロマイシンを１週間投与し外来でフォローとなった。また禁煙を提案したところ、「胃が痛いため３日前から禁煙していた。やっぱり胃にはよくないだろうからね」とのことで、このまま禁煙を継続していくことで診療所としても支援することとなった。数日で心窩部痛は改善。薬終了後は特に薬剤は投与しなかったが、症状の再発はなかった。初回内視鏡時に行った生検はGroup Ｉと問題なし。２ヵ月後に内視鏡を再検、潰瘍は瘢痕期Ｓ２、尿素呼気試験も陰性で除菌が確認された。「今度は堂々と薬を飲まずにいられるので安心だ（笑）」と話された。

＜ポイント＞
・消化性潰瘍では症状がよくなると中断される患者が多かったが、*H. pylori* 陽性患者で除菌療法が成功すれば、長期の通院治療の必要がなくなる。
・この症例のように症状の悪化に合わせ禁煙を始めていたり、関心が高まっていたりする場合も多いのでその機会を逃さないことが重要である。
・除菌治療や禁煙の必要性について本人と共通の理解基盤を見い出して治療ができた。

11. まとめ

H. pylori 除菌治療の出現で潰瘍の治療は大きく様変わりした。日本で

はまだ保険上の制約があるが、患者と相談しながら積極的に進めていくことが重要である。内視鏡などを行っていない施設では、検査が可能な施設と連携をして診療にあたることが重要である。

（松井直樹、山田隆司）

参考文献

1) InfoRetriever；Peptic ulcer disease；5 Minutes Clinical Consult overview, 2004 summer(http：//www.infopoems.com/)
2) 科学的根拠(evidence)に基づく胃潰瘍診療ガイドラインの策定に関する研究班：胃潰瘍診療ガイドライン．じほう，東京，2003．
3) Soll AH, MD：Unusual causes of and diseases associated with peptic ulcer disease. UpToDate version 12.3(http：//www.uptodate.com/)
4) 日本ヘリコバクター学会ガイドライン作成委員会：*H. pylori* 感染の診断と治療のガイドライン．2003．
5) *H. pylori* Infection. Clinical Evidence issue 12, pp 644-647, December, 2004
6) *H. pylori* Infection. Clinical Evidence issue 12, p 651, December, 2004
7) Mark Feldman, MD：NSAIDs；Prevention and treatment of gastroduodenal toxicity. UpToDate version 12.3(http：//www.uptodate.com/)
8) American Academy of Family Physicians；Ulcers：What you can do to heal your ulcer, familydoctor. org, 2000(http：//familydoctor.org/186.xml)
9) University of Michigan Health system；Peptic ulcer Guideline, May 1999(http：//cme.med.umich.edu/pdf/guideline/pud.pdf)

II・よくみられる疾患

10 ウイルス性胃腸炎

重要事項

- ウイルス性胃腸炎の自然歴と、検査・静脈内輸液・入院の適応について理解し、専門医への紹介の適応を考える。
- 経口保水塩療法、食事の再開、授乳さらにその他のケアのオプションについて患者・家族と話し合う。
- 止痢剤の使用は慎重であるべきである。

1．疾患を探る[1]-[4]

❶疫学的特徴と臨床的特徴

急性感染性胃腸炎のうち、ほとんどがウイルス性であり、下痢便の培養で陽性となるのは 1.5〜5.6％ の患者のみである。ウイルス性胃腸炎の原因として重要なのはノロウイルス、ロタウイルス、腸管アデノウイルス、アストロウイルスの 4 つである。それぞれのウイルスによる胃腸炎の、罹患率と死亡率、流行性、季節性、アウトブレイクのセッティング、好発年齢、免疫と再感染、感染経路、潜伏期間、症状の特徴、宿主感受性、便中へのウイルス排泄などの臨床的特徴について表 27 に示す。

❷問診（電話相談/受診を含む）[5]-[7]

表 27 の特徴を踏まえ、以下の内容について問診を行う。

- 基礎疾患はないか。
- 病人との接触はないか、周囲の人の発病はないか。
- 保育施設、学校、外食などの家の外での曝露はなかったか。
- 症状はどのくらい続いているのか。
- 便の中に血液や粘液はあるか。
- 発熱はないか。

さらに、患者が 5 歳以下の乳幼児である場合は、小児における 5％ 以上の脱水を評価するための親からの情報の検査特性（表 28）を理解しつつ、

以下の問診を行う。
- 活動性はどうか、ぐったりしていないか。
- 食事や水分などの経口摂取はできているか。
- 下痢や嘔吐の回数は？　そのうち最近12時間以内ではどうか？
- 尿の回数は？　尿の量が減っていないか？
- 泣き方が弱くないか？　泣くときに涙は出ているか？
- 唇や口の中が乾いていないか？

　特に胃腸炎の小児の入院あるいは死亡のリスクを高める因子として以下のものがあり、これらは治療開始前に認識しておくべきである。
- 年齢が1歳6ヵ月以下。
- 経済的に貧困である。
- 低栄養状態
- 免疫不全
- 基礎疾患がある。
- 両親の能力が乏しい。

　これらの危険因子の中で、1つ以上該当するものがあれば臨床的に重篤な脱水症が、特にロタウイルスの初感染時に、発症後6時間以内に起こりうる。

❸ 身体診察[3)5)6)8)]

- 医師は身体診察によって、意識レベル、バイタルサイン、脱水の徴候、活動性、限局性の腹痛、髄膜刺激徴候を評価することができる。急性虫垂炎、腸重積症、その他の腸閉塞、細菌性敗血症、髄膜炎といった疾患は、発症後1あるいは2日目には急性胃腸炎と間違えうるが、これらの疾患を除外することが特に小児において重要である。
- 特に乳幼児においては脱水の重症度評価が重要である。1ヵ月〜5歳の小児における5%以上の脱水症を予測する個々の所見を表29に示すが、その中で、最も有用なのは、Capillary refill 時間（※1）の延長、皮膚ツルゴールの異常（※2）、呼吸パターンの異常（※3）の評価やその他の所見の組み合わせである。

表27 ● ウイルス性胃腸炎の原因となる主要な4ウイルスの臨床的特徴

	ノロウイルス	ロタウイルス	腸管アデノウイルス	アストロウイルス
罹患率と入院率、死亡率	米国では年間2,300万人が発症、5万人が入院、300人が死亡(死亡者のうち最も多いのは高齢者)。小児の非細菌性胃腸炎による入院の5～15%	米国では年間270万の小児が発症、50万人が受診、5万人が入院、約30人が死亡。欧米のデータでは5歳以下の小児の20～80人に1人が毎年本症で入院。小児の非細菌性胃腸炎による入院の約50%。	小児の非細菌性胃腸炎による入院の5～15%	小児の非細菌性胃腸炎による入院の5～15%
流行性	流行性強い。非細菌性胃腸炎のアウトブレイクの93～96%を占める。	冬季にあり。	散発性の小児の胃腸炎の約3～10%	散発性の小児の下痢の約3～9%
季節性	冬季に小さなピークがある報告もあるが、1年中いつでも発症する。	温帯地方では冬季に多い。	夏に多い。	温帯地方では冬季
アウトブレイクの場所	レストランや食事提供を伴うイベント、長期養護施設、病院、託児所など。	保育施設など。		
好発年齢	小児～高齢者まで全年齢層	乳幼児	主に2歳以下	小児
免疫と再感染	若い成人の90%以上が抗体をもつが、免疫が持続せず、再感染はよくある。	3歳までにほとんどの小児が感染している。年長児や成人における再感染はたいてい無症候性だが、時に重篤。	不詳	不詳
感染経路	糞口、汚染された食品(貝、サラダ、アイスクリーム、クッキー、サンドイッチ、果物)や水、吐物中のウイルス粒子の飛沫。感染性が強く、10～100個のウイルス粒子でも感染する。	糞口、汚染された玩具からの接触など。	糞口	糞口、汚染された食品や水。
潜伏期間	24～48時間(16～72時間)	48時間以内(通常1～3日)	8～10日	3～4日

表27 ●(続き)

	ノロウイルス	ロタウイルス	腸管アデノウイルス	アストロウイルス
症状の特徴	最初に腹部疝痛 and/or 嘔気が生じ、ほとんどの患者が嘔吐と下痢の両方を呈する。全身の筋肉痛や倦怠感、頭痛といった全身症状が目立ち、38℃台の発熱が約半数にみられる。回復までに2~3日かかる。	通常嘔気と発熱が先行するかまたは同時に下痢が起こる。脱水、電解質異常、アシドーシスが生じる。感染した小児の重症例では、2.5%が入院を要する。入院を必要とする小児の胃腸炎の約40%を占める。	回復までに5~12日間かかる。	下痢、頭痛、倦怠感、嘔気を呈し、しばしば微熱も伴うが、嘔吐は少ない。回復までに2~3日かかる。
				AIDS患者や高齢施設入所患者に多い。
宿主感受性	血液型で感受性が異なり、O型が感染しやすく(OR 11.8, 95%CI : 1.3-103)、B型は感染しにくい。	乳幼児の初感染が重症化しやすい。		不詳
便中へのウイルス排泄	発症後24~48時間で最大となり、72時間以降はほとんどなくなるが、病気の発症後3週間まで26%の患者に検出されたとの報告もある。	一般的に下痢発症前から排泄され、約10~12日間続く。	不詳	

(主に文献1)~4)より要約)

第3部　よくみられる問題のケア

表28 ● 小児における5%以上の脱水を評価するための親からの情報の検査特性

検査(所見)名	Positive Likelihood Ratio	Negative Likelihood Ratio	感度	特異度
尿量の減少	1.34	0.040	99%	26%
12時間以内の下痢の既往	1.32	0.470	82%	38%
下痢の既往	1.26	0.320	91%	28%
涙の減少	1.21	0.360	91%	25%
経口摂取量の減少	1.21	0.060	99%	18%
嘔吐の既往	1.02	0.330	99%	3%
12時間以内の嘔吐の既往	0.78	4.500	73%	6%
泣き方が弱い	0.74	1.700	54%	27%

(文献6)より一部抜粋)

表29 ● 小児における5%以上の脱水を評価するための身体所見の検査特性

検査(所見)名	Positive Likelihood Ratio	Negative Likelihood Ratio	感度	特異度
Capillary refill時間(※1)の延長	4.10	0.570	60%	85%
皮膚ツルゴールの異常(※2)	2.50	0.660	58%	76%
呼吸パターンの異常(※3)	2.00	0.760	43%	79%
涙が出ない	2.30	0.540	63%	68%
四肢が冷たい	2.00	0.950	10%	95%
全体的に見た目が悪い	1.90	0.460	80%	45%
陥凹した眼球	1.70	0.490	75%	52%
粘膜の乾燥	1.70	0.410	86%	44%
脈が弱い	1.50	0.940	15%	90%
涙の減少(看護師)	1.48	0.030	99%	33%
脈拍の増加	1.30	0.820	52%	58%
泣き方が弱い(看護師)	1.14	0.960	25%	78%
陥凹した大泉門	0.90	1.120	49%	54%

※1．暖かい部屋で、心臓の高さにおいた小児の指をゆっくりと圧迫後にすばやく離し、蒼白→ピンクに戻る時間が2秒以上、正常は1.5～2秒以内。
※2．小児の臍のレベルの側腹部の皮膚をつまんだあと、すぐに元に戻るかどうか。
※3．他の呼吸器系の症状を伴わない、深くて速い呼吸。
(文献6)より一部抜粋)

II・10 ウイルス性胃腸炎

表30 ● 各重症度による乳幼児の脱水症の身体所見

	軽症(<5%)	中等症(6〜10%)	重症(>10%)
脈拍	完全な脈で、正常	速拍	速拍で弱い
収縮期血圧	正常	正常〜低い	ショック
排尿	やや減少	著明に減少	無尿
口腔粘膜	粘着性あり〜やや乾燥	乾燥	カラカラに乾燥
大泉門	正常	陥凹	著明に陥凹
眼球	正常	陥凹	著明に陥凹
皮膚ツルゴール	正常	減少	テント状
皮膚	正常	冷たい	冷たい、まだら状、先端チアノーゼ
全身症状・徴候	口渇が増す	倦怠感、易刺激性	うめく、頻呼吸、ぐったりする、昏睡

(文献5)の table 1 による)

表31 ● 急性胃腸炎の原因としてウイルス性と他の感染性病原体を鑑別することにおける便中白血球検査の有用性

原因	タイプ	頻度(%)
ウイルス	もしあったとしても多形核白血球	0〜10
コレラ菌、EHEC、ETEC、EPEC、ランブル鞭毛虫	もしあったとしても多形核白血球	0〜10
赤痢、サルモネラ(チフス以外)、カンピロバクター・ジェジュニ、クロストリジウム・ディフィシレ	多形核白血球	90〜100
腸炎エルシニア、腸炎ビブリオ	多形核白血球	いろいろ
チフス菌	単核白血球	100
アメーバ赤痢	単核白血球	100
潰瘍性大腸炎	好酸球	100

(文献3)の table 5 による)

- 重症度による乳幼児の脱水の身体所見を**表30**に示す。

4 検査[3)8)]

- 便中の血液や粘液はウイルス性胃腸炎ではほとんど認められず、これらの存在は細菌性あるいは寄生虫性の感染を示唆する。便中の白血球

はWright染色による便のスメアで調べることができる。便中の血液や白血球の有無やその形状に関する病歴や検査(**表31**)によって、下痢がウイルス性であると考えられれば、便培養はコストのかかる無駄な検査かも知れない。

- A群ロタウイルスと腸管アデノウイルスが迅速検査で検出できるが、コストがかかり不要かも知れない。
- 血液検査は、下痢が炎症性、非炎症性かを鑑別するのに有用ではないが、血糖、クレアチニン、電解質(ナトリウム、カリウムなど)、さらにHCO_3は、脱水や酸塩基平衡の評価に有用である。

2. 病気の経験を探る

　病気についての解釈(心身に起こった変化についてどのように理解しているか)、期待(そのことについて何を希望し何を恐れているか)、感情(どんな気持ちでいるか)、影響(自分や家族、仕事などへの影響は何か)をたずねたり、感じたりすることで、どのように苦しいのかを理解することが患者中心の医療の方法の大事なステップである。患者が子どもの場合は、その家族(母親の場合が多い)の気持ちを理解することが大事である。

解釈：「昨日から嘔吐と下痢でぐったりしているが、今流行っている胃腸炎だろうか？」

期待：「早くよくなってほしい」

感情：「昨晩は1時間に1回くらい吐いていて、ほとんど寝てない。疲れきっている」

影響：「入院が必要だろうか？　4歳の兄にうつらないだろうか？」

3. ケアのオプション[7)-9)]

<一般原則>

　ウイルス性胃腸炎の経過はself-limitingであるため、治療の目的は下痢によって喪失した水分と電解質の補給である。ほとんどの患者は家庭で経口補水塩療法(ORT)で治療することができる。

❶ ORT

軽度〜中等度の脱水は、たとえ嘔吐が続いているときであっても、ORTで治療しうる。ORTはいつでも、安全に、費用がかからず、治療の開始時に患者の血清ナトリウムがどうであろうと行うことができる。ソリタT顆粒2号®、3号®のようなORT製剤が軽症または中等症の脱水症などに保険適応になっており、それぞれのナトリウム濃度は60と35 mEq/lである。

1. 世界保健機構(WHO)は、簡単に手に入る材料を用いたORTのつくり方を推奨している。塩を小さじ3/4杯、砂糖を大さじ4杯、重曹を小さじ1杯、オレンジジュース1カップ、上水1l。この溶液はナトリウム濃度は比較的高く(90 mmol/l)、ナトリウムと水の貯留に関して心配ならば、塩を減らすべきである。
2. ORT溶液として、市販されているイオン飲料・スポーツドリンクでも代用できるが、WHOが推奨する塩分濃度の約1/3〜1/2程度である(アクアライト、ポカリスエットのナトリウム濃度はそれぞれ30、21 mEq/l)。

❷ 経静脈的輸液

ORTはより重症の脱水に行ってもよいが、ショックや尿毒症、イレウス、あるいは1時間あたり10 ml/kg以上の水分喪失の徴候がある場合、あるいは患者が経口的に水分補給することができないならば、経静脈的輸液(ブドウ糖入りの生理食塩水か1/2生食水、あるいはソリタT1号®など)による治療を必要とする。小児は、脱水状態が適切に補正されるように、注意深く評価されなければならない。体重をモニターすべきで、より重症の脱水があれば電解質を測定すべきである。小児の場合は、投与する輸液の量は体重や体表面積、脱水の程度によって、個々に計算されるべきある(**表32**)。

経静脈的輸液の期間は一般的に3つの段階に分けられる。重症の脱水では、最初の段階では、正常血圧と完全な脈を回復するように最初の30分〜1時間で10 ml/kgのブドウ糖入りの生食水あるいはソリタT1号®などの低張電解質輸液開始(1号)液を急速静注する。同時に、経静脈

表32 ● 1日に必要な維持輸液量を計算するための簡便なアルゴリズム

体重	1日あたりの必要な輸液量	例
1〜10 kg	100 ml/kg	体重 5 kg では 500 ml/日
11〜20 kg	1000 ml+50 ml/kg (10 kg を超える kg ごと)	体重 15 kg では 1250 ml/日
20 kg 以上	1500 ml+20 ml/kg (20 kg を超える kg ごと)	体重 25 kg では 1600 ml/日

(文献 7)の table 1 を一部引用)

的輸液の第二段階として、ブドウ糖入りの1/2生食水あるいはソリタT1号® などを開始(継続)する。第二段階の輸液は、喪失量の1/2の量に維持輸液に必要な量の1/3を加えた量を、最初の8時間で投与すべきである。第三段階として、喪失量の残りの1/2と維持輸液に必要な量の2/3を加えた量を、次の16時間に投与すべきである。

輸液中のナトリウムとカリウムの含量は、血液検査でのそれぞれの濃度がわかり、排尿が確認されれば、変えられるべきであり、変えるタイミングとしては再水和の第三段階開始時までに行うべきである。通常行うのは、カリウムを 20 mEq/l 増やし、ナトリウムを 40 mEq/l 減らすことであり、これは具体的にはソリタT3号® などの維持(3号)液に変えることと一致する。重度のアシドーシスや再水和に反応しないアシドーシスがある場合には経静脈的に重炭酸塩を投与することで大抵改善する。高ナトリウム血症を伴う脱水(ナトリウム濃度>155 mEq/l)では2倍の時間をかけて再水和すべきである。血清ナトリウム濃度は24時間以内に 10 mEq/l 以上下げないようにすべきである。

❸ リフィーディング(栄養補給)

食事の再開方法は、以下のようにまとめられる。

1. ORT は、たとえ嘔気や嘔吐があっても、下痢が続いている間は続けることができる。
2. 授乳中の乳児であれば、ORT に加えて、中断せずに授乳を続けるべきである。
3. 人工乳栄養の乳児は、6〜24時間の ORT 後に、ラクトース(乳糖)除去乳(ラクトレス®、ノンラクト®、ラクトフリー® など)を通常濃

で再開すべきである。American Academy of Pediatrics は1：1希釈で開始し、徐々に通常濃度にするよう推奨している。もし下痢がひどくなるようならば、ORT に戻して、徐々に希釈したミルクにし、6～72時間かけて通常濃度にする。
4．離乳した小児では、最初は粥食やうどん、バナナのよな食べ物を少量から開始するのがよいが、ラクトース（乳糖）を含む食べ物、カフェイン、生の果物は 24～48 時間は避けるべきである。

❹止痢剤

　止痢剤は慎重に用いるべきである。米国小児科学会（AAP）は、小児の下痢の治療においては補液/水分補給が最も重要であるという理由で、1ヵ月～5歳のまでの小児における急性の下痢の対症療法として、ロペラミド、次サリチル酸ビスマス、抗コリン薬、吸着剤、オピエイト、乳酸菌含有化合物といった薬物を推奨していない。
1．抗コリン薬は一般的には無効で、小児には禁忌である。
2．カオリン（ミネラルを多く含む泥の一種）とペクチン（Kaopectate＝止瀉薬）のような吸着剤［日本では天然ケイ酸アルミニウム（アドソルビン®）に相当するかも知れない］を使うと、より形のある便になるかも知れないが、実質的には体液喪失を減らさないし、下痢の期間も短縮しない。
3．サリチル酸ビスマスは、ノロウイルスによって生じる腹部疝痛の重症度と期間を減らすが、排便の回数や量、便中の水分量の程度、あるいは排泄されるウイルス量には、影響を与えない。次サリチル酸ビスマスが、急性の水様性下痢を呈する疾患の小児における下痢の量と入院期間を減らした、という研究も1つある。
4．乳酸菌のようなプロバイオティックスは、その臨床効果に大きな可能性があるが、現時点では、小児において一般的に使用されることに関しては推奨されていない。
5．ロペラミド（ロペミン®）や硫酸アトロピンのような腸運動抑制薬は、腸の運動を抑制し、胃腸炎に関連する腹痛を起こす膨満を減らすことによって効果がある。ロペラミドは小児の下痢において、腹部疝

痛と排便回数を減らしたが腸からの体液喪失は減らさなかった。副作用には、眠気、頻脈、麻痺性イレウスがある。腸運動抑制薬は、細菌性赤痢のような一部の細菌性疾患に関連した病的状態を増悪させるため、乳児には避けるべきであり、もし年長児や成人に投与するとしても慎重に投与すべきである。

5 ウイルス特異的治療

1. 現在のところウイルス性胃腸炎の治療に使用できる抗ウイルス薬はない。
2. ロタウイルスに対する抗体を含む免疫グロブリンは慢性ロタウイルス感染症になっている免疫不全の小児には使用することができるが、現在のところ正常免疫の小児には推奨されていない。

●こんなエビデンスがある[12]

1・経静脈輸液と経口輸液(経口補水塩療法)の比較

発展途上国における、軽症〜中等症の脱水の小児を対象とした1件のシステマティック・レビューと2件のRCTによれば、経口輸液と経静脈輸液とで、下痢の持続時間、入院期間、あるいは退院時の体重増加に有意差は見い出されなかった。救急診療部における軽症〜中等症の脱水の小児を対象とした1件のRCTによれば、経口輸液は救急診療部での滞在期間を減らした(225分対358分)が、経静脈輸液と比較して入院期間を有意には減らさなかった。発展途上国における重症の脱水の小児を対象とした1件のRCTによれば、経口輸液は経静脈輸液と比較して、下痢の持続期間を減らし(4.8日対5.5日；差0.7日；$P<0.01$)、退院時の体重を増加し(8.9%対7.3%；$P<0.001$)、より少ない副作用と関連があった。

2・乳糖非含有栄養は下痢の持続時間の短縮に有効?

1件のシステマティック・レビューとその後の複数のRCTから、軽度〜重度の脱水を伴う小児において、乳糖非含有栄養では乳糖含有栄養に比べて下痢の持続時間が短縮することが見い出された。

A）9件のRCT；経口輸液療法を受け、軽度脱水がある、または脱水のない小児826例；乳糖含有群92時間に対し、乳糖非含有群88時間；研究開始後のSMD 0.2時間；P＝0.001。
B）上記以外に固形食を与えた小児を含めていた3件のRCTを除外しても、乳糖非含有栄養では乳糖含有栄養に比べて下痢の持続時間が有意に短縮(6件のRCT；小児604例；乳糖含有群95時間 対 乳糖非含有群82時間；SMD 0.3時間；P＜0.001)。

3・ロペラミドの有益性と有害性は？

軽度から中等度の脱水の小児を対象とした2件のRCTから、ロペラミドはプラセボに比べて下痢の持続時間を有意に短縮することが見い出された[最大規模のRCT、小児315例；投与後24時間時点で下痢が存在するリスク、ロペラミド36/100(36％)対プラセボ112/203(55％)；RR 0.83、95％CI 0.73〜0.94]。しかし、別の1件のRCTによれば、ロペラミドとプラセボで下痢の持続時間に有意差は見い出されなかった。有害作用のリスクを評価するには不十分なエビデンスしかみつからなかった。

4・経鼻胃管輸液と経静脈輸液の比較

米国で行われた2件のRCTがあるが結果が異なっている。最初の小さなRCT(2〜24ヵ月の中等度の脱水の小児24人)では、経鼻胃管輸液が経静脈輸液と比較して下痢の持続時間(23.3時間 対 43.9時間；P＜0.05)と入院期間(1.8日 対 2.8日；P＜0.05)を有意に短縮させた。2つめのRCT(3〜36ヵ月の中等度の脱水の小児96人、ITT解析ではない)では、排便に関しては差がなかった。しかし経静脈輸液が経鼻胃管輸液と比較して体重増加率を有意に増加させた(経鼻胃管輸液群2.21％ 対 経静脈輸液群3.58％；P＝0.007)。このことは解釈が難しいが経静脈輸液の方が再水和が速いということを示唆しているのかも知れない。

4. 家族のケア

患者が小児である場合、その面倒をみている家族(母親であることが多い)の疲労や解釈モデルに配慮したケアが必要である。後述の NBM を参照。

5. 患者教育

- 経口補水塩療法もしくは重症の場合は経静脈的輸液が治療の中心であること、なんらかの止痢剤を処方する場合でもそれが治療の中心ではないことを理解してもらう。
- 食事の再開について、その時期と方法について理解してもらう。
- 患者が授乳中の乳児である場合、授乳継続の必要性について理解してもらう。
- 感染拡大の予防方法について理解してもらう。

6. フォローアップ

❶予後・自然歴[1]

ウイルス性胃腸炎の経過は基本的には self-limiting である。

しかしウイルス性胃腸炎は発展途上国では注目すべき死亡原因となっている。ロタウイルスだけをとってみても、世界中で年間約 1.3 億人の乳幼児が罹患し、60〜80 万人の死亡している。これは感染性下痢による全死亡の約 1/4 である。

❷フォローアップ

軽症〜中等症の、経静脈的輸液が必要でないと判断した患者では、基本的には疾患経過は 1〜数日で回復すると考えられるため、症状悪化時の再診の支持のみで十分と考えられる。しかし、重症化の危険因子(1 歳 6 ヵ月以下、経済的に貧困、低栄養状態、免疫不全、基礎疾患あり、両親の能力が乏しい)のうちどれか 1 つでもあれば、特にロタウイルスの初感染が疑われる場合、今後 6 時間以内に重症化する可能性があり、6 時間以内の(電話)再診を指示しておく方が望ましい。基礎疾患をもつ高齢患者(通常ノロウイルスによる)に対しても翌朝の電話再診を指示した方がい

いかも知れない。

重症患者では時間単位の頻回なフォローアップが必要である。

7．紹介のタイミング[7]

専門医に患者を紹介(refer)する決断は、重症の脱水症や代謝異常をその医師が治療した経験によって導かれるだろう。紹介(refer)ための絶対的な適応は存在しない。多臓器不全がある場合、予想どおりに治療に反応しない場合、複数の疾患がある場合、免疫不全がある場合、治療や疾病の経過を悪化させる基礎疾患がある場合はコンサルテーションすべきである。紹介(refer)した方がよりふさわしい状況としては、以下の場合が含まれる。

- 通常の治療に反応せず、下痢が長引く(7日間以上)。
- 循環動態が不安定になるような重症の脱水症がある。
- 再水和に長時間を要する高ナトリウム血症の脱水。
- 痙攣、血圧低下、吐血、血便、12時間以上の無尿といった重篤な合併症に関連するような場合。
- 免疫不全宿主

8．コストを考える[1]

マクロ的には、米国においてロタウイルスによる下痢のために毎年直接的な医療費として3億ドル以上かかっており経済全体における影響は10億ドルとの見積もりもある。

個々のケースにおいては、患者の脱水の程度が軽症〜中等症であれば、そのself-limitedな経過を考えれば、原因を明らかにするための便の検査(ロタウイルス抗原検査や便培養など)、血液検査はコストのかかる不要な検査かも知れない。またその場合の治療も家庭で利用可能なORT溶液(自宅でつくる溶液やイオン飲料、スポーツドリンクなど)の摂取を勧めればコストをさらに抑えることは可能である。止痢剤はその有効性と副作用から判断すると、特に小児においてコストのかかる不要な処方かも知れない。

9. 予防[7)-10)]

❶感染対策、ウイルス不活化

1. 長期養護施設でウイルス性胃腸炎が流行した場合（通常はノロウイルスによる）では、標準的な安全対策として、注意深い手洗いと手袋の着用などが必要である。
2. ウイルス性胃腸炎に限ったものではないが、石鹸による手洗いが下痢のリスクを 47％ 減らしたというメタアナリシスがある。
3. 小児におけるウイルス性胃腸炎の予防方法は、手の衛生状態、適切なおむつの処理、二重のおむつの使用、適切な便の処理、その他の感染コントロール方法、さらに患児が入院あるいはその他の施設にいる場合はその患児を注意深く観察することにかかっている。
4. 便をおむつまたはトイレに処理できないロタウイルス性下痢症の小児は、下痢が消退するまで保育施設へ出席させてはいけない。
5. 食品取扱者の衛生管理においては、便中へのウイルス排泄期間がノロウイルスの場合で発症後 24〜48 時間で最大となり、72 時間以降はほとんどなくなるが、病気の発症後 3 週間まで 26％ の患者に検出されたとの報告もあるため、症状改善後もしばらくの間は直接食品を取り扱う作業をさせないようにすべきある[11)]。職場復帰の具体的時期についてアドバイスを求められた場合は、現時点では明確な時期を指定できるエビデンス（費用対効果も含む）がなく、保健所に助言を求めるのが賢明であろう。

❷受動免疫法

1. ロタウイルス感染症の予防方法として受動免疫法があるが、その最も自然な形は授乳であり、これによりロタウイルス抗体が乳児に運ばれる。母乳栄養によって重篤なロタウイルス性の下痢から乳児が守られるかどうかは論争がある。母乳栄養が保護作用があるといういくつかのエビデンスがある一方、保護作用は完璧ではなく、すべての乳児にみられることでもない。ある研究では、ロタウイルスの院内感染予防において、乳酸菌 GG の投与の有効性ではなく、母乳栄養の有効性が示された。

❸ワクチン開発

1．ロタウイルスとノロウイルスに対するワクチン開発への取り組みが進行中であり、現在日本で摂取可能なワクチンはない。
2．1998年8月に米国FDAはロタウイルスの生ワクチンを認可した。しかしながら、Advisory Committee on Immunization Practices (ACIP)は、ワクチン接種後に何人かの乳児に発症した腸重積症との関連により、もうワクチンを使用すべきでないと推奨し、FDAの認可も取り消された。
3．興味深いことに、子羊株のロタウイルスに由来するロタウイルスワクチンが中国で認可されているが、その有効性に関する詳細なデータは不足している。

❹感染予防のための家庭での注意点

1．調理の前、食事の前、用便後や汚物を触ったあとには、手指をよく洗うこと。
2．用便後、手を洗うまでに触れるところ(トイレのドアノブなど)や、吐物や便の飛沫がつきやすいところ(便器、床)はこまめに清掃すること。
3．野菜や果物などの生鮮食品は十分に洗浄すること。
4．加熱して食べる食品は、中心部まで十分に加熱すること(85℃で1分以上)。
5．食器具や子どもが口に入れるおもちゃなどは十分に洗浄すること。
6．以上のことを、患者がいる家庭ではノロウイルスが疑われる場合で下痢消退後もしばらく(ハイリスクの同居人がいる場合はその後も2〜3週間以上)、ロタウイルスが疑われる場合にほかに3歳以下の乳幼児がいる家庭で下痢消退後10〜12日間まで特に徹底する。

10. 症例（NBM）

　受診時刻は午前 10 時。患者は 1 歳 2 ヵ月。基礎疾患のない、母乳授乳中の男児。4 歳の兄と保育園に通っている。家族は患者を抱いている母親とその夫を含め 4 人暮らし。家族全員がふだん当院をかかりつけにしている。母親の話では、「昨晩から 38℃の発熱に加え、1 時間ごとに嘔吐が続き（計 6〜7 回）、今朝 7 時頃からは熱もなく嘔吐も治まっているが、かわりに水様性下痢が始まりこれまでに 3 回あった、今も元気がない」とのことである。さらに数日前から保育園に通う別の子ども数人が、地域中核病院の小児科でロタウイルス性胃腸炎と診断を受け、点滴治療を受けていると保育園の先生から聞いていたようだ。兄は 1 歳のときロタウイルス性胃腸炎で入院したことがあり、「今度はこの子が入院なんてことになると…」「また兄ちゃんの方に感染するなんてことはないですよね…」と心配。「兄ちゃんのときのようにひどくならないように、点滴してやってほしい」との希望も確認できた。患者は病歴と身体所見からは中等症の脱水症を伴うロタウイルス感染症と予想された。

　まず、母親が一晩ほとんど眠らずに看病したことに関して、「大変でしたね」と声をかけつつ、患者は現在中等症であることから、

　①まず自宅で授乳を継続すること

　②アクアライトやポカリスエットを少量ずつ頻回に与えてみること

を指示し、さらに年齢（1 歳 2 ヵ月）の危険因子があり、今後 6 時間以内に重症化する可能性があることを念頭におき、

　③同日午後 4 時からの外来診療時間までに電話で必ず経過を連絡すること

　④もし必要ならその時点で点滴をする予定であること

を指示/説明したが、母親の表情がさえないため、「もし心配なら今から 1 本点滴しておいてもよいですが」と説明すると、「ぜひ、そうして下さい」とのことである。

　ソリタ T 1 号® 200 ml を点滴開始しつつ、次に、兄への再感染に

関しては、
　⑤感染しても免疫があり、大抵無症状である可能性が高いこと
　⑥念のため自宅でできる感染予防方法(前述の「予防」-4の内容)を実行すること

を指示し、リーフレット『家族が流行性ウイルス性胃腸炎にかかったら』(図1)を渡し、点滴終了後帰宅して頂いた。

同日午後6時前、母親から電話があり、「母乳もポカリスエットも少しずつ飲ませている。下痢はあれから2回あったが、吐くのは1回もなく、朝より元気になってきた」とのこと。

　⑦今日はこのまま様子をみてもよいこと
　⑧明日再診もしくは、完全に回復したと思える場合でも電話受診すること
　⑨順調なら、明朝から粥食やうどん、バナナなどを少量から開始するのがよいが、乳糖を含む食べ物、カフェイン、生の果物は24～48時間は避けるべきであること
　⑩明日すっかり元気になったとしても、保育園登園は下痢が治まるまでは控えること
　⑪自宅内での感染予防策は下痢治癒後も10日間は続けた方が望ましいこと

(⑨～⑪に関しても上述のリーフレットに書いてある)を説明した。

<ポイント>

患者が小児の場合、母親のケアは重要である。子どもを心配し夜も眠らず看病していることに共感の言葉をかけることは、良好な医師-母親関係を築く第一歩になるかも知れない。問診や病状説明といった会話やそのときの表情、雰囲気の中で母親の感情を理解し、解釈や期待を聞いたり感じたりすることが重要である。初診のときは難しいことも多いが、継続してかかわることが多い家庭医にはその能力や努力は必然的に求められる。「いつでも気軽に相談して下さい」というメッセージを伝えることは家庭医にとって非常に大切なことである。

表33 ●家族が流行性ウイルス性胃腸炎にかかったら

1. 感染経路
ほとんどが経口感染で、次のような感染様式があると考えられています。
- ◆ 患者の糞便や吐物から二次感染した場合
- ◆ 保育施設や家庭での汚染された玩具などの接触
- ◆ ノロウイルスの場合食品取扱者(食品の製造などに従事する者、飲食店における調理従事者、家庭で調理を行う者などが含まれます)が感染しており、その者を介して汚染した食品を食べた場合
  - ・汚染されていた貝類を、生あるいは十分に加熱調理しないで食べた場合
  - ・家庭や共同生活施設など人同士の接触する機会が多い所では人から人へ直接感染するケースもあると考えられている。

2. 症状

	ノロウイルス	ロタウイルス
感染しやすい人	乳幼児から成人、高齢者まですべての年齢層	乳幼児
潜伏期間	24~48時間(16~72時間)	48時間以内(通常1~3日)
症状の特徴	最初に腹痛や嘔気が生じ、ほとんどの患者が嘔吐と下痢の両方が起こる。全身の筋肉痛や倦怠感、頭痛といった全身症状が目立ち、38℃台の発熱が約半数にみられる。回復までに2~3日かかる。	ふつう嘔気と発熱が最初に起こるかまたは同時に下痢が起こる。感染した小児のうち2.5%が入院を要する。

3. 治療
　ウイルス性胃腸炎に効く抗ウイルス薬はありません。治療の中心は、下痢止めや整腸剤などの内服薬ではなく、いかに水分を補給するかです。
授乳中の乳児は、授乳を続けましょう。
1. まずはアクアライトやポカリスエットなどのイオン飲料を少量ずつ頻回に与えてみましょう。これはたとえ嘔気や嘔吐があっても、下痢が続いている間は続けてOKです。
2. 人工乳栄養の乳児は、6~24時間ポカリスエットを与えたあとに、ラクトース(乳糖)除去乳(市販名:ラクトレス、ノンラクト、ラクトフリーなど)を半分に希釈するかそのままの濃度で再開し、徐々に通常濃度に戻しましょう。もし下痢がひどくなるようならば、ポカリスエットに戻して、徐々に希釈したミルクにし、6~72時間かけて通常濃度にしましょう。

※離乳した小児では、最初は粥食やうどん、バナナなどを少量から開始するのがよい。

4. 家庭内での感染拡大予防のための注意点
A) 調理の前、食事の前、用便後や汚物を触ったあとには手指を石鹸でよく洗うこと。

B）用便後、手を洗うまでに触れるところ（トイレのドアノブなど）や、吐物や便の飛沫がつきやすいところ（便器、床）は、こまめに清掃すること。
C）患者の吐物や糞便を処理するときには、使い捨てのマスクと手袋を着用し、ペーパータオルなどで静かに拭き取る。ノロウイルスは乾燥すると容易に空中に漂い、これが口に入って感染することがあるので、吐物や糞便は乾燥させないことが重要です。
D）野菜や果物などの生鮮食品は十分に洗浄すること。
E）加熱して食べる食品は中心部まで十分に加熱すること（85℃で1分以上）。
F）食器具や子どもが口に入れるおもちゃなどは十分に洗浄後、可能なら次亜塩素酸ナトリウム（下記の希釈した塩素系漂白剤など）などで消毒すること。
G）以上のことを、患者がいる家庭では、ノロウイルスが疑われる場合で下痢消退後も最低2日間（介護を要する高齢者などがいる場合は万全を期すためにはその後も2〜3週間以上）、ロタウイルスが疑われる場合に他に3歳以下の乳幼児がいる家庭で下痢消退後10〜12日間まで特に徹底する。

5．地域での感染拡大予防のための注意点
・お子さんが元気になっても、下痢が治るまでは保育施設には出席させない。
・調理施設に従事される方は、下痢が治まったあとも時には1ヵ月近くウイルス（ノロウイルス）の排泄が続くことがあるので、職場復帰に際しては十分注意する（しばらく直接食品を取り扱う作業をしない、など）。

6．ウイルスの失活させる消毒方法は次の2通りです。
◆加熱
・食品の中心温度85℃以上で1分間以上の加熱。
・まな板、包丁、へら、食器、ふきん、タオルなどは熱湯（85℃以上）で1分以上加熱。
◆次亜塩素酸ナトリウム
・家庭用塩素系漂白剤（ハイター、ブライト、キレイキレイ）の100倍希釈液（家庭漂白剤1に対して水道水99）で代用可能。塩素系漂白剤を使用するときは絶対に原液を素手では扱わない（手袋をする）ようにし、もし手に付いた場合は、直ちに大量の水で洗い流す。

（参考資料：ノロウイルス感染症 http://www.mhlw.go.jp/topics/syokuchu/kanren/yobou/040204-1.html）

11．まとめ

　上述の症例のように、ウイルス性胃腸炎の自然歴と、検査・経静脈輸液の医学的適応について十分理解する必要はあるが、患者の母親の思いや解釈モデルを十分汲み取って、そのマネジメントを個別化することは時として許されることであるし、そうすべきこともある。ウイルス性胃

腸炎に関していえば、通常 self-limited な疾患であり、ケアのオプションで述べた内容を踏まえ、患者や家族の解釈モデルに配慮しつつ、患者・家族と協議しながらマネジメント（患者の治療、家族のケア、教育、フォローアップ、予防）の個別化を行うことが重要である。また特に乳幼児のロタウイルス初感染時や、基礎疾患のある高齢者のノロウイルス感染などでは重症化することがあるため、専門医への紹介のタイミングには注意を要する。

（古賀義規）

参考文献

1) Neil R, Blacklow MD：Epidemiology of viral gastroenteritis in adults. UpToDate version 12.(3). 2004 (http://www.uptodate.com/)
2) John J, Treanor MD：Clinical features of gastroenteritis due to noroviruses (Norwalk-like) and other small viruses. UpToDate version 12.3. 2004 (http://www.uptodate.com/)
3) David O, Matson, MD, PhD：Epidemiology, pathogenesis, clinical presentation and diagnosis of viral gastroenteritis in children. UpToDate version 12.3. 2004 (http://www.uptodate.com/)
4) 国立感染症研究所感染症情報センター http://idsc.nih.go.jp/index-j.html ＞疾患別情報＞腸管感染症（食中毒を含む）＞ノロウィルス感染症 http://idsc.nih.go.jp/idwr/kansen/k 04/k 04_11/k 04_11.html
5) Erin E, Endom MD：Volume depletion and dehydration from vomiting and diarrhea in children. UpToDate version 12.3. 2004 (http://www.uptodate.com/)
6) Michael J, Steiner MD, Darren A, et al：Is This Child Dehydrated? JAMA 291：2746-2754, 2004.
7) David O, Matson MD, PhD：Prevention and treatment of viral gastroenteritis in children. UpToDate version 12.3. 2004 (http://www.uptodate.com/)
8) Robert B, Taylor MD：Manual of Family Practice. 2 nd ed 19.2. Gastroenteritis. pp 592-594, Lippincott Williams & Wilkins, Philadelphia, 2002.
9) Neil R, Blacklow MD：Prevention and treatment of viral gastroenteritis in adults. UpToDate version 12.3. 2004 (http://www.uptodate.com/)
10) R-book 2000―小児感染症の手引き― RED BOOK 2000 25th Edition 翻訳日本語版．米国小児科学会（編集），岡部信彦（監修）：pp 493-495, 日本小児医事出版社, 2002.

11) ノロウィルス感染症 http://www.mhlw.go.jp/topics/syokuchu/kanren/yobou/040204-1.html
12) Jacqueline Dalby-Payne, Elizabeth E：Gastroenteritis in Children. Clin Evid 12：443-454, 2004.

II・よくみられる疾患

11 心不全

重要事項

- 心不全の症状を呈する患者では、冠動脈疾患や高血圧、心臓疾患や非心臓疾患などの原因や増悪の点について評価する。
- 評価や診断、初期薬物治療のあとでは、外来でフォローして増悪を防ぐ。
- 食事指導とライフスタイル管理、日々の体重測定、体液管理、塩分制限、症状の早期発見、コンプライアンス、飲酒指導、ストレス管理などの患者教育が重要である。
- 左室収縮機能不全には特に禁忌なければACE阻害薬を処方する。
- 薬物治療に反応しない場合は専門医へ紹介を考慮する。

1. 疾患を探る

❶心不全

心機能の異常によって、正常な充満圧では代謝に必要な血液を送り出すことができなくなった状態。原因は収縮期または拡張期の機能不全である。

- 左室収縮機能不全：左室駆出率 0.4 未満
- 拡張期不全

❷罹患率・有病率

加齢とともに増加する。65歳以上では男性の罹患率は1,000人あたり11人、女性で5人である。また有病率は65歳以上では男性1,000人あたり40人、女性30人。山田らの研究ではプライマリ・ケアの外来において継続的な健康問題の17位である。

③ 病因

心不全になる最大の要因は冠動脈疾患である。

④ 危険因子

高血圧、喫煙、高脂血症、糖尿病。

⑤ 診断

心不全の診断では、詳細な病歴聴取が基本であり、特によくみられる症状を確認したり、初期評価として重症度を判断したり、原因を判断する質問を使うとよい。また診断に有用な病歴と身体診察の一覧として陽性尤度比が高いものや陰性尤度比が低いものを使うとよい。

⑥ よくみられる症状

- 夜間の呼吸苦や臥位になったときの咳。
- 起座呼吸
- 労作時の呼吸苦や咳。
- 下肢の浮腫。
- 運動耐用能低下
- せん妄、意識障害、倦怠感。
- 腹水や肝腫脹に伴う腹部症状。

⑦ 初期評価

a．重症度を判断する質問

病歴で、せん妄、最近の体重増加、運動制限の程度を確認

b．原因を判断する質問

- 険因子陽性(喫煙、糖尿病、高脂血症、家族歴陽性、男性)
- 高血圧の既往
- 狭心症、冠動脈疾患、末梢血管疾患
- 動悸
- リウマチ熱
- 細菌性心内膜炎

- 胸部外傷
- ヘモグロビン低下(貧血)
- 甲状腺機能低下の症状
- 飲酒
- 最近のウイルス感染
- HIV 感染
- 薬物使用

❽ 身体診察
- バイタルサイン、身長、体重。
- 頸静脈圧上昇、hepato-jugular reflux 陽性。
- 心音(3音、4音)、心雑音。
- 肺聴診
- 腹部診察　肝臓の腫脹、腹水。
- 下肢の浮腫
- 末梢の脈触知

❾ ニューヨーク心臓協会の心機能分類
［症状による重症度の分類］
- Ⅰ度：活動に支障がなく、日常の身体活動では疲労や息切れは起こさない。
- Ⅱ度：軽度の活動制限を要する。安静時には症状を呈さないが、日常の身体活動で疲労や息切れが起こる。
- Ⅲ度：身体活動の制限を要する。安静時には症状を呈さないが、日常の活動以下であっても疲労や息切れの要因となる。
- Ⅳ度：どんな身体的活動でも心不全症状を呈し、安静時でも症状が現れる。いかなる運動も症状を悪化させる。

❿ 診断に関する病歴と身体診察の尤度比 (表 34)
［症状］　心不全が疑われる症状
［疾患］　心不全(LVEF＜0.25)(Q J Med 1997 ; 90 : 335)

表34 ●身体診療の尤度比

検査	陽性尤度比	陰性尤度比
ギャロップ	24.00	0.770
Apex displaced	16.50	0.350
頸静脈怒張	8.50	0.850
糖尿病の既往	6.00	0.900
心筋梗塞の既往	4.20	0.480
脈拍毎分100以上	2.70	0.850
夜間の発作性呼吸苦	1.90	0.760
心雑音	1.48	0.760
身体所見での浮腫	1.43	0.930
狭心症の既往歴	1.40	0.810
ラ音	1.26	0.920
喫煙歴	1.20	0.660
労作時の息切れ	1.20	0.030
問診での浮腫	0.92	1.100
呼吸器疾患の既往歴	0.90	1.040

初期の検査計画

・血液検査：必須項目として末梢血液数、AST、ALP、ナトリウム、カリウム、クレアチニン、BUN。
・オプションで　蛋白、アルブミン、尿沈査(浮腫あるとき)
　　　　　　　T_4、TSH(心房細動、甲状腺疾患、65歳以上)
　　　　　　　マグネシウムとカルシウム(利尿薬服用中の場合)
・BNP
・心電図
・胸部X線写真
・左室機能評価(心臓超音波検査)

2．病気の経験を探る

解釈：「なんで足が腫れてきたのかな」「最近息切れするのは疲れからくるのかな」

　初めて心不全になった場合には解釈が多彩になることが多く、悪化してから受診する場合が多いかも知れない。逆に何度も繰り返している患者の場合には解釈と病状の把握が一致していることが多いかも知れ

ない。
期待:「以前にもらった薬を飲んだら腫れがひいたのでほしい」

　対症療法的な薬剤を期待することが多く、抜本的な生活習慣の改善や留意事項が守られていない、あるいは関心が薄いことがしばしばある。
感情:「自分の母親も心臓が悪かった。同じ年頃になってきたので少し心
　　　配だ」

　これまでの個人的な経験や家族の経験からネガティブなイメージや感情を抱いていることが少なくない。そういう側面をたずねてみるとよい。
影響:「疲れやすいので、畑に着くまでに時間がかかるし、いったん仕事
　　　し始めても続かない。すぐに休憩しないといけない」

　治療のアウトカムとも密接に影響している。症状緩和なのか、その先に何かやりたいこと、病気の影響を受けると困るものがあるのかを確認しておきたい。

3．ケアのオプション

❶一般原則

　食事指導とライフスタイル管理が重要である。日々の体重測定、体液管理、塩分制限、症状の早期発見・早期治療、コンプライアンス、飲酒指導、ストレス管理が重要である。

❷薬物療法

ａ．収縮機能不全

- ACE阻害薬:NYHA Ⅰ～Ⅳ度
    低量から開始して使用。
    ※処方禁忌としては副作用に耐えられない、血清K 5.5 mEq/l以上、症状のある低血圧、重症腎動脈狭窄症、妊娠。
- アンギオテンシン受容体遮断薬:NYHA Ⅰ～Ⅳ度
    ロサルタン12.5 mgから開始して50 mg目標
- ヒドララジン:ACE阻害薬に合わない人
    25 mgを1日4回
- 利尿剤:体液量が増えている人(浮腫、腹水、呼吸苦、体重増加)

- スピロノラクトン：NYHA Ⅲ～Ⅳ度
    1日 25 mg
- ジゴキシン：NYHA Ⅱ～Ⅳ度、心房細動のある人、3音ある人
    1日 0.125 mg～0.25 mg
- β遮断薬：NYHA Ⅰ～Ⅳ度
    少量から徐々に開始すること

b．拡張機能不全

[増悪の誘因を治療]　高血圧、冠動脈疾患、肥大型心筋症などを治療すること。

薬物治療としては、
- ACE阻害薬：NYHA Ⅰ～Ⅳ度。慎重に使用し、低血圧に注意。
- 利尿剤：少量から慎重に開始。
- β遮断薬：心房細動のある人。少量から慎重に開始。

●こんなエビデンスがある

- **心不全の高いリスクの人に対するACE阻害薬の効果は？**

複数のRCTで、無症候性の左室収縮機能不全の人や心不全の原因となる他の心血管危険因子のある人において、ACE阻害薬が症候性心不全の発症を遅らせるとともに、心血管イベントの発生頻度を減少させることがわかった。

4．家族のケア

患者の多くが高齢者であるので、外来で説明しただけでは忘れることが多い。このため配偶者や主な介護者を把握して、水分摂取や悪化時の注意事項について説明文を作成して渡しておくとよい。服薬が中断することも多いので注意が必要である。

5．患者教育

1. 水分管理と塩分制限：過剰な水分摂取は避けるように指導。浮腫があれば1日 2,000 ml 未満に。

2．毎日体重測定：同じ体重計で毎日測定。記録すること。1週間で2kg増加時には外来受診を指導。

6．フォローアップ

・症状の程度によるが、安定するまでは2〜3週間に1回フォローする。
・問診、身体所見、胸部X線写真、電解質、BUN、クレアチニンをフォロー。
・予後としては、通常初期治療に対する反応はよいが原疾患による。心不全の長期予後は不良であり、5年死亡率は26〜75％の範囲にある。

7．紹介のタイミング

以下の所見がみられた場合に考慮する。
・急性の心筋障害が臨床上または心電図上で疑われる場合。
・肺うっ血または重症の呼吸不全。
・重篤な内科疾患ある場合(肺炎など)。
・全身の浮腫。
・症状のある低血圧または失神。
・外来治療に反応しない心不全。
・臨床的に重大な不整脈のマネジメント。
・外来治療マネジメントが困難な生活状況にある場合。

8．コストを考える

薬価を比較してみたい。

　　　ジゴキシンKY®　　0.25 mg　1錠　9.7円
　　　レニベース®　5 mg　1錠　97.7円
　　　ニューロタン®　50 mg　1錠　210.5円
　　　アーチスト®　2.5 mg　1錠　36.6円
　　　フルイトラン®　2 mg　1錠　9.9円
　　　アルダクトンA®　50 mg　1錠　55円

標準的な処方例として、ジゴキシン®　1錠・レニベース®　1錠・アルダクトンA®　1錠朝食後内服1ヵ月分として、薬価合計は(9.7＋97.7＋

55)×30日＝4,872円である。

9．予防

基礎疾患の治療を勧める。起こりうる合併症としては、電解質異常、不整脈、腸間膜障害、蛋白漏出症、ジギタリス中毒などがあるのでこれらの早期発見にも注意する。

10．症例（NBM）

> 90歳の女性で心不全・心房細動・変形性膝関節症があり、2週間に1回嫁と一緒に通院している。ジギタリス、ACE阻害薬、利尿剤を1日1回処方している。NYHA II度で日中は寝たり起きたりの生活である。感冒や服薬中断時に症状が悪化して「この頃顔が腫れている」とか「あまり動かない」などと心配になり受診することが多い。
> 患者：「先生、この頃しんどいです」
> 医師：「そうだね。ちょっとつらそうですね。薬は飲んでいましたか？」
> 患者：「先生あの薬を飲むとおしっこがちかくなるもんで、この頃は少し止めているよ」
> 医師：「そうですか。確かにおしっこが近くなるんだよね。でも心臓の負担を減らす大事な薬なので飲んでもらうのがいいだけど、どうかな？」
> 患者：「そうですか、わかりました。それからこの頃少し物忘れがひどくなってきたので、忘れることもよくあるんですよ」
>
> よく話を聞くと最近物忘れや問題行動がみられるようになってきたらしい。服薬は嫁が手伝っているが、もともと嫁姑関係がうまくないため、薬が切れても外来受診することがなかった。足の腫れがひいたら病気は治ったと理解していた。
>
> ＜ポイント＞
> 本人ならではの理屈が隠れていることがあるので、それをきちんと捉えることが重要である。また本人や家族に説明したはずの内容

> が十分理解されていなかったことも主治医として反省点であった。対応策として、継続的な服用の重要性を文書で説明して家に貼ってもらうように指導した。このように本人や家族の理解度、コンプライアンスの把握、周辺の状況など家庭医が得意とする部分での個別の対応が必要である。

11. まとめ

　心不全のマネジメントは初期、安定期、急変した場合など家庭医にとって継続性がとても重要な部分を占める。患者教育やバイタルサイン、特に体重の測定が重要である。病歴や身体診察所見はその特性が明らかになっているが一つひとつの所見が本当にとれているかについては各人の研鑽が求められる。薬剤の選択は多くの有効性を示すACE阻害薬を中心に、ジギタリスや利尿剤、β遮断薬を考慮したい。

（吉村　学）

参考文献

1) Inforetiever 2004.
2) Institute for Clinical Systems Improvement(ICSI). Heart failure in adults. Bloomington (MN)：Institute for Clinical Systems Improvement(ICSI)；2004 Feb. 83 p. ［104 references］.
3) クリニカルエビデンス日本語版　issue 9, 2003.

• よくみられる疾患

12 性行為感染症

重要事項

- 性行為感染症の診断を正確に行い、適切な治療とカウンセリングを提供する。
- 患者のパートナーに対しても治療とカウンセリングが行われるようにする。
- プライバシーと守秘義務に注意し、患者と信頼関係を築く。
- 日常診療の中で安全な性行為についての教育を行う。

1. 疾患を探る

<総論>

性感染症は、男性の尿道炎、女性の子宮頸管炎として感染することが多い。一般に合併症を残さず治癒することが多いが、女性では骨盤腹膜炎、子宮外妊娠、不妊症、子宮頸癌などの合併を引き起こすことがある[1]。

思春期の女性は、生理的、行動的、社会的要因から、性感染症に罹患するリスクが高く[2]、複数の病原菌による感染が近年急激に増加傾向である。他の微生物の感染が基礎にあると、HIV 感染が重複して起こりやすくなる。

尿道炎には淋菌性尿道炎と非淋菌性尿道炎があり、後者の起因菌には *Chlamydia trachomatis*、*Mycoplasma genitalium*、*Ureaplasma urealyticum* などがあるが、ほかには *Trichomonas vaginalis* や単純ヘルペスウイルスなどの感染によることがある。

骨盤腹膜炎は、クラミジア、淋菌、嫌気性菌が原因となることが多く、混合感染であることもある。発熱を呈するのは約50%である。淋菌において発熱がみられることが多い。腟分泌物検査にて起因菌を調べる。淋菌感染は約4割である。骨盤内癒着が生じた場合、不妊、子宮外妊娠、慢性的な骨盤痛の原因となりうる。鑑別診断として、子宮外妊娠、急性虫垂炎、子宮内膜症、卵巣囊腫、附属器膿瘍などを考える。

外陰潰瘍を呈する主なものは、性器ヘルペス、梅毒、軟性下疳である。いずれも HIV 感染のリスクを上昇させる。

そのほかには、肝炎（A型、B型、C型）、伝染性単核症、赤痢アメーバ、梅毒などの全身症状を呈する疾患がある。皮膚疾患として、疥癬、毛ジラミ症、伝染性軟属腫がある。また、ヒトパピローマウイルス（HPV）感染により、尖圭コンジローマおよび子宮頸部の異形成、上皮内癌、浸潤癌が発生しうる。

<各論>

❶クラミジア感染症

Chlamydia trachomatis による感染症であり、現在最も多い性感染症である。

女性は、半数以上において無症状である。症状がある場合、帯下の変化（膿性帯下）、頻尿や排尿時痛などの膀胱炎様症状、下腹部痛などであり、特異的でないことが多い。子宮頸管炎、子宮附属器炎、咽頭炎などを呈する。子宮頸部は炎症、腫脹、びらんのため、易出血性となり、慢性的な不正性器出血の原因となる場合もある。合併症として骨盤腹膜炎、肝周囲炎（Fitz-Hugh-Curtis 症候群）を生じうる。骨盤内に炎症後癒着が残った場合、不妊症、子宮外妊娠、慢性骨盤痛の原因となる可能性がある。妊娠中に感染が継続していれば、産道感染により新生児にクラミジア結膜炎、肺炎を起こす可能性がある。

男性は尿道炎から精巣上体炎、前立腺炎を起こすこともあるが、無症状のことが多い。

診断には、女性の場合、子宮頸管粘液、男性は尿道分泌物あるいは初尿にて検査する。クラミジアは細胞内に寄生しているため、感染した細胞成分を採取する必要があり、綿棒はやや強く擦過する。検査法には、培養法、ELISA、DNA プローブ法、PCR があるが、PCR が感度、特異度ともに 95％以上であり、最も信頼性が高い。

子宮頸管粘液採取が困難な場合、血中クラミジア・トラコマチス IgA 抗体の値を測定するという手段もある。

CDC では、24 歳以下の女性に毎年クラミジア感染症のスクリーニングをすることを勧めている（Evidence level C, consensus/expert guide lines)。

また、淋菌感染と合併していることが多い。同時に淋菌に対する検査も行い、同意が得られれば、梅毒や HIV の検査も実施することが望ましい。

●コラム

・**意外な症状が性感染症──Fitz-Hugh-Curtis 症候群（肝周囲炎）**

クラミジアのリンパ管を介しての上行性感染と考えられている。淋菌でも生じうる。肝被膜に炎症を生じ、肝および横隔膜、腹膜に膜性の癒着を形成する。骨盤腹膜炎の症状が先行してみられ、その 5〜15％ に合併する。右季肋部痛を主訴に内科外来を受診することが多い。深呼吸で増強し、右季肋部の浅い触診でも圧痛を生じる。右肩への放散痛を訴えることもある。臨床症状から性感染症である可能性を認識することが重要。

---

❷ 淋菌感染症

淋菌（*Neisseria gonorrhea*）による感染も、クラミジア感染と同様、男性の尿道炎、女性の子宮頸管炎を呈し、女性では骨盤腹膜炎、不妊症、子宮外妊娠、慢性骨盤痛の原因となりうる。淋菌感染症患者の 20〜40％ でクラミジアが検出される。

一般に、男性の方が女性より症状を呈しやすく、男性感染者の約 90％ に自覚症状が認められる。尿道炎では、膿性分泌物や排尿時痛がみられる。感染が伸展し、精巣上体炎を呈することがある。クラミジアとの混合感染において頻度が高く、一側の精巣に腫脹、疼痛を生じる。男性同性愛者では咽頭や直腸への感染の頻度が高い。これらは無症状のこともあれば、肛門からの排膿、肛門痛、便秘などの症状がみられることもある。女性では、子宮頸管炎の約半数で無症状である。症状がある場合は、外陰、腟の瘙痒感や膿性帯下などである。

多くは予後良好であるが、稀に播種性全身感染症、心内膜炎、髄膜炎などを合併すると重症化する。

診断には、グラム染色でグラム陰性双球菌を認める以外に、培養、DNAプローブ法、核酸増幅法（PCRなど）がある。核酸増幅法では男性の尿による検査が可能であり、非侵襲的である。

ペニシリン耐性菌、キノロン耐性菌の出現があり、地域により抗生剤への感受性状況が異なる。

❸腟トリコモナス症

腟トリコモナス（*Trichomonas vaginalis*）による感染症。女性の場合、自覚症状としては、悪臭を伴う黄緑色の帯下、外陰部の腫脹、痛みや瘙痒感がある。腟鏡診にて泡沫状帯下、子宮腟部の著明な発赤を認める。腟分泌物培養にて確定できるが、顕微鏡検査にても動いているトリコモナス原虫を観察することができる（腟分泌物をスライドガラスにとり、生食水を1滴垂らして検鏡する）。感染が慢性化すると無症状となり、後年になって尿沈渣などで発見されることもある。

❹HIV/AIDS

まだ診断されていない感染者を発見し、専門医へ紹介することは家庭医の重要な役割の1つである。HIV初期感染の症候は発熱、咽頭痛、リンパ節腫大など、非特異的である。早期診断の重要性を認識しておき、感染の可能性が考えられる患者に対しては検査に関してのカウンセリングを十分に行う[3]。また、慢性期でよくコントロールされている患者に対し、家庭医がプライマリ・ケア診療を行う機会も今後増えていく可能性が高い。

2．病気の経験を探る

以下のような解釈、期待、感情、影響がみられる。特に解釈についてたずねることは診断の助けともなり、今後の患者教育のうえでも重要である。

解釈：「何か悪い病気をうつされたのかも知れない」「コンドームをつけていたのにどうして？」「今のパートナーに自分が病気をうつしてしまったのではないか」

期待:「どんな病気なのか知りたい」「早く治してほしい」「とにかく働ければそれでいい(性産業従事者の例)」

感情:「何か怖い病気でなければいいが。エイズだったらどうしよう」「子どもができない身体になったらどうしよう(不安)」「パートナーに申し訳ない」「後悔」

影響:「不安のため仕事が手につかない」「腹痛が強く仕事や学校を休んだ」

❶ 患者の病気の経験を探る際に、注意すべき医師の感情

性行為感染症は、決して不特定多数の相手と関係をもつ人のみがかかる疾患ではない。性行為をもつ人は誰でもかかりうるものであるという認識をもって患者に接する必要がある。それは、患者への偏見や先入観を防ぎ、また、疾患の見落としを避けることにもなる。

仮に医師が患者に対して不快な感情を抱いた場合、まずその感情の存在を認識することが重要である。その逆転移感情が、自分のどのような体験、道徳・倫理・宗教観に由来するものであるのかを理解しておくことで、それらをコントロールし、批判的態度を避けることができる。

❷ 性交歴(Sexual history)はどのようにたずねるとよいか[4]

家庭医がスクリーニングとして性交歴をたずねることは、予防的意義が高く、重要なテーマである。しかし、性行為については、患者にとって話しにくい内容であり、医師にとっても扱いの難しい問題である。実際、ハイリスクな性行為についての質問や性機能についての質問は十分になされているとはいえない。そこで、医師もそのためのスキルを身につける必要がある。

まず、性交歴についてたずねる際、その質問を行う目的を説明する。「HIVをはじめとして性感染症が増加していますが、あなたはどんな方法で予防していますか」など。センシティブな問題であることを意識して、やや小声で静かに、かつ真面目な表情でたずねる。

また、周囲の人に聞こえるような環境ではたずねないことは大切である。看護師に対しての方が相談しやすい場合は、看護師と2人きりで話

してもらってもよい。

　家庭医に性に関する相談や質問をしてもかまわないという許可を普段から与えておくことで、何かあったときに相談を受けることができる。質問に対して答える際には、医学的説明、客観的な情報提供、具体的なアドバイスを行うようにする。守秘義務が守られることをあらかじめ保証しておくと患者は安心できる。

　同性愛、性同一性障害などセクシュアリティに関する問題の理解も重要である。性行為の相手については基本的に「パートナー」と呼び、「彼女」「ご主人」など初めから性別を特定する呼び方は避けることが望ましい。

❸背景に潜む問題を捉える

　若年者の性感染症罹患には、未成年者の喫煙、飲酒、薬物使用などの問題が合併している場合がある。それらに関する質問を行うようにする。また、性感染症罹患時に予定外の妊娠がわかることもある。

　さらに、危険な性行為を伴う関係が存在する背景には、不登校、家庭内暴力(性暴力含む)、貧困、性産業従事などの社会的問題が存在していることがある。外国人患者の場合、一部において不法就労、無保険、地域社会からの孤立といった問題もあり得る。患者の生活状況、家庭内の様子についてたずね、患者自身の病気のコンテキストを理解するよう努めることが家庭医として重要である。

3．ケアのオプション

　若年者では、生活が不規則、飲み忘れた、などの理由で内服のコンプライアンスが不良のことが多い。従来の投与法では、内服終了することができず、不完全治療や耐性菌の問題があったため、単回投与で治療を完結できるようにすることが推奨されている。単回投与では目の前で薬を飲んでもらうことができ、治療が確実に行われたことを確認することができる。本人およびパートナーの治療がともに確実に終了するまでは、性交をもたないよう明確に指示する。

　尿道炎や子宮頸管炎を呈する場合、検査結果を待たずに治療する場合は、淋菌とクラミジアの両方による感染を想定した治療が勧められる

(Evidenc level C、consensus/expert guidelines)。若年者は特に、再診に訪れない可能性を考慮し、速やかに治療することが必要である。

❶ クラミジア感染症

- CDC で推奨される治療法(日本での常用量に注意)[5]
    アジスロマイシン(ジスロマック®) 1g 1回投与(2004年日本でも保険適応に追加された)
    ドキシサイクリン(ビブラマイシン®) 200 mg 分2 7日間
- 代替の治療法
    エリスロマイシン(エリスロマイシン®) 2g 分4 7日間
    オフロキサシン(タリビット®) 600 mg 分2 7日間
    レボフロキサシン(クラビット®) 500 mg 分1 7日間

日本では、クラリスロマイシン(クラリス®、クラリシッド®)の7〜14日間投与が多く用いられてきた。今後、アジスロマイシンの単回投与が多く用いられるようになる可能性がある。キノロン系が多用されると淋菌の耐性獲得の問題がある。

妊娠中はテトラサイクリン系、キノロン系は使用できない。

❷ 淋菌感染症

ペニシリン系やキノロン系薬剤に対する耐性菌が増加している。地域の流行性にもよるので、培養で薬剤感受性を確認したうえで投与することが望ましい。

- CDC で推奨される治療法(日本での常用量に注意)[5]
    セフィキシム(セフスパン®) 400 mg 経口1回投与
    セフトリアキソン(ロセフィン®) 125 mg 筋注 1回
    シプロフロキサシン(シプロキサン®) 500 mg 経口 1回投与
    オフロキサシン(タリビット®) 400 mg 経口 1回投与
    レボフロキサシン(クラビット®) 250 mg 経口 1回投与
- 代替の治療法
    スペクチノマイシン(トロビシン®) 2g 筋注 1回
    セフォタキシム(セフォタックス®、クラフォラン®) 500 mg

筋注1回

❸腟トリコモナス症
- CDCで推奨される治療法[5]
　　メトロニダゾール(フラジール®)　2g　1回投与　あるいは　1g 分2　7日間
- 日本での使用法
　　フラジール®錠(250)　2錠　分2　10日間

　内服薬は妊娠初期には胎盤を通過するため禁忌とされる。少しでも妊娠の可能性があれば、確実に妊娠が否定されてから内服薬を処方する。

　症状が軽ければ、フラジール®腟錠(250)を1日1回10〜14日間連続して腟内に挿入。

4．家族のケア

　パートナーが特定できる場合は、性感染症の存在を知らせる義務がある。患者本人からパートナーへ知らせることができるか、どのように話すかを話し合う。パートナーの検査や治療が確実に行われるようにする。家庭医が治療できない場合、適切な医療機関を紹介する。

　未成年の場合、親へはどのように話すかが守秘義務との関連で問題となる。基本的には本人の承諾なしに、親へ話すことはないと明言しておく。入院が必要な場合など重症のケースでは、本人の承諾を得て、家族へも病状説明を行い、治療方針について話す必要がある。

　性感染症であるとわかったときの家族、パートナーの心理面への配慮が必要である。偏見のない話し方で事実を説明する。家族に心理的動揺がみられた場合、静かに傾聴して受け止める。不安や疑問があれば、家庭医が相談にのることを話しておく。

●こんなエビデンスがある

・パートナーへの通知はどのようになされるのがよいか？

　通知方法には、①患者本人による通知、②医療者による通知(当該患者の名は明かさずにパートナーに性感染症曝露の可能性を知らせ

る)、③契約による通知(一定期間内に医療機関を受診しないパートナーに対しては医療者から通知するという条件を理解してもらったうえで患者本人による通知を促す)、などがある。

1件のシステマティック・レビューによれば、HIV感染者では①と②の間で選択肢を示すことは、①患者本人による通知のみを示すより有効性が高いことが示された。また、淋菌感染の場合では、③契約による通知は①よりも治療のために受診するパートナーの数が有意に増加することが示された。クラミジア感染では、②は①と比べて患者1例あたりの評価を受けるパートナーの割合や患者1例あたりの検出される陽性パートナーの割合が有意に増加した[6]。

5. 患者教育/予防

❶日常診療の中で機会を捉える

性感染症罹患歴の有無にかかわらず、家庭医の外来をなんらかの理由で受診した機会を予防的教育の場として捉える。特に、思春期患者全般に対して安全な性行為について教育を行うことが重要であり、将来の性感染症罹患や望まない妊娠を予防することにつながる[2]。

まずは、安心して話せる雰囲気づくりが大切である。不自然に若者用語や隠語などを用いることは不適切である。医師として患者にとって有用な情報提供をする姿勢を示し、気軽に悩みを相談できる相手として患者に受け止めてもらえるようにしたい。

❷正しい情報提供を……コンドームの必要性

一般に、思春期の患者は、周囲の影響や興味本位で性行為に至ることが多い。しかし、性感染症罹患や妊娠に至るメカニズムなどについては正確な知識に乏しいことがある。東京都幼・小・中・高・心障性教育研究会調査によれば、平成11年の時点で高校3年生の性交経験率は男子37.8%、女子39.0%に達していたが、初めての性交時に避妊を実行していた女子高校生の割合は49.3%であり、40.8%の者は実行していなかった[7]。

性感染症および望まない妊娠の予防のため、コンドーム使用の重要性を強調して話す。コンドームの装着法や性感染症について書かれた教育用パンフレットなどを手渡したり、本や冊子などのリソースを診療所に備えておいたりするとよいだろう。男性用コンドームの使用には男性側の意思が必要であるため、男性患者への働きかけが重要となる。

❸ 気軽に性的関係をもつことの危険性を強調する

性感染症の急速な蔓延がある事実を話す。知り合ってすぐに性的関係に至らない、多数の相手と関係をもたない、など具体的なメッセージを強調する必要がある。しかし、一般に友人間で共有されている価値観の方が本人たちには影響力があることが多い。多数の相手と気軽につきあうことがあたかも「大人である」「かっこいい」こととして認識されている現実の中、家庭医にはそれに警鐘を鳴らす役割がある。

❹ ハイリスク者に対しては

行動変容をもたらし、維持するためには継続的なかかわりが必要である。患者-医師関係を形成し、患者のコンテキストを理解しながら、根気よく介入を進めていく。ハイリスク行為を繰り返す患者にはB型肝炎のワクチン接種を勧める必要がある[5]。HIV抗体検査に関しても情報提供する。

❺ 子宮頸癌検診について啓蒙する

子宮頸癌はHPVによる性感染症として位置づけられることは、まだあまり知られていない。性交開始の低年齢化により、子宮頸癌の発症年齢が低くなっている。性交経験のある女性には子宮頸癌のスクリーニングを定期的に受けることを勧め、早期発見の重要性を話す。喫煙者では子宮頸癌発生のリスクが3～4倍上昇するため、禁煙を勧めるきっかけともなる。

❻ 地域における家庭医の役割

日々の診療で個別教育を行うだけでなく、クリニックに訪れない患者

層も含めて、性教育や性感染症に関する情報提供をどのように行っていくかは、家庭医にとって重要な課題である。まず地域の中学校、高校でどのような取り組みがなされているのか調べてみることも1つの方法である。教育機関、保健機関などと連携して、地域全体に対しての予防戦略に取り組むことができれば理想的である。

6. フォローアップ

フォローアップ受診では、内服薬を完全に飲みきったかどうか、症状が軽快したかどうかを確認する。また、パートナーの治療が同時に行われたかどうかも確認する。クラミジア感染後の治癒確認の検査は azithromycine か doxycycline で治療された場合は原則として不要。実施する場合は、治療終了後3週間経過してから行う。

再感染の危険につき評価する。症状の再発がみられたらすぐに受診するよう話す。クラミジア感染の場合、再感染のリスクが高いので3〜4ヵ月後には、再検査を行うことが勧められている。

機会あるごとに、感染予防の重要性を話し、行動変容への過程をフォローしていく。継続して情報を伝え続けることが必要である。

7. 紹介のタイミング

- 疾患の診断、治療方法に確信がもてないとき。
- 治療を行っても症状の改善がみられないとき。
- 骨盤腹膜炎を呈し、発熱、腹痛などの症状が強いとき。
- 卵巣嚢腫、附属器膿瘍、子宮内膜症などとの鑑別が問題となるとき。
- 不妊症の疑いがあるとき。
- 子宮頸癌のスクリーニングが必要であるとき。
- HIV 感染があると判明したとき。

8. コストを考える

①性感染症の検査にかかる費用
- 腟分泌物培養・同定　139点　＋微生物学的検査判断料　150点
- クラミジア・トラコマチス PCR 法　240点（＋微生物学的検査判断料

150点)
- 淋菌　PCR法　240点(＋微生物学的検査判断料　150点)
- HIV抗原・抗体スクリーニング(EIA)140点＋免疫学的検査判断料144点＋採血料12点
- 子宮頸部細胞診検査150点＋子宮頸管粘液採取30点＋病理学的検査判断料146点

②性感染症の治療にかかる費用
- クラミジアの場合(院外処方、3割負担、薬剤情報料算定)
- ジスロマック® (250) 4 Cap　1回分……720円
- クラリシッド® (200) 2錠分2　14日分……1,490円
- 淋菌、腟トリコモナス症もおおよそ1,000円前後で治療できる。

③感染予防のために
- 性交渉をもたない……無料で最も安全。
- コンドームを使用する……市販で安価で手に入る。

9．症例(NBM)

　21歳、女性。風邪で受診した。最後に「ほかに何か気になることはありませんか」とたずねたところ、「最近、おりものが多いような気がする」と話した。よく聞いてみると、親友が先日おりものが多くて婦人科を受診したところ、クラミジアと診断されたとのこと。自分もクラミジアなどの"性病"にかかっているのではないかと心配になっている。性感染症に罹患する可能性について思い当たることはあるかどうかたずねてみたところ、16歳以降、数人の男性と関係をもったことがあるが、コンドームはほとんど使用したことがなかったという。今は、つきあっている男性はいないが、1ヵ月ほど前、友人とクラブに遊びに行って酔っているときに知り合った男性と性的関係をもったことがある。なんとなくなりゆきで、という感じでコンドームは使用しなかった。それ以来、おりものが多いような気がするとのことであった。腹痛などはない。
　現在、大学3年生。大学に入ってから、喫煙は1日15本ほど。ア

ルコールは機会飲酒だが、多いときはビールとチューハイを4、5杯飲む。月経は35〜40日周期。月経痛は1、2日目に強いが、市販の鎮痛剤を内服しコントロールできている。月経の量は特に多いとは感じていない。最終月経は約2週間前であった。

性病についての考えと感情をたずねてみると、こわい病気だと思う、将来は子どもがほしいが性病にかかることで子どもができない身体になるのではないか心配だ、と話した。

＜ポイント＞

家庭医が、まず相談相手となり、安全な性行為についてのカウンセリングを行う機会である。何を不安に思っているかを明らかにすることで、行動変容のきっかけとすることができる。まず病歴と身体所見から、考えられる診断と検査、治療法について説明する。禁煙、避妊についての情報提供を行っていく。

10. まとめ

性感染症予防のため、安全な性行為についての情報を伝えることが最も重要である。日常診療の中で、スクリーニングとして性感染症罹患のリスクを評価する。若年者は特に社会的背景にも注意し、予防教育活動に取り組む。また、今後はHIVも視野に入れたカウンセリングを行うことが重要である。

（井上真智子）

参考文献

1) Swygard H, Edupuganti S, Cohen SM, et al：Approach to sexually transmitted disease. UpToDate version 12.3, 2004(http://www.uptodate.com/)
2) Garofalo R：Adolescent sexuality. UpToDate version 12(3), 2004(http://www.uptodate.com/)
3) 白阪琢磨：HIV感染症の病態生理と診断検査法. JIM 14(9)：748-753, 2004.
4) Nusbaum MRH, Hamilton CD：The proactive sexual health history. Am Fam Physician 66：1705-1712, 2002.

第3部 よくみられる問題のケア

5) Sexually Transmitted Diseases Treatment Guidelines---2002：Centers for Disease Control and Prevention. MMWR Recomm Rep 51(RR-6)：1-78, 2002(http://www.cdc.gov/mmwr/preview/mmwrhtml/rr5106a1.htm)
6) Mathews C, Coetzee N, Zwarenstein M, et al：Strategies for partner notification for sexually transmitted diseases. Cochrane Library, Issue 1, 2002.
7) 厚生省児童家庭局母子保健課：生涯を通じた女性の健康施策に関する研究会報告書．第2章第1節(http://www1.mhlw.go.jp/houdou/1107/h0721-2_18/h0721-2.html)

I・よくみられる疾患

13 中耳炎

重要事項

- 安全な診察を実施する（特に耳鏡を用いる場合）。
- 中耳炎の自然歴を考慮して抗菌薬使用の適応を吟味する。
- 危険因子の軽減を患者・家族と話し合う。

1．疾患を探る

- 中耳炎：中耳の感染または炎症。
- 急性中耳炎（AOM）：中耳液の貯留に加えて、中耳炎症状・所見（下記）の急性発症。多くは急性上気道炎に伴う細菌感染症。
- 反復性急性中耳炎：6ヵ月で3回以上、または1年で4回以上のAOM発症。
- 滲出性中耳炎（OME）：無症候性の中耳液貯留が3ヵ月以上続く状態。

❶発症頻度

生後3ヵ月までに10%の乳児が1回以上のAOM、3歳までに75%の小児が1回以上のAOM、7歳までに93%の小児が1回以上、39%が6回以上のAOMを発症する。AOM後3ヵ月経って10〜20%がOMEの状態が続く。

❷好発年齢

ピークは生後6〜18ヵ月。7歳からは減少。成人では稀。

❸性差

AOM、反復性AOMともに男性が多い。

❹遺伝的因子

頭蓋骨の形成や、免疫の関与があるかも知れない。

❺原因

急性上気道炎の先行感染→エウスタキオ管（耳管）の機能不全→エウスタキオ管（耳管）を介しての細菌感染を助長。

❻起炎菌

- 肺炎球菌：30〜35％
- *Haemophilus influenzae*：20〜25％（うち40％がβラクタマーゼ産生菌）
- *Moraxella*（*Branhamella*）*catarrhalis*：10〜15％（うち90％がβラクタマーゼ産生菌）
- A群連鎖球菌：3％
- *Staphylococcus aureus*：1〜2％
- 無菌：25〜30％
- 最初ウイルス性であるのは10％以下（RSウイルス、パラインフルエンザウイルス、インフルエンザウイルス、エンテロウイルス、アデノウイルス）。
- OME：20〜40％は無症候性細菌感染。エウスタキオ管（耳管）機能不全が重要。アレルギーは稀。

❼危険因子

- 仰臥位での哺乳ビン授乳
- 保育園での集団生活
- 人工栄養の授乳
- 家族の喫煙
- 男性
- 家族の中耳疾患の既往
- 生後1年までのAOM（反復性AOMの危険因子）
- 兄弟の中耳炎

❽診断

[鑑別診断]
- 鼓室硬化症
- 啼泣、発熱による鼓膜発赤。
- 耳痛があっても鼓膜所見正常の場合、顎や歯からの関連痛の可能性もある。

[症状・所見]
- 耳痛
- 発熱(多くの場合無熱)
- 上気道炎症状
- 聴力低下
- 耳漏(鼓膜穿孔した場合)
- いつもと違う過敏性増加
- 眠りが悪い
- 頻繁に耳をいじる
- バランスの低下
- 鼓膜の膨満、不透明、しばしば黄色、炎症で濃い赤色。光反射の増加。発赤のみでは信頼性のある所見とはいえない。
- 鼓膜の可動性低下(気密耳鏡で観察)

　耳鏡など器具を使用しての診察では、安全に十分配慮し、患者と患者が乳幼児の場合は付き添いの人(多くは母親)の協力を十分に得る。必要なら同僚の医療スタッフに診察介助を依頼する。

- 乳児の AOM：生後 2〜3ヵ月では、しばしば症状なし。過敏性増加が耳痛の唯一の手がかりであることも。
- OME：通常無症状。聴力低下(気づかれないこともある)。鼓膜は健康な色をしていないが膨満はしていない。鼓膜の可動性低下(気密耳鏡で観察)。

[AOM の診断基準]

米国小児科学会と米国家庭医学会が 2004 年に発表した AOM の診療ガイドラインでは、**表 35** のような診断基準を推奨している[1]。

表35 ● AOM の診断基準

AOM の診断には次の3項目すべてが必要である。

1. 最近の急性発症
2. 次のどれかによって確認された中耳液の貯留
   　　鼓膜の膨満
   　　鼓膜可動性の減少または消失
   　　鼓膜の背後にみえるニボー像
   　　耳漏
3. 中耳の炎症所見・症状
   　　鼓膜の著明な発赤、または
   　　著明な耳痛(通常の活動や睡眠を妨げる明らかに耳に関連する不快感)

2. 病気の経験を探る

　以下に例を挙げたが、病気についての**解釈**(心身に起こった変化についてどのように理解しているか)、**期待**(そのことについて何を希望し何を恐れているか)、**感情**(どんな気持ちでいるか)、**影響**(自分や家族、仕事などへの影響は何か)を尋ねることで、どのように苦しいのかを理解することが患者中心の医療の方法の大事なステップである。子どもが中耳炎の場合、年齢に応じた方法で本人にも尋ねるが、病気の子どもをもつ家族の気持ちを家族から聞くことも大事(→症例参照)。

解釈:「耳が痛いのかしら」「不機嫌が続くのはミルクが足りないのかしら」

期待:「早くよくなってほしい」「痛い治療は受けさせたくない」

感情:「夜眠ってくれなくて私も疲れ切っている」「自分だけが看病をして不公平だ」

影響:「耳の聞こえが悪くならないだろうか」「病院通いが続くとやりくりが大変」

3. ケアのオプション

❶一般原則

- AOM:外来ベースでケアできる(生後3ヵ月未満で発熱のある乳児は他の重症細菌感染症診断のためのワークアップが必要なので小児科医へ紹介する)。

- 抗菌薬を用いずに対症療法のみで初期2〜3日経過観察できる。
- 症状がそれ以上長引いた場合、アモキシシリンが第一選択薬。
- OME：中耳液貯留があるがほかに急性炎症の症状・所見がない場合、抗菌薬を初期治療に用いない。
- 抗ヒスタミン薬や抗うっ血薬は有効ではない。
- ダイエット：特に制限なし。
- 行動：特に制限なし。

❷ 薬物療法

- アセトアミノフェン：1回10 mg/kgを必要に応じて6〜8時間ごとに投与。
- アモキシシリン：2歳以上では1日40〜45 mg/kg（最大750 mg）を1日2〜3回、5〜7日間投与。2歳未満でも同様（4日後の症状消失のNNT 7〜8）。
  北米では、耐性肺炎球菌を考慮して倍量投与（1日90 mg/kg、最大1,500 mg）が推奨されるが、これを支持する質の高いエビデンスはみつからなかった。
- 反復性AOM（予防投与）：6ヵ月に明らかに3回以上の感染があった場合、アモキシシリン1日20 mg/kgを1日1回、3〜6ヵ月あるいは夏まで投与。

［他の抗菌薬を考慮する場合］

- ペニシリン・アレルギー
- アモキシシリン投与後も症状が48〜72時間以上続く。
- アモキシシリン投与のエピソードがあって1ヵ月以内のAOM。
- 激しい耳痛を伴う。
- 生後6ヵ月未満で高熱を伴う乳児。
- 免疫不全がある。
- *Chlamydia trachomatis* や *Mycoplasma pneumoniae* の感染が考えられる。

［他の抗菌薬のオプション］

- アモキシシリン・クラブラン酸：アモキシシリンの力価で1日40 mg/

kg を 1 日 3 回
- セファクロル：1 日 40 mg/kg を 1 日 2〜3 回
- セフィキシム：1 日 8 mg/kg を 1 日 1〜2 回
- セフポドキシム：1 日 10 mg/kg を 1 日 2 回

● こんなエビデンスがある

1・抗菌薬は必要か？

急性中耳炎で抗菌薬とプラセボの比較を検討している 4 つのシステマティック・レビューを紹介する。

ⅰ）生後 4 ヵ月〜18 歳を対象とした 7〜14 日の投与で、抗菌薬はプラセボと比べて症状を有意に減少していた。使用された抗菌薬は、セファロスポリン、エリスロマイシン、ペニシリン、トリメトプリム―スルファメトキサゾル[2]。

ⅱ）2 歳未満を対象とした場合、抗菌薬とプラセボで、効果に差はなかった。使用した抗菌薬は、ペニシリン、スルフォナミド、トリメトプリム―スルファメトキサゾル[3]。

ⅲ）生後 4 週から 18 歳を対象としており、アンピシリンとアモキシシリンで検討。プラセボと比較して 2〜7 日での治療失敗率が減少していた[4]。

ⅳ）生後 6 ヵ月から 15 歳を対象にして、エリスロマイシンとペニシリンの早期投与で、2〜7 日後の痛みの軽減と反対側の耳が中耳炎になる危険を減少していたが、嘔吐と下痢と発疹の危険が増加していた[5]。

2・5 日間投与でよいか？

2 歳以下の乳幼児でアモキシシリン・クラブラン酸の 5 日投与と 10 日投与の両群で、プライマリ・ケア外来で治療開始後 12〜14 日と 6 週後で症状を再評価したランダム化比較試験がある。治療成功率は 12〜14 日後で 5 日投与群で 73.4％、10 日投与群で 84.9％、NNT は 8.7（95％ CI 5.1-29.4）。6 週後でそれぞれ 53.7％、58.4％（有意差なし）だった[6]。

3・「遅延投与」の有効性は？

　生後6ヵ月から10歳までを対象に、受診してからすぐに抗菌薬の服用を開始する「即時投与」と、受診してから服用するまで72時間空ける「遅延投与」とのランダム化比較試験がある。「遅延投与」では、あらかじめ処方箋が発行されていて、症状がひどくなった場合に保護者の判断で抗菌薬が投与された。結果としては、「即時投与」が耳の痛み、耳だれ、アセトアミノフェン使用量が最初の24時間で減少したが、毎日の痛みのスコアに差はなかった。「即時投与」では下痢が有意に多く認められた[7]。この研究の二次解析では、発熱あるいは嘔吐のある急性中耳炎の小児では、抗菌薬の「即時投与」の方が「遅延投与」に比べて、ぐずったり、夜眠れなかったり、泣いていた日数を軽減していたが、発熱も嘔吐もない小児では差がなかった。症状の程度で抗菌薬の使用方法を変更することも考えなくてはならない。なお、ここで出てくる「遅延投与」は、急性上気道炎を対象とした別の研究でも、抗菌薬の不必要な投与を減少するものとして取りあげられており、今後わが国でも注目されるだろう。

4・鼓膜切開・鼓膜チューブ

　無効ないし有害であることを示すランダム化比較試験が3つあった。

　ⅰ）生後3ヵ月から1歳の乳幼児を対象にして、鼓膜切開とプラセボ、抗菌薬のみ、鼓膜切開と抗菌薬の両方の3群を比較し、臨床症状の改善について差がなかった[8]。

　ⅱ）2〜12歳の小児で鼓膜切開と無治療を比べた試験では、24時間と7日の時点で耳痛の軽減の程度に差はなかった[9]。

　ⅲ）生後7ヵ月〜12歳までの重症急性中耳炎の乳幼児と小児とで、鼓膜切開群（2歳以上ではプラセボも使用）と抗菌薬群で12時間後の症状の改善を比べた試験では、前者で治療失敗率が有意に高かった[10]。

4. フォローアップ

❶ 予後・自然歴
- AOM の症状(主として耳痛)は、2/3 の小児で 24 時間までに自然に改善する。抗菌薬を初期段階から投与した場合、症状改善までの時間が 1 日短縮される。80%の小児で 3 日間までに症状は改善する。通常の小児では、重篤な合併症は稀だが、聴力低下、蜂巣炎、髄膜炎、反復性感染がある。世界保健機関では、発展途上国では毎年 51,000 人の 5 歳以下の小児が中耳炎の合併症で死亡していることを報告している。
- OME:約 50%が 8 週間後には改善している。
- 反復性 AOM、OME:多くの場合、就学時期までに改善する。ごくわずかが合併症を患う。

❷ フォローアップ
- AOM:診断後 4 週間で耳鏡で診察。
- OME:月 1 回診察。

5. 家族のケア

患者が小児である場合、その面倒をみている家族(母親であることが多い)の疲労や解釈モデルを配慮したケアが必要(→症例参照)。

6. 患者教育
- 中耳炎の自然歴を理解してもらう。
- 可能な限り危険因子を避ける。

7. 紹介のタイミング
- 生後 3 ヵ月未満で発熱のある乳児は、他の重症細菌感染症診断のためのワークアップが必要なのですぐに小児科医へ紹介する。中耳炎のみを疑って経過観察したり、経験的に抗菌薬を処方してはいけない。
- 6 ヵ月間で 3 回、または 12 ヵ月間で 4 回の AOM のエピソードがあれば聴力検査が必要。3 ヵ月以上続く OME でも聴力検査が必要。
- 聴力低下(特に両側の)や言語発達遅延が疑われれば、耳鼻咽喉科の専

8. コストを考える

- 解熱鎮痛薬(体重 15 kg の小児で 1 日 4 回、3 日間必要だった場合)
    アセトアミノフェン：82 点
- 抗菌薬(体重 15 kg の小児に通常量を 5 日投与する場合)
    アモキシシリン：636 点
    アモキシシリン・クラブラン酸：848 点
    セフポドキシム：1,774 点
- 抗菌薬を処方せず数日後に抗菌薬の必要性を再評価するため診察する場合
    再診料：74 点(診療所、月 2〜3 回)
- 外科的処置
    鼓膜切開：690 点
    鼓膜チューブ挿入：2,670 点

さらに、看病のため家族が仕事を休むことの経済的な不利益への配慮も必要。

9. 予防

- 母乳栄養：AOM 発症を減らす。
- 家族の禁煙：通常推奨されるが、環境中の喫煙の影響に関しては相反するエビデンスがある。
- 鼓膜チューブ留置：1 件の小規模ランダム化比較試験により、鼓膜チューブ留置を鼓膜切開単独または外科的処置なしと比較したところ、治療後の最初の 6 ヵ月は急性中耳炎のエピソードの平均数を有意に低下させたが、その後の 18 ヵ月では低下させなかった。鼓膜チューブ留置を受けた患者では、チューブ押出後に感染再発傾向がより高く、聴力が悪化する傾向が見い出された。
- キシリトール入りのチューイングガムとシロップ：AOM 罹患率を有意に減少したが、キシリトールでは腹痛が多かった。

10. 症例（NBM）

　8ヵ月の男の子を母親がクリニックに連れてきた。一昨日から食欲が落ちて、夜ぐずって眠れない、とのこと。ちょうどこの母親の夫の両親が旅行で訪ねてきたところで、「初孫の元気な姿をみせてあげられなくて申し訳ない」と疲れた表情をみせた。一方で、「でも何もこんなときに旅行してこなくてもいいのに…」と小さな声で話す。診察の結果急性中耳炎が考えられることを告げて、中耳炎の自然歴とケアのオプションについて話し、危険因子について聞いていくと、「この子の耳の聞こえが悪くなったら、タバコを吸ってる私の責任ですか」と声を大きくした。

＜ポイント＞

　中耳炎の男の子だけでなく、母親もケアの対象である。一方で、頑張って看病していることをポジティブに評価しつつ今の大変さに共感を示し、子どもはもとより母親自身の健康維持・増進へ向けた行動変容（禁煙）の動機づけもしたい。ファミリー・ライフサイクルのこの時期での課題（夫婦の協働、配偶者の両親との人間関係構築）ができているかの検討が必要である。初診であれば、「ようこそ家庭医療へ！」というスタンスで、これを始まりとして、継続した家族ぐるみのケアを提供していきたい。

11. まとめ

　中耳炎の診断は、かなり経験と勘が頼りのように思われているが、短時間でも丁寧な問診で疑いをもつことと、安全に配慮した耳鏡診察を厭わないことが見落としを少なくする。抗菌薬については、今後も新しいエビデンスをレビューしつつ、自らのポリシーを考え、目の前の患者・家族とよく相談することが大事である。中耳炎でも、危険因子を減らし健康維持・増進に心がけることが家庭医の役割である。

（葛西龍樹）

参考文献

1) American Academy of Pediatrics, American Academy of Family Physicians : Clinical Practice Guideline for the Diagnosis and Management of Acute Otitis Media. 2004 (http : //www.aap.org/policy/aomfinal.pdf)
2) Rosenfeld RM, Vertrees JE, Carr J, et al : Clinical efficacy of antimicrobial drugs for acute otitis media ; meta-analysis of 5400 children from thirty-three randomised trials. J Pediatr 124 : 355-367, 1994.
3) Damoiseaux RA, van Balen FAM, Hoes AW, et al : Antibiotic treatment of acute otitis media in children under two years of age ; evidence based ? Br J Gen Pract 48 : 1861-1864, 1998.
4) Marcy M, Takata G, Shekelle P, et al : Management of Acute Otitis Media. Evidence Report/Technology Assessment No. 15 (Prepared by the Southern California Evidence Based Practice Centre under contract No. 290-97-0001). AHRQ Publication No. 01-E 010. Rockville, MD : Agency for Healthcare Research and Quality, May 2001.
5) Glasziou PP, Del Mar CB, Sanders SL : Antibiotics for acute otitis media in children. The Cochrane Library, Issue 2, 2003. Update Software, Search date, Oxford, 2000.
6) Cohen R, Levy C, Boucherat M, et al : A multicenter randomized, double blind trial of 5 versus 10 days of antibiotic therapy for acute otitis media in young children. J Pediatr 133 : 634-639, 1998.
7) Little P, Gould C, Williamson I, et al : Pragmatic randomised controlled trial of two prescribing strategies for childhood acute otitis media. BMJ 322 : 336-342, 2001.
8) Engelhard D, Cohen D, Strauss N, et al : Randomised study of myringotomy, amoxycillin/clavulanate, or both for acute otitis media in infants. Lancet 2 : 141-143, 1989.
9) van Buchem FL, Dunk JH, van't Hof MA : Therapy of acute otitis media ; myringotomy, antibiotics, or neither ? A double blind study in children. Lancet 2 : 883-887, 1981.
10) Kaleida PH, Casselbrant ML, Rockette HE, et al : Amoxicillin or myringotomy or both for acute otitis media ; results of a randomised clinical trial. Pediatrics 87 : 466-474, 1991.

II・よくみられる疾患

14 糖尿病

重要事項

- 糖尿病の診断と初期評価を的確に実施する。
- 糖尿病の診断が患者の気持ちや家族中に与える影響を把握する。
- 糖尿病患者一人ひとりに合わせた生活習慣改善・薬物治療を、複数の医療専門家が加わったチーム医療で提供する。
- 糖尿病の合併症のスクリーニングと予防を日常診療で定期的に実践する。
- 診断、治療のプロセスにおいて、患者の自主的な健康管理能力の育成を目指す。

1. 疾患を探る

1) 日本における糖尿病の実態

- 平成14年度の厚生労働省が実施した「糖尿病実態調査」にて、糖尿病と強く疑われる人(糖尿病治療中の患者またはHbA$_{1c}$ 6.1%以上)の全人口に対する割合は740万人(9.0%)、糖尿病の可能性を否定できない人(HbA$_{1c}$ 5.6〜6.1%)は880万人(10.7%)とのことで、潜在的な予備軍も含めて国民の20%程度が糖尿病のリスクをもっている。
- また、糖尿病と強く疑われる人のうち、現在治療を受けているのは50.6%。その中で合併症の有病率は神経障害15.6%、網膜症13.1%、腎症15.2%、足壊疽1.6%だった。
- 糖尿病と強く疑われる人は平成9年の690万人から増加しているが、その背景には同時に実施された調査で示された肥満者の割合の増加などが関連している可能性がある。
- 国民の健康にとって糖尿病の重要性は近年さらに増してきていることは明らかであり、最前線で糖尿病に向き合う家庭医の役割は非常に重要である。

❷ 病態生理
- インスリンの分泌能および作用能の低下による高血糖が病態。
- 1型糖尿病は絶対的なインスリン分泌量の低下、2型糖尿病は末梢でのインスリン抵抗性および相対的なインスリンの欠乏が原因。
- 遺伝子の欠損(1型および2型糖尿病ともに)と環境要因(肥満、食事、運動)の両者が病気の発症に影響している。
- 1型糖尿病はインスリンの完全な欠損が原因だが、2型糖尿病は空腹時および食後の血糖の上昇がインスリン抵抗性によるインスリン上昇を招き、ついにはβ細胞が破壊されてインスリン分泌が低下する過程で血糖の上昇を抑制できなくなるという悪循環で進行していく。このプロセスの開始から5～10年が経過して症状が出現し、慢性的な高血糖が微少血管および大血管に変化をもたらすことでさまざまな疾患の発症に影響していく。

❸ 病歴
　症状の出現は、緩徐で非特異的である。それ故、1/3の患者が糖尿病の診断を受けていないといわれる。医師は、家族歴などの危険因子の把握や以下の症状を的確に把握し、積極的に診断をしていくことが求められる。

a．症状
- 全身：体重減少、疲労感、慢性の倦怠感、徐々に悪化する口渇。
- 皮膚：繰り返す真菌感染症(腟、皮膚、間擦部など)、創傷治癒の遅延
- 眼：最近の視力の変化(屈折率の矯正を要することも多い)、視野のぼやけ。
- 歯：歯周疾患
- 尿：夜間頻尿と多尿
- 神経：足や手の焼けつくような感覚、ヒリヒリ感、しびれ。

b．急性発症と1型糖尿病
- 高齢者は急激な錯乱、嗜眠傾向、衰弱、低体温、脱水、低血圧/ショックなどの症状を示す高浸透圧性非ケトン性昏睡で診断されることもある。

- 1型糖尿病はいわゆるケトアシドーシスも示すが、多くは小児あるいは青年期に多尿、多渇、多食、体重低下、疲労の急激な進行を示して発症する。

c．危険因子と合併症の評価

- 危険因子：喫煙歴、血圧やコレステロール値、身体活動の状況、心血管疾患の家族歴。
- 合併症：視力の問題、歯周病、心血管疾患の既往、性機能障害末梢のニューロパチー。
- 「過去6ヵ月に足や手の痛みやしびれ、焼けつき、ヒリヒリの有無があるかどうか」という質問は、詳細な専門的神経評価に対して97%の感度をもつ。

❹ 身体診察

糖尿病診断時には全身の身体診察に加えて特に以下の項目に気をつけて評価する。

a．身長と体重

- 肥満は2型糖尿病の独立したリスクであり、インスリン抵抗性を悪化させる。
- BMI 25以上を肥満症と診断しているが、内臓肥満も独立した危険因子となる。

b．血圧（起立時の評価も含む）

- 糖尿病とともに心血管系疾患の独立した危険因子。
- 白衣高血圧を避けるため診療所内外の評価が重要である。

c．視力評価

- 糖尿病性網膜症は20〜74歳の成人での失明における最大の原因。

d．口腔評価、甲状腺の触診
e．心臓の診察
f．脈拍の評価
g．腹部診察
h．手や指の診察
i．足の診察

j．皮膚の診察

k．神経診察（反射、振動覚、触覚、固有覚）

- モノフィラメントによる足の触覚検査での異常は、足壊疽の発症と強く相関。
- 評価者の間の再現率も85％と高く有効である。

5 検査

a．糖尿病の確定診断

血液検査が必要である。

b．糖尿病のスクリーニング

実施すべき人は以下のとおり。

i）45歳以上の全成人（BMI＞25の場合は特に）、正常ならば3年ごとに評価。

ii）若年でも肥満（BMI＞25）の成人、さらに以下の項目もリスクとなる。

　①両親が糖尿病、身体活動の不足、高血圧、高脂血症、耐糖能異常の既往。

　②妊娠糖尿病や多嚢胞卵巣症候群の既往。

iii）肥満（理想体重の120％以上）で以下の危険因子のうち1つをもつ小児。

　①2型糖尿病の家族歴（1親等〜2親等）／インスリン抵抗性を示唆する徴候や状態（黒色表皮症、高血圧、高脂血症）。

　②10歳でスクリーニングを開始し、2年ごとに評価。

c．糖尿病の診断基準（日本糖尿病学会）

i）空腹時血糖値≧126 mg/dl、75 gOGTT 2時間値≧200 mg/dl、随時血糖値≧200 mg/dl、のいずれか（静脈血漿値）が、別の日に行った検査で2回以上確認できれば糖尿病と診断してよい。これらの基準値を超えても、1回の検査だけの場合には糖尿病型と呼ぶ。

　①1回目と2回目の検査法は同じである必要はない。1回目の判定が随時血糖値≧200 mg/dlで行われた場合は、2回目は他の方法によることが望ましい。1回目の検査で空腹時血糖値が126〜139

mg/dl の場合には、2回目には OGTT を行うことを推奨する。
ii) 糖尿病型を示し、かつ次のいずれかの条件が満たされた場合は、1回だけの検査でも糖尿病と診断できる。
　①糖尿病の典型的症状(口渇、多飲、多尿、体重減少)の存在
　②HbA$_{1c}$≧6.5％
　③確実な糖尿病性網膜症の存在
iii) 過去において上記の1.ないし2.が満たされたことがあり、それが病歴などで確認できれば、糖尿病と診断するか、その疑いをもって対応する。

d．糖尿病診断時の検査による合併症や他の危険因子の評価
・血清のカリウム、尿素窒素、クレアチニン
・尿中の微量アルブミン、クレアチニンクリアランス
・心電図、一般尿検査
・高脂血症

2．病気の経験を探る

❶病気に対する感情、解釈
・糖尿病は足壊疽による足の切断や網膜症による失明などのイメージが強く、血糖値と糖尿病の診断に対する不安や恐怖の感情がみられることが多い。治療のコンプライアンス増進のためにこうした問題を強調することは、いたずらに不安を高めることも多いので気をつけなければならない。
・「先生、おそらく前日に友だちと飲み過ぎたのが悪かったんだね。今はもう大丈夫ですよ」：糖尿病のコントロールの悪化に対して、採血前の食生活の問題(宴会や酒量の増加など)を取りあげることで一時的なことだと正当化して解釈する患者も多い。その背景には現実を否定する心理が存在するので、その発言を強く否定せず、そうした心理も含めて患者を理解しようとする態度が求められる。

❷診察への期待、生活への影響
・糖尿病患者は、生活習慣の改善に強くこだわって薬物療法の導入が遅

れる患者、逆に、生活習慣の改善を最初からあきらめて薬物にすぐに頼る患者など、各人が治療に強い期待を抱いていることが多い。そうした期待の背景を探りながら、できる限り生活習慣改善と薬物の適切な使用のバランスをとりながらマネージメントしていくことが必要となる。そうした取り組みの中で、患者が自分をコントロールできるという自己効力感が高まっていく。
- 糖尿病によって患者は生活習慣(食生活、運動、定期的な薬物治療)の永続的な大きな変化が必要となるため、家族、仕事、経済面のどれもが大きな影響を受ける。そして、それぞれが適切に対応することで、患者のQOLを保ったマネジメントが可能となる。

3. ケアのオプション/予防/フォローアップ/紹介のタイミング

1. 糖尿病のマネージメントには、患者、家族、社会サポートシステム、家庭医、他の医療専門職の協働が欠かせない。
2. 医学的、社会的なサポートを受けながら、患者自身が糖尿病のケアの中心となるべきである。
3. 患者の役割
   - 病気とその合併症を理解する。
   - 食事、運動、体重のコントロール/減量を継続。
   - 歯の衛生、足のケア、禁煙、運動増進、飲酒に関する自己管理。
   - 血糖値のチェックと薬剤の確実な使用。
4. 医師の役割
   - 「病気の経験を探る」で述べた糖尿病に対する患者の経験を理解する。
   - ヘルスケアチームとの間でのケアを調整。
   - 適切な薬剤の決定と血糖値の管理、患者の薬剤の使用状況の確認。
   - 標的臓器障害の評価、健康活動や自己管理の評価。
   - 日々糖尿病に向き合う患者に対する長期間のサポートを提供。

❶系統的なチームアプローチの重要性

- カルテの中で、血糖値の推移、標的臓器の状態、生活習慣の状況、薬剤、病気への理解などが視覚的に把握できるようなシステムを構築し、②以降で述べていく項目を定期的に評価する。
- チームは、家庭医、看護師、栄養士、健康教育者、心理カウンセラー、専門医(内分泌医、眼科医、血管外科医、形成外科医など)から構成される。
- 大事なのは、患者とその家族あるいは社会サポートがチームの中心となることである。

❷生活習慣の改善

a．食事と体重

①栄養指導は糖尿病治療と自己管理に不可欠な要素であり、理想的にはすべての患者が糖尿病に詳しい栄養士から個別化された栄養指導を受けるべきである。

②栄養指導の目標は以下のとおり。

- 血糖値と HbA_{1c}、LDL、HDL、トリグリセリド、血圧、体重それぞれの目標値を達成する。
- 慢性の合併症と併存症の予防と治療(肥満、高脂血症、高血圧、腎症)
- 健康的な食品の選択
- 個人的、文化的な好みとライフスタイルを考慮したうえで、各人の希望と変化への期待を尊重しながら、個別化された栄養のニーズに応える。

③具体的な栄養処方

- 減量のためには、活動度に応じて設定された1日の必要カロリー量から250～500 kcal/日を減らしていく。
- 蛋白は10～20%、脂肪は30%以下(飽和脂肪酸<10%、多価不飽和脂肪酸<10%、単価不飽和脂肪酸10～15%)、炭水化物は50～60%へ。
- 各食品の栄養成分については、食品成分表などを参考にする。

b．運動

定期的な運動は血糖値を改善し、心血管疾患の危険を減少させ、体重減少にも寄与し、健康感を高める。

- ある長期間の研究では、中程度の運動が炭水化物の代謝、インスリン抵抗性、HbA_{1c}の低下、高血圧、高トリグリセリド血症、肥満に対してよい影響を長期間維持していたことが明らかとなった。
- 運動プログラムの処方前に、微少血管・大血管の合併症を評価しそれに応じて運動内容を変更することが重要。
- トレッドミルや長時間の歩行、ジョギングなどは下肢の知覚が低下している患者では禁忌。こうした患者では、水泳、サイクリング、ボートこぎなどの下肢に体重をかけない運動を選ぶ。
- 増殖性の網膜症と顕性腎症（尿中微量アルブミン＞300μg/mg・Cre）を認める患者では、激しい有酸素運動やいきみ、不快感、息こらえを要する運動は避けるべきである。

c．心理社会的側面

- 「患者の病気の経験を探る」で述べたポイントに配慮する。
- 糖尿病患者にうつ病の発症率が高いため、適切に評価し、SSRIなどの抗うつ薬と認知行動療法で治療する。
- 糖尿病患者は、心理社会的なストレスが大きく、治療に苦しむことも少なくない。家庭医は毎回心理社会的問題についてふれて、必要に応じて臨床心理士などに紹介することが求められる。

❸ 薬物療法

a．インスリン治療

- インスリンは超速効型、速効型、中間型、持続型と大きく4種類に分類。
- 治療目標は血糖レベルをできる限り正常に近づけていくこと。
- インスリン強化療法の合併症は低血糖発作、治療の障害となるのは頻回な血糖モニタリング、低血糖への不安、不十分な患者教育などである。
- インスリンを食事や運動、ストレス、病気（特に感染症）に応じて調

整する方法を患者に教育し、血糖の自己測定(SMBG)を導入することが重要となる。
- 超速効型、速効型インスリンは食後の血糖上昇の抑制、中間型はインスリンの基礎分泌維持のために有効。
  - 中間型インスリンの初期治療は体重1kgあたり1日量0.3〜0.4単位で投与し、朝60〜65%、夕方35〜40%に配分する。混合インスリンを使用する場合は、速効型と中間型を0.6〜0.7：0.3〜0.4で配分する。混合型製剤は冷蔵庫で保管する必要がある。

b. 経口血糖降下薬

4系統の薬剤があり、いずれも早期の糖尿病には有効性が証明されている。しかし、併用療法の有効性が最近は証明されてきている。

肥満患者にはビグアナイドを第一選択とし、非肥満患者にはビグアナイドかスルフォニルウレア製剤を第一選択とし、血糖値に応じて他系統薬剤を追加する。

i) インスリン分泌促進薬

　①スルフォニルウレア製剤
- 第一世代(トルブタミド、アセトヘキサミドなど)、第二世代(グリベンクラミド、グリクラジド、グリメピリドなど)に分類。第一世代は安価である。
- 最小用量から処方し、低血糖発作を避けながら1週間ごとに増量可能。初回治療は25〜35%の患者で失敗し、50%の患者は治療抵抗性となる。高インスリン血症と膵β細胞の枯渇をもたらす。

　②速効型食後血糖降下薬
- ナテグリニドは食直前(10分以内)に内服により速やかな食後血糖の降下をもたらし、メトホルミンとの相乗効果をもつ。
- 低血糖発作も少なく、高インスリン血症や膵β細胞の枯渇も少ない。

ii) ビグアナイド製剤
- インスリン分泌促進薬と相乗効果あり。メトホルミンは、特に肥満患者で血糖降下薬の第一選択であり、血圧にもよい効果をもたらす。
- メトホルミンは腎排泄性のため腎障害(血清Cr>1.4：女性、1.5>

男性)患者には避けるべきである。
- 最も重い副作用は乳酸アシドーシスだが、腎障害、造影剤の使用、心不全による血行動態の不安定化、肝機能低下、低体温、アルコール依存などが危険因子となる。
- 年に1回の CBC とビタミン B_{12} の測定に加えて、3～6ヵ月ごとの肝機能、腎機能のフォローが薦められる。

iii) インスリン抵抗性改善薬
- ピオグリタゾンなどは骨格筋の糖吸収および脂肪融解の促進によるインスリン抵抗性の改善と肝の糖産生の抑制を通じて作用する。
- 効果発現には3～6週を必要とし、副作用として血圧の低下と体重増加、下腿の浮腫ももたらす。
- メトホルミンおよびスルフォニルウレア製剤と併用し、運動により効果は増強。
- 最初の1年は、肝酵素を初回および2ヵ月ごとに評価すべきである。

iv) αグルコシダーゼ阻害薬
- ボグリボースやアカルボースなどが含まれ、小腸での多糖類の α グルコシダーゼによる分解を阻害して、急速な食後血糖上昇を防ぐ。
- 単剤使用では低血糖は発症しないが、インスリン分泌促進薬やインスリンとの併用では起こりうるので、ブドウ糖による血糖上昇が必要となる。
- 副作用は、悪心、下痢、腹部膨満が多い。

❹ 治療のモニタリング法

a. 血糖値

- 大規模な RCT である DCCT (the Diabetes Control and Complication Trial) と UKPDS (the UK Prospective Diabetes Study) は、血糖コントロールの改善が網膜症、腎症、末梢神経障害の発症率を低下させることを証明した。
- 血糖については、食前値は 90～130 mg/dl、食後値は 180 mg/dl＞を目標とする。

b．自己血糖測定（SMBG）

- SMBG は患者が自分自身の治療への反応を評価し、血糖の目標値が達成されたかを確認するのに役立つ。さらに、低血糖を予防し、薬物・栄養・運動の調整にも有効。
- インスリン使用中の患者に対しては、定期的に実施することが有効だが、その頻度やタイミングについてはあまり知られておらず、血糖の目標を達成すれば十分であろう。
- SMBG の正確性は患者や器具に依存しているため、定期的に実施法の正確さを評価するとよい。

c．ヘモグロビン A_{1c}（HbA_{1c}）

- 評価前 2〜3ヵ月の平均的な血糖値を表現する HbA_{1c} の低下は心筋梗塞と心血管系疾患のリスクを低下させる。
- HbA_{1c} は 7.0 以下を目標とする。それ以上の低下を目標とすることのメリット・デメリットは明らかでなく、現在研究中である。その際、低血糖は注意する。

❺ 合併症の管理

- 糖尿病管理の主要な目標は、網膜症、末梢神経障害腎症、心血管系疾患などの微少血管、大血管合併症の一次・二次予防にある。
- 微少血管については HbA_{1c} ＜7.0 以下の厳格な管理が予防に有効だが、大血管疾患については曖昧である。
- 予防は、標的臓器障害のモニターと障害がある際の適切な介入、危険因子の除去に基づく。危険因子には、高脂血症、喫煙、座位の多い生活スタイル、肥満などを含む。

a．高脂血症

- 心血管疾患の独立した危険因子であり、LDL は 100 mg/dl 以下を目標とする。心血管疾患がなければ、一定の期間（3ヵ月以内）はまず栄養療法を試してもよい。HMG CoA リダクターゼ阻害薬が第一選択となる。
- フィブレート製剤を用いてトリグリセリドを 150 mg/dl 以下へ低下させ、HDL を 40 mg/dl 以上に上昇させることが望ましい。特に、

HDL が低値で LDL が正常値に近く、臨床的な心血管疾患の既往のある患者については、その有効性は明らかである。
- HDL は体重減少、禁煙、身体活動の増加にて上昇する。

b．高血圧
- 糖尿病患者の血圧の目標は、収縮期血圧が 130 mmHg 以下、拡張期血圧が 80 mmHg 以下と通常の高血圧患者より厳しくなる。これによって、早期腎症と心血管疾患の発症の予防効果が増大する。
- 初期治療は、心血管疾患の減少効果が証明された ACE 阻害薬、アンギオテンシン受容体阻害薬(ARB)、βブロッカー、カルシウムブロッカーから選択するが、特に ACE 阻害薬と ARB が糖尿病患者には好ましく、降圧効果が不十分な場合はサイアザイド利尿薬を追加する。

c．禁煙
- RCT はないが、禁煙の促進が心血管疾患の予防に役立つことが、観察研究にて証明されている。
- 医師はすべての糖尿病患者に積極的に禁煙を促進する必要がある。

d．腎症
- 診断時と毎年 1 回は尿中微量アルブミンをスクリーニングする。
- 微量アルブミンが 30〜300 mg/g・Cr を早期腎症、>300 mg/g・Cr を顕性腎症と定義する。
- 微量アルブミン尿患者は、ACE 阻害薬あるいは ARB の使用、そして血圧の厳格なコントロールによって顕性腎症への進行を遅らせることができる。
- 顕性アルブミン尿患者は、ARB の使用によって末期腎症への進行を遅らせることができる。

e．網膜症
- 糖尿病診断時に眼科医による幅広い眼の診察を受け、毎年 1 回は眼科医に網膜症の定期評価を実施してもらう。
- 的確な血糖管理と血圧管理が、糖尿病性網膜症の発症と進行を予防する。

f．足の管理
- 毎年一度は足の詳細な診察を実施して、潰瘍や下肢切断の危険因子と

しての末梢のニューロパチー、圧迫を受けている所見(発赤、たこの下の出血)、骨の変形、末梢血管疾患、爪の状態を評価する。数ヵ月に一度は下肢の視診を実施する。
- 足の診察には、モノフィラメント、音叉の利用、触診、視診を含む。最初の評価時には、跛行の病歴と足の脈を触診する。末梢血管疾患は無症候性のことが多いので、ABIを確認する。跛行やABIの強い低下がある場合、専門医に紹介する。

g．アスピリンの予防投与と予防接種について

- 心筋梗塞、脳梗塞やTIA、末梢血管疾患、狭心症などの既往のある患者にはアスピリンによる抗血小板療法を実施する。
- 2型糖尿病患者で、心血管系疾患の危険因子として40歳以上、あるいは、心疾患の家族歴、高血圧、喫煙、高脂血症、アルブミン尿をもつ場合は、一次予防としてアスピリンを使用することが米国では推奨される。但し、日本での実施については慎重な検討を要する。
- 易感染性をもつため、インフルエンザ予防接種を毎年実施し、生涯に一度は肺炎球菌の予防接種を実施することが薦められる。

●こんなエビデンスがある

・チーム・アプローチの効果は？

　RCTでチームケアと従来のケアを比較したところ、救急医療室、入院、専門医の受診が減少し、家庭医への予防的な受診の増加、患者満足度の増加、HbA_{1c}の低下が認められた。

4．家族のケア

1．糖尿病の診断が家族に与える影響は以下のように非常に大きく、家族とともに治療にあたっていく姿勢は家庭医にとって不可欠である。
  - 自分自身の健康状態への認識が変わり、家族内での役割が変わる。
  - 食事内容の指導は、いつ何を食べるかという家族の食習慣の根底に影響する。
  - 自己血糖測定やインスリン注射などの自宅での治療手技は家族の支

援を必要とする。
 ・糖尿病の合併症や障害は、社会的、心理的、経済的な影響を家族に及ぼす。
2．家庭医はこうした影響を念頭におきながら、糖尿病診断時や治療に問題がある際に家族を診察室に招いて、治療方針や生活の変化を中心にした情報の共有と意見交換を行うとよい。
3．そのうえで、患者〜家族〜医療者の役割を定義し、治療目標に向かってともに努力していくスタイルを確立していく。
4．毎回の診察の中でも、患者と家族の関係性には常に注意を払い、必要に応じて患者を通した家族へのアドバイスを行うことも現実的であろう。

5．患者教育

・既に述べてきたような生活習慣の改善、薬物療法、合併症の予防について、パンフレットなども活用しながら患者に理解してもらうことが非常に大切である。
・こうした情報を基盤にして、具体的な治療目標を立案し達成していくプロセスの中で、次第に患者自身が自分の健康への「自己責任」を自覚し、「やればできる自分がいる」という自然な自尊心を身につけていくことが最終的な患者教育の目標となり、継続的な治療の成功の鍵となる。

6．コストを考える

①検査
・血糖値と一般検尿：検査料 40 点、判断料 155 点→ 195 点：1,950 円
・HbA_{1c}：検査料 60 点、判断料 135 点→ 195 点：1,950 円
・糖尿病治療の状況に応じて、上記の検査の頻度を減らすことがコストの削減につながる。

②薬物治療
・トルブタミド（ヘキストラスチノン®）500 mg 錠 15.4 円

500 mg×2回/日で30日間使用すると、912円
- グリベンクラミド(オイグルコン®)2.5 mg錠16.7円
    2.5 mg×2回/日で30日間使用すると、1,002円
- グリメピリド(アマリール®)3 mg錠58円
    3 mg×1回/日で30日間使用すると、1,740円
- メトホルミン(グリコラン®)250 mg錠10.3円
    250 mg×3回/日で30日間使用すると927円
- ピオグリタゾン(アクトス®)30 mg錠202円
    30 mg×1回/日で30日間使用すると6,060円
- ボグリボース(ベイスン®)0.3 mg錠80.3円
    0.3 mg×3回/日で30日間使用すると7,227円
- 混合型インスリン(ノボリン30Rフレックスペン®)300単位2,396円
- インスリン分泌促進薬やビグアナイド製剤に比べてインスリン抵抗性改善薬やαグルコシダーゼ阻害薬は比較的コストが高いので使用時には患者への説明が必要であろう。

7. 症例(NBM)

Yさん、50歳の男性で、妻に付き添われてあなたの診療所を訪れた。「体重がここ3ヵ月で10 kgも減ってしまったのですよ」と語る一方で、妻は彼の食欲が旺盛であることを伝えた。水分の摂取量も大幅に増え、尿の回数も増えている。

「Yさん、何か思い当たることありますか？」「うーん、わからないけれど、夜に3回もトイレに起きるので、昼間もなんだか元気が出ないのかなと思っています」。

血糖検査を実施すると随時血糖で230 mg/dlを示したため、改めて翌日に空腹時血糖を検査して170 mg/dlという結果が得られた。糖尿病の診断が確定したため、あなたは糖尿病が疑われることを伝えた。

「ということで、糖尿病でYさんの症状は説明できると思います

よ」…(沈黙)…「どうされました。不安なことがありますか」「えぇ。このまま目が見えなくなったりしたら、私はどうやって家族を養えばよいのか。絶望的な気持ちになってしまって」「そうですか、今後のことを考えてご不安になられていたんですね。ちょっと待って下さい。でも、Yさんのような糖尿病の方でも、生活を改善したり、うまく薬を使うことで普通の人と同じように暮らしている人がたくさんいるんですよ」「そうなのですか。では、どうすればいいのでしょうか」。

　生活習慣病への取り組みの具体的な情報と薬による治療の今後の流れを2人に説明したところで、妻がおもむろに口を開いた。

　「先生、でも食事を変えるのは難しいです」「というと？」「うちには育ち盛りの息子が2人いて、どうしても栄養の多い内容になってしまいます。夫にだけ、特別なメニューを用意するのは…」「そうですか。負担になるんですね」「そうです。しかも、私もパートで働いて家事と仕事をぎりぎりで両立させている状態なので、食事にまで頭が回らなくて」「よくわかります。母として妻として職業人として頑張っておられるのですね。それでは、どうでしょうか。まずは、今の食事の中でもちょっとした工夫で変えられるところを栄養士と相談して改善し、それで不足する部分は、ご主人にお薬を飲んでもらいながら、血糖値を下げていくというのは？」「そうですね、まだ自信はないけれど、それぐらいならやれるかも知れません。あなたはどう？」「そうだね。自分の身体のことだし、先生方の力を借りながら、できる限り2人で頑張ってみるよ」。

<ポイント>
- Yさんが糖尿病に対して抱いているイメージを的確に把握することで、予後や治療についての誤解を解き、不必要な心理的負担を抱かせないよう配慮できた。
- 糖尿病の診断と治療が家族に与える影響、具体的には妻による食事内容の改善が与える家事の負担増加を把握することができた。
- 患者の治療への期待と治療が与える家族への負担を配慮しながら、栄養士の助力などの具体的援助を活用して生活習慣改善と薬

> 物治療のバランスをとり、患者・家族を主体とした治療計画を策定していくことができた。

8. まとめ

家庭医は地域住民の中から糖尿病患者を適切にスクリーニングし、食事や運動、心理面に配慮した生活習慣の改善、そして、各種薬剤の特徴を踏まえた薬物治療を通じて、血糖値の改善とそれによる合併症発症の予防を目指していく必要がある。その際、チーム医療による長期的なケアの提供に加えて、患者や家族が治療に主体的にかかわっていくマネジメントが非常に重要となる。

（草場鉄周）

参考文献

1) Sloane PD, et al：Essentials of Family Medicine, 4 th ed, pp 453-469, Lippincott Willliams & Wilkins, Philadelphia, 2002.
2) Clinical Evidence Issue 12, 2004.
3) InfoRetriever 2005
4) Goroll AH, et al：Primary Care Medicine. 4 th ed, pp 630-646, Lippincott Willliams & Wilkins, Philadelphia, 2000.
5) Saultz JW, et al：Textbook of Family Medicine. McGraw-Hill, pp 493-511, 2000.
6) Manual of Family Practice, 2 nd ed, 2002.
7) The 10-Minute Diagnosis Manual, 2000.
8) McCulloch DK：Overview of medical care in diabetes mellitus. UpToDate version 12, 3, 2005.

I・よくみられる疾患

15 脳卒中

> **重要事項**
> ・脳卒中の患者は入院で、可能であれば脳卒中専門病棟でケアした方がよい。
> ・アスピリンは禁忌がなければ脳卒中の全員に投与すべきである。
> ・患者や介護者も早期よりリハビリテーションに参加した方がよい。
> ・急性期の血栓溶解療法のエビデンスは効果と害のトレード・オフである。

1. 疾患を探る

❶脳卒中

急速に進展する局所および全身の症状と兆候、24時間過ぎても持続するあるいは死亡に至る大脳機能の喪失である。出血もしくは梗塞で血管由来以外には明確な原因はない。

❷罹患率・有病率

日本人での罹患率は人口1,000人あたり約10人で、欧米の報告(人口1,000人あたり1.5人)よりも約1.5倍から2倍程度高い[1]。

❸好発年齢

45歳以降高くなるが、70歳以上での発症が全体の半数を占める。

❹性差

男性が女性の3倍だが、閉経後は同じ。

❺遺伝的因子

家族内でのリスクの集積はあるかも知れない。

❻原因

急性脳卒中の2/3は脳梗塞で、通常は大脳動脈の血栓あるいは塞栓による閉塞に起因する。残りの原因は脳出血である。

❼危険因子

日本の疫学データからは、①高血圧、②喫煙、③耐糖能異常、④多量飲酒である。ほかには年齢、心疾患、家族歴、心房細動、高脂血症などがある[2]。

❽症状と所見

- 意識障害
- 頸動脈系（大脳半球）：片麻痺、半側空間無視、失語、視野欠損、頭痛、痙攣、健忘、昏睡。
- 椎骨脳底動脈系（脳幹または小脳）：複視、めまい、失調、顔面麻痺、ホルネル症候群、嚥下障害、構音障害。
- 小脳病変：頭痛、悪心、嘔吐、失調。

❾脳卒中に診断に関する尤度比[4]

表36参照。

表36 ●尤度比

病歴・身体所見	陽性尤度比	陰性尤度比
過去1週間に頭部外傷の既往がなく、急性発症の持続する神経学的欠落徴候	3～96	0.12～0.14

❿鑑別診断

片頭痛、てんかん、腫瘍、硬膜下血腫、低血糖、高血糖、高カルシウム血症。

1) 検査
・急性期：頭部 CT、MRI。
・特殊検査：ドップラー頸動脈超音波検査、心電図、経食道心臓超音波検査、ほか。

2．病気の経験を探る

解釈：「中気になってしまったのは、ばちがあたったのかな」「何にも悪いことをしとらんのにどうしてだろう？」

　特にネガティブなコンテクストを抱えていることが多いため、十分に傾聴の姿勢で受け止めることが必要である。

期待：「麻痺している手足を早く動くようにしてほしい」「いつになったら動くようになるのかな」「早くに帰りたい」

　具体的なリハビリの目標につながるので、本人の思いを引き出す方がよい。モチベーションの維持につながる。

感情：「あかん、もうあかん、こんなになってはもうあかん」「みんなに迷惑かけてすまんな」「もう死にたい、コロッと逝く注射を打ってほしい」

　これも否定的な感情が支配的になることが多いため、十分に聞いておく必要がある。ただ、発症からの時間的な経過で徐々に受容の姿勢や立ち直りの側面が出てくるため、感情面の変化もフォローする必要がある。

影響：「おばあさんの面倒をみれない」「ずっと病院で看病しているので家族が疲れてきた」

　本人だけでなく周囲の家族へも大きな影響を及ぼしている。本人の抱えるコンテクストだけでなく家族のコンテクストも十分把握しておく必要がある。

3．ケアのオプション

1) 一般原則
・急性期；入院治療、できれば脳卒中ユニットで。
・食事は嚥下障害あれば経管栄養または特別食、嚥下障害なければできるだけ早く普通食を。

- 安静度はできるだけ早期に普通にする。
- 酸素を提供し維持する。
- 発症から48時間は不整脈をモニターする。
- 血糖管理を行う(220 mg/dl 以下に保つ)。
- 血栓溶解療法を受ける場合には血圧185/100以上の場合には治療する。
- 急性の臓器障害(脳症・心筋障害・動脈解離・急性腎不全)がある場合には血圧上昇に対して治療をしない。
- 早期に離床および理学療法を行う。
- ヘパリンを12時間おきに5,000単位皮下注。

❷ 薬物療法

- アスピリン内服(1日50〜325 mg):消化管潰瘍やアレルギーのある患者には禁忌。

  1件のシステマティック・レビューから脳卒中発症の48時間以内にアスピリンを投与すると、プラセボと比較して6ヵ月時点での死亡あるいは要介護度が有意に減少し、完全な回復が認められる人数が有意に増加することがわかった。NNT 77であった。

- 血栓溶解療法:発症から3時間以内で、厳しく選択した患者に対して組織プラスミノーゲン活性化因子の静注。

●こんなエビデンスがある

1・脳卒中の人に対する専門的ケアは何か?

1件のシステマティック・レビューから専門家による脳卒中リハビリテーションユニットでは通常のケア(専門性が低い)と比較して、1年後の死亡あるいは要介護度が有意に減少することがわかった。NNT 21であった。

2・急速な血圧降下療法

1件のシステマティック・レビューから、プラセボと比較した血圧降下療法の効果に関するエビデンスは不十分であったが、複数の

RCT から、降圧薬を投与されている人の臨床的アウトカムは不良と考えられ、死亡率は上昇することが示唆された。

3・脳内血腫に対する外科的治療効果は何か？

テント上血腫の除去については、効果と害のバランスがはっきりと確定されていないことがわかった。複数の RCT から、テント上血腫があって意識レベルが低下している人において、除去や脳室シャントの果たす役割に関するエビデンスはみつからなかった。

4．家族のケア

突然の発病で動揺している場合が多いので、まずは訴えを十分に聞く。そのうえで脳卒中の型や今後予想される経過、その時期に応じた家族の支援の心積もりなどを細かく提供するとよい。障害の回復見込みについては予断を許さないので安易な会話は難しいところである。

介護の計画についても家族だけで抱え込むのではなく、介護保険や社会資源を上手に使うことも段階を追って説明することが必要であろう。

5．患者教育

- 脳卒中に関するわかりやすい説明を提供。図示したものが必要である。
- また前兆らしき症状や徴候についても説明。
- 危険因子を避けることもアドバイスする。

6．フォローアップ

- 予後・自然歴：急性虚血性脳卒中の約 10％は、脳卒中発症から 30 日以内に死亡する。急性発症から生存した人のうち約半数は、6ヵ月後においてなんらかのレベルで障害を経験している。
- 発症後の再発のリスクは、最初の 1 年間で約 10％、その後の毎年では約 5％である。
- 発症後 3 年間にわたり最低 3ヵ月に 1 回はフォローする。
- 合併症として

第3部　よくみられる問題のケア

①肩の脱臼
②過伸展による膝関節障害
③うつ病

7．紹介のタイミング

発症直後できるだけ病院へ早く紹介する。可能であれば脳卒中専門ユニットへ送る。地域内での医療機関の情報が必要である。

8．コストを考える

　　バイアスピリン®　　100 mg　1錠　6.4円
　　パナルジン®　　100 mg　1錠　79円
　　アクチバシン®　　600万単位　1バイアル　66,829円

退院後の標準的な処方として　バイアスピリン®　1錠　朝食後内服　1ヵ月分として　6.4円×28日＝179.2円

9．予防

❶一次予防

・禁煙
・高血圧、糖尿病、高脂血症の治療を行う。
・多量飲酒を止め、「節度ある適度な飲酒」（1日平均純アルコールで約20 g程度である旨）アドバイスする。
・1日あたりの平均食塩摂取量の減少目標値：10 g未満
・1日あたりの平均カリウム摂取量の増加目標値：3.5 g以上、野菜を多くとるように。
・早歩き30分毎日など定期的な運動。

❷二次予防

脳卒中または一過性脳虚血発作の既往のある人に対する予防的介入の効果がはっきりしているものは、
・降圧療法（ACE阻害薬）
・コレステロール低下

- 抗血小板療法（アスピリン、チクロピジン）
- 中等度または重度の症候性頸動脈狭窄の人に対する頸動脈内膜切除術。

10. 症例（NBM）

　脳梗塞後遺症と高血圧で外来通院中の74歳、男性。65歳から高血圧で加療中していたが、2年前に発症した脳梗塞による左半身不全片麻痺と高血圧で外来通院中である。バイアスピリン®（100 mg）1錠、フルイトラン®（2 mg）1錠を内服中である。今日は定期外来である。「先生、私は脳卒中になって本当に大変だった。ぽっくり逝きたがったが、そうもいかんがった。一時はものすごく落ち込んだんじゃ。前に比べるとだいぶ動くようにはなったが、着物を着たりするときは不自由じゃ。もう脳卒中は治らんのやろうな？」と聞いてきた。

　「そうですね。でもいっぺん脳卒中になった人ではやはりその後にも再発はしやすい傾向はありますね。そのためにも今朝1回のお薬を飲んで頂いています」と説明した。「それに最近の研究では血圧を下げる薬で再発をかなり抑えてくれる薬もあります」とコバシル®のことを説明した。「ほほう、そりゃええ薬があるんなら、もらえんかのう？　それ飲むともう起こらんのじゃな？」と答えました。絶対ではないが、NNTや確率の数字をどう伝える方がよいか悩んだ。結局処方を追加することにして、また現在ある障害をなんとか受け入れながら、そのままで前向きに人生を生きられるような話題（趣味や農作業など）を少し時間を割いて話した。

＜ポイント＞

　循環器領域はEBMのネタがたくさんある。そしてそれを患者に説明しようとするがいつも悩む。患者の理解の体系は「なるかならないか」であり、確率論が入り込む余地がなく、また判断を医師側に丸投げされることがこの年代の方々ではよくみられる。障害を抱えたまま生きていく必要のある領域ではますます健康になるための健康

> 因をみつける努力が家庭医には必要である。そしてそれを大きく伸ばせるように医師、患者関係を強化していくとよい。ハイリスクの人々に対するケアだけでなく、担当する地域全体の脳卒中の罹患率が年単位でどう変化しているか理解して地域のポピュレーション全体に介入するという視点ももつ必要がある。具体的なノウハウとして地域の専門家である保健師などとの連携や検診データ、疾病登録システムの確認が家庭医に求められている。

11. まとめ

　脳卒中はわが国ではまだまだ取り組むべき優先順位の高い問題である。急性期の治療の切り札ともいえる血栓溶解療法はその効果ははっきりしていない。アスピリンは急性期の治療にも再発予防にも有効である。疾患が本人や家族へ与える影響は大きく、チームとしての支援が欠かせない。また地域全体で取り組む手法であるポピュレーションストラテジーにも是非家庭医が積極的に関与して貢献してほしい。

（吉村　学）

参考文献

1) 日本疫学会（編集）：疫学ハンドブック；重要疾患の疫学と予防．南江堂，東京，1998．
2) 健康日本21．
3) Inforetriver 2004.
4) Goldstein LB, Matchar DB Simel DL, et al（eds）：Clinical assessment of stroke. JAMA 271(14)：1114-1120, 1994.

• よくみられる疾患

16 尿路感染症

> **重要事項**
> - 尿路感染症は上部および下部尿路感染症、単純性および複雑性尿路感染症に分類。
> - 年齢、性別、妊娠の有無により、患者を分類。
> - 小児の尿路感染症は特殊で、精査・予防を含めた治療方針が腎機能予後に影響する。
> - 高齢者の尿路感染症は非典型的な症状をきたし、ADL低下や転倒の原因となることがあり注意。
> - 尿路感染症が敗血症の原因として多いことに注意。治療は十分量かつ十分期間行う。

小児・妊婦の尿路感染症、カテーテル関連尿路感染症については他の成書参照。

1. 疾患を探る

家庭医が外来で遭遇する尿路感染症のほとんどは好気性グラム陰性桿菌による上行性感染症である。尿路感染症は以下の要素により分類される。

①どの解剖学的部位の感染か？
- 下部：尿道、膀胱
- 上部：腎盂、腎実質、腎周囲

②尿流を障害する解剖学的問題や異物があるか？
- 解剖学的問題：前立腺肥大症、結石、腫瘍、先天異常
- 異物：結石、尿道カテーテル

③性別：女性、男性
④女性であれば、妊娠の有無は？
⑤年齢：小児、若年、高齢者

❶ 単純性か？　複雑性か？

治療反応性の悪さや重篤な合併症が予想される要因があるとき、その尿路感染症は「複雑性」であるといわれる。「複雑性」となる要因を列挙する。
- 解剖学的尿路異常：尿路狭窄、尿路閉塞、囊胞、憩室
- 機能的尿路異常　：排尿障害、残尿
- 異物　　　　　　：結石、尿管カテーテル留置
- 併存症　　　　　：糖尿病、慢性肝疾患、慢性腎疾患、免疫抑制状態
- 耐性菌感染の可能性

❷ 病歴

- 排尿時痛、残尿感、頻尿、下腹部違和感、膀胱部の圧痛および発熱（>38℃）。
- 小児ではぐったりして嗜眠傾向、嘔吐、無呼吸も起こしうる。
- 高齢者では意識状態の悪化、認知能の低下、経口摂取の低下などの非典型的な徴候も起こしうる。

❸ 検査

中間尿、カテーテル採尿（もしくは膀胱穿刺）によって得られた検体を用いて行う。

小児のバッグ採尿による検体は非常に偽陽性が多いことに留意（有病率5%の場合、感度はほぼ100%だが、培養陽性者の85%は偽陽性）。

a．尿試験紙検査は診断の助けとなる（N-マルティスティックス SG-L® など）

- 白血球エステラーゼ：尿中白血球≧5/HPF、破壊白血球の存在で陽性（感度83%特異度78%）。
- 亜硝酸塩：細菌の存在を示唆。グラム陰性桿菌は硝酸塩を亜硝酸塩に

換える。(感度 53%, 特異度 98%)。しかし腸球菌などグラム陽性球菌は亜硝酸を産生しない。
- 上記 2 検査の組み合わせで、「どちらかが陽性」を検査陽性とすると感度 93%、特異度 72%。

　ｂ．尿沈渣検査での膿尿、細菌尿の存在は診断の助けとなる。
- 白血球≧5 個/HPF(鏡検法)
- 白血球≧10/μl(フローサイトメトリー法)
- 細菌≧10 個/HPF で陽性尤度比 85.0、視野内にまったく見えないときは陰性尤度比 0.06

　ｃ．尿培養(定量的)により尿路感染症診断が行われる。同時に薬剤感受性検査を行う。
- 2 種類以下の細菌が≧10^5CFU/ml で診断。
- 細菌が $5×10^4$〜10^5CFU/ml で疑診。
- 若年非妊娠女性の下部尿路感染症では 10^2CFU/ml〜もあり得る。
- 複数の細菌が培養の結果検出されるときは、採尿時の汚染による可能性が高い。

以下、疾患各論について記載する。

＜下部尿路感染症＞

A．急性膀胱炎(成人)

　前記の分類に基づき急性単純性膀胱炎、急性複雑性膀胱炎に分ける。膀胱炎は急性腎盂腎炎や前立腺炎に合併することもある。男性の急性膀胱炎については分けて記載する。

　ａ．急性単純性膀胱炎

「複雑性」要因をもたない患者の急性膀胱炎を指す。ほとんどが若年非妊娠女性の膀胱炎。20%の患者が膀胱炎を再発し、その治療には診療アルゴリズムが考案されており後述する。

　ｉ) 疫学・病因
- よくある疾患であり、10〜30 代女性の年間罹患率は 10〜50%。
- 起炎菌は大腸菌が圧倒的に多く 80〜90%を占める。続いてブドウ球菌 (*Staphylococcus saprophyticus*、*Staphylococcus aureus*)、*Proteus*

species、*Klebsiella sp* など。

ii）病歴・徴候
- 排尿時痛、残尿感、頻尿および膀胱部の圧痛。発熱はない。
- 危険因子として最近の性交、膀胱炎の既往、殺精子剤の使用、腟内避妊具の使用など。

iii）診断
- 典型的な病歴と膿尿・細菌尿で診断。
- 尿道炎(クラミジア、淋菌)、外陰部・腟炎(クラミジア、淋菌、単純ヘルペス、カンジダ、トリコモナス)は膀胱炎様症状を起こすので、鑑別する(第3部-II-12「性行為感染症」参照)。
    - 病歴・診察：排尿時痛の部位(下腹部？ 陰部？)、外陰部の病変(皮疹)、帯下の有無。
    - 子宮頸部炎、腟炎の可能性があるときは内診を行う。もしくは婦人科に紹介する。
- 一般的に尿培養は不要。行った場合、細菌数は $10^3 \sim 10^5 \mathrm{CFU}/m l$ 程度。
- **再発例では尿培養を行う。以前の感染時培養結果があれば「再発」と「再感染」を分けて治療方針を決定できる。**
    - 再発：以前と同じ感受性・名前の細菌による感染が治療後2週間以内に起こる。前回の治療で治り切らず、持続した感染の再然や泌尿器科的異常の可能性あり。
    - 再感染：以前と異なる細菌感染が起きている場合。治療後2週間以上経ってから起こることが多い。遺伝的に泌尿器上皮が大腸菌に親和性の高い場合がある。

iv）治療
- 短期間の抗菌薬治療が効果的。
    - 上記起炎菌を狙った尿中・組織移行性のよい薬剤を選択
- ニューキノロン：クラビット® (100) 4錠 2×3日間
- ST合剤：バクタ® 2錠 2×3日間
- 「再発」例は泌尿器的異常、持続感染巣の検索とともに、上記治療を2～6週継続。
- 「再感染」例は3つの治療方針

- 年2回以下の頻度：症状出現時治療：上記と同様治療。
- 年3回以上の頻度で性交と無関係：持続的予防投与：ST合剤（バクタ® 1錠1×）もしくはセファレキシン（ケフレックス® 1カプセル1×）を毎日か週3回内服。
- 年3回以上の頻度で性交と関係あり：性交後排尿に加え、ST合剤（バクタ® 1錠1×）もしくはセファレキシン（ケフレックス® 1カプセル1×）を1回内服。

b．急性複雑性膀胱炎

ⅰ）概要

- 「複雑性」の要因をもった患者の膀胱炎で、治療に難渋もしくは重篤な合併症をきたすことがあり、正確な評価と十分な治療が要求される。

ⅱ）病歴・徴候

- 症状は「単純性」と同様。
- 小児・高齢者でははっきりしないことが多い。発熱（>38℃）や体幹痛、脊椎肋骨角痛、消化器症状（嘔気、嘔吐）がみられるときは上部尿路感染を考え、さらに詳しい検査とより積極的な治療が必要とされるので注意。

ⅲ）診断

- 典型的な病歴と膿尿・細菌尿で診断されるが、同時に細菌培養を行う。
- 起炎菌は「単純性」であげた菌のほか、腸球菌、緑膿菌、嫌気性菌、真菌も問題となり、耐性菌の頻度も高い。*Staphylococcus saprophyticus* が原因となることはほぼない。

ⅳ）治療

- より広範な抗菌薬治療を行う。培養結果に基づき抗菌薬を変更する。
  - ニューキノロン：クラビット®（100）4錠2×
- 治療後24〜48時間で症状の改善がみられるので、治療後2日で効果を評価。不十分の場合は培養の再確認と泌尿器科的精査を検討。
- 治療期間は7〜14日間。
- 「複雑性」要因を改善できないと、再然再発が多く治療に難渋することが多い。

c．男性の急性膀胱炎

尿路感染症が50歳以下の男性にみられることは稀であり、それ自体が尿路の異常を示すことがある。よって「複雑性」膀胱炎に分類される。包茎、パートナーの腟定着菌、同性愛などがリスク要因。検査・治療は「急性複雑性膀胱炎」の項参照。

＜上部尿路感染症＞
B．急性腎盂腎炎

前記の分類に基づいて急性単純性腎盂腎炎、急性複雑性腎盂腎炎に分ける。

a．急性単純性腎盂腎炎

ⅰ）概要・病因
- 「複雑性」要因のない患者の上部尿路感染症。
- 起炎菌は大腸菌が多く、ブドウ球菌（*Staphylococcus saprophyticus*、*Staphylococcus aureus*）、*Proteus species*、*Klebsiella sp* など。

ⅱ）病歴・徴候
- 排尿時痛、残尿感、頻尿などの膀胱炎症状と発熱（＞38℃）、側腹部痛、悪心・嘔吐などの消化器症状を起こす。
- 膀胱部の圧痛や脊椎肋骨角の圧痛・叩打痛。

ⅲ）診断
- 尿検査にて膿尿、細菌尿の存在。
- 定量的尿培養で2種類以下の細菌が $\geq 10^5 \text{CFU}/ml$ で診断。
- 血液培養を同時に行う。菌血症、敗血症を起こすことがある。
- 血液検査にて白血球増多、CRPの上昇など炎症反応の上昇をみる。
- 鑑別として骨盤内炎症性疾患は意識する。尿道炎（クラミジア、淋菌）、外陰部・腟炎（クラミジア、淋菌、単純ヘルペス、カンジダ、トリコモナス）、子宮外妊娠、卵管炎、骨盤腹膜炎など。
  - 病歴・診察：排尿時痛の部位（下腹部？　陰部？）、外陰部の病変（皮疹）、帯下の有無。
  - 子宮頸部炎、腟炎、骨盤腹膜炎の可能性あるときは内診を行う。もしくは婦人科に紹介する。

iv）治療
- 脱水や全身状態の悪化、バイタルサインの変化、消化器症状が強いときは点滴抗菌薬治療を第一選択とし入院加療を考慮し、泌尿器専門医へ紹介。
- 中等症程度で経口摂取ができ、全身状態が良好な場合は、外来で経口抗菌薬治療が可能。しかし状態の悪化、治療反応性がよくない場合、コンプライアンス不良の場合は入院加療を考慮し、泌尿器専門医へ紹介。治療開始時の抗菌薬選択は上記起因菌を狙った尿中・組織移行性のよい薬剤を選択する。
    - ニューキノロン：クラビット®（100）4錠 2×
    - ST合剤：バクタ® 4錠 2×
- 尿培養・血液培養にて起因菌・薬剤感受性を同定し、治療薬を検討。
- 治療期間は14日以上。
- 治療開始後2〜3日解熱しないこともありうるが、その場合は現在の診断・治療を見直す。起因菌・薬剤感受性を確認し、同時に腎実質膿瘍、腎周囲膿瘍などの病変（腹部エコー、CT）や他の診断の可能性を検討する。

b．急性複雑性腎盂腎炎

「複雑性」の要因をもった患者の上部尿路感染症で、治療に難渋もしくは重篤な合併症をきたすことが多く、正確な評価と十分かつ強力な治療が要求される。一般には入院加療が勧められる。

2．病気の経験を探る

若い女性では「性感染症ではないか」と心配して来院することがあり、診断・配慮が必要。その可能性が高いときは必要なマネジメントを行う（第3部-II-12「性行為感染症」参照）。

3．フォローアップ

単純性尿路感染症では治療後4〜6週間後に、再発・再感染がないことを確認し臨床的治癒を確認。

4．家族のケア

性感染症の可能性が高いときは、配慮・指導が必要（第3部-II-12「性感染症」参照）。

5．患者教育

- 尿路感染症を繰り返す若年女性へ性交後排尿を指導。
- 上部尿路感染症では比較的長い期間の内服加療が必要なことを話し、症状緩解後の治療継続を指導。

6．紹介のタイミング

- 単純性尿路感染が年3回以上起こるときは泌尿器科的検討が必要。
- 治療反応性の悪いとき、泌尿器科的異常の可能性が高いときは泌尿器科紹介。
- 婦人科的疾患の可能性が高いときには、婦人科紹介。
- 性感染症の可能性が高いとき（第3部-II-12「性行為感染症」参照）。

7．コストを考える

抗菌薬薬価

クラビット®錠　100 mg　1錠　200.10

バクタ®錠　1錠　100.70

ケフレックスカプセル®　250 mg　1カプセル　32.90

8．予防

- 各疾患各論参照。

9．症例（NBM）

74歳、女性。頻尿の訴えで当院初診。「もともと若いときから膀胱が弱いが、最近ひどくなってきた」という。特に今まで健康問題を指摘されたことがないが、この1年間で3回の転倒あり、膝の痛みとともに近所の整形外科受診中。聞くと日中は1時間おき、夜間も4回

> トイレに起きるという。この2日間膝の痛みもあり、大儀で食欲もなく、経口摂取もあまり進まなかったという。検尿で膿尿・細菌尿とともに尿糖も指摘。発熱や体幹の痛みなく急性複雑性膀胱炎として評価加療が必要であるが、同時に補液ほか全身管理と糖尿病ほか健康問題の評価が必要であり、家庭医療科病棟への入院を勧めた。

10. まとめ

尿路感染症は家庭医の外来でみる頻度の高い疾患である。系統だった診療で疾患のマネジメントが可能であり、家庭医はその方略に習熟しておく必要がある。

（富塚太郎）

参考文献

1) Stamm WE, et al：Management of urinary tract infections in adults. N Eng J Med 329：1328-1334, 1993

2) American academy of pediatrics. Committee on quality improvement. Subcommittee on urinary tract infection：Practice parameter; the diagnosis, treatment, and evaluation of urinary tract infection in febrile infants and young children. Pediatrics 108：843-852, 1999.

3) Meyrier A, Zaleznik DF：Urine sampling and culture in the diagnosis of urinary tract infection. UpToDate version 13.1 2005 (http://www.uptodate.com/)

4) Hooton TM, Stamm WE：Overview of acute cystitis in adults. UpToDate version 13.1 2005 (http://www.uptodate.com/)

5) Hooton TM, Stamm WE：Acute pyelonephritis：Symptons; diagnosis; and treatment. UpToDate version 13.1 2005 (http://www.uptodate.com/)

6) Bergus GR：30. Dysuria. Essentials of Family Medicine, 4 th ed, Sloane PD, et al, (eds), pp 495-510. Lippincott Williams & Wilkins, Philadelphia, 2002.

7) 青木　眞：VII．尿路・泌尿器関連感染症．レジデントのための感染症診療マニュアル，pp 228-244，医学書院，東京，2000．

II・よくみられる疾患

17 熱傷

重要事項

- 入院の適応を判断する。
- 急性期治療の必要性を判断する。

1. 疾患を探る

❶最初のアプローチ ①熱傷の深達度の分類をする（表37）

- 深達性Ⅱ度とⅢ度は外見では区別しにくい。1～3日の間に繰り返し観察する。

表37 ● 熱傷の深達度分類

深達度	原因	外見	感覚	治癒時間
Ⅰ度 superficial	紫外線曝露 超短時間の閃光	乾燥、紅斑（圧迫で消褪）	疼痛あり	3～6日
浅達性Ⅱ度 superficial partial-thickness	やけど（こぼれる、とびちる） 短時間の閃光	水疱 湿潤、紅斑（圧迫で消褪、滲出液	温度や空気に対する疼痛	7～20日
深達性Ⅱ度 deep partial-thickness	やけど（こぼれる） 炎、油、油脂	水疱（たやすく破れる） 湿潤～蝋状に乾燥 色は多様（斑チーズ様の白色～赤） 圧迫で消褪しない	圧覚のみ	21日以上
Ⅲ度 full-thickness	やけど（つかる） 炎、蒸気、油、油脂 化学物質、電気	羊皮紙状～黒こげ 乾燥し弾力性なし 圧迫で消褪しない	深部の圧覚のみ	体表面積の2％以上の大きさであれば治癒しない

610

- III度では皮膚移植を必要とする(体表面積の2%以上を占めるとき)。
- 皮膚の厚みのないところ(特に手のひら、大腿内側、会陰、耳)では初期所見で想定するよりも深い熱傷となる。こういった領域では浅い熱傷はあり得ない。
- 5歳以下や55歳以上では浅い熱傷は稀である。

❷最初のアプローチ ②熱傷の範囲を調べる

熱傷の範囲を正確に評価することが治療を進めていくために重要である。範囲は熱傷面積 TBSA(total percentage of body surface area)にて表現する。TBSA は I 度を除いて計算する。TBSA を計算するためにさまざまな方法が開発されているが、「9の法則」が最もよく知られる(図8)。

- 下肢は1本あたり18%。
- 上肢は1本あたり9%。
- 体幹は前面、後面ともに18%ずつ。
- 頭部は9%。
- 手のひらは0.4%、手全体は0.8%。

❸初期評価

呼吸困難や気道熱傷 smoke inhalation injury がないか、循環動態の評価、他の外傷の有無、熱傷の深達度と範囲の決定。

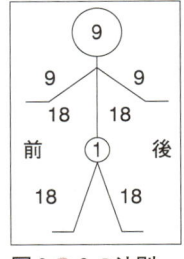

図8 ● 9の法則

❹外来で治療できるか？ 入院か？ の決定(表38)

図9のアルゴリズムを参考に外来での治療を行う。

- 中等症から重症の患者は入院管理とする。
- 火災に関連した死亡の75%が呼吸不全を原因とする。そのため気道熱傷が疑われる(咳嗽、喘鳴、呼吸困難、顔面熱傷、すすを伴う痰、喉頭浮腫)患者は少なくとも12〜24時間経過観察し、診断に疑問があれば気管支ファイバーかキセノンを用いた肺換気シンチグラフィを行うべきである。またこれらの患者では一酸化炭素中毒についても調べ、場

表 38 ●熱傷の重症度分類

熱傷の タイプ	軽症	中等症	重症
基準	成人：TBSA 10%以下 子ども：TBSA 5%以下 Ⅲ度が2%以下	成人：TBSA 10-20% 子ども：TBSA 5-10% Ⅲ度熱傷が2～5% 高電圧外傷 気道熱傷の疑い 円周状の熱傷 易感染性（糖尿病など）	成人：TBSA 20%以上 子ども：TBSA 10%以上 Ⅲ度熱傷が5%以上 高電圧外傷 気道熱傷が明らか 顔面・眼・耳・会陰部・関節への高度な熱傷 高度の外傷（骨折や他の外傷）
取り扱い	外来	入院	熱傷専門施設へ転送

合によっては高圧酸素治療を行う。
・円周状のⅡ度またはⅢ度熱傷は入院を要し、易感染性（糖尿病など）の患者も入院を要する。
・高電圧による傷害を受け心電図異常（非特異的ST-T変化のことが多い）のみられる患者は不整脈を起こすリスクが高く、心電図が正常化するまで経過観察するべきである。
・虐待の可能性がある子どもは入院の適応となる（境界明瞭な熱傷、液が飛び跳ねたような形、タバコやアイロンの跡があるような熱傷などが疑わしい）。

2．病気の経験を探る

解釈：「気をつけていたつもりなのにやけどを負ってしまった」
期待：「やけどの跡が残らないように治療してほしい」
　　　「受傷してすぐに冷やしたので治りがよいのではないか」
感情：一生やけどの跡が残ってしまうのではないかという不安。
　　　自分の責任で子どもにやけどを負わせてしまったという後悔。

II・17 熱傷

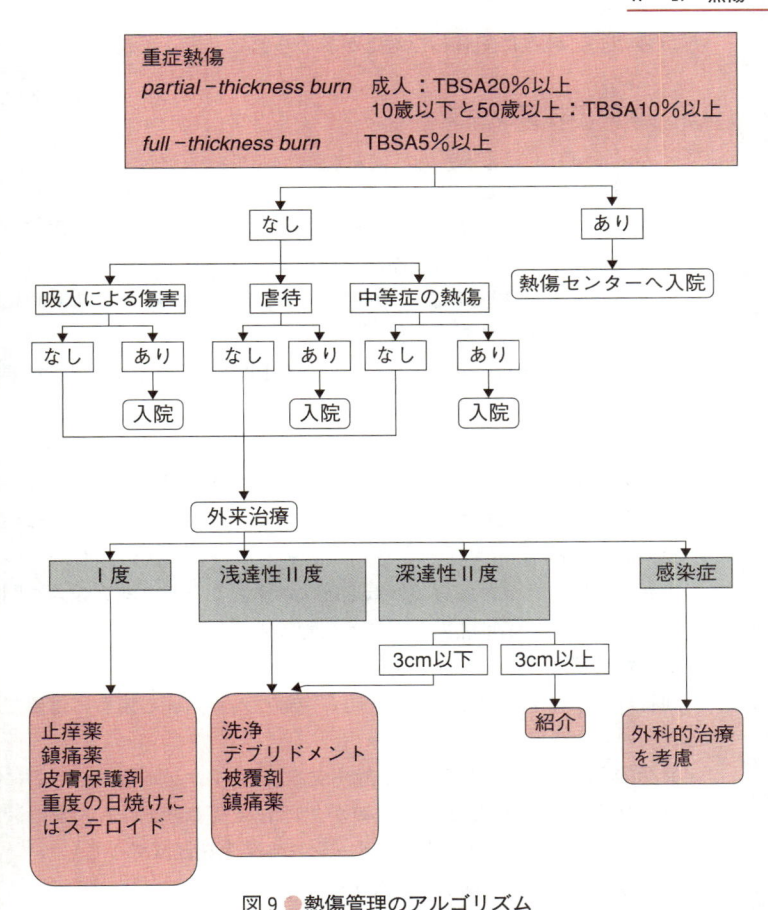

```
重症熱傷
 partial-thickness burn  成人：TBSA20％以上
                         10歳以下と50歳以上：TBSA10％以上
 full-thickness burn     TBSA5％以上
```

- なし
  - 吸入による傷害
    - なし
    - あり → 入院
  - 虐待
    - なし
    - あり → 入院
  - 中等症の熱傷
    - なし
    - あり → 入院
- あり → 熱傷センターへ入院

外来治療
- I度 → 止痒薬／鎮痛薬／皮膚保護剤／重度の日焼けにはステロイド
- 浅達性II度 → 洗浄／デブリドメント／被覆剤／鎮痛薬
- 深達性II度
  - 3cm以下 → 洗浄／デブリドメント／被覆剤／鎮痛薬
  - 3cm以上 → 紹介
- 感染症 → 外科的治療を考慮

図9 ● 熱傷管理のアルゴリズム

影響：治療のため通院しなければならない。目立つ部位のやけどを負うと人前に出て行きづらくなる。

熱傷は日常生活の中では比較的ありふれた問題であるため家庭内で治療されることも多いが、医療機関を受診してきた場合は家庭で治療し切れないと判断したからであり、その後の経過や治癒見込みに対する不安

感は強い。この点に配慮した対応が求められる。

3．ケアのオプション

①治療

a．最初にやるべきこと

- 熱をもっている衣服や焼けた衣服を脱がせ、熱傷を起こした部位を生理食塩水に浸したガーゼで冷却し始める。
- 受傷後数時間は12℃前後に冷却することで熱傷の痛みを効果的に軽減できる。氷を当てることは避ける。
- 冷却中は体温をモニターし、特にTBSA 10%以上の場合は注意を要する。
- 体温が35℃以下に下がらないようにする。
- 多くの研究で明らかになったのは、最適の冷却時間は15分から3時間である。12℃の生食水ガーゼで15〜30分冷却することが勧められる。

b．気道確保

大きな熱傷を負った患者では気道確保が重要であり、酸素吸入を開始する。呼吸不全や気道熱傷があれば気管挿管を行う。

c．水分管理

血管内脱水によるショックの予防が中等症から重症の患者に重要である。

- **最初の24時間に晶質液を点滴静注する。**乳酸リンゲル液が一般的に投与される（この中には主な電解質が生理的濃度で含まれ、大量輸液に伴って起きる高Cl血症性アシドーシスの発生を軽減できる）。

    投与量：1日必要量　4 ml/kg・%TBSA
    投与方法：最初の8時間で1日必要量の50%を投与。

    注意：尿量保つ。成人：0.5 ml/kg/時
    　　　　　　　小児（体重25 kg以下）：1.0 ml/kg/時
    　　　但し電気熱傷の場合は1.0〜1.5 ml/kg/時を保つこと

- 次の24時間では必要水分量と尿量を保つ維持輸液に移行する。
    乳酸リンゲル液から5%ブドウ糖や維持輸液製剤に変更する。コロイ

ド溶液(アルブミンやデキストラン)は高価であり、晶質液と比較しても生存率を上げることはなく薦められない。

2 鎮痛

小さな熱傷にはアセトアミノフェンや NSAIDs が一般的であり麻薬鎮痛薬が併せて用いられたりする。ガーゼ交換や身体活動が増加するときに合わせて投与する。

3 創部のケア

a．洗浄：低刺激石鹸と水道水

衣服やその他の物質の破片が残っているときは太めのゲージをつけたシリンジで大量の水で洗浄する。タールやアスファルトは冷えた水とミネラルオイルを混ぜたもので取り除くことができるが、デブリードメントはすべきでない。抗生剤を混合した亜鉛華軟膏を多めに外用することにより数日で残ったタールが浮き上がってくる。

多くの現場で熱傷を起こした皮膚を消毒剤できれいにしようとするが、これは創傷治癒過程を阻害するため止めるべきである。

疼痛がひどい場合は局所麻酔を行うことがある。しかし創部に直接注射することや外用することは避けるべきである。

b．壊死組織の除去

II度やIII度熱傷による壊死組織を用手的または渦流浴でデブリードメントを行う。

c．破裂した水疱の除去

破裂した水疱は除去するべきだが、破裂していないきれいな水疱の管理法ははっきりしていない。針を用いた水疱穿刺は感染のリスクを上げる。数週間吸収されない水疱は深達性II度やIII度熱傷が隠れている可能性がある。多くの専門家が混濁した内容液を伴う水疱や破裂しやすいもののとき(関節上のときなど)は開放することを勧めている。

除圧焼痂切開術 decompressive escharotomy は円周状のIII度熱傷が浮腫のため狭窄や虚血を起こしている場合に必要とされる。四肢の創傷に対してはドップラー血流計が血管の状態を評価するのに適する。

瘙痒は治癒過程でよくみられる問題である。瘙痒は熱や身体活動やストレスに惹起されることが多い。創部が完全治癒すれば瘙痒は徐々に消失する。瘙痒のコントロールには抗ヒスタミン薬（ジフェンヒドラミンなど）が用いられる。局所には保湿剤が用いられる。患者は締めつけないような軟らかい綿製の衣服を好む。

❸ 予防的治療

ａ．破傷風

浅達性Ⅱ度以上の深さの熱傷に対してはトキソイドの予防接種を行うべきである。

ｂ．感染

Ⅰ度熱傷には感染予防は必要ないが、それ以外では上皮化するまで抗生剤外用薬を予防的に用いる。

ｃ．スルファジアジン銀（ゲーベン®）の外用

眼や口の周囲や、スルホンアミド過敏症、妊婦、新生児、授乳婦には使うべきでない。こういった患者にはバシトラシン（抗生剤軟膏。日本国内にはない）が代わりに用いられる。コストがかからず、浅達性Ⅱ度熱傷にはよく用いられる。スルファジアジン銀とバシトラシンの効果を比較した研究はない。

❹ 創部被覆剤

①Ⅰ度熱傷には創部保護剤は必要ない。皮膚保護外用薬で十分である。
②Ⅱ度以上の熱傷には被覆剤が必要である。

創部の洗浄後、抗生剤外用薬を塗布したあと目の細かいメッシュガーゼを貼付する。この非接着性被覆剤を縞状に貼付することで創部を完全に覆ってしまうより循環障害を軽減できる。被覆剤の固定には伸縮ネットまたはガーゼを軽く当てて行う。

③被覆剤の交換

1日2回から週1回までさまざまで決まってはいない。被覆剤が滲出液などで溢れてくれば交換した方がよい。
④Ⅱ度熱傷には生体包帯 biologic dressing が有用である。

疼痛を緩和し治癒を早める。貼付してしまえば被覆剤交換に伴う疼痛に悩まされることはないので子どもには特に有用である。生体包帯は感染率が低く、疼痛緩和に NSAIDs のみの使用ですみ、治癒も早い。ただ、貼付するのが難しく、高価で手に入りにくい。使用するなら受傷後最初の 6 時間で使用すべきだが、最初から貼付すると次の日に固定が緩み、貼り直さなければならなくなることもある。被覆剤は下に表皮化が進めば次第にはがれてくる。早くにはがれてくる場合は手術が必要な創であるか感染を起こしているときである。

⑤いったん上皮化すればワセリンなどの保湿剤を外用する。

❺感染の診断と管理

広範な熱傷を負った患者は好中球の活動が変わり、リンパ球の機能不全とサイトカインの産生異常により免疫力低下をきたしている。熱傷によりできた痂皮には細菌が増殖する。熱傷は物理的バリヤーをも壊すため組織への浸潤を許し、真皮へ拡がってリンパ系に入り込む。いったん侵入すれば微生物は特に壊死組織で増殖し血管に入り込んで二次性の菌血症をきたす。

熱傷患者の感染を診断するのは困難である。熱傷による炎症で、紅斑・浮腫・疼痛・圧痛が起きるからである。しかし、リンパ管炎や発熱や倦怠感や食欲低下を伴う、または炎症が増大するようならば感染を疑うべきである。

感染の疑われる熱傷は全例入院して非経口的抗生剤を投与する積極的治療が必要となる。それは敗血症を起こすだけでなく、感染が深層まで達すると熱傷の程度も浅達性Ⅱ度熱傷から深達性Ⅱ度やⅢ度熱傷に進行するからである。

熱傷の表面の培養では細菌増殖と侵入性の細菌感染とを区別できない。時に感染を証明するために皮膚生検を行う場合もあるがその切除後は皮膚全層移植が必要となる。

●こんなエビデンスがある

・死亡のリスクは何か？
　熱傷患者が死亡につながるリスク因子（三次救急病院に入院した1,665名、平均TBSA 14±20％、平均年齢21±20歳の後向き研究）
・年齢60歳以上
・40％以上のTBSA
・気道熱傷
　リスクが0、1、2、3個で致死率は0.3％、3％、33％、90％。但し、重症患者の中には蘇生拒否例も多く入っている[4]。

4．家族のケア

受傷時に、一生残る傷になるかたずねてくる家族は多い。初診時に軽症と思われた熱傷でも経過をみるうちに深達度が予想以上であることに気づく場合もあるし、経過中に感染を起こす場合もある。そのため、本人や家族の気持ちを察するのはもちろんであるが、経過をみないとわからないと答えておく方が無難である。

5．患者教育

受傷後のケアの重要性を理解してもらう。

6．フォローアップ

❶感染、瘢痕、拘縮の徴候に注意していく

感染があれば敗血症や深達度の進展を最小限にするためにも入院管理とする。瘢痕と拘縮は長期にわたる醜形と機能障害を起こすため専門的ケアの適応となる。

❷再診のタイミング

受傷翌日受診し、鎮痛薬の調節や被覆剤交換がどの程度できるかを評価する。上皮化するまで毎週フォローするが、疼痛コントロールや創部の自己ケアや家族によるケアに不安があれば完全に上皮化するまで毎日

受診してもらう。

上皮化したあとは 4〜6 週間ごとに肥厚性瘢痕の発生のチェックと患者の対処能力を評価していく。

7. 紹介のタイミング

・2 週間で上皮化が始まらないとき。
・2 cm 以上のIII度熱傷がみつかったとき外科治療を要する。
・瘢痕の拘縮が起き始めたとき。

8. コストを考える

[熱傷処置]
・1 肢にバラマイシン軟膏® 10 g を外用し包帯処置……233 点

9. 症例（NBM）

3 歳、男児。日曜日の夜 10 時頃、母親から「子どもが遊んでいて熱湯のシャワーを浴びて火傷をした」と救急外来に電話があった。水で濡らしたタオルで冷やしながらすぐに来院するように指示をした。住所から判断して車で 15 分程度で来院できる距離である。30 分後、母親に手を引かれながら男児はやってきた。

母親「上の子（5 歳）が風呂場のシャワーをいじって遊んでいたところ熱湯が出てきて、この子（3 歳）の上にふりかかったのです。上の子はなんともなかったので家に置いてきました」。患児はやや怯えた様子で、冷たいタオルを T シャツとズボンの上から当てられ、寒いのかブルブル震えている。

＜診察結果＞
身体が冷たくなっており、低体温になっているため冷却を中止させ、すぐに衣服を脱がせた。左上腕と両側大腿に水疱を認める。身体は日焼けで全体に黒いが、乾燥したカサカサとした肌をしている。水疱の範囲からは TBSA 2％程度。顔面や頭部に熱傷がみられない。ただ、泣くことはないが元気がない。熱傷の部位が首から下に限局

されており、シャワーがふりかかったという説明と矛盾し、また風呂場にいた兄が受傷していないのが不可解であり児童虐待が疑われたため入院の手続きをとることとなった。

〈経過〉

入院のベッドを確保し、発赤部と水疱の保護のため抗生剤軟膏を外用し、ガーゼで保護し始めた。ガーゼを止めるテープの位置が悪かったため貼り直そうとしたところ、驚いたことに受傷していないと思われた部分の表皮がテープについたまま剥がれ落ちた。全身を見直したところ、上半身の大部分が日焼けの黒さではなく、deep partial-thickness burn による乾燥を起こしていた。TBSA はおよそ 40％と計算され、ただちに輸液ルートを確保し形成外科医を呼び ICU に入室した。

〈ポイント〉

熱傷のパターンから児童虐待を疑うことも重要。この症例はアトピー体質の皮膚乾燥と思ったところ重症熱傷による皮膚乾燥であった。熱傷の深達度評価は見た目だけではわからないことがある。

10. まとめ

熱傷の治療は、その原因、深さと範囲および気道熱傷の有無を短時間で的確に判断し、外来治療と入院治療の見極めを行ってから、初期評価と治療を正しく行うことが求められる。

（一瀬直日）

参考文献

1) Morgan ED, Miser WF：Primary care of burns. Up To Date version 12.2, 2004 (http://uptodate.com/)
2) Miser WF, Morgan ED：Burns. Manual of Family Practice, Taylor RB, pp 634-637, Lippincott Williams & Wilkins, Philadelphia, 2001.

3) 菱山潤二：熱傷．プライマリ・ケア実践ハンドブック，日本プライマリ・ケア学会，pp 256-261，エルゼビア・ジャパン，東京，2004.
4) Ryan CM, et al：Objective estimates of the probability of death from burn injuries. N Engl J Med 338(6)：362-366, 1998.

II ・ よくみられる疾患

18 パーキンソン病

重要事項

- 患者の訴え・病歴・症状から、的確にパーキンソン病の診断に結びつけること。
- 患者の生活に及ぼす影響を評価し、目標を共有したうえで治療を開始すること。
- 患者・家族との継続的な関係のもとに、長期的治療の合併症のモニターも含めたケアを行うこと。
- エビデンス、ガイドラインを参考にしつつ、専門医と連携しながら、患者のケアを行うこと。

1. 疾患を探る

- パーキンソン病は、振戦、固縮、無動、姿勢反射障害を呈する原因不明の神経変性疾患。
- 有病率は 10 万人あたり約 100 人。
- 病理学的には、黒質線条体のドパミン産生細胞の変性、Lewy 小体の出現が特徴。
- 現時点では治癒不能、進行性の疾患であるが、治療により症状の軽減、進行の遅延が図られる。

＜診断＞

臨床的診断を行う際に、病歴、症状、服薬歴、除外診断、画像診断が必要となる[1]。

日本神経学会パーキンソン病治療ガイドライン[2]（以下、「ガイドライン」とする）でも、1996 年厚生省研究班の作成した診断基準、海外の診断基準を踏まえ、パーキンソン病の診断の要点として 1～4 を挙げている。

1. 安静時振戦、固縮、無動、姿勢反射障害のうち少なくとも 2 つの存在。
2. 頭部 CT または MRI 所見に原則として明らかな異常を認めないこ

と。
3．感染、薬物や中毒などによるパーキンソン症候群の除外。
4．L-ドーパまたはドパミンアゴニストにて明らかな症状の改善。

① 病歴

発症の日時は明確でなく、徐々に進行する。

② 症状

振戦、固縮、無動、姿勢反射障害が4大症状。

a．振戦

- 安静時振戦が特徴：いすに座った状態で手のひらを上に向けて両手を大腿の上に置くと出現。
- パーキンソン病の振戦は動作時に止まるのが特徴。
- 粗大で規則的な(4〜6回/秒)振戦。
- 丸薬まるめ運動(pill roling)と呼ばれる手指すり合わせ運動。
- 初発症状としては一側上肢より始まることが多い。

b．固縮

- 歯車用固縮
- 頸部、手関節、肘関節にみられやすい。
- 左右差を認めることが特徴。
  - 上肢の固縮：反対の手で回内・回外運動など随意運動を行わせたり、暗算をしてもらってリラックスした状態で観察をする。
  - 頸部の固縮：ベッド上仰臥位となった被検者の頭を両手で軽く持ち上げた後、手を離しても頭がゆっくりと落下する状態を確かめる。

c．無動

- 仮面様顔貌(瞬きが少なく、表情も乏しい)
- 歩行開始時のすくみ足、小刻み歩行。
- 歩行時に上肢の振りが少ない。
- 動作緩慢

- 起き上がりやいすからの立ち上がりに時間がかかる。
- 小字症（micrographia）

d．姿勢反射障害
- 身体を前方や後方に押したときに姿勢を立て直すことができない。
- 患者の後ろに立ち、声をかけて両肩を軽く引くと、立位を保てず後ろに倒れそうになる（姿勢反射障害が出現すると Hoehn & Yahr ステージ 3 に該当する）。

e．自律神経症状
- 顔がテカテカと脂ぎる（脂肪分泌の増加）。
- 便秘
- 排尿障害
- 体温の調節（手足の冷汗、発汗異常など）
- 立ちくらみ、起立性低血圧

f．精神症状
- 元気がない
- 意欲・自発性の低下
- 認知機能障害、認知症
- 幻覚・妄想

❸ 服薬歴

　ドパミン受容体遮断作用を有する薬剤はパーキンソン病と同様の症状を引き起こす（薬剤性パーキンソニズム）。**表 39** に挙げた以外にも薬剤性パーキンソニズムの原因となる薬剤が多く報告されている。パーキンソン病を疑った際には、薬の副作用の可能性を考慮し、服用薬を確認することが必要である。

❹ 除外診断・画像診断

　表 40 に示すような多くの疾患でパーキンソニズムを呈する[3]。また、器質的脳疾患によるパーキンソニズムを除外するために MRI、CT が必要である。

表39 ●薬剤性パーキンソニズムの原因となる薬物

一般名	商品名
＜抗精神病薬＞	
フェノチアジン誘導体	
クロルプロマジン	ウィンタミン、コントミン
チオリダジン	メレリル
ブチロフェノン誘導体	
ハロペリドール	セレネース
ベンザミド誘導体	
スルピリド	ドグマチール
チアプリド	グラマリール
＜その他の抗精神病薬＞	
リチウム	リーマス
＜消化器系薬＞	
メトクロプラミド	プリンペラン
ドンペリドン	ナウゼリン
＜降圧薬＞	
メチルドパ	アルドメット
レセルピン	アポプロン

(文献1)より改変)

表40 ●パーキンソニズムを示す疾患

脳血管障害性パーキンソニズム
薬剤性パーキンソニズム
進行性核上性麻痺
多系統萎縮症
　線条体黒質変性症
　Shy-Drager症候群
　オリーブ橋小脳萎縮症
大脳皮質基底核変性症
びまん性レビー小体病
ハンチントン病
ウィルソン病
Hallervorden-Spatz病
脊髄小脳変性症
脳炎後
中毒(マンガン、一酸化炭素など)
正常圧水頭症
腫瘍性
頭部外傷後
代謝異常(甲状腺機能亢進症など)
AIDS
本態性振戦

2. 病気の経験を探る

パーキンソン病が慢性進行性の疾患であることから、以下の点を中心に病気の経験を探っていきたい。

- パーキンソン病と診断され、診断名を告げられることによる患者の気分的な落ち込み、抑うつ状態、不安などをはじめとした感情面の変化。
- 患者自身の日常生活や職業などへの影響。
- 慢性疾患の患者をもつことになる家族の精神的・経済的不安。
- 家族の生活への経済的な影響や介護負担など、生活への影響。
- 治療が現時点では治癒を目的としたものでないこともあり、治療に対して、患者・家族が期待することは何か、どのような効果を期待しているかは治療に対する理解を十分に深め、継続的な治療を可能にするためにも重要。

例えば、パーキンソン病でみられる安静時振戦は実際には日常生活に影響を及ぼすことは少ないが、職業などの患者のおかれた状況により、日常生活や社会的関係にどう影響し、患者自身がどう感じているかに対応したケアを提供する必要がある。

これらの「病気の経験」を探り、パーキンソン病の長期的なケアに生かすことは、継続的に患者・家族にかかわる家庭医に求められる重要な役割である。

3. ケアのオプション

❶ 薬物療法

a. 治療開始時期

患者が日常生活に支障を感じ、かつ治療を希望する時期。

b. 治療薬

主な治療薬は、L-ドーパとドパミンアゴニストだが、年齢・認知症の合併の有無により治療開始薬を選択(**表41**参照)。

- 認知症のない非高齢者:ドパミンアゴニストが第一選択
- 高齢者:L-ドーパで治療を開始(「ガイドライン」では高齢者を75歳以上、70〜75歳までは生活年齢で判断するとしている)

表 41 ● 抗パーキンソン病薬

一般名	商品名
<レボドパ製剤>	
レボドパ/カルビドパ配合剤	メネシット、ネオドパストン
レボドパ/ベンセラジド配合剤	マドパー、EC ドパール
<モノアミン酸化酵素 B 阻害薬(MAO-B 阻害薬)>	
セレギリン	エフピー
<ドパミンアゴニスト>	
ブロモクリプチン	パーロデル
ペルゴリド	ペルマックス
カベルゴリン	カバサール
タリペキソール	ドミン
プラミペキソール	ビ・シフロール
<抗コリン薬>	
トリヘキシフェニジル	アーテン
ビペリデン	アキネトン
プロフェナミン	パーキン
<NMDA 受容体拮抗薬>	
アマンタジン	シンメトレル
<ノルアドレナリン前駆物質>	
ドロキシドパ	ドプス

(文献 4)より改変)

・認知症を合併している場合：年齢にかかわらず、L-ドーパで治療を開始

<進行期パーキンソン病>

　治療期間の長期化に伴って、Wearing off 現象、On-off 現象、ジスキネジアなどの運動系合併症、認知機能障害などの精神症状、自律神経症状などが生ずる。これらへの対処法が、「ガイドライン」で示されており、参考にされたい。

　なお、悪性症候群は、抗パーキンソン病薬の突然の中止、脱水、感染症などが誘因となることが多い。パーキンソン病患者の発熱時には、ぜひ鑑別診断に挙げる必要がある。

❷非薬物療法

教育、サポート、運動、栄養面でのケアが非薬物療法として含まれる[5]。

a．教育

「5．患者教育」の項を参照。

[サポート]患者・家族など介護者の感情面・精神的負担への配慮、自助組織の紹介など。「4．家族のケア」の項も参照。

b．運動

快適な日常生活の維持や筋力維持・関節拘縮の予防を目的とした運動が勧められる。

生活機能障害度別のケア（632頁の**表42**参照）[6]

Ⅰ度：それまでの生活習慣を保つようにする。

Ⅱ度：・日常生活上、介助の必要が生じてくるが、自分でできることは自分でしてもらうことが大切。
- 姿勢反射障害がみられ、転倒予防が重要となる（方向転換時、起立時、歩行時）。
- 関節可動域訓練、平衡訓練、基本動作訓練、日常生活動作訓練、歩行訓練。

Ⅲ度：関節拘縮、褥瘡、感染症（肺炎、尿路感染症）など合併症の予防。

c．栄養

パーキンソン病の経過に影響を与える特別な食事療法はないが、以下の点に注意する。

- 便秘予防に高繊維食、十分な水分摂取。
- 高脂肪食は薬剤吸収を妨げる。
- 進行期以外では蛋白質の制限は必要ない。

❸外科的治療

薬物治療が十分に行われたあとに適応を考慮する。

●こんなエビデンスがある[7]

1・早期パーキンソン病患者におけるドパミンアゴニストとレボドパとの比較

　Clinical Evidence によると、ドパミンアゴニストに関しては、以下に示すようにドパミンアゴニストの単独療法により、レボドパと比べて、ジスキネジアの発現率と運動症状・治療反応性の日内変動が減少すること、ドパミンアゴニストにレボドパを追加すると、ドパミンアゴニスト単独療法に比べて、ジスキネジアが軽減するというエビデンスが示されている(レボドパは、L-ドーパと脱炭酸酵素阻害薬配合薬を指すものとする)。

- ブロモクリプチンが、レボドパと比較して、運動系合併症やジスキネジアの発症を遅らせる(システマティック・レビュー)。
- ブロモクリプチンとレボドパの併用療法とレボドパ単独療法の比較では、併用療法によりジスキネジアを減少させる傾向を示すが、off 時間の持続時間は差がみられなかった(システマティック・レビュー)。
- プラミペキソールにレボドパを必要時に追加する治療により、レボドパ単独療法と比べ、2年後の時点ですべての運動系合併症が有意に減少した(各28％、51％)。但し、UPDRS の運動ならびに日常生活動作スコアはレボドパで高かった(ランダム化比較試験)。
- カベルゴリンにレボドパを必要時に追加する治療とレボドパ単独療法の比較では、5年後に運動系合併症を経験する人数が有意に減少した(各22％、34％)。但し、日常生活動作スコアはカベルゴリンで低かった(ランダム化比較試験)。
- ペルゴリド単独療法とレボドパ単独療法の比較では、3年後の時点で運動系合併症の経験者数がペルゴリドではレボドパに比べ、有意に減少した。但し、UPDRS の運動スコアはペルゴリドで低かった(ランダム化比較試験)。
- 個々のドパミンアゴニストを直接比較した試験は示されていない。

> **2・早期パーキンソン病の患者に対するセレギリンの効果について**
> モノアミン酸化酵素B阻害薬(MAO-B阻害薬)であるセレギリンに関しては、セレギリンでの治療によって、プラセボと比べ、レボドパが必要となる時期を9ヵ月遅らせることができたことが、800例を対象としたランダム化比較試験で示されている。しかし、神経保護作用に関する有益性を示すエビデンスは示されていない。また、日本では保険上はセレギリンの単独使用は認められていない。

4. 家族のケア

主な介護者となる家族へのサポートは重要。

①長期間にわたる介護による身体的・精神的負担に配慮したサポート：カウンセリング、介護保険など公的支援の導入援助などに加え、患者・家族の自助組織への紹介、パンフレット・書籍の利用なども有用。

②精神的、感情的側面への配慮：病初期ならびに疾患の進行に伴い、不安など感情的・精神的側面に加え、経済的あるいは社会的な不安への対応が必要である。また、病初期、進行期を通じて、家族が健康を損なわないように継続的なケアを提供することが家庭医としての重要なかかわり方であろう。

［初期］ 疾患の理解を助け、予想される困難や不安に関して、家族・介護者ともよく話し合うことは大切である。但し、適切な治療、援助により、日常生活上の支障を最小限にできることを伝えるなど、必要以上の心配をさせず、時宜に応じた支援を行うことが重要だろう。

［進行期］ 症状や日常生活への影響の変化を、家族からの情報も参考にしつつ把握し、専門医との連携も含めたケアを継続する。そのほかに介護サービスの導入の援助も必要だろう。

5. 患者教育

1. パーキンソン病の治療の成功には十分な患者教育が不可欠である。
   - 疾患についての理解を深める一方、経過に関する見通しに対する不安などに配慮する。
   - 治療に関しては、治癒を目的とするものではないが、薬物療法を中心に症状をコントロールして障害を軽減する重要性の理解を進める。
2. 治療開始時、症状増悪時には頻回の受診が必要となるであろうことや、治療効果がいずれ減弱したり、副作用が出現することが予想されることをあらかじめ患者・家族に伝え、話し合っておく。これらにより、不安の増大を最小限とすることができる。病期に応じた適切な情報提供が求められる。

6. フォローアップ

治療開始時には、心理的・患者教育的側面からの必要性を考慮しての綿密なフォローアップを心がける。

「慢性期」の定期受診時には、症状の変化、薬剤の効果や運動系合併症の出現の有無を確認するほか、機能的な変化、運動やリハビリの実施状況、転倒や事故の状況などを確認することが必要とされる。

また、受診時には、主な介護者である家族の同伴を求め、介護者からの情報の提供を受けるとともに、介護者に対してもケアを盛り込んでいくことが望ましい。

長期治療経過中も患者教育的側面や精神的側面に適宜配慮が必要である。

7. 紹介のタイミング

- 症状・診断が典型的であり、L-ドーパを開始できる場合を除いては、神経内科医のコンサルトを得て、治療を開始するのが望ましいだろう。

その他、神経内科医などの専門医へ紹介するタイミングは以下のような時期が望ましい。

- L-ドーパにドパミンアゴニストなどの追加を考慮する時点。
- L-ドーパ投与期間中や進行期パーキンソン病で、wearing off 現象や on-off 現象など運動系合併症の出現時。

8．コストを考える

薬物治療において、レボドパ製剤としてメネシット® 初期投与量 100 mg/日とすると1ヵ月の薬価は1,400円弱、増量後は600 mg/日以下でコントロールされる場合が多いが8,000円弱となる。また、メネシット® 100 mg と同程度の効果を得るために必要とされるドパミンアゴニストとしてパーロデル® 10 mg またはペルマックス® 0.5 mg[4]の1ヵ月の薬価はそれぞれ18,000円前後となる。また、ドパミンアゴニストでは通常量を使用すると1日薬価が1,000円を越える。治療が長期間にわたることから，これらのドパミンアゴニストの薬価の高さを考慮する必要も生じるだろう。

こうしたことからもパーキンソン病患者に対する公的援助に関しても知っておくことが必要である。

Hoehn & Yahr ステージ3以上で生活機能障害度Ⅱ度以上の場合、特

表42 ● 生活機能障害度

Ⅰ度	日常生活、通院にほとんど介助を要しない
Ⅱ度	日常生活、通院に部分的介助を要する
Ⅲ度	全面的介助を要し、独立では歩行起立不可能

表43 ● Hoehn & Yahr 重症度分類（改変）

ステージ0	症状なし
ステージ1	症状は一側性で体幹障害なし。機能障害はないか、あってもごく軽度に留まる
ステージ1.5	症状は一側性で体幹障害を認める
ステージ2	症状は両側性だが姿勢反射障害なし
ステージ2.5	引き倒し検査で突進現象はごく軽度で立ち直れる
ステージ3	姿勢反射障害を伴う軽度から中等度の両側の障害
ステージ4	かなり進んだ障害。日常生活に著しい制限がある。介助なしになんとか起立歩行が可能。
ステージ5	補助なしでは車いすあるいはベッド生活

（文献6）より改変）

定疾患医療費助成の対象となる(**表 42、43 参照**)。

身体障害者手帳の交付には、身体障害者福祉法の規定による指定医師の診断書が必要となる。

介護保険ではパーキンソン病は特定疾病に該当する。主治医意見書の作成にあたっては、転倒、バランス障害、体幹性失調の有無に加え、下肢筋力強化のリハビリテーションや歩行時介助の必要性などを具体的に記載する。

9. 予防

パーキンソン病は慢性的に経過・進行するため、快適な日常生活のために、筋力維持や関節拘縮の予防を目的とした運動が勧められる。

「3. ケアのオプション」でも述べたが、生活障害度 II 度では、姿勢反射障害がみられ、転倒予防が重要となる(方向転換時、起立時、歩行時)[6]。バランス訓練として、四つんばいで片手・片足を上げたり、片膝立ちや立位での体重移動、身体を押すのに対する姿勢を保つ動作の練習を行う。手すり設置などの住宅改修なども転倒予防に有用である。そのほか関節可動域訓練、平衡訓練、基本動作訓練、日常生活動作訓練、歩行訓練が適当であろう。これらのリハビリテーションの指導・導入を理学療法士との連携により実施するのも有効であろう。生活障害度 III 度では、関節拘縮、褥瘡、感染症(肺炎、尿路感染症)など合併症の予防が必要となる。

10. 症例(NBM)

80歳代後半の女性。いつもにこやかで会話上も認知機能の低下をあまり感じさせない。変形性膝関節症があり、両膝の痛みは強いが、自宅では歩行器を使い、1人でトイレへ行くことも可能である。外来受診時は同居の娘がいつも同伴する。

指先の振戦、上肢の関節の固縮を認めパーキンソン病と診断、L-ドーパの投与を開始した。指先の症状が改善し、「もともと好きだった折り紙がまたできるようになった。食事も口にもっていくのが楽になった。デイサービスで手の体操を再び周囲の参加者と一緒にで

きるようになった」などと、本人は満足感を表した。

　娘も従来から不眠のため睡眠薬を常用していた。しかし、患者の症状改善に伴い、「着替えを以前のように自分でやるようになった。身の回りの世話のために夜中に呼ばれなくなって、楽になりました」などと、治療以前のように患者の自発性が出てきたことを、自分の診察時にうれしそうに語ってくれた。

＜ポイント＞

　患者の症状改善が家族の健康にもよい影響をもたらすことを実感したケースであった。治療者の側としては、指先の振戦がADL障害の原因と考えていたが、患者自身にとっては折り紙という楽しみを取り戻したことが最大の喜びであったことを、治療後に初めて知ったのだった。

　患者の自宅は段差も多く、患者の膝の状態や今後のパーキンソン病の症状の進展を考えると、長期的にはL-ドーパの効果減弱や症状変化をフォローするともに、自宅での安全な生活や通院の確保のために環境整備・介護体制に関するサポートなども念頭におき、患者・家族との関係性を継続することが課題と考えられた。

11. まとめ

　パーキンソン病のケアにおける家庭医の役割は、患者の訴えや症状からパーキンソン病の診断に結びつけることに始まり、診断を告知すること、個々の患者の生活や職業に及ぼす影響を評価し、患者・家族と共通の理解基盤に立って治療を開始すること、さらに長期的な診療経過において症状の変化や治療に伴う合併症の出現をモニターすること、また、エビデンスに基づき、ガイドラインを活用しながら、かつ専門医と協働しながら、継続的な関係性のもとに患者を支えていく点にある。

　パーキンソン病のケアとは、これらの実践において、患者中心の医療の方法、家庭医の専門性の発揮が強く求められる領域といえるだろう。

（安藤慎吾）

参考文献

1) 山本光利：パーキンソン病診断ハンドブック．第1版，ライフ・サイエンス，東京，2001．
2) 日本神経学会：日本神経学会治療ガイドライン；パーキンソン病治療ガイドライン．2002 (http://www.neurology-jp.org/guideline/parkinson/index.html)
3) Joseph J：Bradykinetic Movement Disorders. UpToDate version 12.2, 2004 (http://www.uptodate.com/)
4) 永井将弘：パーキンソン病治療薬の種類と特徴．診断と治療 92(5)：795-801, 2004．
5) Daniel T：Treatment of Parkinson's disease. UpToDate version 12.2, 2004 (http://www.uptodate.com/)
6) 眞野行生（編）：ケアスタッフと患者家族のためのパーキンソン病；疾病理解と障害克服の指針．第1版，医歯薬出版，東京，2002．
7) 日本クリニカル・エビデンス編集委員会：パーキンソン病．クリニカル・エビデンス，ISSUE 9 日本語版，pp 1629-1637，日経BP社，東京，2004．
8) Gonzalez EC：Parkinson's Disease. Manual of Family Practice, 2nd ed, Taylor RB (ed), pp 196-198, Lippincott Williams & Wilkins, Philadelphia, 2002.

II・よくみられる疾患

19 不整脈

重要事項

- 正確な不整脈の診断。
- 緊急の処置が必要かどうかを見極める。
- 自覚症状の有無、患者の状態の把握。
- 病因、誘因を可能な限り検索し、そのコントロールを図る。
- 不整脈治療の適否を判断する。
- 専門医への紹介が必要か判断する。
- 患者の不安への対処。

1．疾患を探る

- 不整脈の発見
  ①自覚症状
  ②健康診断での偶然的発見
  ③他疾患でフォロー中偶然の発見
- 動悸、胸部不快感、呼吸苦、めまい、失神などの症状を認める。
- 虚血性心疾患、心不全などの基礎疾患があり、その症状を伴うことがある。
- 症状の有無、循環動態の状態、心疾患の有無は、不整脈の治療を考えるにあたり重要なポイントとなる。
- 症状の有無・程度と重症度は必ずしも一致しない。

❶不整脈の診断

①心電図の収集・3分間心電図の記録
②ホルター心電図
③モニター心電図
④心臓超音波検査
⑤運動負荷心電図

⑥電気生理学的検査(EPS)

❷治療に際しての注意
[治療の原則]

a．治療の対象
①致死的となる場合
②血行動態を悪化させる場合
③自覚症状が強い場合
④塞栓症の予防

b．ポイント
・治療の目的、目標を明確にすること
　　不整脈の抑制なのか。自覚症状の改善なのか。予後の改善なのか。治療の目的によっては、必ずしも、すべての不整脈を完全に抑える必要はない。
・薬物治療のデメリットも考慮する。
　　副作用：「催不整脈作用」「陰性変力作用」「心外副作用」
・基礎疾患があれば、その治療を行う。

❸重症な不整脈
　不整脈を診断したとき、患者の予後にどのような意味をもっているかが重要なポイントである。不整脈の重症度、危険度の評価を迅速かつ適確に行わなければならない。

a．重篤な合併症
・突然死
・循環動態の悪化
・血栓塞栓症(脳、腎、腸管動脈など)

b．緊急に治療を要する場合
ⅰ) 致死的不整脈
　　心室細動
ⅱ) 致死的不整脈に移行しやすいもの
　　心室頻拍

表 44 ●心室性期外収縮の Lown の重症度分類

Grade	心室性期外収縮
0	なし
I	散発（PVC≦5/分　または　PVC≦30/時間）
II	頻発（PVC＞5/分　または　PVC＞30/時間）
III	多源性
IVa	二連発
IVb	三連発
V	R on T

・Lown 分類は心室性期外収縮の重症度分類に使用される。
心筋梗塞、心筋症などの重篤な基礎疾患がある場合は grade II から薬物治療対象とし、基礎疾患がなくとも grade IV から治療を考慮する。

　　心室性期外収縮（Lown 分類 II 以上　表 44）
　　洞不全症候群（SSS）
　　高度房室ブロック
iii）血行動態を悪化させるもの
　　発作性上室性頻脈
　　発作性心房細動
　　発作性心房粗動

2．病気の経験を探る

　プライマリ・ケアの診療においては、慢性心房細動、上室性期外収縮、致死的な不整脈に移行する可能性の低い心室性期外収縮、洞不全を診ることが多い。安定した不整脈患者を診療する場合、虚血性心疾患、高血圧、糖尿病、電解質異常、催不整脈作用などの危険因子の評価が重要であり、実際に、薬物治療の対象となることは少なく、過剰な不安を患者に与えないような配慮を必要とする。

3．ケアのオプション

❶致死的不整脈と緊急処置

　a．心室細動・心拍停止
［緊急処置］
・前胸部叩打

- 心肺蘇生
- 電気的徐細動
- 薬物(ボスミン®、キシロカイン®、ドパミン、硫酸アトロピン、イソプロテレノールなど)

❷危険な不整脈で緊急処置を必要とする。

1．心室頻拍
   - 電気的除細動
   - リドカイン(キシロカイン®)静注用2%キシロカイン1A＝100 mg/5 ml　50〜100 mg(1〜2 mg/kg)ボーラスで静注。
   - プロカインアミド(アミサリン®)1A＝200 mg/1 ml　アミサリン200 mg＋5%グルコース20 ml を5分以上で静注。
2．Brugada症候群：胸部誘導V1-3での持続性ST上昇(coved type/saddle back type)。
- 抗不整脈薬は無効、電気的除細動の適応。
3．不整脈源性右室異形成症：アミオダロンの投与や電気的除細動の適応。
4．Torsades de Pointes：イソプロテレノール、薬物中止(キニジン、リスモダンなどの抗不整脈薬、抗精神薬など)、一時ペーシングでの心拍の増加。
5．危険な心室性期外収縮：Biggerの分類(表45)
   - ベースに心疾患をもっていることが多く、基礎疾患の治療も同時に行う。
6．徐脈性不整脈
   - 洞不全症候群
   - 高度房室ブロック(Mobitz II型、完全房室ブロック)
     - 硫酸アトロピン　0.5 mg(1A)〜2 mg　静注。
     - イソプロテレノール(プロタノール®)：プロタノール0.2 mg＋5%グルコース20 ml をゆっくり静注。その後、1〜4μg/分で点滴静注。
     - 体外式ペースメーカー

表45 ●心室性期外収縮 Bigger の分類

	Benige	Potentially Malignat	Malignat
突然死の危険性	非常に低い	中等度	高い
臨床症状	動悸：通常の検査で検出	動悸：通常の検査またはスクリーニングで検出	動悸、失神、突然死
心疾患	あまりない	明らかにあり	明らかにあり
心筋瘢痕、心筋肥大	なし	あり	あり
心室性期外収縮の頻度	低い〜中等度	中等度〜高い	高い
2連発/非持続性心室頻拍	なし	あり	あり
持続性心室頻拍 ・自発発作 ・誘発	なし なし	なし 可能性あり	あり あり
血行動態に与える影響	なし	ないか軽度	中等度〜高度

❸ 早急な処置を必要とする

a．発作性上室性頻拍

- 発作時に血圧低下を認めることがあり、左心機能不全例で心不全を悪化させる可能性がある場合は注意：狭心症発作、心不全、血圧低下を認めれば電気的除細動。専門医へ紹介。
- WPW症候群に認めた場合では、ジギタリス、ワソラン® は用いるべきでなく、Ⅰa やⅠc 群の抗不整脈薬を使用する。
  - バルザルバ手技、頸動脈洞マッサージ。
  - アデノシン（ATP®、アデホス）1A＝10、20、40 mg/2 ml：10 mg を末梢静脈よりボーラスで静注。
    ライン内を生食液でフラッシュする（半減期が短い）。一過性に洞停止を起こし（2〜3秒）、胸部不快を伴うことが多い。
  - ベラパミル（ワソラン®）1A＝5 mg/2 ml：ワソラン® 5 mg＋5%グルコース 20 ml を5分以上かけて静注。
    血圧低下例、高度房室ブロック、WPW症候群を伴う心房細動では禁忌。心機能の悪い患者には避ける。
  - プロプラノロール（インデラル®）1A＝2 mg/2 ml：1〜4 mg を静注。

- インデラル® 2 mg＋5％グルコース 20 ml を 5 分以上で静注。
  ほか：ジゴキシン、ジソピラマイド（リスモダン®）

b．発作性心房細動

i）治療目的をはっきりさせる。

- 心拍数のコントロール→ジゴキシン（ジゴシン® 1 A＝0.25 mg/ml）

  0.25 mg～0.5 mg 静注、または、ベラパミル（ワソラン®）5～10 mg 静注が有効。

  - ジゴシン® 0.25 mg＋5％グルコース 50 ml を 30 分で点滴静注し、6～8 時間ごとに、計 3～4 回点滴静注する。その後、0.125～0.25 mg/日を経口投与。

    <mark>WPW 症候群を伴う心房細動、閉塞性肥大心筋症では禁忌。</mark>

- 正常洞調律へ戻す→ I a か I c を投与し medical version を行う。しかし、心拍の速い場合は、ワソラン®などの房室結節の伝導を抑制する薬物を投与し心拍コントロール後に併用すること。

  - シベンゾリン（シベノール®）1 A＝70 mg/5 ml

    1.4 mg/kg（50～70 mg）を 5％グルコース total 20 ml とし 3～5 分で静注。

    300～450 mg/3 経口。

    <mark>腎機能悪化例では慎重投与。透析患者では禁忌。</mark>

    副作用：抗コリン作用、緑内障、低血糖。

  - ピルジカイニド（サンリズム®）1 A＝50 mg/5 ml：0.75～1 mg/kg サンリズム® 50 mg を 5％グルコース total 20 ml とし 10 分かけて静注。

    150～225 mg/3 経口。

  - ジソピラミド（リスモダン®）1 A＝50 mg/5 ml：50～100 mg iv、リスモダン® 50 m を 5％グルコース total 20 ml とし 5 分かけて静注。

    300～450 mg/3 経口。

    副作用：抗コリン作用

  - ほか キニジン、プロカインアミド（アミサリン®）。

- 循環動態の安定化→電気的除細動

ii) wide QRS の場合 WPW 症候群の可能性あり。WPW 症候群に伴い心拍数が多い場合、心室細動に移行する危険性がある。ジギタリス・ワソラン（ベラパミル®）は原則禁忌。電気的除細動を考慮。

iii) Tachy-brady syndrome では心房細動頻脈発作後の徐脈に注意が必要。
- ジゴシン®、リスモダン®、ワソラン®、シベノール®
- 発症 48 時間以上の塞栓症のリスク群は心房内の血栓の評価が必要である。

c. 心房粗動
心房細動と同様。

④経過観察でよい場合
- 無症状な上室性期外収縮：疲労、ストレス、飲酒、喫煙など誘因があればその除去が必要。
- 心室性期外収縮でも、器質的心疾患がなく、危険因子もなければ安易に薬物治療を行う必要はない。

●こんなエビデンスがある

- 急性心房細動に対するジゴキシンの治療の効果は何か？
- 心房細動発症から 7 日間の人において、3 件の RCT ではジゴキシンとプラセボとの比較では洞調律への復帰に有意差は認められなかった。
- 2 件の RCT ではジゴキシンとプラセボの比較して、ジゴキシン投与では 30 分後と 2 時間後で有意に心室心拍数の低下を認めた。

---

4. 紹介のタイミング

下記の状況では循環器専門医への紹介を行う。
①致死的不整脈の場合
②血行動態が不安定な場合

③薬剤抵抗性である場合
④基礎疾患の評価・治療が必要な場合
⑤電気整理学検査（**表46**）、アブレーション、ペースメーカーなどの特殊検査・治療が必要な場合

表46 ●電気生理学的検査の適応

1．不整脈の判別している場合 　　①徐脈性不整脈 　　　　（ア）高度房室ブロック 　　　　（イ）洞不全症候群 　　②頻脈性不整脈 　　　　（ア）発作性上室性頻拍/WPW症候群 　　　　（イ）発作性心房細動 　　　　（ウ）発作性心室頻拍 2．原因不明の失神発作 3．薬剤難治性、カテーテルアブレーション施行例

5．予防

- 危険度の高い不整脈の原因となる基礎疾患（**表47**）があればその治療をしっかり行うことが重要。
- 危険度の低い不整脈の場合、不眠、疲労、飲酒、喫煙、ストレスが誘因となる可能性があり、生活習慣の修正を行い、指導していく。
- 心房細動をもつ患者の血栓予防（**図10**）：脳梗塞やTIAの既往のある患者において、アスピリンの脳卒中の予防に対する有効性は抗凝固薬に比べ低いが、プラセボと比較し有意差をもちリスクを減少させる。抗凝固薬が禁忌の患者へアスピリンの使用を支持する。

表47 ●心室性期外収縮の原因疾患

・虚血性心疾患 ・心筋症、心筋炎 ・重症弁膜症 ・僧帽弁逸脱症候群 ・心不全 ・低酸素状態 ・QT延長 ・薬物（ジギタリス中毒、抗不整脈薬、カテコラミン） ・電解質異常など代謝障害（特にKとMg）

第3部　よくみられる問題のケア

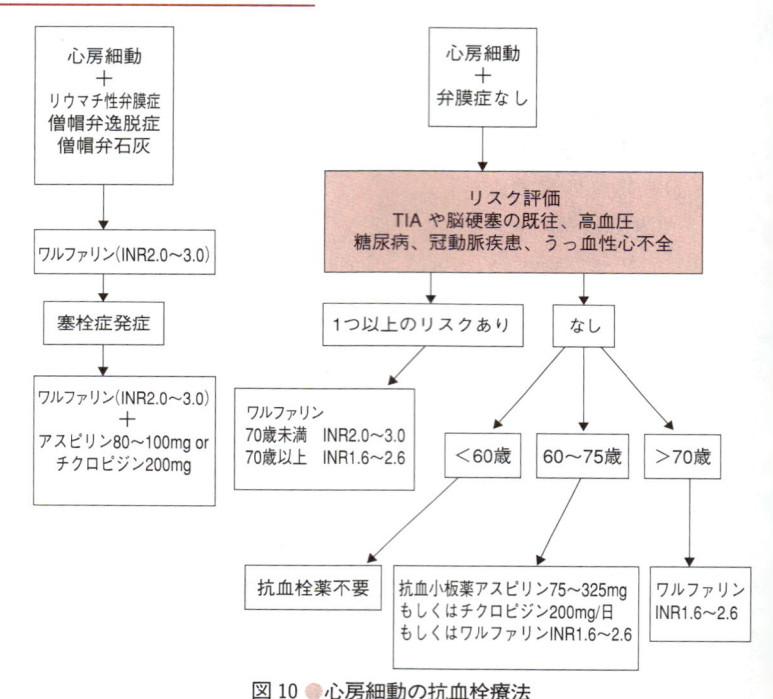

```
心房細動
＋
リウマチ性弁膜症
僧帽弁逸脱症
僧帽弁石灰
    ↓
ワルファリン(INR2.0〜3.0)
    ↓
塞栓症発症
    ↓
ワルファリン(INR2.0〜3.0)
＋
アスピリン80〜100mg or
チクロピジン200mg
```

```
心房細動
＋
弁膜症なし
    ↓
リスク評価
TIAや脳硬塞の既往、高血圧
糖尿病、冠動脈疾患、うっ血性心不全
    ↓
1つ以上のリスクあり　　　なし
    ↓                  ↓
ワルファリン          <60歳  60〜75歳  >70歳
70歳未満  INR2.0〜3.0
70歳以上  INR1.6〜2.6

抗血栓薬不要   抗血小板薬アスピリン75〜325mg   ワルファリン
              もしくはチクロピジン200mg/日     INR1.6〜2.6
              もしくはワルファリンINR1.6〜2.6
```

図10 ● 心房細動の抗血栓療法
(日本循環器学会：循環器病の診断と治療に関するガイドライン2001年より一部改訂)

6．症例(NBM)

72歳の男性が数年前からしばしば胸部不快を認め、最近、食欲も低下、不眠がちになり、心臓病への不安が強くなったので精査を希望され受診した。心電図上単発の心室性期外収縮を認めた。生化学検査、運動負荷試験、ホルター検査で単発の心室性期外収縮を認めるも症状の訴えと一致せず、総合的に評価しリスクの低い不整脈と判断、抗不整脈薬の投与は行わなかった。しかし、数年間の症状と不安のため軽いうつ状態であると考え抗不安薬を処方した。同伴した妻も「(夫が)突然倒れたりしませんか」「わたしも時々動悸がしま

す。検査を受けた方がいいですか」とたずねた。

＜ポイント＞

　不整脈の治療の適応がないと判断した場合でも、「胸部症状という不安」のため患者および家族は健康な生活を営むことが困難となることがある。このケースでもそうである。患者の病気への不安を十分に聞き共感し、妻の健康問題にも耳を傾けることで、今後この老年期夫婦の健康維持に継続してかかわっていきたい。

7. まとめ

　不整脈を診るうえで重要なのは、患者の状態の把握であり、バイタルが不安定なら緊急の処置を行わなければならない。安定している場合でも症状の有無、器質的疾患の有無を確認し、治療の目標を決め、治療を行う。薬物治療においては、催不整脈作用にも十分注意し、塞栓症、心不全などの合併症にも配慮し、健康管理を心がけていく。

（玉城　浩）

参考文献

1) 1999-2000年度合同研究班報告：循環器病の診断と治療に関するガイドライン，心房細動治療（薬物）のガイドライン．Japanese Circulation Journal 65(Suppl V)：931-998, 2001.
2) 平田一仁：不整脈薬の使い方．実践内科臨床指針，初版，宮城征四郎（編），pp 287-290，中外医学社，東京，2003(Clinical Evidence ISSUE 9, 2003).
3) DAAF trial group：Intravenous digoxin in acute atrial fibrillation. Results of a randomized, placebo-controlled multicentre trial in 239 patients. The Digitalis in Acute AF (DAAF)Trial Group. Eur Heart J 18：649-654, 1997.
4) Jordaens L, Trouerbach J, Calle P, et al：Conversion of atrial fibrillation to sinus rhythm and rate control by digoxin in comparison to placebo. Eur Heart J 18：643-648, 1997.
5) Falk RH, Knowlton AA, Bernard SA, et al：Digoxin for converting recent-onset atrial fibrillation to sinus rhythm. Ann Intern Med 106：503-506, 1987.

Ⅱ・よくみられる疾患

20 副鼻腔炎

重要事項

- 治療法、特に抗菌薬についてはいまだに明確なエビデンスがないことを理解する。
- 現在のコンセンサスにしたがって抗菌薬治療の是非について慎重に検討する。
- 耳鼻科コンサルトのタイミングを見逃さない。

1．疾患を探る

❶副鼻腔炎

- 副鼻腔(上顎洞・前頭洞・篩骨洞・蝶形骨洞)における炎症。急性・亜急性では感染が主体、慢性では副鼻腔排出路の閉塞が原因となる。
- 発症から30日以内を急性、30日以上90日以内を亜急性、90日以上経過しているものを慢性と定義する。

❷急性副鼻腔炎

- 普通感冒に容易に続発する。普通感冒の7病日目には39%が単純X線で副鼻腔炎象を呈するという研究がある。普通感冒による炎症のため副鼻腔内に粘液が貯留すること、鼻をかむ動作時に病原微生物が副鼻腔内に押し込まれることが原因となる。
- 鼻鏡検査により中鼻道(中鼻甲介と外側壁との間)に膿汁を認めた場合副鼻腔炎が強く疑われる。
- 98%はウイルス性であり7〜10日間で自然寛解する。
- 細菌が原因となるのは2%に過ぎず、しかもそのうち75%は1ヵ月以内にやはり自然寛解する。しかしながら一部の急性細菌性副鼻腔炎において頭蓋内感染・眼窩内感染などの合併症のリスクがある。
- 急性細菌性副鼻腔炎の診断と抗菌薬の選択が最も重要である。

❸ 急性細菌性副鼻腔炎

- ウイルス性か細菌性かを臨床的に鑑別する方法は確立されていない。膿性鼻汁はウイルス性副鼻腔炎でも生じうるためそれ単独では鑑別点とはならない。
- 副鼻腔の圧痛・叩打痛、上顎洞・前頭洞の透照法 transillumination のいずれも感度・特異度は低く診断には有用ではない。
- 画像診断(単純 X 線、CT)も副鼻腔炎の診断には有用ではない。
- 診断の gold standard は副鼻腔穿刺による貯留液の培養であるが、プライマリ・ケアで容易に行える検査ではなく、合併症を生じた患者に耳鼻科専門医が行う場合に限られる。
- また急性細菌性副鼻腔炎の 2/3 は抗菌薬投与なしでも 1ヵ月以内に自然治癒する。このことが抗菌薬治療の選択をますます困難にしている。

❹ 慢性副鼻腔炎

- 篩骨洞前方で副鼻腔開口部や溝で形成される osteomeatal complex (OMC)は篩骨洞・前頭洞・上顎洞からの流出路となっている。この OMC の閉塞が慢性副鼻腔炎の病態となっている。
- OMC の閉塞はウイルス感染、アレルギー、大気汚染物質などが原因と考えられている。
- 慢性副鼻腔炎において副鼻腔から得られる培養は *S. aureus*、*H. influenzae*、Group A *Streptococcus*、*S. pneumoniae*、*C. diphtheriae* などが検出されるが、これらがどのような役割を果たしているかはいまだに controversial である。
- 急性と慢性を鑑別する症状・徴候はない。症状の経過期間だけで区別される。

2. 病気の経験を探る

- 副鼻腔炎症状は普通感冒(による鼻症状)に比べて鼻閉・顔面痛・頭痛が強いことが多く、不快感が強い。重篤な疾患を不安がる患者は多くないが、自分の身に起こっている不快の原因に首をかしげ、その早期軽減を期待する傾向は強い。

- 風邪はよく知っているつもりでも副鼻腔炎という病態に馴染みのない患者は多い。病態のわかりやすい説明が求められる。
- 「ちくのう（蓄膿）」という言葉は読んで字のごとく「膿がたまる、治りにくい不快な病気」というネガティブなイメージとともに古くから知られている。病名・病態の説明にあたってこの言葉を引用する機会もあろうが、安易に引用して説明が不十分に終わると患者の不安をいたずらに増大させドクターショッピングにつながる恐れもあり、十分注意する必要がある。

3．ケアのオプション

❶急性副鼻腔炎
- 第一世代抗ヒスタミン薬は鼻症状を、NSAIDs（イブプロフェンなど）は頭痛、全身倦怠、咳嗽を、いずれも有意に緩和する。

❷急性細菌性副鼻腔炎
- 学会などによる現時点でのコンセンサスとしては、
  ①感冒様症状が7〜10日以上経過していること
  ②下記4項目のうち2項目以上を満たすこと
  　ⅰ）膿性鼻汁
  　ⅱ）上顎歯痛または顔面痛
  　ⅲ）片側の上顎洞痛
  　ⅳ）対症療法による初期治療の失敗

の双方を満たす症例を「抗菌薬投与が必要な急性細菌性副鼻腔炎」と診断することにしている。

- S. pneumoniae、H. influenzae、M. catarrhalis が主要な起炎菌と考えられ、これらをカバーする抗菌薬が推奨される。前2者は日本国内でβラクタマーゼ産生菌が増加しているため、その点も考慮した選択が必要となる。
  ①高用量アモキシシリン（※常用量の2倍量）
  ②アモキシシリン/クラブラン酸、セフポドキシム、セフロキシム、セフジニル、セフトリアキソンはいずれもアモキシシリンと同等の効

果が期待できるがより高価である。

③βラクタムアレルギーの患者ではST合剤もしくはドキシサイクリンを選択する。

- 保育園・幼稚園の通園児や最近6週間以内に抗菌薬投与歴がある患者では広域抗菌薬を選択する。

①アモキシシリン/クラブラン酸

②レボフロキサシン(※小児では禁忌)

- 投与期間は10〜14日間が推奨されている。
- 意識障害・意識変容、視力異常(複視、盲目)、眼周囲の浮腫などの頭蓋内・眼窩内進展が疑われる場合は速やかに入院施設のある耳鼻科に紹介する。

3 慢性副鼻腔炎

- 副鼻腔からの排出の促進と病原微生物の根絶が治療目標であるが、治療に関するエビデンスは乏しい。
- 慢性副鼻腔炎に対する抗菌薬投与はいまだにほとんど研究がなされておらず、治療効果は不明である。*UpToDate* 12.3ではアモキシシリン/クラブラン酸またはセフロキシムの3週間投与が推奨されているが明確な根拠はない。
- 粘膜収斂剤(血管収縮剤)は速やかに症状を緩和するが、真の治療効果は不明である。また3日以上の連用により薬剤性鼻炎 rhinitis medicamentosa のリスクが高くなるという欠点がある。
- 透張または高張食塩水による鼻腔洗浄は症状改善、内視鏡所見の改善、X線像の改善、抗菌薬使用量の減少がそれぞれ有意に認められている。患者には、コップ1杯の微温湯に小さじ1杯(5g)の食塩を溶いたもので1日2回鼻腔洗浄するよう指導する。洗浄には市販の鼻腔洗浄器を使用するとよい。
- ステロイド点鼻は使用3週間後の症状をプラセボに比して有意に改善する。1日2回のフルチカゾン点鼻が推奨される。

4. 患者教育・家族のケア

- 特に小児患者の場合、保護者は「症状がいつまでも治らない」という不安を訴えがちである。副鼻腔炎の性質・自然史についてよく説明し、安心を与えることが肝要である。
- 患者・家族が安易に抗菌薬を要求することもままある。抗菌薬治療の効果はいまだに明確でないこと、安易な使用は耐性菌のリスクを増大させることを的確に説明する必要がある。一方で抗菌薬が必要な病態を見逃さないよう注意深く診察を行うこともまた必要である。

5. フォローアップ

❶急性副鼻腔炎
- 患者の状態によって3〜7日ごと程度に経過観察を行う。

❷慢性副鼻腔炎
- 患者の状態によって7〜14日ごと程度に経過観察を行う。

6. 紹介のタイミング

❶急性細菌性副鼻腔炎
- 初回治療で改善が得られなかった場合は耳鼻科に紹介する。

❷慢性副鼻腔炎
- 1年間にわたり3回以上の抗菌薬治療を試みても症状改善が得られない場合はOMC閉塞の評価や手術療法の検討を目的に耳鼻科に紹介する。

7. コストを考える

- アモキシシリン 3 g/日
    先発品:250 mg・6カプセル　99.6円/日
    後発品:250 mg・6カプセル　46.2円/日
- アモキシシリン/クラブラン酸　1.5 g/日
    先発品:375 mg・4錠　170.4円/日

後発品：なし
- セフポドキシム　200 mg/日
　　　先発品：100 mg・2錠　227.8円/日
　　　後発品：なし
- セフロキシム　750 mg/日
　　　先発品：250 mg・3錠　203.4円/日
　　　後発品：なし
- セフジニル　300 mg/日
　　　先発品：100 mg・3カプセル　288.6円/日
　　　後発品：なし
- セフトリアキソン　1 g/日
　　　先発品：1 g・筋注・静注　1,155.0円/日
　　　後発品：なし
- ST合剤　4 g/日
　　　先発品：1 g・4錠　415.2円/日
　　　後発品：1 g・4錠　130.4円/日
- ドキシサイクリン　200 mg/日
　　　先発品：100 mg・2錠　53.4円/日
　　　後発品：100 mg・2錠　17.8円/日
- レボフロキサシン　300 mg/日
　　　先発品：100 mg・3錠　636.6円/日
　　　後発品：なし

8．予防

　急性・慢性ともエビデンスに基づいた予防法はない。

9．症例（NBM）

　32歳、女性。病院勤務。風邪を引くといつも鼻がつまり膿性の鼻汁が出て両頬部が痛くなるという自覚がある。
　3日前からの鼻汁を主訴に受診。いつもと同様に鼻閉、膿性鼻汁、

両頬部の圧迫されるような痛みを自覚。咳嗽・喀痰はなし。体温36.4℃。咽頭に軽度発赤を認め、鼻所見では両鼻粘膜の発赤・腫脹とともに左中鼻道に膿性付着物を認める。頸部リンパ節腫大なし。

急性副鼻腔炎と診断。まだ3病日目であることと症状・所見から抗菌薬治療の積極的適応にはないこと、および疾患の自然史を説明し、対症療法で経過観察する方針を示した。

その後第11病日に再診し、症状の改善が得られないとのことであった。但し経過中に有意な発熱は認めず、両頬部痛は処方薬内服2日目で軽減し現在は消失していた。膿性鼻汁だけが持続している状態であった。

10日間以上の症状持続、膿性鼻汁の持続、の2項目は満たしたが治療後に顔面痛は消失しており、初期治療の失敗と判断すべきかどうか…抗菌薬治療を要する急性細菌性副鼻腔炎と診断すべきかどうか…が迷われた。しかし患者が病院勤務であること、日常的に感冒等の成人・小児に接していることを考え、抗菌薬治療で期待される効果とリスクについて十分説明し同意を得たうえで抗菌薬治療を開始することとした。

アモキシシリン3g/日を投与したところ7日後(第18病日)に膿性鼻汁は消失。合計14日間内服し治療を終えた。

(守屋章成)

参考文献

1) Gwaltney JM Jr：Acute sinusitis and rhinosinusitis. UpToDate online 12.2, 2004(http://www.uptodate.com/)
2) Metson R, Sindwani R：Chronic sinusitis. UpToDate online 12.2, 2004(http://www.uptodate.com/)
3) Scheid DC, Hamm RM：Acute Bacterial Rhinosinusitis in Adults Part I. Evaluation/Part II. Treatment. Am Fam Physi 70(9)：1685-1704, 2004.
4) American Academy of Pediatrics：Clinical Practice Guideline；Management of Sinusitis. PEDIATRICS 108(3)：798-808, 2001.

III ・ 系統別問題

1 足・膝の問題

重要事項

- 足・膝にはさまざまな問題があることを認識する必要がある。
- 外傷後のX線写真の撮影は、症例を選ぶ。
- 膝関節腔穿刺に慣れよう。
- 初期治療はRICEで。

1．疾患を探る

❶よくある膝の疾患

1. Osgood-Shlatter病（思春期）
2. 変形性膝関節症（高齢者）
3. 離断性骨軟骨炎（変形性膝関節症から？）
4. 関節炎（関節リウマチ、痛風、偽痛風、Reiter症候群など）
5. 腱や半月板の損傷
   - 外側・内側側副靭帯（内反外反ストレステスト）
   - 前・後十字靭帯（Lachmanテスト、引き出しテスト。主に前）
   - 外側・内側半月板（McMurrayテスト。主に内側）
6. 習慣性膝蓋骨脱臼・亜脱臼（Apprehension徴候）
7. 膝蓋軟骨軟化症（習慣性膝蓋骨亜脱臼と関連？）
8. 滑液包炎
9. Baker嚢腫（膝窩部）
10. 股関節、大腿骨、脊椎からの関連痛

❷膝の膨隆

- 前膝蓋骨滑液包炎（膝蓋骨上の液体）
- 膝関節包内液体貯留（膝蓋骨の下の液体で膝蓋骨は浮動）
- 膝部の浮腫（びまん性に膨隆し多くの場合、全周性で大腿骨や脛骨に拡がる）

❸膝関節包内液体貯留の原因
・外傷(液体に血液成分が含まれる。骨折があれば油滴存在)
・外傷後(半月板損傷、靭帯損傷などの外傷の既往。正常滑液が多くなる)
・炎症(関節リウマチ、痛風など。滑液成分の分析)
・化膿(急性、または慢性の感染症。滑液成分の分析、培養)

❹膝関節腔穿刺の適応
・関節内液体貯留による疼痛の軽減。
・関節包内液体→診断のための情報。

❺膝のX線写真
・正面、側面、膝蓋骨の軸射像が基本。
・外傷後、膝部痛を訴える患者には、オタワ・ルールに従いX線撮影。
  オタワ・ルール:18歳以上の年齢の患者で、次のいずれかの条件に合致する場合のみ、骨折の除外のために膝のX線写真を撮る。
  ①患者が55歳以上
  ②受傷直後、または診察時に、患者が膝に加重をかけられない場合。
  ③膝を90°屈曲できない場合。
  ④腓骨頭に骨痛がある場合。
  ⑤膝蓋骨に限局した骨痛がある場合。
・MRIは、半月板損傷や骨折線を見い出すために行う。

❻足
・足関節捻挫(内返しが多い→外側の靭帯の損傷。踵骨骨折に注意)
・果部骨折(内果、外果)
・扁平足(乳幼児、青少年期、痙直性など)
・足底腱炎(踵の足底部、疼痛)
・足根管症候群(足底部に灼熱痛・しびれ、Tinel徴候、背屈外返しテスト)
・Morton神経腫(第2第3趾間、灼熱痛)
・踵骨骨端炎(太っていて活動的な小児)

- アキレス腱炎（下腿筋の過使用）
- アキレス腱断裂（Thompson テスト）
- 外反拇趾（女性、変形と疼痛）
- 鶏眼（ウオノメ、芯あり、圧痛→除去）・胼胝（タコ、芯なし）
- 尋常性疣贅（いぼ、ウイルス）
- 爪陥入症

❼足関節・足のX線写真
- 足関節のX線撮影は前後、左右が基本。
- 踵骨のX線撮影は前後、左右以外に、軸射とアントンセン法を。
- 足のX線撮影は前後、左右、斜位像が基本。
- 外傷後、足関節痛を訴える患者には、オタワ・ルールに従いX線撮影。

オタワ・ルール：18歳以上の年齢の患者で、次のいずれかの条件に合致する場合のみ、骨折の除外のためにX線写真を撮る。

- 足関節X線写真におけるオタワ・ルール
  ①受傷時、または診察時に、患者が足関節に加重をかけられない場合。
  ②内果または外果の後縁または下縁に骨痛がある場合。
- 足X線写真におけるオタワ・ルール
  ①受傷時、または診察時に、患者が足に加重をかけられない場合。
  ②舟状骨、立方骨、または、第5中足骨の基部に骨痛がある場合。

2．病気の経験を探る

　足・膝の問題は長期化することも多く、患者の病気についての解釈、期待、感情、そして影響を十分に考慮する必要があろう。過度の不安には、リアシュアランスが必要な場合もあるかも知れない。一方で、心理社会的問題が痛みなどの程度に影響していることもあり、これらを探ることも時として有用である。

3．ケアのオプション

❶一般的な初期治療

1．"RICE"と記憶
- R(Rest)：局所の安静、免荷。
- I(Ice)：冷やす→炎症を抑える。
- C(Compression)：圧迫、固定。
- E(Elevation)：挙上

2．その他、消炎鎮痛薬など

❷慢性期の治療
- 適当な装具
- 温熱療法(超音波治療など)→治癒過程の促進
- 適度な運動→リハビリ、筋力低下の防止
- 消炎鎮痛薬など。
- 滑液包や腱鞘へのステロイド注射(腱や靭帯への注射ではない)。

4．コストを考える
- 長期化すると、コストもかかってくる→的確な診断と予防が肝要。
- X線写真のコストもばかにならない。例：右膝2方向を四ツ切で撮影しても、1,800円あまりのコストになる。

5．フォローアップ
- 「慢性期の治療」を参照。
- 適宜、リハビリテーションを取り入れる。

6．紹介のタイミング
- 外科的治療が必要な場合。
- 化膿性関節炎があるとき。

7．予防

　未然に防ぐことができる足・膝の問題も多く、これらに十分に対処す

る。また、早期に足・膝の問題を発見して、早期に治療することも大切である。さらに、適当なリハビリテーションによって、三次予防にも努めるようにする。

8. 患者教育

体重や運動頻度・強度など、生活習慣が病状に影響する疾患もあり、ここでも患者教育が重要な場合もある。

9. 家族のケア

足・膝の問題は、本人と同様に家族にとっても大きな問題である。特に、患者が小児の場合は、両親をはじめとする家族の心的負担は大きく、また、介護の必要な高齢者の場合は、介護者の負担は大きくなるであろう。これらに対して十分な配慮が必要となろう。

10. 症例(NBM)

78歳、女性。1年ほど前より両膝内側の痛み(右膝痛＞左膝痛)がひどくなってきた。変形性膝関節症の診断。消炎鎮痛薬にても痛み軽快せず。夫は5年前に亡くなりひとり暮らし、100mほど離れた長男家族の家に食事の時間のみ通っていた。しかし、疼痛が増悪したため、主に孫が食事を運んでくれるようになった。患者と長男の嫁との間に、葛藤あり。
＜ポイント＞
一時期、長男の家に住むことにしたときに左膝痛が激化、病院入院となる。その後すぐに軽快し患者の自宅に戻る。右膝疼痛のために、長男の家には行けないにもかかわらず、たまに畑仕事をしている。「うちの嫁は動きがノロイ」などの嫁に対する言動から、悪い嫁姑の関係が、疼痛の閾値を低下させていることが考えられた。その後、(残念ながら)介護老人福祉施設に入所して、膝の疼痛は軽減した。

11. まとめ

足や膝にはさまざまな問題がありうる。これらを認知し、家庭医の外来で使える X 線撮影や関節穿刺などを症例に合わせて実施し、診断・治療にもっていく必要がある。

(竹村洋典)

参考文献

1) Anderson RJ, Anderson BC：Evaluation of the patient with knee pain. UpToDate version 12.2, 2004 (http://www.uptodate.com/)
2) Dambro M：2004 Griffith's 5 Minute Clinical Consult version 7.1.5, 2004. Sky Scape.

2 頸・肩の問題

1. 頸

重要事項

- 画像検査や専門医への紹介が必要な頸部痛は何か？
- 頸部痛に対する治療法のオプションとその有効性は？
- こじれていない、軽症の頸部痛のマネジメントはどのようにするべきか？

1. 疾患を探る

❶鑑別診断

表1参照。

❷評価

頸部痛の鑑別診断は幅広く重大な疾患が多く含まれるが、家庭医の外来診療においてはほとんどの症例が詳細な病歴の聴取と身体所見により診断へ近づくことができる。

❸病歴

a．一般
- 年齢と職業

b．痛みの特徴
- 痛み発症の機序
- 痛みの性状
- 部位
- 期間(3ヵ月未満は急性、3ヵ月以上は慢性)
- 症状変化

表 1 ● 頸部痛の鑑別診断

機械的病態	非機械的病態
非外傷性 　筋緊張 　　姿勢性 　　緊張 　　斜頸（後天性） 　脊椎症（変形性関節症） 　　神経根症状を伴うもの 　　　〃　　伴わないもの 　脊髄症 　　神経根症状を伴うもの 　　　〃　　伴わないもの 　頸椎骨折（「腫瘍性」の項参照） 　　神経根症状を伴うもの 　　　〃　　伴わないもの 外傷性 　むち打ち症 　　神経根症状を伴うもの 　　　〃　　伴わないもの 　椎間板ヘルニア 　　神経根症状を伴うもの 　　　〃　　伴わないもの 　頸椎骨折 　　神経根症状を伴うもの 　　　〃　　伴わないもの 　頸椎捻挫 　スポーツ	リウマチ性/炎症性 　関節リウマチ 　強直性脊椎炎 　線維筋痛症 　リウマチ性多発筋痛症 　ライター症候群 　乾癬性関節炎 腫瘍性 　骨芽細胞腫 　骨軟骨腫 　巨細胞腫 　転移性腫瘍 　血管腫 　多発性骨髄腫 　軟骨肉腫 　脊髄空洞症 　神経線維腫 感染性 　骨髄炎 　椎間板炎 　髄膜炎 　帯状疱疹 　ライム病 神経性 　末梢性の絞扼性障害 　腕神経叢炎 　ニューロパチー 　反射性交感神経性ジストロフィー 放散痛 　胸郭出口症候群 　パンコースト腫瘍 　食道炎 　狭心痛 　血管壁の乖離 　頸動脈圧痛 その他 　サルコイドーシス 　Paget 病

(文献 1)による）

表2 ● 危険な症候

病歴/身体所見	診断	次のステップ
直腸・膀胱症状　性機能低下	脊髄障害	MRI
最近の重症とならそうな外傷　訴えに比して痛みの持続する	骨折	頸部X線　隠れた骨折の検索を目的としたCTを考慮
頸椎の手術歴で痛みの持続するもの	感染の可能性	頸部X線
免疫不全	脊椎・脊髄の感染症を考慮	ESR　血算　テクネシウム骨シンチ（おそらく最も感度が高い）CTまたはMRI
説明のつかない発熱や感染症	脊椎・脊髄の感染症を考慮	
経静脈投与薬剤の病歴	脊椎・脊髄の感染症を考慮	
長期のステロイド薬使用	骨折または感染を考慮	
Paget病や骨粗鬆症の病歴	骨折	頸部X線　ESR　テクネシウム骨シンチ（おそらく最も感度が高い）CTまたはMRI
説明のつかない体重減少悪性疾患の病歴	悪性疾患	頸部X線　骨シンチ
適切な治療によっても改善しない3ヵ月以上続く慢性の頸部痛	慢性疼痛プログラムの適応を考慮	専門医との協力
新たな症状や所見の出現した3ヵ月以上続く慢性の頸部痛	新たな診断名を考慮	症状や所見の変化を詳細に評価し適切な検査を選択
椎間板ヘルニア　脊柱管狭窄症　骨髄炎の診断を既に受けている	状態の変化	症状や所見の変化を詳細に評価し適切な検査を選択
心理・社会的な危険信号：身体所見で異常を認めない　繰り返す頸部のけが　以前の治療の失敗　訴訟や高度保険請求　明らかな2次性の利得　物質依存　痛みを抑うつ症状の頻回な発作	行動医学上、精神医学的診断を考慮	精神科専門医への早期の紹介
筋力の低下　しびれ感　異常知覚	椎間板ヘルニア	解剖学的内情を検索する目的でMRI（コストと擬陽性に注意）電図を考慮
クローヌス　Babinski反射	脊髄障害	
痙縮　歩行障害	脊髄障害	症状が進行する場合は早期に専門医へ紹介MRI
Lhermitte徴候	脊髄障害	SEPs (somatic evoked potentials) が脊柱管狭窄症や脊髄障害を疑うときに有用なことがある

（文献1）による）

- 頸部の既往症はないか。最近職業や趣味が変わってはいないか。心理・社会的なストレスは存在しないか。メンタルヘルスに関する既往歴はないか。
- 以前に治療を受けていれば、それはどのようなものか。その効果はどうだったか。

c．関連する症状

- 表2に示す危険な症候は存在しないか。

❹身体所見

- 患者の全身状態、姿勢、歩行を評価する。
- 頸部の関節可動域（屈曲・伸展、回旋、横まげ）
- 神経学的所見（筋力テスト、知覚テスト、深部腱反射、馬尾症状）（表3参照）
- 頸部椎間板ヘルニアの診断に有用な身体所見…①Spurlingテスト（頸部圧迫テスト）、②徒手牽引テスト、③腕の外転テスト

筋の萎縮は慢性の神経損傷を示唆する。不安定な歩行、下肢の筋力低下、腱反射の亢進、Lhermitte徴候は頸部の脊髄障害を疑う。

表3 ●頸部神経根障害の臨床症状

神経根	レベル	運動障害	知覚の低下	知覚異常	関連痛	反射の喪失	主観的な痛み
C5	C4/5	三角筋 肩 上腕二頭筋	上腕外側	指には出現しない	肩と上腕外側	上腕二頭筋	肩（痛みがない場合もある）
C6	C5/6	上腕二頭筋 腕橈骨筋	第1指と前腕近位から第1指にかけて	第1指	前腕橈側	腕橈骨筋 上腕二頭筋	三角筋 菱形筋領域
C7	C6/7	上腕三頭筋	中指 環指	中指	前腕背側	上腕三頭筋	上腕背側・外側 肩甲骨上内側角
C8	C7/T1	指の内在筋	前腕内側 小指	環指 小指	前腕尺側 小指	上腕三頭筋またはなし	肩甲骨 上腕尺側

（文献1）による）

5 検査

- 病歴・身体所見の結果が全身性疾患、炎症性関節炎、骨への障害を示唆するときに検査を行う(発熱、他の臓器症状、外傷)。
- 感染症や炎症性関節疾患、腫瘍が疑われるときには血算、ESR、カルシウムを含む代謝系のスクリーニングを行う。
- 非外傷性の頸部痛の X 線写真では前後像、側面像、斜位像を撮影する。脊椎すべり症を疑うときは屈曲位・伸展位での撮影も有用である。
- 頸部の X 線写真は腫瘍の骨転位、Paget 病、骨髄腫、強直性脊椎炎の診断に有用である。脊椎関節の変性変化は脊椎症と呼ばれるが、加齢とともに出現・増加し、患者の症候と一致しないことが多い。CT や MRI は椎間板疾患、神経根の圧迫など、軟部組織の病態を解剖学的に診断するのに有用であるが、患者の症候と一致しないことも多く、高価な検査である。これらの検査は神経症状を認め手術を検討しているときに行うべきである。
- 頸部外傷ではすべての症例において X 線写真を撮影する。側面像、正面像、開口位を撮影する。

2. ケアのオプション/フォローアップ/紹介のタイミング

単純な軽症の頸部痛に対して通常用いられている治療のほとんどが、質の高い臨床研究によりその効果を評価されていない。その一方でこれらの治療が有害であるというエビデンスもほとんどないため、多くの医師はこれらの治療を継続しており、有用であると考えている(**表**4)。

十分なエビデンスのない中で、初期治療として妥当な保存療法は以下のようなものであろう。

①通常どおりの活動性を維持する(頸椎カラーを併用してもよい)
②非ステロイド系抗炎症薬(NSAIDs)の使用
③鎮痛薬の局所投与
④急性期の筋痙攣に対して筋弛緩薬
⑤理学療法
⑥体操

頸部痛の評価と治療の流れを図1に示す。

表4 ● 治療の選択とそのエビデンス

	エビデンスのレベル
神経症状のない整形外科的な頸部痛	
非ステロイド系抗炎症薬	C
筋弛緩薬	C
頸椎カラー	C
"Neck school"	D
冷却/温める	D
頸椎牽引	D
バイオフィードバック	D
スプレー/ストレッチ	D
針治療	D
レーザー	D
電磁波治療	B
理学療法/物理療法	B
エクササイズプログラム	B
Mobilization	B
Manual manipulation	C
個別/グループ患者教育	C
各分野合同チームによるアプローチ	C
神経根症状を伴う整形外科的な頸部痛	
硬膜外ステロイド注射	C
6ヵ月以上痛みの持続する患者に対する保存療法(手術と比較して)	C
すべての整形外科的な頸部痛	
Manual therapy と対症療法(対症療法単独と比較して)	B
頸椎牽引	X
急性の鞭打ち症	
早期からの運動開始	B
薬物療法と早期からの活動開始(薬物療法と固定と比較して)	B
電磁波治療	B
固定(2日以上)	X
長期の安静	X
頸椎牽引	X
慢性の鞭打ち症	
経皮高周波神経切離	B

エビデンスのレベルについて　A:2つ以上のRCTを含む臨床研究による中等度または強いエビデンス　B:臨床研究による限られたエビデンスであるが、治療をすすめる優位なエビデンス　C:臨床研究によるエビデンスがないが、よく行われている治療　D:効果に関するエビデンスがないもの　X:その治療法に効果がないことが中等度または強いエビデンスにより証明されているもの　(文献1)による)

III・2 頸・肩の問題

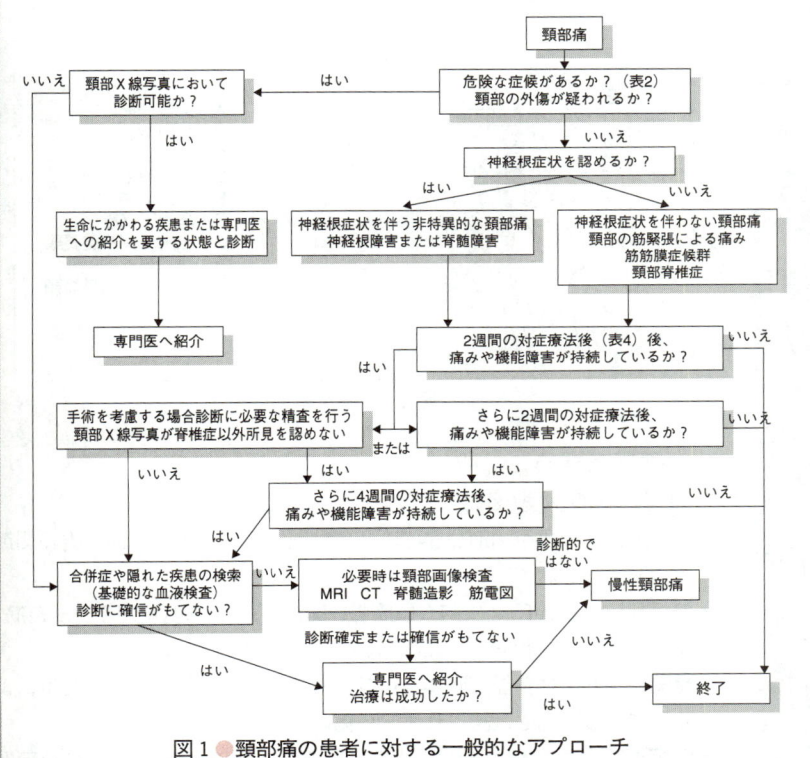

図1 ●頸部痛の患者に対する一般的なアプローチ
(Caryl J. Heaton CJ: Neck Pain. Essentials of Family Medicine 4 th ed, pp 629-641, Lippincott Williams & Wilkins, Philadelphia, 2002による)

2. 肩

重要事項

- 肩関節の解剖と病態整理を理解すること。
- 疾患の鑑別に有用な身体所見と検査に精通すること。

第3部 よくみられる問題のケア

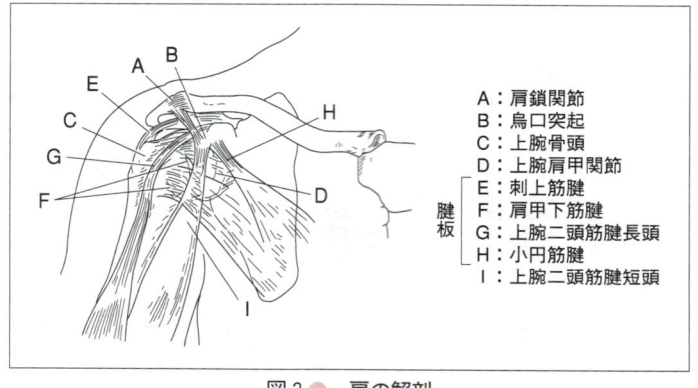

図2 ● 肩の解剖

A：肩鎖関節
B：烏口突起
C：上腕骨頭
D：上腕肩甲関節
E：棘上筋腱
F：肩甲下筋腱
G：上腕二頭筋腱長頭
H：小円筋腱
I：上腕二頭筋腱短頭

腱板

1．疾患を探る

❶解剖と病態生理（図2）

- 肩関節は上腕肩甲関節（肩関節）、肩鎖関節、肩甲胸郭関節、胸鎖関節で構成される。
- 腱板（rotator cuff）、上腕二頭筋腱、関節包、滑液包（肩峰下、三角筋、肩甲下）などが肩関節の軟部組織として関連している。
- 肩関節は非常に多様な動作が可能であるが、他の関節が骨と靭帯により得ている強固さは得られず、外傷のリスクが高い。
- 腱板を構成する4つの筋（棘上筋、棘下筋、肩甲下筋、小円筋）は肩関節の回転運動を可能にする一方で、障害を受けやすい。
- 上腕二頭筋腱長頭は肩関節の前方、結節間溝を通り肩関節に付着する。
- 肩関節の酷使により滑液包（特に肩峰下滑液包）の炎症を引き起こし、痛みが発生する。

❷鑑別診断（表6）

a．インピンジメント症候群

- 腱板炎、腱板症、肩峰下滑液包炎が含まれるが、臨床的に鑑別するのは難しい。
- 40歳以上の患者に腱板への血行不全や慢性的な緊張が原因となって

表 5 ●肩痛の鑑別診断

頻度の高い疾患	頻度の低い疾患
インピンジメント症候群 　腱板炎・腱板症 　肩峰下滑液包炎 腱板断裂（慢性） 上腕二頭筋腱炎 変性性疾患 　肩鎖関節 　肩甲上腕関節 鎖骨骨折 筋筋膜性疼痛	上腕二頭筋腱断裂・脱臼 肩甲骨または上腕骨頭骨折 石灰性腱板炎 肩帯に発生した腫瘍 **稀な疾患** 鎖骨遠位の骨融解症 化膿性関節炎 反射性交感神経性ジストロフィー 骨壊死 胸郭出口症候群
それほど頻度の高くない疾患 肩鎖関節脱臼 肩関節脱臼（肩甲上腕関節） 癒着性関節包炎 肩関節（肩甲上腕関節）の不安定性 腱板断裂（急性） 関連痛 頸椎神経根症	

(文献 2)による

一次的に発症するものと、外傷や肩関節の酷使により腱板が肩峰、烏口突起、烏口肩峰靱帯と上腕骨大結節の間で圧迫されることにより発症する二次的なものがある。

- 患者は三角筋外側に肩を外転または屈曲 90°〜120°で痛みを感じる（painful arc）。頭の上に手をもってくる動作（髪をとかすなど）で痛みを訴え、夜間に痛みが強くなる傾向がある。

b．腱板断裂

- 急性の外傷や長年インピンジメント症候群を患った高齢者に発症する。棘上筋の断裂の頻度が最も高い。患者は三角筋から上腕にかけて局所に限局しない痛みを訴えたり、筋力の低下を訴える。痛みがない場合もある。
- 病歴と身体所見により診断が可能なことが多い。手術を考慮する症例や保存療法が奏功しない症例では画像検査（MRI、関節造影など）を実施する。

c．上腕二頭筋腱炎

- 上腕骨の結節間溝の痛みと炎症。反復する頭上での動作を要するスポーツや職業に発症しやすい。痛みは肩の前部に出現し、夜間痛はみられにくい。
- 診断は病歴と身体所見で行われる。

d．変性疾患

- 肩鎖関節の変形性関節症が最も頻度が高い。肩関節の酷使や外傷に関連し30歳以上に発症する。
- 診断は病歴と身体所見を参考とし、単純X線により行う。

e．癒着性関節包炎

- 長期にわたる肩関節の固定や痛みによる肩の廃用が原因であるが、そのきっかけを覚えている患者は少ない。
- 典型的には痛みは三角筋周囲に徐々に発生し、関節可動域が明らかに低下する。
- 診断は病歴と身体所見で多くの場合可能である（受動・自動ともに関節可動域が低下）。

f．肩甲上腕関節（肩関節）の慢性的な不安定性

- 急性の肩関節脱臼やもともとあった関節の緩さの進行による。
- 患者は肩関節の不安定な感じを訴える。痛みは伴わないこともある。
- 診断は病歴や身体所見を参考に行う。合併する腱板断裂や関節唇の断裂が疑われなければMRIなどの検査は不要である。

g．その他の疾患（表5）

❸評価

稀ではあるが、肩の痛みが重大な全身疾患の徴候であることがある（表6）。そのような徴候が疑われる場合は早期に評価・治療を行う。

❹病歴

- 疼痛の発症の原因（外傷、日常的な活動、明らかな原因なし？）
- 受傷のメカニズムはどうか。
- 痛みの部位、放散痛、重症度、期間。

表 6 ● 危険な症候

症候	診断
胸部からの放散痛(しばしば呼吸困難、発汗、嘔気を伴う)	心疾患
急性発症の呼吸困難	自然気胸
発熱	化膿性関節炎
頸部からの放散痛	頸椎椎間板疾患、脊柱管狭窄症
発熱、体重減少	悪性疾患

- 不安定さ、筋力の低下、こわばりはあるか。
- 痛みを軽快、増強させる誘因はあるか。
- 関連した神経学的、全身の徴候はあるか。
- 肩部の既往症。
- ほかに侵された関節はないか。

5 身体所見

　視診、触診、関節可動域テストなどの基本的な診察と疾患特異的な診察法を用いることにより、多くの肩痛の原因を探ることができる。

　病歴から肩以外の病態が疑われる場合は肩以外の診察も行う。

[視診]　しっかりと視診を行うため、脱衣。腫脹、左右の対掌性、筋の萎縮、瘢痕、皮下出血、静脈の拡張を確認する。

[触診]　肩を構成するすべての関節(肩鎖関節・胸鎖関節も含む)、軟部組織を触診する。肩関節前部、烏口突起、肩峰、肩甲骨や、必要な場合は肩以外の部位(頸椎など)も触診する。

[関節可動域テスト]　受動・自動両方で診察する(例：自動のみ障害されている場合、関節疾患よりも筋力の低下・筋の断裂を疑う)。

[疾患に特異的な身体所見]　(**表 7**)参照。

6 検査

- 化膿性関節炎、炎症性関節疾患を疑う場合は関節穿刺が診断に有用な情報を与えてくれる。関節液の細胞数、グラム染色、培養検査、結晶の分析を行う。血算、赤沈、抗核抗体、リウマチ因子を検査する。
- 単純 X 線(前後像、肩甲骨 Y 字像)

表7 ● 疾患に特異的な身体所見

疾患	検査名	実施法/陽性
肩鎖関節の障害	クロスオーバーテスト	患側の手で反対の方を触ってもらう/患側の方に痛みが出現
上腕二頭筋腱炎	Yergason テスト	第1指を上にして肘を90°に屈曲、抵抗を加えながら前腕を回外・肘を屈曲させる/痛みまたはぽんと跳ねるような感覚
	Speed テスト	肘を20°〜30°に屈曲させ、そこから抵抗を加えながら60°まで屈曲させ、同時に前腕を回外する/痛み
肩関節の不安定性	Apprehension テスト	患者に座位をとってもらい、肘を90°に曲げたまま肩を90°外転。その姿勢に対してわずかに肩外旋、上腕骨近位を前方に動かすよう外力を加える/肩関節が抜けそうな感覚
	Relocation テスト	Apprehension テストに引き続き、肩を内旋、上腕骨近位を後方に動かすよう外力を加える/肩関節が抜けそうな感覚の消失
	Sulcus サイン	患者に座位をとってもらい、腕を下方に引っぱる/肩峰と上腕骨骨頭の間に溝が出現
インピンジメント症候群	Neer テスト	腕を回内し肩を他動的に屈曲(図3)/痛みの出現
	Hawkins テスト	肩を90°に屈曲した姿勢から他動的に肩関節の内旋を強制する/痛みの出現(図4)
腱板断裂	ドロップアームテスト	肩関節を完全に外転した状態から自動的に肩を徐々に下げていく/腕が90°の外転位で突然落ちる(徐々に下げていくことができない)
	棘上筋テスト	第1指を下へ向け肩を屈曲させながら90°外転し、検者の加える抵抗に反して肩を屈曲する/筋力の低下(図5)
胸郭出口症候群	Adson テスト	両腕を体側にそろえて起立。橈骨動脈の脈拍を記録。触診を続けながら肩を90°外転・外旋、大きく息を吸い込み息こらえをして頸を患側に回旋/脈拍の減弱または症状の出現
頸椎神経根障害	Spurling テスト	座位で頸を患側に回旋してもらい、頭頸部に下向きの力を加える/症状の再現

(文献2)〜4)による)

- 診断が困難なとき、手術適応が考慮されるときはCT、MRI、超音波検査、関節造影、骨シンチなどが選択される。MRIは軟部組織（特に腱板断裂、関節唇の損傷）の描出に優れる。MRIが実施困難な場合、関節造影法は有用である。CTは骨構造を描出する。骨シンチは骨改変病変（転移性腫瘍など）を描出するのに優れる。
- 診断的注射：疑われる障害部位に対して局所麻酔を行うことにより症状が一時的に取り除かれ診断的となることがある。肩峰下腔、上腕二頭筋腱長頭の腱鞘、肩鎖関節関節内腔に実施することがある。

2．ケアのオプション/紹介のタイミング

❶共通の一般的な治療法

a．軽度の安静

- 肩痛を悪化させる動作や活動を控える。
- 癒着性関節包炎を避けるため絶対的な安静はできるだけ短期間に留めるべきである。
- 三角巾は完全な安静をもたらすが、日に数回は関節可動域訓練を行うべきである。

b．理学療法

- 肩関節疾患治療の重要な柱である。痛みの許す範囲で可能な限り早期から開始し、最低1日2回は行う。
- 関節可動域訓練は振子運動（Codman体操）から始め、タオル・棒体操（両手でタオルや棒の端をもち、痛みのない方の肩でアシストしながら可動域を広げていく）を加えていく。

c．筋力強化エクササイズ

- 最初は腱板の筋力、続いて他の筋の強化に進む。理学療法士による指導が必要となるケースもある。

d．ステロイド薬の注射と非ステロイド系抗炎症薬（NSAIDs）

よく用いられる治療法であるが、適切なタイミング・期間・適応については詳細な研究が少ない。

❷ インピンジメント症候群

- 上記の一般的な治療。
- 効果が得られない場合、肩峰下滑液包へのステロイド注射を行う。一般に局所麻酔薬も混ぜて注入するため、痛みが消失し診断の役に立つ（キシロカインテスト）。

❸ 腱板断裂

- 上記の一般的な治療。完全断裂の患者であっても 50％程度の患者において保存的な治療で満足のいく結果が得られる。
- 症状が改善しない場合、筋力低下が著しい場合は手術による治療を考慮する。

❹ 上腕二頭筋腱炎

- 上記の一般的な治療。
- ステロイド薬の注射も選択されるが、有効であるとする報告がほとんどなく、行う場合は腱へ直接薬剤を注入し断裂を起こさないよう注意する。

❺ 変性疾患

a．肩鎖関節

- 上記の一般的な治療を行う（冷却、NSAIDs、ADL の改善など）。
- ステロイド薬の注射も可能であるが、技術的に難しい。難治性の症例では鎖骨遠位切除などの手術的な治療を考慮する。

b．肩甲上腕関節（肩関節）

- 肩鎖関節の治療と同様である。痛みや関節可動域が容認できない場合は関節置換術を考慮する。

❻ 癒着性関節包炎

- 関節可動域訓練を中心とした理学療法。
- 炎症の強い早期には肩甲上腕関節へのステロイド薬の注射は症状を軽減し、病期を短縮する。

- 治療抵抗性の症例では麻酔下での関節可動域の拡大や水流による関節包拡張治療が考慮される。

3．病気の経験を探る

　頸部や肩の痛みは職業など日常生活における姿勢が要因となることが多く、その一方で痛みが日常生活に与える影響も大きい。痛みにより患者が感じている不安やそれによる影響、検査や治療に対する希望についてよく評価しケアの方針を相談するべきである。

　また、鑑別診断は幅広く心理・社会的な問題が頸部肩の症状として現れることがある。生物医学的な問題と同時に患者の家族や職業、ライフサイクルにおける問題を探り、頸部や肩の症状との関連を評価し話し合い、うつ病など介入の必要な疾患も見逃すべきではない。特にいわゆる鞭打ち症では訴訟や保険など患者の二次的な利得が関連することがあり、慎重な対応が必要となることもある。

4．症例（NBM）

　83歳、女性。高血圧、腰部脊柱管狭窄症とそれによる腰痛、骨粗鬆症で当院を通院中。半年前、腰痛が悪化・歩行不能となり当院へ3ヵ月間入院しリハビリを行った方である。退院後は自宅では歩行器を使用、自宅外では車いすをこいで移動している。

　退院して半年後の外来にて、実は退院して間もなくより左肩が痛くて上がらなくなったのだ、とおっしゃった。年のせいだと思い、仕方がないこととして外来でも言わないでおいたが、なんとなく今日は相談してみようと思ったらしい。

　髪をとかすのがつらくて、困っているとのこと。

　診察では肩の視診では異常なし。関節可動域は自動運動では屈

曲・外転ともに70°程度まで上げると痛みが出現。他動では制限なし。Neerテスト、Hawkinsテストが陽性、その他の疾患特異的な診察では異常を認めなかった(図3～5)。インピンジメント症候群を疑い、患者の希望もあり肩峰下滑液包にステロイド薬の注射を実施し、自宅で行う体操の指導を行った。

1ヵ月後の再診時、肩の痛みは完全に消失。髪もとかすことができるようになり、日常生活への影響はなくなった。「年のせいではなかったんですね。もっと早く先生に言えばよかったわ」とおっしゃった。その後もヘルパーの通院介助サービスを利用しながら当院に定期的に受診しているが、肩の痛みは再発していない。

＜ポイント＞

「五十肩」などと表現されるように、肩の痛みは「年齢のせい」と思われがちである。この症例では生活に障害が出るほどの痛みを半年間、だれにも告げずにいた。肩の痛みは治療により速やかに改善したが、私たちはこの女性がこの肩の痛みを私たちに訴えるために心理的な障害がなかったか(「先生は今日、忙しそうだから話すのをやめておこう…」など)、確認すべきだろう。

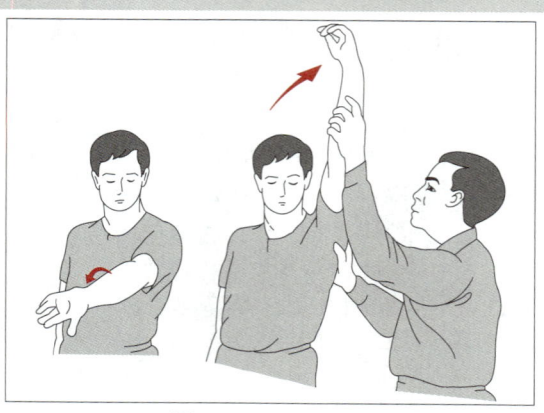

図3 ● Neerテスト
(Woodward TW, Best TM：The painful shoulder；Part 1. Clinical evaluation. Am Fam Physician 61：3079-3088, 2000 による)

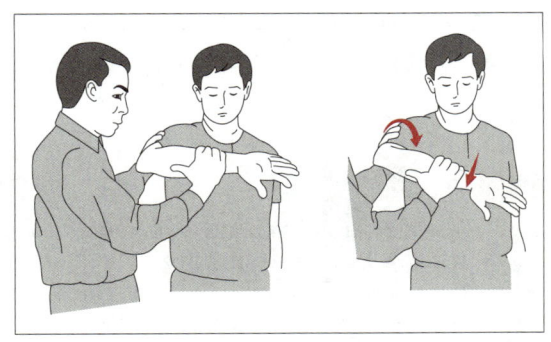

図 4　Hawkins テスト
(Woodward TW, Best TM：The painful shoulder；Part 1. Clinical evaluation. Am Fam Physician 61：3079-3088, 2000 による)

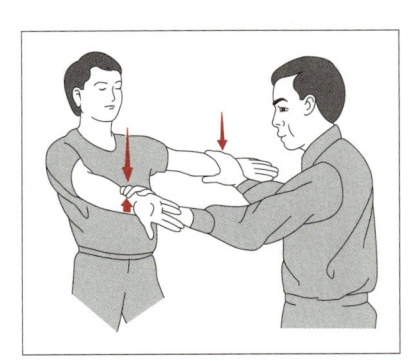

図 5　棘上筋テスト

5．まとめ

　頸部・肩部の症状は家庭医の外来診療においてよく遭遇する問題である。頸部痛ではほとんどが非特異的な痛みであり保存的治療により改善していくが、鑑別疾患は幅広く重大な疾患も含まれており、適切な病歴聴取、身体所見によりそれらを確実に除外していく必要がある。

肩関節は解剖と病態をよく理解し診断に有用な病歴・身体所見を知ることが重要である。

(山田康介)

参考文献

1) Caryl J. Heaton CJ：Neck Pain. Essentials of Family Medicine 4 th ed, pp 629-641, Lippincott Williams & Wilkins, Philadelphia, 2002.
2) Robert E, Neid and Randall Pearson：Shoulder pain. Essentials of Family Medicine Fourth Edition, pp 683-698, Lippincott Williams & Wilkins, Philadelphia, 2002.
3) 島田　健(訳)：肩部痛．10分間診断マニュアル症候と徴候：時間に追われる日々の診療のために．小泉俊三(監訳), pp 298-302．メディカルサイエンスインターナショナル，東京，2004．
4) Woodward TW, Best TM：The painful shoulder；Part I. Clinical evaluation. Am Fam Physician 61：3079-3088, 2000.

・系統別問題

3 甲状腺の問題

重要事項

- 孤発性の甲状腺結節ががんかどうかを判断する。
- 甲状腺腫に対して適切な評価と診断を実施する。
- 甲状腺機能亢進症、低下症に対して適切なマネジメントを実施する。
- 甲状腺疾患が与える不安や家庭生活への影響を踏まえたマネジメントを実施する。
- 甲状腺疾患のスクリーニングについて適切な判断を行う。

1．疾患を探る

1 孤発性甲状腺結節

- 甲状腺結節は5％の人に認められ4：1で女性に多い。90〜95％は良性で5〜6.5％が悪性である。但し、死亡率は低い。

a．鑑別診断

- 良性：濾胞腺腫が最も多く、膠様腺腫や嚢胞も含む。通常孤発性で直径は3〜4cm以下で時に内部の出血により痛む。
- 悪性：乳頭腺癌が78％を占め、濾胞腺癌が13〜24％、髄様癌が4％程度。転移腺癌の場合原発巣は頭頸部のあらゆる腫瘍が考えられる。
- その他：炎症性のリンパ節腫脹、膿瘍、脂肪腫、血管腫、皮様嚢腫、副甲状腺腫、神経線維腫なども想定される。

b．臨床的評価

ⅰ）病歴
- 最も大切なのは悪性腫瘍の危険因子の評価。
- 家族歴、男性、頸部への放射線照射の既往など。

ⅱ）身体診察
- 硬く可動性の低い腫瘤は悪性腫瘍の可能性を高める。

- 気管の偏位と片側の頸部リンパ節腫大も軽度リスクを上昇。

iii）検査

[ステップ1：TSHの測定]

- TSHの低下や上昇はそれぞれ機能性の腺腫、橋本甲状腺炎を示唆。TSH正常の場合は次のステップに進む。

[ステップ2：細針吸引生検]

- 経皮的に針生検で組織を採取し、病理学的に判定。
- 悪性の場合はLR＋74、良性の場合はLR-0.1と診断に非常に有効。ただ、偽陽性率1～8％、偽陰性率1～5％を認め、術者の経験と病理学者の診断能力に依存する。

[その他の検査]

- RI検査も長年初期評価に使用されていたが、LR＋1.1、LR-0.68と臨床的意義は低い。
- 超音波は感度が高いが、特異度は低い。結節のサイズと容量、多発結節の評価には有効。

> 🚩**Red flag** 日本では、家庭医が細針吸引生検を実施することは現実的でなく、この段階で耳鼻科医に紹介することとなる。

❷ 甲状腺腫

1. 甲状腺腫は、びまん性の甲状腺腫大であり、内分泌疾患の中で最も多く、ヨウ素が欠乏した地域では90％、先進国では4～15％の罹患率をもつ。13：1で女性に多い。
2. 甲状腺腫が形成される要因には、ヨウ素欠乏、TSH分泌、薬剤、自己免疫、遺伝性、感染、がんなどが存在する。
   ①ヨウ素欠乏は世界中の深刻な健康問題であり、地方性甲状腺腫（地域住民の10％以上に存在）として周産期や乳幼児の死亡率に影響している。
   ②ヨウ素過剰も甲状腺腫の原因で、市販の感冒薬などにも含まれているため注意を要する。
   ③甲状腺炎も甲状腺腫を示す感染性疾患である。ドケルバン病とも呼ばれる亜急性甲状腺炎はウイルスが原因で上気道感染のあとに発症

する。細菌性甲状腺炎も黄色ブドウ球菌などが原因となって発症することがある。いずれも甲状腺の圧痛と発熱を認めることが多い。

a．鑑別診断

- ホルモン機能がほぼ正常な場合に最も多い原因は、甲状腺炎である。
- 圧痛を伴う前頸部腫瘤の鑑別では、亜急性肉芽腫性甲状腺炎と甲状腺嚢胞や腺腫への急性の出血が最も多く90％を占める。

b．臨床的評価

ⅰ）病歴

[非炎症性甲状腺腫]

- 無痛性の甲状腺腫大、圧迫による声の変化、嚥下困難、のどがつまった感覚などを認める。
- 居住地域、頸部への放射線曝露歴、ヨウ素を含む薬剤の内服歴、食事中の甲状腺腫誘発物質(キャベツや大豆)、甲状腺腫の家族歴。

[甲状腺炎]

- 突然発症する片側性の前頸部痛と発熱。50％のケースで発汗、動悸、体重減少などの甲状腺機能亢進症を示す。亜急性甲状腺炎は上気道感染が先行する。

ⅱ）身体診察

- 甲状腺の診察の際は、患者の頸部を完全に伸展させ、側方から観察する。その後、輪状軟骨と頸切痕の間にある甲状腺峡部を最初に触診し、患者に嚥下してもらう。
- サイズ評価とともに、質感や可動性、結節の存在を評価する。多発する結節を触知する場合、1つの結節が他より大きく腫大している場合はがんを疑う。
- 甲状腺炎の場合は、甲状腺の圧痛が強く、片側の腫大と皮膚表面の発赤が認められる。

ⅲ）検査

[CBCと赤沈が甲状腺炎の診断に有効]

- 亜急性肉芽腫性甲状腺炎は、軽度の正球性正色素性貧血と赤沈＞50 mmを示すが、亜急性リンパ球性甲状腺炎では、赤沈は正常か経度上昇に留まる。

[TSH と fT₄を評価]
- 急性甲状腺炎では甲状腺機能は正常だが、亜急性肉芽腫性甲状腺炎の患者の半数では機能亢進あるいは正常を示す。

❸ 甲状腺機能低下症

- 顕在性の甲状腺機能低下症で治療の必要な人は1％程度といわれ、女性と高齢者に多い。潜在性甲状腺機能低下症（TSH 上昇と T₄正常を示す）を示す人も多いといわれる。

a．鑑別診断
- 特発性の甲状腺腫（ヨウ素欠乏、橋本病、薬剤性）
- 放射線曝露による甲状腺組織の欠損、甲状腺炎などの自然と回復する原因。
- 稀に、下垂体や視床の疾患も関与。

b．臨床的評価
ⅰ）病歴と身体診察
- 詳細は**表8**[1)]を参照。
- 症状は潜在性から致命的な状態まで幅広い。
- 身体診察ではむくみとアキレス腱反射の回復遅延の特異度が高く、それぞれの LR＋は 16.2、11.8 である。ただ、除外診断に有効な所見はない。
- 最も重い症状は粘液水腫性昏睡で、重度の長期間にわたる甲状腺機能低下症で発症する。高齢者に多く、意識朦朧として呼吸は抑制され、心機能が低下し低体温（32℃以下）を示す。死亡率は50％で、手術や外傷、感染症によって増悪する。

ⅱ）検査

[甲状腺機能低下症が疑われた際、最初に TSH と fT₄を評価]
- TSH が上昇し、fT₄が低下していたら診断は確定。
- 治療は原因疾患とかかわりなく実施するので、これ以上の検査は不要。
- 明らかな危険因子が存在しないとき、抗甲状腺ミクロソーム抗体と抗サイログロブリン抗体の評価が診断につながるが、治療目的には不要。

表8 ●甲状腺ホルモン障害の病歴/身体診察のポイント

各臓器	症状と徴候 （　）内は有症状率	
	甲状腺機能低下症	甲状腺機能亢進症
心血管系	徐脈(58％)、心拡大、収縮力低下	動悸/頻脈(65％)、心房細動(3％)、狭心症
消化器系	便秘(48％)、食欲低下	便通回数増加(22％)、食欲の変化(53％)
一般	寒さへの耐性低下(64％)、体重増加(54％)	暑さへの耐性低下(55％)、体重低下(61％)
血液系		貧血、白血球減少症
筋骨格系	関節痛、筋痛、筋力の経度低下、手根管症候群	筋力低下、骨粗鬆症、前脛骨部粘液水腫
神経系	嗜眠、運動の緩慢化(36％)、体温異常、異常感覚(52％)、深部腱反射回復遅延(77％)	神経質あるいは易疲労感(69％)、振戦や多動(69％)、突然の麻痺症状、不眠や神経過敏(45％)、反射の亢進
眼科系	眼窩周囲の浮腫(60％)	瞬き回数の減少、眼瞼遅滞(19％)、眼瞼の後退(34％)、眼裂の拡大、眼のざらざらとした感覚、複視
呼吸器系	浅く緩慢な呼吸、睡眠時無呼吸、低酸素血症、二酸化炭素の貯留	労作時の呼吸苦
腎臓系	低ナトリウム血症、低浸透圧血症、膀胱内尿貯留	
生殖器系	乳汁分泌、月経過多、不妊、流産	月経不順、月経過少、不妊、男性での性欲低下、女性化乳房
皮膚/毛髪	乾燥しバサバサした皮膚(76％)、青白く冷たい皮膚(50％)、脱毛症	温かくしっとりとした皮膚、なめらかな皮膚、脱毛症、爪甲離床症
甲状腺	甲状腺腫	甲状腺腫(93％)、甲状腺の血管雑音

(文献1)による)

[潜在性甲状腺機能亢進症]

・TSHが上昇し、fT_4が正常を示す場合。

・多くの医師は経過観察よりも治療を実施することが多く、一部の患者は治療で改善を認めるが、このアプローチのエビデンスは確立していない。

第3部　よくみられる問題のケア

❹ 甲状腺機能亢進症

- 女性に多く、有病率2%で男女比1：10といわれる。
- 若い女性における最も多い原因はバセドウ病で、高齢者では中毒性多結節性甲状腺腫が一般的な原因である。
- 抗TSHレセプター抗体の産生が原因であるが、レセプターを刺激する場合がバセドウ病の発症につながる。抗体の存在率は70〜100%で、遺伝的要因は強い。

a．鑑別診断

- バセドウ病、自立性機能性甲状腺腫、中毒性多結節性甲状腺腫（プラマー病）、稀に下垂体疾患などによる異常な甲状腺刺激、そして、過剰な甲状腺ホルモンの放出（甲状腺炎）などが原因として考えられる。
- バセドウ病の眼症状については、外眼筋への悪性腫瘍の転移や眼窩偽腫瘍が鑑別に挙げられ、後者は急速な症状の進行が特徴である。

b．臨床的評価

ⅰ）病歴と身体診察

- 詳細は表8[1]を参照。
- 年齢の影響は大きく、50歳以下では甲状腺腫、神経過敏や暑がりの訴えが多く、高齢になるにつれて体重減少、食欲低下、心房細動の発症などが増加してくる。
- 高齢者では症状は典型的な症状が軽微であったり欠けているため、説明できない体重低下、ミオパチー、心血管疾患の増悪、心房細動の新規発症などで発見されることが多い。
- バセドウ病と他の甲状腺機能亢進疾患（特に亜急性無痛性甲状腺炎）の鑑別には、眼症状の有無が重要。

- 甲状腺クリーゼは稀だが危険な合併症。
- 手術や外傷、感染症で誘発。
- 強い神経過敏、せん妄、昏睡、発熱、頻脈、不整脈増加、嘔吐や下痢。
- 収縮期血圧の上昇と著明な心の代償不全による血圧低下が発症。

ⅱ）検査

［甲状腺機能亢進症が疑われた際、最初にTSHとfT$_4$を評価］

- TSHが明らかに低下するか検出されない状況で、fT$_4$が上昇している

とき、確定診断がなされる。
- TSH が低下しているにもかかわらず、fT_4 が正常の場合は fT_3 を検査して、T_3 甲状腺中毒症と潜在性甲状腺機能亢進症を鑑別する。

[甲状腺機能亢進症の診断後の検査]
- 抗甲状腺ミクロソーム抗体と抗甲状腺レセプター抗体を測定して自己免疫疾患とその他の疾患を鑑別する。ただ、臨床所見もバセドウ病診断に有効である。
- 臨床症状も含めて診断がはっきりしないときは、テクネチウムを用いた放射性ヨウ素の吸収試験で評価することもあるが、これは内分泌専門医に依頼する。

2．病気の経験を探る

❶病気に対する感情、解釈

- バセドウ病の眼球突出については、若い女性の外見に大きな影響を与えることもありさまざまな不安を抱かせることも多い。
- 放射性ヨウ素を用いた放射線療法については、原爆にも起因する放射線への日本人の恐れを十分考慮した説明が必要となる。
- 甲状腺の結節や腫大については、悪性腫瘍を念頭において受診する患者も多いので、診察から検査の流れで十分な配慮が必要である。

❷診察への期待、生活への影響

「甲状腺の病気はボケと関係あるんですよね…」
「なんとなく、冷えて身体が動かないのは年のせいだと思っています」

- 甲状腺機能亢進症や低下症では、非特異的な全身症状のため、患者はさまざまな解釈モデルをもって受診することが多く、期待する検査や治療も多岐にわたる。医師の方から受診の背景と医療に対する期待を探ることも必要になることが多い。
- 若年女性の罹患も多いバセドウ病では、妊娠適齢期の患者も多く、妊娠・出産への影響も十分考慮したマネジメントが不可欠となる。
- 高齢者では甲状腺機能低下症の症状を、老いのせいと認識して積極的に訴えない患者も多いので、積極的な病歴と身体診察で評価していく

3. ケアのオプション/フォローアップ/紹介のタイミング

❶ 孤発性甲状腺結節

a．細針吸引生検で良性の患者
- 6ヵ月後に再評価し、臨床所見が変化なければさらに1年後に再評価する。この時点で、異常なければ、これ以上のフォローは必要ない。

b．甲状腺癌患者のフォロー
- 甲状腺癌治療後の患者を長期的にフォローする機会は多いが、主な治療目標は適切な甲状腺ホルモン補充療法を続け、再発性の甲状腺癌を評価することである。
- TSH＜0.5 IU/ml、fT$_4$を正常レベルに維持する。
- 毎年、甲状腺の触診とリンパ節の評価を行い、異常を疑えば高解像度の超音波検査が有効である。

❷ 甲状腺腫

a．地方性甲状腺腫
- ヨウ素の提供（ヨウ素塩、飲料水などを通じて）と甲状腺腫誘発物質の除去。

b．非地方性甲状腺腫
- 甲状腺腫誘発物質の除去、甲状腺ホルモン製剤によるTSHの抑制、放射性ヨウ素使用、手術の4つの選択肢がある。
- TSHの抑制は橋本病の甲状腺腫の縮小には有効。
- 放射性ヨウ素による縮小治療は多結節性甲状腺腫や中毒性甲状腺腫に有効。
- 甲状腺の完全な切除は大きな多結節性甲状腺腫が閉塞症状を示しているときには有効。

c．甲状腺炎
- 疼痛はNSAIDsで治療する。
- 甲状腺機能低下症状はレボチロキシンで治療し、機能亢進症状はβブロッカーやCaブロッカーでコントロールする。

- 細菌性甲状腺炎に対しては各種抗生剤を使用。
- 甲状腺炎の患者の多くは6ヵ月程度で回復するが、5%の患者で永久に機能が低下する。

❸ 甲状腺機能低下症

a．初期のマネジメント

- レボチロキシンによるホルモン補充療法の効果は確立している。
- 軽症の甲状腺機能低下症、潜在性甲状腺機能低下症への治療については「予防」の項で詳述する。
- 成人では、初期量 50〜100 μg/日で開始し、TSH が正常化するまで 6 週間ごとに増量していく。但し、高齢者と狭心症をもつ患者では、25 μg/日から開始して、徐々に増量していくことが必要となる。
- レボチロキシンの吸収を阻害する薬物(例：コレスチラミン、鉄剤、スクラルファート、アルミニウム含有の胃腸薬)や代謝を促進する薬物(例：リファンピシン、抗痙攣薬)を内服している患者の場合は、より多くの用量を必要とする。
- レボチロキシンは吸収を阻害する薬物と 4 時間空けて内服するように配慮する。

b．長期的マネジメント

- 安定した甲状腺機能低下症の患者は、TSH 測定を含めて年に 1 回再評価すべきである。
- 用量を変化させたときは 2〜3ヵ月後に測定すべきで、患者が妊娠したり新たな薬物を開始したときも再評価することが望ましい。
- 甲状腺ホルモン補充療法をいつまで続けるかという点や無症候性の患者の TSH の軽度の変動で内服量を変化させるべきかという点については、はっきりしていない。
  - ある研究で治療を離脱した 79 人の橋本病患者を評価したところ、9 人しか甲状腺機能が正常化していなかった。
  - TSH は変動を示すので、無症状の患者の場合は用量変更の前に再検することが望ましい。

❹甲状腺機能亢進症

a．初期のマネジメント

- 甲状腺機能亢進による急性症状の緩和の対症療法には、βブロッカー（アテノロール、プロプラノロール）やカルシウムブロッカーの使用が含まれる。
- 抗甲状腺薬、放射性ヨウ素による放射線治療、手術の3つの治療法があるが、これは甲状腺炎などによる一過性の甲状腺機能亢進には適応とならない。
- バセドウ病の眼症状は甲状腺機能の状態と密接に関係しているが、その他の対応としてはサングラス、人工涙液、眼窩浮腫軽減のための頭部挙上、眼瞼のテープによる閉鎖などがある。

①抗甲状腺薬
- メチマゾール（MMI）とプロピルチオウラシル（PTU）はともに甲状腺ホルモンの合成を阻害するが、MMIの方が1日1回投与と長期の抑制作用のため好まれる。
- 再発率は30〜70％と高く、抗甲状腺レセプター抗体の高値と関連している。
- 抗甲状腺薬治療に適しているのは、妊娠女性、軽症で甲状腺腫が小さい若年患者、放射線曝露を恐れる患者など。
- 副作用は顆粒球増多症（0.3％）で、治療前に白血球数を確認する。発疹や発熱、黄疸、関節痛、喉頭炎が発症したらすぐに治療を中断し、再評価する。
- レボチロキシンを併用して甲状腺ホルモンを安定させ用量調節を容易にする治療もあるが、再発率とは関連しない。

②放射性ヨウ素による放射線治療
- 米国では最も一般的な治療。
- 放射性ヨウ素を甲状腺が選択的に吸収し、2〜3 mmの範囲で放射されるβ粒子が機能亢進状態の甲状腺濾胞を破壊する治療で、単純かつ費用対効果に優れる。
- 禁忌は妊娠と授乳中の女性。
- 治療の効果は2〜3週で発現し5〜8週で最大となる。但し治療に

よる甲状腺炎が一時的な甲状腺の圧痛や腫脹、さらには甲状腺ホルモンの放出による眼症状の増悪をきたすこともあるため、プレドニン® 投与や事前のレボチロキシン投与などの対策が必要となる。
- 治療後の患者の 50〜90％は甲状腺機能が低下するため、ホルモン補充療法が必要となる。
- 1998 年に、治療後の心血管あるいは脳血管疾患による死亡率の上昇が報告されたが、その原因は不明である。

③手術
- 甲状腺部分切除術はめったに実施されない。
- 適応は、放射線療法に反応の悪い非常に大きな甲状腺腫をもつ患者、抗甲状腺薬にアレルギーがあったり放射線治療に反対の患者、悪性の疑いのある結節を認める患者、抗甲状腺薬でコントロールできない妊娠女性、治療後 1 年以内に妊娠を希望する女性など。
- 再発率は低いが、半数の患者の甲状腺機能は低下する。
- 手術の合併症が生じる患者は 4％以下だが、出血や副甲状腺機能低下症、反回神経麻痺など影響は大きい。

b．長期的マネジメント
1．抗甲状腺薬の治療を受けている患者は、正常化までは 4〜12 週ごとに診察し、徐々に 3〜4 ヵ月ごとの診察へと変えていく。その際、体重、脈拍、血圧、甲状腺触診、振戦、眼の診察を含める。fT_4 も評価する。
- fT_3 は患者が臨床的に甲状腺機能亢進状態にあるときのみ評価する。TSH は甲状腺ホルモンが正常化してから数ヵ月は低下したままなので、早期の治療効果の指標とはならない。
- 薬剤を中止した際は、最初の 3〜4 ヵ月は 4〜6 週ごとに評価し、最低 2〜3 年は毎年評価を続けていくべきである。

2．放射線治療を受けた患者の治療間隔は、最初の 3 ヵ月は 4〜6 週ごととし、その後は症状に応じて変えていく。
- 甲状腺機能低下症は 6〜12 ヵ月以内に発症するので、レボチロキシン投与で治療する。

3. 手術後の患者は 2 ヵ月後に調べた甲状腺検査値に基づいて、マネジメントを決定する

●こんなエビデンスがある

・治療効果の差は何か？

ある研究によると、いずれの治療も 6 ヵ月で甲状腺機能を正常化するが、再発率は抗甲状腺薬が 42%、放射線治療が 21%、手術が 3% であった。治療後の抗 TSH レセプター抗体の上昇は、再発率の増加と関連があった[1]。

4. 予防（甲状腺ホルモンのスクリーニングについて）

・アメリカ予防医学タスクフォース(US Preventive Services Task Force)を含むいくつかの組織が、無症候性の成人に対する甲状腺疾患のスクリーニングについて賛成あるいは反対する根拠に乏しいと判断している。アメリカ臨床内分泌専門医協会はスクリーニングの有効性を主張している。
・顕在した場合のリスクの小ささ、無症候性の場合に治療することの有効性の欠如、スクリーニングのコスト、スクリーニングの潜在的なリスクなどを考慮した検討が重要である。
・最近のレビューでは、心房細動や高脂血症をもつ患者では発症後に 1 回、1 型糖尿病やダウン症の患者では毎年のスクリーニングが推奨されている。その他には、頸部に放射線治療を受けた既往がある患者も対象となる。

5. 家族のケア

甲状腺機能亢進症と低下症は、比較的長いマネジメントが必要となるため、病気の性質や治療の意義などを家族も十分理解することが望ましい。特に、妊娠期の女性の夫などは治療が胎児に及ぼす影響について患者とともに理解し、ともに治療に取り組んでいく姿勢が必要となる。

6. 患者教育

- 甲状腺結節や腫大の患者については、悪性腫瘍除外のための定期的な評価が重要となり、増大傾向やリンパ節腫大、疼痛、嚥下困難や嗄声がみられたらすぐ受診するよう指導する。
- 甲状腺機能亢進での焦燥感が病気によるもので治療とともに改善することを強調して安心してもらう。また、抗甲状腺薬服用中の患者は顆粒球増多症を示唆する発熱や悪寒がみられた場合、放射線治療を受けた患者は甲状腺機能低下症の症状がみられた場合にはすぐに受診するよう指導する。
- 甲状腺機能低下症が悪化した際の各症状について事前に詳しく説明し、その際はすぐに受診するよう指導する。また、内服薬のコンプライアンスにも注意する。

7. コストを考える

1 検査

- TSHとfT$_4$：検査料300点、判断料134点→434点：4,340円
- 甲状腺エコー→350点：3,500円
- 甲状腺機能が安定した際には、フォローアップの検査の間隔を広げることでコストの削減が可能になる。

2 治療

- レボチロキシンナトリウム(チラーヂンS®)
    25μg錠9.7円、50μg錠9.7円、100μg錠10.1円
    100μg×1回/日で30日間使用すると、303円
- チアマゾール(メルカゾール®)5mg錠9.7円
    10mg×1回/日で30日間使用すると、582円
- プロピルチオウラシル(チウラジール®)50mg錠9.7円
    50mg×1回/日で30日間使用すると、291円
- アテノロール(テノーミン®)50mg錠124.8円
    50mg×1回/日で10日間使用すると、1,248円
- プロプラノロール(インデラル®)10mg錠17.8円

10 mg×3回/日で10日間使用すると、534円
- 甲状腺ホルモン薬や抗甲状腺薬は比較的安価で長期間使いやすいので、コストについて問題になることは少ないだろう。

8．症例（NBM）

　Sさんは28歳の女性で、この数日の首の痛みと腫れ、嚥下時の疼痛を訴えて受診し、微熱も認める。周囲にのどの痛みを訴える人もおらず、咳や鼻汁、不安感や焦燥感、月経不順、体重低下、排便回数の増加なども認めない。健康状態はよい。姉が「甲状腺の病気」と35歳で診断され、薬を今も飲み続けているという。

　「先生、診断はなんでしょう？」「もう少し診察を進めないとはっきりしませんけれど、何か心配なことがおありですか？」「えぇ、母が悪性リンパ腫で亡くなったので、私も同じではないかと思って」「そうですか、よくわかりました。その病気のことも念頭におきながら診察を進めていきますね」「そうして頂ければ安心です」。

　診察ではSさんは普通の体格で落ち着いて安心しているようにみえた。安静時の脈拍が104/分であったがその他のバイタルは正常だった。頸部前面に中程度に対称的な拡大を示す甲状腺が容易に観察された。触診では、腫瘤は平滑で弾性硬、やや圧痛を認めるも結節は認めなかった。気管の偏位や頸部リンパ節は触知しなかった。皮膚は暖かく乾燥しており、眼球の突出や腱反射の亢進は認めなかった。

　「診察が終わりました。今のところ、ご心配なさっている悪性リンパ腫のようなリンパ節の腫れもありません」「ホッとしました。では、何が起きているのでしょう」「あなたのお姉さんがかかられたという甲状腺の病気のことを覚えておられますか？」「えぇ、少しは。放射線を使った治療のことを心配そうに話していたのを覚えています」「そうですか。まだ、現時点でははっきりしていませんが、今のところ、Sさんもお姉さんと同じ甲状腺の病気を強く疑っています。この診断についてはどう思われます」「姉もそうでしたし、仕方ないかな

と思います。でも…」「何か？」「昨年結婚したんですが、今子どもをつくろうと夫と考えている時期だったもので。それでは難しいですね」「なるほど。そういった事情もおありなんですね。これから検査して診断をつけていくわけですけれど、そういった事情を踏まえて一緒に考えていきましょう」「心強いです。よろしくお願いします」。

<ポイント>
- 母親の悪性リンパ腫という家族歴がもたらす頸部腫瘤への不安を把握し、診断のプロセスでその可能性が低いことに言及して安心してもらうことができた。
- 家族で同じ病気をもつメンバーのことについて患者に聞くことで、患者自身がもつ病気の知識や経験を踏まえた検査や治療方針を検討することが可能になった。
- 家族ライフサイクル上での若いカップルの課題に挙げられる出産を視野に入れることで、妊娠や授乳を控えた若年女性の治療への期待を把握し、長期的な甲状腺疾患マネジメントを的確に実践するための土台を築くことができた。

9．まとめ

甲状腺の孤発性結節を認めた場合、悪性腫瘍除外のための病歴・身体診察・細針吸引生検が必要となることが多く、耳鼻科医との協働が重要となる。また、甲状腺腫は多くの疾患が鑑別に挙がるが、非炎症性と炎症性に鑑別し、後者には鎮痛などの対症療法を的確に実施する必要がある。

甲状腺機能低下症は特に高齢者では症状が多岐にわたって軽微であるため、診断に苦慮することが多い。積極的に疑って病歴と身体診察で評価し、甲状腺機能検査で確定して治療していくことが求められる。

甲状腺機能亢進症では、抗甲状腺薬・放射線治療・手術という3つの治療を、それぞれの長所と短所に加えて患者の既往や現症、そして治療への期待なども考慮に入れたうえで、選択するという難しい判断が求められる。

（草場鉄周）

参考文献

1) Sloane PD, et al：Essentials of Family Medicine. 4 th ed, pp 739-762, Lippincott Willliams & Wilkins, Philadelphia, 2002.
2) Clinical Evidence Issue 12, 2004.
3) InfoRetriever 2005.
4) Goroll AH, et al：Primary Care Medicine. 4 th ed, pp 604-609, 646-660, Lippincott Willliams & Wilkins, Philadelphia, 2000.
5) Manual of Family Practice. 2 nd ed, 2002.
6) The 10-Minute Diagnosis Manual, 2000.

# 4 周産期ケア

> **重要事項**
> - 健やかな妊娠、出産のためには妊娠が判明してからでは間に合わないことも多い。女性が主体となり、自らがよりよい妊娠、出産に貢献するための「健康な選択」をするための情報提供とサポートを。
> - 包括的にケアを提供する家庭医は、妊娠前、妊娠、出産、産後、新生児とすべての時期にかかわることのできるユニークな位置づけにある。
> - 妊娠、出産というプロセスはライフサイクルにおいても結婚期→妊娠/出産期→育児期へのステージの変換期にあり、カップルが家族として達成しなければならない課題は大きい。

1. 疾患を探る

❶ preconceptional visit/care(妊娠前ケア)

a. 目的

妊娠、出産に伴う母子への医学的な危険をできるだけ少なくするために、妊娠が判明してからでは遅いものについて、妊娠の前から介入する。妊娠の約半数が予定しない妊娠であることを考えると、妊娠可能な女性には常に妊娠、避妊の希望をタイミングをみてたずね、妊娠の希望がある場合には妊娠前のアドバイスを行うよう努力すべき。

b. 妊娠の希望をたずねるタイミング

感冒、捻挫など急性疾患で来た際に投薬が必要なとき。糖尿病、高血圧、喘息、うつ病などの慢性疾患で投薬を始める、追加するとき。月経、帯下、STDなどに関する問題で受診したときなど。「妊娠の可能性はありますか」に続けて「妊娠の予定/希望はありますか」。なければ避妊についての情報提供を(第3章-Ⅲ-10「避妊の問題」参照)。

c．利益が証明されているもの

- 葉酸摂取（400 μg/日）による神経管閉鎖障害の減少：相対リスク減少72％、NNT＝847、日本人の葉酸摂取量は190±70 μgで、日常の食事では予防に必要な量は含まれていない。また日本での神経管閉鎖障害の発生頻度は1,000人に1人で、米国と同程度。妊娠が判明し、妊婦ケアを提供する医療従事者を訪れる頃には神経管の形成期を過ぎているため、妊娠2ヵ月前頃から最低妊娠6週頃まで推奨する。母児の予後には影響を与えないが、妊娠後期の貧血も予防するため、妊娠終了まで服用してもよい。

- 厳密な血糖コントロールによる合併症の減少：糖尿病をもつ母から産まれる子の死亡や併存症の原因の1位は高血糖による大奇形である。相対リスク2.0〜7.9倍。また自然流産のリスクも増加する。妊娠までの3〜6ヵ月間、HgA_{1c}を正常上限＋1％以内（できれば基準値内）に抑えればリスクはほぼ無視できる。糖尿病をもつ妊娠可能な時期の女性には必ず妊娠の希望をたずね、確実な避妊か（第3章-III-10「避妊の問題」参照）、厳密な血糖コントロールを勧めなければならない。妊娠を希望しており、薬物による血糖管理が必要な場合はインスリンを使用する。

- 感染症の予防のためのワクチン：風疹、B型肝炎に関しては両方とも自費であるが可能であれば妊娠前に推奨すべき。生ワクチン接種後3ヵ月は妊娠を避けることが勧められる。

d．その他のアドバイス

適切な栄養（特にカルシウム、鉄、亜鉛）、運動、禁煙、薬物の回避、職場での有害物質、重労働への曝露、市販薬、処方薬についての情報、感染症のスクリーニング、予防と治療（風疹、梅毒、HIV、STD、トキソプラズマ、CMV、パルボウイルスB_{19}など）、検診、出産にかかる費用、遺伝疾患の有無についての評価、アドバイス。

- 放射線からの防御：妊娠前期の5 rad未満のX線照射による奇形は証明されていないが、最小限に留めるべき。胸部単純で8 mrad。

- 熱：妊娠4〜14週での38.9℃以上の体温上昇は胎児成長障害、中枢神経系の障害、顔面の奇形などのリスクが上昇する。入浴、温泉、サウ

ナなどは注意。体温が38°Cを超えないことを目途に運動や入浴を。感染症による発熱の場合はアセトアミノフェンが安全に使用できる。
- 適切な妊娠前体重の達成：母子アウトカムの軽減が示されている。
- 歯科治療：歯周病と早産とのリンクがいわれている。事前の治療を推奨。
- アルコール：Fetal Alcohol sydrome(FAS)は精神発達遅滞(MR)の最も多い原因。FASの発生はアルコール摂取量との関連はなく(容量依存性ではない)、確実に安全に飲める量も判明していないことを伝える。
- 喫煙：予防可能な低体重児の原因の1位。禁煙のカウンセリングを。
- カフェイン：明らかな害は証明されていないが、1日300 mg程度に抑える。
- ビタミンA、D：過量摂取による害があるため、マルチビタミンなどを使用している場合は摂取量の評価、アドバイスを。Aは3,000 IU/日、Dは400 IU/日程度に。
- パートナーの喫煙や飲酒も単独で低体重児や妊娠しにくくなるリスクとされる。パートナーを巻き込んだ妊娠前ケアを。
- 積極的な妊娠を希望する場合は基礎体温や排卵日検査薬などによるタイミング指導も感謝される(第3章-I-2「不妊」参照)。
- 家庭内暴力(DV)：しばしば妊娠中は悪化する。逆に、妊娠中だけは大切に扱ってもらえるという理由で、DVを避けるために意図して妊娠する場合もある。家庭医として関係が十分できていれば事前のスクリーニングを(第3章-IV-1「家庭内暴力」参照)。

e．妊婦ケアをどこで受けるかの選択

- 妊娠の約64％はまったく合併症を起こすことなく自然分娩に至る。これらの妊婦には「妊娠、出産は病気ではない」という立場で、できるだけ本人、家族の希望する妊娠、出産ケアが提供できるよう、さまざまな選択肢が用意されていること、一方、なんらかのリスクをもつ、または途中で出現する残りの妊婦に対しては医学的に正当な医療が提供できる、またはそのような施設に紹介できるということが条件となる。

表9 ● 母乳育児を成功させるための10ヵ条

1) 母乳育児の方針をすべての医療にかかわっている人に、常に知らせること
2) すべての医療従事者に母乳育児をするために必要な知識と技術を教えること
3) すべての妊婦に母乳育児のよい点とその方法をよく知らせること
4) 母親が分娩後、30分以内に母乳を飲ませられるように援助すること
5) 母親に授乳の指導を十分にし、もし、赤ちゃんから離れることがあっても母乳の分泌を維持する方法を教えること
6) 医学的な必要がないのに母乳以外のもの、水分、糖水、人工乳を与えないこと
7) 母子同室にする。赤ちゃんと母親が1日中24時間、一緒にいられるようにすること
8) 赤ちゃんがほしがるときに、ほしがるままの授乳を進めること
9) 母乳を飲んでいる赤ちゃんにゴムの乳首やおしゃぶりを与えないこと
10) 母乳育児のための支援グループづくりを援助し、退院する母親に、このようなグループを紹介すること

- Baby friendly hospital
- 1989年3月 WHO・ユニセフは、「母乳育児の保護、促進、そして支援」するために、産科施設は特別な役割をもっている、という共同声明を発表、世界のすべての国のすべての産科施設に対して「母乳育児成功のための10ヵ条」を守ることを呼びかけ、この10ヵ条を長期にわたって遵守し、実践する産科施設を「赤ちゃんにやさしい病院(Baby friendly hospital)」として認定している。日本国内では34施設しか認定されていない(2004年現在)。
- 母乳育児を成功させるための10ヵ条(ユニセフ・WHOによる共同声明)(**表9**)

❷母乳栄養

a. 指導、推奨

- 早い時期に母乳栄養にすると決めた母親の方が、母乳育児の成功率が高い。妊娠前か妊娠の早い時期に推奨を行う。人工乳育児の母親の78％は一度も母乳育児を推奨されたことがない。
- 母乳の利益：免疫、小児リンパ腫、児の1型糖尿病、クローン病、ア

トピーや喘息、母親の乳癌、卵巣癌、骨粗鬆症の低下、子宮復古促進、手軽、安価、母子関係の強化、母としての意識づけなど。
- 哺乳類だから身体がわかっている、自然にできるだろう、というのは誤り。さまざまな問題が生じ、それを乗り切るための適切なアドバイス、感情的なサポートがなければ簡単に人工乳に移行してしまう。よくみられるトラブルへの対処法、または適切な紹介先を確保しておくこと。
- 授乳の母親は1日640 kcal余分に栄養摂取量が必要。蛋白質は20 gm、カルシウムは1日400 mg余分に必要。
- 軽度の飲酒はかまわないが、乳汁中のアルコール濃度は血中の濃度と同じ。
- Feeding on demand：時間を決めたスケジュールではなく、児の要求に併せて授乳。頻繁な乳頭の刺激が最も効果的な乳汁促進の方法。児が泣くのは空腹のサインとしては遅いものの1つである。母児同室であれば空腹の早いサインに対応してon demandの授乳が可能となる。
- 量が適切かどうかは1回の授乳前後の体重で判定しない。適切な排尿回数と睡眠、覚醒のサイクルなどがあれば量は不足していない。授乳前後の体重測定は不必要な人工乳の補充を増加させる。
- 人工乳による補充はルーチンでは不要。母乳限定育児(exclusive breastfeeding)を標準としなければ、母親に「あなたの母乳だけでは不十分なので、母親として失格」というみえないメッセージを送ることになる。
- さまざまな理由で人工乳による栄養、混合栄養を選んだ母親に対しても、共感と理解の態度を示し、サポートをする姿勢が重要。

b．よくある問題

sore nipples(乳頭の痛み、ひび割れ)、乳房の張り、母親の疲労、乳腺炎など。

c．エビデンス

- 母乳栄養を推奨するために行動変容を狙って構造化された定期的なプログラムは母乳栄養を行う母親の割合、3ヵ月間の継続率を増加させる(USPSTF B recommendation)が、パンフレットや、かかりつけ医、

ピア(母親同士)などの短時間のアドバイスについては十分なデータがない(USPSTF I recommendation)。
- 分娩後早期に母乳を開始するとコミュニケーション(母親からの話しかけ)は増加する。母乳哺育の期間を延長する効果はない。
- 4時間おきなど定期的に(around the clock)授乳を行うよりも、短時間、または児の要求に応じて授乳することで乳頭痛、乳房緊満、人工乳の必要性を減少させ、母乳哺育中止者を減少させる。
- 22～24時に十分授乳し、夜間に児が泣いた場合でも授乳を引き伸ばすことで、生後8週までに夜間ずっと(24～5時)眠る習慣をつけることが可能である(OR 0.04)。
- アトピー性皮膚炎の家族歴のあるハイリスクの新生児において授乳中の母親が抗原性の強い食べ物を避けることでアトピー性皮膚炎の発症(生後12～18ヵ月)を防ぐことができる(OR 0.41)。
- 母乳育児の専門家のサポートにより、生後2ヵ月以内に母乳を止める母親、また完全母乳哺育を止める母親が減少する(OR 0.74, 0.83)。
- 生後6ヵ月間母乳限定育児は3、4ヵ月から離乳食を開始する場合と比べて、明らかな害(成長障害など)は認められなかった。逆に6ヵ月母乳限定育児を行うことで消化管感染症の減少、授乳を利用した無月経の期間の延長がみられた。このシステマティック・レビューでは中耳炎を含む呼吸器感染症については差はみられなかった。専門家は最低6ヵ月間の母乳限定育児を推奨している。
- おしゃぶりの使用は、母乳育児の終了を早める。
- 母乳育児によって体重がもとに戻りやすいかについてはそうであるというデータと差はないというデータが混在している。

❸ 妊娠中

a. 妊婦検診の回数、方法

- 低リスク妊婦において、定期妊婦検診回数が減少しても周産期予後に影響しない。また産婦人科専門医と助産師、家庭医による検診についても差はみられなかった。
- 子宮底長計測によって周産期予後が改善したとする根拠はない。

- 但し、ごく一般的には 30〜32 週までは 4 週ごと、その後 36〜38 週までは 2 週ごと、次いで出産までは毎週の計 12〜13 回という形式が多い（standard model）。

●こんなエビデンスがある

・New WHO model の効果は？

4ヵ国 53ヵ所、低リスクの 1,538 人の妊婦でのトライアルで new WHO model（妊娠中 4 回：妊娠前期の早めに 1 回、26 週頃 1 回、32 週頃 1 回、36〜38 週に 1 回、産後 1 回の計 5 回のみの検診）と前記 standard model を比較した際に、妊婦、医療者の満足度に差はなく、母子の主要なアウトカムにも差はみられなかった。紹介率は new WHO model の方が高かった。

---

b．超音波の回数

- 妊娠 24 週以前の超音波検査は、妊娠週数の評価、多胎や胎児形態異常の早期診断を可能にする。
- 妊娠 24 週以降の低リスク妊娠に対するルーチン超音波検査は、胎児、母体に対する利点をもたない。

c．栄養指導

- 体重増加：周産期死亡率が最も低くなる妊娠中の体重増加量は妊娠前の体重がやせの場合（BMI 20 程度まで）13.6 kg、正常の場合 9.1 kg、体重過多（BMI 29 以上）で 6.8〜7.3 kg である。
- 必要カロリー：30〜35 kcal/kg/日プラス 300 kcal/日、10 代や多胎ではもう少し必要。
- 肥満妊婦/体重貯蔵妊婦に対するエネルギーや蛋白制限は、妊娠中毒症予防は減少させないが、出生時体重を減少させる（平均 150 mg 程度）。
- 正常妊婦に対し塩分制限することで妊娠中毒症を予防できるというエビデンスはない。
- 鉄剤、葉酸、またその両者は妊娠後期と産褥 6 週間の貧血を予防するが母児の予後には影響を与えない。

●こんなエビデンスがある

・抗原回避食の効果は？
　アトピー性皮膚炎ハイリスク妊婦への抗原回避食による児のアトピー予防効果はみられない。

d．運動
- 妊娠前にやっていた運動の継続はかまわない。負荷の大きなものを新しく始めることは勧めない。新たに運動を始める場合は軽いものから少しずつ。コンタクトスポーツ、ハイリスクなスポーツは避ける。
- 運動の利益：心血管系フィットネスの改善、母親の体重増加コントロール、浮腫、こむら返り、疲労、呼吸困難など妊娠に伴う不快感の減少、鉗子吸引分娩の減少、分娩Ⅱ期の時間短縮、自己イメージの改善などの心理的利益など。また運動をしていた妊婦から生まれた児は頭囲、身長は同様であったが、体重は 200 mg ほど軽く、体脂肪が 5% 少なかった。また 5 歳の時点でも 1.5 kg 軽く、皮下脂肪の量も少なかった。

e．シートベルト
子宮の上を直接横切らないことだけ注意すれば、着用の利益は依然大きい。つけない方がいいという誤解も多いため、こちらから伝える方がよい。

f．性行為
ハイリスク妊娠でなければ体位を限定して(負担のない範囲で)可能。中期以降は正常位は避ける方がよい。

g．母親学級、出産学級など
不安、恐れの軽減、分娩中の鎮痛薬の軽減、分娩時間の短縮、家族との経験の共有などの効果がある。

h．出産プラン
- 陣痛の際の体位、家族の立ち会い、麻酔、母児同室などの希望を事前に birth plan として用意しておくことは重要である。但し、状況によってそれがかなえられるとは限らないことを説明。

III・4 周産期ケア

- 自宅分娩:エビデンスは混在している。エビデンスレベルの低い研究では差がないという報告があるが、別の研究では妊婦の満足度は高いものの、周産期死亡率は高いというデータもある。
- 水中分娩:母児の予後には差がないが、水中出産の方が痛みが少ない一方、低 Apgar、低 pH、新生児感染は増える。
- 硬膜外麻酔による無痛分娩:特に第Ⅰ期の疼痛を消失させる(OR 0.20 95%CI 0.09〜0.45)が、分娩時間を延長(第Ⅰ期 139.8分、第Ⅱ期 12.0分)させ、陣痛促進のためのオキシトシン使用、鉗子吸引分娩、胎位異常の発生を増加させる。
- 過期産:妊娠41週以降は分娩誘発をした方が周産期死亡率が下がる(OR 0.22 95%CI 0.06〜0.70)。誘発によって帝王切開率や、鉗子、吸引分娩率は変化しない。

i. 内服

- 完全に安全な薬はないため、あくまで治療をすることとしないことの利益と害のバランスによるということをきちんと説明する必要がある。米国の FDA 分類が参考になる(A、Bまでは処方の閾値はそれほど高くなくてもよい)。妊娠が考えられる場合、絶対に自分自身で処方しようとする薬の安全性について確認のうえ処方すること。次項のリストはあくまで参考。
- 通常量で妊娠に影響する明らかな副作用がみられていないもの:人工甘味料の一部、dextromethorphan(メジコン®)、抗ヒスタミン、喘息治療薬の大半、制吐薬の一部、H_2受容体拮抗薬、プロトンポンプ阻害薬の一部、緩下薬の一部、アスピリン、イブプロフェン(ともに妊娠前期と出産直前を除く)、片頭痛薬(トリプタン)、三環系抗うつ薬(FDA category D)、SSRI(FDA category C)、カルシウム拮抗薬、ヘパリン、プレドニゾロン、インスリン、甲状腺ホルモン、抗菌薬の一部(ペニシリン、アンピシリン、セファロスポリン、エリスロマイシン、アジスロマイシン、クリンダマイシン、メトロニダゾール)、アシクロビル、アマンタジン、ザナミビル、アセトアミノフェンなど。排卵誘発薬(clomiphen)、経口避妊薬、経腟の殺精子剤などを使用中に妊娠が判明した場合も特に問題はないとされる(意識的な使用は推奨されな

い)。

j．予防接種

不活化ワクチンについては妊娠中期以降は安全である。妊娠前期の使用は利益が明らかに害を上回る場合に使用できる。インフルエンザワクチンは米国では妊娠中期、後期にシーズンを迎える場合ハイリスク群として推奨されているが、その他の国では明確な基準がないことも多い。但し、接種した場合の害はない。生ワクチンは推奨されない。

k．よくある症状

- 妊娠悪阻(つわり)：1回の食事量を減らして、1日の食事回数を増やす。食事中の飲水を制限(食前か食後2時間などに分ける)、生姜、ビタミンB_6(25 mg 1日2～3回)、H_1拮抗薬など。
- 痒み、湿疹：PUPPP(pruritic urticarial papules and plaques of pregnancy)、Prurigo gestationis(妊娠性痒疹/Papular dermatitis)、Cholestasis of pregnancy など。抗ヒスタミンなどで対応。PUPPP には局所ステロイドも。
- 腰痛：一般的なものとして3つ。high back pain(腰椎上部より高位)、low back pain(腰椎レベル)、仙腸骨痛(sacroiliac pain、臀部、大腿周辺)。前者2つは出産が近づくにつれて減少する。いわゆる筋骨格系の痛み。仙腸骨痛は出産が近づくにつれて増加する。出産のために仙腸関節の結合織が緩くなって、亜脱臼を起こすことによる。神経根症状を伴うこともある。仙腸関節と腰椎の回転性の手技を外来で行うことで簡単に治る。
- 便秘：水分と繊維質、運動の奨励。一般的な便秘薬は使用してかまわない。浣腸や刺激性の下剤は子宮の収縮を誘発することがあるので避ける。
- 痔：予防が最大の治療。一般的な痔の治療薬は使用してよい。

l．合併症

- 無症候性細菌尿

    i) 2～7%の妊婦に無症候性細菌尿がみられ、治療しなければ13～27%が腎盂腎炎を発症する。

    ii) 無症候性細菌尿に対する抗菌薬投与は腎盂腎炎の頻度を減少さ

III・4 周産期ケア

　せ(OR 0.24 95%CI 0.05〜0.10)、早産、低出生児の発生を減少させる(OR 0.60 95%CI 0.45〜0.80)。
　iii) 抗菌薬投与期間は1回投与と4〜7日間投与で、治療無効率、再発率、早産、腎盂腎炎の発生に差は認められない。
　iv) 妊娠中安全に投与できる抗菌薬は amoxycillin、第2世代セフェムなど。
　v) 培養により治癒の確認が必要。
・鉄欠乏性貧血(Hb 11 g/dl 以下)に対し鉄剤投与は貧血を改善するが、母子の予後には影響を与えない。静注は、筋注と比べ静脈血栓のリスクを増加させる。可能な限り経口投与を(安全)。
・気管支喘息
　i) 管理不十分な喘息の母子に与えるリスクは、喘息治療薬を妊娠中に使用することによる母子へのリスクを明らかに上回る。
　ii) 基本的には通常の成人のガイドラインと同じであるが、軽度持続型以上で、維持療法が必要な場合はステロイド吸入薬ではなく、クロモグリク酸ナトリウム(インタール®)を第一に選択する。ステロイド吸入薬が必要な場合はベクロメタゾンをできるだけ選択。ロイコトリエン阻害薬も FDA B カテゴリー。急性期で内服のステロイドが必要なときも遠慮なく使う。
・妊娠糖尿病
　i) 妊娠38週での分娩誘発は巨大児を減少させる(OR 0.56　95%CI 0.32〜0.98)が、帝王切開率は減少しない。
　ii) 耐糖能異常例に対する食餌療法は巨大児や帝王切開率を低下させない。通常より厳しい血糖コントロールはさまざまな周産期のアウトカムに影響を与えない。

---●こんなエビデンスがある---

・ルーチン・スクリーニングの効果は？
　ルーチンでのスクリーニングについては現在も議論が分かれている(USPSTF I recommendation, Canadian task force：no recommendation, /WHO など：Universal screening, /American

> Diabetic Association, アメリカ産婦人科学会など：Risk factor based screening)。

- 巨大児：糖尿病でない巨大児の分娩誘発は帝王切開、鉗子吸引分娩のリスク、周産期死亡率も変化させない。
- 子癇前症(preeclampsia)
    - ⅰ) 診断基準：従来の妊娠中毒症の基準は変更され、血圧が140/90以上で蛋白尿が300 mg/日(尿検査で2＋以上)であれば子癇前症と診断される(浮腫と、妊娠前血圧からの上昇は診断基準から外された)。
    - ⅱ) 妊娠中の血圧高値は、長期予後を問題にしないので、注意深い経過観察のみでよい。拡張期血圧が105〜110を超える場合、急性の臓器障害が疑われる場合のみ血圧を下げる必要がある。その際は成人の高血圧緊急症と同様に取り扱う。ACEI、ARB、利尿薬は禁忌。β阻害薬は予定日周辺は注意。
- 性器ヘルペス：経腟分娩時に存在する活動性の性器ヘルペスは予後の悪い新生児の全身性ヘルペス感染症のリスクとなる。妊娠中の性器ヘルペスがみられた場合、妊娠末期の予防投与や、待機的帝王切開術が推奨されることがあるため、出産ケアを行う医療者に対して報告をする必要がある。

m. 妊娠中の定期健診を行っていない医師として妊婦を診たときに最低限するべきこと

- 主訴、問題にかかわらず必ず血圧、一般尿検査(蛋白、糖、白血球、細菌)の測定。子癇前症、無症候性細菌尿のスクリーニング。
- 無症候性細菌尿は「妊婦に限って」治療する。
- 妊娠のごく初期の性器出血や腹痛は子宮外妊娠、自然流産を必ず鑑別診断に挙げる。子宮外妊娠を適切に診断、または除外する能力のない医師、施設は適切な医療機関にできれば当日中に紹介する(自然流産が始まってしまっている場合には早期診断、治療によって止めることはできないが、子宮外妊娠の場合は破裂の前に診断、治療をすることが

母体の予後を改善する)。
- 絶対にやってはいけないこと:妊娠後期の性器出血で、前置胎盤を除外する前の内診(腟鏡を用いた注意深い視診は経験があれば可能)。

④周産期、分娩、出産

①浣腸、剃毛により母体、新生児の感染症に頻度は減少させない。

②会陰切開
- ルーチンの場合に比べて、可能な限り控えた場合、後方の裂傷、縫合、治癒経過の異常は少ない。前方の裂傷は増える。
- 会陰縫合時、合成吸収糸の方がカットグートよりも初め3日の疼痛、鎮痛薬の使用、縫合不全の頻度が少ない。連続縫合は結節縫合に比べて10日までの疼痛は少ない。ともに長期予後に差はない。

③妊婦が選んだ付き添い(doula)による陣痛、分娩時のサポートは陣痛時間を短縮、医学的介入を減少、母子のアウトカムを改善する。家族でなくとも、妊婦の希望する付き添いは許可されるべき(人数を制限して)。

④父親の付き添いは出産の経験に対して満足度を強く増加することがRCTで示されている。

⑤その他のWHOによる正常分娩のケアのclassification
- Category B:明らかに害があるか効果がないので、中止するべきケア
    i) ルーチンの点滴、ルーチンの背臥位、骨盤計測のためのX線など。
- Category D:しばしば不適切に用いられているケア
    ii) 分娩中の飲食の制限、体外胎児心拍監視、分娩介助の際のマスクとガウン、分娩第II期になってからルーチンで部屋を分娩室に移動すること、尿道カテなど。

⑤出産後退院まで、退院後最初の母子の受診

- 母子ともに出産後退院してから1週間以内のフォローアップが理想的(体重が最も減少している時期であり、母乳育児でよく起こる問題点が

起こりやすい時期)。臍帯の脱落は2～3週目までに起こる。

- 初診時の問診事項：母親の妊娠、出産歴、妊娠、出産中の合併症、治療、内服、妊娠週数、分娩経路、出生児のApgar score(1、5分)、身長、体重、頭囲、出生児の異常の有無(奇形、黄疸、発熱、呼吸、心雑音など)、栄養方法(母乳、人工乳、混合)、家庭環境(実家か自宅か、上の子は、など)。これらは母親の妊娠、出産にかかわっていれば新たに聴取する必要はない。その他サポート体制、母乳栄養がうまくいっているか、産後うつ病を示唆する症状、夫婦間の関係、父親の適応。子育てへの参加などの評価。

- 新生児の診察(3ヵ月まで)：体重、眼底の赤目反射、口蓋裂の有無、心音(特に心雑音)、腹部(臍帯付着部の感染も含めて)、外性器、原始反射などを中心に。

- 体重：生後初期数日から1週間は通常10％以内の減少、2週間程度で出生体重まで回復する。授乳前後の体重測定は不必要な人工乳の補充を増加させるので、摂取不良が疑われるときのみに限定すること。

- チャイルドシート：できれば出産前に購入の確認を。取り付け位置についてもこちらから確認をした方がよい。助手席は明らかに事故の際の影響が大きいが、目が届きやすいという理由で助手席につけていることも多い。また固定がいい加減では意味はない。

- 一般的な薬物の使用：妊娠中安全なものが授乳中安全とは限らない。詳細はAAFPの文献を参照。医学的には安全でも、母乳の味が変わることで乳児がいやがる可能性があることも知らせておく。一方短期間の投薬だからという理由や気軽な気持ちで根拠なく内服中は授乳を中止するよう伝えることは、母親にとっては大変な精神的負担である。授乳中に使用できる薬は多く存在するので、できるだけ母乳育児に支障のない治療計画を立てる。

- 産後うつ病：ルーチンでスクリーニングを行うべき。産褥婦10人に1人とされる。産直後から数ヵ月後に出現することも。一般的なうつ病の身体症状(疲労感、睡眠障害、体重、食欲の変化など)は新生児の世話や生活の変化によって産後の自然経過でも起こりうるため診断の参考にはなりにくいが、精神症状(興味、楽しみの消失、自殺念慮、罪悪

感、無価値観など)は赤ちゃんの誕生後はむしろ正常経過ではみられにくいため、診断の手がかりとなる。エジンバラ産後うつ病スケールは褥婦自身が記入できる(12.5点をカットオフとすれば感度100%、特異度95.5%)。簡易精神療法が有効である。SSRI、三環系抗うつ薬の使用については通常は母乳では検出されないが、乳汁や乳児の血中で検出されたというデータもある。一般的には安全とされるが、乳児の長期予後についてのデータは少ない。治療する場合はリスクと利益のバランスをよく相談して。使用する場合は通常の使用と同じように。

- 性交渉の再開：明らかな出血(鮮血)がなく、会陰部の痛みや不快感がなければ再開してよい(通常産後3週間程度)。
- 避妊のカウンセリングを(第3章-Ⅲ-10「避妊」参照)。生理がなければ妊娠しないという誤解も多いが、最初の生理が来る前に排卵は起こっている。母乳栄養の場合はエストロゲン含有のホルモン製剤による避妊は避ける(母乳生産を減少させる)。厳密な基準さえ満たせばLAM (lactation amenorrhea method：授乳性の無月経を利用する方法)の避妊率は98％程度。

●こんなエビデンスがある

・新生児聴力検査の効果は？

自動聴性脳幹検査(automated auditory brainsterm resppnose；AABR)、耳音響放射(Otoacoustic emissions；OAE)などの方法が使用される。早期発見、介入には役立つが、それが長期予後の改善につながるかについての十分なエビデンスはない(USPSTF Ⅰ recommendation)。

❻その他さまざまな周産期の懸念について

参考文献に挙げた周産期相談300は、すべてが正しい情報とは限らないが、かなり信頼できる情報源であり、実際によく聞かれるが回答に困る質問への対応が多く含まれている。

2. 妊娠・出産の経験を探る

解釈：「超音波を受けないと異常がわからない」
期待：「元気な赤ちゃんを産みたい」
感情：「産まれるまで不安」

3. 紹介のタイミング

適切なケアが提供できる経験、バックアップ、施設などがないとき。

4. コストを考える

ほとんどが保険外診療なので、コストの幅が大きいことを念頭に。

- 葉酸の入った総合ビタミン剤が120錠入りで2,400円前後である。仮に妊娠2ヵ月前から出産後6ヵ月まで服用したとすると、10,800円程度。
- 定期妊婦検診；自治体に妊娠の事実を申請、母子手帳の交付を受ければ2～3回妊婦検診が無料または低価格で受けられるがそれ以外は基本的に保険外診療。1回2,000～4,000円程度＋血液検査、投薬などの実費。総額では5,000～7,000円程度。
- 出産のための入院、分娩費用：平均30～40万円。「ブランド産院」と呼ばれる有名産院では2～3倍程度、助産院での出産は20～30万円程度。分娩時の合併症に関しては一部保険適用になる。後日申請によって健康保険（自治体）、社会保険（職場）などから出産育児一時金として、20～30万円程度もらえる。

5. 家族のケア

健康な妊娠、出産のための家族の協力は不可欠。同居者の禁煙、節酒（飲酒を進めない）、適切な運動の同伴、性行為への理解、検診、母親学級への同伴、上の子の面倒、家事の手伝い。

6. 症例（NBM）

- 22歳の女性、もともと喘息をもっていたが妊娠が判明、産婦人科

> 医は内科医に聞くよう指導、内科医は妊娠中の喘息治療に対して知識がなく、なるべく薬を使わないよう指導、喘息発作の回数が増えてきたため相談を受けた。適切なアドバイスを行い、喘息の症状は再び消失した。
>
> ＜ポイント＞
> 医学的知識不足により害が生じた。
>
> ・33歳、女性、インフルエンザの予防接種と胸のX線を受けた数日後に妊娠が判明、産婦人科医には「リスクはゼロではない、中絶するかどうかはよく考えて決めて下さい」といわれ、悩んだ末に上の子の妊娠出産にかかわった家庭医にメールで相談。適切な情報提供を受け、自信をもって無事元気な子を出産、後日感謝の手紙が届いた。
>
> ＜ポイント＞
> 本人の感情に配慮できないと信頼関係を失う。

7．まとめ

妊娠が判明する前からかかわっているからこそできる介入がある。また、直接妊娠のケアにかかわっていないからこそ、自院の収入などを気にせず純粋な妊婦の擁護者として客観的なアドバイスができる。内科的疾患もメンタルヘルスも小児も皮膚も妊婦も日常茶飯事に扱っているからこそ、妊婦、褥婦といえども自信をもってアドバイス、治療ができる。家庭医はユニークなポジションで母子の健康に貢献できる。

（岡田唯男）

参考文献

1) The Cochrane Collaboration(http：//www.cochrane.org/index0.htm)
2) American Academy of Family Physicians：American Family Physician(http：//www.aafp.org)
3) Ratcliffe, et al：Family Practice Obstetrics. 2 nd ed, Hanley & Belfus, Salt Lake City,

第3部　よくみられる問題のケア

2001.
4) 北村和也, ほか：家庭医と妊娠前ケア；葉酸摂取推奨のすすめ. 家庭医療 9：89-95. 2002.
5) 堀口貞夫：自然分娩志向と産科医療. 産科と婦人科 7(1)：835-843, 2001.
6) 武谷雄二：EBM を考えた産婦人科ガイドライン update. メジカルビュー社, 東京, 2002.
7) Graber MA, et al：University of Iowa Family Practice Handbook, 4 th ed, Mosby, Philadelphia, 2001 (http：//www.vh.org/adult/provider/familymedicine/FPHandbook/FPContents.html)
8) US preventive service task force (USPSTF)：Guide to Clinical Preventive Services,. Third Edition, Periodic Updates (http：//www.ahrq.gov/clinic/gcpspu.htm)
9) WHO：New WHO antenatal care model (http：//www.who.int)
10) WHO：The optimal duration of exclusive breastfeeding. Report of an expert consultation (http：//www.who.int)
11) WHO：The optimal duration of exclusive breastfeeding. Report of an expert consultation (http：//www.who.int)
12) 日本母乳の会：赤ちゃんにやさしい病院 (Baby Friendly Hospital) のリスト (http：//www.bonyuweb.com/bfh-shisetsu/)
13) WHO：Care in normal Birth：A Practical Guide (http：//www.who.int)
14) Spencer JP, et al：Medications in the Breast-Feeding Mother. American Family Physician 64, 2001 (http：//www.aafp.org/afp/20010701/119.html)
15) 「周産期医学」編集委員会 (編)：周産期相談 300. お母さんへの回答マニュアル, 東京医学社, 東京, 1998.

I・系統別問題

5 腎の問題

> **重要事項**
> ・蛋白尿の診断、腎生検の適応を判断できる。
> ・慢性腎炎の管理を行い腎不全への進行を予防する。

1. 疾患を探る

<疾患>

❶糸球体疾患の臨床症候分類

a. 急性腎炎症候群

- 比較的急な経過で血尿、蛋白尿、高血圧、浮腫などを呈して発症する。溶連菌感染後急性糸球体腎炎が典型で、先行感染が多くの場合に認められ、突然に浮腫、乏尿がみられ尿検査上血尿・蛋白尿を認める。
- 溶連菌感染後急性糸球体腎炎、溶連菌以外の急性糸球体腎炎のほかに、IgA腎症、半月体形成腎炎、膜性増殖性糸球体腎炎、紫斑病性腎炎、ループス腎炎などがある。

b. 持続性蛋白尿・血尿症候群

尿検査で常に血尿または蛋白尿、あるいはその両者が認められるが、浮腫や高血圧などの臨床症状や腎機能低下が認められないもの。自覚症状はなく、学校検尿や職場検尿、あるいは健康診断時に偶然発見されることが多い。尿異常以外に症状はなくとも、急性糸球体腎炎が治癒せず遷延している例や潜在性の慢性糸球体腎炎が含まれることに注意が必要である。

c. 慢性腎炎症候群

- 尿検査で蛋白尿や血尿が持続的に認められ、発見時、あるいは経過とともに浮腫、高血圧などの臨床症状や腎機能低下が認められるもの。
- びまん性メサンギウム増殖性糸球体腎炎(IgA腎症、またはnon IgA腎症)、びまん性膜性腎症、びまん性膜性増殖性糸球体腎炎などの一次性糸球体疾患のほかに、ループス腎炎、糖尿病性腎症なども含まれる。

d．ネフローゼ症候群

- 1日3.5g以上の蛋白尿が持続し、血清総蛋白濃度が6g/dl以下、あるいは血清アルブミン濃度が3g/dl以下の状態をネフローゼ症候群と診断する。
- 微小変化型ネフローゼ症候群、巣状糸球体硬化症、びまん性膜性腎症、びまん性増殖性糸球体腎炎、びまん性膜性増殖性糸球体腎炎などがある。

e．急速進行性腎炎症候群

- 急激に、あるいは潜在的に発症し、比較的短期間（数週間から数ヵ月）の間に機能障害が進行するもの。高血圧や倦怠感などの自覚症状と尿検査で蛋白尿や血尿のほか telescoped sediment（赤血球、白血球、多彩な円柱）を認めることが多い。
- びまん性半月体形成性腎炎、顕微鏡的多発動脈炎や Wegener 肉芽腫症などの ANCA 関連腎症などで起こる。

❷慢性腎不全

a．原因疾患

最も多いのは慢性糸球体腎炎で以下糖尿病性腎症、腎硬化症、多発性嚢胞腎と続くが、新規に透析を導入する患者は糖尿病性腎症が最も多く毎年増加している。

b．腎機能分類

表10参照。

❸糖尿病性腎症

- 早期腎症の診断：表11参照。
- 病期分類：表12参照。

＜診断のための検査＞

❶尿検査

a．蛋白尿

試験紙法において、随時尿で常に(1+)以上の蛋白尿が認められる場合

表10 ●腎機能分類

腎機能正常	Ccr 91 ml/min 以上
腎機能軽度低下	Ccr 71〜90 ml/min
腎機能中等度低下	Ccr 51〜70 ml/min
腎機能高度低下	Ccr 31〜50 ml/min
腎不全期	Ccr 11〜30 ml/min
尿毒症期	Ccr 10 ml/min 以下〜透析前

(文献1)による)

表11 ●糖尿病性腎症早期診断基準

試験紙法などで尿蛋白陰性の糖尿病症例を対象とする。

1. 腎症早期診断に必須である微量アルブミン尿の基準を下記のとおりとする。
   1) スクリーニング
      来院時尿(随時尿)を用い、市販のスクリーニング用キットで測定する。
   2) 上記スクリーニングで陽性の場合、あるいは初めから時間尿を採取し、以下の基準に従う。
      夜間尿　　　　　10 μg/min 以上
      24時間尿　　　　15 μg/min 以上
      昼間(安静時)尿　20 μg/min 以上
   3) 注意事項
      ① 1)2)の両者とも、目差変動が大きいため、複数回の採取を行い判定する。
      ② 試験紙法で尿蛋白軽度陽性の場合でも、尿中アルブミン測定が望ましい。なお、微量アルブミン尿の上限は、約200 μg/min とされている。
      ③ 以下の場合は判定が紛らわしい場合があるので検査を避ける。
         1. 高度の希釈尿
         2. 妊娠中・生理中の女性
         3. 過激な運動後、過労、感冒など

2. 除外診断
   1) 非糖尿病
   2) 尿路系異常と感染症
   3) うっ血性心不全
   4) 良性腎硬化症

(厚生省糖尿病調査研究合併症班腎症班, 1991)

表12 ● 糖尿病性腎症の病期分類

病期	臨床的特徴		病理学的特徴 (参考所見)	備考 (提唱されている治療法)
	尿蛋白（アルブミン）	GFR（Ccr）		
第1期 (腎症前期)	正常	正常 時に高値	びまん性病変 なし〜軽度	血糖コントロール
第2期[1] (早期腎症)	微量アルブミン尿	正常 時に高値	びまん性病変 軽度〜中等度 結節性病変 時に存在	厳格な血糖コントロール 降圧治療[2]
第3期-A (顕性腎症前期)	持続性蛋白尿	ほぼ正常	びまん性病変 中等度 結節性病変 多くは存在	厳格な血糖コントロール 降圧治療・蛋白制限食
第3期-B (顕性腎症後期)	持続性蛋白尿[3]	低下[3]	びまん性病変 高度 結節性病変 多くは存在	降圧治療・低蛋白食
第4期 (腎不全期)	持続性蛋白尿	著明低下 (血清クレアチニン上昇)	末期腎症	降圧治療・低蛋白食 透析療法導入[4]
第5期 (透析療法期)	透析療法中			透析療法・腎移植

注：1) 診療にあたっては，糖尿病性腎症早期診断基準（表11）を参照．
2) 第2期では正常血圧者でも時に血圧上昇を認めることがあり，また微量アルブミン尿に対し一部の降圧薬の有効性が報告されている．
3) 持続性蛋白尿約1 g/day以上，GFR（Ccr）約60 mL/min以下を目安とする．
4) 透析療法導入に関しては，長期透析療法の適応基準（厚生省平成2年度糖尿病調査研究報告書，252〜256頁）を参照．
（文献1)による）

は、24時間蓄尿して1日尿蛋白排泄量を測定する。随時尿で 100 mg/dl 以上、蓄尿で 1 g/日以上の蛋白尿の場合にはなんらかの糸球体障害を考慮する必要がある。

b．微量アルブミン尿

糖尿病で通常の試験紙法で蛋白尿が陽性の場合は非可逆的な腎障害の可能性が高いが、陰性で微量アルブミン尿陽性の場合は可逆的である可能性が高いため早期腎症の発見には必須の検査となっている（**表11、12**参照）。

c．血尿

試験紙法による検査ではしばしば疑陽性があるため尿沈渣を観察すべきである。赤血球の変形の有無で腎実質性からのものか腎以外の下部尿路によるものかをある程度鑑別することができる。

d．円柱

赤血球円柱や白血球円柱は腎実質障害の指標となる。

❷ 腎機能検査

a．血清クレアチニン（sCr）

糸球体濾過量（glomerular filtration rate；GFR）が50%以下になるまで正常である。特に高齢者では骨格筋量が少ないため上昇しにくいので注意が必要である。1/Cr をプロットしておき急速な下降がみられたら原疾患の増悪、脱水、感染、薬剤などを考慮する。

b．クレアチニンクリアランス（Ccr）

Ccr＝（1日 Cr 量×1.48）／（sCr×1440×体表面積）

Ccr は GFR とよく相関し年齢とともに低下する。腎機能が低下すると真の GFR より高値になることに留意する必要がある。

Cockroft-Gault の式

$$Ccr = \frac{[(140-年齢)\times 体重\ kg]}{72\times sCr}$$

（女性はこの 85%）

表13 ●腎生検の適応と禁忌

1. **適応**
   ① 単独の糸球体性血尿
   持続性血尿、赤血球円柱は認めるが血清クレアチニン値、血圧は正常の場合
   なお蛋白尿や血清クレアチニン値が進行性でない場合は腎生検の必要はない
   ② ネフローゼ症候群
   全身性の疾患の認められないもの
   全身性の疾患によるネフローゼ症候群のうちループス腎炎はtypeの判定のため通常行うが、糖尿病などは通常行わない
   ③ 単独の蛋白尿群(ネフローゼ症候群に至らぬもの)
   1～2 g/day程度の少量の蛋白尿で腎機能が正常な場合は通常は行わない。
   2 g/day以上の場合、蛋白尿、血清クレアチニン値、高血圧を伴う場合は適応がある。
   ④ 急性腎炎症候群
   通常、溶連菌後急性糸球体腎炎などでは行わないが、ループス腎炎、血管炎(Wegener肉芽腫症、顕微鏡的結節性動脈炎など)を疑うときは行う。
   ⑤ 予期せぬ急性、亜急性腎不全
   診断のつかない腎不全(腎前性、腎後性、急性尿細管壊死など診断のつく場合を除くもの)

2. **禁忌**
   ① 出血傾向の是正ができないもの
   ② 小さい腎臓:慢性の非可逆的な疾患を示唆する
   ③ 降圧剤でコントロールできない重症高血圧
   ④ 多発性、両側性腎嚢胞もしくは腎腫瘍
   ⑤ 水腎症
   ⑥ 腎、傍腎感染症
   ⑦ 協力を得られない患者

(文献3)による)

❸ 腎生検

適応と禁忌:表13参照。

2. 病気の経験を探る

解釈:「仕事ばかりで自分の身体のことを考えなかったのが悪かった」
「放置せずに医者にかかっていたらよかったのに」

期待:「何でも食べてよいようになりたい」「透析だけはしたくない」

感情:「自分だけ好きなものを食べられないのはつらい」「病気のことを

忘れて好きなことをしていたい」「透析をしなければいけないか心配」

影響：「薬が多くなってお金が大変」「仕事が続けられないのではないか」

食事、生活の制限が長期にわたるため、継続してサポートすること、透析を続けながらも仕事、生活を続けられることを十分説明すること。

3．ケアのオプション

❶食事療法

腎臓病食を実行し継続するのは難しい場合が多い。そのため患者と調理を担当するものを管理栄養士が指導するのが望ましい。

- 塩分制限：7 g/日以下
- 蛋白制限食：蛋白の制限（0.6〜0.7 g/kg/day）により腎機能障害の進展、人工透析を導入するまでの期間を延長することが報告されている。開始時期には諸説があるが、日本腎臓病学会のガイドラインでは中等度（Ccr 70 ml/min 以下）の進行性の慢性腎不全の場合より開始している。
- カリウム制限食：中等度以上の慢性腎不全の場合は血清カリウム値を測定し、カリウム制限を行う。

❷降圧

- JNC 7、日本高血圧学会では血圧 130/80 mmHg 未満を推奨している。
- ACE 阻害薬：ACE 阻害薬は腎機能障害の進行を遅らせる効果が証明されている。しかし中等度以上の腎不全の場合は ACE 阻害薬の使用により GFR の低下することがあるため慎重に投与する必要がある。通常は投与開始後数日で血清クレアチニン値、血清カリウム値が上昇してくるため、開始後 3〜5 日後に測定することが望ましい。
- ARB：ACE 阻害薬と同様の効果が報告されている。ACE 阻害薬と同様に開始早期の腎機能低下が起こることがあるため開始 3〜5 日後に採血し確認する必要がある。

●こんなエビデンスがある

・中等度以上の腎機能障害にACE阻害薬は悪影響を及ぼすか？

　非糖尿病性慢性腎疾患患者の拡張期血圧をACE阻害薬(ramipril)を使用し90 mmHgに低下させたときの腎機能低下の程度を検討したランダム化比較試験がある。ramipril使用でGFRの低下は抑えられたが、投与前の腎機能障害が高度なものの群でもGFRの低下率を35%抑えられた。

4．フォローアップ

- 降圧治療が必要な場合：1ヵ月に一度の受診。
- 糖尿病性腎症：1ヵ月ごとの血糖、HbA_{1c}の測定と最低3ヵ月ごとの腎機能検査。
- 中等度以上の腎機能低下：最低3ヵ月ごとの腎機能検査。
- 軽度以下の腎機能低下：年1、2回の腎機能検査。

5．家族のケア

- 食事制限が必要な患者に対しては、調理担当者に管理栄養士と共同で食事指導を行う。
- また日常生活での制限が必要な場合には家族にも指導しておく必要がある。

6．患者教育

　食事指導、運動の制限が必要な患者には指導を行うとともに、腎機能を悪化させる可能性のある事柄(脱水、薬剤、感染など)に対する注意を喚起する必要がある。

7．紹介のタイミング

- 腎炎が疑われ腎生検が必要と考えられるとき。
- 急性腎炎症候群、ネフローゼ症候群が疑われるとき。
- sCr値が2 mg/dl以上になったとき。

- sCr値が急速に上昇(1/sCrが急速に下降)したとき。

透析を考慮して紹介する
- 慢性腎炎：sCr値が5 mg/dl以上になったとき
- 糖尿病
  - sCr値が3 mg/dl以上になったとき
  - sCr値が3 mg/dl未満でも浮腫のコントロールが不良になったとき

8. コストを考える

❶食事指導

　　　外来栄養食事指導：130点(月1回　初回月は2回)概ね15分以上
　　　　医師の指示に基づき管理栄養士が指導した場合に算定可能

❷検査

　　尿一般検査：28点
　　尿蛋白定量：7点
　　尿沈渣：23点
　　染色を行った場合　32点
　　腎生検：病理組織顕微鏡検査　880点
　　免疫抗体法を用いたとき　300点加算

9. 予防

　ペニシリンなどの抗生剤を投与することで溶連菌感染後急性糸球体腎炎を予防することができるというエビデンスはない。リウマチ熱を予防できるという報告はある。

10. 症例(NBM)

　　60歳代の男性の糖尿病の患者が来院した。「病院でもらっていた

糖尿の薬がほしい」、「遠いし診療に時間がかかるから年に1、2回血糖を測ってもらって悪いといわれている」。これまで大病院に受診していたが通院は不定期で内服も不十分であった。食事指導も受けたことはなく、眼科での検診も5年間受けていなかった。「嫁には何も話していない」。妻は当院に受診しており、嫁は子どもを連れてくることがたびたびあったため、妻と嫁にも本人の病状と食事、生活指導を行った。その後、血糖コントロールは著明に改善し、初診時にみられた尿中微量アルブミンも消失した。

＜ポイント＞

　家庭医は患者だけでなく家族全員を診察している。家族の1人を診察しているときに他の家族の情報も得られることが多い。またその情報をもとに次回の診察に備えることができる。患者にとっては家族全体のことを知ってもらっているという信頼感、安心感を得ることができる。

11. まとめ

　蛋白尿、腎機能障害の患者の経過は長期になる場合が多い。専門医との連携により腎機能の評価、腎生検を行って病期に応じた指導を行う必要がある。また家庭医は患者、家族への指導を継続して行い、治療、経過観察を怠ることなく悪化の予防に努めることが重要である。

（雨森正記）

参考文献

1) 社団法人日本腎臓学会（編）：腎疾患の生活指導・食事療法ガイドライン．東京医学社，東京，1998．
2) 三瀬順一：慢性腎炎・ネフローゼ症候群．プライマリ・ケア実践ハンドブック，日本プライマリ・ケア学会（編），エルゼビア・ジャパン，東京，2004．
3) Rose BD：Indication for and complications of renal biopsy. Up To Date Version 13, 1, 2005.
4) The GISEN Group：Randomised placebo-controlled trial of effect of ramipril on decline in glomerular filtration rate and risk of terminal renal failure in proteinuric, non-diabetic nephropathy. Lancet 349：1857-1863, 1997.
5) Rose BD, Bakris GL：Antihypertensive therapy and progression of chronic kidney disease. Up To Date Version 13, 1, 2005 (http://www.uptodate.com/)

III・系統別問題

6 前立腺の問題

重要事項

- 排尿障害は外来では言い出しにくい症状であり、「加齢によるものだからしょうがない」として放置されることがある。医師が治療可能な疾患として認識し、患者に情報提供・問診する必要がある。
- 前立腺肥大症の診断では、同様の症状をきたす疾患の除外を行うことが重要である。
- 50歳以上で10年以上生命予後の可能性がある男性には問診・直腸指診とPSAを用いた前立腺癌スクリーニングが勧められるが、その効果はまだ議論のあるところである。

1. 疾患を探る

家庭医の外来で遭遇する前立腺の問題として「前立腺肥大症」と「前立腺癌」の問題を挙げる。

❶前立腺肥大症

前立腺肥大症は、前立腺の上皮または間質の細胞成分の増殖を特徴とする良性腫瘍であり、加齢とともにその罹患率は上昇する。組織学的には60歳以上男性の50%以上、80歳以上男性の80%近くに認め、その1/4に症状が出現する。

a. 臨床的特徴

患者は古典的には「閉塞症状」と「過敏性症状」のいくつかの組み合わせを訴えて来院する。50歳以上の男性で下記のような症状があれば前立腺肥大症を疑う。

ⅰ) 閉塞症状

- 尿道前立腺部の閉塞によって起こる。
- 尿勢の低下(「尿の勢いが悪い」「尿が以前のように便器の壁にあたらな

表 14 ● 前立腺肥大症の鑑別診断

鑑別診断	前立腺肥大症に似た症状、所見
全身疾患	
うっ血性心不全	夜間頻尿
糖尿病	頻尿（日中、夜間）
アルコール依存症	頻尿（日中、夜間）
神経疾患	尿失禁、頻尿、残尿感
内服薬の副作用	頻尿、閉塞症状
尿生殖器系疾患	
感染症（前立腺炎、性行為感染症、尿路感染症）	頻尿、尿意促迫、夜間頻尿、排尿困難感
腎、膀胱、前立腺の癌	排尿困難感
尿路狭窄	残尿、過敏症状

(文献5)による)

い」)や尿流が途中で途切れる、尿が出るまでに時間がかかる、残尿感(「排尿したあとに残った感じがする」「尿が出きらない」)を指す。

ⅱ) 過敏性症状

- 完全に膀胱を空にできないことや、膀胱の過敏性によって起こる。
- 日中の頻尿(排尿間隔2時間以内、1日排尿回数8回以上)、尿意促迫(「排尿をがまんするのがつらい」)、夜間頻尿(1晩2回以上)を指す。

b．鑑別診断(表14)

前立腺肥大症による症状と、同じような症状をきたす疾患を念頭におく。

c．患者へのアプローチ

前立腺肥大症を疑う患者に対するアプローチで最も重要な点は、他の疾患を除外することである。また同時に症状の定量的評価を行う。

ⅰ) 病歴

- 既往歴と症状：以下の疾患を示唆するものがあるか？ 糖尿病、うっ血性心不全、アルコール依存症や神経疾患。
- 過去の泌尿器科的病歴：尿道狭窄、性感染症、尿路感染症、導尿を必要としたことがあるか？
- 服薬歴：うっ血除去薬(α作動薬)、抗コリン薬、抗ヒスタミン薬、利尿薬やリチウムは前立腺肥大症の症状を急速に増悪させることがある。

- 症状の定量的評価；国際前立腺症状スコア(International Prostate Symptom Score；I-PSS)とQOL(Quality of Life)スコアを使用し、自覚症状の評価をし、重症度診断を行う。治療効果の判定にも用いられる(図6)。

ii) 身体所見
- 腹部触診：膀胱を触知するときは、重度の尿路閉塞を示唆する。
- 経直腸指診：前立腺の大きさ、圧痛(前立腺炎を示唆)、結節の有無(前立腺癌を示唆)、表面の固さと凹凸を確認する。
- 肛門平滑筋のトーンを評価することで、神経疾患の存在を評価する。
- その他の身体所見評価では、うっ血性心不全、糖尿病、アルコール依存症の所見をみる。

iii) 検査所見
- 尿検査と尿培養：感染、血尿、または尿糖を除外するのにオーダーするべきである。もし血尿、尿糖がみつかったら、血尿、糖尿病のワークアップに進むべきである。
- 血清クレアチニン値：血清クレアチニン値が上昇しているときは、尿路閉塞を除外するために、上部尿路画像検査(例えば超音波)を行うべきである。
- 血清PSA値：前立腺癌のスクリーニングのためにオーダーすることがある(「前立腺癌」の項に詳述)。

iv) その他の検査
- 排尿後残尿検査(post-void residual study)：この検査は重度の尿路閉塞が疑われるときに行われる。もし残尿が100 ml以上あれば膀胱排出能の低下が示唆され、200 ml以上あるときには閉塞は重度で、泌尿器専門医への対診が勧められる。排尿後に導尿し計測してもよいが、経腹部超音波検査を用いて測定した膀胱の前後径・左右径・上下径の3軸と$\pi/6 (=0.52)$を掛け合わせたものを求めると、楕円体で近似したときの体積として、おおよその残尿量を計算できる。
- 尿流測定：重症度の判断に用いられる。総流量150 ml以上に対して、最大流速が10 ml/秒以下であれば低いと考え、15 ml/秒以上であれば正常であると考えられる。家庭医では測定装置の使用は現実的ではな

国際前立腺症状スコア (I-PSS)

	まったくなし	5回に1回の割合未満	2回に1回の割合未満	2回に1回の割合	2回に1回の割合以上	ほとんど常に
1. 最近1カ月間、排尿後に尿がまだ残っている感じがありましたか。	0	1	2	3	4	5
2. 最近1カ月間、排尿後2時間以内にもう1度いかねばならないことがありましたか。	0	1	2	3	4	5
3. 最近1カ月間、排尿途中に尿が途切れることがありましたか。	0	1	2	3	4	5
4. 最近1カ月間、排尿を我慢するのがつらいことがありましたか。	0	1	2	3	4	5
5. 最近1カ月間、尿の勢いが弱いことがありましたか。	0	1	2	3	4	5
6. 最近1カ月間、排尿開始時にいきむ必要がありましたか。	0	1	2	3	4	5
7. 最近1カ月間、床に就いてから朝起きるまでに普通何回排尿に起きましたか。	0回	1回	2回	3回	4回	5回以上

1から7の点合計 □ 点

QOL スコア

	大変満足	満足	大体満足	満足・不満のどちらでもない	不満気味	不満	大変不満
現在の排尿の状態が、今後一生続くとしたらどう感じますか	0	1	2	3	4	5	6

図6● 国際前立腺症状スコア (I-PSS) と QOL スコア
I-PSSは、合計が0〜7点：軽症、8〜19点：中等症、20〜35点：重症
QOLスコアは、0・1：軽症、2〜4：中等症、5・6：重症

(文献1)による)

いので「排尿にどれくらい時間がかかりますか」の質問でおおよその見当をつける。
- 腹部超音波検査：経腹的と経直腸的検査があるが、経直腸検査は専用プローブが必要であり、家庭医の診療では経腹的が現実的である。十分に尿を溜めた排尿前で検査を行い、前立腺の大きさ・形態を評価する。前後径・左右径・上下径の3軸と $\pi/6 (=0.52)$ を掛け合わせたもので、楕円体で近似したおおよその前立腺容積を計算できる。同時に尿管、腎臓の観察を行い、尿路症状の原因となる結石や悪性腫瘍、水腎の有無を観察する。

d．治療

3つの治療オプションがある。「慎重な経過観察」、「薬物療法」、「手術療法」。同時に排尿日記（排尿時刻、排尿量、失禁、飲水量、症状など記載）をつけてもらうと症状の変化モニタリング、尿量の確認とともに、患者の治療への意欲を高めることができる。

ⅰ）慎重な経過観察

これは程度の軽い症状（I-PSS が7以下で QOL スコアが2以下）の患者に対して、一般的には適切な治療法である。おおよそ25％の患者が他の治療を必要とせず、症状が回復すると報告されている。

ⅱ）薬物療法

- α阻害薬：これは前立腺内の平滑筋の緊張を低下させ、大抵は前立腺肥大症治療の第一選択になる。下部尿路症状と最高尿流を有意に改善する。
  - タムスロシン（ハルナール®）：初期治療には 0.1 mg 眠前経口。1週ごとに症状評価し増量検討。最大容量 0.2 mg。内服中の患者は、特に初めの数週間は、この薬物療法の副作用として、姿勢性低血圧に注意する必要がある。
- 抗アンドロゲン薬：この薬物は α阻害薬無効の前立腺肥大症をもつ患者の治療に対して投薬を考慮するべきである。プロスタール® 錠(25 mg) 2錠　分2、プロスタール錠 L® (50 mg) 1錠　分1が現在利用可能な製剤である。副作用として性欲減退、勃起障害などがある。また、本薬剤は血清 PSA を低下させることから、前立腺癌の早期診断を困

第3部　よくみられる問題のケア

難にする可能性がある。

iii）手術

この治療は重度の症状がある場合や、薬物療法を施行しても十分な治療効果が認められない患者に対して考慮すべきものである。経尿道的前立腺切除術（TURP）、レーザーマイクロウェーブ、バルーン拡張術やステント拡張術はすべて効果が認められる。各治療法の効果に差はない。どの治療法を選択するかはその地域で施行されているかと患者の好みによる。

e．フォローアップと対診

①程度の軽い症状の患者で「慎重な経過観察」とした患者は3～6ヵ月間隔でフォローする。

②α阻害薬治療を受けている患者は、治療開始から1～2ヵ月の間、1～3回の診察を受ける必要があるが、それは治療の効果判定と副作用の出現の有無を確認するためである。

③切迫した尿路閉塞症状のある患者（例えば膀胱が腹部で触知される、残尿量が多い、症状が重度など）や手術治療を希望する患者では外科的治療を考慮し、泌尿器科へ紹介するべきである。

❷ 前立腺癌

前立腺癌はよくある悪性疾患の1つであり、日本人男性での罹患率は人口10万人に対して20人程度で、米国（10万人に対して75.6人）に比べて低い。男性の悪性新生物死亡数では第8位であり、増加傾向が大きい疾患の1つである。有病率は年齢の増加とともに増加する。前立腺癌は、前立腺内に限局し高分化で臨床的に問題とならないものから、局所浸潤や遠隔転移（特に骨）を起こす予後不良進行癌まで幅広い。

a．臨床的特徴

症状はないことが多い。最近ではPSA（前立腺癌特異抗原）を用いた検診の普及により、特に症状はなく、健康診断や人間ドックでみつかることが増えている。排尿困難や夜間頻尿、尿意切迫感などを認めることがあるが、前立腺肥大症による症状と同じもので、特異的なものではない。稀に骨転移による腰痛でみつかることもある。

b. 無症候患者に対する前立腺癌スクリーニング

前立腺癌の早期発見が、効果的に治療を行うために重要である。前立腺内に限局した早期癌は、治療によりよい長期予後が期待できる。また局所転移や遠隔転移を伴う進行癌では治療効果はあまり期待できないのが現状である。がんの発見には直腸指診、前立腺特異抗原（PSA）の血液検査を用いるのが一般的である。日本の学会・学術団体による無症候患者に対する前立腺癌スクリーニングに関する勧告（recommendation）はいまだなく（2005年1月現在）、米国の学会・学術団体による勧告（recommendation）をもとにスクリーニングを行っている。

c. American Cancer Society 前立腺癌スクリーニング勧告

- 直腸指診、前立腺特異抗原（Prostate specific antigen：PSA）の血液検査を毎年。

対象：50歳以上で予後を10年以内に短縮するような主要な健康問題をもっていない男性。

- ハイリスク男性［アフリカ系米国人、1親等以内に若年（65歳以下）で前立腺癌の診断を受けた近親者がいる男性］は45歳から上記スクリーニングを開始すべきである。
- スクリーニングテスト希望する男性に対しては、検査についての利点と限界について、情報をもとに希望者が決断できるように、十分な情報提供をするべきである（**表15**）。

同様に the American Urological Association と the National Comprehensive Cancer Network は患者と情報を共有したうえで協力して決断し、スクリーニングすることを勧めている。しかし、the US Preventive Services Task Force、American College of Physicians、American Society of Internal Medicine、National Cancer Institute、Centers for Disease Control and Prevention、American Academy of Family Physicians、American College of Preventive Medicine の各団体では、無症候性患者に対する前立腺癌の早期発見が生命予後を改善するというエビデンスが示されるまで、定期的な前立腺癌のスクリーニングは勧めないとしている。

表 15 ● 前立腺癌検診受診を希望される方へ（説明例）

検診の方法
◎前立腺癌検診は直腸から前立腺を触って行う診察（直腸指診）と血液検査で前立腺特異抗原（PSA と呼ばれます）という物質を測って行います。 ◎前立腺癌検診で癌が疑われた場合、診断を確定するために、前立腺に針を刺してその組織を顕微鏡で調べる「生検」という検査をすることが必要になります。これは泌尿器専門医に紹介して行います。

利点
◎検診によって 80～90%の前立腺癌をみつけることができます。 ◎前立腺癌検診を受けると、90%以上の癌を転移が起こる前に発見できます。 ◎前立腺癌検診を受けることにより、前立腺癌による死亡率が下がるかどうかに関してはまだわかっていません。現在研究が進められています。

欠点
◎前立腺癌検診を受けても、約 2～3%の癌を見逃してしまいます。 ◎前立腺癌検診を行うと、治療により完治可能な前立腺癌を多く発見することができますが、寿命に影響を与えないような癌が診断されることがあります。 ◎前立腺癌検診で癌が疑われ、前立腺生検を受けた場合、30～40%の方に癌が確認される一方で、60～70%の方では癌がみつからず、不必要な生検を受けることになります。

d．前立腺特異抗原（Prostate specific antigen ; PSA）の測定

前立腺上皮細胞で産生される糖蛋白で、前立腺癌患者で高値を示す。通常スクリーニングでは 4 ng/ml をカットオフ値とする。より高い PSA（10 ng/ml 以上）ではより前立腺癌が発見される可能性が高い（50%に前立腺癌が発見されるといわれている）。PSA が上昇する病態として前立腺癌以外に前立腺肥大症、前立腺炎などの病気や射精後、急性尿閉後、前立腺生検後などがあり、鑑別が必要である。PSA を用いた前立腺癌検診は広く行われているが、前記カットオフ値では感度 70～80%、特異度 60～70%、陽性的中率は 21～22%と推定され、見逃し・過剰診断も多く、まだ議論があるところである。年齢で層別化しカットオフ値を設定したり、前立腺体積あたりの PSA 値（PSA density）や PSA 値の変化率（PSA velocity）を利用する方法が提唱されているが、まだその効果につ

e．直腸指診（Digital Rectal Examination；DRE）

前立腺の背側と側面を経直腸的に触診する。患者を側臥位に寝かせ、十分リラックスさせた状態にて行う。患者の羞恥心に十分配慮する必要がある。医師はグローブをつけ、指に潤滑剤を塗り診察を行う。前立腺の硬化、非対称性、結節の存在などの陽性所見がある場合には、前立腺癌を除外するために、さらに前立腺生検をする必要がある。PSAが4 ng/mL以下であっても直腸指診で異常所見があった場合には、前立腺生検を含めた精査を行うべきである。前立腺癌患者の43％程度はPSA 4 ng/mL以下で、直腸指診陽性で前立腺癌が確認された患者の18％でPSA 4 ng/mL以下だったという報告があるからである。また直腸指診はPSAの上昇にほとんど影響しない（0.2～0.46 ng/mL程度の上昇）ので、診察後にPSAの採血をしても差し支えない。

f．診断

直腸診、PSAの測定を行い、がんが疑われる場合には、経直腸的超音波（肛門から前立腺専用の超音波検査装置を挿入して検査する）にて前立腺を観察し、これをみながら疑わしいところを含めて、6ヵ所から8ヵ所針を刺し組織を取る針生検を行い診断する。泌尿器専門医に紹介し、実施する。

g．進展度（stage）診断

前立腺癌の診断の後、治療方針決定のために進展度（stage）を評価する必要がある。大きく癌が前立腺被膜内に限局するか（根治的な治療で予後改善を目指す）、周囲へ浸潤しているか（治療による予後改善は困難で、症状の緩和が主な治療目的となる）に分けられる。TMN臨床病期分類とGleason scoreによる病理学的病期分類が用いられ、治療の選択とその効果に影響、予後と相関している。方法としては、経直腸前立腺生検に加え、経直腸的超音波、CTスキャン、MRI、骨シンチグラムなどの検査を行う。

h．治療

前立腺癌の治療にはホルモン療法、手術療法、放射線療法がある。どの方法をとるかは、がんの進展度（stage）により異なる。

がんが前立腺被膜内に限局している場合には、根治的前立腺摘除術が適応となることが多い。しかし"注意深い観察(Watchful waiting)をし、進行した場合に積極的治療"していた場合でも10年生存率が変わらなかったという報告もあり、治療の選択は患者とよく相談したうえで慎重に行う必要がある。手術の合併症として尿失禁しやすくなることや、男性機能を失うことがあるなど、術後のQOLに関しても十分に情報提供し、患者が決断できるようにする。

前立腺周囲、もしくは精嚢腺への浸潤や骨盤リンパ節転移、骨などへの遠隔転移のある進行がんではホルモン療法が選択されることが多い。また放射線治療は骨転移への治療のよい選択となる。

2. 病気の経験を探る

排尿障害の症状自体は外来でなかなか言い出しにくく、気づかないことも多い。また医師側も大きな問題として取りあげないことが多い。しかし天皇陛下や芸能人に関する前立腺癌の報道から、「自分もそうではないか」と心配している患者は多い。良好な患者-医師関係と「いつでも、なんでも相談下さい」という態度は、患者が悩みを言いやすい環境をつくる。また家庭医は症状や疾患そのものに関してだけでなく、患者の病気についての解釈、感情、医師に対する期待、生活に対する影響などを注意して聞く必要がある。特に前立腺肥大症状に対する困窮度は、症状が同一の患者間であっても個々で大きな違いがある。

また、特に高齢者の夜間頻尿は転倒のリスクとなることにも配慮する必要がある。

3. 家族のケア

夫の夜間頻尿で妻の睡眠が障害されることがある。

4. 患者教育

[前立腺癌スクリーニングに関する情報を共有・理解してもらう]

PSAそのものは正常でも存在し、加齢に伴って上昇する。PSAを用いた前立腺癌スクリーニングは前立腺癌の早期発見を行い治療することで

がんの進行・転移を防ぐことができるが、それが患者の予後、生活の質改善につながるかどうかは明らかではない。また仮に PSA が上昇していなくても前立腺癌が存在する場合があることも伝えておく必要がある。また加えて仮に"異常値"が出た場合に、次にどういった展開になるか……泌尿器科に対診しさらなる検査(前立腺生検、経直腸超音波など)を受けることを話しておく必要がある。

5. コストを考える

　前立腺肥大症の治療に要する費用を、α遮断薬と TURP で比較する。例は 65 歳、男性。α遮断薬の処方を月 1 回の外来通院・院外処方で行った場合、1ヵ月(30 日間)の医療費は基本料 730 円、院外処方箋料 690 円、薬代 6,180 円(ハルナール® 2 mg 1 錠 1×)、調剤料 800 円の合計 8,400 円。一方 TURP を 13 日間入院して受けた場合の医療費は、食事代・差額ベット代を除いて、手術料 173 万 1,000 円を含めて約 50 万円。保険が退職本人であるとすると、このうち 3 割負担となる。2 つを比較すると、約 5 年でほぼ同額となる。経済性の観点からは、薬物治療を長期継続するよりも、手術適応となる症例に対しては手術を実施するべきであるといえる。

6. 予防

　動物性脂肪の過剰摂取と野菜摂取の低下、喫煙は、前立腺癌の発症頻度を増加させるかも知れない。

7. 症例(NBM)

　いつも 2 型糖尿病、高血圧で定期通院している 70 歳の患者さんが、奥さんに連れられて来院した。奥さんの言うところによると、「最近は就寝後に 3〜4 回起きてごそごそするものだから、隣で寝ていても気になって眠れない」という。本人は夜間に何度か排尿に起きるせいか、昼間にうとうとすることが多くなってきたが、症状を含めて「特に苦痛は感じていない」という。ここで夜間頻尿のワーク

> アップをし、前立腺肥大症の診断で治療を開始したところ、夜間の尿は1回程度に減少。
> 　本人は治療してみるとだいぶ楽で、奥さんも満足しているという。
> ＜ポイント＞
> 　疾患の家族に対する影響を評価し、疾患の評価・治療と同時にその改善に努めることも重要。

8. まとめ

PSAを用いた前立腺癌スクリーニングを行うか、行わないかの判断を医師が一方的に決断するのは、現時点では勝手な判断だといわざるを得ない。時間の限られた外来で、どのように・どこまで患者に情報提供でき、一緒に方針を決定できるかは家庭医の技量と姿勢にかかっていると考える。

（富塚太郎）

参考文献

1) 尿器科領域の治療標準化に関する研究班（編）：EBMに基づく前立腺肥大症診療ガイドライン．じほう，東京，2001．
2) Holmberg L, et al：A randomized trial comparing radical prostatectomy with watchful waiting in early prostate cancer. N Engl J Med September 12 (347):781-789, 2002.
3) Cunningham GR, Dov K：Diagnosis of benign prostatic hyperplasia. Up To Date version 12. 3, 2004 (http://uptodate.com/)
4) Cunningham GR, Dov K：Treatment of benign prostatic hyperplasia. Up To Date version 12. 3, 2004 (http://uptodate.com/)
5) Hoffman RM：Screening for prostate cancer. Up To Date version 12. 3, 2004 (http://uptodate.com/)
6) Kantoff PW, Mary-Ellen Taplin：Overview of the clinical presentation, diagnosis, and staging of prostate cancer. Up To Date version 12. 3, 2004 (http://uptodate.com/)
7) Guthrie RM：Benign Prostatic Hyperplasia, Manual of Family Practice. 2ed, Taylor RB (ed), pp 359-363, Lippincott Williams & Wilkins, Philadelphia, 2002.
8) Roberts RG：Prostate Cancer. Manual of Family Practice, 2ed, Taylor RB (ed), pp 364-

367, Lippincott Williams & Wilkins, Philadelphia, 2002.
9) Saint S, et al : Benign Prostatic Hyperplasia. Saint-Frances Guide To Outpatient Medicine pp 282-285, Lippincott Williams & Wilkins, Philadelphia, 2000.

III・系統別問題

7 胆道系の問題

重要事項

- 無症候性胆囊結石について自然経過を理解し適切な指導ができる。
- 有症状の胆石症を診断し適切な治療を選択する。

1. 疾患を探る

＜胆石症＞

❶年齢

年齢により頻度は増加し70歳以上では20%以上に認める。

❷性差

胆囊結石は女性に多く、胆管結石は男性に多い。

❸危険因子

表16参照。

❹鑑別診断

- 胆道系悪性腫瘍：胆囊癌、胆管癌、膵頭部癌。
- 胆道ディスキネジー

❺症状・所見

- 無症候性胆石：症状はなく、腹部超音波検査などで偶然発見されたもの。
- Billiay colic pain：特に

表16 ● 胆石症の危険因子

年齢
女性
妊娠
肥満
急激な体重減少
　超低カロリーダイエット
　致死的な肥満に対する外科的治療
肝硬変
溶血性貧血
高中性脂肪血症
薬剤
　Estrogen や経口避妊薬
　Clofibrate
　Ceftriaxone
　Octreotide
終末回腸切除後
胆汁の停留
　糖尿病
　Total parenteral nutrition
　迷走神経切除後
　Octreotide または somatostatinoma
　脊髄損傷
運動不足

(文献1)による)

脂肪食など摂取後に起こる右上腹部肋骨弓下の痛み。通常は4時間以内に治まる。4時間以上続くものは胆嚢炎などの合併症も考慮すべきである。

❻急性胆嚢炎による症状
・発熱
・右上腹部の圧痛
・Murphy's sign(腫大した胆嚢の触知)：右上腹部の深い触診中に深吸気が突然停止すること。

❼胆管結石の症状
・Charcot's triad：右季肋部病、発熱、黄疸。
・黄疸
・右上腹部痛
・発熱

❽腹部超音波検査による所見
・胆嚢、胆管内結石エコー
・胆嚢腫大、壁の肥厚、debris の存在。
・総胆管、肝内胆管の拡張。

2．病気の経験を探る

解釈：「油っこいものを食べていたからかしら」「親も石があったから」
期待：「手術を受けないといけないのか」「薬で治ってほしい」
感情：「このまま痛くならないように」
影響：「手術が長びくと家族に迷惑がかかる」

　無症候性胆嚢結石の場合は、本人の病状とともに本人の人生観、家族の希望も考慮した治療法の選択が必要である。

3. ケアのオプション

① 無症候性胆嚢結石

15年の経過観察した報告では約20%が有症状となるが残りの約80%はsilentのままである。原則は経過観察とすべきである。

② 症状のある胆嚢結石

a. 内科的療法

ⅰ) 胆石溶解療法

[適応] 表17参照。

[処方] ウルソデオキシコール酸　10 mg/kg 日

[効果] 適応を厳格に遵守した報告では50〜60%の溶解率、適応に厳格にされていない例では23%、meta-analysisで解析された報告では37%の溶解率と報告されている。

ⅱ) 体外衝撃波による粉石療法（ESWL）

[適応と禁忌] 表18参照。

表17 ● 胆石溶解療法の適応

1. 小さい結石　＜1 cm
2. 症状が軽い
3. 胆嚢機能が良好なこと
4. 浮遊結石（コレステロール含量が豊富）
5. 石灰化が微少
6. 急性胆嚢炎の証拠がないこと（胆嚢管が維持されていること）

表18 ● 体外衝撃波（ESWL）による治療の適応と禁忌

1. **適応**
   症状が軽い
   胆嚢機能が維持され胆嚢管が開通していること
   単発の放射線透過性の結石であること
   結石の直径＜20 mm

2. **禁忌**
   凝固系、血小板の異常
   肝臓の嚢胞性または血管性の異常
   胆石に関連した急性合併症があること
   妊娠

[合併症] 胆石疝痛：破砕された結石が流出するため約30%
　胆道閉鎖、膵炎：5%以下
[効果] 熟練した施設で、1個の胆石の消失90〜100%、2〜3個の胆石は67%
[再発] 年間3〜12%、多発結石であった例ほど再発率が高い。

b．外科的手術
- 腹腔鏡下胆嚢摘出術
- 開腹による胆嚢摘出術

③ 胆管結石
- 内視鏡的乳頭切開術
- 開腹による乳頭形成術

●こんなエビデンスがある

- HMG CoA reductase inhibitors は胆石溶解に有効か？

　X線透過性結石に対しウルソデオキシコール酸単独とウルソデオキシコール酸にシンバスタチンを併用した場合とを比較したRCTによる報告では、多発性結石の場合は併用療法が有意に溶解率が高かったが、単一の結石の場合は差がなかった。

4．フォローアップ

　無症候性胆嚢結石は1年で1〜2%有症状になると報告されている。結石や胆嚢壁の変化を観察するために1年に1回程度は腹部超音波検査で経過観察することが必要であろう。

5．家族のケア

　無症候性の胆嚢結石の自然経過については十分に説明を行う。

6．患者教育

　無症候性の胆嚢結石の場合は、自然経過について十分に説明したうえ

で経過観察する必要がある。また危険因子を可能な限り避ける。特に脂肪摂取後に増悪することが多いことから脂肪摂取の制限は重要である。

7．紹介のタイミング

❶無症候性の胆囊結石の場合
①定期的な診察で症状が現れてきたとき
②腹部超音波検査で結石の増大、胆嚢壁の肥厚などの変化が認められるとき
③悪性腫瘍の合併が疑われるとき

❷胆道感染症の場合
早急に専門医に紹介し入院加療する必要がある。

❸有症状の胆囊結石または胆管結石の場合
専門医に紹介し治療のコンサルテーションを行う。

8．コストを考える

- 胆石溶解療法：ウルソデオキシコール酸
    ウルソ®（100） 6錠：9点
- 体外衝撃波による治療：16,300点
- 内視鏡的乳頭切開術
    乳頭括約筋切開のみ 7,230点
    胆道砕石術を伴う 17,100点
- 外科的手術
    腹腔鏡下胆囊摘出術：22,400点
    開腹による胆囊摘出術：15,200点
    胆管切開結石摘出術：胆囊摘出を伴うもの 19,600点
    腹腔鏡下胆管切開結石摘出術：胆囊摘出を含むもの 25,600点

9．予防
危険因子を可能な限り避ける。

10. 症例（NBM）

　70歳、女性。糖尿病で通院中に腹部超音波検査で胆石を指摘された。糖尿病もコントロールが不良だった。「薬で石は消えないやろか。今は痛くないので手術はしたくない。手術となると嫁に仕事を休んでもらわなければならないので困る。そんなこと私の口から言えないわ！」と話す。糖尿病を合併しており、胆嚢壁の肥厚もあることから早めの手術がよいことを説明したところ、「私からは嫁には言えないから、今度嫁が孫を診察に連れて来たとき先生から言うて！　お願い！」。

　＜ポイント＞
　家庭医療を行っていると患者本人だけでなくほかの家族も診察することになる。どの人がどの家族と関係があるかを熟知しておくことにより患者の家庭での様子や情報を家族から仕入れることができる。それにより家族に身近な存在となり信頼されるようになる。患者だけでなく家族全体を診るという診療姿勢が大切である。

11. まとめ

　胆石症の治療について内視鏡的治療、ESWL など各種の新しい治療法が開発されてきている。胆石症の患者に対して早急に治療すべきかどうか、どの治療を選択すべきかどうかについては家庭医も知っておき適切な指導を行えるようになっておく必要がある。

●腹部エコーによる腹部スクリーニング法

スクリーニングに腹部エコーを用いる際重要なことは、腹部臓器を見落としなく観察することである。そのためには
1. 予め自分で観察する順番を決めておき、それに従って観察する
2. 臓器により観察する項目を頭に入れておく

ことが重要である。

I. 観察順

私の通常の観察順は以下のとおりである。
1. 仰臥位にて
   ①肝左葉、膵を縦断面、横断面で確認。
   ②肝門部、胆嚢、肝右葉を季肋下、肋間走査で確認。
2. 左側臥位にして
   ③肝右葉、右腎臓を確認
   ④右季肋部縦断で肝門部、胆嚢、総胆管を確認。
3. 右側臥位にして
   ⑤左腎臓、脾臓を確認。
4. 最後にもう一度仰臥位にして
   ⑥大動脈周囲の確認。
   ⑦下腹部、膀胱、子宮の確認。

II. 臓器別観察項目
1. 肝臓:大きさ、辺縁が鋭角か、表面は平滑か、内部エコーは均一か、占拠性病変はない

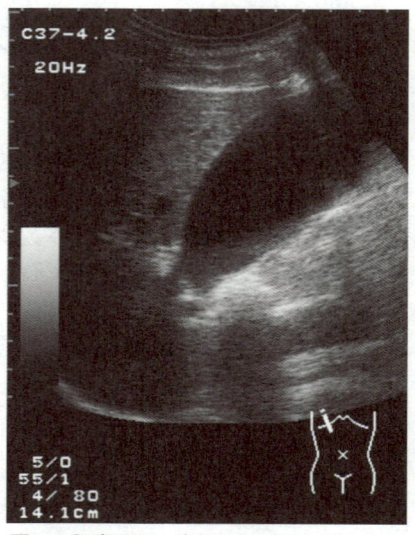

図7 ●胆嚢頸部へ嵌頓した結石と腫大した胆嚢

か、肝内血管・胆管の走行、拡張はないか、など。
2. 胆嚢：大きさ、胆嚢壁の厚さ、胆嚢内ポリープ、結石・debrisはないか、胆嚢内のものが体位で変動するか、など。
3. 胆管：胆管の拡張はないか、胆嚢内部に異常はないか、など。
4. 膵臓：大きさ、膵内部エコーは均一か、膵管の拡張・管内に結石はないか、膵内の占拠性病変はないか、膵実質の石灰化はないか、周辺の血管・リンパ節はどうか、など。
5. 脾臓：大きさ、内部不整・占拠性病変はないか、周囲の血管・リンパ節の腫大はないか、など。
6. 腎臓：大きさ、表面の不整はないか、内部の占拠性病変・結石の有無、水腎症の有無、など。
7. 消化管：壁の肥厚はないか、占拠性病変はないか、など。
8. 大動脈：動脈硬化の程度、拡張の有無、など。
9. 膀胱：大きさ、壁の不整はないか、結石の有無、など。
10. 前立腺：大きさ、内部の不整、膀胱内への突出の有無、など。
11. 女性性器：子宮・卵巣の大きさ、占拠性病変の有無、など。
12. その他：腹水の有無、など。

（雨森正記）

参考文献

1) Afdhal NH : Epidemiology of and risk factors for gallstones. UpToDate version 12.2. 2004 (http://www.uptodate.com/)
2) Afdhal NH : Approach to the patient with incidental gallstones. UpToDate version 12.2.2004.
3) Nunes D : Patient selection for the nonsurgical treatment of gallstone disease. UpToDate version 12.2.2004.
4) Nunes D : Nonsurgical treatment of gallstone disease. UpToDate version 12.2.2004.
5) Zakko SF : Patient information ; Overview of gallstones. UpToDate version 12.2.2004.

6) Vincent EC, et al：11.4. Cholelithiasis and cholecystitis. Mannual of Family Practice, 2 nd ed, Taylor R(eds), pp 312-315, Lippincot Williams & Watkins, philadelphia, 2002.
7) Tazuma S, Kajiyama G, et al：A combination therapy with simvastatin and ursodeoxycholic acid is more effective for cholesterol gallstone dissolution than is ursodeoxycholic acid monotherapy. J Clin Gastroenterol 26：287-91, 1998.

8 手・指・肘の問題

重要事項
- 臨床上重要な解剖を理解すること。
- 診断に有用な問診・身体所見を熟知すること。
- 治療のオプションに加え、予防についても患者と話し合うこと。

1．肘

1．疾患を探る

❶解剖

　肘関節は上腕骨遠位端、橈骨の近位端、尺骨の近位端からなる関節である（図8）。

　肘関節は尺骨上腕関節において屈曲・伸展し、最大伸展0°から屈曲135°の可動域をもち、橈骨上腕関節、近位橈尺関節において回外・回内し、0°〜180°の可動域をもつ。

　関節包が肘関節全体を覆い、肘関節の両側を外側・内側側副靱帯が支持する（図9）。

　12ヵ所もの滑液包が肘関節周囲にあり、このうち肘頭部滑液包が最も皮膚表面に近く、腫脹すると簡単に観察されやすい。

　上腕骨遠位の外側と内側は上顆といい、肘痛の原因になりやすい部位である。

　尺骨神経が肘関節後内方（内側上顆と肘頭の間）の尺骨神経溝を走行し関節包に隣接している。

❷鑑別診断[1)2)]

　外傷によるもの、肘関節の酷使によるもの、神経のエントラップメン

図8 ● 肘の骨

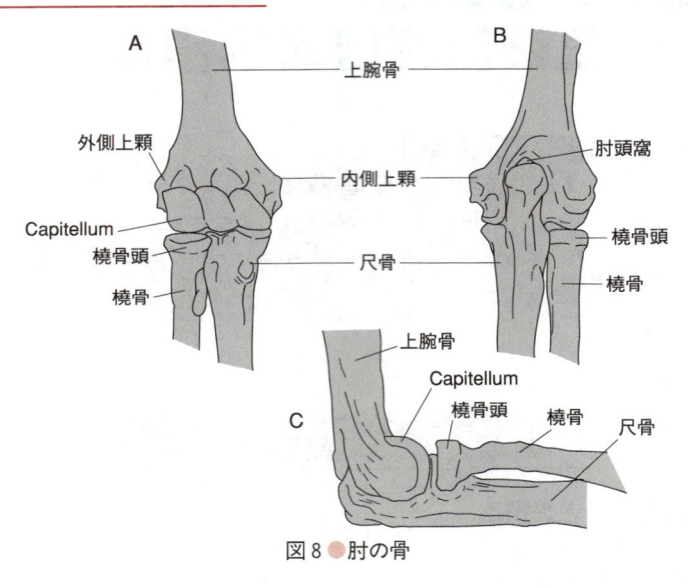

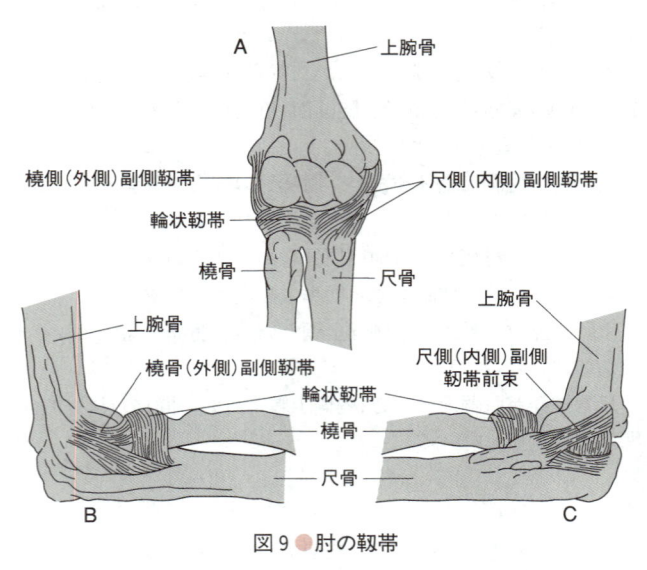

図9 ● 肘の靱帯

トによるもの、感染によるもの、全身疾患によるもの、関連痛におおまかに分けられる。

a．骨折
b．脱臼

ほとんどのケースが尺骨・橈骨の後方脱臼であり、通常、肘関節を伸展し手をつくという受傷機転が働く。

c．靱帯損傷

内側側副靱帯の損傷が最も多い。痛みは局所に限定し、内側上顆の直下である。肘を屈曲した状態で肘に外反ストレスを加えると痛みが誘発される。

d．外側・内側上顆炎

- 外側上顆炎は、組織の許容量を超えて手関節の返し運動・握り・絞り動作、工具使用、握手などを繰り返すことにより発生する短橈側手根伸筋、長橈側手根伸筋の微小な断裂・剥離が原因である。
- 内側上顆炎も同様の機転で生じる、橈側手根屈筋の微小な断裂・剥離が原因である。
- 痛みは局所に限定し、物を持ち上げるときや前腕・手関節の反復動作、握手などで増悪する。

e．神経のエントラップメント

- 尺骨神経障害が最も頻度が高い。
- 肘部管の圧迫や繰り返す肘の屈伸により蓄積した神経の障害が原因となる。
- 運動により悪化する肘内側や前腕の痛み、手の尺側の感覚障害が主な症状。
- 関節リウマチによる肘関節の炎症では稀に前骨間神経（正中神経の運動枝）、後骨間神経（橈骨神経の運動枝）が傷害され、当該領域の運動障害、肘や前腕付近の痛みを生じることがある。

f．肘頭部滑液包炎

- 原因の多くが肘をつく動作の繰り返しによる外傷性である。原因が外傷性の場合、発症が急性であることは稀である。そのほかに痛風、関節リウマチ、感染、出血が原因となりうる。

g. 関節炎

- 化膿性関節炎、炎症性疾患(関節リウマチ、ライター症候群、乾癬、炎症性腸疾患など)、痛風・偽痛風、骨壊死(離断性骨軟骨炎)、変形性関節症(肘においては稀)が鑑別疾患として挙げられる。
- 肘外側の痛みと肘の腫脹が主な症状であるが、「肘が伸ばせない(関節可動域の制限)」と表現されることも多い。

h. 関連痛

頸部神経根障害や肩の障害(特に腱板炎)の痛みが肘へ放散することがある。深部痛で肘の動きとは関連がない。チクチクするような感覚の異常や触覚の減退の存在や局所の圧痛や腫脹の不在、頸部や肩の動作により症状が悪化する、といった点が放散痛を示唆する所見である。

❸評価

a. 病歴

以下の病歴から鑑別診断を絞り込むことができる。

- 発症の経過:いつからか? 突然発症したのか徐々に発症したのか?
- 部位と症状の性状:どこにどのような症状が出現したのか? 症状が出現・悪化(または消失・軽快)する誘因はあるか? 主訴となる部位以外に関連する症状はないか?
- 生活歴:家事や職業、スポーツとの関連はどうか?
- 外傷の場合、その外傷はどのような状況で発生し、手関節や手・指がそのときどのような姿勢であったのかも重要な病歴である。

b. 身体所見

ⅰ)視診

- 関節液の貯留:外側上顆と肘頭の間が腫脹し、穿刺が必要な場合はここからアプローチする。
- 肘頭部滑液包炎:肘頭部皮下が囊胞状に腫脹する。痛みがあったり、局所の炎症所見がある、全身の発熱を認める場合は穿刺・吸引するべきである。
- 軟部組織の腫脹、皮下出血、変形、脱臼の有無。
- 肘以外の手足の関節を必ず観察し、全身の関節炎が存在しないか確認

する。

ⅱ）触診

- 外側または内側上顆の圧痛：肘を90°くらいに屈曲すると触診しやすい。内側上顆炎・外側上顆炎が疑われる。
- 内側上顆の下部に圧痛：内側側副靱帯の損傷が疑われる。
- 外側上顆の1～2 cm下、肘頭の外側付近の圧痛：関節炎が疑われる。

ⅲ）関節可動域（屈曲、伸展、回内、回外）

- 受動的に行い正常の場合、関節炎や外傷による関節内血腫や滲出液の存在は否定的であるが、肘周囲の蜂窩織炎や痛みの閾値の低い上顆炎の患者では例外的に可動域が低下することがある。
- 手関節の伸展に抵抗を加えることにより肘外側の痛みが増強する場合、外側上顆炎の診断を強く疑う。
- 手関節の屈曲に抵抗を加えることにより肘内側の痛みが増強する場合、内側上顆炎の診断を強く疑う。

ⅳ）神経学的診察

- 神経のエントラップメントを除外するために行う。
- 筋力低下、筋の萎縮、感覚異常のいずれかが存在する場合、神経障害が疑われる。
- Tinelサイン：尺骨神経管内の尺骨神経をタッピングすることにより第4指・5指に刺すような痛みやしびれ感が出現すれば陽性である。尺骨神経障害を疑う所見である。

c．診断確定のための検査

ⅰ）外側上顆炎・内側上顆炎を疑う場合

- ここまでの身体所見ではっきりしない場合、外側上顆、内側上顆の皮下脂肪や腱の表面に局所麻酔を行う。
- この手技で痛みが軽快するならば外側上顆炎または内側上顆炎で診断は確定する。

ⅱ）関節包、肘頭部滑液包の穿刺と穿刺液の分析

- 病歴と身体所見から関節包や滑液包腫脹の原因が確定できない場合は穿刺の適応である。
- 穿刺して得た液体はグラム染色と培養、白血球数、結晶の有無を確認

する。
- 白血球数が 1,000/mm^3 以上なら感染、関節リウマチ、痛風などの炎症が存在することが示唆される。
- 結晶が存在すれば痛風や偽痛風の診断に役立つ。

 iii）X線
- 外傷の病歴が存在する場合、骨折や脱臼を除外するために行う。

 iv）MRI
- 靱帯損傷を疑う場合に行われることがある。

 ⅴ）神経伝達速度
- 神経のエントラップメント確定のために行われる。

2．ケアのオプション

❶ 骨折・脱臼

　骨折の治療に関しては参考文献3)4)を参照して頂きたい。家庭医療の現場でよくみられる骨折の評価、治療、専門医への紹介について詳細な記載がある。

❷ 靱帯損傷
- 安静が治療の第一選択である。
- 手術が必要となる症例は非常に稀であり、スポーツ選手や靱帯の完全断裂の症例に限られる。
- 詳細な治療に関しては参考文献3)を参照して頂きたい。

❸ 上腕骨外側・内側上顆炎[5]

　a．運動制限
　痛みの原因となる行動は避けることを指導する。

　b．冷却

　c．NSAIDs（局所・経口投与）
　NSAIDs は局所投与、経口投与ともに短期間の症状緩和に有用であるが、長期間については効果が証明されていない[6]。

d. 固定

装具による固定の効果については十分なエビデンスがない[2]が、実際にはテニス肘用の装具により症状が改善する患者が多い。

e. 副腎皮質ステロイドの局所注射

- 痛みが改善しない場合は副腎皮質ステロイドの局所注射を考慮する。
- 効果は短期間の効果は示されているが、長期間ではプラセボやその他の治療法と効果に差がない[6)7)]。
- 痛みが仕事に大きな影響を及ぼす患者やすぐに痛みを取り除いてほしい患者では考慮される。
- 注射後3日間は患肢の安静を保ち、鎮痛薬を服用する（アセトアミノフェンまたはNSAIDs）。注射後3～4週は装具を装着し、患者には回内・回外運動を制限するよう指導する。装具をはずした後、回復期のリハビリテーションに進む。

f. 回復期のリハビリテーション

- 症状が消失した後3～4週からリハビリテーションを開始する。
- 最初は握り動作のエクササイズを等尺性・等張性に行う。
- 痛みがなく行えるようになったら手関節の伸展・屈曲の等尺性・等張性エクササイズを加える。再発を繰り返す患者では6～12ヵ月継続する。

❹ 神経のエントラップメント

- 上肢、特に尺骨神経のエントラップメントの治療では保存的治療が第一選択である。
- 尺骨神経のエントラップメントでは長時間の肘関節の屈曲、圧迫を避けることが重要であり、それだけで改善することも多い。

❺ 肘頭部滑液包炎

a. 外傷性

- 外傷性の肘頭部滑液包炎の治療は第一に肘への刺激の回避である。具体的には肘を長時間または反復してついたり押し付ける動作を避けることと、肘へパッドを当てることである。

- 穿刺と副腎皮質ステロイドの注射については教科書によっては感染の誘因となるため避けるべきとする教科書もある[5]。しかし、実際には診断と治療をかねて穿刺を行い生活習慣を徹底すると通常数週で改善することが多い。再発を繰り返す患者では、副腎皮質ステロイドと局所麻酔薬を注射することにより予防できることが多い。

b．感染性

- 穿刺：培養が陰性となるまで繰り返す。
- 抗生剤：80％以上の症例が黄色ブドウ球菌やその他のグラム陽性球菌が原因であり、培養と感受性試験の結果が明らかになるまではCephalexin（ケフレックス®；経口薬）、Cefazolin（セファメジン®；注射薬）などを使用する。穿刺液の培養が陰性となったあとも5日間は継続する。
- 外傷性、感染性以外の滑液包炎は原疾患の治療が優先される。

❻関節炎

診断が確定したら原疾患の治療を行う。

❼放散痛

原疾患の治療を行う（第3章-III-2「頸・肩の問題」参照）。

3．紹介のタイミング

❶骨折・靱帯損傷

骨折・靱帯損傷に関しては参考文献3)4)を参照して頂きたい。

❷上腕骨外側・内側上顆炎

上記の治療により症状が改善しない患者や再発を繰り返す患者では、体外衝撃波療法や手術を考慮するため、整形外科専門医へ紹介するべきである。

❸神経のエントラップメント

以下の場合は専門医へ紹介すべきである。

- 保存的治療が成功しなかった場合。
- 関節リウマチのような炎症性疾患がエントラップメントの原因である場合。

筋力の低下や筋の萎縮を認める場合は手術の適応になることが多い。このような状態のまま1年以上経過した場合、手術で満足できる結果が得られにくいため、紹介は遅れてはならない。

❹肘頭部滑液包炎

- 上記の治療に反応せず、慢性で持続性の症例では手術を検討するため、整形外科専門医へ紹介する。
- 感染性の肘頭部滑液包はそれぞれの家庭医がおかれたセッティングにより異なるが、整形外科専門医へコンサルトしたうえで治療すべきである。

❺関節炎

化膿性関節炎はそれぞれの家庭医がおかれたセッティングにより異なるが、専門医へコンサルトしたうえで治療すべきである。

2．手首・手

1．疾患を探る

❶解剖

a．手関節

手関節は橈骨、尺骨、手根骨からなる関節である。手根は8つの骨で構成される。

橈骨遠位端、舟状骨、月状骨は橈骨手根関節を形成し、手関節の屈曲・伸展の大部分を担う（図10）。尺骨と手根骨（三角骨）の間に直接関節は存在せず、三角線維軟骨複合体が間に入り支持している（図11）。

手根管は腹側を弾力のない屈筋支帯、背側を手根骨に囲まれた楕円形の管（図12）である。正中神経のほかに8つの深・浅指屈筋腱とその鞘、長母指屈筋腱とその鞘がそこを通る。

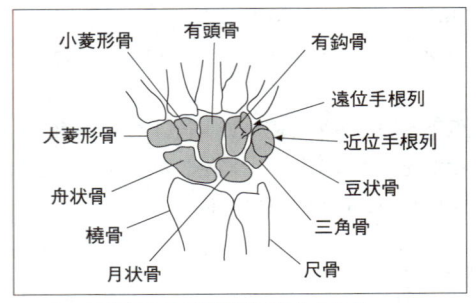

図 10 ● 手関節を構成する骨
(James MD II, Elvin GZ, James ML:Hand and Wrist Injuries;Part I, Nonemergent Evaluation. Am Fam Physician 69:1941-1948, 2004 による)

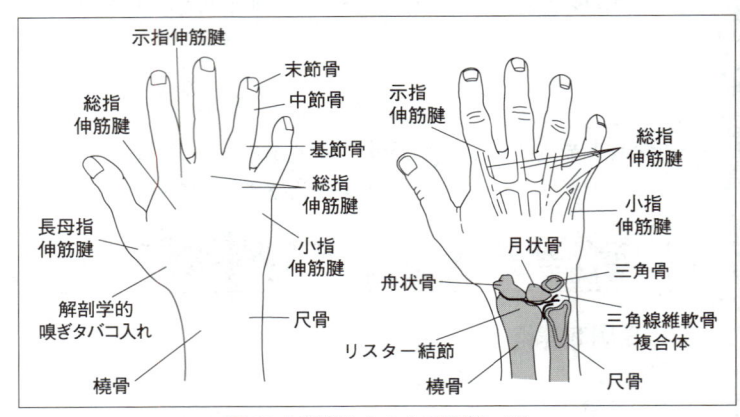

図 11 ● 背側からみた手関節・手
(James MD II, Elvin GZ, James ML:Hand and Wrist Injuries;Part I, Nonemergent Evaluation. Am Fam Physician 69:1941-1948, 2004 による)

b．手

手の骨格は5つの中手骨、母指では2つの、その他の指では3つの指節骨により構成され、近位からそれぞれMP関節、PIP関節、DIP関節を形づくる。

手の外来筋は前腕、肘から起始する。中手骨からDIP関節まで線維組織で形成されたトンネルを通り、浅指屈筋は中節骨に、深指屈筋は末節

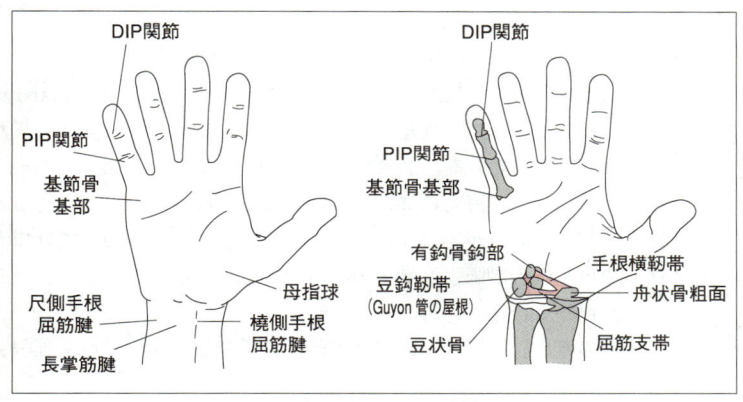

図 12 ● 掌側からみた手関節・手
(James MD II, Elvin GZ, James ML：Hand and Wrist Injuries ; Part I, Nonemergent Evaluation. Am Fam Physician 69：1941-1948, 2004 による)

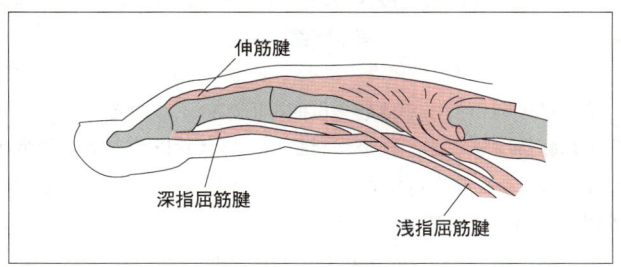

図 13 ● 指の解剖
(James MD II, Elvin GZ, James ML：Hand and Wrist Injuries ; Part I, Nonemergent Evaluation. Am Fam Physician 69：1941-1948, 2004 による)

骨に停止する(図 13)。伸展筋群は手関節の背側を 6 つのコンパートメントに分かれそれぞれの指に停止する。

❷鑑別疾患

a．骨の障害

[骨折]

[その他]

ⅰ）変形性関節症（OA）
- 手の OA は 40 歳以上の症例では頻度の高い疾患である。
- DIP、PIP の変形性関節症はそれぞれ Heberden 結節、Bouchard 結節と呼ばれ、頻度の高い疾患である。第 1 指の手根中手骨関節もまた、OA の好発部位である。手関節・MP 関節では稀である。
- 運動時に痛み、安静時に痛みが軽快するのが典型的だが進行すると夜間安静時にも痛みが出現することがある。また、手の OA では患者は痛みや可動域の制限よりも手の美容面を気にすることも多い。

ⅱ）Kienböck 病

月状骨の無血管性壊死。患者は進行性の手関節の痛み、可動制限、筋力低下を訴える。

b．靱帯の障害

ⅰ）手関節捻挫

橈骨手根骨関節の支持靱帯の損傷である。ほとんどの症例が痛みとこわばりは軽度で関節可動域も正常である。

ⅱ）月状骨周囲脱臼

手関節の靱帯損傷では最も重症のものの 1 つである。さし伸ばした手関節に転倒することで靱帯が断裂し、月状骨以外の手根骨が背側へ脱臼してしまう。X 線上月状骨と舟状骨の距離が 2〜3 mm を超えると、月状骨周囲脱臼の可能性が高まる。

ⅲ）三角軟骨（Triangular cartilage）損傷

- 手関節を背屈回内位を強制する鈍的外傷や、反復性の外力（体操選手）で発症するのが典型的である。
- 患者は手関節背側尺側の痛みを訴える。軟骨の断裂によりクリックや軋轢音、腫脹を生じることもある。

ⅳ）Gamekeeper's thumb

第 1 指の MP 関節内側（尺側）側副靱帯の損傷。今日ではスキーのポールによる外傷がこの疾患の第一の原因である。内側（尺側）側副靱帯の断裂により MP 関節が不安定となりはさみ動作や対立運動が障害され最終的には変形性関節症（OA）となる。

c．腱の障害

ⅰ）ばね指

反復する指の酷使や圧迫により、指の屈筋腱群が通過する線維組織のトンネルに炎症が生じ、MP関節の部位で腫脹するとばね指となる。

結果として屈筋腱に結節が形成され、"ひっかかり"が生じ、屈曲するたびに「コクン」とし手掌や指遠位へ痛みが放散する。

ⅱ）de Quervain 病

第1指の母指外転筋と短母指伸筋の炎症疾患である。母指の酷使や不慣れな動作(握り動作)により手関節背側第一コンパートメント部位で摩擦と炎症を起こす。

患者は握るのがつらいこと、橈骨の茎状突起部の痛みを訴える。

ⅲ）腱の断裂：つち指

DIP関節を伸展しているときに急激な屈曲外力が加わった場合に発症する。伸筋腱の延長や部分断裂、完全断裂、末節骨近位の剥離骨折を伴うものまである。

d．神経血管の障害

ⅰ）手根管症候群

手根管症候群は手関節から手における神経のエントラップメントで最も頻度の高い疾患である。

通常、正中神経支配領域の異常知覚や痛みとして現われるが、異常知覚や感覚鈍磨が手掌全体に及ぶ症例もある。痛みが前腕、肩にまで放散することもある。

e．その他(関節包、滑膜など)

ⅰ）ガングリオン

ガングリオンが出現しやすい部位は4ヵ所。手関節背側、手関節橈側掌側、手の背側、指の掌側特にMP関節。硬い結節として触知し、滑液が集積したゼラチン状の物質で満たされている。痛みや関節機能への影響はないが、大きくなると痛みを生じることがある。

ⅱ）粘液腫

DIP関節のOAに関連した深在筋膜の粘液変性により末節骨の背側に粘液腫が出現することがある。

iii）関節リウマチ（RA）

RA は通常緩徐に発症し、多関節の痛み、関節のこわばり（stiffness）、腫脹が主要な症状である。

RA では DIP 関節に症状が現れることは稀であり、DIP に症状が限局するものは通常 OA が原因である。

起床時などの関節のこわばりはすべての炎症性関節疾患やミオパチーで認められるが、1時間以上もこわばりが続くのは RA を除いて他の疾患にはみられないものである。

iv）腱滑膜炎（伸筋群の）、反射性交感神経性ジストロフィー、Dupuytren 拘縮

❸病歴

1.「肘」-1-③-a を参照。

❹身体所見（図14）参照

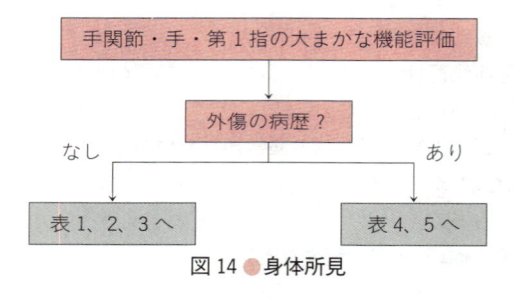

```
┌─────────────────────────────┐
│ 手関節・手・第1指の大まかな機能評価 │
└─────────────────────────────┘
              ↓
       ┌──────────┐
       │ 外傷の病歴？ │
       └──────────┘
    なし ↙        ↘ あり
 ┌──────────┐   ┌──────────┐
 │ 表1、2、3へ │   │ 表4、5へ  │
 └──────────┘   └──────────┘
```

図14 ● 身体所見

a．手関節・手・第1指の大まかな機能評価

［関節可動域］

ⅰ）手関節
- 屈曲 90°、伸展 80°が正常である。屈伸の障害の程度は関節を傷害する疾患・外傷の重症度と直接相関する。

ⅱ）手

スムーズで完全な手の機能は正常な関節、正常に機能する屈筋腱・伸

筋腱、傷害されていない神経が必要である。スムーズで完全な動作ができないときはこれらのどこかが傷害されている。

 iii）第1指

患者に手を開いたり閉じたりしてもらう。第1指がスムーズで痛みがなく完全に動作する場合、重症の関節炎、ばね指、de Quervain病は否定することができる。

［握力］

手の内在筋の指標であり、前腕筋力の間接的な指標である。握力の低下は廃用性萎縮、手関節炎、手根管症候群、手の関節炎、de Quervain病、重症の外側・内側上顆炎、C8の神経根症状を示唆する。

［前腕の筋力］

手関節を伸展、屈曲させる。鑑別診断は握力の検査と同様である。

b．手関節の疾患特異的な所見の評価(表19)[4]

表19 ● 手関節の身体所見と診断

所見	診断
・手関節を完全に伸屈したときに出現する痛みとこわばり、または手関節背側の極軽度の腫脹と舟状骨・月状骨の極軽度の圧痛	手関節捻挫（最も頻度の高い手関節外傷）
・手関節可動域の制限、手関節背側の腫脹と圧痛	橈骨手根関節炎
・手関節背側の嚢胞状の腫脹	ガングリオン
・知覚障害、異常知覚の存在、TinelサインまたはPhalenサイン陽性(図15)	手根管症候群
・検者の抵抗下に指を伸展すると痛み、手背のびまん性の腫脹	手背の腱滑膜炎

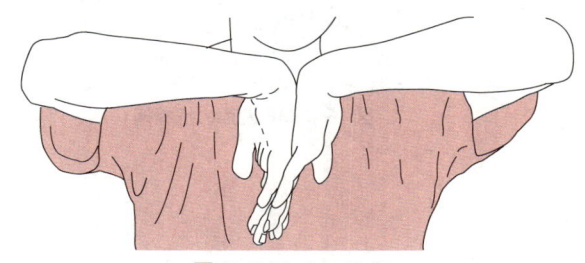

図15 ● Phalen サイン
図の姿勢を30〜60秒間継続し症状が再現されれば陽性

C. 手・指の疾患特異的な所見の評価（表 20）[5]

表 20 ● 手の身体所見と診断

所見	診断
・DIP 関節または PIP 関節の骨性の腫大、こわばりと関節可動域の低下、炎症所見がほとんどない	変形性関節症
・PIP 関節のスムーズな動きの障害（弾発） ・MP 関節掌側における屈筋腱の圧痛 ・受動的に指を伸展すると痛み	ばね指
・滑膜の肥厚、DIP・PIP・MP 関節の腫脹、こわばりと関節可動域の低下	炎症性関節炎 　乾癬性関節炎（DIP 関節）、関節リウマチ
・手掌における屈筋腱の肥厚、拘縮による指の伸展制限	Dupuytren 拘縮
・MP 関節付近の屈筋腱の囊胞状腫脹	腱滑膜囊胞
・MP 関節の圧痛、MP 関節の把握痛（図 16）	外傷後の MP 関節の単一の変形性関節症
・DIP 関節または PIP 関節背側上の 3〜5 mm の蒼白な囊胞、当該関節に変形性関節症の徴候	粘液腫

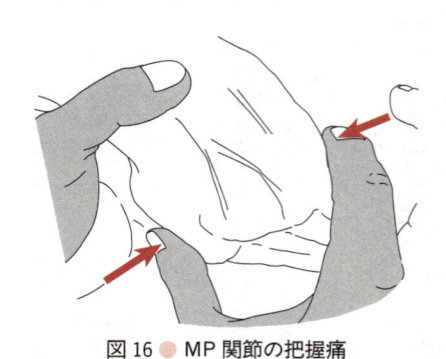

図 16 ● MP 関節の把握痛

d. 第1指の疾患特異的な所見の評価（表21）[6]

表21 ●第1指の身体所見と診断

所見	診断
・手根中手骨関節の前後方向からの圧迫で誘発される痛み、第1指基部と解剖学的嗅ぎタバコ入れの腫脹、第1指をぐるぐる回すと軋轢音	手根中手骨関節の変形性関節症
・知覚低下と異常知覚の存在、Tinel サイン・Phalen サイン陽性（図15）、正中神経領域の感覚低下、対立運動の筋力低下	手根管症候群
・IP 関節のスムーズな動きの障害、MP 関節のすぐ遠位における屈筋腱の圧痛、受動的に指を伸展すると痛み	ばね指（第1指）
・橈骨形状突起の圧痛、抵抗下に第1指を伸展すると痛み、Finkerstein サイン（図17）陽性	de Quervain 病
・外反ストレステスト（図18）により増悪するMP 関節の尺側の圧痛、MP 関節の腫脹、対立運動の筋力低下	Gamekeeper's thumb
・MP または IP 関節の痛み・こわばり・関節可動域の制限、関節の腫脹を触れる	外傷後の変形性関節症 MP または IP 関節捻挫

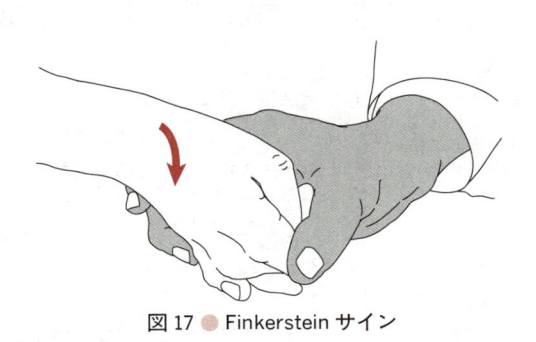

図17 ● Finkerstein サイン

❺検査

a. X線

関節炎、変形性関節症、骨折が疑われる患者では X 線検査の適応がある。

第3部　よくみられる問題のケア

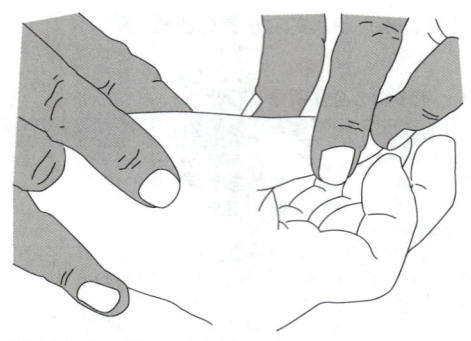

図18 ●第1指の外反ストレステスト
CMC関節と中手骨を一方の手で持ち、もう一方の手で第1指遠位をもつ。MP関節の部位で第1指尺側の側副靱帯にストレスを加える。

表22 ●手関節・手外傷の初期評価

診察手技	異常所見	可能性のある疾患
・患者の手を安静位とし、指を視診、伸展または屈曲した状態の指の有無を確認。	伸展または屈曲した状態の指の存在	伸筋腱の断裂 屈筋腱の断裂
・指を屈曲したときにすべての指尖が舟状骨の方向に向くか	伸展は正常であるが、屈曲すると指同士が重なる	指節骨の回旋骨折
・皮膚の色調と発汗	数本、またはすべての指において色調の変化(蒼白または充血)または発汗の低下	指の神経損傷
・指の末梢を圧迫し、毛細血管の血流回復を確認	2秒以上、蒼白が続く	微小血管の損傷
・指末梢2点間の感覚の確認	5mm以下の2点を認識することができない	神経損傷

(文献1)による)

III・8 手・指・肘の問題

表 23 ● 手関節・手外傷の二次評価

診察手技	異常所見	可能性のある疾患
・障害されている指の PIP 関節を屈曲	屈曲できない	浅指屈筋腱断裂
・傷害されている指の DIP 関節を屈曲	屈曲できない	深指屈筋腱断裂
・傷害されている指の DIP 関節を伸展	伸展できない、または十分伸展できない	末節骨骨折または伸筋腱断裂
・検者と握手し検者の抵抗下に回外・回内する	痛みの出現または動かすことができない	遠位尺骨関の障害、三角線維軟骨靱帯（X線に所見がない場合）の損傷
・手掌尺側手根部の骨の隆起を触れる（豆状骨の触診、図 12）	圧痛がある	豆状骨損傷
・豆状骨の触診の後、検者の第 1 指の IP 関節を豆状骨に置き指先を患者の第 2 指に向ける。患者が手関節を屈曲すると有鈎骨の鈎部を検者の母指で触れる（有鈎骨の触診 図 12）	圧痛がある	有鈎骨鈎部骨折
・長・短橈側手根伸筋を遠位に向かって追い、手関節のしわと交わるところで骨の隆起を触れる	圧痛がある	舟状骨結節骨折
・長母指伸筋と長母指外転筋の間を触れる（解剖学的嗅ぎタバコ入れ）	圧痛がある	舟状骨遠位端骨折
・患者の手を尺側に変位させ、掌側から舟状骨結節に検者の第 1 指を置く。圧を背側にかけつつ患者に手関節を橈側に変位させる（Watson テスト 図 19）	痛み	舟状骨骨折 舟上骨-月状骨間の不安定性
・手関節は屈曲位を保ちつつ、指を伸展させる動作してもらい、そこに抵抗を加える（Shuck テスト 図 20）	痛みの出現	舟状骨周囲の炎症、橈骨手根骨関節の不安定性、中手根の不安定性

（文献 1）による）

761

図 19 ● Watson テスト

図 20 ● Shuck テスト

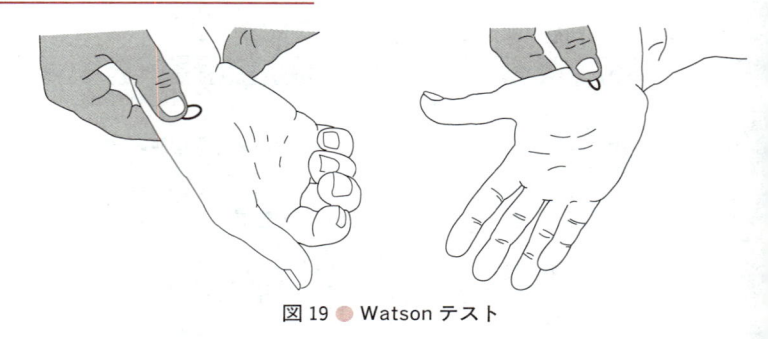

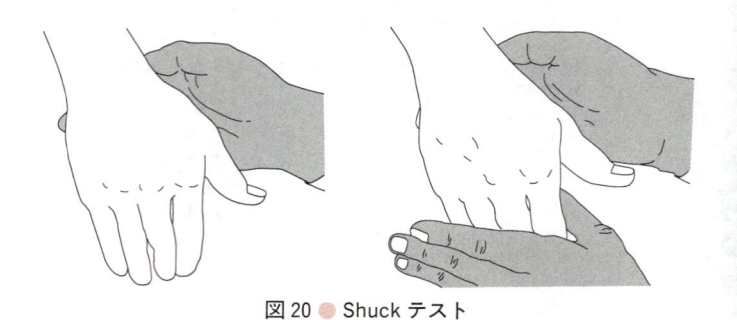

ⅰ）手関節

　前後位、斜位のかかった前後位、側面像が標準的な撮影法である。舟状骨骨折を疑う場合は尺側に手関節を変位させた前後位が有用であるが、初回の撮影では骨折線が見えず、1〜2週後に明らかになることがある。有鈎骨や舟状骨骨折を疑う症状があり、X線が正常の患者では診断のために CT や骨シンチが必要となることもある。

ⅱ）手・指

　骨折を疑う症例、炎症性関節炎、外傷後の関節症の全例、変形性関節症の一部の症例において X 線が適応となる。つち指の症例でも末節骨の剥離骨折を否定する目的で X 線が適応である。

b．局所麻酔薬によるブロックと関節穿刺

[局所麻酔薬によるブロックが診断に役立つ疾患]
- 手根管症候群(危険な手技であり、トレーニングを積んだ経験豊富な医師が行うべき)
- MP関節関節炎(屈筋腱滑膜炎、靱帯損傷との鑑別に役立つ)
- 第1指手根中手骨関節変形性関節症(X線でde Quervain病との鑑別が困難なとき)
- ばね指(診断に局所麻酔薬によるブロックが必要となる症例は稀)
- Gamekeeper's thumb(手根中手骨関節や手根管症候群の関連痛との鑑別が必要な場合)

[穿刺が診断に役立つ疾患]
- ガングリオン、腱滑膜嚢胞、粘液腫、関節液の貯留する病態。

c．その他
- 電気診断学的検査：手根管症候群
- 血液検査：炎症性関節炎と変形性関節症の鑑別に赤沈やCRPが役立つことが多い。リウマチ因子は関節リウマチ患者の70～80％で陽性となるが特異度は低い。

2．ケアのオプション/紹介のタイミング

❶骨の障害

骨折の治療に関しては参考文献2)を参照して頂きたい。家庭医療の現場でよくみられる骨折の評価、治療、専門医への紹介について詳細な記載がある。

❷靱帯の障害

手関節捻挫：他の疾患が否定されていれば、ほとんどの手関節捻挫は冷却、固定、穏やかなストレッチ体操による保存的治療で2週間以内に軽快する[4]。

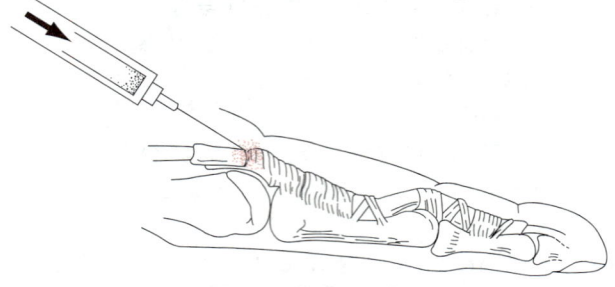

図 21 ● ばね指の注射
(Breen TF：Wrist and Hand(Including Upper Extremity Nerve Injuries). Orthopaedics in Primary Care, 3 rd ed, pp 99-138. Lippincott Williams & Wilkins, Baltimore, 1999 による)

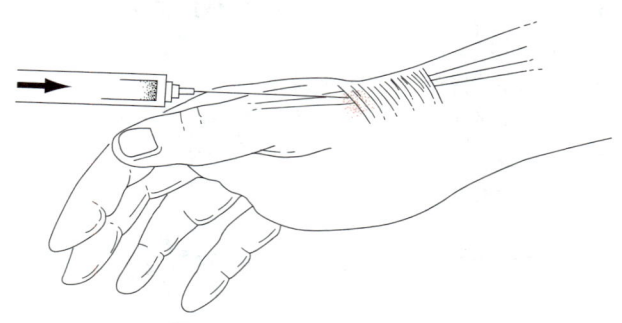

図 22 ● de Quervain 病の注射
(Breen TF：Wrist and Hand(Including Upper Extremity Nerve Injuries). Orthopaedics in Primary Care, 3 rd ed, pp 99-138. Lippincott Williams & Wilkins, Baltimore, 1999 による)

❸腱の障害

a．ばね指

　症状が出現して3ヵ月未満であれば保存的治療を考慮する(局所の冷却、NSAIDs、バディーテーピングや副子による固定安静)。保存療法4～6週後も改善がみられない場合、腱鞘に局所麻酔薬とステロイド薬を注射する(図21)。腱に注射してはならない。

　注射後2週を経ても症状が改善しない場合、または発症後3ヵ月以上

b．de Quervain 病

初期治療は保存的に行う（局所の冷却、NSAIDs、バディーテーピングや Thumb spica スプリントによる固定・安静）。

保存療法 2〜6 週後も改善がみられない場合、手関節背側第 1 コンパートメントに局所麻酔薬とステロイド薬を注射する（図 22）。注射後、2 週間は Thumb spica スプリントの装着を継続する。その後も症状が続く場合は手術を検討するため専門医へ紹介する[3]。

c．つち指

亜脱臼（掌側への亜脱臼が多い）がなければ、剥離骨折が存在しても保存的に治療することができる。副子を用い、6 週間持続的に DIP 関節を伸展位で固定する。6 週後副子をはずした後、完全な伸展位が得られない場合はさらに 4 週固定を行う。

亜脱臼が存在する場合、固定後も満足する結果が得られない場合は専門医へ紹介する[3]。

❹神経血管の障害

手根管症候群：母指球の萎縮がなければ保存療法を選択する。手関節を中立位で固定し、手根管内圧を最小限に抑える。副子の装着は特に夜間が有効である。保存療法が奏効しない場合、局所へのステロイド注射や手術療法が適応となるが、どちらも整形外科専門医に紹介して行うべきである[3]。

❺その他（関節包、滑膜など）

a．ガングリオン

嚢胞が小さければ大径の注射針で穿刺。穿刺の後少量のステロイドを注入すると嚢胞の硬化と再発予防が期待できる。痛みがある、嚢胞が大きい、といった場合は手術を検討するため、専門医へ紹介する[3]。

b．粘液腫瘍

穿刺や表皮を取り除き焼灼するといった局所療法は再発率が高く、また感染を引き起こすことがある。完全な治癒を目指すには手術を行う必

要があり、その際は専門医への紹介が必要である[3]。

c．Dupuytren 拘縮

単独の掌側の結節形成のみであれば、進行しない症例もあるため、経過観察する。屈曲拘縮が出現する場合は手術を検討するため専門医へ紹介する[3]。

3．病気の経験を探る

治療を開始する前に、個別の症例ごとに障害や治療行為による仕事やスポーツ、家事などへの影響と治療に対する希望を詳細に話し合う必要がある。

仕事の内容はこれから指導する治療を遵守できるような内容だろうか？ できそうにないのならその仕事を一時的に休んだり同僚に依頼したりすることはできないのだろうか？

スポーツ選手では、治療を行う期間中、重要な試合や大会はないだろうか？

治療期間中、家事をサポートしてくれる家族はいるのだろうか？

それぞれの症例は障害だけではなく、日常生活の不便さ、仕事やスポーツ、家事などへの影響に苦しむことになる。その苦しみに配慮し、話し合うことで治療方針に対する合意が得られ、治療へのコンプライアンスも得られやすくなる。

4．予防

内側・外側上顆炎、ばね指など、それぞれの部位の酷使による疾患では、酷使の原因となる行為・作業を避けたり、酷使せずとも作業が行われる動作を話し合い、再発を予防する必要がある。

III・8 手・指・肘の問題

5．症例（NBM）

　50歳、男性。高校の事務職員。高血圧と高脂血症、肥満の定期受診で来院した。
　「こういうことも先生に相談してもいいですかね？」と切り出してきた。1ヵ月ほど前から左の第1指の付け根が痛む、ということである。安静にしていれば痛くないのだが、指を動かすたびにコクン、コクンとなり、ズキッ、と痛む。左第1指を酷使することは日常生活や仕事においてもなく、原因は思いあたらない。
　「自分、カメラが趣味なんですけれど、カメラを構えるときに痛むんですよね。うまく撮影できないときもあって、結構困ってます」。
　診察では左第1指のMP関節付近の屈筋腱上に径4mm程度の結節を触れ、圧痛を認める。受動的に第1指を進展すると痛みと同時にコクン、とした感触を触れる。「ばね指」であることをあらかじめ用意しておいたパンフレットをもとに本人に説明。治療法を相談したところ、「妻がトライアスロンやっていて、1ヵ月後に大会があるんですよ。その模様を撮影したいんです。できるだけ早く治したいんですが」とおっしゃるので、初回からステロイド注射を希望された。この日は注射を実施し、副子を装着。2週間後の再診時には痛みが半分程度まで改善し、副子をはずした。さらにその2週後では結節も触知しなくなり痛みは1/10程度まで回復した。

＜ポイント＞
　一般にばね指の治療においてステロイド薬の注射は保存療法が奏功しない場合に選択される。しかし、本例のように患者自身にはそれぞれ固有の背景があり、治療に対する希望もある。それに配慮し、互いに合意を得たうえで治療を計画しなければ、治療に関して十分な満足は得られにくい。

6. まとめ

　手・指・肘の解剖、それぞれの疾患の診断に有用な病歴、身体所見を利用することで多くの場合最低限の検査で診断の鍵を手に入れることができる。それぞれの疾患の治療の選択は家庭医のおかれたセッティング（設備、利用者のニーズなど）、家庭医自身の技術により異なるが、家庭医により十分治療できる疾患も多い。

　治療の際は患者それぞれの個別の事情に配慮することが重要である。

（山田康介）

参考文献

肘

1) Anderson BC, Anderson RJ：Evaluation of the patient with elbow pain. Up To Date version 12.2., 2004 (http://www.uptodate.com/)
2) Amory J：55 elbow pain. Saint-Frances Guide To Outpatient Medicine, 1 st ed, Frances C, Bent S, et al (eds), pp 365-368, Lippincott Williams & Wilkins, Philadelphia, 2000.
3) Morgan WJ：Elbow and Forearm. Orthopaedics in Primary Care, Third Edition, pp 70-98, Lippincott Williams & Wilkins, Baltimore, 1999.
4) Eiff MP, Hatch RL, Calmbach WL：Fracture Management for Primary Care. 2 nd ed, Saunders, Philadelphia, 2003.
5) Anderson BC, Sheon RP：Epicondylitis. Up To Date version 12.2, 2004 (http://www.uptodate.com/)
6) Willem A, Sally G, et al：Tennnis elbow. Clin Evid 11：1633-1644, 2004.
7) InfoRetriever 2004 (Lateral epycondylitis, Medial epycondylitis で検索)

手首・手

1) James MD II, Elvin GZ, James ML：Hand and Wrist Injuries；Part 1, Nonemergent Evaluation. Am Fam Physician 69：1941-1948, 2004.
2) Eiff MP, Hatch RL, Calmbach WL：Fracture Management for Primary Care, 2 nd ed, Saunders, Philadelphia, 2003.
3) Breen TF：Wrist and Hand (Including Upper Extremity Nerve Injuries). Orthopaedics in Primary Care, 3 rd ed, pp 99-138. Lippincott Williams & Wilkins, Baltimore, 1999.

4) Anderson BC : Evaluation of the patient with wrist pain. Up To Date version 12.2, 2004 (http : //www.uptodate.com/)
5) Anderson BC : Evaluation of the patient with hand pain. Up To Date version 12.2, 2004 (http : //www.uptodate.com/)
6) Anderson BC : Evaluation of the patient with thumb pain. Up To Date version 12.2, 2004 (http : //www.uptodate.com/)

III・系統別問題

9 乳房の問題

重要事項

- どんな症状であってもほとんどの患者が乳癌の心配をしているため、表明されなくても乳癌の可能性について説明する必要がある。

1．疾患を探る

①乳房腫瘤

検診よりも腫瘤などの症状を主訴に受診した場合の方が乳癌を発見される確率は高い。

しかし、実際にはほとんどが線維腺腫や囊胞などの良性疾患である[9]。診察後、乳房腫瘤が触知された場合は乳腺専門医での評価が必要であり家庭医は専門医の紹介が主な役割となる。

a．乳房腫瘤を形成する疾患

乳癌は高齢者に多く、若年者では乳腺症や線維腺腫が多い[8]。

ⅰ）乳癌

罹患率は閉経後に多く、腫瘤触知する患者のうち乳癌と診断されるのは30歳未満では約2％と少なく、70歳以上では85％以上にのぼる[8]。

ⅱ）良性疾患

- 線維腺腫：丸く境界明瞭で、弾性があり、可動性に富んでいる。10代から以後の若い女性に多く発症。
- 乳腺症：典型的なものは正常組織との区別が明瞭ではない。
- 乳管内乳頭腫
- 囊胞：30〜40代に多い。囊胞は丸く、境界明瞭で可動性があるように触れる。本来は軟らかいが液体が緊満すると硬くなることがある。
- 乳腺炎
- 脂肪壊死：外傷の既往があるものが多く、圧痛がある硬い腫瘤として触知することがある[9]。

III・9 乳房の問題

b．問診
- いつ頃どのような状況で気がついたか、大きさはどのように変化しているか（月経周期に合わせて増大・縮小していないか）。
- 乳汁分泌（乳癌や乳管内乳頭種など）の有無と性状。
- 乳房痛（乳腺症・乳腺炎など）の有無と性状・月経周期との関連。

c．身体所見

ⅰ）両側の乳房の視触診（立位と臥位で）
- 皮膚の変化：ひきつれ・えくぼ徴候 dimpling sign
- 腫瘤の有無・性状
- 乳頭分泌の有無・性状

ⅱ）リンパ節の触診：腋窩リンパ節・鎖骨上窩リンパ節

ⅲ）乳癌の典型的な所見

片側に1つ・硬・可動性なし・不整形で境界不明瞭。しかし、これに当てはまらない所見であることも少なくない。

●こんなエビデンスがある

・乳房の視触診で乳癌と良性疾患の鑑別はできるか？

外科医・婦人科医の視触診は最終診断と正しく合ったものは60〜80％であった。また、経験を積んだ医師間での視触診での診断結果は一致しないこともしばしばだった[8]。

---

d．検査

ⅰ）マンモグラフィ
- 視触診で発見されなかった腫瘤がないかを確認。また、腫瘤があるかどうかはっきりしない場合にも使用。腫瘤のある場合の感度は87.3％、特異度は84.5％。
- 35歳未満の場合は、乳腺組織が密でマンモグラフィでの評価が困難であり、乳癌自体が稀なので、乳癌が強く疑われる場合以外は臨床的有用性はない。

ii）超音波検査
- 腫瘤が充実性か嚢胞かを区別するのに有用。特に、35歳未満の場合や触診・マンモグラフィで腫瘤が認められないときなどに有用。
- 陰性的中率は99％以上

iii）穿刺吸引細胞診
- 嚢胞かどうか確認するのに有用。
- 感度・特異度は術者や細胞病理医によりかなりばらつきがある。

iv）針生検・外科的生検
- 上記の検査で良性悪性の診断がつかない場合に行う。

e．マネジメント・紹介のタイミング・フォローアップ[8]

i）閉経後の女性
- 良性疾患と証明されるまでは腫瘤は乳癌と考えてすぐに専門医へ紹介する。

ii）閉経前の女性
- 診察で腫瘤が認められれば専門医へ紹介。
- 腫瘤がはっきりしないとき・両側に対称性に腫瘤があるときは月経開始後3～10日に再検。
  - 腫瘤が認められれば専門医へ紹介
  - 腫瘤がない・対称性の場合は安心させ、フォローを緊密にする（4週間後）。

❷ 乳房痛

ホルモンの作用に関連した生理的な変化による痛みか、乳癌などの疾患による痛みかを鑑別することが重要[3]。周期性か非周期性かで大きく分けて鑑別する。

a．周期性の痛み
i）両側性
ii）40歳未満に多いが、閉経後のHRTでも起こる。
iii）乳房痛の約2/3。
iv）ホルモンの影響で起こり、月経前に強い。

b．非周期性の痛み

ⅰ）片側性

ⅱ）40歳以上に多い。

ⅲ）原因

- 乳癌：痛みだけの場合は非常に稀。
- Mondor病
- 胸腹壁静脈炎
- 乳房の手術・外傷・放射線療法に関連
- 肋軟骨炎（ティーツェ症候群）
- 乳管拡張症
- 外傷
- 頸椎症性神経根症
- その他の筋骨格系の痛み：片側性で非周期性の痛みの90％

c．問診

ⅰ）痛みの部位・性状・程度

ⅱ）痛みは月経周期に合わせて周期的に起こるかどうか。

ⅲ）随伴症状（発熱・発赤など）

ⅳ）ホルモン剤の服薬との関連

ⅴ）出産・流産・中絶後ではないかどうか。

ⅵ）胸部の外傷・上肢帯の使いすぎ・頸部の問題がなかったかどうか。

d．身体所見[3]

ⅰ）痛みの部位・範囲・圧痛の有無、腫瘤などの部位との関連。

ⅱ）乳房腫瘤の項と同様に、両側乳房の視触診・リンパ節の触診を行う。

e．マネジメント・紹介のタイミング

ⅰ）乳房腫瘤が触知された場合（または腫瘤の訴えがある場合）は、乳房腫瘤の項に従う。

ⅱ）乳房腫瘤がない乳房限局性の痛みの場合[3]

- 30歳未満
  - 原則的には特に検査の必要はない。
  - 痛みが限局性の場合、超音波検査を行う。

- 乳癌のリスクが高い場合はマンモグラフィを行う。
- 30歳以上
  - マンモグラフィ。
  - 超音波検査(専門医紹介)。
  - 検査で異常がなければ治療の項に従う。

f. フォローアップ

治療にもかかわらず痛みのみが続く場合、うつ病などの精神疾患や心理的背景を考える必要がある[9]。

g. 治療

ⅰ) 周期性の痛み(腫瘤がないとき)

- がんのための痛みではないと安心させることで85%は十分。
- 非薬物治療
  - 2ヵ月間、痛み(重症度を含む)の日記を付ける(周期的で薬物治療が必要ないと悟らせる)
  - ブラジャーの正しいフィッティング(よく運動をする場合は特にこれが有効)
- 食事療法[1)8)]
  - 低脂肪[1)8)]・高炭水化物[1)]
  - カフェインなどのメチルキサンチン類を避ける[8)]
- 薬物治療[1)8)]
  - 月見草オイル[8)]：市販品。3 g/日、3〜6×
  - ダナゾール　1日200 mg　1日2回(適応：乳腺症)
    - 効果と副作用を天秤にかけて使用
    - 副作用：体重増加・声の低音化・過多月経・筋痙攣[1)]

ⅱ) 非周期性の痛み(腫瘤がないとき)

- 筋骨格系の痛み：鎮痛薬の内服
- 乳房限局性の痛み：腫瘤がなく、検査で異常がなければ周期的な乳房の痛みに対する治療に同じ。

❸乳頭分泌

生殖年齢の女性では触診を行うと50〜80%で極少量の乳汁分泌を認

める。また、授乳終了後数年は生理的に乳汁分泌が認められる。乳頭分泌で受診した患者のうち乳癌は約 5%[4]。

a. 原因[8]

生理的なものと病的なものに分類される。

i) 生理的乳頭分泌

①性状:乳様、両側性、多数の乳管から、絞り出して出るが自然には出ない(非自発的)。

②妊娠・授乳中でなければ内分泌精査。ほとんど高プロラクチン血症による。

③高プロラクチン血症

- 原因
  - 生理的:乳頭刺激・性的興奮・睡眠・運動・食事(特に高蛋白)の増加。
  - 病理的:下垂体腫瘍、視床下部病変、胸壁の外傷、甲状腺機能低下症、腎不全、無排卵症候群、薬の副作用[ドパミン拮抗薬(フェノチアジン・メトクロプラミド)など]、プロラクチン分泌を促進する生理的ペプチド(TRH・セロトニン・VIP・バゾプレッシン)

ii) 病的分泌

①乳頭・乳輪からの分泌:主訴が下着の汚れであったり、視診上乳頭・乳輪に病変がある。

- 症状:乳頭部の紅斑・潰瘍、血性の分泌。
- 疾患:湿疹、乳頭部腺腫、ページェット病

②乳管からの分泌

- 性状:片側、1本の乳管から、血性もしくは漿液性もしくはその中間、自発的分泌。
- 疾患
  - 乳管の良性疾患:乳管拡張・乳管周囲の乳腺炎・乳管内乳頭種・乳管上皮の過形成。
  - 早期の乳管癌:片側性の乳汁分泌の 5~10%
  - 感染・膿瘍

・乳腺症

b．問診

両側性/片側性、分泌液の性状、最近の妊娠・出産歴、常用薬、月経周期、運動・睡眠の習慣、性活動度、最近の手術や外傷。

c．身体所見[3]

- 乳房腫瘤の項と同様に、両側乳房の視触診・リンパ節の触診を行う。
- 乳頭分泌は1つの乳管口からの分泌か、多数の乳管口からかみる。
- 腫瘤を触知した場合はその部位を圧迫して乳頭分泌と腫瘤の関係を確認する。
- 腫瘤を触知しない場合、乳頭分泌が出やすい圧迫点の有無を探す。圧迫点と分泌口を結ぶ線上に小さな硬結や索状の乳管を触知することがある[8]。

d．マネジメント・紹介のタイミング・フォローアップ[8]

- 生理的分泌の病歴・所見・性状の場合
  - i）まずプロラクチン分泌に影響する薬物の服用を中止
  - ii）分泌が継続する場合血清プロラクチン濃度・TSH を測定
  - iii）プロラクチン濃度が高値の場合
    - 月経が正常の場合：乳頭刺激・性的興奮・睡眠・運動・食事(特に高蛋白)の増加がないかチェック。あればそれを減らす。その後、症状とプロラクチン濃度のチェックを。
    - 月経異常がある場合：下垂体腫瘍の検査(専門医紹介)

🚩 ・病理的分泌の病歴・所見・性状の場合：精査のため専門医紹介

❹ 女性化乳房[2][5]

①男性の乳頭直下に弾性硬の腫瘤として触れる乳腺組織がある場合
- 脂肪組織のみの場合は偽性女性化乳房。
- 頻度は低いが乳癌との鑑別が必要。乳癌は片側で乳頭直下以外の場所にあり硬いことが多い。

②まずは薬剤性を考え、女性化乳房をきたす薬剤を使用している場合は中止で改善すればそれ以上の検索は不要。薬剤服用歴がない場合、身体疾患を考える。

③女性化乳房をきたす疾患
- 肝硬変・腎不全・重症肺疾患・心不全など重症慢性疾患の回復時や透析導入時など。
- 甲状腺機能亢進症
- 悪性腫瘍
  ⅰ）精巣腫瘍
  ⅱ）肝・肺・胃・膵腫瘍～特に hCG 産生腫瘍
  ⅲ）下垂体腫瘍（特にプロラクチン産生腫瘍）・視床下部障害（頭蓋咽頭腫・松果体腫）・女性化性副腎皮質癌・Hodgkin 病。
- 性腺機能低下症

④鑑別診断
- 肝硬変・腎不全・甲状腺機能亢進症などの疾患の問診・身体所見・検査。
- 腹部腫瘤・精巣腫瘤があればそれぞれの部位の悪性腫瘍を疑う。
- 原因がはっきりしなければ hCG・LH・テストステロン・エストラジオールを測定。

5 思春期に関連した乳房の問題

a．女児に乳房発育を認めた場合

- 乳房発育は、Tanner 2 度以上を指す（図 23）。
- 7 歳 6 ヵ月未満での乳房発育は、思春期早発症の一症状である場合と、乳房発育のみで他に異常のない早期乳房発育症（早発乳房）の場合がある[2)13)]。
- 専門医への紹介のタイミング
  ⅰ）Tanner 3 度以上の乳房発育、乳房発育以外の二次性徴がある（陰毛・月経）場合、思春期早発症が疑われる他の症状・所見（成長の加速・頭痛・痙攣・下腹部痛など）がある場合はすぐに専門医へ紹介する[6)14)]。
  ⅱ）成長曲線・症状・所見でまったく異常がない場合、6 歳では約 10% の一過性の乳房発育がみられ経過観察がよいという見解もある[6)13)]。しかし、骨年齢の評価も必要であり、それを含めて自信を

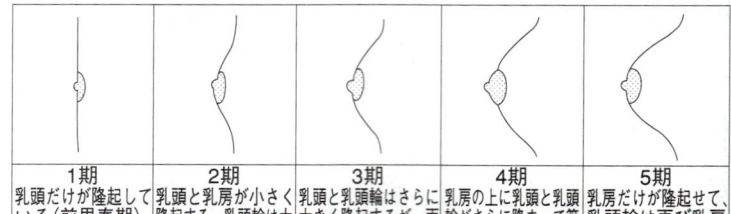

1期	2期	3期	4期	5期
乳頭だけが隆起している(前思春期)。	乳頭と乳房が小さく隆起する。乳頭輪は大きさを増す(乳蕾期)。	乳頭と乳輪はさらに大きく隆起するが、両者は同一面上にある。	乳房の上に乳頭と乳輪がさらに隆起して第2の隆起をつくる。	乳房だけが隆起せて、乳頭輪は再び乳房と同一面上となる。

図23 ● 乳房の発育(Tanner 分類)
(前川喜平：成育小児科学．診断と治療社，東京，1997による)

もって異常がないと判断できなければ紹介する方がよいと思われる。

b．男児の思春期乳房発育(思春期女性化乳房)[2)5)]

- 片側性・両側性いずれもありうる。90％は3年以内に自然消失。
- 思春期からの発症で、その他の症状・身体所見(外性器も含め：精巣腫瘍にも注意)に異常がなければ経過観察。6ヵ月後にフォローし、縮小していれば思春期乳房発育と考えてよい。持続する場合は専門医への紹介を考慮。
- 急速な増大・思春期以前(9歳未満)の発症であれば精査が必要であり専門医へ紹介する。

⑥ 授乳期の乳房の問題[7)15)]

a．授乳期の問題の予防と治療の共通事項

- 子どもが正しく乳頭に吸着・吸啜できていること、乳汁を溜めておかないことである。子どもがうまく飲めていなかったり、授乳をしそこねて間隔があいたり、授乳後に飲み残した乳汁があったり、急に授乳回数が減ったりした場合にトラブルが起きやすい。
- 何かトラブルがあれば子どもの飲み方と授乳の状態をチェックする。チェックと正しい方法の指導は、母乳専門の助産師が詳しい。そのため筆者はトラブルのあった場合にはその治療としての乳房マッサージと、予防も含めて状態確認と改善指導のために母乳専門の助産師を紹

介することが多い。
- トラブルを繰り返す場合、その他に児の舌小帯短縮症が原因となっている場合があるため舌もチェックすること。
- 腫瘤がある場合、ほとんどは乳腺であるが授乳期にあっても乳癌の可能性を念頭においておく。

b．授乳期の疾患

ⅰ）乳汁うっ滞症
- 乳房全体または一部が腫脹している状態（「張って痛い」）。
- 生後数日に起きる場合を除いては、純粋に母乳のうっ滞による。
- 治療は、子どもが正しい飲み方をすること、頻回に授乳し授乳の度ごとに乳汁を空にすること。

ⅱ）乳腺炎
- 乳房の一部の腫脹・発赤・圧痛に、発熱・関節痛といった全身症状を伴う。
- 安静にし、授乳は継続すること。解熱鎮痛薬（アセトアミノフェン・イブプロフェン）も対症的に使用。頻回に授乳し、授乳後にまだ飲み残しがあるようなら搾乳をして毎回空にすること。
- ブドウ球菌・連鎖球菌・大腸菌などが起炎菌となる。
- 抗生剤[16)]
  - 膿瘍形成を防止。これのみでは改善せず授乳の指導が必須。
  - セファレキシン（ケフレックス®）500 mg 経口 6 時間ごとなど。
  - 2～3 日後に改善がみられない場合深在性の膿瘍が考えられる。

ⅲ）膿瘍
- 乳腺炎が遷延・悪化し、波動を認める腫瘤として触れる。
- 抗生剤治療と排膿が必要なため、経験がなければ外科へ紹介を。

ⅳ）乳管閉塞
- 乳房の一部の乳汁うっ滞で、硬い圧痛を伴う腫瘤として触れる。
- 乳頭に白色化した部分を認めることがある。
- 全身症状がないことで乳腺炎と鑑別。
- 腫瘤がある方向に子どもの下顎が位置するように授乳する。
- シャワーなどで乳房を暖め、腫瘤を圧迫しながら搾乳。

- 72時間以内に改善しなければ紹介を含め再評価する。

ⅴ）乳頭痛
- 正しい飲み方・授乳であればまず乳頭が痛くなることはない。
- やはり、子どもが正しい飲み方をすること、頻回に授乳し授乳の度ごとに乳汁を空にすることが一番の治療。
- 乳頭に傷がある場合は細菌・真菌感染を起こすことがあり、乳腺炎のリスクともなる。授乳後に母乳を乳頭に塗り10分程空気にさらしておくとよい。
- 真菌感染は乳頭が赤くなっていることも、正常にみえることもある。深く差し込むような痛みがある場合や飲み方・授乳を改善したあとも続く痛みの場合は真菌感染を疑う。治療はフロリード® ゲルなどを授乳後毎回塗布。鵞口瘡・おむつかぶれ・カンジダ腟炎があれば同時に治療する。

2. 病気の経験を探る

解釈：「乳癌じゃないかしら」
期待：「乳癌じゃない病気だと言ってほしい」
感情：「家族に乳癌になった人がいると自分も乳癌になりやすいと聞いてとても不安」
影響：「手術なんていわれて乳房がなくなったら女性でなくなるようでいやだ」「手術して手が腫れて痛んで家事ができなくなるんじゃないかしら」

　乳癌の心配は多かれ少なかれもっている人が多い。口に出さないことも多いため、常にその心配をもっている前提で接する。しかし、個人個人思いは違うので目の前の人の思いを想像し傾聴する。

3. 家族のケア

　中等度から重度の痛みが続くとき、睡眠不足になったり気分や性的関係その他の身体接触に影響がある可能性がある。身体接触に耐えられないことは自己イメージや性的関心に悪い影響を与えることがある。そのため、乳房の問題で来院したときには家族との関係や性的機能について

の影響も含めて探る必要がある[9]。

4．コストを考える

　不安の強い患者の方がより検査を多く受けている。必要でない検査を避けるという意味でも家庭医と専門医の連携をうまくとり、不安をなるべく和らげることは有用と思われる[8]。

5．予防

［乳癌の予防］
・一次予防としては、日本の疫学調査からは脂肪・肉類の摂取や50歳代のBMIが乳癌死亡率と同じ傾向を示し、食生活などの欧米化が乳癌の成因に関与していると考えられ、適切な食生活・体重の維持により乳癌の一次予防になる可能性がある[10]。また、アルコールを控えることも予防になる可能性がある[11]。
・二次予防としては日本では平成12年3月に出された厚生省老人保健福祉局課長通達「がん予防重点健康教育がん検診実施のための指針」により、50歳未満は問診・視触診を年1回、50歳以上は問診・視触診にマンモグラフィを併用した検診を2年に1回(地域の体制からマンモグラフィ併用検診が十分でないときには問診・視触診を年1回)となっている。

6．症例(NBM)

> ［症例1］
> 　普段高血圧で通院中の70代女性が、定期受診時に左の胸の痛みを訴えた。「ちょうどお乳のところだから乳癌じゃないかと心配で…」と不安げな表情を見せた。乳房の触診では腫瘤はなく、肋軟骨部に圧痛があり肋軟骨炎と考えられることを説明をすると、「ああよかった、娘が乳癌で手術してるから私もそうかと思ったの」と安心した様子。

<ポイント>

乳房の問題で来院する場合、ほとんどが乳癌の心配をしている。今回のように直接訴えられる関係を日頃から構築すること、また、訴えられない場合でも乳癌についての思いを探ったり、乳癌でない場合は安心させることが一番重要である。また、乳癌予防として適切な食生活・体重の維持を指導することや、第一親等に乳癌罹患者がおり、その際の本人の乳癌発症のリスクは2倍になるといわれてもおり、この機会に乳癌検診を勧めることも必要だろう。

［症例2］

風邪を引いたという60代女性が女性医師希望で来院。「実は5年程前に乳癌で手術していて、診察のときに見られるのが嫌で風邪を引いてもずっと医者にはかからなかったんです」「たまたま近所の人にここは女医先生がいるって聞いて、風邪を引くといつも長引くので思い切って来たんです」とのことだった。

<ポイント>

泌尿器・婦人科系の症状では、同性の医師でないと相談できず、主治医が異性のときにはたまたま同性の医師の診察を受けた際に相談されることや、女性医師を希望して受診されることもよくある。診療所としてできれば男女の医師が診療をする体制があることは、泌尿器・婦人科系の症状を相談してもらうための1つの要件と考えることも必要かも知れない。

7．まとめ

乳房の問題は日常の診療の中ではそれほどcommonな訴えではないが、その中では成人女性の乳房腫瘤・乳房痛・乳腺炎の訴えが多い。乳房腫瘤・乳頭分泌・乳房痛の訴えには、乳癌の心配をしているという気持ちに配慮しながら、乳腺診療をする外科への紹介が家庭医の役割となることが多い。女性化乳房も薬剤性や既にはっきりしている肝硬変などの慢性疾患を除いてはどの専門医へ紹介するかを念頭におきながら鑑別を進める。思春期に関連した問題では、思春期に入っていれば安心させ

るだけでよいことが多いが、それ以前では紹介を前提として考えた方がよい。乳腺炎など授乳期の問題は、抗生剤を出して終わりではなく、助産師などと連携しながら正しい授乳を学んで実践してもらうことが重要である。

(守屋文香)

参考文献

1) BMJ Publishing Group, UK：Breast pain. Clinical Evidence Issue 10：2034-2043, 2003.
2) Andolsek KM：Benign Breast Conditions and Disease. Manual of Family Practice, first ed, Taylor RB(ed), pp 453-460, Little Brown and Company, USA, 1997.
3) Shirley RL：Breast pain. UpToDate version 12.3, 2004(http：www.uptodate.com/)
4) Shirley RL：Nipple discharge. UpToDate version 12.3, 2004(http：www.uptodate.com/)
5) Braunstein GD：Pathogenesis and diagnosis of gynecomastia. UpToDate version 12.3, 2004(http：www.uptodate.com/)
6) Boepple PA：Overview of precocious puberty. UpToDate version 12.3, 2004(http：www.uptodate.com/)
7) Hopkinson J, Schanler RJ：Breastfeeding in the postpartum period. UpToDate version 12.3, 2004(http：www.uptodate.com/)
8) Sloane PD：Breast Problems. Essentials of Family Medicine, 4 th ed, pp 377-393, Lippincott Williams & Wilkins, 2002.
9) Heim LJ, South-Paul JE：Breast Lumps and Breast Pain. Textbook of Family Medicine, first edition, Saultz JW, pp 397-410, McGraw-Hill, USA, 2000.
10) 富永祐民：乳癌の疫学．産婦人科治療 87(6)：613-618, 2004.
11) 佐川 正，中澤貴代ほか：乳癌予防とリスクファクター．産婦人科治療 87(6)：626-631, 2004.
12) 福田 護，速水亮介ほか：乳頭異常分泌とその対応．産婦人科治療 87(6)：637-641, 2004.
13) 田中敏章：女児の思春期早発症の診断における年齢基準．日本生殖内分泌学会雑誌 8：67-69, 2003.
14) Green-Hernandez C, et al：Disorders of Pubertal Development, Primary Care Pediatrics, pp 757-760, Lippincott, 2001.
15) 橋本 武(監訳)：母乳育児支援ガイド．UNICEF/WHO, 医学書院, 東京, 2003.
16) 乳腺炎．抗生物質治療ガイドライン, pp 231-232, 医薬ビジランスセンター, 東京, 2002.

10 避妊の問題

> **重要事項**
> - 出産可能な年齢の女性に対しては妊娠の希望をたずねたうえ、希望する女性には葉酸摂取、希望しない女性には避妊についてカウンセリングを行う。
> - 各避妊法の避妊効果、副効用、副作用、適応と禁忌、具体的な使用方法、コストについて十分に説明し、個々の患者に最も適した方法を提示する。
> - わが国では、避妊法に対する理解は不十分であり、患者の隠されたニーズを引き出す必要がある。

1. 疾患を探る

- 家族計画は、女性の empowerment（地位・能力の向上）や reproductive health/rights（性と生殖に関する健康・権利）のうえで欠かせない。一方で、家族計画が適切に行われなかったとき、望まない妊娠の問題が発生する。
- 望まない妊娠の結果、人工妊娠中絶という選択に行き着くケースも多い。わが国では、年間 34 万 1,588 件（平成 13 年母体保護統計）の人工妊娠中絶が施行され、同年の出生数 1,17 万 0,662 の 29.2％に及んでいる。出生数に対する人工妊娠中絶の比は 20 歳未満では 2.22、40 歳以上では 1.63 と、特に高くなっている。
- 望まない妊娠の背景として、若年者の性交渉の増加、中絶論争、避妊に関する情報提供や知識の不足、未婚者の同棲、性への価値観の変化、若年者の妊娠に対する文化的あるいは個人の容認などが考えられる。
- 若年の母親はパートナーから虐待を受けたり、パートナーに捨てられたりする危険性が高い。学業や仕事の面でも大きな制約を受けることがある。
- 望まない妊娠の結果産まれた児は、母親の経済的・社会的背景から、

胎児のうちに煙草やアルコールに曝露される危険性が高く、早期産や乳児期死亡、虐待、発達の障害や学校での問題が起こるリスクが高まる恐れがある。
- わが国で選択される避妊法は、男性主体の避妊法であるコンドームが77.8～96.1％と圧倒的に多く[2]、女性主体の避妊法の選択肢が少ない。逆に、諸外国でのコンドーム使用率は1.8～17％に留まる。
- 平成13年の厚生労働科学研究によると、避妊法を正確に知っている18歳の割合は男性26.2％、女性28.3％に留まっている。
- 生命倫理観や宗教観が避妊に関する意思決定に重要な影響を及ぼす場合があるので、すべての相談者についてこの点を考慮する。

2．ケアのオプション

❶事前評価

a．病歴

受診理由、月経歴、妊娠歴、性感染症・腟炎・尿路感染症の既往、慢性疾患の有無、物質依存、sexual history（性感染症予防、性的嗜好、過去のパートナー、高リスク者との性的関係）、今までに用いた避妊法。

b．身体診察

バイタルサイン、身体測定、乳房・胸腹部・四肢の診察、婦人科的診察、（STD high riskの場合）微生物学的検査、Pap smear。

❷各避妊法の失敗率

表24に示した。

❸経口避妊薬（ピル）

- 信頼性が高く、休薬が不要で、中止後2～3ヵ月で妊娠が可能となる。
- エストロゲンとプロゲスチンの両方が含まれる配合剤が主流である。
- エストロゲンはFSHの分泌を促すことで卵胞の発育を阻害し、卵子が卵管を通過する期間を早め、受精の機会を減らす。プロゲスチンはLHの分泌を抑えて排卵を阻害し、頸管粘液の粘稠度を増加させて精子の通過を妨げ、子宮内膜の発育を阻害して受精卵の着床を困難にす

表24 ●各避妊法の妊娠率

方法	1年使用下の妊娠率 一般的な使用	1年使用下の妊娠率 完全な使用	1年間の継続使用率
避妊せず	85	85	—
殺精子剤	21	6	40
リズム法	25	1〜9	63
性交中絶法	19	4	—
ペッサリー	18	6	56
コンドーム			
女性用	21	5	56
男性用	12	3	61
経口避妊薬	3		72
ミニピル	3	0.5	NA
配合剤	3	0.1	NA
ホルモン剤注射	0.3	0.3	70
皮下埋め込み法	0.2	0.05	88
IUD	0.1〜2.0	0.1〜1.5	78〜81
女性不妊手術	0.5	0.5	100
男性不妊手術	0.15	0.10	100

(文献3)を改変)

注:「完全な使用」は正しく使った場合の、「一般的な使用」は臨床研究で示された確率。患者に説明する場合は一般的な使用での確率を用いる。

る。

- 分類(表25):同量のエストロゲン、プロゲスチンを内服し続けるものを単相性、エストロゲンとプロゲスチンの量を2段階で増やすものを2相性、3段階で増やすものを3相性という。避妊効果のうえで差はない。

- 副効用:月経痛の緩和、月経血の量を抑える、子宮内膜症の治療となる、月経による鉄欠乏性貧血の頻度を減らす、月経周期を整える、良性乳房疾患・子宮体癌・卵巣嚢種の発生率を減らす、骨密度を増加させる。

- 副作用(表26)・欠点:STDを予防しない、クラミジア感染の頻度増、服用方法が煩雑、比較的高いコスト、相互作用を示す薬剤が多い(表27)。

- 禁忌:エストロゲン依存性腫瘍(乳癌、子宮体癌、子宮筋腫)、不正出血、血栓性疾患・脳血管障害・冠動脈疾患の既往、前兆を伴う片頭痛、35歳以上で1日15本以上の喫煙者、心臓弁膜症の既往、糖尿病、血栓

表25 ● 日本で市販されている経口避妊薬

製品名	プロゲスチン剤	1周期総量	エストロゲン剤	1周期総量
マーベロン	DSG 0.15 mg×21	3.15 mg	EE 0.030 mg×21	0.63 mg
オーソM	NET 1.0 mg×21	21.00 mg	EE 0.035 mg×21	0.735 mg
エリオット	NET 0.5 mg×10 NET 1.0 mg×11	16.00 mg	EE 0.035 mg×21	0.735 mg
オーソ777	NET 0.50 mg×7 NET 0.75 mg×7 NET 1.0 mg×7	15.75 mg	EE 0.035 mg×21	0.735 mg
ノリニール シンフェーズT	NET 0.50 mg×7 NET 1.0 mg×9 NET 0.50 mg×5	15.00 mg	EE 0.035 mg×21	0.735 mg
トライディオール トリキュラー リビアン アンジュ	LNG 0.050 mg×6 LNG 0.075 mg×5 LNG 0.125 mg×10	1.93 mg	EE 0.030 mg×6 EE 0.040 mg×5 EE 0.030 mg×10	0.680 mg

注：DSG：desogestrel, NET：norethisterone, LNG：levonorgestrel, EE：ethinyl estradiol
注：表中の(×数字)は日数を示す。表に示されたホルモン製剤(実薬)の内服期間以外に、ホルモン成分を含まない偽薬の内服期間が7日間ある。

表26 ● 経口避妊薬の副作用

Progestin作用		Estrogen作用		Androgen作用	
悪心・嘔吐	頭痛	倦怠感	抑うつ	体重増加	にきび
下痢	水分貯留	乳房の張り	PMS症状	性欲亢進	食欲亢進
脂肪貯留	帯下増加	性欲低下	月経血減少	男性化	
月経血増加	血圧上昇				

表27 ● 経口避妊薬と相互作用を示す薬剤

経口避妊薬の作用を減弱	
ペニシリン系抗菌薬	テトラサイクリン系抗菌薬
グリセオフルビン	HIV治療薬
リファンピシン	バルビツール系製剤
ヒダントイン類	カルバマゼピン
Gn-RH誘導体	グアネチジン
併用薬の作用を減弱	
インスリン製剤	スルフォニルウレア系製剤
ビグアナイト系製剤	スルフォンアミド系製剤
併用薬の作用を増強	
副腎皮質ステロイド	三環系抗うつ薬
シクロスポリン	

性素因、術前4週または術後2週以内、分娩4週以内、肝機能障害、肝腫瘍、脂質代謝異常、高血圧、耳硬化症、妊婦、授乳婦。

- 心血管系：心血管系のリスクがない場合、心血管イベントを起こすリスクは服用者と非服用者で変わらない。心血管系のリスクがある場合、心血管イベント、深部静脈血栓のリスクを上昇させる。血圧や脂質代謝に及ぼす影響は小さく、変化は可逆的である。
- 乳癌：一貫した結果は示されていない。メタ分析によると、低用量ピルの使用により乳癌の発症率が若干上昇（RR 1.16〜1.24）した。服用群では早期例が多く、早期発見が罹患率の増加につながった可能性がある。
- 子宮頸癌：RR 1.3〜2.1と、若干リスクを増大させる。検診率の高さが、発見率の高さにつながっている可能性がある。
- 喫煙：すべての服用者に禁煙を指導する。心血管イベントのリスク上昇はエストロゲンが関係するので、喫煙者にはミニピルやIUDがよい適応となる。
- 妊娠に気づかずに内服を続けた場合、産まれてくる児になんらかの奇形が生じる確率は3.0〜3.1％で、一般人口での発生率とほぼ同じ値とされる。
- 適切なピルの選択：各製剤の副効用・副作用はエストロゲン、プロゲスチン、アンドロゲン活性を比較することによってある程度の予測が可能である（表25、26、28）が、実際には個人差が大きい。服用開始は月経の初日か月経開始後最初の日曜日（または本人が覚えやすい曜日）にする。毎日同時刻に服用するように指導する。流産後は直ちに服用を開始する。妊娠や手術のあとは、血栓症のリスクを避けるため服用開始まで2週間の間隔を空ける。ほとんどの短期的な副作用は3周期

表28 ●各プロゲスチン製剤のホルモン活性

	Progestin 活性(P)	Estrogen 活性	Androgen 活性(A)	子宮内膜 活性	A/P比
NET	1.0	1.0	1.0	1.0	1.0
LNG	5.3	0.0	8.3	5.1	1.6
DSG	9.0	0.0	3.4	8.7	0.4

の間に治まるので、4周期後に内服薬の評価し、その時点で副作用が認められる場合は製剤を変更する。実薬の内服期間に不正出血が認められた場合、決められた時刻に内服しているか確認する。出血が多い場合はプロゲスチン作用が強い製剤に変更する。それでも出血が止まらない場合、エストロゲン作用の強い製剤に変更する。予定日以外に消退出血が起こった場合、服用忘れがないか確認する。妊娠検査を施行し、検査陰性ならばもう1ヵ月内服する。それでも予定が狂う場合、製剤を変更する。具体的な変更の手順は、不正出血の場合と同様である。

④ プロゲスチン単剤ピル(ミニピル)

わが国では未承認。海外では、授乳中の女性やエストロゲン禁忌の場合(高血圧やエストロゲン受容体陽性の乳癌)、よい適応とされる。

⑤ 注射法・皮下埋め込み法

- わが国では未承認。海外では、継続的な内服や通院が困難な場合、他の避妊法が使用できないか失敗する可能性が高い場合によい適応とされる。
- 注射法には月1回施行するエストロゲン/プロゲスチン注射法、12週ごとに施行するプロゲスチン注射法がある。
- 皮下埋め込み法は、1度埋め込むと5年効果が持続する。局所麻酔を用いて上腕内側の皮下に埋め込む。除去可能で、妊孕能も早期に回復する。

⑥ 子宮内避妊具 IUD

- パートナーが1人で経産の女性に適した方法である。
- アクチノミセス感染を予防するため5年に1回交換する必要がある。
- 現在日本で認可されている IUD は閉鎖型、開放型、銅付加の3種類である。
- 挿入は頸部が弛緩している月経中に行う。1ヵ月後に位置をチェックする。
- 副作用：出血の問題が最も多く、10～15％に認められる。IUD の逸脱

は、主に挿入1年以内に起こる(5%)。PIDや膿瘍を含む、STDのリスクが増加する。PIDや膿瘍の場合はIUDを除去する。子宮外妊娠の相対的な頻度を増加させるが、絶対数としてはIUD非使用群と比べて少ない。
- STD、不正出血、婦人科癌の事前評価をする。心内膜炎、糸球体腎炎、腎不全、僧坊弁逸脱症候群、免疫不全には禁忌。複数のセックスパートナー、PIDの既往、STDの高リスク、月経困難が強い場合などは使用を避ける。

❼Barrier Method

- 精子を殺すか子宮内に侵入できないようにする方法のこと。利用が簡単で、可逆的で、副作用もほとんどない。使用者の扱い方によって避妊の成功率が大きく異なり、組み合わせて使うことで避妊の成功率を高めることができる。
- 男性用コンドーム：最も古典的で、男性にとっては信頼性の高い避妊法である。扱いが簡単で入手も容易である。STDを予防する利点もある。
- 女性用コンドーム：STDに対する予防効果は男性用と同様である。殺精子剤と併用すれば不成功率を減らすことができる。
- 殺精子剤：副作用はほとんどない。剤型にはゼリーやフィルム、腟錠がある。簡便で入手が容易であるが、避妊効果を確実にするためにはコンドームなど他の避妊法を併用する必要がある。性交渉前に使用する。
- ペッサリー：後腟円蓋部から恥骨結合後縁までの距離を測定し、適切なサイズを選ぶ。挿入や除去の方法について指導員の指導が必要である。

❽リズム法・基礎体温法

月経周期が規則的な女性で用いられる。次回月経開始予定日の2週間前の前後に排卵が起こることを利用する。基礎体温表をつくり、毎日記録する。成功する鍵は、①カップルが妊娠成立の可能性が最も高い時期

を正確に示す、②排卵の前後には性交渉をもたないか、他の避妊法を併用する、ことにある。単独で用いる避妊法として十分な効果があるとはいえない。

⑨禁欲 abstinence
遵守できれば最も確実な避妊法である。

⑩性交中絶法 withdrawal
単独で用いる避妊法としては適切でない。他の避妊法の併用が前提となる。

⑪授乳による避妊法 Lactational Amenorrhea method (LAM)
- 授乳中の女性に適した方法であり、避妊効果は 98％以上である。
- 乳首への吸啜刺激により GnRH、LH、FSH 分泌が減少し、無月経となる。
- 授乳によって吸啜刺激を持続させることが重要であり、刺激が継続すれば一般に産後 6ヵ月は無排卵・無月経が続き、妊孕能は回復しない。
- 月経開始は排卵が起こったことの合図であり、この方法は無効となる。
- 可能性は低いが、授乳中の排卵も起こり得るので、他の避妊法を併用する。

⑫緊急避妊法/モーニング・アフター・ピル[3]
- 性交時に避妊法がうまくいかなかった場合や性犯罪被害などの不慮の事態により、望まない妊娠が成立する可能性がある場合に用いる。
- 性交後 72 時間以内に中用量ピルを 2 錠内服し、その 12 時間後にさらに 2 錠を内服する。低用量ピルで代用する場合、総投与量は LNG 1.5 mg または LNG 1.0 mg＋EE 0.2 mg を目安とし、12 時間間隔で 2 回に分けて飲む。服用により悪心、嘔吐を催す可能性が高いので、制吐剤を事前に内服させる。
- この方法による妊娠率は 0.5～4.2％である。服用が早ければ早いほど

成功率が高いため、患者には予め内服方法を指導しておくことが望ましい。
- 避妊に成功したかどうかは、次回月経開始日前後にhCG定性で確認する。
- IUDを挿入する方法もあり、性交後7日以内に行う。STDの可能性がある場合は行えない。妊娠率は0.1%と非常に低い。
- 受精後の着床を防ぐ方法であり、個人の生命倫理観や宗教観によっては許容できない可能性がある。患者自身の価値観に合致する方法であるかを事前に確認しなければならない。

⑬不妊手術
- 基本的には不可逆であり、一生子どもをつくれないことのリスクを十分に説明する必要がある。例えば、子どもと死別した場合や、再婚者との間に子を設けたいと考えたとしても、妊娠は望めない。
- 精管結紮術は局所麻酔、卵管結紮術は腹腔鏡下で施行される。

⑭人工妊娠中絶
- 母体保護法によると、人工妊娠中絶は妊娠22週以内で可能である。
- 一般的に週数を経るほど、母体の負担は大きくなる。
- 薬物による中絶は安全性と信頼性の高い方法であるが、わが国では未承認。
- 外科的中絶法：最終月経から6週以降に施行される。合併症として、子宮の損傷、感染、続発性の不妊、精神的ダメージなどがある。吸引法と掻爬法の併用が一般的。局所麻酔下に外来で施行可能である。

3．患者・家族教育
- カウンセリングの目的は、①患者の話を傾聴してニーズを引き出す、②それぞれの方法の利点と害、副作用について説明する、③相談者の疑問に答える、ことである。性行動全般（頻度、パートナーの数、自主性、満足度、コミュニケーションの質など）、出産のタイミング、STDのリスクと既往、過去の避妊の経験によって避妊法の選択をする。

- 若い女性にとって、避妊相談のための受診は月経、性交渉、妊娠の準備、不妊、STDの予防のための健康教育を受ける貴重な機会となる。
- 思春期の女性では、彼らのニーズについて話し合うことが患者-医師関係を育む。どの避妊法を用いる場合でも、コンドームを使用して感染を防止するよう指導する。虐待や暴行などの存在にも留意する。
- コストと使いやすさは患者のadherenceという点で重要である。
- 妊娠第3期の女性には、出産後の避妊についてカウンセリングを行う。
- 中絶に関する相談では、患者やパートナーが自由に感情や意見を話せるよう、支持的な環境を用意する。施行後に精神的ダメージを受けることが予想されるため、心理面でのサポートは不可欠である。

4. フォローアップ

- 一度避妊法を選択したら、その長所と短所について繰り返し説明する。
- 再診は1～3ヵ月後に予定し、患者には副作用を示唆する徴候や問題があれば早めに再診するよう説明する。
- 長期フォローは年に1回は行う。避妊法の効果とSTDのリスクについて改めて話し合い、Pap smearを繰り返す。ピル服用者では高血圧、IUD使用者ではSTDに注意する。
- 妊娠を希望する女性には、妊娠前のカウンセリングと葉酸の補充についての説明を行う。

5. 紹介のタイミング

- 婦人科的な診察・処置の技術を要するケアを患者が希望していて、これらのケアを家庭医外来で施行できない場合。
- 患者自身が他科への紹介を希望した場合。

6. コストを考える

表29参照。

表29 ● 各避妊法のコスト

方法	経路	コストの概算
殺精子剤	市販	30円/個
ペッサリー	自由診療	7,000円/個
女性用コンドーム	市販	200～267円/個
男性用コンドーム	市販	80～400円/個
経口避妊薬(配合剤)	自由診療	2,000～3,000円/月
ミニピル	未認可	
注射法	未認可	
皮下埋め込み法	未認可	
IUD	自由診療	3～4万円/回
卵管結紮術	自由診療	7万円～
精管結紮術	自由診療	5万円～

注：コストの概算には診察や検査にかかる費用は含まれない。

7. 症例(NBM)

　20歳の女性が排尿時痛と頻尿を主訴に外来を受診した。病歴上、今までにも何回か膀胱炎で通院したことがあること、現在パートナーは1人だが、つい最近まで他の男性と交際があったことがわかった。避妊は特に行っておらず、「妊娠は心配だけど、相手に言い出しにくい」とのことであった。避妊法の選択についてカウンセリングを行い、定期的なPap smearが必要なこと、パートナーと避妊について話し合う必要があることを説明し、抗菌薬を処方して外来フォローアップとした。

＜ポイント＞

　膀胱炎のリスクファクターとして性交渉があることから、それについてたずねることでニーズが明らかになり、単なる膀胱炎の治療だけでなく、包括的、予防的なケアが提供できた。

8. まとめ

　わが国の風土では、避妊が医療者と患者との間で話し合われる機会はそれほど多くはない。しかしそれ故に、潜在的なニーズは多いと思われ

る。直接的な避妊相談でなくとも、若年の女性や性感染のリスクが疑われる場合は、積極的に避妊への意識や方法についてたずねるという姿勢が重要である。

（喜瀬守人、岡田唯男）

参考文献

1) Sloan PD et al：Essentials of family medicine. 4 th ed, Lippincott and Williams & Wilkins, Philadelphia, 2002.
2) 毎日新聞社人口問題調査会：全国家族計画世論調査 1996. 1998.
3) Hatcher RA, et al：Contraceptive technology. 17 th ed, Ardent Media, New York, 1998.
4) Wertheimer RE：Emergency postcoital contraception. American Family Physician 62：2287-2292, 2000.
5) リプロヘルス情報センターHP(http://homepage3.nifty.com/m-suga/)
6) 低用量経口避妊薬の医師向け情報提供資料.
7) The Cochrane Collaboration(http://www.cochrane.org/index0.htm)
8) American Academy of Family Physicians：American Family Physician(http://www.aafp.org)
9) Ratcliffe, et al：Family Practice Obstetrics. 2 nd ed, Hanley & Belfus, Salt Lake City, 2001.
10) Graber MA, et al：University of Iowa Family Practice Handbook. American Family Physician, 4 th ed, Mosby, Philadelphia, 2001.
11) Driscoll Bope, et al：Family Practice Desk Reference, 4 th ed, AMA Press, Woshignton DC, 2002.
12) 茅ヶ崎徳州会総合病院産婦人科：不妊外来のページ(http://homepage3.nifty.com/hunin/index.html.htm)

III・系統別問題

11 皮膚の問題

重要事項
・皮膚病変を記載するときは必ず系統的に行う。
・全身性疾患に由来する皮膚病変を鑑別できるようにする。

1．疾患を探る

［最初のアプローチ］
・皮膚病変の形態・色・分布は？
・いつからどのように発生し、どのような治療をしてきたか？

＜A．蕁麻疹＞（図24、25）

1 急性蕁麻疹

膨疹は15分で急速に発生し90分から24時間で消失し、稀に48時間残る。膨疹は消えてもまた新たなものが発生するため、患者は数日から数週間治らないと表現することがある。

a．アレルギー性蕁麻疹

IgE誘導による1型アレルギー。

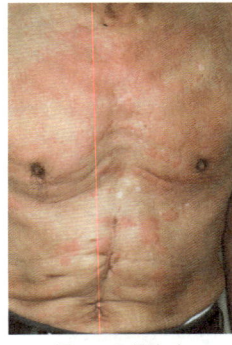

図24 蕁麻疹 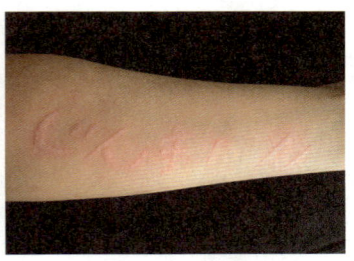　　図25 蕁麻疹

[原因]アレルゲンとの直接の接触や吸入(草、花粉、虫の毒素、薬物、食物、感染)

- 原因薬物として多いもの:ペニシリン、セファロスポリン、スルホンアミド、アスピリン、NSAIDs。
- ラテックスは接触でも吸入でもアレルゲンとなる。
- 原因食物として多いもの:卵、ナッツ、貝、イチゴ、チョコレート、トマト。
- 原因病原体として多いもの:溶連菌、EBウイルス、肝炎ウイルス(A、B、C型)、*Ascaris lumbricoides*(回虫の一種)。感染に伴う蕁麻疹は小児によくみられる。

詳しい病歴聴取やIgE RAST法、原因感染症の治療が蕁麻疹の原因同定に役立つ。アレルゲンへの曝露試験は危険である。

b. 物理性蕁麻疹

皮膚刺激により肥満細胞の脱顆粒が起きたもの。

- 通常30〜60分続く。
- 皮膚描記症が最も有名。
- コリン作動性蕁麻疹では1〜3 mmの瘙痒を伴う小丘疹で中心が白色。
- 運動、熱いシャワー、発熱、不安が刺激となる。
- 稀だが、寒冷刺激や日光、局所の保温、振動、水との接触が原因となる。
- Delayed-pressure urticariaは手に荷物を持っていたあとなどに起きるが、圧迫後4〜6時間経ってから生じる。

c. 化学性(接触性)蕁麻疹

IgE放出とは関連がない。

- 原因薬物:アスピリン、アンフォテリシンB、デキストロメトルファン、麻薬、ポリミキシンB、キニン、レセルピン、スコポラミン、造影剤。
- 非免疫性の蕁麻疹は過去の原因物質への曝露がなくても起きる。
- 腐ったサバや鮭はヒスタミンを高濃度で含有するために蕁麻疹を起こす(サバ中毒)。

❷ 慢性蕁麻疹

6週間以上続くものを指す。

- 甲状腺炎を併発していることがある。その他、食物アレルギー、添加物アレルギー、精神的ストレス、寄生虫感染、カンジダ症、悪性腫瘍が関与のことあり。
- 蕁麻疹様血管炎 urticarial vasculitis は基礎疾患が隠れている可能性がある。蕁麻疹性血管炎は24時間以上続く疼痛を伴う膨疹があるときに疑われ、紫斑や色素沈着を伴っている。皮膚生検の適応となる。SLEや他の膠原病が背後に隠れていることがある。

［頻発する全身症状・徴候］ 関節痛、倦怠感、発熱、腎炎、赤沈上昇、CRP上昇。

❸ 血管浮腫（図26）

慢性蕁麻疹、寒冷蕁麻疹、日光蕁麻疹に伴って起きることが多く、境界不明瞭で、特に口腔、口唇、喉頭、舌、胃腸粘膜に生じ、2～3日続く。
重度の血管浮腫は薬物の副作用として発生することが最も多い。

- 遺伝性常染色体優性血管浮腫は0.4％以下でみられる。
- 遺伝の浸透度はさまざまで、後天性もあるため家族歴だけでは役立たない。

a．蕁麻疹の鑑別診断

- 多形紅斑：少なくとも7日間は続き、消えるのに4週間はかかる。
  虫刺症：病歴と分布から鑑別。
  肥満細胞症：蕁麻疹と紅潮が主症状。
  疱疹状皮膚炎：長期間続く。
  類天疱瘡：長期間続く。
  PUPPP（puritic papules and plaques of pregnancy）：妊娠中に起きる。

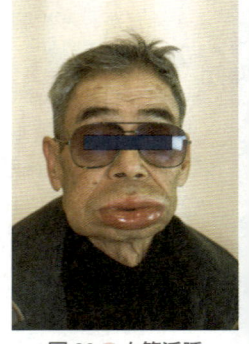

図26 ●血管浮腫

b．蕁麻疹に対する検査
- スクリーニング：血算(好酸球、感染症、悪性疾患の検索のため)、赤沈(膠原病、感染症の検索のため)。
- 追加検査：TSH、検尿と尿培養、生化学、便検査(寄生虫)、肝機能、抗核抗体、免疫グロブリン、プリックテスト、リウマチ因子、クリオグロブリン、補体、皮膚生検、胸部X線、副鼻腔・歯科関連のX線(感染や癌の除外のため)。

c．蕁麻疹の治療
- 原因除去
- 局所療法：冷却、抗瘙痒外用薬。
- 抗ヒスタミン薬(H_1レセプター遮断薬が一般的)
- 慢性蕁麻疹の治療は必要に応じて免疫抑制療法を行う(ステロイド、シクロスポリン、γグロブリン、血漿交換など)。
- 重症の血管浮腫(喉頭浮腫など)にはエピネフリンの静注、皮下注を用い、抗ヒスタミン薬とステロイドの全身投与を行う。ACE阻害薬は用いないこと。

＜B．アトピー性皮膚炎＞(図27、28)

1 臨床所見
乳幼児では落屑を伴う紅斑が頬にでき、年齢が増すと肘窩、手首、膝窩、足首にできやすくなる。瘙痒が強く、搔破による炎症でさらに痒みが悪化する。度重なる搔破により皮膚は苔癬化する。

2 病因
アトピー体質には遺伝性があると考えられており、そこに環境因子と感染が絡んでいる。家族にはアトピー性皮膚炎やアレルギー性皮膚炎、枯草熱、喘息が多い。

3 頻度
60％が1歳までに発症している。30％は5歳までの発症である。約半数が成人までに自然寛解する。

図27 ●アトピー　　図28 ●アトピー

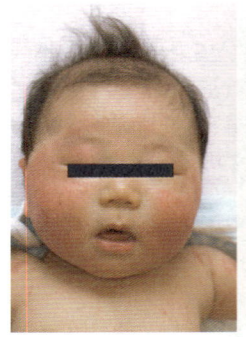

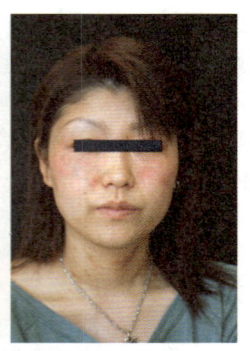

4 鑑別診断

アレルギー性接触性皮膚炎、薬疹、魚鱗癬、ビダール苔癬、乾癬、疥癬、脂漏性皮膚炎、肢端皮膚炎。

5 検査

特異性のある検査はない。

6 治療

①ステロイド外用薬：弱いものを少量から使う。軟膏は保湿効果もある。
②経口ステロイド薬：急性増悪したときのみ用いることがある。
③抗ヒスタミン薬：症状コントロールに使用
④抗ヒスタミン外用薬：炎症性の皮膚に用いるとアレルゲンとなる可能性があり注意。
⑤保湿剤：入浴剤として用いる。
⑥衣服：刺激性の少ないものを選ぶ。ウールや合成繊維は痒みを悪化。
⑦入浴：冬季は皮膚乾燥するので皮脂を落とし過ぎないように注意。
⑧二次感染：黄色ブドウ球菌が90％以上を占める。
⑨抗生剤外用薬：アトピーに二次感染を起こした部位に用いる。
⑩経口抗生剤：感染時に使用。

⑪ストレス：アトピーとの関連がある。
⑫食事：アレルゲンの制限食が奏功することがある。

＜C. 脂漏性皮膚炎＞（図29）

1 臨床所見

慢性的な皮脂の産生過剰に紅斑と鱗屑を伴った丘疹病変。成人と乳児によくみられる。通常は頭皮にできるが、顔（眉、鼻周囲、鼻唇溝、外耳道、耳介後部）、胸部、陰部、その他毛髪のある間擦部にできることもある。乾癬や酒さ性痤瘡、尋常性痤瘡に伴って生じることもある。

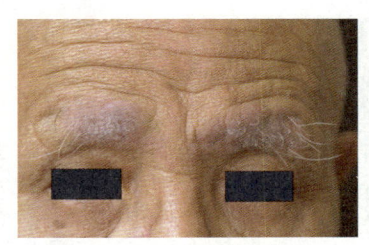

図29 ●脂漏性皮膚炎

2 病因

原因不明。細菌（*Corynebacterium acnes*）や真菌（乳児は *Candida*、成人は *Pityrosporum*）の関係が示唆されているが明確ではない。遺伝性の体質や環境因子が発症や経過に影響を与えていると考えられている。またストレスは増悪因子となる。

3 頻度

どの年齢層でも起きうる。人口の2〜5％が罹患している。二峰性の年齢分布をしており乳児（生後3ヵ月まで）と中年以後（40〜70歳代）にピークがあり、女性より男性にやや多い。

4 鑑別診断

a．乳児

アトピー性皮膚炎、湿疹、皮膚ダニ症、histiocytosis X（原因不明性組織球増殖症）、カルボキシラーゼ欠損症、補体欠損症。

b．成人

乾癬、頭部白癬、股部白癬、カンジダ症、膿痂疹、酒さ。

❺治療

a．薬用シャンプー

頭皮までしみ込ませて5～10分してから洗い流す。はじめ2～3週間は毎日洗い、その後は週に3～4回に減らしていく。毛髪が乾燥し過ぎればヘアコンディショナーを併用する。

b．ステロイド外用薬

中程度の力価より開始し、2週間就寝前に外用してから弱いものに代えていく。シャワーキャップを被ると効果が高い。最終的には外用薬を中止し薬用シャンプーで維持できることを目標とする。

c．乳幼児の場合

- ミネラルオイルまたはオリーブ油：シャンプーの前に外用し鱗屑を浮き上がらせる。
- ベビーシャンプー：5分ほどつけておいてから洗い流す。

d．難治例の場合

ケトコナゾール外用薬やケトコナゾール含有薬用シャンプーを毎週3回使用する。場合によっては内服治療を行う。

＜D．ジベル薔薇色粃糠疹＞（図30）

❶臨床所見

急性の良性の皮疹で自然に治る。一過性に軽度の痒みを伴う境界明瞭な2～10センチの皮疹ができ、円形から楕円形でサーモンピンクの色をし、1～3週で拡がっていく。体幹と四肢近位部に分布し皮疹の長軸が皮膚線条に沿っているため「クリスマスツリー型」と表現される。通常2～10週間で治る。12週間以上続く場合は診断を考え直す。

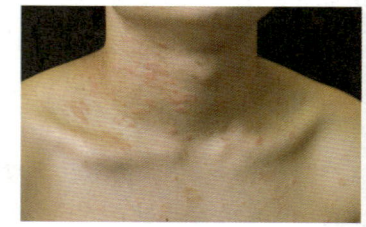

図30 ● ジベル

2 病因

7型ヘルペスウイルスとの関連が示唆されている。

3 頻度

どの年齢でも起きうるが10〜35歳に多い。冬季の方が多い。

4 鑑別診断

体部白癬、梅毒、癜風、薬疹、貨幣状湿疹、滴状乾癬。

5 検査

臨床所見から診断されるが2期梅毒は除外する必要がある。

6 治療

対症療法のみ。場合によってステロイド外用薬、経口抗ヒスタミン薬などを用いる。

＜E．蜂窩織炎＞（図31）

1 臨床所見

皮膚の小さな傷から始まった感染が皮下組織に拡がったもの。罹患部は熱感、発赤、疼痛を伴い境界はあまり明瞭ではない。原因・部位・免疫状態・進展のスピードにより治療が決まってくる。

①通常の蜂窩織炎：溶連菌またはブドウ球菌による感染
②海水で起きた蜂窩織炎：好塩性ビブリオ菌感染
③眼の周囲の蜂窩織炎
　・眼窩蜂窩織炎：眼球突出、結膜浮腫、眼球運動に伴う疼痛がみられる。副鼻腔炎が原因となっていることが多い。生命や視力を脅かすことがある。中枢

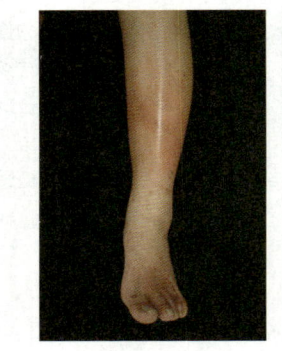

図31 蜂窩織炎

神経系への進展や海綿静脈洞血栓症を起こしうる。
- 眼周囲蜂窩織炎：眼窩蜂窩織炎のような症状がなく、生命を脅かすことはない。外傷が原因となる。眼窩蜂窩織炎と鑑別が難しいことがある。

④外傷または歯性による蜂窩織炎：歯性感染はオトガイ下腔や後咽頭腔へ急速に進展し気道閉塞を起こすことがある。

⑤糖尿病や免疫不全患者の蜂窩織炎：通常と異なる起因菌をもつことがある。

❷治療

a．基礎疾患のない患者

経口エリスロマイシン、ペニシリナーゼ耐性合成ペニシリン、セフェム系抗生物質の投与。全身症状があれば静注で行う。下肢の場合は挙上するように心がけてもらう。家庭で治療が不十分であれば入院加療する。

b．海水での受傷

好塩性ビブリオ菌に効果のあるドキシサイクリンや抗緑膿菌性のあるアミノグリコシドを選ぶ。

c．眼窩周囲の蜂窩織炎

入院管理とし、眼科・耳鼻科へ紹介しドレナージを検討してもらう。小児ではペニシリナーゼ耐性合成ペニシリンやセフェム系を静注で用いる。成人ではペニシリナーゼ耐性合成ペニシリンを静注で用いる。

d．顔面・頸部の蜂窩織炎

外傷によるものであればペニシリナーゼ耐性合成ペニシリンを用いる。歯性感染の場合はペニシリン、クリンダマイシンを用いドレナージを行う。

e．免疫不全や糖尿病患者の蜂窩織炎

培養検査を行う。経験的投与する場合はセフェム系を用い、重症例ではイミペネム-シラスタチンを用いる。

III・11 皮膚の問題

＜F．真菌感染＞
1 白癬
・原因菌：*Trichophyton*、*Microsporum*、*Epidermophyton*

a．臨床所見
・罹患部位：頭皮（図32）、体部、陰部、手（図33）、足（図34）、顔面、爪
鱗屑を伴う環状紅斑が特徴。浮腫、プラーク、膿疱、水疱を伴うこともあり。爪白癬では爪下が肥厚し砕けやすくなる（図35）。

b．診断
臨床所見に基づき、KOH法にて罹患部位の真菌を確認することによる。

c．治療
頭部白癬や爪白癬では抗真菌薬の内服薬が適応となるが、その他は外

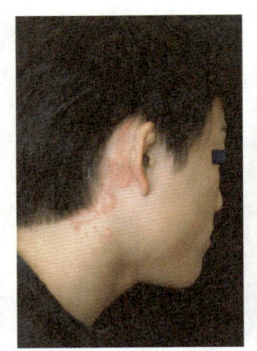

図32 ●頭部白癬 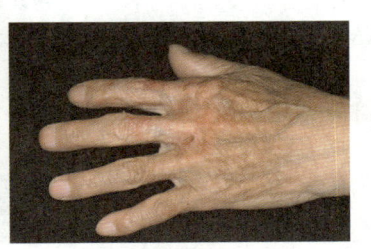　　図33 ●手白癬

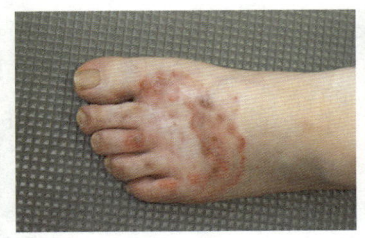

図34 ●足白癬 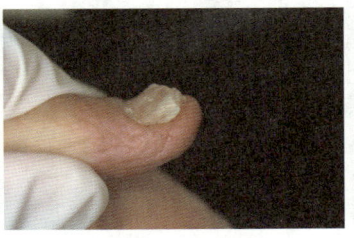　　図35 ●爪白癬

用薬で対処できる。高温多湿を避け、通気をよくすることが必要。糖尿病患者では血糖コントロールを厳格にする。汚染された櫛の共用は避けるべき。

❷ カンジダ

ａ．臨床所見

- 罹患部位：口腔、口角、皮膚間擦部位、乳児のおむつ内、陰茎、爪周囲。

  紅斑を伴うプラークで、「衛星」状に丘疹や膿疱を伴っていることがある。浸軟、亀裂、滲出液を伴うこともあり。

ｂ．診断

臨床所見に基づき、KOH 法にて罹患部位の真菌を確認することによる。

ｃ．治療

抗真菌薬の外用が基本。高温多湿を避け、不必要な抗生剤やステロイドを避ける。糖尿病患者では血糖コントロールを厳格にする。慢性例や治療抵抗例では内服治療を考慮する。

❸ 癜風

ａ．臨床所見

- 罹患部位：上半身の胸部や背中が中心。顔や腕や間擦部位に出ることもある。薄い色をするため夏季に日焼けすると目立ち、斑状のプラークとなり紅斑を伴うこともあり。

ｂ．診断

臨床所見に基づき、KOH 法にて罹患部位の真菌を確認することによる。

ｃ．治療

抗真菌薬を用いる。

<G. 尋常性痤瘡>

1 診断

皮疹は開放性または閉鎖性の面皰(「黒にきび」「白にきび」)から成り、丘疹、膿疱、小結節、嚢胞となる場合がある。罹患部位は顔面が最も多いが、肩、背中、胸部にできる場合もある。

2 治療

a．一般原則

化粧を避ける。必要なときは面皰のできにくいタイプを選ぶ。食事制限は必要なく、チョコレートや他の食物も原因として証明されているものはない。

1日2回、低刺激性の石鹸で洗顔する。擦り過ぎないように注意する。その後外用薬を塗布する。

b．丘疹・膿疱に対する抗生剤

抗生剤外用薬を用いる。治療抵抗例は内服薬を利用(テトラサイクリン系やマクロライド系)。

<H. シラミと疥癬>

1 臨床所見

a．シラミ

- アタマジラミ寄生症：子どもに多く、学校で集団発生することがある。二次性の炎症により膿疱や落屑、頸部リンパ節腫脹をきたすことがある。
- コロモジラミ寄生症：大人に多く、衣服の縫い目に寄生。
- ケジラミ寄生症：性感染症の1つ。治療が遅れると炎症により局所リンパ節腫脹をきたす(図36)。

b．疥癬(図37)

直接皮膚が接触することでダニが移っていく。疥癬トンネルは指の間や、手首、手、足、陰部、腰部にみられる。境界明瞭な水疱や丘疹が同部位にでき、頭部や頸部にはみられない。重症化したものはノルウェー疥癬という(図38)。

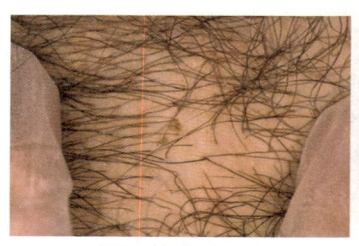

図36 ●毛シラミ

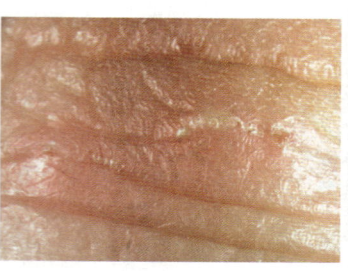

図37 ●疥癬

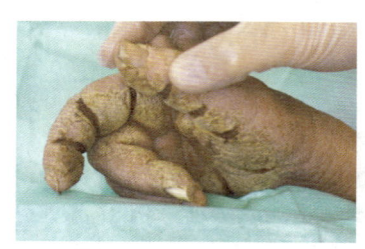

図38 ●ノルウェー疥癬

2 診断

a．シラミ

毛シラミは毛髪内に直接みられる。コロモジラミは衣服の縫い目に虫体と卵をみつけることもある。

b．疥癬

疥癬トンネルや罹患部位の特徴から診断できる。トンネルの終端や皮疹をつまみとり、KOH法で鏡検し虫体や卵をみつける。

3 治療

a．毛シラミ症

専用シャンプーを5～10分つけてから洗い流す。睫毛についている場合は注意して用手的に取り除く。7～10日間の治療を行う。

b．疥癬

専用ローションの外用。クロタミトン（オイラックス®）の外用。

Ⅲ・11　皮膚の問題

＜1．皮膚悪性腫瘍＞

❶基底細胞癌(図39、40)

90％以上が頭部か頸部にでき、日光曝露と関連がある。2 cm以下は切除され、再発率は5％以下である。2 cm以上では1年以内に20％が再発する。転移は0.1％以下である。

❷有棘細胞癌(図41、42)

日光角化症やボーエン病から発生する。

❸悪性黒色腫(図43、44)

一般的に、形が不整、辺縁不明瞭、色(茶、黒、青、灰など、多様)、大きさ(6 mm以上)であるが必ずしもこれらの性質をもたない。家族歴があると2〜8％リスクが増す。

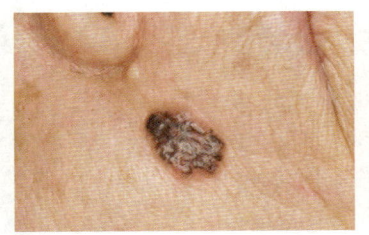

図39　基底細胞癌

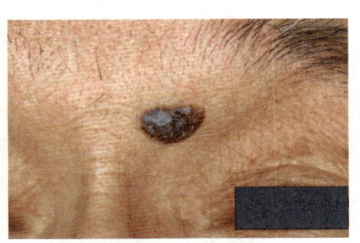

図40　基底細胞癌

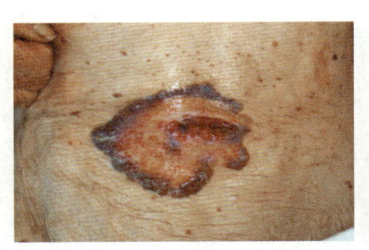

図41　有棘細胞癌

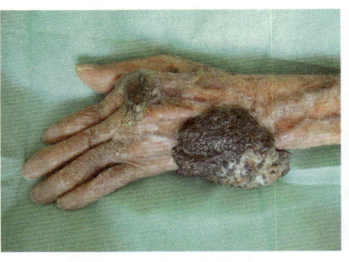

図42　有棘細胞癌

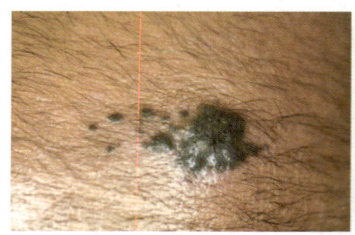

図43 ●悪性黒色腫(メラノーマ) 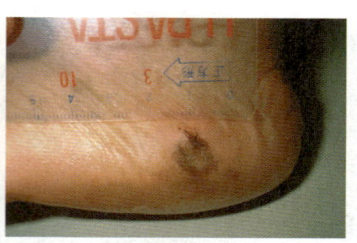　　図44 ●悪性黒色腫(メラノーマ)

＜J．発熱を伴う皮疹＞
1 アプローチ
　大したことのない疾患から生命を脅かす疾患まで多様であり、しばしば診断が難しい。

a．点状出血のとき
①治療可能な感染症：感染性心内膜炎、髄膜炎菌血症、淋菌敗血症、細菌性敗血症、リケッチア感染症(ロッキー山熱)。
②治療をすぐに要さない感染症：エンテロウイルス、デング熱、B型肝炎、風疹、EBウイルス。
③非感染性：蕁麻疹性、血小板減少症、壊血病、ヘノッホ・シェーンライン紫斑病、過敏性血管炎、リウマチ熱、全身性エリテマトーデス(SLE)。

b．斑丘疹のとき
①治療可能な感染症：チフス、2期梅毒、髄膜炎菌血症、淋菌敗血症、マイコプラズマ感染、ライム病、オウム病、リケッチア感染症(ロッキー山熱)。
②治療をすぐに要さない感染症：エンテロウイルス、パルボウイルスB19、ヒトヘルペスウイルス6型、麻疹、風疹、アデノウイルス、EBウイルス、HIV。
③非感染性：アレルギー、多形紅斑、SLE、皮膚筋炎、血清病、若年性リウマチ。

c．水疱のとき
①治療可能な感染症：ブドウ球菌性の膿痂疹、トキシックショック症

候群、淋菌敗血症、リケッチア痘、帯状疱疹、単純ヘルペス、*Vibrio vulnificus* 敗血症、毛嚢炎。

②治療をすぐに要さない感染症：エンテロウイルス、パルボウイルスB 19、HIV(但し、これら3種が水疱病変を呈することは稀)。

③非感染性：種痘性湿疹、多形水疱性紅斑。

d．びまん性紅斑のとき

①治療可能な感染症：しょう紅熱、トキシックショック症候群、エールリヒア症、*Streptococcus viridans* 咽頭炎(化学療法中の患者)、*Corynebacterium haemolyticum* 咽頭炎、川崎病。

②治療をすぐに要さない感染症：エンテロウイルス

③非感染性：稀

e．蕁麻疹のとき

①治療可能な感染症：マイコプラズマ感染、ライム病

②治療をすぐに要さない感染症：エンテロウイルス、アデノウイルス、EBウイルス、HIV、肝炎ウイルス。

③非感染性：稀

2 病歴

いつから、どれくらいの期間、増悪因子、寛解因子、随伴症状を確認。

a．曝露歴

家族に似た症状は？　海水や蚊への曝露や海外旅行歴はあるか？

b．基礎疾患

免疫不全の可能性はないか？

3 身体診察

a．皮疹の種類と分布

麻疹や風疹は顔面から体幹に拡がっていくが、ロッキー山熱の点状出血は足首や手首から出始める。

b．全身をくまなく診察

①コプリック斑がないか(麻疹)。ダニがいないか。副鼻腔炎はないか(髄膜炎菌血症の可能性)。粘膜腫脹はないか(アナフィラキシー)。

②肺音に喘鳴はないか(アナフィラキシー)。肺炎の可能性はないか。
③新たな心雑音はないか(亜急性細菌性心内膜炎)。
④陰部に膿性分泌物や骨盤内炎症はないか(淋菌)。下疳はないか(梅毒)。
⑤関節周囲の点状出血はないか(ロッキー山熱)。関節痛はないか(髄膜炎菌血症、淋菌敗血症)。斑丘疹(若年性リウマチ、膠原病)。
⑥髄膜炎の所見はないか。

4 検査

それぞれの疾患に合わせて検査を進めていく。血算と血液培養は一般的にとられる。

2．病気の経験を探る

解釈：「もしや皮膚癌ではないか」
　　　手の汚れがとれないという信念(強迫性障害の場合)。
期待：「家庭の置き薬で治るのではないか」
　　　「痒み・痛みを早く治してほしい。その気持ちをわかってほしい」
感情：人目が気になるという羞恥心。
影響：目立つ皮疹があると人前に出て行きづらくなる。

　皮膚の症状を理由に医療機関を受診した場合、実際はさらに大きい問題として家族や心理・社会的問題を抱えていることがある。実際、尋常性乾癬では皮膚科学的悪化がなくてもストレスにより痒みの症状が悪化して受診してくることがある。軽微な皮膚異常で受診してきた場合も「ほかに心配なことは？」とたずねる余裕をもっておきたい。

●こんなエビデンスがある

1・アトピー性皮膚炎

　抗菌薬含有ステロイド外用薬と、ステロイド外用薬単独との間で、アトピー性湿疹の臨床的な徴候および症状の改善に関して有意差はみられなかった[5]。

> **2・疥癬**
>
> 硫黄化軟膏と安息香酸ベンジルを比較したところ、8日および14日の時点で、臨床的な治癒に有意差はみられなかった[6]。

3．家族のケア

- 皮膚疾患の中には遺伝性のものがある。例えば尋常性痤瘡のある子どもの45％に家族歴があり、ない子どもでは8％である。
- 尋常性痤瘡はストレスとも関連があり、治療抵抗性の場合は隠れたストレスや家族機能の喪失の可能性がある。
- 皮膚癌の発生した家族は、その遺伝性の有無に対して不安を感じる。
- シラミや疥癬が発生した場合、患者だけでなく、接触のある家族も治療する。

4．患者教育

- 接触性皮膚炎の90％は職業と関連があり、なんらかの刺激物と接触している。
- アトピー性皮膚炎をもつ患者は特に手の湿疹を起こしやすく、さらに治りにくい。
- 尋常性乾癬の患者は小さな外傷によりケブネル現象を起こして症状が悪化するかも知れない。
- 高温多湿な環境で働いたり、油脂に曝露されることで痤瘡に罹患することもある。
- 発汗すれば皮膚常在菌が増殖し、白癬や毛嚢炎も発生しやすくなるため、運動後は衣服を替え、石鹸を使って洗うことを指導する。
- 単純ヘルペスや伝染性膿痂疹は接触により拡がるため患部の被覆と他部位や他人への伝染を防ぐことを指導する。
- 喫煙と皮膚癌の関連を話題とし、禁煙への動機づけを同時に行っていく。
- 尋常性痤瘡は10代の若者が自分の健康に対して初めて責任をもつ機会となり、それが精神的成長を生むきっかけとなる。これをきっかけ

に他の健康問題として、性の問題、喫煙、薬物、アルコールの問題について話し合えるとよい。

5．フォローアップ

それぞれの疾患に合わせて行う。

6．紹介のタイミング

皮膚悪性腫瘍や難治例、入院管理が必要となった場合など、状況に合わせて行う。

7．コストを考える

①ステロイド外用薬
- マイザー軟膏®　　　　5 g……15 点
- リンデロン V 軟膏®　　5 g……17 点
- ロコイド軟膏®　　　　5 g……11 点
- キンダベート軟膏®　　5 g……22 点

②抗真菌外用薬
- ラミシールクリーム®　10 g……57 点

③抗真菌内服薬
- ラミシール錠®（125）　1 錠分 1　28 日分……812 点

④皮膚真菌症診断のため KOH 法で鏡検……19 点

8．予防

職業上の曝露により皮膚疾患がみられれば、その予防策として、適切な防護服や洗濯設備、洗浄設備を設ける必要がある。場合によっては職場巡視が必要である。

学校での集団感染（シラミなど）があれば学校関係者と予防について話し合う。

9. 症例(NBM)

27歳、女性。「1週間前から胸からお腹に湿疹ができました。近くの皮膚科に行ってこの塗り薬(strongestのステロイド外用薬)をもらって塗っているのですが治らないのです。太ももまで広がってきたので、何か内臓の病気でないか心配になって」「病名は何といわれたのか覚えていません」「来月から子どもの水泳教室に一緒に行かなくてはいけないのに。すぐに治りますか？ 人にうつす病気だと困るし」。

＜診察結果＞

胸部と背中から大腿にかけて、楕円形のサーモンピンク色をした1センチ程度の皮疹が皮膚線条に沿って並んでいた。舌圧子の先で擦ってみると、細かい落屑を伴った。痒みはほとんどない。ジベル薔薇色粃糠疹と診断し、治るまで1～3ヵ月程度かかり、他人にはうつらないことを説明した。また、ステロイド外用薬は使用しなくてもよく、塗っても早く治るわけではないことを説明した。皮膚科アトラスを見せると、自分とまったく同じ皮疹が教科書に載っているのを見て納得した。

＜経過＞

水泳教室にも行けたらしく、1ヵ月後に子どもの3歳健診に出向いた際に会い、すっかり治ったことを報告してくれた。

＜ポイント＞

比較的頻度の高い疾患であるが、病名が長く難しく、また自然軽快してしまう病気であるため世間には知られていない。皮膚科アトラスには頻度や年齢分布や予後も書いてあるので、口頭での説明だけでなく本を見せながら説明すると納得してもらえる。

10. まとめ

家庭医が皮膚疾患に出会うことは非常に多い。患者は皮膚疾患を主訴に来院することもあれば、他疾患のフォローのついでに相談してくるこ

とも多い。適切な診断とフォローを行うことは、患者-医師関係を強化していくきっかけになる。病変を系統的に記録し経験を積みながらケア能力を高めていくことが求められる。

（一瀬直日）

参考文献

1) Hall MN：Skin Rashes. Textbook of Family Medicine, Saultz JW,(ed), pp 435-442, McGraw-Hill, 1999
2) Steiner E：Skin Lesions. Textbook of Family Medicine, Saultz JW,(ed), pp 443-451, McGraw-Hill, 1999
3) O'dell ML：Dermatologic problems. The 10-Minute Diagnosis Manual, Taylor RB,(ed), pp 273-291, Lippincott Williams & Wilkins, Philadelphia, 2000
4) O'dell ML：Dermatologic problems. Manual of Family Practice, Taylor RB,(ed), pp 507-535, Lippincott Williams & Wilkins, Philadelphia, 2001.
5) 日本クリニカル・エビデンス編集委員会：アトピー性湿疹．クリニカル・エビデンス ISSUE 9 日本語版，p 1977，日経 BP 社，東京，2004．
6) 日本クリニカル・エビデンス編集委員会：疥癬．クリニカル・エビデンス ISSUE 9 日本語版，pp 2056-2057，日経 BP 社，東京，2004．

臨床写真の提供：赤穂市民病院皮膚科　和田康夫先生のご厚意による

II・系統別問題

12 婦人科の問題

重要事項

- 女性患者を診る際にそのライフステージに起こりやすい女性の健康問題を考える。
- 婦人科的な問題で見過ごされているものがないか、予防的介入や教育が可能なものがないかを検討する。
- 家庭医の診療範囲と専門医へ紹介すべき場合について知っておく。

1. 疾患を探る

月経に関する症状や妊娠の有無について日常的に問診を行い、患者が婦人科に関連した問題を家庭医に相談しやすい関係をつくっておく。女性としてのライフステージ上の位置を考え、起こりやすい問題を念頭におきつつ問診を行う。明らかに婦人科的な問題に関連した主訴がある場合は、問診票を用いると便利である。

❶問診の内容

一般に婦人科疾患について考える際、たずねておきたい内容は以下のようである。

- 現在気になっている症状についての詳細
- 月経歴(初経、周期日数、月経期間、順か不順か、最終月経、月経痛の有無、他の月経随伴症状およびその対処法、経血量の変化、不正出血の有無など)
- 妊娠・出産歴(流産、死産、人工妊娠中絶術、妊娠中毒症、妊娠糖尿病などの合併の有無)
- 性交歴[性交経験の有無、性感染症のリスクの評価(初交年齢、人数、今までの避妊法、ハイリスク行為の有無)など]
- 避妊法(現在用いている方法、およびそれに不安や失敗がないかどう

か）
- 婦人科疾患治療歴（時期や治療内容）
- 子宮頸癌検診受診歴とその結果
- 性感染症、外陰、帯下の異常などの治療歴
- 家族歴（乳癌、卵巣癌含む）

2．病気の経験を探る

　婦人科系の病気では、患者のライフステージ上の位置とそれに伴って起こりやすい心理社会的問題を把握しておくことが、病気の経験を探るうえで有用である（**表30**）。

解釈：月経痛や月経不順では、「子どもができない身体なのではないか」「病気だとわかったら結婚できないのではないか」「若い頃中絶したからこんなに苦しい目に遭っているのだろう」

　　　子宮筋腫で手術を勧められた場合、「子宮をとったら、もう女性ではなくなってしまう」

感情：下腹部痛や性感染症の可能性があるとき、「婦人科系の病気だったら恥ずかしい。誰に相談しよう」

　　　閉経後不正出血や子宮脱があるとき、「もう若くないのに妊婦さんがたくさんいる産婦人科に行くのは恥ずかしい」

期待：「婦人科の問題があるということを絶対ほかの人に知られたくない」

　　　月経痛、月経随伴症状、性交痛、尿失禁などがあるとき、「なんとかしてこの症状を治してもらいたい」

影響：子宮脱、尿失禁があるとき、「尿が近く、時に漏れてしまうので、外出するときに困る」「歩いていると子宮が下がってくるので、あまり旅行に出かけなくなった。」

　　　子宮内膜症、萎縮性腟炎、性交への不安があるとき、「セックスのとき痛みがあるので、夫との関係をもつのが苦痛。拒絶してしまうことが多い」

表30 ●女性のライフステージとよくみられる身体上の問題、ライフイベント

	身体上の変化、問題(主に婦人科疾患)	ライフイベントと起こりやすい心理社会的問題
小児期思春期	①二次性徴の出現 ・月経痛、月経不順、無月経 ②摂食障害 ③望まない妊娠 ④性感染症の罹患 ⑤喫煙、飲酒、薬物使用などの開始	①学校生活における問題 ・月経中の過ごし方 ・ボディイメージのゆがみ、無理なダイエット ②家族関係の問題 ③性の意識の芽生え、さまざまな性情報への曝露 ④セクシュアルアイデンティティの問題
性成熟期	①月経にまつわる問題 ・月経不順、無月経 ・不正出血、月経前緊張症、月経困難症 ②婦人科疾患の発症 ・子宮頸癌、子宮内膜症、子宮筋腫などの子宮疾患 ・卵巣腫瘍・嚢腫、卵巣出血などの附属器疾患 ・性感染症 ・腟炎、外陰炎(カンジダ腟炎、細菌性腟症)、外陰部の異常(バルトリン腺膿瘍、外陰部せつ) ・乳腺疾患 ③妊娠・出産にまつわる問題 ・不妊症 ・流産、早産、死産 ・合併症のある妊娠 ・妊娠の合併症(妊娠中毒症、妊娠糖尿病) ・帝王切開術 ・産後うつ病などの精神疾患 ④その他の問題 ・甲状腺疾患 ・うつ病、不安障害などの精神疾患 ・肥満、喫煙、飲酒	①リプロダクティブヘルス/ライツ(性と生殖に関する健康/権利)の問題 ・適切な避妊法の選択 ・社会的問題との関連(多数のパートナー関連、援助交際、性産業従事) ②結婚、妊娠、出産 ・妊娠に伴う不安、不妊の心配、妊娠中と授乳期の薬剤使用について、妊娠と放射線 ③子育て ・子育てにまつわる不安、ストレス ・育児に忙しく自分の身体にはあまり注意を向ける余裕がない ④配偶者との関係の問題、ドメスティックバイオレンス ⑤離婚率の増加、1人親家庭(特に母子家庭)の増加 ⑥経済的な問題と労働環境 ⑦働く女性の問題 ・仕事と子育てや家庭生活との両立 ・月経にまつわる症状と仕事との問題
閉経前後の時期	①月経にまつわる問題(上記) ②更年期障害、自律神経症状の出現 ③婦人科疾患の増加(子宮筋腫、子宮腺筋症、卵巣癌、子宮頸癌など) ④生活習慣病の発症	①子どもの巣立ちを迎える時期 ・環境の変化、体調の変化が大きい ・子どもの結婚、出産、孫の世話 ②老親などの介護の問題 ③セクシュアリティにおける変化
老年期	①生活習慣病およびその合併症の発症 ・閉経後高脂血症、骨粗鬆症 ②身体の虚弱化、関節痛などの出現 ③萎縮性腟炎、性交痛、性器脱、尿失禁 ④悪性腫瘍(子宮体癌、乳癌、卵巣癌)の発生頻度の増加	①パートナーや家族の介護 ②家族との別離、死別 ③社会的な孤立、孤独に陥りやすい

第3部　よくみられる問題のケア

3. よくみられる疾患/ケアのオプション

婦人科的な問題における訴えとして多いものは、帯下の増量や色調、においの変化、不正出血、月経にまつわる症状、下腹部痛、排尿に関する症状、乳房に関する症状などである。

以下に家庭医が遭遇することの多い婦人科疾患の各論を挙げる(月経障害、避妊、不妊、乳房の問題、更年期障害、性感染症に関しては他項参照)。

❶カンジダ外陰・腟炎[1]

月経のある女性の75%が一度は経験することがある common disease である。初経前および閉経後には少なく、20〜30代に多い。抗生剤使用、妊娠、経口避妊薬内服、コントロール不良の糖尿病が発症の危険因子となる。Candida albicans によるものが大多数であるが、Candida glabrata も増加傾向である。

自覚症状としては、外陰部瘙痒感、排尿時の灼熱感、腫れぼったい感じなどを訴える。帯下は白色でやや固まったカテッジチーズ様のものとなることが多い。視診上、外陰の発赤、腫脹が認められる。腟鏡診にて腟粘膜の発赤と塊状の腟分泌物の付着がみられる。腟分泌物を KOH 処理すると顕微鏡にて菌糸を確認できる。典型的な症状であれば、経験的治療も行われるが、治療抵抗性、反復性の場合、腟分泌物培養を行う。

合併症のない場合、抗真菌剤の腟錠(オキナゾール V®)の挿入およびクリームの外用で速やかに軽快する。

●こんなエビデンスがある

・カンジダ外陰・腟炎が再発性である場合、有効な治療は？

1つの RCT においてイトラコナゾールの経口投与が再発の予防に有効であるという結果が得られた[2]。6ヵ月にわたって月に1回イトラコナゾールを 400 mg 経口投与した場合、プラセボと比較して投与開始後6ヵ月までの再発率が有意に低下していた。12ヵ月後における再発率には差はみられていない(一般に年に4回以上のエピ

ソードがある場合を再発性と定義している)。

❷ 細菌性腟症(Bacterial Vaginosis)[1]

最も多くみられる腟炎とされるが、その概念が日本ではまだ新しく、現在のところ日本での疫学は不明。病態は、腟内細菌叢の変化であり、通常みられる乳酸桿菌が減少し、Gardnerella vaginalis や、Mobiluncus、Mycoplasma hominis、Bacteroides 属などの嫌気性のグラム陰性桿菌などが優位となる。無症状のことが多いが、悪臭(魚の生臭いにおい)のある帯下を自覚することがある。

診断には、①灰白色漿液性の帯下、②腟内容の pH が 4.5 以上に上昇、③KOH 処理にてアミン臭(魚の生臭いにおい)、④腟分泌物に生食水を滴下した検鏡にて clue cell が認められる、の 4 項目のうち、3 つ以上該当すれば、臨床的に細菌性腟症と診断される。

治療には Metronidazole や Clindamycin の内服や外用が用いられる。

妊娠中には、早産および産後の子宮内感染との関連がある。妊娠初期の全女性へのスクリーニングおよび無症状者への治療を推奨する十分なエビデンスはない。早産の既往のある妊娠女性には、検査を行い、妊娠初期に治療することは意義があると考えられている。

❸ 非感染性外陰炎[1]

種々の刺激(ナプキン、石鹸、抗真菌薬などの外用薬、殺精子剤)やアレルゲン(ラテックス製コンドームや外用薬)に対する過敏反応として、接触性皮膚炎を含め、急性や慢性に生じる外陰炎。

自覚症状は瘙痒感、刺激感、灼熱感、帯下の変化などであり、他の感染症と鑑別が困難なことがある。自己診断により種々の外用薬を使用していたり、清潔にするため必要以上に洗浄していたりすることが原因となりうるため、日々の習慣についてもたずねることが原因の同定に役立つことがある。ステロイド外用薬の安易な使用は勧められず、逆に刺激感を生じることがあるので注意が必要である。

高齢者の場合は、⑧の萎縮性腟炎について考慮するとともに、外陰部瘙痒はごく稀に外陰癌や外陰 Paget 病の初期症状であることもあるため注意して視診や触診を行う。

4 卵巣腫瘍・嚢腫

子宮附属器には、自然消退する機能性嚢胞から、悪性腫瘍までさまざまな腫瘍が生じる。画像診断による腫瘍の性状(嚢胞性か充実性か、隔壁の有無、増殖性部分の有無など)、年齢、大きさ、腫瘍マーカーなどから総合的に診断し、経過観察あるいは手術などの治療方針を決定する。これらの判断は専門医に任せた方がよい。

発生しやすい腫瘍は年齢層により変化する。胎児期から乳児期の卵巣嚢腫は母体由来の女性ホルモンによる機能性嚢胞であることが多く、その場合、自然消失する。月経開始前の小児期の卵巣腫瘍は約 80% が悪性であり、ほとんどが胚細胞性腫瘍である。月経開始以降はさまざまな腫瘍が生じうる。機能性嚢胞は排卵周期に伴って生じる生理的なものである。10〜20 代で最も頻度が高い卵巣良性腫瘍は皮様嚢腫(dermoid cyst；成熟嚢胞性奇形腫)である。腫瘍内に毛髪や歯牙や脂肪組織を含み、茎捻転や破裂を起こすこともある。子宮内膜症性嚢胞(チョコレート嚢胞)では、一部に癌化を示すことがあり、専門医によるフォローが必要である。閉経後は悪性腫瘍の割合が高くなる。卵巣悪性腫瘍の多くは、初期に自覚症状に乏しく、腹水などで発見されることが多い。

5 子宮筋腫

30〜40 代の女性の 3〜4 人に 1 人に認められる子宮平滑筋の良性腫瘍。性ホルモンの影響を受ける。自覚症状としては、出血量の増加、腫瘤による骨盤内の圧迫症状、疼痛、および妊娠・出産への影響などである。閉経後は縮小傾向を示し、症状が軽快する。

治療は、筋腫の大きさ、数、位置、自覚症状、年齢、妊娠出産の予定、閉経までの期間などを考慮して決定される。治療法には、薬物治療、外科的治療、子宮動脈塞栓術などがある。

家庭医が触診やエコーで偶然発見した場合、巨大なものを除き、無症

状であれば、経過観察が可能である。自覚症状を伴う場合、急速な増大傾向を示す場合は専門医にコンサルトする。稀に平滑筋肉腫である場合もある。

6 子宮頸癌スクリーニング[3]

　子宮頸癌による死亡数は減少傾向であるが、若年者における浸潤癌の発生率が増加している。HPV感染が起こってから浸潤癌の形成までは一般に10年以上の経過があり、高度異形成や上皮内癌の時期に発見し、早期治療を行うことが死亡率を低下させる。HPV感染に加えて他の因子の存在が発がんに関与することがわかっているが、中でも、喫煙は3～4倍と強いリスク因子である。単純ヘルペスなど他の性感染症の存在、HIV感染、免疫不全状態も発がんに関与する。

　HPVは40種類以上存在するが、子宮頸癌発生のリスクの高い型(16、18、45、52など)、中間の型(31、33、35、51、52など)、低い型(6、11など)がある。細胞異型がある場合、感染しているHPVの型を同定する検査により、将来の発がんリスクの予測が可能であるが、日本ではまだ保険適応とはなっていない。

　American Cancer SocietyおよびUSPSTFは、21歳以上、あるいは性交開始年齢＋3歳以降のうち早い方の年齢からスクリーニングを開始することを勧めている。以降はリスクに応じてスクリーニングが行われることとなるが1～3年ごとのスクリーニングが勧められる。米国のデータでは浸潤癌のみつかった女性のうち、半数はそれまで一度もスクリーニングを受けたことのない女性であった。高齢者においては子宮頸癌の発生率が低下していくが、検診での疑陽性の頻度は増加する。USPSTFは、それまで定期検診を受けていて異常を指摘されたことのない65歳以上の女性に対してはルーチンの検診は行わない方がよいと勧めている。

　家庭医としては、診療所を訪れる20～40代の女性に対して特に、定期スクリーニングを勧めることが有用である。妊娠時には全例に子宮頸部細胞診が行われるが、その後、子育てに追われているうちに検診を受けることを忘れがちとなる傾向がある。

❼ 子宮体癌（子宮内膜癌）

発生数は徐々に増加傾向であるが、初期に発見されることが多く、予後は良好である。高エストロゲン状態の存在が発がんに関与しているケースが多い。すなわち、肥満、少ない出産数、慢性的な無排卵周期（多嚢胞性卵巣症候群など）、糖尿病、高血圧などがリスク因子となる。初期症状として 90％に閉経後不正出血がみられる。不正出血、特に閉経後に出血が断続的にみられる場合は必ず精査が必要である。閉経後不正出血のある患者の約 20％に子宮体癌が認められ、他は萎縮性腟炎、子宮頸管ポリープなどが多い。閉経後の患者は羞恥心や億劫さが原因で、長く症状を放置していることがある。家庭医がはじめに相談されることもあるが、精査は専門医に依頼する。

閉経後は、経腟エコーで子宮縦断像における内膜厚が 4〜5 mm 以下と薄く、スムーズであれば、子宮体癌の存在する可能性は低い。子宮体癌に関しては定期スクリーニングを勧めるエビデンスはない。

❽ 萎縮性腟炎（老人性腟炎とも呼ばれる）[1]

萎縮性腟炎は、更年期や高齢の女性において非常に common な疾患であるが、この症状で悩んでいてもなかなか医師に相談できずにいることが多い。家庭医がよく知っておいてプライマリ・ケアレベルで対処できると患者の QOL にとって寄与するところが大きい。

閉経後、エストロゲン分泌の低下により、腟粘膜上皮の萎縮が起こり、腟壁の乾燥、発赤、伸展性の低下、易出血性が生じる。自覚的には無症状であることが多いが、時に、腟の乾燥感、性交痛、不正出血、灼熱感、瘙痒感を生じる。乳酸桿菌の減少による腟内細菌叢の変化により、細菌感染が起こりやすくなり帯下の原因ともなる。

治療には、エストリオール製剤の腟錠の挿入を行う。2 週間ほどの連続使用により自覚症状は改善するが、治療を中止してしばらくすると同じ症状が反復して出現することが多い。閉経後の性交痛には、潤滑剤（リューブゼリー®）などを使用する方法もある。

萎縮性腟炎の存在により、尿道括約筋が弛緩し、腹圧性尿失禁の原因ともなりうる。会陰筋訓練（キーゲル体操）などの併用とともに、エスト

リオール腟錠の使用により尿道圧が上昇し、尿失禁の症状を改善させることができる場合がある。

❾ 性器脱[4]

閉経後は、女性ホルモンの分泌低下により、骨盤底筋群の萎縮や弛緩が起こり、膀胱、子宮、直腸の下垂が起こりやすくなる。リスク因子としては、経腟分娩の回数が多いこと、肥満、骨盤内手術の既往、腹圧をかける動作を反復している、などである。出産後に、骨盤底筋群の機械的な伸展および弛緩により、子宮脱や尿失禁がみられることがあるが、これは一時的であることが多い。

自覚症状としては、腟の中に何かが下がってきている感じ、違和感がみられる。仰臥位では下垂しないため、朝は症状がなく、起きて活動しているうちに(特に立位で腹圧をかける動作を行っているうちに)下垂が生じてくる。子宮口が頻繁に腟口より外へ脱出する場合、子宮口のびらん、出血が生じ、下着の汚れが問題となる。

膀胱脱(膀胱瘤 cystocele)においては、軽度の場合、尿道括約筋の弛緩による腹圧性尿失禁が主な症状であるが、膀胱瘤が大きくなれば、排尿困難を生じることもある。また、直腸脱では排便困難となることがある。

家庭医の診療範囲としては、軽度の性器脱や、手術の適さない高齢者に対し、症状の進行を予防するため、腹圧を避けるなどの生活指導を行う。また、ペッサリー(リング状のもの)を腟内に挿入し、子宮などを挙上しておくことにより症状の軽減を図ることが可能である。

症状の強い高度の性器脱では、手術により劇的に症状が改善し、患者のQOLが上昇することがある。年齢的に手術のリスクが低い患者で、QOLの低下がある場合は、一度、専門医を紹介し、手術適応について相談する。

4. 家族のケア

どんな場合でも患者が病の体験を乗り越えていくにあたり、家族の理解と協力があることが望ましい。しかし、婦人科の病気に関しては家族が患者本人の訴えや苦痛にあまり理解を示そうとしない場合や、患者が

家族に相談できずに1人で月経痛や性交痛などの悩みを抱えている場合がある。患者が自分で家族への理解を求めるのが困難であれば、医師から家族へ説明することを申し出るとよいだろう。家族への説明の際には、家族自身の不安や誤解を解くよう努める。また、家族がどのように本人へ接していけばよいかについても触れるようにすると、患者の助けになる場合がある。

5．患者教育

女性特有の健康問題についても気になる症状や不安なことがあれば、まずは家庭医に相談してもよいということを日常的に話しておく。家庭医の診療範囲でマネジメントが可能である場合もあるということ、家庭医では必ずしも内診をするわけではないことを患者に知っておいてもらう。

妊娠前ケアはぜひとも家庭医がかかわるべき予防教育である。将来子どもをもちたいと思っている思春期の女性、結婚を考えている女性、第1子出産後に第2子の妊娠を考えている女性などに出会った場合、妊娠する前に知っておくべきことについて情報提供する[5]。例えば、児の無脳症や二分脊椎などの神経管閉鎖不全を予防するため、葉酸摂取は妊娠前から行うことが勧められている（具体的には妊娠1ヵ月以上前から妊娠3ヵ月までの間は、葉酸を1日400μg摂取する）。妊娠前から禁煙する、妊娠中はアルコール摂取を完全にやめる、内服中の薬剤をどうするか、といったことについても家庭医が積極的に取り組む課題である。

また、自分の月経歴を把握しておくことを勧める。月経随伴症状や、出血の量、期間について手帳などに記録しておくと役立つ場合がある。例えば、月経前緊張症のマネジメントでは特に、自分で生活上の工夫を行うことで症状をコントロールしているという実感をもつことが有用である。

6．フォローアップ

なんらかの疾患で定期受診している患者には、時折、症状についてたずね、患者の状態を把握しておく。「以前、生理が不順だとおっしゃって

いましたが、最近はいかがですか」など。定期受診をしていない患者では、フォローアップの時期を指示する。「子宮筋腫の大きさに変化がないか、半年後にもう一度診察をしてみましょう」など。家庭医としていつでも相談にのる姿勢を示しておくことが重要である。

7．紹介のタイミング

- 骨盤内腫瘤が疑われる場合
- 子宮内膜症が疑われる場合(月経痛が進行性に増悪、鎮痛剤が効かない、性交痛、排便時痛、月経時以外の骨盤痛がある、など)
- 不妊症が疑われる場合
- 手術適応の有無について判断が必要な場合

●コラム①　専門医紹介にあたっては

一般に婦人科の受診には、羞恥心、恐怖心、不安感を抱く患者が多い。内診台での体位がいやだ、医師や看護師の態度が不快だった、プライバシーに対する気配りがなかったなどが婦人科受診後の患者の感想として挙げられる。専門医への紹介が必要な場合には、患者に安心してかかってもらえるよう、信頼できる婦人科医との連携を築いておくことが重要である。

●コラム②　家庭医が内診をする場合

まず、羞恥心や恐怖心への配慮が重要である。一つひとつの動作、処置に関して、今何をしようとしているのか、その目的などを説明し、苦痛がないかどうか、確認しながら診察を行う。「大丈夫ですか」「痛かったら言って下さい」などと声をかけ、看護師、医師ともに丁寧な態度を心がける。内診時にはくスカートを用意したり、膝にはバスタオルをかけたりすることも心理的な抵抗緩和に役立つ。身体の露出する範囲や時間をできるだけ少なくする。診察時の体位は、開脚の困難な患者への配慮が必要である。使用する器具は少し暖めておく。次に正しく所見をとることが重要である。クスコ腟鏡の使い方は、習得しておくと便利である。機会があれば人形を使った練

習をしておくとよい。

8．コストを考える

　子宮内膜症、子宮筋腫の治療に用いられるGnRHアゴニスト療法は、薬品が高価である。1ヵ月分で、注射薬は約4〜5万円、点鼻薬は3万円弱であり、4〜6ヵ月間使用される。

　低用量ピルは、避妊以外に、月経不順、月経痛、月経過多、軽度の子宮内膜症などの治療にも有効であるが、保険適応がない薬剤である。1ヵ月分が約2〜4,000円と薬局によって異なる。治療法選択にあたっては、よく患者と相談することが必要となる。

9．予防

- 乳癌検診、子宮頸癌検診を定期的に受けているかをチェックし、受けていなければ勧める。
- 乳癌、子宮体癌の発生予防のためには、肥満、生活習慣病を避ける。
- 性感染症の予防、望まない妊娠の予防のため、正しい情報提供を行う。
- 妊娠前のカウンセリングや栄養摂取についてのアドバイスを行う。

10．症例（NBM）

　高血圧と高脂血症で通院している63歳の女性。診察の最後に、「ほかに何か気になることはありませんか」とたずねると、少し考えて、「先生、あのう…」と話を切り出した。聞くと、数年前から、時々であるが歩いているとき子宮のようなものが股の間に下がってきている感じがしていたとのことだった。それが最近特に頻繁に感じられるようになり、下着に茶色い出血のようなものが付着するようになった。また、尿が近くなり、いつもトイレに行きたいような感じがある。尿意がしてトイレに行くが、少量しか出ない。孫と遊んでいるときに少量の尿が漏れてしまったことが何回かあり、とても慌てた。以来、尿漏れパッドを使用しないと不安で外出できなくなっ

た。頻尿のことを親しい友人に言ってみると、「年をとると誰だって近くなるわよ」と言われた。尿漏れのことは恥ずかしくて言えなかった。

先日、夫と一緒に旅行に出かけた際も、トイレを探してばかりいたため、ちっとも楽しめなかった。夫にはいい加減うんざりした顔をされ、「何か病気なんじゃないか」と言われた。いつも尿のことを考えているため、情けない気持ちになる。これからはなんの楽しみもなくなったようで、憂うつな気分だった。遠くに住む娘に打ち明けたところ、「お母さん、それは婦人科か泌尿器科に行ったら？」と言われたが、どうも受診する勇気が出ず、悩んでいたという。

＜ポイント＞

泌尿生殖器系の問題では羞恥心が先に立ち、患者はなかなか相談できないでいることがある。適切な診断、治療により症状が改善する可能性があると知らない場合もある。まずは、「随分お困りのようですね」と共感を示し、「出産経験のある方で、閉経後にそういった症状がみられることが時にありますよ。その原因には…」と一般論を話す。それにより、「こんなことを相談してもよかったのだろうか」という患者の不安を払拭することができる。その後、必要な検査や治療を進めていくことになる。

11. まとめ

すべての女性患者の診療に際し、ライフステージに応じた婦人科的問題の有無について確認し、疾患予防の視点をもって患者に接する。専門医に紹介すべき場合を見逃さないことも重要であるが、家庭医として心理社会的背景も理解したうえでの全人的アプローチでウィメンズヘルスの問題に取り組んでいくことが望ましい。

（井上真智子）

参考文献

1) Sobel JD：Overview of vaginitis. Up To Date version 13, 1, 2005(http：//www.uptodate.com/)
2) Spinillo A, Colonna L, Piazzi G, et al：Managing recurrent vulvovaginal candidiasis, Intermittent prevention with itraconazole. J Reprod Med 42：83-87, 1997.
3) Feldman S, Goodman A：Screening for cervical cancer. Up To Date version 13, 1, 2005(http：//www.uptodate.com/)
4) Kohli N, Goldstein DP：An overview of the clinical manifestations, diagnosis and classification of pelvic organ prolapse. Up To Date version 13, 1, 2005(http：//www.uptodate.com/)
5) Gillen-Goldstein J, Funai EF, Roqué H：Nutrition in pregnancy. Up To Date version 13, 1, 2005(http：//www.uptodate.com/)

13 耳の問題

> **重要事項**
> - 日常診療で頻度の高い耳の問題としてめまい感、回転性めまい、耳鳴、聴力障害(難聴)を理解する。
> - めまいを訴える患者の場合、末梢性めまいと中枢性めまいの鑑別が重要。
> - めまいを訴える患者は、不安が強いことが多いため、解釈モデルに応じた対応が特に重要である。

1. 疾患を探る

<A. めまい感、回転性めまい dizziness and vertigo>

❶めまい感

フラフラして気が遠くなる感じ lightheadedness、気が遠くなる感じ faintness、回転する感じ rotation や spinning、身体がゆれて沈み込んでいくような感じ giddiness など。

❷分類

1. 真性めまい:身体や周囲が動いているという錯覚。通常回転性めまい vertigo。
   - 良性発作性頭位めまい:回転性めまい。頭位によりめまいが誘発。
   - メニエール病:回転性めまい、一側性、突然発症、変動性の低音性難聴、耳鳴、耳閉塞感。
   - 前庭神経炎:ウイルス感染様前駆症状、亜急性の経過、聴力障害を伴うこともある。
   - 突発性難聴:突然発症の聴力障害。
   - 外リンパ瘻:頭部外傷や咳・くしゃみなどによる圧変動に伴った難聴、耳鳴。
   - Ramsay-Hunt 症候群:外耳道の水疱、聴力障害、耳痛。

- 脳梗塞（小脳梗塞）：突然発症、平衡障害、体幹失調または四肢の失調。
- 脳梗塞（延髄外側症候群、Wallenberg 症候群）：突然発症、複視、嚥下障害、ホルネル徴候、顔面半分と対側半身のしびれ感。
- 多発性硬化症：時間的空間的多発性。
- 椎骨脳底動脈循環不全症：急性の視力低下、複視、失調、構音障害、しびれ感、脱力。

2. presyncope：気の遠くなる感じ。一過性の脳血流低下により生じる。起立性低血圧や不整脈、血管迷走神経反射、出血による循環血漿量減少など。
3. 平衡失調（動揺性めまい）：ふらつき。多発性感覚障害、アルコール症など。
4. 非定型めまい：不安、うつ、パニック、過換気症候群などによる心因性めまい。

③ 頻度

- 山間部診療所 5 つの 1 年の統計：外来初診時の愁訴の 1.8％が非回転性めまい（バランスを失う、ふらつき、頭がフラフラする、ふーっとする）、回転性めまいは 0.4％以下。
- 欧米のプライマリ・ケア外来めまい感患者 100 名：回転性めまい 54％（良性発作性頭位めまい 16％、メニエール病 4％、前庭神経炎 3％、脳梗塞などの中枢性前庭性めまい 10％）、presyncope 6％、平衡障害 2％、心因性めまい 17％、多因子 13％、不明 8％。
- 大学病院耳鼻咽喉科めまい外来：19 年間 1 万例強のうち末梢性めまい 45.3％（良性発作性頭位めまい 9.6％、突発性難聴 5.8％、メニエール病 5.7％、前庭神経炎 1.3％）、中枢性めまい 7.2％（聴神経腫瘍 1.2％、脳腫瘍や脳血管障害は各々 0.2％程度）、その他 3.3％（起立性調節障害 1.2％）、異常なし 7.3％、診断未確定 36.7％。
- 回転性めまいとして発症する中枢性めまい（脳梗塞など）：危険因子を有する高齢者では頻度が高く注意が必要。
- 非回転性めまいの場合：presyncope、平衡失調、非定型めまいのいず

れもみられる。若年者で presyncope や心因性めまいが多い。

❹ 病歴聴取

- めまいの性状：回転性かふらつく感じなのか、持続性か短時間で改善するのか（発作性か）、頭位を変えると生じやすいのか、立位で起こりやすいのか。回転性めまいは中枢性の場合でも数週間で慣れるため、何ヵ月も持続する場合には回転性めまいではない。
- 頭痛の有無
- 難聴や耳鳴の有無

❺ 身体診察

1. 血圧・脈拍：起立性低血圧の有無、脈拍増加（脱水や出血）
2. 意識状態や構音障害の有無
3. 眼の診察
    - 複視の有無：外眼筋麻痺
    - 眼裂の左右差、瞳孔径の左右差：ホルネル徴候の有無
    - 眼振：フレンツェル眼鏡を用いるのが望ましい。
        自発眼振：定方向性水平回旋性：末梢性を示唆。
            しかし末梢性の場合は固視で眼振が抑制されるため、フレンツェル眼鏡を用いずに眼振がみられる場合は中枢性も疑う。
        注視眼振：定方向性水平回旋性：末梢性
            純回旋性、垂直性、注視方向性：中枢性
4. Dix-Hallpike 試験：頭位変換性眼振をみる。患者の頭部を右向きまたは左向き 30°傾けて、座位から急に臥位に動かす。この際に短い潜時をおいて短時間出現し、頭位を繰り返すことで出現しにくくなる（疲労現象）純回転性または水平回旋混合性眼振は、良性発作性頭位めまいに特徴的である（感度 60〜90%、特異度 90〜95%）。この手技で潜時や疲労現象を伴わずに眼振が長時間出現する場合は中枢性めまいを疑う。高度の関節リウマチや頸椎損傷の疑いのある場合は行ってはならない。
5. 顔面神経麻痺の有無

6. 顔面の感覚異常の有無
7. 聴力の有無：Weber 試験、Rinne 試験
8. 四肢の麻痺の有無
9. 失調症状の有無：指鼻試験、膝踵試験、Romberg 試験

❻ 検査

- 安全なめまいの特徴：①早朝めまい、②回転性めまい、③若年者または脳血管障害の危険因子がない、④神経学的異常を認めない、⑤Dix-Hallpike 試験陽性。この特徴を満たさない場合は脳血管障害などによるめまいの可能性を考慮する。
- 脳血管障害が疑われる場合：専門医の診察、頭部 CT や頭部 MRI の適応：紹介

❼ 治療

- 前庭機能の抑制：抗ヒスタミン薬(ジフェンヒドラミン)、抗コリン作動薬(スコポラミン)、鎮静催眠薬(ジアゼパム)：抗コリン作用や鎮静の副作用に注意。
- 制吐剤投与：メトクロプラミド、ドンペリドン。
- 短期間の安静臥床のあとは、日常活動を継続して慣れることが、代償機転を促進することになるため重要。
- 良性発作性頭位めまい：理学療法：Epley 法(図 45)
- メニエール病：現時点では、急性発作の治療ならびに予防的介入として有益性の確立した治療法は存在しない。一般的には減塩食、利尿薬。
- 椎骨脳底動脈循環不全症：抗血小板薬投与

＜B. 耳鳴 tinnitus＞

❶ 耳鳴

頭の外部に音源がないのに患者自身には音が聞こえる状態。

❷ 頻度

日本のデータははっきりしないが、欧米では人口の 10〜14％に長期間

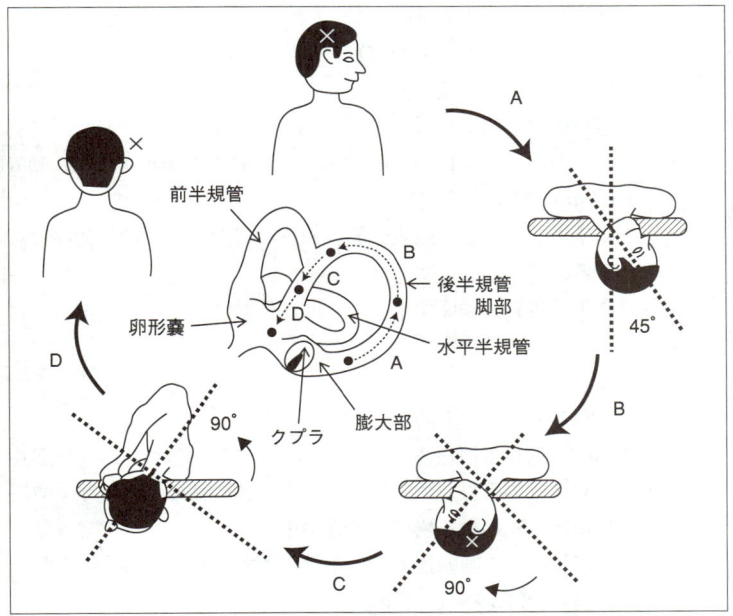

図45 ● 後半規管型 BPV に対する Epley 法の実際

右側が病変(×で示す)。(A) 座位で45°病変側を向き、障害耳を下にした懸垂頭位にする。2、3分後に、(B) ゆっくりと頭を反対側に 90°捻転する。(C) 引き続き、頭と身体の関係を変えずに対側へ側臥位となる。さらに、2、3分後に、(D) 座位に戻る(このあとに頭部を前屈する方法もある)。図の中心部に後半規管における耳石残屑の移動を示している。
(小宮山 純:良性発作性頭位めまい症と理学療法;理論と解説. medicina 39(6): 1005, 2002 による)

再発性の耳鳴がみられる。

❸ 鑑別診断

a. 主観的な耳鳴

- 末梢性(外耳〜中耳):騒音性難聴、老人性難聴、耳硬化症、メニエール病、中耳炎。

- 中枢性(内耳〜中枢神経系):聴神経腫瘍

- 薬剤性：耳毒性のある薬物（アミノグリコシド系抗菌薬、アルコール、抗がん薬、ループ利尿薬など）
- その他：側頭下顎関節由来

b．客観的な耳鳴

- 血管由来：血管拍動性の耳鳴で脈拍と同期する（頸動脈狭窄、動静脈奇形、Glomus 腫瘍、心臓弁膜症など）。
- 筋由来：アブミ骨筋や鼓膜張筋、口蓋などの耳周辺の筋組織のミオクローヌス。
- 耳管由来：耳管の機能低下、耳管開放症。

❹病歴

1. 耳鳴がどのようなものか
   - 脈拍に一致した拍動性（シューシューやブンブンなど）：血管由来
   - クリック音や不整で脈拍に一致しない拍動性の音：ミオクローヌス
   - 呼吸に伴い変動する場合：耳管由来
2. 随伴症状など：回転性めまいや聴力障害の有無、外傷の既往。
3. うつ病の合併：不眠、食欲不振。

❺身体診察

- 頭頸部と脳神経系の診察。
- 頸部の聴診による血管雑音の有無。
- 耳鏡による外耳道と鼓膜の診察。

❻検査

- 血管由来の疾患を疑う場合：CT や MRI・MRA の適応：紹介
- 中耳〜内耳由来の疾患を疑う場合：オージオグラム、ティンパノメトリーなど。

❼治療

- 原疾患の治療が必要。
- 耳毒性の薬物投与は中止する。

- 慢性耳鳴の治療に対してエビデンスがある程度認められたのはうつ病の合併する場合の薬物療法のみ。
- うつ病の合併がみられる場合：三環系抗うつ薬ノルトリプチリンの投与で耳鳴関連障害、聴力検査における耳鳴音量マッチング、うつ病の症状の改善がみられた。またうつ病を伴わない耳鳴患者に三環系抗うつ薬アミトリプチリン投与で自覚症状の改善がみられた。

＜C. 難聴（表31）・聴力障害 hearing loss＞

❶病型
- 伝音性難聴：外耳から中耳の障害で生じる。
- 感音性難聴：内耳、蝸牛、第8脳神経、中枢神経機能の障害で生じる。
- 混合性難聴：伝音性と感音性の混合性の難聴。

❷頻度
- 若年者：先天性、遺伝性が多い。
- 高齢者：老人性難聴が多い。

❸スクリーニング
欧米では高齢者には定期的に身体診察やオージオグラムを用いて定期的に聴力の評価を行うことが勧められている。

❹病歴聴取
- 発症時期
- 突然発症か緩徐進行か。
- 一側性か両側性か。
- 付随症状：耳鳴、耳閉塞感、めまい、回転性めまい、耳漏、耳痛。
- 家族歴の有無
- 騒音曝露歴：工員、騒々しい音楽を聴く趣味。
- 既往歴：糖尿病、脳血管障害、喫煙、耳疾患。
- 薬物服薬歴：アミノグリコシド系抗菌薬、ストレプトマイシン、ループ利尿薬、抗がん剤、アスピリンなど。

表31 ● 難聴の鑑別診断

	病歴	好発年齢など	身体所見	検査	診断	治療
伝音性難聴	突然発症、耳痛なし		耳垢		耳垢による外耳道完全閉塞	耳垢の除去
	突然発症		外耳道の分泌物		外耳道炎	本文参照
		小児期	外耳道は正常、鼓膜の発赤と可動性低下		急性中耳炎	抗菌薬投与
	緩徐進行性、耳痛なし		鼓膜の可動性低下		慢性中耳炎	抗菌薬、ステロイド、手術療法
	緩徐進行性、耳漏	先天性または後天性（成人）	壊死組織で満たされた鼓膜穿孔、乳様突起への進展		真珠腫（扁平上皮の堆積）	手術療法
	緩徐進行性、家族歴あり	中年女性	鼓膜は正常		耳硬化症	補聴器、手術療法
感音性難聴	両側性、出生早期、小児期から家族歴あり	新生児、小児		現在は通常新生児期の聴覚スクリーニング検査で判明	先天性難聴または遺伝性難聴	補聴器
	両側性、緩徐進行性、騒音曝露、喫煙	高齢者	鼓膜は正常	初期は高音域の聴力低下、進行するとすべての音域で聴力低下	老人性難聴	言語理解が50%以下では補聴器
	両側性、緩徐進行性、耳鳴、騒音曝露		鼓膜は正常	対称性の聴力低下	騒音性難聴	
	一側性、突然発症、変動性、耳鳴、回転性のまいい、耳閉塞感	40代に多いが青年から高齢者まで起こりうる	鼓膜は正常	一側性の低温域の聴力低下	メニエール病	本文参照
	一側性、突然発症、耳鳴、耳閉塞感、回転性めまい	どの年齢でも起こりうるが高齢者に多い	鼓膜は正常		突発性（感音）難聴	ステロイド、高圧酸素療法
	アミノグリコシド系抗菌薬、ストレプトマイシンなどの投与歴				薬剤性	可能なら薬物投与中止
	一側性、緩徐進行性、耳鳴	稀	鼓膜は正常	頭部MRI	聴神経腫瘍	手術療法

❺身体診察

- 頭部耳周辺や外耳道の視診。
- 耳鏡での外耳道と鼓膜の診察。
- 指のこすり音や時計のかちかち音での大まかな聴力検査。
- Weber 試験と Rinne 試験。

＜D．外耳道炎＞

❶定義

外耳道の炎症。

❷誘因

水との接触、機械的刺激（耳かき、綿棒、外傷など）、慢性皮膚疾患。

❸原因

細菌（黄色ブドウ球菌、緑膿菌）、真菌、慢性皮膚疾患（アトピー性皮膚炎、乾癬、脂漏性皮膚炎などによる湿疹）。

❹臨床症状

外耳道の違和感、疼痛、瘙痒、膿性分泌物。

❺身体所見

外耳道の発赤、浮腫、膿性分泌物。

❻治療

抗菌薬含有の点耳薬投与など。

❼患者教育・予防

誘因を避ける：入浴や水泳後にドライヤーなどで外耳道を乾燥させる、耳かきなどの機械的刺激を避ける、慢性皮膚疾患を治療する。

＜E．Ramsay-Hunt症候群＞

❶定義
顔面神経の知覚枝である膝神経節で水痘帯状疱疹ウイルスが活性化したもの。帯状疱疹の症候群の1つ。

❷症状
一側の外耳道の水疱性発疹と疼痛、同側の顔面神経麻痺と舌前3分の味覚消失、耳鳴、聴力障害、回転性めまい。

❸治療
アシクロビル 800 mg×5/日

2．病気の経験を探る

　病気についての解釈（心身に起こった変化についてどのように理解しているか）、期待（そのことについて何を希望し何を恐れているか）、感情（どんな気持ちでいるか）、影響（自分や家族、仕事などへの影響は何か）をたずねることで、どのように苦しいかを理解することが患者中心の医療の方法の大事なステップである。めまいを訴える患者は、症状が強いため、患者や家族からこれらの情報を得ることは重要である。

解釈：「脳の重大な病気になっているのではないか」「何か重篤な病気になったのではないか」

期待：「早くよくなってほしい」

感情：「どうして自分ばかり苦しくて不快な目に遭わなければいけないのか」

影響：「寝たきりになったり手足が動かなくなるのではないか」「入院したらどうしよう」

3．家族のケア

　めまい患者は症状が強いため、その家族も不安が強くなっている。家族の不安な心理や解釈モデルに配慮して対応する必要がある。

4. 患者教育

めまい患者の対症療法は、発症早期は短期間の安静臥床だが、その後は日常活動を継続して慣れることが、代償機転を促進することになるため重要。めまいに慣れることを患者に説明して促す必要がある。

5. フォローアップ

頻度の高い良性発作性頭位めまいなどの場合は、数週間の間に自然軽快することも多い。1、2週間ごとの診察でよい場合もある。しかし症状による患者自身の苦痛が強く、不安な気持ちになりやすいため、場合によっては数日ごとの診察が必要なこともある。

6. 紹介のタイミング

脳梗塞などの脳血管障害が疑われる場合には専門医の診察、頭部 CT や頭部 MRI の施行のため緊急の紹介が必要。

7. 予防

めまいを起こす疾患を予防する方法は特にない。

椎骨脳底動脈循環不全症の場合は、急に起きたりしない方が一般的によい。脳血管障害に伴うめまいに関しては、動脈硬化の進展に対する予防が重要。

8. コストを考える

良性発作性頭位めまいの理学療法を行うことで治療が成功すれば、薬物投与が不要となり、コスト削減につながる。

不用意な頭部 CT 検査や頭部 MRI 検査はコスト増につながるが、脳血管障害が疑われる場合は積極的に行う必要がある。

9. 症例（NBM）

> 診療所に高血圧症、糖尿病で定期的に通院している 68 歳の女性患者がめまいを訴えて来院した。話を聞くと、数日前からぐるぐる天

井が回るようなめまいがするという。特に手足の動きの悪さやしびれ感などの異常はみられなかった。患者は非常に不安そうな顔をしているため、何か心配していることや気になることがありますかとたずねたところ、「ぐるぐる回るめまいで救急外来を受診した親戚が入院後数日して脳外科で緊急手術をしたことがある。自分も頭のCT検査をしたり脳外科に入院した方がよいのではないでしょうか」といってきた。神経所見を含めた身体診察では、脳神経や麻痺、感覚障害はみられず、水平方向性の定方向性眼振がみられた。Dix-Hallpike試験を行ったところ、水平回旋混合性眼振が短い潜時をおいて短時間出現し、頭位を繰り返すことで出現しにくくなった。良性発作性頭位めまいであると考えられ、患者に「脳外科に入院しなくても大丈夫な病気である」と説明し、Epley法を行ったところ症状が消失した。その後再発はみられない。

<ポイント>
・めまいでは病歴や身体所見が重要である。
・めまいを訴える患者は症状が強いため、不安が強いことが多い。患者がどのような病気を心配しているかといった解釈モデルを把握することが重要である。

10. まとめ

めまい感、回転性めまい、耳鳴、聴力障害(難聴)について述べた。いずれも家庭医療の分野では重要な健康問題であり、これらの対応を学ぶことは患者や家族の健康支援をするうえで不可欠である。

(矢部正浩、松下　明)

参考文献

耳の問題全般

1) Barton J：Approach to the patient with vertigo- I. Up To Date 12.2, 2004 (http://www.uptodate.com/)

2) Barton J：Approach to the patient with vertigo-II. Up To Date 12.2, 2004 (http://www.uptodate.com/)
3) Barton J：Management of vertigo. Up To Date 12.2, 2004 (http://www.uptodate.com/)
4) Barton J：Positional vertigo and nystagmus. Up To Date 12.2, 2004 (http://www.uptodate.com/)
5) William T, Branch WTJr：Approach to the patient with dizziness. Up To Date 12.2, 2004 (http://www.uptodate.com/)
6) 日本クリニカル・エビデンス編集委員会(監修)：クリニカルエビデンス ISSUE 9 日本語版．pp 595-677，日経 BP 社，東京，2004．
7) 福島雅典(総監修)：カレント・メディカル診断と治療．第 43 版日本語版．pp 181-216，日経 BP 社，東京，2004．
8) 福井次矢，黒川　清(監修)：ハリソン内科学原著．第 15 版日本語版，メディカル・サイエンス・インターナショナル，東京，2003．
9) 小泉俊三(監訳)：10 分間診断マニュアル．pp 100-123，メディカル・サイエンス・インターナショナル，東京，2004．

めまい

1) Froehling DA, et al：Does this dizzy patient have a serious form of vertigo? JAMA 271：385-388, 1994.
2) Hotson JR, et al：Acute vestibular syndrome. N Eng J Med 339：680-685, 1998.
3) Kroenke K, et al：How common are various causes of dizziness? South Med J 93：160-167, 2000.
4) 生坂政臣：めまい．medicina 37：1472-1475，2000．
5) 認定内科専門医会「医療標準化ワーキンググループ」信越地区委員会：めまいのプライマリケアおよび治療ガイドライン．内科専門医会誌 16：10-28，2004．
6) Radtke A, et al：Self-treatment of benign paroxysmal positional vertigo. Neurology 63：150-152, 2004 (http://www.neurology.org/cgi/content/abstract/63/1/150) (この URL で Video をクリックすると Epley 法などの mpgVideo をみることが可能です．この動画は右耳に対してのものです)

耳鳴

1) Lockwood AH, et al：Tinnitus. N Eng J Med 347：904-910, 2002.

聴力障害

1) Isaacson JE, et al：Differential diagnosis and treatment of hearing loss. Am Fam

Physician 68：1125-1132, 2003.
2) Yueh B, et al：Screening and management of adult hearing loss in praimary care ; scientific review. JAMA 289：1976-1985, 2003.

外耳道炎

1) Sander R：Otitis externa ; a practical guide to treatment and prevention. Am Fam Physician 63：927-936, 2001.

II・系統別問題

14 眼の問題

重要事項

- 家庭医療外来でみる眼科領域の基本的な診察ができる。
- 診療所でよくみる眼の問題について診察、診断ができる。
- 専門医に紹介すべき病態を判断できる。
- 適切な薬剤を選択することができる。

1. 疾患を探る

[扱う疾患] red eye(赤目)

「赤目」は家庭医療外来で多くみかける眼の問題の1つである。

患者の中には、赤目があると眼科を受診し治療が必要と考える人もいるが、大部分は家庭医療外来で対応できる疾患である。結膜炎(アレルギー性、ウイルス性)が診療所では最も一般的な原因と考えられるが、より深刻な疾患も起こりうるので常に鑑別疾患を頭に浮かべて診察を行うことが大切である。

❶救急に紹介すべき主な疾患

- 急性閉塞隅角緑内障
- ぶどう膜炎(虹彩炎)
- 感染性角膜炎
- 強膜炎

❷プライマリ・ケアで治療できる疾患

- 麦粒腫
- 霰粒腫
- 眼瞼炎
- 結膜下出血
- 結膜炎(細菌性、ウイルス性、アレルギー性)

- 角膜上皮剝離、角膜異物（1〜2日で改善ないときは紹介が望ましい）
- ドライアイ

❸患者の評価

視力測定やペンライトによる眼部検査の所見が重要であり、病歴や全身的な評価も眼科専門医に紹介するかどうかの判断に有用である。

❹病歴

1. 異物感：眼の中に何かがある、もしくは眼を開けていることができない。
- 角膜障害を示す主要な症状でもあり、角膜上皮剝離、角膜異物の可能性があれば眼科に紹介する。
- 痒み・砂の入った感じは（アレルギー性、ウイルス性）結膜炎、ドライアイの可能性が高い。
2. 視力への影響：今までどおりに物が見えているか？
3. 羞明：ライトが明るく感じるか？
4. 外傷
- 上記の症状があるときは眼科に紹介する。
5. コンタクトレンズの有無
- 角膜炎の可能性もあるので眼科に紹介するのが望ましい。
6. 眼脂
- 細菌性結膜炎・角膜炎では1日中眼脂がみられる。

❺視力検査

正確な視力を確認できないときはありのままの状態（読書レベル、形態レベル、光認知レベル）を記録する。視力障害を訴える赤目のときはより深刻な疾患を思い浮かべて対処していくことが望ましい。

❻ペンライトによる検査

瞳孔前房を検査するのに有用である。

[検査のポイント]
- 瞳孔は光に対して反応するか？：中等度の位置で固定しているときは閉塞隅角緑内障の可能性あり。
- 瞳孔が非常に小さくないか？：針の穴状に小さいときは角膜上皮剝離、感染性結膜炎、虹彩炎の可能性あり。
- 膿性の眼脂があるか？：膿性眼脂は細菌性結膜炎、細菌性角膜炎の可能性あり。
- 赤目のパターンは？
    結膜充血：眼瞼・眼球結膜にびまん性の発赤。
    　　　　　鮮紅色で、眼脂を伴うことが多い。
    　　　　　後結膜動脈の分布範囲の充血で、結膜とともに移動。
    毛様充血：結膜充血より深層で充血が起こっている。
    　　　　　やや紫赤色をしており、角膜輪部での発赤が強い。
    　　　　　前毛様体動脈と前結膜動脈系の充血で、移動性はない。
    局所性の赤目：上強膜炎、強膜炎に多い。
- 角膜表面の状態は？：白斑、混濁、異物の有無を確認する。
    白斑、混濁は感染性角膜炎の可能性が高くなる。
    通常はフルオレセイン染色を行わないと確認できない。

7 救急に紹介すべき疾患

a．急性原発性閉塞隅角緑内障
[概念] 光彩周囲にある線維柱帯からの房水の排泄路が閉塞し、眼内圧が上昇した状態。統計学的に正常な眼圧は 18 mmHg 以下（日本）で、朝に高く、夕に低い。正常範囲内でも視神経が圧に弱いときは緑内障を発症しうること（正常眼圧緑内障）。
[症状] 眼痛、視界のかすみ、流涙、虹視、前頭部頭痛、嘔気・嘔吐、視力低下など。
[所見] 角膜混濁・浮腫、眼瞼浮腫、結膜・毛様充血、瞳孔の中等度散大。

b．ぶどう膜炎（虹彩炎、毛様体炎、脈絡膜炎）
[概念] ぶどう膜（虹彩、毛様体、脈絡膜の総称）における炎症。さまざ

まな原因で起こり、全身疾患とも関連しているため、これらの原因検索も必要となる。

［症状］
- 虹彩炎：眼痛、毛様充血、羞明、流涙など。視力障害については程度の差がある。異物感がなく、薄暗い部屋では開眼可能。
- 脈絡膜炎：飛蚊症、視力障害、光視症など。眼痛の訴え、充血は少ない。

［所見］（スリットランプにて）
- 虹彩炎：前房中に多数の細胞出現。蛋白集積によるフレアーの存在。
- 脈絡膜炎：脈絡網膜の炎症、硝子体内の細胞出現によって診断される。

c. 感染性角膜炎

［概念］　細菌、真菌、ウイルスなどが角膜表面に感染し、炎症を起こしている状態。角膜表面の傷、ドライアイ、ステロイド薬の長期点眼で感染の危険性が高くなる。

［症状］　眼痛、毛様充血、流涙、異物感、羞明、開眼困難など。

［所見］（フルオレセイン染色が望ましい）
- 角膜表面の点状・樹枝状の染色。スリガラス様の混濁。

d. 強膜炎

［概念］　強膜の炎症、慢性的で疼痛があり、失明の可能性がある。全身疾患と関連があるため、基礎疾患の治療も必要となる。

- 関連のある疾患：関節リウマチ、Wergener肉芽腫、PN、サルコイドーシス、梅毒・結核・眼部帯状疱疹、炎症性腸症候群

❽ 家庭医が外来でフォローできる疾患

a. 麦粒腫（Hordeolum）

［概念］　眼瞼の急性膿性炎症、黄色ブドウ球菌感染が最も一般的。
- 外麦粒腫：眼瞼皮膚側の皮脂腺、睫毛線の急性化膿性炎症。
- 内麦粒腫：眼瞼の結膜側にあるマイボーム腺の急性化膿性炎症。

［症状］　眼瞼腫脹、疼痛、異物感、眼脂など。

［所見］　眼瞼縁の有痛性腫瘤様病変、眼瞼縁の腫脹、浮腫、発赤。

［治療］　温タオルで暖め、閉塞した皮脂を溶かす。

- 抗生剤点眼1日3〜4回で7日間。
- 膿点がみられれば穿刺して排膿することも可能。

＜紹介のタイミング＞
① 1〜2日経っても改善がないとき。
②眼瞼腫脹が高度なとき。
③羞明、流涙、視力障害があるとき。

b．霰粒腫(Chalazion)

[概念] ツァイス腺やマイボーム腺の閉塞による慢性の肉芽腫性炎症病変。二次性に感染による急性霰粒腫を起こすことがある。高齢者では悪性腫瘍との鑑別が必要なことあり。

[症状] 所見のわりには自覚症状は乏しい。

[所見] 無痛性・弾性・結節状の腫瘤。眼瞼の腫脹、発赤。

[治療] 温タオルで暖めて閉塞部位を開通させる。感染が起きていないときは抗生剤点眼は適応ではない。

- 眼部症状がある、再発する、改善がみられないときは切開して除去する。

c．眼瞼炎

[概念] 眼瞼縁の炎症性反応。脂漏性眼瞼炎とブドウ球菌性眼瞼炎に分けられる。

[症状]
- 脂漏性眼瞼炎：眼瞼縁の紅斑。
- ブドウ球菌性眼瞼炎：痒み、流涙、灼熱感、羞明、朝に悪化。

[所見]
- 脂漏性眼瞼炎：乾燥した落屑、眼瞼縁からの脂性分泌物。
- ブドウ球菌性眼瞼炎：上皮性角膜炎、角膜下半分の潰瘍。

[治療] 点眼薬による局所療法。ブドウ球菌性眼瞼炎の可能性があるときは抗生剤の点眼。

d．結膜下出血

[概念] 結膜の微小血管が破れ、結膜部分に出血がみられる状態。特に誘因がなくてもみられることがある。

[症状] ほとんどないか、あっても軽度の異物感。

[所見] 結膜部分の出血(1～2週程度で自然に吸収されていく)。
[治療] 特別な原因がなければ治療の必要はない。繰り返すときは原因検索が必要となる。

e. 結膜炎

[概念] 眼瞼結膜、眼球結膜の炎症。細菌性、ウイルス性、アレルギー性、非特異性に分類される。

[共通の経験的治療] すべての結膜炎に対し局所抗生剤(エリスロマイシンが第一選択)を使用。ステロイド点眼剤は視力障害の危険性があるため、家庭医では使用を勧めない。

小児では眼軟膏の方が投与しやすいが、20分程度は見えづらくなる。

細菌性結膜炎では1～2日で改善し、ウイルス性・非特異性結膜炎でも潤滑作用によって症状の軽減がみられる。

ⅰ) 細菌性結膜炎

[病因] 黄色ブドウ球菌、肺炎球菌、インフルエンザ菌が一般的。稀に成人に淋菌性結膜炎がみられることあり。

[症状] 片眼の充血、眼脂の訴えが多い。朝には眼脂で開眼困難となることが多いが、他の結膜炎との鑑別には有用とならない。

[所見] 眼瞼縁に膿性眼脂が付着し、拭いても数分ですぐに眼脂が出現する。眼脂自体も粘性が高くなる。

[治療] 第一選択はエリスロマイシン系抗生剤(点眼、軟膏)。フルオロキノロンは耐性菌、コストの点で第一選択とはならない。コンタクトレンズ使用者は中止するようアドバイスする。

ⅱ) ウイルス性結膜炎

[病因] アデノウイルス(流行性角結膜炎、咽頭結膜熱)、エンテロウイルスによるものが有名。

[症状] 灼熱感・砂の入ったような感覚。最初の3～5日で悪化し、その後の1～2週間で徐々に改善する。

[所見] 片側の水溶性・粘液漿液性眼脂、瞼板結膜の濾胞形成。24～48時間後には対側にも拡がることが多い。

[治療] 特異的な治療方法はない。抗ヒスタミン点眼剤は症状を軽減するが、疾患の治療にはならない。全身投与はウイルス性結膜炎には無効。

iii）アレルギー性結膜炎
［病因］　空気伝搬によるアレルゲンへのⅠ型アレルギー反応が原因。
［症状］　痒みが中心。
［所見］　両眼の充血、水溶性分泌物、瞼板結膜の濾胞形成。悪化すると結膜浮腫をきたす。
［治療］　抗ヒスタミン・抗アレルギー点眼剤、NSAIDs点眼剤。

iv）非特異性結膜炎
［病因］　感染や炎症に関連しない形で赤目や分泌物ができる状態。ドライアイでは慢性・間欠的な赤目を繰り返しやすい。

f．角膜上皮剝離、角膜異物（1〜2日で改善ないときは紹介が望ましい）

［概念］　角膜上皮が欠損した状態。原因としては外傷、異物、コンタクトレンズ、特発性がある。
［症状］　眼痛、異物感による開眼不能状態。
［所見］　視力は潰瘍がないときは障害されない。
［検査］　前眼部・眼底部検査

　　結膜：発症後1〜2時間以上で軽度の充血がみられる。数時間以上過ぎると毛様体潮紅がみられてくる。眼脂は涙以外になく、細胞浸潤・角膜混濁もみられない。

　　眼底：できれば眼底を確認した方がよいが、羞明による縮瞳により困難なことが多い。

　・フルオレスセイン染色

　　前眼部・眼底部検査後に診断確定のために施行することが望ましい。角膜上皮剝離があると黄色に染色され、コバルトブルーの光で強調される。

　　・樹枝状の上皮剝離：単純ヘルペス感染の可能性があり24時間以内に眼科へ紹介。
　　・垂直に並行した剝離線：異物のときに角膜上縁にみられる。
　　・コンタクトレンズによる上皮剝離：丸くて中心性、時に角膜すべてに及ぶことがある。

［治療］　眼帯と抗生剤局所療法、毛様体筋麻痺薬が中心（治癒するまで受

診してもらう)。

　眼帯：眼瞼の動きを減らすことで、理論上上皮の増生と遊走を促進させる。しかし、眼帯による不快感、遠近感の消失、車の運転不可などの問題がある。

　抗生剤局所療法：眼の安静を考えると軟膏の方がよい。投与期間については明確なものは医師が症状消失24時間以降は投与量を減らせると思われる。

　疼痛コントロール：機械的(眼帯による安静)、毛様体筋麻痺薬(眼痛、羞明を抑制)、鎮痛剤投与がある。

　・点眼の麻酔薬：上皮化を遅らせるので投与しない。

g．ドライアイ(乾性角結膜炎、シェーグレン症候群などを含む)

[概念]　涙液の質的・量的な異常により引き起こされた角結膜上皮障害。

・主な原因：高齢者、ストレス、コンピューター作業者、コンタクトレンズ、アレルギー性結膜炎、膠原病(シェーグレン症候群など)。

[症状]　眼精疲労、眼の乾燥、異物感、疼痛、痒み、羞明感、充血など。

[所見]　涙液分泌量低下、角結膜上皮障害。

[検査]　シルマー試験、涙液層破壊時間測定。

[治療]　日常生活での注意と涙液の補充・維持が中心。

・日常生活での注意点：こまめに眼を休める。部屋の湿度を保つ。視線を上に向け過ぎない。

・涙液補充療法

　人口涙液：涙液中の水分が少ないときには有用。

　ヒアルロン酸：粘性が高いため、眼の表面の水分を保つ効果がある。角膜上皮再生、角膜炎の治療目的でも使用される。

・涙点プラグ：涙の排泄を抑え、涙液量を保つ目的で使用される。

2．病気の経験を探る

解釈：「痛くはないが、眼が赤いのが気になる」「眼が見えなくなるのではないか？」

期待：「眼の痛さ、痒さをどうにかしてほしい」「近くの診療所でも目を見てもらいたい」

感情：「診療所でみてもらうだけで十分なのか？ 失明しないか」「大した症状がないから眼科には行かなくてもよいのではないか」

影響：「目が見えないと仕事に影響が出る」「忙しくて眼科に行く時間が取れない」

＜病気へのアプローチ＞

- 症状がなくても周囲から一番みられる部位のため、受診する頻度は意外と多い。
- 失明への心配が常に考えれられるため、眼科へ紹介するタイミングを説明しておくことが望ましい。
- 診療所で眼の問題を診られることへは抵抗感がある人もいるので、診察時の反応をみて、専門医に紹介するのも必要である。

●こんなエビデンスがある

1．抗生剤とプラセボでは急性細菌性結膜炎にどちらが有用か？

エビデンスレベル1aのRCTでは、抗生剤の局所療法の方が早期の症状寛解、早期・晩期の細菌感染寛解が非常に改善する。しかし、専門家の中で行った結果なので直接家庭医療の外来に当てはめられないが、コストとも相談しながら処方することになる。

2．家庭内の抗菌製品（スプレー、手洗い製品、洗剤）は感染症状を減少させるか？

エビデンスレベル1bのRCTがある。

広く使われているにもかかわらず、十分に研究されていなかった。

48週間のITTによると眼科疾患に限らず、感染症状の出現率に差はみられなかった。

3．家族のケア

常に失明の心配をするため、すぐに眼科受診を勧めることが多いと思われる。

だが大部分は失明の恐れがなく、家庭医療外来でも診療できる範囲のため、受診時に眼症状がないかも確認し、眼症状についても外来で診断・

治療が可能であることを説明していくことが望ましい。

その際は緊急に眼科へ紹介すべき疾患の徴候の鑑別を行っていくことが必要である。

4．患者教育

大部分は眼科医でなくとも家庭医で対応が可能な疾患であることを説明する。

しかしながら、スリットランプによる検査や眼圧測定のできない環境での点眼ステロイド剤の使用は、所見に応じた適切な経過観察ができないため、控えるべきである。

5．フォローアップ

症状に応じて外来受診となるが、緑内障などの定期的な評価が必要な疾患については眼科で定期的に行ってもらうことが望ましいと思われる。

6．紹介のタイミング

赤目：症状として痛み、眼瞼下垂、圧痛、羞明、視力低下がみられるときは専門医に紹介が必要となる。

7．コストを考える

❶眼科の検査(眼科以外の診療所レベル)

・眼底カメラ撮影　通常の方法：56点
・涙液分泌機能検査(シルメル法)：38点

❷眼科処置

・眼処置：25点(洗眼、点眼、眼帯、巻軸帯などの処置なども含む)
・霰粒腫穿刺：42点
・睫毛抜去(多数)：31点(5〜6本程度では眼処置、1日1回算定)
・結膜異物除去(1眼瞼ごと)：100点

❸主な非ステロイド系抗炎症薬

プラノフェロン(ニフラン® 点眼)：5 ml/本(63.5 円/ml)
アズレン(アズレン® 、AZ® 点眼液)：5 ml/本(109.9 円)

❹主な抗アレルギー薬

クロモグリク酸ナトリウム(インタール®)：5 ml/本(982.8 円)
フマル酸ケトチフェン(ザジテン®)：5 ml/本(1,005.5 円)

❺角膜治療薬

コンドロイチン硫酸ナトリウム(コンドロン®)：5 ml/本(3%：98.3 円)
ヒアルロン酸ナトリウム(ヒアレイン®)：5 ml/本(584.4 円)
合剤(人工涙液マイティア®)：5 ml/本(85.6 円)

❻抗生剤

- ニューキノロン
  レボフロキサシン(クラビット®)：5 ml/本(157.1 円/ml)
- セフェム系
  スルベニシリンナトリウム(サルペリン®)：5 ml/本(29.3 円/ml)
- エリスロマイシン・コリスチン点眼剤
  コリンチンメタンスルホン酸ナトリウム配合剤(エコリシン®)：5 ml/本(28.1 円/ml)
- アミノグリコシド
  硫酸ゲンタマイシン(ゲンタシン® 点眼)：5 ml/本(50 円/ml)
  硫酸ミクロノマイシン(サンテマイシン® 点眼)：5 ml/本(55.2 円/ml)

8．予防

急性疾患については流行時以外は予防は困難と思われる。
全身疾患にてステロイド内服をしているときは白内障、緑内障の発生

率が高くなるといわれているので、定期的に眼科を受診し、経過観察を行うことが望ましい。

9. 症例（NBM）

> 75歳、女性。風邪症状のついでに、数日前からの眼の痛みを訴えられた。痛くなる前に庭で草木をいじっていて何かが眼の中に入った感じがしたとのこと。眼の異物感についてはこすっているうちに落ち着いてきたが、眼の痛み、チカチカして開けにくい感じは続いているもののそれほど危機感はもっていない様子であった。
>
> 対光反射良好、ペンライト検査にて角膜に上皮剝離がみられた。本人に眼科受診を勧めるものの「そのうち治るので行かない」と拒否される。同日に娘さんが受診されたため、病状について説明し、娘さんの方からも眼科受診を説得してもらい眼科受診、角膜剝離の診断で抗生剤や角膜保護レンズの使用が開始となる。
>
> ＜ポイント＞
>
> 他の受診理由で来院した際に眼症状を相談された例である。本人に緊急感がないため、別の機会に受診した家族に病状を説明し、眼科受診に結びつけることができた。
>
> 視力低下をきたす可能性があったが、家族の協力もあり予防することができたと思われる。

10. まとめ

プライマリケアセッティングの診療所では、眼科疾患と患者が判断して直接眼科に受診することが多く、診察する機会は少ないと思われる。

しかしながら、他の疾患での診察中に眼の問題が出て来ることもあるので、そのような際に緊急に眼科紹介が必要かを判断できるような知識をもっていることが重要である。

（佐藤健一）

参考文献

1) Antibiotics versus placebo for acute bacterial conjunctivitis. InfoPOEMs 2004 (http://www.infopoems.com/)
2) Antibacterial household products don't reduce infectious symptoms. InfoPOEMs 2004 (http://www.infopoems.com/)
3) Jacobs DS, MD：Evaluation of the red eye. UpToDate version 12.2, 2004 (http://www.uptodate.com)
4) Jacobs DS, MD：Conjunctivitis. UpToDate version 12.2, 2004 (http://www.uptodate.com)
5) Jacobs DS, MD：Corneal abrasions and corneal foreign bodies. UpToDate version 12.2, 2004 (http://www.uptodate.com)
6) Taylor RB, MD：Siegfried Schmidt Ku-Lang Chang；hematuria. Manual of Family Practice, 2nd ed, 2002.
7) 忽那実紀, 大橋裕一：目が赤いと訴えて来院される患者さんの診察のポイント, 治療 3(84), 29-35, 2002.
8) 島崎　潤, 後藤　浩 (編)：眼科診療便利手帖. 診断と治療社, 東京, 1998.

IV ・ 家庭医療のチャレンジ

1 家庭内暴力

重要事項

- 家庭医はドメスティック・バイオレンス(以下、DV)の最初の発見者となることが少なくない。
- 家庭医は常にDVのサインに敏感であるよう努め、発見時に速やかに関係諸機関に連絡・相談できるよう日頃から連携を構築しておく必要がある。
- 家庭医はDVの被害者の心身両面の擁護に努めると同時に、自らの逆転移に注意を払わねばならない。

1. ドメスティック・バイオレンスの実際(表1)

- ドメスティック・バイオレンス(domestic violence；DV)とは、配偶者・恋人・内縁関係など親密な関係にあるパートナー間における一方から他方への身体的・精神的暴力を指す。パートナー・バイオレンスとも呼ぶ。
- 児童虐待 child abuse、高齢者虐待 elder abuse とは用語上区別される。
- 日本におけるDVでは圧倒的に男性から女性に対する暴力が占めている。

表1 ●DVの具体的内容

身体的暴力	殴る、蹴る、突き飛ばす、引きずり回す、物を投げつける、外傷を負わせる
性的暴力	セックスの強要、暴力的なセックス、性的な非難
経済的暴力	「俺が食わせてやっている」などの示威、生活費を渡さない、金の使途を細かく監視される、パートナーの収入を無断で使う
社会的暴力	社交の禁止、外出の制限、就労の禁止、手紙の無断開封、盗聴
心理的暴力	言葉の暴力

表2 ● DV加虐のリスクファクター

アルコール依存、薬物濫用
外的ストレスの存在(職業上など)
貧困、経済的困窮
種々の喪失体験
家族崩壊
ライフサイクルの転換期
硬直した家族内役割・家族内ルール
自身の被虐の既往
社会的孤立
家族内に精神障害者・身体障害者の存在

表3 ● DV を示唆する状態

抑うつ症状
身体化症状：いわゆる不定愁訴
外傷が多い：患者が説明する受傷機転と実際の外傷とに乖離・矛盾がある
睡眠障害
欠勤が多い(仕事をもつ患者の場合)
薬物濫用

- 日本女性の DV 経験
  ① 身体的暴力 33%、性的暴力 20.9%、精神的暴力 55.9%(東京都調査：1998 年)
  ② 被害者の 43% は 10 年以上の DV 歴を有する(フェミニストカウンセリング堺調査：1997 年)
- DV の加害者になりうるリスクファクターは**表2**のようなものが知られている。
- 家庭医は DV の第一発見者となる可能性が十分にある。**表3** の要素をもつ患者(特に女性)では背景に DV が隠されている可能性を常に念頭におき、ラポールを形成しつつ慎重に聞き取りを行う。

2．ケアの実際

- DV 被害者にはさまざまな医学的被害(疾患)(**表4**)が生じうるため、家庭医は DV そのものへの対応と疾患の治療との両面を併行して進めねばならない。

表4 ●DV に伴う医学的被害

種々の外傷
性行為感染症
望まない妊娠
妊娠合併症(流産、死産、早期産、低出生体重児)
精神疾患(うつ病、PTSD、身体化障害、自殺)
医療機関への頻回の受診
慢性疼痛性障害
慢性消化管障害
健康に反する行動(アルコール多飲、薬物濫用、摂食障害、危険な性行動)

表5 ●DV に遭遇したときにとるべき行動

患者(被害者)に関して	・被害者の発言を信用し、「私はあなたの味方である」というメッセージを明確に示すこと。「あなたも原因がある」といった類の発言は決してしてはならない。 ・被害者の発言および外傷はできるだけ詳細にカルテに記録する。 ・頻回に来院し診察を受けるよう指導する。 ・子どもいる場合、児童虐待についても詳細に聴取する。 ・被害者から相談があったことを加害者に知られることがないよう細心の注意を払う。特に加害者が自院の通院患者でもある場合には全スタッフと情報を共有し、対応を徹底しなければならない。
行政および民間支援団体との連携	・生命や身体に重大な危険が予想される、もしくは現にその状態にある場合は、被害者の安全確保を最優先と考え警察への通報をためらわない。 ・行政の支援窓口、民間のカウンセリング期間、行政および民間のシェルターなどに連絡し、今後の対応について連携するよう要請する。 ・児童虐待も併存している場合は児童相談所にも通告する。
自分自身に関して	・被害者に対する過度の同情、加害者に対する憤りなどの逆転移は絶対に避けなければならない。自院のスタッフと常に情報を共有し、自らの感情の移ろいについてもオープンにするなどして自身を客観的に観察するよう努める。 ・スタッフの逆転移にも同様に注意を払う。DV 遭遇の最初の段階でスタッフに対して逆転移に注意し、制御し難い感情は常にスタッフ間で共有するよう呼びかける。

表6 ● 日本における DV の支援機関

相談	・婦人相談所(売春防止法に基づき各都道府県に1ヵ所整備):配偶者暴力相談支援センター機能が併設されている。 ・市町村立などの女性課・女性センター・女性会館など ・児童相談所(児童虐待に関して) ・民間のカウンセリング機関 ・弁護士などによる法律相談
緊急避難	・婦人相談所には公的シェルター(婦人保護施設)が併設されている ・児童相談所(児童虐待の場合) ・民間のシェルター ※一般にシェルターそのものの所在や連絡先は非公開となっている(医療関係者も知ることはできない)。連絡用に公開されている窓口に被害者が連絡し、その後は機関の指示に従ってシェルターまで避難する
長期的避難	・母子生活支援施設(旧母子寮) ・別居生活・離婚:生計手段をもたない場合は生活保護・児童扶養手当を利用する
公的資料	・内閣府「配偶者からの暴力被害者支援情報」 http://www.gender.go.jp/e-vaw/index.htm(平成16年現在) ・内閣府・公表資料「女性に対する暴力」 http://www.gender.go.jp/main _ contents/category/boryoku.html(平成16年現在)

・家庭医が DV に遭遇したときは遅滞なく**表5**の対応に移らねばならない。
・家庭医はいつでも DV に遭遇しうることを想定して各機関と日頃から連携を図り、実際にケースに遭遇したときにスムーズに支援が図れるよう備えておく必要がある。特に緊急避難を図るためのシェルター窓口などの連絡先(平日および休日夜間の双方)を常に把握し、自身の携帯電話に登録しておくなどの備えが肝要である(**表6**)。

3. 症例(NBM)

　30代、女性。2ヵ月ほど前から自覚している抑うつ気分、意欲減退、全身倦怠を主訴に受診。特に既往歴・家族歴はない。
　問診の結果、大うつ病性エピソードと診断。アルプラゾラムとパ

ロキセチンによる薬物治療を開始した。心因や環境因について種々たずねたが特に思い当たることはないとのことであった。子どもはなく専業主婦をしており、10年前に結婚した夫（40代、会社員）との2人暮らし。双方の両親との関係も円満で、ご近所や主婦仲間とも仲よくやってきたとのことであった。

薬物療法は徐々に効を奏し、生活のペースも徐々に取り戻しつつあった。治療開始2ヵ月後、診察予約の時間を2時間過ぎても来院がなく、自宅に確認の電話を入れようとした矢先に患者から看護師あてに明るい声で「薬に頼らず自力で治します。お世話になりました」という唐突な内容の電話が入り、一方的に切れてしまった。

看護師が医師に状況を報告していると数分後に再び患者から電話が入り、取り次いだ医師に対して今度は怯えた小声で「今、夫の目を盗んで電話しています、夫が『お前は病院などに行く必要はない、ただの"金食い虫"だから自分で治せ』とひどく怒るんです。さっきは包丁で脅されて電話させられました」との告白があった。

さらに事情を聞くと、結婚して4年目頃から子どもができないことを夫から非難されるようになり、やがて日常的な暴力へとエスカレートしていったということであった。身体暴力は外傷が残るほどの強さではなかったが、平手で顔や背中を殴る、足で脛を蹴り上げる、大きな物音を立てる、大声で怒鳴る、包丁を振りかざして脅す、などであった。言葉の暴力も日常茶飯事で、悪口雑言の最後には必ず「これはお前をしっかりした嫁にするための教育だ」と付け加えたという。特にうつ病の診断を受ける前後は家事が思うようにできなくなったことを非難され暴力がエスカレートしていた。

「うつ病の原因を先生からたずねられてもこのことはずっと隠していました。でも今また暴力を振われたし、先生や看護師さんたちが親身になって診察してくれるので、なんとかして現状から逃げ出せるかと考えて思い切って先生に電話したんです」と語った。

電話口でまず、夫の目を盗んで電話をくれたことと勇気をもって打ち明けてくれたことに感謝と励ましを示すとともに、医師をはじめすべてのスタッフが味方になること、秘密は絶対に守ること、然

るべき支援機関と連携しながら解決法を探していくこと、を伝えた。そして夫の目を盗んで必ず通院は続けること、それが解決への第一歩であることを伝え、本人もそれを約束することを確認し電話を切った。

続いて日頃から連携している市の保健師に電話し、事情を伝えてDV相談の担当者を紹介してもらった。担当者はその日のうちに自院を訪れ、DV支援のパンフレットと具体的な手順についてアドバイスをくれた。その席には自院の複数のスタッフも同席した。このケースでは自ら医師に打ち明ける勇気があるので、それをもう一歩鼓舞する形で自分から直接担当者に連絡を入れてもらうよう勧めてもらうのが最善であるとのことだった。

患者女性は翌日夫の出勤後に受診し、全身診察により身体に外傷が残されていないことを確認した。そのうえで昨日の担当者のことを説明し、自ら連絡するよう勧めた。患者は同意したが帰宅後は夫が既に帰宅している恐れがあるため、診察室内の固定電話から連絡することにした(携帯電話では発信履歴が残り夫に見られる可能性があった)。患者はしばらく市のDV担当者と話し、包丁で脅されて電話をかけさせられたという事実から傷害の危険性が高いと判断し、自らの意志でシェルターに身を寄せ、離婚も含めて法的な対応を検討していくこととなった。

患者はいったん帰宅し、夫が帰宅する前に荷物をまとめ、置き手紙をしたうえでそのまま市の担当者が指定した場所に向かいシェルターに入った。

自院への通院継続は夫の待ち伏せを受ける恐れがあるため、うつ病の治療は市の精神保健福祉センターの精神科医に引き継ぐことになった。その後夫とは離婚調停が進んでいるとのことであった。

(守屋章成)

第3部 よくみられる問題のケア

● **参考文献**

1) 日本DV防止・情報センター：知っていますか？　ドメスティック・バイオレンス一問一答．解放出版社，大阪，2000．
2) 小西聖子：ドメスティック・バイオレンス．白水社，東京，2001．
3) Little KJ：Identifying, assisting, and empowering adult victims of abuse. Postgrad Med 108(2)：135-141, 2000.
4) 内閣府：配偶者からの暴力被害者支援情報(http://www.gender.go.jp/e-vaw/index.htm)(平成16年現在)
5) 内閣府：女性に対する暴力(http://www.gender.go.jp/main_contents/category/boryoku.html)(平成16年現在)

2 タバコ、アルコール問題

1. 行動変容は難しい？

 健康に悪いとわかっていながら、その行動を変えられない患者に接するとき、医療従事者は大きなストレスを感じるといわれている。タバコやアルコールが代表的な例である。「なぜわかってくれないんだ！」や「この患者はどうかしている！」など、こちらが心配すればするほどイライラ感が募ってくるものである。一方、患者側もあまり変える気持ちになっていないときに「止めなければダメです！」や「健康にどれだけ害を及ぼしているかわかっているんですか！」などと一方的に言われていやな気分となり、最悪の場合その医師との関係が悪化したり、離れて行ってしまう可能性も秘めている。

 患者にその行動の危険性を十分理解してもらい、行動を変えること（行動変容）を促すのは思ったほど簡単なことではない。

 医療面接で有名な Cole はその著書の中で以下のように述べている[1]。「患者の教育は思ったほど簡単ではない。医師が患者に情報を伝達する際には、それを妨害する多くの要因が存在する。例えば、患者の不安、医師が専門用語を多用し過ぎること、患者の混乱や誤解などである。（中略）患者は治療計画に全面的に協力すると意思表示した場合であっても、実際には医師の指示のうち 22〜72％しか従わない。（中略）医師がいくつかの簡単なアプローチを身につけるだけで、患者は医師の助言に驚くほどよく従うようになるものである。

 患者の行動変容を促すための方法論は行動科学者と呼ばれる、患者心理の専門家によってさまざまな角度から研究されてきている。ここでは、日常診療で適応しやすいタバコ・アルコールの両方に共通する方法論とそれぞれの個別問題に対応する方法を提示してみることとする。

2. タバコの問題点とスクリーニングの方法

1 喫煙者は非喫煙者に比べ病気になる危険度が何倍高いのか

 健康日本21[2]で示されている数字を表7、8として引用する。肺癌の危

表7 ● がんの部位別死亡率

	男性		女性	
肺癌	4.5	22.4	2.3	11.9
喉頭癌	32.5	10.5	3.3	17.8
口腔・咽頭癌	3.0	27.5	1.1	5.6
食道癌	2.2	7.6	1.8	10.3
胃癌	1.5	—	1.2	—
肝癌	1.5	—	1.7	—
腎癌	—	3.0	—	1.4
膵臓癌	1.6	2.1	1.4	2.3
膀胱癌	1.6	2.9	2.3	2.6
子宮頸部癌	—	—	1.6	1.4

(文献2)による)

(資料)
左段：平山らによる計画調査(1966〜82)
右段：アメリカがん協会の「がん予防研究」(1982〜86)
(注)数字は非喫煙者を1とした喫煙者の相対危険度

表8 ● 循環器病の死亡

	男性	女性
総死亡	1.2	1.2
循環器病総死亡	1.4	1.5
虚血性心疾患	1.7	—
脳卒中	1.7	1.7

(文献2)による)

(資料)
1980-90年の循環器疾患基礎調査、いわゆる「NIPPON DATA」(現在集計中)
30歳以上の約10,000人を対象。
(注)数字は非喫煙者を1とした1日20本喫煙する者の相対危険度

険度が高くなることはよく知られているが、全身のありとあらゆるがんの危険度が高くなることは一般の患者層に知られていないと思われる。最新の疫学データに基づく推計では、タバコによる超過死亡数は、1995年には日本では9万5,000人であり、全死亡数の12％を占めている。さらに、本人の喫煙のみならず、周囲の喫煙者のタバコ煙による受動喫煙も、肺癌や虚血性心疾患、呼吸器疾患、乳幼児突然死症候群などの危険因子である。また、タバコに含まれるニコチンには依存性があり、自分の意志だけでは止めたくても止められないことが多い。しかし、禁煙に

表9 ● タバコ依存度の簡便スクリーニング法

(1) タバコを1日何本吸いますか？
（30本以上：3点、20～30本：2点、11～20本：1点）
(2) 朝起きてから何分後にタバコを吸いたくなりますか？
（5分以下：3点、5～30分：2点、31～60分：1点）

(文献3)による)
(上記の合計点が5点以上で重症、3～4点で中等症、1～2点で軽症のニコチン依存があるといわれる)

成功すれば、喫煙を継続した場合に比べて、これらの疾患の危険性は減少する。

タバコのスクリーニング方法として、ニコチン依存度を簡便にみる方法（**表9**）に2つの質問[3]がある。

この依存度を理解しておくと、禁煙が難しい患者の状態により共感しやすくなる。つまり、止めようと思っても身体がいうことを聞かない状態なので、とてもつらいものなのである。依存度が高い患者には、あとで述べるニコチン補充療法を用いると禁煙導入がスムーズとなる。

3. アルコールの問題点とスクリーニングの方法

わが国のプライマリ・ケア外来における問題飲酒者の頻度は男性で12～13%、女性で2～3%といわれている[4]。アルコール問題は患者本人の問題に留まらず、二日酔いによる欠勤、仕事上のミス、これにまつわる労働災害、酒のうえでの暴力など家族そして社会に及ぼす影響は大きい。米国の統計では自殺の頻度は30倍高くなり、致死的な交通事故の約半数は飲酒運転によるものといわれている。アルコール問題は身体的（肝炎・肝硬変・高血圧の原因として）にも、心理社会的にも非常に重篤な健康問題であるにもかかわらず、見逃されやすい病態である。

National Institute of Alcohol Abuse and Alcoholism が1995年に発行したガイドライン[5]-[7]は家庭医にとって非常に使いやすいもので、見逃されやすいアルコール問題を効果的にスクリーニングすることができる。概略をここで紹介する。

まず、**図1**に全体の流れを示す。アルコール問題の有病率の高さ、その問題の深刻さから、すべての患者に対してアルコール使用について質

```
┌─────────────────────────────────────────────┐
│  患者に飲酒について質問（表10）             │
│   1）飲酒量とその頻度                       │
│   2）CAGE質問                               │
└─────────────────────────────────────────────┘
                    ↓
 1）もしアルコール摂取量が男性で1週間に14杯
   （女性・65歳以上は7杯）以上か1回あたり
    4杯（女性・65歳以上は3杯）以上
              もしくは
 2）もしCAGEの得点が1点以上なら
                    ↓
┌─────────────────────────────────────────────┐
│  アルコール関連問題を評価（表11・12）       │
│   1）生物医学的側面                         │
│   2）心理社会的側面                         │
│   3）依存度について                         │
└─────────────────────────────────────────────┘
                    ↓
 適切な行動をとれるようアドバイス
  1）アルコール依存症：断酒と専門家受診
  2）問題飲酒予備群・問題飲酒者：節酒と患者によるゴール設定
                    ↓
┌─────────────────────────────────────────────┐
│        患者の改善度を経過観察する           │
└─────────────────────────────────────────────┘
```

図1 ● アルコール関連問題のスクリーニングと介入方法
(① National Institute on Alcohol Abuse and Alcoholism：The physicians'guide to helping patients with alcohol problems. Government Printing Office, Washington DC, 1995(NIH publication no. 95-3769). ② Liang BA, Blondell RD：Brief intervention for alcohol problems in primary care. Hospital Physician April：32-45, 1999. ③松下明：アルコール問題へのアプローチ. 日本プライマリ・ケア学会誌26(3)：173-179, 2003. による)

問することから始める(表10)。この際、具体的な聞き方がポイントで、患者が曖昧な返事をしてきた場合「もう少し具体的に教えてほしい」と聞き出す必要がある。

表10 ● 患者に行うアルコール関連の質問

1) すべての患者に対して
    - ビール・ワイン・日本酒・焼酎・ウイスキーなどのアルコールを飲みますか？
    - 最近はいつ飲みましたか？
    - 今までにアルコールで何か問題になったことはありますか？
2) 現在も飲んでいる患者についての質問（量と頻度）
    - 平均すると、週に何日アルコールを飲みますか？
    - 1日で何杯くらい飲みますか？
    - この1ヵ月間で最高何杯飲みましたか？
3) 現在も飲んでいる患者についての依存度に関する質問（CAGE質問）
    - C：Have you ever felt you ought to Cut down on your drinking？
      （自分で「少しアルコールが過ぎるな」と思うことがありますか？）
    - A：Have people Annoyed you by criticizing your drinking？
      （人から「もう少し酒を控えた方がいいんじゃないか」といわれたようなことはありますか？）
    - G：Have you ever felt bad or Guilty about your drinking？
      （自分で「飲み過ぎ」に罪悪感を感じることがありますか？）
    - E：Have you ever had a drink first thing in the morning to steady your nerves or get rid of a hangover（Eye-opener）？
      （朝から酒を飲むようなこともありますか？）

(文献5)-7)による)

注1：1杯とはビールで360 cc、ワインで150 cc、日本酒で120 cc、焼酎で60 cc、ウイスキーで45 ccを指す。
注2：CAGE質問で2点以上を陽性とすると、生涯におけるアルコール問題の発見について、感度60～95%、特異度40～95%といわれている（60歳以上の高齢者と妊婦ではその有用性は落ちるといわれている）。
注3：このCAGE質問の日本語訳は伴によるものである[4]。

現在も飲酒している患者についてはCAGE質問を行う（**表10**）。

これにより、男性で1週間に14杯（女性・65歳以上では7杯）以上飲んでいる者もしくは、1回に飲む量が4杯（女性・65歳以上は3杯）を超える場合とCAGE質問で1つ以上陽性の場合、アルコール関連問題の評価に移る。時にはこの問題が主訴で外来を訪れることもあるので注意が必要である。

表11に示すように生物医学的、心理的、社会的な多岐にわたる症状・徴候が知られている。家庭医が遭遇しやすい問題を太字で示してみた[7)8)]。

依存度も含めて、患者を4つの群に分類する（**表12**）。

表11 ●アルコール過剰摂取でみられる問題

1）生物医学的問題
 (1) 症状：**頭痛・嘔気・消化不良感・動悸**・腹痛・**再発性の下痢・緊張感・食欲不振・頻回受診(風邪など)**・インポテンス・性欲低下
 (2) 症候：**高血圧**・不整脈・くも状血管拡張・痙攣・**再発性の外傷**・栄養不良・精巣萎縮・振戦・耳下腺腫脹・**女性化乳房**
 (3) 病態：胃食道逆流・消化管出血・膵炎・脂肪肝・アルコール性肝障害・肝硬変・心筋症・末梢神経障害・早産・胎児アルコール症候群
 (4) 検査異常；肝酵素上昇(特にγ-GTP)・MCV増大・高脂血症(特にTG)・高血糖(耐糖能障害)
2）心理的・精神的問題
 睡眠障害・うつ状態・自殺企図・適応障害・摂食障害・性機能不全・記憶障害・ブラックアウト(一過性健忘)・ウェルニッケ脳症・コルサコフ症候群・人格障害・認知症・**頻回受診・夫婦不和・幼児虐待**・老人虐待
3）社会的問題
 学校や会社での成績不振・失業・経済的問題・社会的隔離・友人の喪失・犯罪への関与・公衆の面前での酩酊・飲酒運転・家庭内暴力・人身傷害

注：家庭医療でよくみられるものは太字で示している。　　（文献7)8)による）

表12 ●アルコール問題の分類

1）正常飲酒者
　危険を伴う状況(運転や機械操作の前)での飲酒をせず、アルコール摂取量が男性で週に14杯以内(女性・65歳以上は7杯)で1回あたり4杯(女性・65歳以上は3杯)以内の飲酒者
2）問題飲酒予備軍：節酒のゴールについて話し合う
　危険を伴う状況での飲酒(上記)を行うか、正常飲酒者で推奨される摂取量を超える飲酒を行う者、またはアルコールに関連する問題の既往歴・家族歴をもつ者
3）問題飲酒者：節酒のゴールについて話し合う
　CAGE質問で1点もしくは2点を示す状況が過去1年以内にあった者もしくは、アルコールに関連する生物医学的、心理社会的問題を示す者
4）アルコール依存症：断酒と専門家受診を基本とする
　CAGE質問で3点以上を示す状況が過去1年以内にあった者もしくは、以下の状況のうち1つ以上がみられるもの
　・飲むことで頭がいっぱい(飲まずにはいられない状態)
　・一度飲み始めると止められない(コントロール不能)
　・離脱症状を防ぐための飲酒(安らぎのための飲酒)
　・振戦・嘔気・発汗・気分の変動(離脱症状)
　・酔うのに必要な飲酒量の増加(アルコールに対する耐性)

（文献5)-7)による）

4. 共通するアプローチ法とそれぞれの個別問題の対応法

タバコとアルコールに共通するアプローチ法は患者の考え（解釈モデル）や感情に配慮しながら行う、準備状態に応じた支援である。患者中心の医療の項で説明があるが、患者自身の健康問題に関する考え（解釈モデル）を十分引き出すことなしに、タバコ・アルコール問題の介入はあり得ない。まず相手の考え（解釈モデル）を聞くことから始めないと一方的な「説得」になってしまうのが常である。

行動が変わる過程は**表13**と**図2**に示すように**無関心期、関心期、準備期、行動期、維持期、再発期**の各段階を経るといわれる[9]。喫煙を例にとると、喫煙が健康上の問題だと考えていない段階（無関心期）の人が医師の働きかけで「タバコが身体に悪いことはわかっているが禁煙をしようとは思わない」（関心期）レベルに変わり、肺炎を契機に禁煙してみようかと考え始め（準備期）、この気持ちが熟してついに禁煙に成功する（行動期）。その後も禁煙を数ヵ月続けたが（維持期）、飲み会をきっかけにまた喫煙するようになった（再発期）といったシナリオはよくみかけるのではないだろうか？

アルコールに関しては、アルコール依存症の患者は断酒とアルコール専門家への紹介を原則とする（**図1**）。患者・家族が専門家受診を望まない場合や、受診したがその後行かなくなった場合などでは、以下の問題飲酒予備軍・問題飲酒者に準じたアプローチを行う。

問題飲酒予備軍・問題飲酒者に対して節酒についてカウンセリングを行い、目標を患者に立ててもらう（**図1**）。この際、行動変容のステージ分類を用いて「押しつけではない提案」を心がけるとよい（**表13・図2**）[7)10)11]。

次に各ステージに応じた対応の仕方[11]について述べてみたい。

❶無関心期

これまでの患者教育で失敗してきた例には、このステージの患者が数多く含まれているのではないだろうか？　ある問題（喫煙や肥満など）を健康上の問題と意識していない患者に対して、「説得」を試みても無駄である。まずは健康一般に対する興味を喚起し、その問題となっている行

表13 ●行動変容と医療者の働きかけ

患者のいるステージ	医療者の働きかけ
Precontemplation 無関心期	患者：タバコを止める気はありませんね。太く短く生きます。 医師：止める止めないは別として、タバコと肺癌がどのくらい関係があるか興味ありませんか？ このパンフレットを読んで、次回感想を聞かせて下さい。
Contemplation 関心期	患者：タバコを止めることを考えているけど、難しいねえ。 医師：タバコを止めることは御自分の人生でどの程度重要でしょうか？ 1が重要でない、10がすごく重要なら。また、実際止めるとしたら明日から止める自信はどれくらいありますか？ 1がまったく自信がない、10はいつでも止めれるとしたら…。
Preparation 準備期	患者：タバコを止めようと思うんです。 医師：それは素晴らしい決断です。ニコチンパッチを使うともっと止めやすくなりますよ。やってみませんか？
Action 行動期	患者：もうタバコを止めて10日になります。 医師：すごいですねえ!! 1日30本も吸っていたあなたがぴたりと止めるなんて。胸の音もよくなってきてますよ。身体は正直ですね。本当にすごいや、驚きました。
Maintenance 維持期	患者：もう止めて1ヵ月になります。 医師：やりましたね！ 本当にすごいことですよ。ところで、どんなときにまた吸いたくなりますか？ どう対処しますか？
Relapse 再発期	患者：3ヵ月止めたのにとうとう吸ってしまいました。 医師：それは本当に残念ですね…。きっと悔しいでしょうね…。でも、ちょっと考えてみて下さいよ。1日30本を25年続けた方が3ヵ月も止めたのは奇跡に近いことですよ。今度頑張るときはきっと6ヵ月いや1年以上やれるかも。

動（喫煙や肥満など）がどのように健康に影響するのかの理解を助ける必要がある。あくまでも情報を提供して、待つ姿勢を保つ（押しつけずによい患者-医師関係を続ける）ことがコツである。また、どのようにしたらこの患者の興味を引くことができるか工夫をしなくてはならない。

著者が米国の行動科学者から、直接聞いたたとえを参考にして頂きた

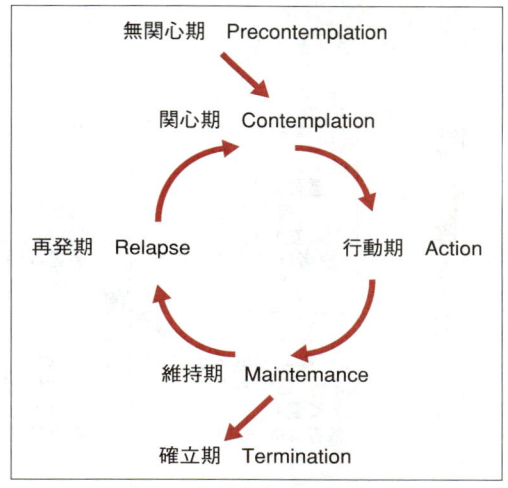

図2 ●行動変容のステージ

い。

「種をまいて、水をかけて待ちなさい。そのうち芽が出てくるかなあという感覚でつきあっていきなさい。時間がかかるものです」。

❷関心期

　患者教育を考えたとき、大半の患者はこの時期にあたるのではないだろうか？「わかっちゃいるけど止められない」人々である。一般的には現在の行動(喫煙や肥満など)を続けることの利益・不利益とそれを止めて行動変容していった場合の利益・不利益を探り、話し合いの中で行動を変えることのメリットが大きいとなればよい。また、その行動を続けることの利益(例えばタバコを吸うことでストレス発散しているとか)についても話し合い、別の手段で対応することを話し合う(ストレスを発散させる他の方法は何かありますか？)。この際、患者の困難な状況を十分理解して、共感したうえでの話し合いを行うと効果的である。

　中にはこのやり方でうまくいかない患者が存在し、別のアプローチを加える必要がある。KellerとWhiteによって開発された重要度-自信度

第3部 よくみられる問題のケア

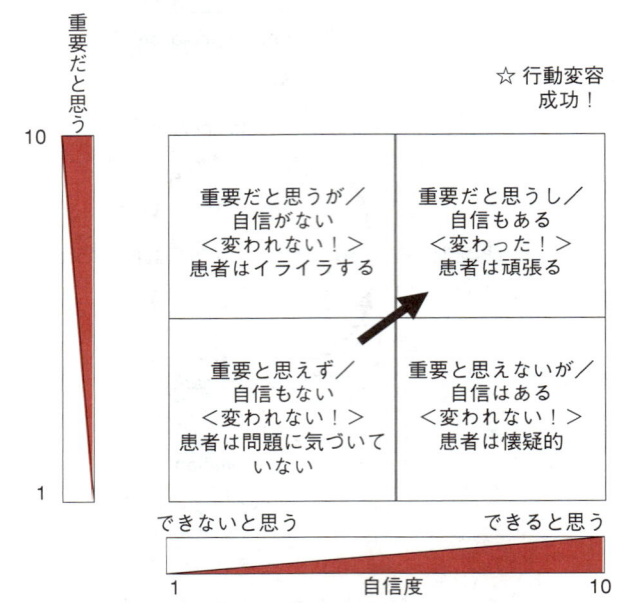

☆ 行動変容成功！

	できないと思う	できると思う
重要だと思う	重要だと思うが／自信がない ＜変われない！＞ 患者はイライラする	重要だと思うし／自信もある ＜変わった！＞ 患者は頑張る
重要と思えない	重要と思えず／自信もない ＜変われない！＞ 患者は問題に気づいていない	重要と思えないが／自信はある ＜変われない！＞ 患者は懐疑的

図3 ● 重要度-自信度モデル（Conviction-Confidence model）
（Keller VF, White MK：Choices and changes；a new model for influencing patient health behavior. J Clin Outcomes Manag 4：33-36, 1997 による）

モデル（Conviction-Confidence model）[12]はこのような難しい症例に対して効果を発揮すると思われる。図3に示すように、ある（問題）行動を変えることの重要度（重要と思えるか？）とその行動を変える自信度（できると思うか？）に分けて質問することでその患者の問題（行動）を4つのグループに分けて分析することができる。患者に聞く際、1から10のどこに位置するかを教えてもらい点数化すると、なおやりやすいはずである。

次に各グループの対応の仕方であるが、表14に示すように、自信度と重要度の低い方を持ち上げるアプローチを行うと効果的である。一般論として、自信度を持ち上げる方が重要度を上げることより用意である。重要度が1〜2点とかなり低い場合は、関心期というよりむしろ無関心期として対応する方が望ましい場合も多い。

表14 ● 自信度と重要度を高めるアプローチ

1. 自信度を高めるアプローチ
   (1) 過去の行動変容の成功例(潜在能力)を思い出してもらう
   (2) もしかしたら今回もやれるかも知れないという気にさせる
   (3) 最初の一歩を踏み出しやすくするような短期ゴールを自分で決めてもらう
   (4) 低いハードルを少しずつクリアーしていくイメージをつくる
   (5) うまくいったときに自分に褒美をあげることを勧める

2. 重要度を高めるアプローチ
   (1) よく話を聴いて、対象者の価値観を把握する
   (2) この価値観における優先順位を明らかにし、意見を聞いてみる
   (3) 価値観と会わないように思える行動について興味をもって聴いてみる
   (4) よい信頼関係を保ちながら上記を試みるが喧嘩にならないように注意する
   (5) 対象者の抵抗感が強い場合は無関心期として対応を変える

(文献10)12)による)

❸準備期・行動期・維持期

　準備期・行動期に来ている患者は「もう一押し」すれば維持期へと移行できる。まずは健康のために自分の行動(タバコやアルコールなど)を変えていく決断をしたことを支持し、励ます。短期的なゴールと長期的なゴールの両方について話し合い、患者に決めてもらう。起こり得る問題点(どのようなときにタバコを吸いたくなるか？　など)を話し合い、どうやって対応するかを考えてもらう。外来へ来るたびに継続できていることを確認し、賞賛してあげることを忘れない。具体的にその行動変容にもたらされたよい結果(咳が減ったとか、食欲が増したとか、肝機能がよくなったなど)についてもコメントする。

❹再発期

　どんなに意志の強い人でもつまずくことはある。失敗は成功のもととはよくいったもので、この考えを診療に生かすのみである。失敗を責めてはならない。行動変容に失敗はつきものであるという認識で対応しないと、医師側にストレスがかかる。失敗に至るまでの患者の努力をたたえ、「前回は1ヵ月間だったのが今回は5ヵ月間もできた」と評価してあげ

表15 ● ニコチンパッチとニコチンガムについて（パンフレット）

1. ニコチンパッチは医師の処方せんが必要ですが、ニコチンガムは薬局で自由に買えます。それぞれの利点・欠点を理解して使用しましょう。
2. ニコチンパッチは1日1回貼り替えるだけで、身体のニコチン切れを防ぎます。ニコチン依存度が高い人は2ヵ月、軽い人は1ヵ月かけて、ニコチン濃度の高いパッチから低いパッチに減らしていきます。夜眠りにくい人は、夜間はずしますが起床時にタバコをほしくなりますのでニコチンガムを朝だけ使うと効果的です。皮膚がかぶれやすい人は初めからガムだけの方が無難です。
3. ニコチンガムは医師の処方せんなく、気軽に薬局で買えるのが利点ですがニコチンがほしくなるたびにガムをかまないといけない点が不便です。突然のニコチン渇望に効くので、パッチ使用中の人でも1/2個を補充として用いることは可能です（ニコチン過剰によるフラフラ感・頭痛・動悸に注意）。禁煙中の宴会にお守りとして持っていくと便利です。ガムはかむだけでなく、歯ぐきと頬の粘膜の間に挟んで吸収させることが重要です。

表16 ● 禁煙に役立つ日常生活の工夫

1. 冷たい氷や熱いお茶を利用する
2. 痛み刺激で気を紛らわせる
3. 歯ブラシなど禁煙グッズを使う
4. 身体を動かす
5. 深呼吸とリラックス法を習得する
6. 野菜を多食する
7. 酒席は2週間避ける
8. タバコの煙に近寄らない（喫茶店・パチンコ店・喫煙コーナー）
9. 気楽な気持ちで禁煙を延ばしていく

（文献13）による）

なければならない。これまで自分がみてきた他の患者の例などを引き合いに出し、みんな何度も失敗を繰り返しながら最終的には成功に至るというメッセージを送る。

タバコ・アルコールのそれぞれの個別の問題（特に依存について）、役に立つ情報を以下の**表15～17**にまとめた。参照されたい。

5．対象者の感情面に対応する：「共感」とは？

これまでのすべてのプロセスにおいて相手の「感情」を理解（共感）することができると、その後の提案が容易になる。人は感情（怒り・不安・悲しみ）に左右されると、理性でわかっていることがやれなくなるものであ

表17 ●アルコール離脱症状とその治療

1. アルコール離脱症状：ピークは1～3日、期間は5～7日
   ①徴候：血圧・脈拍・体温の上昇、神経過敏、イライラ感、落ち着きのなさ、皮膚紅潮、振戦、発汗、散瞳、小脳失調、意識混濁、失見当識
   ②症状：不安、パニック症状、妄想、幻覚（幻視・幻聴）、不眠、痙攣

2. 治療
   ①ベンゾジアゼピン系薬剤：ジアゼパム（セルシン®）5～10 mgを1日1～4回投与、ロラゼパム（ワイパックス®）の場合1～2 mgを1日1～6回投与。ごく軽度の場合、症状に合わせて頓用でもよいが、1日4回使用する場合は5日間かけて漸減し、7日目には終了する。症状が軽ければ外来治療可能。
   ②上記のみで症状をコントロールできない場合、βブロッカー（インデラール®・テノーミン®など）をカテコールアミン関連症状に、クロニジン（カタプレス®）を鎮静作用と血圧・脈拍安定目的に併用すると効果的である。症状が強い場合（著明な血圧・脈拍・体温の上昇、激しいせん妄、幻覚、神経症状など）、入院が必要である。意識混濁を伴う激しい症状はdelirium tremens（振戦せん妄）や痙攣を起こす可能性を考え専門病院に緊急搬送すべきである。

(文献7)8)による)

る。感情面に十分対応してもらうことで患者はより理性的に考え、行動変容を起こしやすくなるといわれている。

すべての種類の感情に対して「共感」は有効である[1)10)]。以下の方法は共感を実行可能なステップに分けて説明してくれる：

1. 先入観を捨てて相手の話をストーリーとしてよく「聴く」。
2. イメージを膨らませて相手の立場ならどう感じるかを想像する。
3. 相手に「これこれこんなふうに感じているのですね？」と確認する。
4. 「そうなんですよ、わかってくれましたか！」と答えてもらったら、プロセスを完結する。
5. あたっていない場合は、もう一度1～3のプロセスを繰り返す。

共感を示した後には"間"が重要である。ほんの数秒でも沈黙がもてると、相手の気持ちに対する理解が進み、相手も「わかってもらえた」と感じやすくなる。

6. まとめ

　以上で患者教育に関するテクニックについての話は終わるが、テクニックだけを使っても決してうまくはいかない。最も大切なのは「患者がどう考えているのか(解釈モデル)を知りたい」という基本的な姿勢であり、まず聞く(Listen!)というプロセスから始めれば患者のニーズを理解したうえでの提案が可能となる。

　また患者の感情に対応すること[1)10)]についての教育はわが国では一般的でなく、違和感がある方もおられるとは思われるが、どういったときに医師-患者間でラポール(信頼関係)が形成されるか考えてほしい。お互いがわかり合えたと感じた瞬間ではないだろうか？　患者の考えだけでなく感情も理解して初めてよりよい関係が構築され、本物の患者教育が始まるのではないだろうか。まったく見知らぬ、信頼のおけない相手にとやかく言われるのはみんな御免である。

　忙しい日常診療において、相手の考え(解釈モデル)や感情に対応することは困難と思われるかも知れないが、患者-医師関係の行動科学的側面に詳しい Dr. Frankel らによって開発された効果的な医療面接の4つの習慣を参考にすると意外と容易に実行できる。是非練習を重ねて、患者教育を成功させて頂きたいと思う。

(松下　明)

参考文献

1) Cole SA, Bird J：The Medical Interview. The Three-Function Approach；Mosby-Year Book Inc, Missouri, 2000(飯島克巳・佐々木将人(訳)：メディカルインタビュー；3つの役割軸モデルによるアプローチ．メディカル・サイエンス・インターナショナル，2003)
2) 健康日本21．厚生労働省(http：//www.kenkounippon 21.gr.jp/kenkounippon 21/about/kakuron/index.html)
3) Mallin R：Smoking Cessation；Integration of Behavioral and Drug Therapies. Am Fam Physician 65：1107-14, 2002(http：//www.aafp.org/afp/20020315/1107.html)
4) 伴信太郎，ほか：アルコール関連障害に関するプライマリ・ケア多施設協同研究．日本医事新報 3945：37-43, 1999．

IV・2 タバコ、アルコール問題

5) National Institute on Alcohol Abuse and Alcoholism：The physicians' guide to helping patients with alcohol problems. Government Printing Office, Washington DC, 1995.（NIH publication no. 95-3769）.
6) Liang BA, Blondell RD：Brief intervention for alcohol problems in primary care. Hospital Physician April：32-45, 1999.
7) 松下　明：アルコール問題へのアプローチ．日本プライマリ・ケア学会誌 26(3)：173-179, 2003.
8) Burge SK, Schneider FD：Alcohol-related problems；recognition and intervention. American Family Physician 59：361-70, 1999（http：//www.aafp.org/afp/990115 ap/361.html）.
9) Prochaska JO, Di Clemente CC：Transtheoretical therapy；toward a more integrative approach. Psychotherapy；Theory Research Practice 19：278-288, 1982.
10) Platt & Gordon：Field Guide to the Difficult Patient Interview. Lippincott Williams & Wilkins, 1999（津田　司（監訳）：困ったときに役立つ医療面接法ガイド．メディカル・サイエンス・インターナショナル, 2001）
11) 松下　明：患者教育（行動科学的アプローチ）．治療 84：645-650, 2002.
12) Keller VF, White MK：Choices and changes；a new model for influencing patient health behavior. J Clin Outcomes Manag 4：33-36, 1997.
13) 高橋裕子：禁煙支援ハンドブック．じほう, 2000（インターネット禁煙マラソンホームページ：http：//kinen-marathon.jp/）.

IV ・ 家庭医療のチャレンジ

3 ターミナルケア

重要事項

- ターミナルケアは告知して行うのが望ましい。
- 本人だけなく家族も一緒に支援する。
- 身体的な症状だけでなく、精神的・社会的な問題をできるだけ回避できるよう努力する。
- チームで患者を支援するために倫理的な点も含めて、互いのコミュニケーションをとる必要がある。
- 死別後のケアも重要である。

1．疾患を探る

ターミナルケアは死に逝く患者とその家族に対して、できるだけ円滑に死へ移行できるように支援することである。身体的な症状だけでなく、精神的・社会的な問題をできるだけ回避できるよう努力する。家庭医の診療で関係が深いのは、がん患者のターミナルケア（在宅・入院含む）、超高齢者の老衰、慢性疾患患者の最期、嘱託施設での患者のケアなどが挙げられる。期間としては一般的に6ヵ月から1年程度である。

❶罹患率・有病率

平成15年度の統計によると死亡数は101万4,951人で、前年の98万2,379人より3万2,572人増加し、死亡率（人口千対）は8.0で、前年の7.8を上回った。

悪性新生物の死亡数は30万9,543人、死亡率（人口10万対）は245.4で、死亡総数の30.5％を占めており、死因順位の第1位となっている。第2位は心疾患、第3位は脳血管疾患、以下、肺炎、不慮の事故、自殺、老衰、腎不全、肝疾患、慢性閉塞性肺疾患となっている。ターミナルケアを実施している症例の正確な数は不明である。

❷好発年齢

年齢とともに多くなる。平均余命から80代が多くなるが、悪性腫瘍の場合はそれより若い世代にもみられる。

❸性差

年齢調整死亡率（人口千対）は男6.0、女3.0である。

❹遺伝的要因

なし。

❺原因

悪性新生物、心疾患、脳血管疾患、肺炎、不慮の事故、自殺、老衰、腎不全、肝疾患、慢性閉塞性肺疾患。がんの死因上位は肺癌、胃癌、大腸癌の順である。

❻危険因子

なし。

❼診断

既になんらかの形で確定診断がついている場合がほとんどである。このためさらなる精密検査が必要になることは少ない。しかし患者の状態の診断、評価はケアの出発点である。注意深く観察を行う。身体的なことばかりではなく、心理的、社会的な問題点についてもきちんと取りあげるべきである。また本人だけでなく家族や介護者からの情報収集も行うべきである。

❽症状と所見

原疾患による。ターミナルケアでよくみられる症状は以下のものがある。疼痛、不安や怒り、悪心・嘔吐、便秘、膀胱症状、呼吸苦、栄養障害などである。患者にとってつらい症状と最も心配していることを把握する。その際に行うべき質問は**表18**のとおりである。

表18 ●
- 症状が患者の日常生活にどのような影響を与えているか。
- 症状が身体的機能や移動動作にどんな影響を与えているか。
- 症状を軽減させる因子は何か。例）体位、動作、食べ物、薬。
- 症状を悪化させる因子は何か。
- 症状がどんなときに悪化するのか。例）昼間、夜間。

❾鑑別診断

原疾患については鑑別を行うことは通常必要ないであろう。しかし新たに出てきた症状や急性の問題については、本人や家族と相談して鑑別診断を考慮してなんらかの決断が必要になるかも知れない。

❿検査

病歴と診察による身体所見によって大部分は診断が可能であり、検査は必要最小限にする。検査を積極的に行うことは通常ないかも知れない。X線写真や血液検査は必要になることがある。しかし患者に負担や苦痛となる検査は控えるべきである。

2．病気の経験を探る

解釈：告知されている場合「なんでこんな病気になったのだろう。検診を受けておけばよかった」。告知されていない場合「早くこの症状を何とかしたい。治したい」

告知の有無は本人の解釈に大きな違いを生じる。家庭医としても最もジレンマを感じる部分である。

期待：告知されている場合「少しでも残りの日々を有意義に過ごしたい。家族と一緒に家で過ごしたい」。告知されていない場合「なんで検査してくれないのか？」

これも解釈同様に大きな違いがある。特に告知されていない場合には期待と現実の違いに苦しむ。

感情：告知されている場合「私の痛みは私にしかわからない」。告知されていない場合「ひょっとするとこの病気は治らないのではないか」

感情面の配慮が他の問題以上に大きい。感情の表現は個人個人違うの

IV・3 ターミナルケア

で対応は個別に行う必要がある。
影響：告知されている場合「早く仕事の整理をしておきたい」。告知されていない場合「早く仕事をしなければならないのに、いつまで入院すればいいのか納得できない」

　予後の予測と大きく関連するし、その後の人生設計にかかわる大きな影響があることを認識して対応すべきである。

3．ケアのオプション
❶一般的原則
a．コミュニケーションとターミナルケアの計画
ⅰ）告知をどう行うか？

- これはターミナルケアの前提である。可能な限り告知を行う。その際には本人に対して誠実に、静かな雰囲気の中で、穏やかに行う。本人に対して聞きたいこと、わからないこと、聞きたくないことを確認した方がよい。本人の理解度や感情的な反応を確認しておきたい。
- わが国では本人に対する告知については近年増えてはいるが、伝統的に告知を望まない患者や家族もまだまだ多い。その場合にどうコミュニケーションをとるか、どうケアを提供するべきなのか非常に悩む。
- ターミナルケアはチームでかかわるので、まずは体制を整える必要がある。その中でチーム内の意思統一を図ることが重要で、告知の有無やその説明内容・特に病名や予後見通しについての情報を共有して、記録しておくことが必要である。

ⅱ）ケアの目標をどうするか？

- まず本人と十分協議する。積極的に治療方針の計画に参加してもらう。
- その後で家族や代理の意思決定をする人とも相談する。
- 治療計画作成にあたっては、用意周到な治療計画と悪化時の対応やさまざまなことを盛り込む必要がある。
- 本人や家族の信念や宗教的なこと、地域性にも十分配慮する。大切にしていることが違うかも知れない。画一的な価値観ではなく、多様性を受け入れいる余地が家庭医には求められる。
- ターミナルケアに携わる場合にとても重要なことは、家庭医の存在そ

のものである。最後まで本人や家族の支援にかかわることを表明し、一緒に歩むことを繰り返し話すことが心理的な安心感を提供できる。

iii) 倫理的なことをどうするか？

- 告知がなされている場合には、本人の意向が意思決定に反映されるべきである。事前の意思決定も確認しておく。急変時の医療的な介入や入院、救命救急処置、栄養の方法などについて具体的に確認する。可能であれば文書の作成を行う。口頭で確認した場合にはカルテにその旨を記載しておく。
- 告知されていない場合には、倫理的に問題になる。あるいは認知機能の障害があり、自分の意志を伝えることができない場合などは、家族や意思決定の代理人が、処置や急変時の対応についてあらかじめ相談しておくことが必要である。
- その場合には、「もし本人ならこの場合にどうするだろうか」や「本人のこれまでの生き方や発言からどうするとお考えですか」などの問いかけをすることが多い。
- ケアのチーム内での倫理的な葛藤を共有するために、早い段階で医療倫理の議論を行っておく必要がある。その際には医療倫理の4分割表が役に立つ。これによりすぐに答えが出るわけではないが、お互いに意見を交換してジレンマを共有しながら進むことができるメリットがある。

iv) ケアの場所をどうするか？

- 家庭医がかかわるケアの場所としては、外来、在宅、病院、施設、ホスピスなどである。実際に多い場面としては在宅ケアの場面である。ケアの場所についても本人、家族の意向をできるだけ汲んで決めていくことが望ましい。ニーズに合わせて柔軟な対応が必要で、画一的な判断は避けたい。
- 当初の計画より変更になる場合があっても（例えば在宅から緊急入院）、家庭医が継続的にかかわることが必要である。提供者側での私見の押しつけは避けたい。

v) 死への準備、患者・家族への情報提供をどうするか？

- 原疾患や全身状態から、おおまかな予後の見通しを提供する。特に症

状が進行してくる場合の前もっての十分な説明が口頭や文書で行われるとよい。
- 特に死の数日前の状態について十分説明し、その理解を確認するとよい。

b．医学的なケア

薬物による治療と薬物以外の治療を併用する。薬物以外の治療法は、以下の方法である。
- 説明すること、安心感を与えること。
- 症状を悪化させる因子を取り除き、軽快させる因子を活用する。
- 生化学的異常の補正(例、カルシウムやナトリウム)
- 併存する疾患の治療(尿路感染症など)
- 心理的な変調の把握と対応

c．臨終のケア

今まさに亡くなる場合のケアはターミナルケアで最も重要な場面である。直前の状況から臨終のタイミングを予測できるとよいのだが、現実には難しい。家庭医としては可能な限り立ち会えるように努力すべきであろう。また家族が見守る中で最後の時間を迎えられるように配慮したい。そしてそのときが訪れた際には厳粛に死を確認し、家族と一緒に時間を分かち合う。

d．死別後のケア

ⅰ) 家族に対するケア

残された家族にはさまざまな症状が、身体的、精神的な両面で出現する。あらかじめそのことを説明しておき、実際に症状がある場合には相談にのる。受け止めることが必要である。フォローは半年程度は必要であろう。家族のメンバーにもあまりにも悲嘆反応が長引いたり、症状が強いときには相談するようにアドバイスしておく。

ⅱ) スタッフに対するケア

ターミナルケアにかかわったスタッフも家族同様のかかわりをもっており、家族同様の喪失感は出現することが多い。また告知していない場合には、倫理的なジレンマを抱えていることがあり、その点についても振り返りの話し合いを行うとよい。素直に感情を表現できる場面を提供

できるとよい。
　iii）家庭医自身に対するケア
　家庭医自身もスタッフと同様の喪失感や身体的・精神的な症状を自覚する。スタッフとともに振り返りの話し合いや、葬式などへの出席、家族への訪問を実施することで癒されていく場合がある。

❷ 薬物療法

　薬物による治療には以下の4つの原則がある。これらに沿って薬物治療を行う。
- 可能な限り経口投与とする。
- 時刻を決めて規則正しく使う。
- 患者ごとの個別的な量で使う。
- できるだけシンプルに使う。

4. 痛みに対するケア

　がん性疼痛にはがん自体による痛み、治療に伴う痛み、合併症による痛みのほか、さまざまなことに関連した精神的な痛みがある。治療の原則は上に述べたとおりにできるだけ行う。痛みの定量的な評価を継続的に行う。鎮痛薬の段階的な投与方法をWHOでは推奨している。

　第一段階では非オピオイド系鎮痛薬を使う。アスピリン、アセトアミノフェン：250～500 mg/回、4～6時間ごと。またはナプロキセン：200～500 mg/回、12時間ごと。

　第二段階では、第一段階での治療が不十分な場合に弱オピオイドを使う。リン酸コデイン、リン酸ジヒドロコデイン：30 mg/回、4～6時間ごと。これだけでは不十分なことがあるのでNSAIDsと併用する。

　第三段階では、強オピオイドを使う。モルヒネが中心となり、経口、直腸内投与、筋注、静注、持続点滴などがある。硫酸モルヒネ徐放製剤：5～30 mg/回、12時間ごと、開始量5～10 mg/回、24時間後に痛みが残っていたら1回量を50％増とする。眠気が強ければ50％減とする。量が多くなってきたら、貼付剤のフェンタニル2.5 mgなどを72時間ごとに交換する方法などもあり在宅での疼痛管理がやりやすくなってきた。

また鎮痛補助薬として、抗うつ薬や抗不安薬などを積極的に使うことで効果を期待できる。

5．不安に対するケア

ベンゾジアゼピン系の薬がよく使われる。作用時間が中等度から長時間の薬を選択する。フルニトラゼパムやジアゼパムなどである。ジアゼパムの場合、1 回 2〜10 mg の就寝時経口投与が有効である。効きが弱いときには増量する。

抗うつ薬は、抑うつを伴う不安に対してよく使われる。三環系抗うつ薬は第一選択である。アミトリプチリンを 10〜25 mg で就寝時に経口投与して、3〜7 日ごとに増量して 50〜70 mg で維持する。SSRI などもよい。

6．悪心・嘔吐に対するケア

原因として多いのは、オピオイド、胃内容物の移動の遅延、胃炎、便秘、腸閉塞、生化学異常、頭蓋内圧亢進である。現在投与中の薬の見直しや変更を考慮する。ハロペリドール 0.5〜2 mg/回を 8 時間〜12 時間ごと、デキサメタゾン 10〜20 mg を 1 日 1 回、ヒドロキシジン 50〜100 mg/回を 6〜8 時間ごと投与などがある。効果が得られる量まで増やす一方で、効果が乏しい場合には作用機序の異なる薬剤の選択を行う。

7．便秘に対するケア

まず便秘に伴う尿閉などがないか確認する。そして腸閉塞や宿便がないことも確認する。そのうえで段階的な便秘の治療を行う。最初に接触性刺激下剤、センノシドなどを通常量 1 日 1〜2 回使用する。これが無効なとき、量を増やして 4〜12 時間ごとに使用する。効かない場合にはテレミンソフト® 坐剤を使用する。

8．排尿トラブルに対するケア

尿閉はしばしばみられる症状である。原因としては便秘やがんの直接浸潤、抗コリン薬副作用、その他がある。尿閉に対してはカテーテルに

9. 呼吸苦に関するケア

　まず呼吸苦の原因となっている疾患を治療する。痛みを伴っている場合には痛みをコントロールする。患者は不安になっているので、息苦しさそれ自体は危険ではないことを説明し、不安を取り除くべきである。また適切な体位をとらせることも有効である。部屋の環境を変えることで症状緩和に役立つ。口すぼめ呼吸などゆっくりと深く呼吸することを指導する。気管支拡張薬のβ刺激薬の吸入などを試してみる。癌性リンパ管炎や気管の圧迫などに対してはステロイドの内服が有効でプレドニン® 1日50 mgを使う。またベンゾジアゼピン系鎮静薬やオピオイドは呼吸ドライブを抑制するので注意しながら使うこともある。酸素吸入は呼吸困難感の強い患者、特に安静時にも呼吸困難感が強い患者で有効。長期の酸素吸入には毎分4 lとし、鼻孔用カヌラ使用とする。酸素吸入が効果をあげないときには継続すべきではない。

10. 栄養問題に対するケア

　食欲不振の原因には可逆的なものもあるが、ターミナルケアでは食欲不振が起こるのがごくあたりまえのことと認識しておくことが重要である。そして体中の筋肉の著明な消耗と体重減少が出現する悪液質はよくみられる。コルチコステロイド投与で1/3の患者で食欲の改善が得られる。ベタメタゾン2～4 mg 1日1回またはプレドニゾロン15～30 mg 1日1回経口投与する。しかし3～4週間で効果がなくなる。投与開始して7日経っても効果が明らかでないときには中止する。食べ始めるとすぐにお腹がはる患者ではメプクロプラミドなどの消化管蠕動促進薬が有効である。

　強制栄養法は静脈内栄養注入法や腸管内栄養注入法があるが、ターミナルの患者では静脈内栄養注入法は禁忌である。延命にもつながらない。腸管内栄養注入法は経鼻胃管や胃瘻などによるが、その意義は小さい。死が近い患者では実施すべきではない。このことを家族によく説明して

おくことが大切である。

●こんなエビデンスがある

・よい死の要素とは？
　医師や看護師、他の医療関係者、患者、家族に対して行われたフォーカスインタビューの質的研究によると、よい死の要素は6つ抽出された。十分な疼痛緩和ケア、意思決定に患者が参加していること、患者・家族への十分な準備、最期の時期での充足感、ほかの人へ役立っているという気持ち、1人の人間として扱われていること、であった[6]。

11. 家族のケア

　家族も一緒に闘病するため、ターミナルケアの時期に応じて、家族のケアを十分過ぎるほど行う必要がある。生命予後が6ヵ月から数ヵ月では、病名告知に関する悩みへのケア、死への受容への援助を行う。生命予後数週間では、予測される悲嘆への配慮、延命や苦痛緩和の葛藤への配慮を行う。数日の段階では、蘇生術についての再確認と看病疲れに対する配慮を強化する。死の直前の段階では、死亡直前の症状についての説明と家族にできることを伝え、また聴覚が残っていることを伝える。

12. 患者教育

　患者は現在の症状についてその原因や対処法について知りたいと思っている。さまざまな事情で病名告知がなされていない場合でも症状の説明は可能であるので十分に説明することが必要である。しかし一方では詳し過ぎる説明で不安が増幅される方もいるので個別性に配慮することも必要である。また一人ひとりの理解が異なる可能性があるので、十分に話を聞いて、本人の病の経験を理解して、それに応じた文脈で説明や教育を行うことが大切である。

13. フォローアップ

ターミナルケアの前半では比較的落ち着いているので、フォローアップは間隔をあけることができる。2週間から月に1回程度でもよいかも知れない。症状の進行や後半ではこまめなフォローアップが必要となり、週に数回のフォローが出てくるだろう。柔軟に対応したい。

14. 紹介のタイミング

家庭医がみるターミナルケアの患者としては外来もしくは在宅での設定が多い。本人や家族と当初のケア計画を立てた段階で病院や施設の利用を考慮する閾値を相談する。例えば肺炎や急性の健康問題で十分に対応できないとき、呼吸苦が強く家族が耐えられないとき、家族が介護疲れで疲弊したときなどをあらかじめ相談しておく。また当初のとり決めが心変わりすることもありうるので、その場合にも話し合いが必要である。受け入れ側の病院や施設とも十分に情報交換を行っておくことが望ましい。

15. コストを考える

在宅末期医療総合診療料：1,685点(保険医療機関において自宅で療養を行っている末期の悪性腫瘍の患者であって通院が困難なものに対して計画的な医学管理のもとに総合的な医療を提供した場合、1週間を単位に算定する。訪問診療は週1回以上である)。

［薬剤のコスト］

アセトアミノフェン	200 mg	1錠	10.10円
ナプロキセン	300 mg	1錠	22.70円
リン酸コデイン	10％散	1 g	150.20円
硫酸モルヒネ徐放製剤	10 mg	1錠	269.70円
フェンタニル	2.5 mg	1枚	3,618.60円
ジアゼパム	2 mg	1錠	6.40円
アミトリプチリン	10 mg	1錠	9.70円
ハロペリドール	1.5 mg	1錠	10.10円

ベタメタゾン　　　　　　0.5 mg　　1 錠　　　19.10 円

16. 予防

　ターミナルケアでは死は避けられないが、身体症状や精神的な症状、家族に起こり得る反応などは前もって十分に予測が可能である。特に便秘や食欲低下、疼痛悪化、介護疲れなどは用意周到な対策で回避できる可能性が大きい。

17. 症例（NBM）

　76歳、女性。大腸癌の全身転移（肺・腰椎・腎臓）の患者さん。若くして夫を亡くして現在息子家族と3人暮らしである。5年前に大腸癌の手術を受け、以後診療所で外来通院していたが、肺転移がみつかり、精密検査で全身転移がわかり急速に状態が悪化。未告知のままで自宅療養を希望されて訪問診療開始した。がん性疼痛が強く、ほぼ寝たきりの状態で全介助である。診断がついたあとに、家族で相談されて、本人とも相談したあとで在宅ケアの依頼があり、サービスが開始された。もともと不安が強い患者であるため、家族は未告知を選択した。しかし「がんではないか、早くひまをもらいたい」といった発言がしばしばみられ、主な介護者である嫁は対応に苦慮している。介護が必要な状態であることから介護保険を申請して、認定を受けたあとでケアマネジャーや関係者で協議を行い、治療計画を立て、訪問介護と訪問看護・訪問診療を利用して在宅でのターミナルケアを実施することになった。ベッドのレンタルやポータブルトイレの購入なども支援した。病状についての詳しい説明を家族に対して口頭と文書で実施した。訪問介護は平日昼間に3回、訪問看護は週2回、訪問診療は週1回より開始した。当初から強い腰痛を訴えており、NSAIDsや弱オピオイドなどを併用しながら、効かないためMSコンチンを使いながらケアしている。その後も痛みは悪化しているため途中から日中は嫁も勤めがあるため、フェンタニルパッチへ変更した。便秘や腹部症状、睡眠リズムの障害、血尿な

どさまざまな症状が出現した。そのたびに考えられる原因やその対策などについて家族や本人と話し合いや説明を行った。その際にできるだけ文書にして家においておき、他の家族も理解できるようにした(図4)[1]。経口摂取が低下していく中で、経管栄養のことやその

○○さまの病状に関するご説明と今後の相談
主治医　○×医師

　毎日看病ご苦労様です。ご家族の皆様と現状について情報交換を行い、お互いのお気持ちやご意見などを伺いながら、また疑問点や不安などにつきましてもお気軽におたずねくださるようお願い申し上げます。

皆様から現在のお気持ちやわからない点について
現在の病状について
(本人)　大腸癌による全身転移で、肺・腎臓・腰椎への転移が確認されています。末期の状態にあたります。痛みの原因はがんによるものでかなり強くなっています。
(ご家族)　皆さんで献身的な看病を続けておられます。素晴らしいことだと思います。告知をしていない患者さんを抱える家族はみんな、心の中で迷いや罪悪感を覚えながら日々過ごします。どういう目標がよいのか、大変悩みます。また多数の家族がみえる場合には当然意見の相違もでてきます。

現在の方針：本人への告知はしない。できるだけ在宅で支援する。病院へはいかない。延命よりも痛みや苦痛を取り去り、少しでも安心して過ごせるように支援する。

現在の治療について：自宅で、貼り薬による痛みの治療を行っています。そして痛みが強いときにはモルヒネ水を飲んで頂くようにしています。なんとか効いている感じですが、時にきれるとあるいは夜間に激痛があります。ベッド、ヘルパーの利用を開始してご家族、親戚の皆さんで協力して支援しています。

余命について：胸の水がたまってくると急速に状態の悪化が進行することがあります。食事が取れなくなると衰弱が進行していきます。あと1～2週間かも知れません。

今後予想されることとその対策
　　疼痛の悪化　　　⇒貼り薬で対応、大きいのへ対応
　　便秘悪化　　　　⇒下剤の増量
　　呼吸症状　　　　⇒酸素吸入利用
　　身体のむくみ　　⇒利尿剤
　　家族の介護疲れ　⇒ヘルパーの利用回数増やす、一時的な入院や施設の利用

当方からご提供できること
　　医療支援　　　　往診(現在週3回)⇒連日も可能、急変時の支援、24時間体制
　　看護　　　　　　訪問看護
　　介護　　　　　　訪問介護(ヘルパー)⇒連日も可能、休日も
　　施設でのケア　　介護保健施設の短期入所(1日から2週間程度)⇒施設でのケア
　　入院への紹介　　入院が必要と判断した場合に適切なところへ紹介
※具合の悪いときや困ったときはいつでも電話して下さい。

電話番号△○-1234

図4

後の経過などについて説明したうえで実施しなかった。全身状態が悪化してくるのと併行して家族も疲弊していったが、家族内での介護のローテーションを組んだり、お互いに支援したりするのがみられてなんとか持ちこたえた。この頃にはほぼ毎日訪問するような形になり、起こりうる症状について話をしながらケアしていった。そうして最期のときを迎えることができた。お看とりをして死亡宣告をしたのちに、まだ家に留まった。あとから駆けつけた家族への説明を行った。死後の処置を家族と一緒に行い、家をあとにした。数日後お葬式が終わったあとに、改めて家族に挨拶をして、残された家族によくみられる症状について話をして、また生前の本人の思い出話などをした。かかわったスタッフが集まって今回のケアについてよかった点や改善すべき点などについて意見を交換した。

＜ポイント＞
・本人や家族の状況をよく理解したうえでの個別の対応が求められる。
・説明を詳しく、また文書を利用して共有してもらうようにする。
・ケアのチーム内でのコミュニケーションを細めにとる必要がある。

18. まとめ

　家庭医がスタッフと力を合わせてターミナルケアにかかわる際には、とても大きなエネルギーを要する。継続的な患者-医師関係に基づいて、患者・家族の個別性を考慮して、苦痛や不安をできるだけ取り除いて穏やかな日々を過ごせるように支援したい。

（吉村　学）

参考文献

1) Manual of Family practice 2 nd ed,
2) 厚生労働省ホームページ．平成 15 年人口動態統計（確定数）の概況．

3) 武田文和(訳)：WHO 終末期の諸症状からの解放. 医学書院, 東京, 2000.
4) 淀川キリスト教病院ホスピス(編)：ターミナルケアマニュアル. 第3版, 最新医学社, 大阪, 1997.
5) McGeer AJ, et al：Parenteral nutrition in cancer patients undergoing chemotherapy；a meta-analysis. Nutrition 6(3)：233-240, 1990.
6) Steinhauser KE, et al：In search of a good death；observations of patients, families, and providers. Ann Intern Med 132：825-832, 2000.

和文索引

あ

アキレス腱炎 …………………655
アキレス腱断裂 ………………655
アトピー ………………………461
　——性皮膚炎 ………………799
アドヒアランス …………………62
アナフィラキシー ……………404
アルコール ……………………865
　——性肝障害 ………………352
　——専門家への紹介 ………871
アルツハイマー型の認知症 …187, 243
アルツハイマー病 ……………254
アレルギー性蕁麻疹 …………796
アレンドロン酸 ………………192
亜急性連合性脊髄変性症 ……323
亜硝酸塩 ………………………602
赤目 ……………………………845
悪性黒色腫 ……………………809
悪性腫瘍 ………………………242
悪性症候群 ……………………627
足 ………………………………653
圧迫感 …………………………167
安定狭心症 ……………475, 478

い

いじめ ……………………………86
インピンジメント症候群
　……………………667, 670, 672, 674
インフルエンザ ………………496
　——ウイルス抗原迅速診断キット …497
インフルエンザワクチン ………82
　——接種 ……………………505
医師の満足度 …………………63
医師のロジック …………………65
医療過誤 ………………………63
医療訴訟 ………………………62
医療の専門化 …………………65
胃炎・潰瘍 ……………………351
胃潰瘍 …………………………511
胃食道逆流症 …………………230
胃洗浄 …………………………213
異常性器出血 …………154, 156

移動障害 ………………………119
萎縮性腟炎 ……………281, 824
怒り ……………………………881
育児支援 …………………………85
溢流性尿失禁 …………………276
一過性健忘 ……………………870
一過性不眠 ……………………364
癒す ………………………………30
咽頭痛 …………………129, 491
咽頭培養 ………………………493

う

うつ状態 ………………………870
うつ病 ……242, 257, 308, 311, 837
ウイルス性胃腸炎 ……………520
ウェルニッケ脳症 ……………870
運動負荷心電図 ………105, 636
運動誘発性喘息 ………………465

え

エストラジオール ……………190
エストリオール ………………190
エストロゲン …………………188
　——依存腫瘍 ………………189
　——持続・プロゲスチン周期投与 …191
　——補充療法 ………………188
エチドロン酸 …………………192
エピネフリン …………………406
エプリー法 ……………………382
エンパワーメント ……………114
栄養障害 ………………………881
栄養問題 ………………………888
円柱 ……………………………715
延髄外側症候群 ………………832

お

おたふくかぜワクチン …………82
オタワ・ルール ………………654
悪心 ……………………881, 887
嘔気 ……………………140, 870
嘔吐 ……………………140, 881, 887
横紋筋融解 ……………………295

か

か・き・か・え	20
がん性疼痛	886
がんのスクリーニング	102
カウンセリング	551
カナダ家庭医学会	9
カルシトニン	193
カンジダ	806
──外陰	820
ガングリオン	755
下半身肥満	300
下部消化管出血	211, 212
下部尿路感染症	603
下部尿路リハビリテーション	278
下腹部痛	552, 820
化学性(接触性)蕁麻疹	797
化膿性関節炎	667, 669
加味逍遙散	193
仮面様顔貌	623
果部骨折	654
家族カンファレンス	46
家族システム理論	36
家族志向型のケア	34
家族図	34
家族性高コレステロール血症	434
家族内ストレス	34
家族ライフサイクル	35, 36, 37
家庭医	3
家庭医療	3
──学	3
──の定義	3
家庭血圧測定	424
家庭内暴力	858
過敏性腸症候群	351, 352
介護支援専門員との連携	126
介護保険	122
──事業所	122
回転性めまい	375, 831
改訂長谷川式簡易知能評価スケール	251
疥癬	807
外陰潰瘍	552
外耳道炎	839
外側・内側上顆炎	745
外反拇趾	655
外リンパ瘻	831
概日リズム障害	366
角膜異物	851
角膜上皮剝離	851
拡張機能不全	547
肩	659
──関節脱臼	667
喀痰検査	227
滑液包炎	653
学校医	87
空の巣症候群	188
肝炎	410
肝周囲炎	553
冠動脈疾患	542
患者中心の医療	17
患者の満足度	62
患者のロジック	65
患者-医師関係	62
──のモデル	63
感音性難聴	837
感染症後咳嗽	231
感染性咽頭炎	129
感染性角膜炎	845, 848
感冒	227, 298, 489
関節炎	653, 746, 751
関節穿刺	669
関節リウマチ	660, 756
関連痛	653, 746
眼球突出	683
眼瞼炎	849
眼振	833
顔面X線写真	226

き

キシロカインテスト	672
気管支拡張症	231
気管支拡張薬	463
気管支喘息	460, 703
気道熱傷	618
気分変調症	334
起立性低血圧	203, 205, 208, 832
基礎体温表	357, 358
基礎体温法	790
基底細胞癌	809
機能性尿失禁	276
喫煙	230, 594, 823
──者	865
逆流性食道炎	351
虐待	87

和文索引

急性咽頭炎 …………………………491
急性咳嗽 ……………………………222
急性肝炎 ……………………………410
急性冠症候群
　　　　475, 476, 478, 480, 481, 485
急性感染性胃腸炎 …………………520
急性気管支炎 ………………………494
急性原発性閉塞隅角緑内障 ………847
急性細気管支炎 ……………………495
急性細菌性副鼻腔炎 …………227, 647
急性上気道炎 ………………………227
急性腎盂腎炎 ………………………606
急性腎炎症候群 ……………………711
急性蕁麻疹 …………………………796
急性大動脈解離 ………………168, 170
急性単純性腎盂腎炎 ………………606
急性単純性膀胱炎 …………………603
急性胆嚢炎 …………………………735
急性中耳炎 ……………………565, 838
急性肺血栓塞栓症 ……………168, 170
急性副鼻腔炎 ………………………646
急性腹痛 ……………………………350
急性複雑性腎盂腎炎 ………………607
急性複雑性膀胱炎 …………………605
急性閉塞隅角緑内障 ………………845
急性膀胱炎 …………………………603
急性腰痛 ………………………396, 399
急速進行性腎炎症候群 ……………712
巨細胞腫 ……………………………660
巨赤芽球性貧血 ……………………322
虚血性心疾患 …168, 169, 473, 485, 638
共感 ……………………………………66
共通の理解基盤 ………………………24
狂犬病ワクチン ………………………83
狭心症 ……………………473, 476, 480
胸郭出口症候群 ………………660, 667, 670
胸痛 …………………………………167
胸部 X 線写真 …………………226, 499
胸部不快感 …………………………167
胸膜炎 ………………………………170
強直性脊椎炎 ………………………663
強膜炎 …………………………845, 848
禁煙 ……………………………587, 876
禁欲 …………………………………791
緊急避妊法 …………………………791
緊張型頭痛 ……………………265, 268
緊張感 ………………………………870

緊張性気胸 …………………………168

く

くも膜下出血 ………………………267
クラミジア ……………………499, 551
　　——感染症 ……………………552
クレアチニンクリアランス ………715
クロイツフェルト-ヤコブ病 ……254
グルカゴン …………………………407
頸 ……………………………………659
群発頭痛 ………………………265, 268

け

下痢 …………………………………142
桂枝茯苓丸 …………………………193
経口抗血小板療法 …………………483
経口避妊薬 ……………………785, 787
　　——の副作用 …………………787
経口補水塩療法 ……………………526
経済的暴力 …………………………858
経静脈的輸液 ………………………527
経直腸的超音波 ……………………729
経尿道的前立腺切除術 ……………726
経皮経管冠状動脈形成術 …………479
痙攣発作 ……………………………295
頸椎牽引 ……………………………664
頸椎骨折 ……………………………660
頸椎捻挫 ……………………………660
頸動脈狭窄 …………………………105
鶏眼 …………………………………655
血管運動神経症状 …………………186
血管性痴呆 …………………………254
血管腫 ………………………………660
血管浮腫 ……………………………798
血管迷走神経性失神 ……203, 205, 207
血管迷走神経反射 …………………832
血清クレアチニン …………………715
血清脂質 ……………………………436
血栓溶解療法 ……………172, 596, 600
血糖値 ………………………………585
血尿 ……………………………176, 715
　　——症候群 ……………………711
結合型エストロゲン ………………190
結膜炎 ………………………………850
結膜下出血 …………………………849
月経 …………………………………820
　　——過少 ………………………155

iii

──過多 …………………………………155
──困難症 …………………………156
──障害 …………………………150, 820
──前緊張症 ………………………159
──前症候群 ………………………159
──前不快気分障害 ………………159
──前不機嫌性障害 ………………159
──不順 ……………………………355
月状骨周囲脱臼 ………………………754
肩甲上腕関節 …………………………667
肩鎖関節 ………………………………667
──脱臼 ……………………………667
肩峰下滑液包炎 …………………666, 667
健康教室 ………………………………114
健康増進 ………………………………26
健康日本21 ………………………89, 92, 865
嫌気性菌 ………………………………551
腱滑膜炎 ………………………………756
腱板 ……………………………………666
──炎 ………………………………666, 667
──症 ………………………………666, 667
腱板断裂 ………………667, 668, 670, 672
顕微鏡的血尿 …………………………176
幻覚 ……………………………………256
原発性月経困難症 ……………………156
原発性不眠症 …………………………365

こ

コッドマン体操 ………………………121
コミュニケーション障害 ……………119
コンコーダンス ………………………62
コンドーム ……………………………790
コンプライアンス ……………………62
子育て支援のカウンセリング ………85
子育ての環境調整 ……………………85
子どもの成長・発達の理解 …………85
小刻み歩行 ……………………………623
呼吸器感染症 …………………………487
呼吸機能検査 …………………………226
呼吸苦 …………………………881, 888
呼吸困難 ………………………………198
──の鑑別診断 ……………………199
固縮 ……………………………622, 623
孤発性甲状腺結節 ………………677, 684
口腔体温 ………………………………291
甲状腺 …………………………………677
──炎 ………………………………679, 682

──機能亢進症 …………677, 682, 686
──機能低下症 …………677, 680, 685
──腫 ……………………677, 678, 684
──ホルモン障害 …………………681
行動変容 …………………………561, 865
抗アンドロゲン薬 ……………………725
抗血栓療法 ……………………………644
攻撃性 …………………………………257
更年期 …………………………………186
──障害 ……………………………820
後鼻漏症候群 …………………………230
虹彩炎 …………………………………847
降圧薬 …………………………………425
高血圧
…262, 420, 542, 587, 594, 638, 870
──の原因分類 ……………………421
高コレステロール血症 ………………433
高脂血症 ……………262, 433, 586, 870
高体温 …………………………………295
高齢者 …………………………………118
──疾患の特徴 ……………………118
──総合機能評価 …………………247
──の高脂血症 ……………………440
──の食事・栄養と運動 …………119
──のための食生活指針 …………120
──の予防、健康維持・増進 ……118
硬直性脊椎炎 …………………………660
硬膜下血腫 ……………………………267
硬膜外ステロイド注射 ………………664
絞扼感 …………………………………167
膠原病 …………………………………267
告知 ……………………………………880
国際頭痛学会 …………………………265
国際頭痛分類第2版 …………………265
国際前立腺症状スコア ……284, 723, 724
国立感染症研究所感染症情報センター…99
骨芽細胞腫 ……………………………660
骨髄炎 …………………………………660
骨髄腫 …………………………………663
骨髄穿刺 ………………………………328
骨折 ………………………………745, 753
骨粗鬆症 ……………162, 187, 446, 661
骨代謝マーカー測定 …………………449
骨軟骨腫 ………………………………660
骨盤腔内感染症 ………………………281
骨盤底筋訓練 ……………………192, 279
骨盤腹膜炎 ……………………………551

和文索引

根治的前立腺摘除術 ……………………730
混合性難聴 ………………………………837
混合性尿失禁 ……………………………276

さ

サルコイドーシス ………………………660
坐骨神経痛 ………………………………393
再発性腰痛 ………………………………396
細菌性腟症 ………………………………821
細菌製剤協会 ……………………………99
細菌尿 ……………………………………603
在宅ケア …………………………………262
在宅サービス ……………………………122
酢酸メドロキシプロゲステロン ………190
三角軟骨 …………………………………754
酸素投与 …………………………………463
霰粒腫 ……………………………………849
残尿感 ……………………………………283
残尿量 ……………………………………723

し

シラミ ……………………………………807
ジスキネジア ……………………………627
ジフテリア ………………………………101
ジフテリア・百日咳・破傷風混合(DP-T)ワクチン …………………………81
ジベル薔薇色粃糠疹 ……………………802
子癇前症 …………………………………704
子宮外妊娠 ………………………………551
子宮筋腫 …………………………………822
子宮頸管炎 ………………………………551
子宮頸癌 ……………………………551，788
　　──検診 ……………………………560
　　──スクリーニング ……………823
子宮体癌 …………………………………824
子宮内避妊具 IUD ………………………789
子宮内膜癌 …………………………188，824
子宮内膜増殖 ……………………………163
止痢剤 ……………………………………529
市中肺炎 …………………………………498
死別後のケア ……………………………885
自然気胸 ……………………………170，669
姿勢反射障害 ………………………622，623
思春期早発症 ……………………………777
施設ケア …………………………………261
施設サービス ……………………………122
脂肪肝 ……………………………………870

脂漏性皮膚炎 ……………………………801
視力検査 …………………………………846
視力調節障害に伴う頭痛 ………………266
耳硬化症 ……………………………835，838
耳鳴 ………………………………………834
自殺 ………………………………………343
　　──念慮 …………………………343
自立性機能性甲状腺腫 …………………682
児童虐待 …………………………………86
持続性蛋白尿 ……………………………711
失禁 ………………………………………119
失神 ………………………………………203
疾患 ………………………………………20
膝蓋軟骨軟化症 …………………………653
膝関節腔穿刺 ……………………………654
膝関節包内液体貯留 ……………………654
社会恐怖 …………………………………333
社会的暴力 ………………………………858
尺骨神経障害 ……………………………745
若年性骨粗鬆症 …………………………447
手根管症候群 ……………………………755
主治医意見書 ………………………122，123
守秘義務 …………………………………551
収縮機能不全 ……………………………546
周期性四肢運動障害 ……………………371
周期的エストロゲン・プロゲスチン投与
　…………………………………………191
周産期ケア ………………………………693
習慣性膝蓋骨脱臼・亜脱臼 ……………653
十二指腸炎 ………………………………351
十二指腸潰瘍 ………………351，510，511
重要度-自信度モデル ……………111，873
女性化乳房 ………………………………776
女性の高脂血症 …………………………441
除圧焼痂切開術 …………………………615
小球性貧血 ………………………………320
　　──の鑑別診断 …………………320
小児 ………………………………………75
　　──疾患のキャリーオーバー ……88
　　──の心身症 ………………………86
　　──の予防、健康維持・増進 ……75
小児肥満 …………………………………304
　　──の治療 …………………………304
小脳梗塞 …………………………………832
消化管出血 …………………………211，870
消化性潰瘍 …………………215，352，509
消化不良 …………………………………870

v

焦燥感	689
踵骨骨端炎	654
上気道炎	170, 489, 490
上気道閉塞	130
上室性期外収縮	638
上半身肥満	300
上部消化管出血	211, 212
上部消化管内視鏡検査	211
上部尿路感染症	606
上腕二頭筋腱炎	667, 670, 672
上腕二頭筋腱長頭	666
状況失神	203, 205
静脈血栓症	189
食道炎	171, 352, 660
食道静脈瘤	216
食道穿孔	168
食欲不振	870
植物性エストロゲン	191
心外膜炎	170
心筋炎	170
心筋梗塞	473, 476, 477, 479, 480, 481, 485
心疾患	163
心室細動	637
心室性期外収縮	638
心室頻拍	637
心臓疾患	542
心臓超音波検査	636
心的外傷後ストレス障害	333
心電図	105
心不全	542
心房粗動	642
心理社会的な支援	198
心理社会的な評価	198
心理社会的な問題	308
心理的ストレス	163
心理的暴力	858
身体的暴力	858
信頼	68
神経管閉鎖不全予防	107
神経線維腫	660
神経のエントラップメント	745
振戦	622, 623
真珠腫	838
滲出性中耳炎	565
人工妊娠中絶	792
迅速抗原検査	492
靱帯損傷	745
尋常性痤瘡	807
尋常性疣贅	655
腎	711
——症	587
——生検	711, 716
——不全	711
腎盂腎炎	280
腎肝機能不全	295
蕁麻疹	796

す

すくみ足	623
ストレイト・レッグ・レイジング検査	393
ストレス	352
——テスト	278
スパイロメトリー	226
頭痛	265, 870
水痘ワクチン	82
水疱	615
睡眠関連運動症候群	366
睡眠障害	870
——の分類	363
睡眠日誌	366, 373
睡眠誘発性呼吸障害	366
髄膜炎	267, 294, 660
髄膜脳炎	267

せ

せん妄	252
世界家庭医機構	12, 14
正球性貧血	323
——の鑑別診断	324
生活機能障害度	632
生活習慣改善	576
——指導	433
生体包帯	616
生物心理社会的医学モデル	39
成人の予防、健康維持・増進	98
成長のマイルストーン	76
性感染症	820
性器ヘルペス	704
性交中絶法	791
性交歴	555
性行為感染症	156, 551
性的暴力	858
性欲低下	870

和文索引

青少年 …………………………………89
　　──の定義 …………………………89
　　──の特徴 …………………………89
　　──の予防、健康維持・増進 …………89
誠実 ……………………………………68
精液分析 ………………………………357
咳 ………………………………………221
脊髄空洞症 ……………………………660
脊髄症 …………………………………660
脊柱管狭窄症 ………………390, 669
脊椎症 …………………………………660
脊椎すべり症 …………………………663
切迫性尿失禁 …………………………276
石灰性腱板炎 …………………………667
赤血球指数 ……………………………320
摂食障害 ………………………………242
先天性難聴 ……………………………838
専門性 ……………………………………5
穿刺吸引細胞診 ………………………772
潜在性甲状腺機能亢進症 ……………681
線維筋痛症 ……………………………660
選択的セロトニン再取込み阻害薬 ……191
全身倦怠 ………………………………308
前失神 …………………………………377
前庭神経炎 ……………………………831
前頭葉痴呆 ……………………………254
前立腺炎 ………………………………280
前立腺癌 ……………………286, 726
　　──スクリーニング ………………727
前立腺特異抗原 ………………………728
　　──PSA …………………………286
前立腺肥大症 ………281, 283, 721
　　──の過敏性症状 ………………722
前立腺容積 ……………………………725
喘息 …………………………230, 460

そ

爪陥入症 ………………………………655
早期腎症の診断 ………………………712
早期乳房発育症 ………………………777
早発閉経 ………………………………186
騒音性難聴 …………………835, 838
足関節捻挫 ……………………………654
足底腱炎 ………………………………654
続発性骨粗鬆症 ………………………447
足根管症候群 …………………………654
尊重 ……………………………………67

た

ターミナルケア ………………………880
タイミング法 …………………………358
タバコ …………………………………865
　　──依存度 ………………………867
　　──の煙 …………………………469
多職種による協力体制 ………………244
多発性骨髄腫 …………………………660
多量飲酒 ………………………………594
体外衝撃波による粉石療法 …………736
体重減少 ………………………………239
　　──の主な原因 …………………241
体重の記録 ……………………………424
耐糖能異常 ……………………………594
退行期骨粗鬆症 ………………………447
帯下 …………………………156, 820
　　──の変化 ………………………552
帯状疱疹 ……………………660, 840
大うつ病 ………………………………334
大球性貧血 ……………………………322
　　──の鑑別診断 …………………322
大腸からの出血 ………………………216
第1指の外反ストレステスト ………760
脱臼 ……………………………………745
脱水の有無 ……………………………142
単純性腰痛 ……………………………389
胆管結石 ……………………734, 735
胆石症 …………………………………734
　　──の危険因子 …………………734
胆石溶解療法 …………………………736
胆嚢炎 …………………………………171
胆嚢結石 ………………………………734
蛋白尿 …………………………………712
短期的不眠 ……………………………364
男性の急性膀胱炎 ……………………606
断酒 ……………………………………871

ち

チームケア ……………………………57
チリダニ ………………………………469
地域ケア・ナーシング ………………28
地域ネットワーク ……………………58
地域包括ケア …………………………54
治療可能な認知症 ……………………255
痔 ………………………………………702
腟炎 ……………………………………820

腟トリコモナス症 …………………554
中耳炎 ……………………565, 835
中枢神経機能障害 …………………295
中毒性多結節性甲状腺腫 ……………682
肘頭部滑液包炎 ……………745, 751
注意深い観察 ………………………730
長期不眠 ……………………………364
超高齢化社会 ………………………263
腸管アデノウイルス ………………526
聴神経腫瘍 …………………………838
直腸指診 ……………………………729
直腸体温 ……………………………291

つ

つち指 ………………………………755
つわり ………………………………702
ツベルクリン反応 …………………227
椎間板炎 ……………………………660
椎間板ヘルニア ………393, 660, 661
椎骨脳底動脈循環不全症 …………832

て

ティルト・テスト …………………206
デブリードメント …………………615
手 ……………………………………743
　——関節捻挫 ……………………754
低血糖 ………………………………295
定型市中肺炎 ………………………498
適応障害 ……………………333, 870
鉄欠乏性貧血
　……………106, 320, 325, 327, 330, 703
鉄剤 …………………………………325
転移性腫瘍 …………………………660
転倒 …………………………………119
伝音性難聴 …………………………837
伝染性単核球症 ……………135, 491
電気熱傷 ……………………………614
癜風 …………………………………806

と

ドメスティック・バイオレンス …858
ドライアイ …………………………852
徒手牽引テスト ……………………662
当帰芍薬散 …………………………193
疼痛 …………………………………881
糖尿病 ……………242, 262, 576, 638
　——の診断基準 …………………579

　——のスクリーニング …………579
糖尿病性腎症 ………………………712
　——早期診断基準 ………………713
頭蓋内感染 …………………………267
頭蓋内出血 …………………………267
頭蓋内占拠病変 ……………………267
洞不全 ………………………………638
　——症候群 ………………………638
動作緩慢 ……………………………623
動静脈奇形 …………………………267
動揺性めまい ………………………832
特定の恐怖 …………………………333
特発性骨粗鬆症 ……………………447
突発性難聴 …………………831, 838

な

内臓脂肪型肥満 ……………………300
軟骨肉腫 ……………………………660

に

ニコチン依存度 ……………………867
ニコチンガム ………………………876
ニコチンパッチ ……………………876
ニューヨーク心臓協会の心機能分類 …544
二次性月経困難症 …………………156
二次性高血圧 ………………………420
二次性高脂血症 ……………………434
日本神経学会パーキンソン病治療ガイドライン ……………………………622
日本脳炎ワクチン …………………82
肉眼的血尿 …………………………176
乳管内乳頭種 ………………………770
乳管閉塞 ……………………………779
乳癌 …………………………188, 189
乳汁うっ滞症 ………………………779
乳腺炎 ………………………697, 770, 779
乳腺症 ………………………………770
乳頭痛 ………………………………780
乳頭分泌 ……………………………774
乳房 …………………………770, 820
　——腫瘤 …………………………770
　——痛 ……………………………772
　——の発育 ………………………778
　——の問題 ………………………820
乳幼児健診 …………………………77
女神散 ………………………………193
尿意切迫感 …………………………283

和文索引

尿失禁 …………………………………274
尿沈渣検査 ……………………………603
尿道炎 …………………………280, 551
尿培養 …………………………………603
尿閉 ……………………………………283
尿流測定 ………………………………723
尿路感染症 ……………280, 294, 601
妊娠悪阻 ………………………………702
妊娠前ケア ……………………………693
妊娠糖尿病 ……………………………703
妊婦検診 ………………………………698
認知機能障害 …………………………119
認知症 …………………………242, 250
　——の分類 …………………………254
　——のリハビリテーション ………255
認定審査会 ……………………………122

ね

ネフローゼ症候群 ……………………712
ネブライザー …………………………463
熱傷 ……………………………………610
　——の重症度分類 …………………612
　——の深達度分類 …………………610
熱性痙攣 ………………………………206
粘液腫 …………………………………755

の

脳梗塞 …………………………………832
脳腫瘍 …………………………………267
脳卒中 …………………………………593
膿性帯下 ………………………………552
膿性鼻汁 ………………………………651
膿尿 ……………………………………603
囊腫 ……………………………………822

は

ばね指 …………………………………755
ハンチントン病 ………………………254
バイタルサイン ………………………142
バセドウ病 ……………………………682
バック採尿 ……………………………602
パーキンソン病 ………………254, 622
パニック障害 …………………………333
パラダイム ……………………………24
パルスオキシメーター ………………463
パンコースト腫瘍 ……………………660
破傷風 …………………………………101

馬尾症候群 ……………………………392
肺炎 ……………………………170, 294
肺炎球菌 ………………………………498
　——ワクチン …………………………83
　——ワクチン接種 …………………506
排尿 ……………………………………820
　——・尿失禁日誌 …………………277
　——困難 ……………274, 280, 283, 726
　——障害 ……………………………721
　——トラブル ………………………887
排尿後残尿 ……………………………278
　——検査 ……………………………723
　——測定 ……………………………285
敗血症 …………………………………294
白癬 ……………………………………805
麦粒腫 …………………………………848
八味地黄丸 ……………………………193
白血球エステラーゼ …………………602
発熱 ……………………………………291
　——に伴う頭痛 ……………………265
針刺し事故 ……………………………418
反射性交感神経性ジストロフィー
　………………………660, 667, 756
反復性急性中耳炎 ……………………565

ひ

ひきこもり ………………………………86
ヒドロコルチゾン ……………………407
ビスフォスフォネート製剤 …………192
ビタミンB_{12}欠乏 …………………323
　——症 …………………………327, 330
　——性貧血 …………………………327
ビタミンD ……………………………193
ピークフロー …………………………469
　——メーター ………………………226
ピル ……………………………………785
皮膚 ……………………………………796
肥満 ……………………………………300
　——者 ………………………………576
　——症 ………………………………300
　——の治療方法 ……………………302
非炎症性甲状腺腫 ……………………679
非感染性外陰炎 ………………………821
非巨赤芽球性貧血 ……………………323
非心臓疾患 ……………………………542
非ステロイド性消炎鎮痛薬 …………509
非定型市中肺炎 ………………………499

ix

疲労	308
脾破裂	130
避妊	784, 820
——法	817
微量アルブミン尿	715
鼻閉	651
膝	653
肘	743
貧血	318
頻回受診	870
頻尿	283

ふ

ぶどう膜炎	845, 847
フェリチン	321
フレンツェル眼鏡	833
ブラックアウト	870
プライマリ・ケア	5
プラマー病	682
プロゲスチン	188
——単剤ピル	789
不安	257, 333, 881, 887
——障害	311
不穏下肢症候群	371
不正出血	820
不正性器出血	154, 552
不整脈	170, 636
不登校	86
不妊	355, 551, 820
——手術	792
——症	551
不眠	363
——症	368, 373
——の症状による分類	364
不明熱	292
風疹ワクチン	82
副鼻腔炎	646
腹圧性尿失禁	276
腹腔鏡下胆嚢摘出術	737
腹痛	142, 347, 870
腹部診察	142
腹部スクリーニング法	740
腹部大動脈	106
複合型感覚障害	377
複雑型腰痛	390, 391
物理性蕁麻疹	797
振子運動	671

へ

ヘルスエキスパート	39
ペッサリー	790, 825
ペット	469
平衡失調	377, 832
閉経	186
閉経後	772
——骨粗鬆症	446
——不正出血	824
米国家庭医学会	11
米国感染症学会	500
米国疾病予防管理センター	99
片頭痛	265, 268
変形性関節症	389, 660, 668, 754
変形性膝関節症	653
扁桃周囲膿瘍	130
扁桃腺炎	491
扁平足	654
弁膜症	170
便秘	702, 881, 887
——症	352

ほ

ホットフラッシュ	186
ホルター心電図	636
ポリオワクチン	81
母子保健	77
母乳育児	696
蜂窩織炎	803
膀胱炎	280
——様症状	552
膀胱訓練	279
膀胱刺激症状	283
膀胱症状	881
北海道家庭医療学センター	5
発作性上室性頻拍	640
発作性上室性頻脈	638
発作性心房細動	638, 641
発作性心房粗動	638

ま

マイコプラズマ	499
麻疹ワクチン	81
慢性咳嗽	228
慢性肝炎	411
慢性気管支炎	231

慢性疾患による貧血	321, 326
慢性心房細動	638
慢性腎炎	711
——症候群	711
慢性腎不全による貧血	327
慢性膵炎	351, 352
慢性中耳炎	838
慢性疲労症候群	308, 312
慢性副鼻腔炎	647
慢性閉塞性肺疾患の急性増悪	228
慢性腰痛	389, 396, 398, 400

み

| ミニメンタルテスト | 251 |
| 脈絡膜炎 | 847 |

む

むち打ち症	660
無月経	151
無症候性細菌尿	702
無症候性心筋虚血	473, 476, 477, 478, 480, 481
無症候性胆嚢結石	734, 736
無動	622, 623

め

めまい	375
——感	377, 831
メチルプレドニゾロン	407
メニエール病	831, 835, 838

も

モーニング・アフター・ピル	791
モニター心電図	636
モラキセラ	499
毛様体炎	847
妄想	256
網状赤血球数	320
網膜症	587
問題飲酒者	871
問題飲酒予備軍	871

や

| やけど | 612 |
| 夜間頻尿 | 283 |

ゆ

癒着性関節包炎	667, 668, 672, 673
友人関係	64
有棘細胞癌	809
有酸素運動	303
指	743

よ

予防	26
予防接種	81, 98
——ガイドライン	99
——の意義	102
要介護度	122
葉酸欠乏	323
——症	327, 328
腰痛	389, 702
——体操	121
溶連菌	491
抑うつ状態	333

ら

ライター症候群	660
ライム病	660
ラロキシフェン	193
卵巣腫瘍	822

り

リウマチ性多発筋痛症	660
リズム法	790
リセドロン酸	192
リハビリテーション	593
リフィーディング	528
離断性骨軟骨炎	653
良性発作性頭位めまい	831
淋菌	280, 551
——感染症	553
——感染と合併	553
臨終のケア	885

る

| 涙液補充療法 | 852 |

れ

| レジオネラ | 499 |

ろ	
老人性腟炎	186, 824
老人性難聴	835

老年医学的総合機能評価法 ……………119

わ	
腕神経叢炎	660

欧文索引

1型アレルギー反応	404
1型糖尿病	577
2型糖尿病	578
3つの役割軸モデル	108
9の法則	611
α 遮断薬	285
α 阻害剤	725
β_2-agonists	463

A

A型肝炎ワクチン	83
A群β型溶血連鎖球菌	491
A群溶連菌	130
A群ロタウイルス	526
abstinence	791
ACE阻害薬	718
adherence	62
adolescents	89
AIDS	242, 554
AOM	565
——の診断基準	568
ARDS	295
at risk	27

B

bacterial vaginosis	821
Baker嚢腫	653
barrier method	790
BCG	82
benign prostate hypertrophy	283
BMI	300

C

C型慢性肝炎	412
Ccr	715
CDC	99

CFS(Chronic Fatigue Syndrome)	308, 312
CGA(Comprehensive Geriatric assessment)	119, 247
chalazion	849
Charcot's triad	735
chest	226
Chlamydia trachomatis	280
Codman体操	671
compliance	62
complicated back pain	390
concordance	62
CT	226

D

de Quervain病	755
deconditioning	377
DIC	295
disease	20, 67
disequilibrium	377
Dix-Hallpikeテスト	379, 380, 833
Dix-Hallpike法	381
dizziness and vertigo	831
DPTワクチン	81
DRE(Digital Rectal Examination)	729
Dupuytren拘縮	756
DV	858
dysmenorrhea	156
dysuria	280

E

EBM(evidence-based medicine)	20
EIA(exercise-induced asthma)	465
Epley法	382, 834, 835
ERT(Estrogen replacement therapy)	188
estrogen	164
ESWL	736

欧文索引

F

family medicine ……………………………3
Family-Oriented Care ……………………34
Family-Oriented Primary Care ……38
family physician ……………………………3
Fitz-Hugh-Curtis 症候群 ………………553

G

gamekeeper's thumb ……………………754
genuineness ……………………………………68
Gleason score ……………………………729
gross hematuria …………………………176

H

H. pylori ……………………216, 509, 511
──診断 …………………………………512
Hawkins テスト ……………………………674
HB ワクチン …………………………………83
HCV …………………………………………417
HDS-R ………………………………………251
heat stroke …………………………………295
HIV …………………………………………554
──感染症 ………………………………242
Hoehn & Yahr 重症度分類 ……………632
hordeolum …………………………………848
HPV の型 ……………………………………823
HRT …………………………………………188
hypermenorrhea …………………………155

I

IDSA …………………………………………500
illness …………………………………20, 67
irregular menstrual bleeding …………154
I-PSS (International Prostate Symptom Score) ……………………………284, 723

K

Kegel 体操 …………………………………279
Kegel 法 ……………………………………192
Kienböck 病 ………………………………754

L

LAM (Lactational Amenorrhea method) ………………………………………………791
LEARN のアプローチ ……………………108
Lewy 小体 …………………………………622

Lhermitte 徴候 ……………………661, 662
Lown の重症度分類 ……………………638

M

malignant hyperthermia ………………295
McWhinney …………………………………7
MDA (Medroxyprogesterone) …………188
menorrhalgia ………………………………155
microscopic hematuria …………………176
Mini-International Neuropsychiatric Interview (M. I. N. I.) -Screen 333, 338
MMSE ………………………………………251
modified Centor Score …………………492
Morton 神経腫 ……………………………654

N

NBM (narrative-based medicine) ……20
Neck school ………………………………664
Neer テスト ………………………………674
neurocardiogenic syncope ……203, 205
neuroleptic malignant syndrome …295
NNS (Number needed to Screen) …103
NSAIDs ……………………………………509
NYHA ………………………………………544

O

OA …………………………………………754
OME ………………………………………565
on-off 現象 ………………………………627
ORT …………………………………526, 527
orthostatic hypotension ………203, 205
Osgood-Shlatter 病 ………………………653

P

Paget 病 ……………………660, 661, 663
painful arc ………………………………667
pelvic pain ………………………………161
PMDD (Premenstrual Dysphoric Disorder) ……………………159, 162, 163
PMS (Premenstrual Syndrome) ……………………………159, 162, 163
PORT 予測基準 …………………………500
post-void residual study ………………723
PPD (Purified protein derivative) …227
presyncope ……………………377, 832
primary PTCA …………………………172
progestin challenge test ………………164

PSA (Prostate specific antigen)
　　　　　　　　　　　　……285, 728

Q

QOL (Quality of Life) スコア …723, 724

R

RA ……………………………………756
Ramsay-Hunt 症候群 …………831, 840
respect ………………………………67
RICE …………………………………655
Rinne 試験 …………………………380
rotator cuff …………………………666

S

SARS …………………………………294
sCr ……………………………………715
self-awareness ………………………68
SERMs (Selective Estrogen Receptor Modulators) …………………………193
sexual history ………………………555
Shuck テスト ………………………762
sinus coronal view …………………226
situational syncope …………………203
SLR 検査 ……………………………393
SNMC 療法 …………………………414
Spurling test ………………………662
SSRI …………………………………191

T

Tanner 分類 …………………………778

TBSA …………………………………611
tinnitus ………………………………834
trust …………………………………68
TURP …………………………………726

U

UCSD (University of California at San Diego) …………………………………159
uncomplicated back pain …………389
urinary incontinence ………………274
US Preventive Service Task Force 103

V

vasovagal syncope …………203, 205
vertigo ………………………………375

W

Wallenberg 症候群 …………………832
watchful waiting ……………………730
Water's view ………………………226
Watson テスト ………………………762
WBL (work-based learning) ………31
wearing off 現象 ……………………627
Weber 試験 …………………………380
WHI (Women's Health Initiative) …189
withdrawal …………………………791
WONCA ………………………………14
　――ヨーロッパ ……………………12

スタンダード家庭医療マニュアル
―理論から実践まで―

ISBN4-8159-1723-X　C3047

平成 17 年 5 月 30 日　第 1 版発行

編　著 ───	葛　西　龍　樹
発行者 ───	松　浦　三　男
印刷所 ───	三　報　社　印　刷 株式会社
発行所 ───	株式会社 永　井　書　店

〒553-0003 大阪市福島区福島 8 丁目 21 番 15 号
電話(06)6452-1881(代表)/Fax(06)6452-1882

東京店
〒101-0062 東京都千代田区神田駿河台 2-10-6(7 階)
電話(03)3291-9717(代表)/Fax(03)3291-9710

Printed in Japan　　　　　　　　　　　　© RYUKI　Kassai, 2005

- 本書の複製権・翻訳権・上映権・譲渡権・公衆送信権（送信可能化権を含む）は株式会社永井書店が保有します．
- **JCLS** ＜㈳日本書籍出版権管理システム委託出版物＞
  本書の無断複写は著作権法上での例外を除き禁じられています．複写される場合には，その都度事前に㈳日本著作出版権管理システム（電話03-3817-5670，FAX 03-3815-8199）の許諾を得て下さい．